SPECT/PET/CT

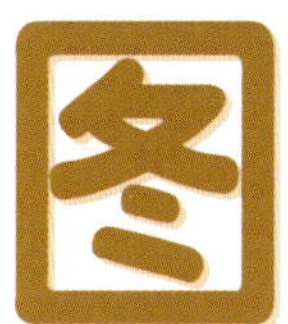

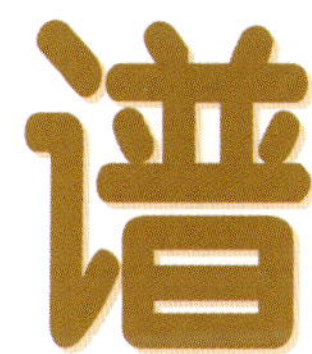

朱家瑞 **主 编**

姚稚明 田月琴 **副主编**

编 者 （按姓氏笔画排序）

川 玲 马黎明 王 伟 王雪梅
田月琴 朱家瑞 朱朝辉 李 方
李 伟 杨洪文 汪太松 宋人和
张燕燕 陈宝明 郑建国 孟宇红
赵 静 赵文锐 赵晋华 姚稚明
景红丽 谭 健

中国协和医科大学出版社

图书在版编目（CIP）数据

SPECT/PET/CT 图谱/朱家瑞主编. —北京：中国协和医科大学出版社，2006. 11
ISBN 7-81072-824-5

Ⅰ. S…　Ⅱ. 朱…　Ⅲ. 计算机扫描体层摄影—图谱　Ⅳ. R814.42-64

中国版本图书馆 CIP 数据核字（2006）第 118091 号

SPECT/PET/CT 图谱

主　　编：朱家瑞
责任编辑：刘建春　吴　磊

出版发行：中国协和医科大学出版社
（北京东单三条九号　邮编 100730　电话 65260378）
网　　址：www. pumcp. com
经　　销：新华书店总店北京发行所
印　　刷：中国农业出版社印刷厂

开　　本：889×1194 毫米　1/16 开
印　　张：36.75
字　　数：900 千字
版　　次：2007 年 3 月第一版　　2007 年 3 月第一次印刷
印　　数：1—3000
定　　价：210.00 元

ISBN 7-81072-824-5/R·817

内容简介

医学图像融合是近十年来迅速发展和应用的一项技术，核医学功能、代谢图像和CT解剖图像的融合是两类信息的融合，能够为临床提供更加全面的疾病功能-结构变化信息，能够在更深层次揭示疾病发生发展的规律。本书是国内第一本关于医学图像融合技术的专业著作，汇集了国内十余家医院的典型病例和疑难病例，从理论基础和临床实践两个方面突出展示融合图像的优势，以及其不同于常规影像学的应用价值，是核医学、影像医学和临床学科医生的重要参考书。

前　言

自20世纪90年代以来，医学影像技术在计算机技术的促进下飞速发展，图像融合正是这个时期最具革命性的一项技术。其实，图像融合的方法早就存在，并且是临床医生常用的方法。随着多种医学成像技术的应用，医师往往要将不同方法获得的医学图像在看片灯上一字排开，通过视觉比较不同影像上病灶的特点，根据知识和经验综合分析多种影像学的信息得出结论，这是最早的图像融合，也正是“主观的”融合方法引发了更加科学、更加准确的融合技术的研究和发展。首先应用的图像融合技术是借助于计算机软件将不同来源的医学图像经过对位、配准，融合在一起，达到两种影像信息互补的目的。随后的发展是将性质不同的两种成像设备整合在一个机架上，病人经过一次检查得到位置坐标相同的两种图像，无需对位，即可形成融合图像。

进入21世纪后，正如美国核医学权威Wagner教授预言的那样，“图像融合是核医学进入新世纪的主旋律”，国内外的图像融合技术发展都很快，市场上不仅推出了PET/CT，还推出了SPECT/CT，PET/MR也即将进入临床。国内具有硬件图像融合技术的设备已经超过150台。这种高速发展的势头说明了图像融合技术的临床价值。长期的医学实践告诉我们，在临床决策过程中综合分析来自各个方面的信息是做出正确的诊断和制定合理的治疗方案的重要前提。图像融合技术正是帮助我们综合分析和合理利用医学图像信息的一个有力武器。

本书的主编者有幸成为SPECT/PET/CT在国内的首批使用者，几年来完成了万余例融合图像的检查，积累了一些临床应用图像融合技术和设备的经验和教训。虽然，近几年PET/CT发展迅猛，国内的装机量大幅提升，但是由于主观和客观因素的限制，PET/CT 在今后相当一段时间之内难以成为普及型设备。而作为过渡性产品 SPECT/PET/CT 这类“多功能”和“经济型”设备比较适合目前国内卫生保健事业发展的整体水平。同时，SPECT/PET/CT 和 PET/CT 在融合技术方面并没有本质的差别，因此我们愿意将这些经验和教训总结出来，作为第一部涉及医学图像融合的图谱与核医学界、影像学界的同仁以及临床医生分享。由于本人水平有限，书中肯定会有不少错误和疏漏，望专家和同仁不吝赐教。图像融合属于医学影像学范畴的新技术，本书能够展示的只是一些皮毛，其中还有许多奥秘需要探索，还有许多细节需要研究，让我们共同努力。

朱家瑞

2006－5 于北京

目 录

第一章 SPECT/PET/CT 设备的构造和原理

第二章 SPECT/CT 图像采集和处理的质量控制

第三章 SPECT/PET/CT 显像的 X 线衰减校正

第四章 异机图像融合

第五章 ^{18}FDG 肿瘤显像

目　录

第 1 章

SPECT/PET/CT 设备的构造和原理

一、核医学设备的发展概况

随着技术的进步，医学影像在临床决策过程中的地位越来越重要，影像科室成为现代化医院的支柱。医学影像技术基本可分为两大类：一类是以解剖结构为基础的成像设备，如X线CT（计算机体层摄影术）、MRI（磁共振成像）、超声和血管造影机等，它们有很高的物理分辨率，可以清晰地展示器官和组织的解剖结构，但是缺乏生化、代谢等生命信息；另一类是反映脏器功能和组织生化代谢变化的设备，如单光子发射计算机体层扫描仪（SPECT）和正电子发射体层成像设备（PET），它们检测活体内功能代谢变化的灵敏度很高，能够从细胞甚至分子水平，在更深层次上揭示疾病发生发展的规律。PET扫描具有很高的对比分辨率，但也有空间分辨率低（目前可达4～6mm）、对解剖形态识别能力低的缺点，这可能导致在病灶定位上的不准确甚至错误。尽管功能代谢影像更能够反映疾病的本质，但是对于诊断、治疗计划、疗效评价、随访等临床处置过程，如果没有解剖定位数据也是无法想象的。如果将CT和PET整合在一起使用，他们各自单独使用时的局限就能够被互相补偿，也就是把CT的高空间分辨率与PET卓越的功能显像相结合。解剖和代谢两大类影像技术各有长短，两类信息必须互相补充，这是现代医学发展的趋势。综合分析和利用多种检查和影像结果才能够做出正确的临床决策。

核医学显像设备的研发始自20世纪50年代，Anger的γ照像机第一次将活体内的生物化学变化或药物的生物学分布以图像的形式显示出来。70年代PET的发明，使与生命活动有直接关系的糖、氨基酸、脂肪等生物活性物质显像成为可能。80年代SPECT的广泛应用使核医学显像成为临床常规检查。90年代，随着对PET技术的日益深入的研究，其卓越的临床价值逐渐显现，特别是^{18}FDG（^{18}氟标记脱氧葡萄糖）肿瘤显像解决了大量临床疑难问题，PET成为医学影像的新宠，但是昂贵的设备阻碍了临床大规模应用，经济型的PET成为工程技术人员的研究目标。

利用伽玛相机实现正电子显像最早的设计是用511keV高能光子做单光子显像。将SPECT测量的能量范围扩大到511keV，并配有超高能准直器，它除了完成常规的单光子显像外还能够探测511keV超高能单光子。但是实践证明对于腹部和脑部肿瘤检查，超高能准直器的分辨率和灵敏度难以被临床接受，所以这项技术的开发很快就停止了。现在，超高能准直器仅仅

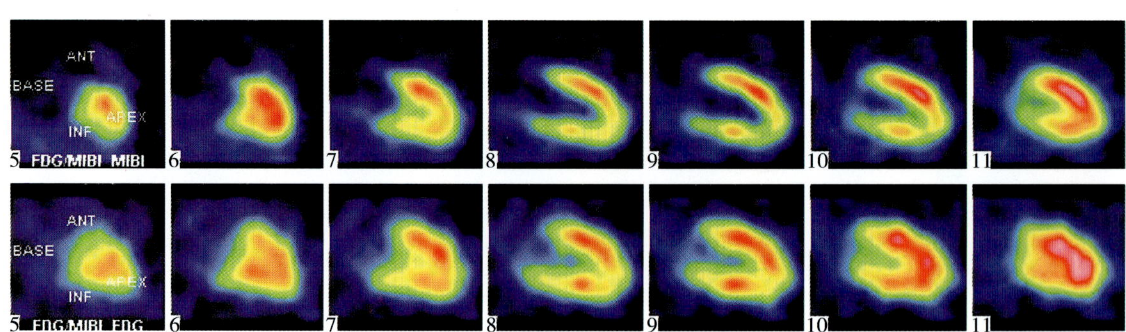

图1－1 急性心肌梗死病人^{18}FDG－^{99m}Tc－MIBI双核素心肌显像：上排为灌注显像，显示左室下壁心肌大面积梗死。下排为代谢显像，显示梗死区有明显存活心肌

用于双核素心肌代谢（^{18}FDG）和灌注（^{99m}Tc－MIBI）显像（DISA），对于判断心梗病人有无存活心肌非常重要（图1－1）。中国协和医科大学阜外心血管病医院已经完成1000余例存活心肌的检查，证明了这种双核素显像技术具有重要的临床价值。

1995年市场上推出了双探头带符合线路的SPECT（SPECT/PET），这种设备既可以采集单光子信号又可以符合采集正电子湮没辐射产生的双光子信号，正电子显像终于走出了科研单位，来到面向大众的临床中心。由于其价格远低于PET，短短几年时间，全世界符合线路探测系统的装机量达到数百台。SPECT/PET在肿瘤诊断、分期方面得到广泛应用的同时，核医学阳性显像技术缺乏解剖定位能力的缺点也更加突出了。在临床医师和科研人员的共同努力下，在软件图像融合设计思想的启发下，1999年GE公司推出了VG5 with HAWKEYE。很遗憾，由于种种原因至今这个类型的显像设备还没有一个统一的中文或英文的名称，文献中它的称谓多种多样，如：符合线路高能正电子显像仪、多功能ECT、hPET、经济型PET/CT、DHC、GCI……等等，但是这些名称都有各自的不足之处。为了简单明了，本书姑且称之为SPECT/PET/CT或hPET/CT。

SPECT/PET/CT其中的CT是低电压、低电流CT，虽然它达不到诊断CT的水平，但是它的定位功能和衰减校正功能使得设备的整体性能明显改善，核医学图像质量显著提高。它的高能正电子符合探测系统的性能也比不上dPET（专用PET），但是该设备有良好的性能价格比，特别适合配备在病人流量不大的中型医院的核医学科。就在新旧世纪交接的几年时间里，核医学工作者经过大量病例的观察和详尽的卫生经济学分析证明了FDG－PET的临床价值，使许多发达国家的卫生保健部门和医疗保险机构同意支付^{18}F－FDG PET对部分肿瘤疾病的检查费用，这个举措进一步促进了FDG－PET的大规模应用。

PET/CT的研究始于1995年，并于2001年上市。在发达国家，PET/CT进入临床仅仅两三年的时间，由于它具有解剖结构与功能代谢图像精确融合的特点，混合型PET/CT的作用远远大于单独两种设备的作用，PET/CT装机量大幅上升。它不仅在临床应用方面迅速普及，而且成为功能分子显像研究方面的主要设备。图1－2列出了核医学显像设备和CT发展的过程。

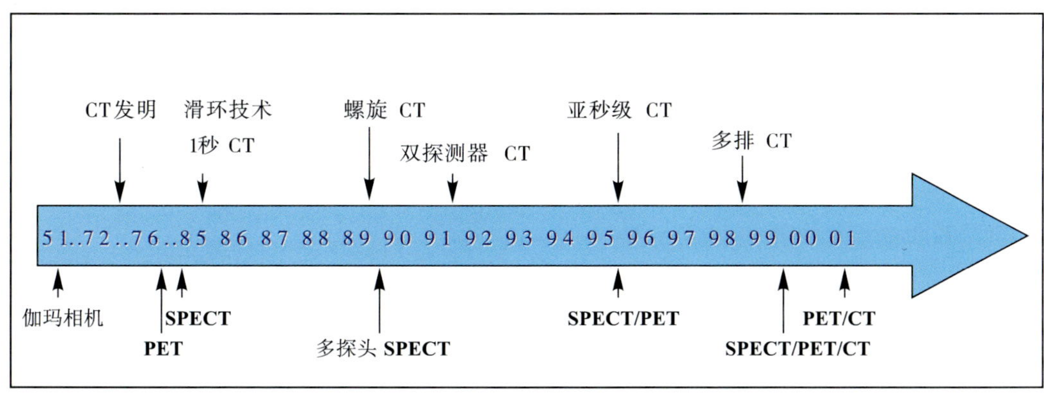

图1－2 核医学和CT等医学影像设备的发展年表

根据MIV公司的调查，到2003年底，美国的1500个提供PET影像学检查的医疗机构中，将近900个医院的这项服务是由流动PET或PET/CT完成的，约500家医院有自己的PET或PET/CT设备，另外100家单位还在使用符合线路探测系统。2003年，美国全年完成的PET检查数量估计超过了70万次。其中，针对肿瘤进行的PET检查占总数的93%，另外7%主要是心脏和神经系统的PET检查。

二、SPECT/PET/CT的工作原理及性能

SPECT/PET/CT是在单光子断层扫描仪的基础上针对中型综合医院的疾病种类和病人流量研发的。此类设备既有常规的SPECT的功能，又可以完成正电子符合探测（PET功能）。一般是两个探头，个别为多个探头。该设备的PET部分的空间分辨率和符合探测效率不如临床PET，但是其性能基本能够满足临床需求，特别是配有CT的设备能够对核医学图像进行衰减校正和解剖定位，图像质量和病灶定位能力明显提高，而且检查费用较低，因此是符合我国国情和当前卫生事业发展方针的新型设备。

国内已经安装的具有符合探测功能的设备约80台，主要型号有：VG5、Discovery VH、Infinia VC（GE公司）；Vortex V60、FORTE、AXIS、IRIX、Skylight（PHILIP公司）；E.CAM（SIEMENS公司）等。SPECT/PET/CT与SPECT的主要区别是增加了符合探测系统和衰减校正系统，本章拟通过对Discovery VH型设备（图1-3 SPECT/PET/CT）的剖析，重点介绍SPECT/PET/CT的符合探测和CT部分的工作原理和性能。

（一）正电子符合探测部分

某些非稳态核素其核内质子和中子的数量不平衡，质子数量过剩会产生放射性衰变，发射出正电子和中微子，并且形成电荷数减1（元素周期表前面一位）的另一种核素。正电子是普通电子的反物质，在自然环境中难以独立存在，寿命极短。它脱离原子核以后穿过很短的距离即与负电子相遇发生湮没辐射。在PET成像中使用了四种放射性核素，它们是：碳-11（^{11}C）、氮-13（^{13}N）、氧-15（^{15}O）及氟-18（^{18}F）。^{18}F衰变后产生^{18}O、正电子和中微子。

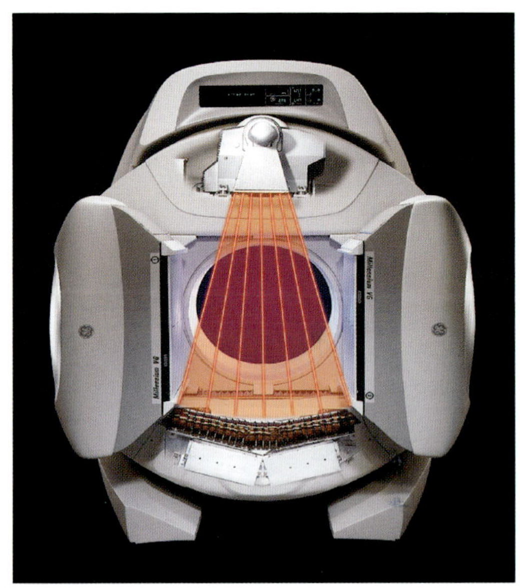

图1-3 SPECT/PET/CT（Discovery VH）工作示意图

正电子湮没辐射：正电子在组织中穿过很短距离，在减速过程中消耗能量并使物质产生电离，耗尽了所有能量后与一个电子发生湮没。正电子与负电子湮没辐射的产物是两个光子。这两个光子各有511keV的能量，并且它们以180°的相反方向离开湮没处，它们是符合探测的物质基础。符合探测和单光子探测不同，要求同时探测到一次湮没事件

中的两个光子，因此需要在概念上和设计上与 SPECT 有所变化。另外需要考虑到，511keV 的光子比常用的单光子显像核素的光子能量高，穿透能力强。

1. 脉冲高度分析器　SPECT 探测光子的能量范围一般不超过 400keV，多数用于常规核医学检查的核素能量小于 200keV。正电子湮没辐射产生的 γ 光子为 511keV，以 20% 能量窗计算，窗值上限在 562keV 以上。因此探测系统首先需要通过调节脉冲高度分析器的高压使采集窗与光电峰匹配，扩大可探测的 γ 光子的能量范围。目前已经有更加先进的非能量依赖探测技术，能够在全能谱下保持稳定的固有均匀性，而且有 6 个能窗可供采集时选用（SIEMENS HD^4）。

2. 探头均匀性与光子能量的关系　普通 ECT 具有中低能范围的线性及均匀度校正图，以保证所使用的各种核素有均匀性良好的图像。对 511keV 的光子需要将中低能范围的线性及均匀度校正图扩展到高能量范围，以保证高能光子图像的质量。

3. 辐射泄漏　511keV 的探测系统要求有更厚的屏蔽，以避免探头以外高能散射的干扰。511keV 光子的 1/10 值层厚度（铅）为 13.5mm，140keV 仅为 0.9mm。

4. 晶体的选择　晶体是将伽马射线转换为可见光的换能器。PET 多使用 BGO、LSO、GSO 等晶体，它们的能量转换率高，但是价格昂贵。NaI（Tl）晶体便宜、且容易加工，但是探测效率低。随着视野中放射性的升高，设备测量到的计数数量并不无限增加，一旦放射性超过一定范围，实际测量到的计数就会下降。由于符合线路显像系统是多功能设备，既能够完成常规核医学检查，也可以进行 PET 显像，必须选择 NaI 晶体才能够兼顾两方面的要求。这是低端的混合型系统的优点和缺点的共同来源。

专用 PET 显像系统是 360°采集，没有阻挡和吸收大量光子的物理准直器，使用电子时间窗准直，能够处理非常高的单计数速率，高于每秒钟 1×10^6 次。这远高于对任何常规核医学检查所要求的计数速率。其闪烁体是上万个小块换能效率很高的晶体，这样，系统中的空间分辨可以达到 4～6mm。而低端的混合型系统的计数率受两个因素的制约。第一个是较薄的碘化钠不能有效检测 511 keV 光子；第二个因素是单个的速率受限于两个探测器可能达到的速率。换言之，每个探测器是一个单元，比具有成百上千个独立探测器系统的效率低得多。这两个作用结合在一起导致相对低的符合计数率（每秒数千个符合计数），而高端系统上可得到每秒数万至数十万个符合计数。这就是 SPECT/PET 系统与专用 PET 系统之间显像性能的重要区别之一。SPETC/PET 系统为了兼顾高能光子和低能光子的采集，必须考虑合理的晶体厚度。目前各厂家或不同系列的产品选用的晶体厚度不一，有 4/8、5/8、6/8 和 1 英寸等多种。SPECT 的经验告诉我们，晶体的厚度直接影响光子的探测效率和分辨率。较薄的晶体对低能 γ 射线有较高的分辨率，但是对高能 γ 射线的探测效率较低；较厚的晶体对高能 γ 射线有较高的探测效率，但这在一定程度上牺牲了低能 γ 射线的分辨率。晶体越厚，对光子的阻截能力越强，探测效率越高，但是分辨率降低；晶体越薄分辨率越高，对光子的阻截能力越差，探测效率降低。SPECT/PET 是兼有单光子和正电子探测功能的多用途设备，晶体厚度的选择是一个两难问题。不同厚度晶体的性能见表 1－1。

表 1－1　晶体的固有分辨率和光子阻截能力

晶体厚度	^{99m}Tc 140keV		^{18}F 511keV	
	光子阻截能力	分辨率（mm）	光子阻截能力	分辨率（mm）
3/8 英寸	84%	3.8	9%	3.3
5/8 英寸	95%	4.3	17%	3.5
1 英寸	98%	5.0	37%	4.3

注：1 英寸＝2.54cm

使用适合低能光子的 3/8 英寸的晶体，对 511kev 光子的灵敏度仅仅为 89cpm/μCi，比 PET 差了 20 倍。使用 5/8 英寸的晶体灵敏度可增加一倍，达到 189cpm/μCi，活体内 10mm 以下病灶的检出率仍不理想。为了提高符合探测的灵敏度，工程技术人员对晶体加以改造。2002 年推出的新型设备装配了经过特殊加工的 1 英寸晶体：在晶体的光电倍增管一侧切割出 1.25cm 深的纵横沟槽，形成 7 毫米×7 毫米/块、90×66 个晶体阵列。对低能光子来说，这个切割区仅仅作为光导，而对于 511keV 光子晶体的全层都是转换能量的闪烁体。这种设计大大提高了晶体对 511keV 光子的阻截能力，能够在不牺牲低能单光子显像分辨率的前提下，明显提高符合探测的效率，2D 采集灵敏度达到 100kcps/（ml·μCi），3D 为 1100 kcps/（μCi·ml），模型的分辨率达到 8～10mm（图 1－4）。

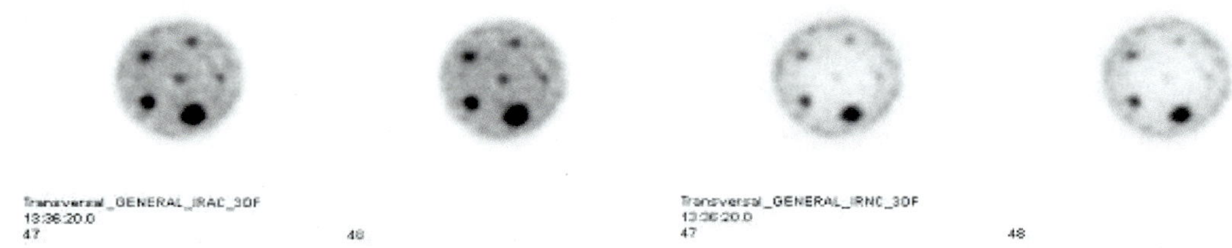

图 1－4　圆柱模型内靶：本底＝5∶1，中心高放射性区内径 8mm，周边分别为 8mm、12mm、15mm、18mm、28mm。左侧图由迭代＋衰减校正重建，右侧图未加衰减校正

5. 提高空间分辨率　配有符合线路的 ECT 是一种无机械准直器的双探头采集系统，取消机械准直器后，其符合探测的灵敏度可提高 1000 倍，使得采集信息量明显增加（图 1－5A）。符合线路的探测原理是用电子线路控制采集同时到达两个探头的 γ 光子信号，即所谓的真符合事件（图 1－5B）。但即使是真符合事件也不可能完全同时到达两个探头，所以必须使用一定宽度的时间窗。系统的不精确性越大，测量所有真符合事件的窗口就越大，检测出的随机事件就越多。两个探头之间的随机事件发生率等于时间窗口的大小乘以这两个探头被同时击中的比率。采用时间窗加位置信号作为电子准直器，将散射事件尽可能排除在外。时间窗是与空间分辨率有关的一个参数，时间窗越小，采集到信号的真符合比例就越大，空间分辨率就越好。但是，时间窗越小，信息量越小，在给药量固定的条件下，统计涨落加大，反过来又降低图像质量。511keV 光子作用在晶体上能够产生 4 倍于 140keV 光子的光能，允许使用较小的时间窗（11～13ns）获取足够的有效信息。SPECT/PET 的系统空间分辨率在空

气中可达到5mm，这和专用PET非常接近。

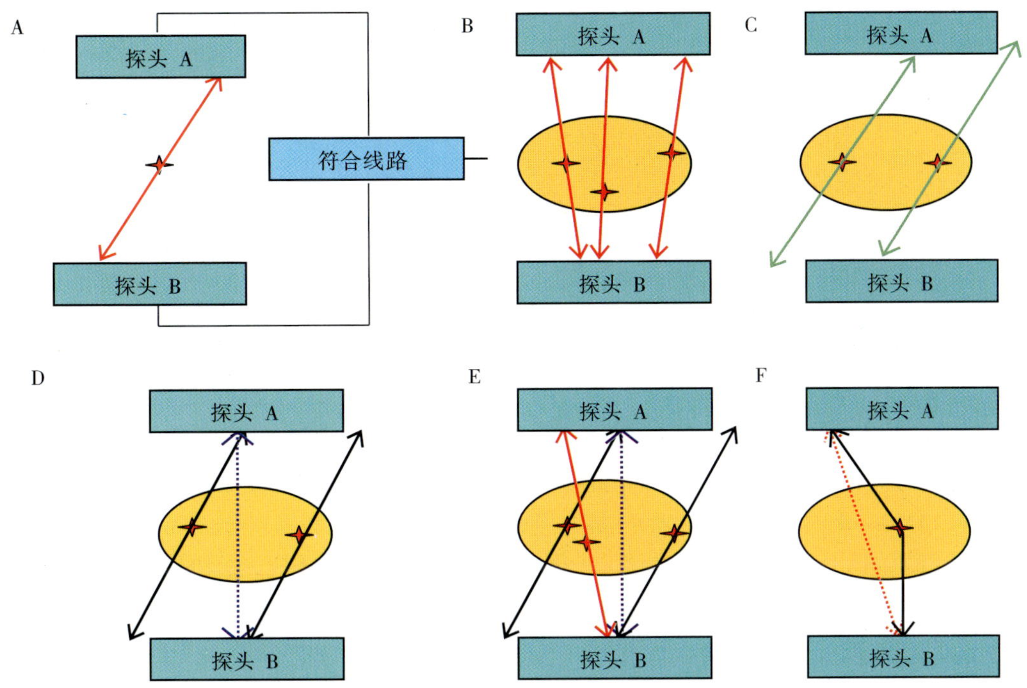

图1-5　A. 双探头符合探测系统原理；B. 来自一次湮灭辐射（红色星）的两个光子被两个探头同时记录，即为一个真符合（红色线条）；C. 每个探测到的光子是一次单个事件（绿色线条），多数情况下一次湮灭辐射产生的两个光子中只有其中一个被探测到；D. 分别来自两次湮灭辐射的两个单个光子同时被探测到，即为随机事件（蓝色虚线条）；E. 总的符合事件是真符合与随机事件的总和；F. 来自一次湮灭辐射的两个光子之一在病人体内被散射（黑色线条），但仍然和另一个光子同时被探测到，即作为一次真符合以错误的位置信息被记录（红色虚线条）

6. 提高计数性能

（1）区域计数　每个光脉冲只涉及最近的1个光电倍增管和周围的6个光电倍增管，使得单一区域内光子能量吸收不会受其他区域所吸收光子的影响。因此整个探头可在同一时间探测和处理多个光信号。

（2）数字化探头　每个光电倍增管直接与模数转换器相连，使探头计数率从0.2M/s提高到2.5M/s。新的双探头设备最大等噪声计数率达到4000cps，2D正常采集模式最大真符合率为7800cps，3D正常采集模式为16400cps。

7. 减少散射　有几个降低符合成像质量的因素。一个是随机事件，另一个是散射事件。其他因素包括因探测系统的“死时间”造成计数丢失、图像噪音等。

随机符合事件发生在不相关的光子同时击中两个探头的时候（图1-5D）。在这种情况下，放射性看似沿这条虚线发生，而实际上并不是这样的。系统发出两个脉冲，并且认为这里有一个符合事件发生。得到的随机符合事件的数量取决于所符合时间窗的大小。散射事件是指成对的两个光子只有其中之一被检测到，另一个飞出了视野（图 1 - 5C）；另一种情况是，一个光子从湮没点发出并且被检测到，另一个光子先在体内散射然后被检测到。在后一种情况下，两个光子分别被两个探头检测到，系统就会认为是沿虚线的某处发出的而不是沿实线发出的（图 1 - 5F）。实际上，两个探头记录下的总符合事件是真符合事件与随机事件的和（图 1 - 5E）。以下两个设计目的就是减少随机事件。

（1）滤波器　正电子探测设备有两种采集模式：二维（2D）和三维（3D）采集模式。双探头符合线路探测系统没有使用传统的准直器，因此显像过程中大量的单个事件和散射造成非常高的“假”计数率。为了获得有效信号，研究者在晶体前安装了由铅 - 锡 - 铜组成的平面多层金属薄板，称之为滤波器，它可以吸收来自检查区域内多种散射的低能光子以及在吸收过程中产生的特征 X 线，这种方式为 3D 采集。3D 采集是在全视野进行电子对符合运算，这样增加了探测计数率，降低了图像分辨率。3D 采集适用于放射性活度较低和需要快速扫描时的临床检查。

（2）轴向隔栅（septal）　为了进一步提高分辨率，在探头前部安装垂直于检查床长轴和晶体平面的铅板组成的轴向隔栅（间隔高 40mm，厚 4mm，间隙为 10mm），用来减少轴向视野以外的 511keV 光子的散射，这种散射主要来自聚集 FDG 较多的脑和膀胱。使用隔栅获得的图像与 PET 的 2D 图像类似。在 2D 采集时，隔栅使在较小视野范围内探测到的光子对才可能进行符合运算，因此轴向隔栅显著地降低了散射率。在有轴向隔栅时，被测事件的 10% ~20% 是来自散射的。但是如果没有轴向隔栅，30% ~60% 都会是散射事件。虽然 2D 采集采集时间长，但是图像分辨率较好，有利于较小的肿瘤病灶的检出，并且能够进行半定量分析。随着软硬件技术的发展，2D 和 3D 采集的不足之处有望得到不同程度的改进。

（二）CT 部分

造成核医学图像质量不佳的重要原因之一是 γ 光子的衰减效应。学术界曾经有衰减校正是否必要的争论，实践证明衰减校正对于改善图像质量，提高病灶检出率有重要作用，特别是符合探测。目前临床上采用的衰减校正的方法有放射性核素源透射扫描和 X 线 CT 透射扫描。关于衰减校正的理论和实践在第三章讨论。SPECT/PET/CT 的设计是基于 SPECT（GE VG）具有的滑环技术。滑环机架符合 X 线 CT 的技术要求，这是对核医学断层图像进行衰减校正和解剖定位的基础。X 线成像系统获取横断面数据的旋转方式与第三代 CT 类似。

1. X 线管球　X 线球管由含一个钨靶（正极）和灯丝（阴极）的真空管组成。钨电极具有很高的熔点和原子序数。阴极灯丝加热后发射出电子束。电子束打在钨靶上由韧致辐射产生 X 线束，这是一组穿透力很强的短电磁波。X 线束通过一道薄的金属过滤装置，可以优先衰减低能 X - 线，这样使得平均 X - 线能量谱更高。这可降低患者接受的辐射剂量并减少因能量谱变宽而产生的“电子束硬化”伪影。在球管的出线窗口附近安装了固定的准直器，以防止 X 线偏离。

2. 探测器　探测器阵列包含 384 个镉钨闪烁器和光电二极管，以及可产生与所探测到的 X 线强度成一定比例电流的前置放大器。电子板收集来自所有探测器的信号并传送到计算机。

球管和 X 线探测器相对 180°固定于机架上，和 SPECT 的两个探头一起围绕患者旋转（图 1 - 3）。X 线球管所形成的扇形射线束在 216°范围透射过病人的身体，探测器接收反映组织密度的信息。每一个断层的信息采集大约耗时14s。一个断层采集结束，扫描床移动一个断层的距离，再进行下一个断层信息的采集，周而复始即可获得多个断层的数据。该系统的许多特征与常规的CT相似，但由于它的作用仅仅是定位和衰减校正，所以其管电压为140V（不可调），管电流很低，为2.5mA（不可调）。一次检查病人受到的辐射剂量：中心1.3mGy、表面5mGy，不足诊断CT的1/4。这种额外接受的辐射之弊远小于为患者所带来的诊断益处。而且，同时获得核医学和定位的两种检查结果，有可能免除临床CT检查，特别是对那些治疗后随访的患者。

（三）图像处理部分

较早的核医学检查的图像重建使用滤波反投影（FBP）的算法，它放大了统计噪声，产生许多星状伪影，降低了图像质量。对于信噪比较低的符合线路显像，迭代重建的新算法能够改善信噪比，其图像质量的提高使得医师更有信心去判读。

1. 滤波反投影技术（filtered back projection，FBP） 临床核医学常用的图像重建方法是FBP。FBP是把探头采集到的二维投影数据经过预滤波降低统计噪音后，反投影到预先设定的三维矩阵的过程。FBP重建方法计算过程简单，重建速度快。但是FBP有明显的缺点：重建图像噪音高，存在星状伪影，分辨率较差。SPECT/PET/CT的普及，特别是正电子符合线路系统和PET在临床的广泛应用，推动了SPECT/PET新的图像重建方法研究。

2. 有序子集最大期望值符合线路图像重建方法（coincidence and continuous ordered subsets expectation maximization，COSEM） 采用代数迭代重建（algebraic iterative reconstruction）能够消除FBP图像重建固有的星状伪影，但是代数迭代图像重建方法存在究竟多少次迭代能够得到最佳重建图像（重建的图像和原始图像的误差最小）的问题，以及代数迭代图像重建方法计算量大、耗时长，使临床无法接受。在提高重建图像的精确度的同时减少图像重建时间是SPECT、PET图像重建方法改进的方向。OSEM技术基本解决了这个问题：数据预先分为若干子集（如将相应的投影成对），并对每个子集进行最大期望值（expectation maximization，EM）计算。前一子集处理的结果作为下一个子集的开始，直至所有子集计算完毕。子集的数目为n，则此算法的运算速度比EM快n倍。采用EM方法能够提高重建图像精确度，通过有序子集（ordered subsets，OS）的方法则能够提高图像重建的速度。

（1）有序子集（OS） 有序子集是指对采集的原始投影按照预先设计次序进行分组。对于常规的SPECT采用OS分组是非常容易的。对于脑显像，如果我们用64矩阵采集了64幅SPECT二维投影图像，从0°开始将对称的投影相加后就可以将原64幅投影重新分组后组成32幅投影图像。这样投影图像重建的速度就提高了一倍，如果再将上述的32幅投影图像对称部分相加，原64幅投影图像就变成16幅投影图像，这时进行迭代重建就会提高4倍重建速度。符合线路和PET图像与SPECT图像采集过程存在本质不同。符合线路和PET图像通过表式采集，再进行采集数据符合计算才能进行数据的重新分组，所以确定采集数据的0位置有更大的随机性。在0位置确定后就要对原始数据进行分组，同样可以将对称位置或垂直位置的投影数据相加，以达到对数据进行重新分组的目的。在对数据进行分组时应当注意：首先不能有原始投影数据的重叠；应当是对360°采集的数据进行重新分组。预先对投影数据分组可以明显减少迭代重建数据量，因此能够加快重建的速度。

（2）最大期望值（EM）　使重建的图像和原始图像之间的误差最小。要能够达到重建后的图像和原始图像之间的误差最小，最准确的方法是要知道原始图像。实际上，在核医学图像重建前或后都无法知道原始图像。但是，能够将重建后的图像进行再投影，用再投影后的投影和原始图像的投影进行比较就能够知道重建后的图像和原始图像之间的差异。可以将上述过程简化为：迭代重建图像→进行再投影→比较原始图像的投影和重建后再投影图像的误差并记录误差值→重复上述过程找到最小的误差值后停止迭代重建过程。

COSEM 是针对符合线路显像的重建方法。SPECT/PET/CT 采用滑环技术能够连续采集数据，特别是将每个 360°采集的数据进行单独保存，探头每旋转一周就产生了一个子集，且子集按时间排列而非空间排列。这样有利于消除伪影，提高采集计数，还有消除短半衰期核素在体内衰变的影响和保证采集数据具有高度的准确性的作用。在重建时利用表式采集数据，有利于提高分组数据的精确性。

三、同机图像融合的临床价值

（一）概述

分子生物学的发展使人类对疾病的了解从解剖或病理的形态学变化提高到器官、组织的功能和代谢变化提高到人体基本组成——蛋白质、脂肪、碳水化合物，乃至抗原－抗体、受体以及基因等分子水平的变化；对疾病的诊断和治疗也从解剖、病理等形态学水平提高到功能代谢的分子水平。根据医学影像技术的特点，可以把它们划分为两大类：一类是以解剖结构为基础的，如 X 线 CT、MRI 和血管造影等；另一类是以脏器功能和组织生化代谢为基础的，如单光子 ECT、正电子发射体层成像设备（PET）以及功能磁共振成像（fMRI）等。前者是宏观定位的方法，信息量大；后者则为微观定性技术，信息量小。虽然功能代谢影像能够更加本质地反映疾病发生发展的规律，但是核医学图像缺乏解剖学信息却是众所周知的不足之处。在大多数情况下，很难根据核医学单一影像结果做出临床决策。对于诊断、制定治疗计划、评价疗效、随访等，定位和定性的信息均不可或缺。综合利用来自多个方面的信息，使之相互补充是必要的。医学影像融合技术的应用和发展正是人类对疾病认识深化的必然结果。

初期的影像融合技术是借助于计算机将不同来源的医学图像，经过对位和配准，融合在一起，达到信息互补的目的。图像融合的初步研究结果使得临床诊断和治疗的准确性上了一个台阶。最近几年重要而实用的进展是用非图像法实现多模图像融合。这种方法不是通过两幅图像对位，而是通过两台不同的显像设备的对位来实现图像融合。如果说前面叙述的对位方法主要是基于软件的工作，那么非图像法则是以硬件为基础的。将两台设备安装在同一个机架上，两种显像技术使用同一个定位坐标系统，两种探测器在同一个轴上旋转，病人在两次扫描期间处于同一个检查床上，且保持体位不变。这个方法是影像设备出现革命性变化的基础，而这次医学影像设备变革的成果就是设计出了 PET/CT 和 SPECT/CT。PET 或 SPECT 与 CT 以很短的间隔相继采集，可以防止因病人移位产生的误差，虽然没有达到完全同时采集，但是在一定程度上解决了时间配准的问题。同时获得的两种图像不必进行对位就可精确融合，避免了复杂的外标记方法和采集后的大量运算。当然在这种融合的简便性和可靠性大大提高的同时，获取图像的成本也有所增加。

概括起来，医学影像融合技术的发展可以分为三个阶段：①原始阶段：利用视觉和经验，发挥医师的想像力，将不同来源的图像在大脑皮层里融合；②图像融合阶段：利用计算机软件技术，将不同来源的图像经过对位和配准，叠加显示出来；③设备整合阶段：将不同类别的影像设备安装在同一机架上，在保持病人体位不变的条件下完成两种检查。

（二）医学图像融合的必要性

现存的医学影像技术各有所长，在临床诊疗过程中发挥各自的特点，因此它们之间的关系不是排他的，而是互补的。例如，在评估肿瘤病人时，医学影像已经成为最重要的方法。在肿瘤诊治过程中影像学面临的是这些问题：①是否有肿瘤；②发现的肿物是否为癌性肿块；③癌性肿块限于局部还是已播散；④应当如何治疗；⑤治疗是否有效，是否需要进一步治疗。SPECT和PET是准确检出肿瘤和有关的代谢异常的方法，但是它们往往不能提供病灶定位所必需的解剖标志。核医学显像在良恶性病变的鉴别、肿瘤的分期以及放化疗治疗效果的监测等方面有较高的灵敏度和特异性。但是特异性越高的显像剂，越难以显示病灶与周边组织器官的关系。不能提供详细的解剖定位信息仍然是核医学显像在临床广泛应用的一个很大的缺憾。MRI和CT扫描能够显示病灶的解剖学资料，如大小、组织密度、边缘情况、毗邻关系等，但是因功能代谢的信息很少而造成灵敏度较低。显然没有一种方法有能力回答全部问题。那么我们能否找到一种新方法，或者将原有的方法联合起来解决这些问题呢？建立新方法难度比较大，而联合原有的方法则是切实可行的。CT和SPECT联合起来，互相补充就可能开拓出更加全面的影像方法。

图像融合就是将不同来源的图像经过必要的变换处理，使它们的空间位置、坐标、显示矩阵达到匹配，叠加后获得互补信息。互补影像技术的使用，把有价值的生理、生化信息与精确的解剖结构数据结合在一起，给临床医师提供更加全面和准确的资料。

图像融合技术的实现有两种途径：①通过计算机软件将来源完全不同的图像配准、对位、叠加形成融合图像；②基于硬件的图像融合，采用将多种显像技术整合在同一机架上的设备，病人无需变换体位就可以完成多种检查，不同检查的图像由计算机直接完成融合。

（三）同机（基于硬件的）图像融合技术

1. SPECT/PET/CT　2000年上市的第一款SPECT/PET/CT是将CT球管和探测器安装在双探头、具有符合探测功能的SPECT系统的旋转机架上，使病人可同时进行CT和SPECT或PET检查。尽管在这款设备里的CT分辨率和对比度不高，但足以清晰显示体内主要器官的边界和肿物的范围。CT图像既可以在衰减校正过程中用来计算不同密度组织的衰减系数，还可以用来与ECT图像融合，从两个方面改善核医学图像的质量。

具体显像过程是，病人平卧于检查床上，首先做X线平扫，获得一幅轴向长度为80cm的平片，根据临床要求在平片上确定40cm的检查范围。随后检查床自动进入起始位置，探头开始围绕病人连续旋转，在两层图像采集的间隙，扫描床向前移动一个层面的距离，如此连续扫描即可获得多层CT数据。CT扫描完成后，检查床返回到起始位置进行放射性核素断层扫描。从CT扫描开始到核医学显像结束，病人在检查床上无需移动，平卧即可。扫描结束后，计算机首先重建CT采集数据（256×256）。根据CT产生的水平断层图计算出一组用于组织衰减校正的图（128×128）。用上述的衰减校正图做正电子或单光子的组织衰减校正之后，进行 ECT 采集数据重建（128×128）。最后经过内部的矩阵转换和配准，形成 ECT 与 CT 的叠加图像。两种采集都是在病人体位不变的情况下完成的，这样就避免了对位的误差。其缺点是这种设备上的 CT 是低档产品，扫描速度慢、分辨率低。这样的图像虽然相当于 2～3 代 CT 图像的质量，但仍不足以用来诊断，只可以用来进行解剖定位和做核医学图像的衰减校正。另外，病人是在平稳呼吸状态下完成检查的，虽然在两组采集过程中呼吸运动的位移是对等的，但是对较小的病灶，特别是靠近膈肌或胸廓的小病灶受呼吸运动的影响图像质量下降，可能漏诊。

功能检查和解剖影像结合的融合图像克服了各自的缺点。基于软件的核医学和放射学图像的融合技术操作复杂、耗费时间，不太适于常规应用。现在双模式组合设备 SPECT/CT 和 PET/CT 已经上市，所采集的图像是在同一台设备里由硬件方式进行对位和配准。这些新型设备对肿瘤显像特别实用。解剖学影像提供准确的定位并且能够鉴别 SPECT 或 PET 阳性发现是否为示踪剂生理性摄取的部位。融合图像在肿瘤临床初步应用的结果非常鼓舞人心，也说明此类设备适合临床常规使用。确实，融合图像为提高诊断准确率和改善对病人的处置提供了额外的信息，得到 1+1>2 的效果。

近两年，多个厂家推出了带诊断 CT 的 SPECT，其中有单排螺旋 CT，也有多排（2、4、6、8、16 排）CT。这个趋势说明，随着功能分子影像技术的发展，特异性显像剂和阳性显像剂的增多，图像融合技术在临床上有了更多的用武之地。

2. PET/CT　2001 年，高档 CT 扫描仪和专用 PET 的组合正式推向市场，这种设备能够在同一个机架上，用同一个检查床，在病人没有移位的情况下，以很小的时间差先后直接获得功能性 PET 数据和解剖学 CT 数据，以及 CT 与 PET 的图像融合。另外，CT 图像还用于 PET 发射数据重建过程中的衰减校正。其中的 CT 全部为多排（4～16 排）螺旋 CT。这里简要介绍代表这项技术发展水平的 3 个型号的 PET/CT 系统的相关技术特点。表 1－2 列出各厂家高档机型的主要性能参数。

短短几年间，PET/CT 优于 PET 之处已经显示出来：①缩短显像时间，提高病人通过量，改善病人的舒适度；②给异常摄取区精确的解剖定位，明确病灶范围，从而提高准确率；③只经过一次检查就可能明确肿瘤的分期。

和 CT、MR 比较，PET/CT 能够更早地探知复发病灶的存在，能够准确指导活检定位，能够检出第二原发癌和远隔转移，因此经过 PET/CT 检查有可能改变治疗方案。PET 的局限性在于 ^{18}FDG 的生理性摄取、代谢活性组织和肌肉聚集常常和肿瘤混淆，给诊断带来麻烦，但是 PET/CT 能够准确探知 ^{18}FDG 摄取的解剖位置，从而改善这些不足。

SPECT/PET/CT 和 PET/CT 两种设备能够提供迄今为止解剖与功能图像的最佳对位。那些在软件（异机）融合中造成对位误差的大部分因素：移动、部分容积效应和身体形状的差异、两次检查时病人体位和消化道及泌尿系统内容物的变化等问题均得到不同程度的解决，初步实现了第四维（时间）的融合（但还不是实时融合）。操作过程及解释检查结果的难度大大降低，无需采用烦琐的外标记技术和复杂的数学计算，层面的配准完全是自动进行，图像融合结果的可靠性大大提高，即使对经验丰富的读片者来说也明显减少了 PET 模棱两可结果的数量。PET/CT 同样具有改善 PET 结果准确率的能力并且直接影响临床决策，因此改善了对病人的处置，使治疗方案更加合理。我们应当以一种开放的思想对待这种新技术，把焦点集中在临床应用给病人带来的益处上。

表1－2 主要PET/CT产品的性能参数

内 容	GE Discovery LS16	Philips Gemini With Pixelar	Siemens Biograph HR HS
PET 部分			
晶体材料	BGO	GSO	LSO
晶体块体积（mm^3）	4×8×30	4×6×20	6.45×6.45×25
晶体块数量	12096	17864	9216
晶体环数	18	45	24
采集能量窗（keV）	390～650	410～580	350～650
符合时间窗宽	12ns	7.5ns	6ns
时间分辨率（ns）	6ns	4ns	3ns
采集模式	2D，3D	3D	3D
3D 系统灵敏度（T）	31 kcps/（kBq·ml）	38 kcps/（kBq·ml）	27 kcps/（kBq·ml）
3D 空间分辨率（mm）	4.8	4.9	6.3
峰等噪声计数率（3D）	42kcps@8.5kBq/ml	30.5kcps	未提供
散射分数（3D）	35%	28%	36%
探头孔径（cm）	70	63	70
CT 部分			
探测器排数	16	16	16
管电压（kVp）	80，100，120，140	90，120，140	80，120，140
管电流（mA）	10～440	20～500	28～500
扫描时间：360°（s）	0.5	0.5	0.42
重建层厚（mm）	0.625	0.6	0.6
空间分辨率（lp/cm）	15.4	20.1	24
机架孔径（cm）	70	70	70
冷却系统	风冷	风冷	水冷
正极热容量（MHU）	6.3	6.5	5.3
CT 和 PET 可否分离	不可分离	可分离，最大100cm	不可分离

（此表根据2004年厂家提供的数据汇总）

（四）同机图像融合的临床价值

功能和解剖图像同机融合型设备投入临床应用的时间不长，却已经显示出它的重要价值，特别是在临床肿瘤学领域，概括如下。

1. 示踪剂聚积区的准确定位 恶性病灶定位、鉴别与肿瘤无关的摄取、鉴别生理性和病理性摄取、评价没有解剖学改变的功能性变化。

2. 肿瘤的分期 检出转移灶、检出重复癌。

3. 指导治疗和评价疗效 指导活检部位、确定肿瘤的生物学范围帮助制定放疗计划。

4. 随访 监测治疗后病人体内有无复发或残存的肿瘤。

目前临床使用的肿瘤阳性显像剂大部分还有肿瘤以外的组织摄取。以^{18}FDG为例，^{18}FDG的摄取并不限于恶性肿瘤，炎症组织、肉芽组织也能够摄取^{18}FDG。心肌、脑和消化道，特别是胃和结肠有生理性摄取。^{18}FDG从肾脏排泄，整个尿路都可能聚积。这些非肿瘤组织的摄取如没有精确定解剖定位，可能和肿瘤病灶混淆，造成假阳性结果。再从CT来看，CT判断肿瘤有无侵犯淋巴结是根据淋巴结的大小，1.5cm以下的淋巴结一般不考虑转移。如果在正常大小的淋巴结里有^{18}FDG摄取，那么就必须考虑有肿瘤侵犯淋巴结的可能（在CT图上发现新病灶）。因此，以功能代谢的融合图像做依据判读CT结果，准确率就能够提高。融合图像综合描述了肿瘤的生物学范围和解剖学范围，对于指导活检的部位，提高活检的阳性率，以及在观察疗效和随访过程中判断肿瘤有无治疗反应或有无治疗后复发等方面均有帮助。图像融合技术更大的潜力在于指导放射治疗计划，包括确定生物靶区，选择最佳照射野和确定最适照射剂量。

四、图像融合技术存在的问题与前景

多模式组合型显像设备（SPECT/PET/CT和PET/CT）的临床应用是影像学的一次飞跃，但它绝不是包治百病的“灵丹妙药”。由于空腔脏器的蠕动，其中内容物的不稳定性，由呼吸、心跳、血管搏动、平滑肌和骨骼肌收缩造成无法控制的身体运动、移动和颤动，即使病人的体位相对固定，同机融合仍然难以保证在两种显像的过程中器官没有位移和形态的变化。因此，对于膈肌上下、胃肠道、膀胱等部位图像的解释应当特别慎重。由于CT扫描时间短，做胸部检查时要求病人屏住呼吸，而PET的扫描时间长，病人是平静呼吸，这样CT图像呈现的胸部扩张状态可能造成两组图像的错位。这个问题有可能通过呼吸门控技术加以解决。CT和PET的信息量不对称也是组合型设备的缺点。寻找高效晶体，增加PET图像的信噪比，缩短检查时间，提高图像质量；设计夹心晶体LSO/GSO/BGO，LSO/GSO提高空间分辨率；最近出现的陶瓷（ceramic）探头有能力同时采集X射线和γ射线，因此可能实现CT和PET图像的实时融合等。对硬件的研发和改进仍然在进行中。

尽管PET/CT被宣传为技术上、工艺水平上和医学影像上的最新成就，但其真实效果的客观独立研究才刚刚开始。目前支持PET/CT的必要性及其相对于软件融合的优势的研究还很少，一些学者对在证据尚不充分的情况下PET/CT迅速进入临床应用的现象有不同看法。争论的焦点是：①PET/CT的投入显著加大（近期甚至有64排CT/PET推出），它的效益（提高诊断效能给病人带来的利益和医院获得到社会效益和经济效益）是否成比例增加，它的效益是否是其他技术和方法无法取代的；②PET/CT作为核医学科的设备，每天CT的运行时间不超过20分钟，利用率很低。作为大放射科的设备，在不作PET检查时可以当CT使用，但是两台先进设备联合在一起也使其故障概率至少增加了一倍。那么配置高档CT是否值得；③PET/CT节省了检查时间、提高了病人的通过量，那么设备的通过能力是否和要求检查的病人数量匹配；④基于 CT 的衰减校正和图像融合是以病人受到更多的辐射剂量为代价的，诊断 CT 的辐射剂量是否值得；⑤CT 衰减校正特有的呼吸运动所致错位和高密度异物过度校正所致的伪影是否值得？这些逆潮流的不同意见值得我们在做出购置 PET/CT 的决策之前认真思考。

非同机图像融合（软件融合）属于回顾性图像处理技术，显然不可能达到同机融合的准确度，它受到更多主、客观因素的干扰。例如：①位置问题：使用不同设备进行检查时病人的姿势、检查床的形状（平板或弧形）可能不同；②检查时间不同病人的生理状态可能不同，进而活动度大的器官出现移位；③器官的内容物不同导致形态的差异；④非固定的外标志错位；⑤融合过程是操作者完成的，难免有操作者主观因素的影响等。软件融合的另一个缺陷是处理时间长，难以常规使用。

UCLA 的 Simon Cherry 在动物用的微型 MRI 上添加 PET 系统，组成 MRI/PET 系统，成功地同时获得了小鼠心脏 MRI 谱和 PET 图像。模型及临床实验表明这种系统对于脑功能成像及定位效果很好。设计这类系统的难度是 PET 的组件不能影响 MRI 的磁场均匀度，也不能受强磁场影响，这对于传统光电子探测装置——光电倍增管来说是一个难以逾越的障碍。最新的 ECT 系统采用陶瓷探测器或半导体（锑碲镉）探测器取代传统的晶体和光电倍增管，能够不受干扰地在强磁场里正常工作，为 PET/MRI 的商品化奠定了基础。

五、SPCT/PET/CT 的地位

SPECT/PET/CT 的问世引起了影像学界的关注。设备的费用、检查种类的增加造成检查费用的加大，但医疗开支的增加并不一定与病人受到的正确处治成正比。因此，每一种新设备或新的检查方法出现，必须经过临床实践的检验。只有实践证明了新方法在诊断效能上、在性能价格比上优于以往的方法，新方法才能够立足。

SPECT/PET/CT 将两种显像方法整合在一套系统中，使得病人在一次检查中得到核医学和 CT 两种图像，给病人和医生都带来很大方便，其临床诊断的价值已被充分肯定。

Delahaye 等比较了 42 例非小细胞肺癌术前分期 FDG 符合探测与 dPET 的差别，认为虽然符合探测检出的病灶数少于 dPET，但是对分期的作用，它比常规方法好，而和 dPET 类似，因此有可能替代 dPET。

475 例有病理或 6 个月以上随访结果对照的检查结肠癌复发的一组病人用 19mm（6/8 英寸）晶体符合探测系统与 dPET（NaI 晶体）对照。dPET 和符合线路探测的灵敏度、特异性和准确率分别为 92%、84%、90% 和 90%、94%、91%。Delbeke 等用配置 5/8 英寸（15.9mm）NaI（Tl）晶体的 SPECT/PET/CT 与 dPET 比较了一组（35 例）肿瘤病人的结果：功能和解剖图像的融合改善了其中 1/3 的病灶的定位。

Koga 等对比了符合探测系统（ECAM）和 dPET（ECAT EXACT HR+）对 74 例多种恶性肿瘤病人的 FDG 检查。dPET 检出 109 个高摄取病灶，符合探测系统检出了其中 91 个。符合探测系统的灵敏度、特异性和准确率分别为 83.5%、99.8%、97.0%。以病灶大小分类，≥2cm 的病灶检出率为 97.9%，1～2cm 的病灶检出率为 93.1%，<1cm 的病灶检出率仅为 54.5%。在检出“热区”的模型实验中符合探测与 dPET 的结果相似，半定量分析 L/B 比值低于 dPET，小于 10mm 病灶的检出能力低于 dPET。

以上报告均出自早期符合线路的设备，随着晶体的改进、CT 衰减校正技术和解剖功能图像融合技术的加入、迭代重建算法的普遍采用，SPECT/PET/CT 产品的性能、图像的质量有了明显提高。由于设备的性价比合理，所以符合线路 FDG 检查在国内发展非常迅速。当然，普及和发展的同时，我们对它的缺点应当有足够的认识，在临床工作中需要扬长避短。例如，脑的 FDG 代谢显像的图像质量与 dPET 有较大差距；对腹腔和纵隔内 10mm 左右病灶的检出率较低等。当前，国内经济和卫生事业的发展还不能和发达国家相比，因此最先进的显像设备——PET/CT 还只能在大城市、大医院安装。作为过渡型设备，SPECT/PET/CT 在能够供应 FDG 药物的地区应当得到重点发展，使大部分中型医院能够开展基本的功能代谢检查和肿瘤 FDG 显像，使临床医生能够体验到核医学影像的价值，使患者能够通过核医学检查受益。有了良好的功能分子显像的知识和经验基础，随着国民经济持续健康的发展，PET/CT 这类高端功能分子显像设备的广泛应用是水到渠成的事。

总之，在医学影像技术的发展过程中，功能图像和解剖图像的融合是一个重要的发展方向。功能和解剖图像的互相补充和扬长避短产生了 1 + 1 > 2 的效果，这是一个大有可为的领域，它给临床影像学医师提供了一个能够充分发挥想象力的空间。随着功能成像设备和解剖成像设备"杂交"（hybrid）技术的出现，图像融合将得到进一步的发展。

（朱家瑞）

参 考 文 献

1. Eschmann SM, Bitzer M, Paulsen F, etc. The benefit of functional – anatomical imaging with [^{18}F] fluorodeoxyglucose utilizing a dual – head coincidence gamma camera with an integrated X – ray transmission system in non – small cell lung cancer. Nucl Med Commun, 2004, 25 (9):909 ~ 915
2. Paul AK, Tatsumi M, Higuchi I, etc. Gamma camera coincidence imaging with [^{18}F] fluorodeoxyglucose in the pretreatment evaluation of patients with oesophageal cancer. Nucl Med Commun, 2003, 24 (9):963 ~ 970
3. Zimny M, Hochstenbag M, Lamers R, etc. Mediastinal staging of lung cancer with 2 – [fluorine – 18] – fluoro – 2 – deoxy – D – glucose positron emission tomography and a dual – head coincidence gamma camera. Eur Radiol, 2003, 13 (4):740 ~ 747
4. Stevens H, Bakker PF, Schlosser NJ, etc. Use of a dual – head coincidence camera and ^{18}F – FDG for detection and nodal staging of non – small cell lung cancer: accuracy as determined by independent observers. J Nucl Med, 2003, 44 (3):336 ~ 340
5. Even – Sapir E, Lerman H, Figer A, etc. Role of ^{18}F – FDG dual – head gamma – camera coincidence imaging in recurrent or metastatic colorectal carcinoma. J Nucl Med, 2002, 43 (5):603 ~ 609
6. Kienast O, Kainberger F, Kurtaran A. Diagnosis and therapy of diseases of the endocrine system: new trends in nuclear medicine. Klin Wochenschr, 2003, 115 Suppl 2:2 ~ 5
7. Delbeke D, Martin WH, Patton JA, etc. Value of iterative reconstruction, attenuation correction, and image fusion in the interpretation of FDG PET images with an integrated dual – head coincidence camera and X – ray – based attenuation maps. Radiology. 2001, 218 (1):163 ~ 171
8. Yap JT, Carney JP, Hall NC, etc. Image – guided cancer therapy using PET/CT. Cancer J, 2004, 10 (4): 221 ~ 233
9. Delbeke D, Martin WH. Metabolic imaging with FDG: a primer. Cancer J, 2004, 10 (4):201 ~ 213

10. Stahl A, Wieder H, Wester HJ, etc. PET/CT molecular imaging in abdominal oncology. Abdom Imaging, 2004, 29 (3):388 ~ 397
11. Antoch G, Vogt FM, Bockisch A, etc. Whole – body tumor staging: MRI or FDG – PET/CT? Radiologe, 2004, 44 (9):882 ~ 888
12. Seemann MD. PET/CT: fundamental principles. Eur J Med Res, 2004, 9 (5):241 ~ 246
13. Messal. Bettinardi V, Picchio M, etc. PET/CT in diagnostic oncology. Q J Nucl Med Mol Imaging. 2004, 48 (2):66 ~ 75
14. Zhang H, Inoue T, Tian M. A basic study on lesion detectability for hot spot imaging of positron emitters with dedicated PET and positron coincidence gamma camera. Ann Nucl Med, 2001, 15 (3):301 ~ 306
15. Delahaye N, Crestani B, Rakotonirina H, et al. Comparative impact of standard approach, FDG PET and FDG dual – head coincidence gamma camera imaging in preoperative staging of patients with non – small – cell lung cancer. Nucl Med Commun, 2003, 24 (12):1215 ~ 1224
16. Montravers F, Grahek D, Kerrou K. Detection of recurrent colorectal carcinoma by ^{18}F – FDG: comparison of the clinical performances of FDG PET and FDG CDET. Nucl Med Commun, 2004, 25 (2):105 ~ 113
17. Koga H, Sasaki M, Kuwabara Y, etc. Lesion detectability of a gamma camera based coincidence system with FDG in patients with malignant tumors: a comparison with dedicated positron emission tomography. Ann Nucl Med, 2004, 18 (2):131 ~ 136

第 2 章

SPECT/CT 图像采集和处理的质量控制

随着带 X 线 CT 的核医学设备的推出，核素显像和 CT 的图像融合的逐渐应用，核素断层显像的发展又进入到一个新的阶段。其中，单光子发射计算机断层显像/CT（SPECT/CT）设备的应用，为常规核医学的临床应用提供了多种影像学诊断优势互补的条件。但是，就设备使用而言，无论是图像采集、处理还是诊断，SPECT/CT 不是独立的 SPECT 和 X－CT 的合并，而是二者的有机结合。因此，SPECT/CT 的质量控制是在完善的 SPECT 和 CT 质量控制的基础上，加上 SPECT/CT 融合的质量控制才得以实现的。SPECT、CT 和 SPECT/CT 融合三个方面，任何一个的质量控制不完善，都不能为临床提供高质量的 SPECT/CT 图像。

一、SPECT 的质量控制

高质量的重建图像，来自高质量的 SPECT 原始投影图像。任何不适当的图像采集，都可能导致意想不到的重建误差，从而使临床误诊。特别针对 SPECT 旋转系统的质量控制过程，也是保证准确重建所必需的。对于 SPECT 系统，要严格按照要求完成每日、每月和季度、年度的质量控制程序。就断层显像而言，下述三个指标尤为重要。

1. 均匀度　将点源作为放射源放置在离探头足够远（与探头的距离 >250cm）的地方，进行均匀性测定。注意，放射源的计数率不能高，一般应该低于 20 000 计数/秒，这样，电子校正系统才有足够的时间做出反应。

整体均匀度应该 <4%，不同部位的均匀度应该 <2.5%。在探头均匀度不佳状态下的图像采集，将导致重建后的断层图像出现冷区或环形冷区。在均匀度差的探头采集的平面显像图像中，可以明确发现这种伪影。但是，对均匀度在 3.5%～8% 之间的探头所采集的图像，视觉查看通常不能察觉异常，而重建后的图像中却会产生视觉上就能够发现的伪影。因此，对于 SPECT 的均匀度，不能单纯以肉眼查看，必须经过计算机分析，并根据分析结果确定均匀度是否合格。

2. 旋转中心　旋转中心的确立是为了在图像重建的时候，将平面图像投影到正确的重建像素内。为避免在重建 SPECT 图像时的人为误差，要让旋转中心显像的矩阵中心和探头旋转中心一致。

3. 探头和床的关系　探头的探测面必须和 SPECT 旋转的轴向相平行，以保证每一个重建切面所包含的数据只来源于一个横断面。在探头探测面未能平行于旋转轴向的重建图像上时，很难发现有问题，但是，这种状况会明显损害重建图像的分辨率。

二、CT 部分的质量控制

核医学科日常工作中对现有 SPECT/CT 系统可以控制的 CT 的质控主要侧重点在 CT 值准确性的检测上。在进行 SPECT/CT 图像采集前，要先完成 CT 的质量控制检测。将水模放置在检查床上，水模的上下表面要和床板垂直。按标准质控程序检测，整个水模和水模不同区域的 CT 值均数和 SD、均匀度达标后，才能进行 CT 图像的临床采集。

三、SPECT/CT 的质量控制

SPECT/CT 质控的关键是在良好的 SPECT 和 CT 质量控制的基础上，保证两种图像的准确配准。准确配准的目的有二：首先是得到一个几何位置准确的 X 线透射图用于核素显像的衰减校正，其次是为SPECT/CT图像融合提供一个尽可能准确的CT定位图像。由于SPECT和CT的层厚差距大，且受系统其他因素的影响，目前，SPECT/CT之间的配准和理想之间仍有一定的距离，尤其是在需要精确定位时，尚不能满足临床要求（图2-1）。

1. SPECT/CT配准的检测　朱家瑞等的研究报告对此问题有深入探讨，该研究设计了检验SPECT/CT图像位置配准的模型和同机图像融合配准检测方法，并试用于GE DISCOVERY VH。

将带有X、Y、Z三个方向放射性线源（由长度为23cm的移液管制成）的模型置于检查床A、B、C三个位置，在三种不同的负荷情况下分别采集（图2-2）：①无负荷；②在检查床近探头端加载50kg；③在检查床上120cm范围平均加载50kg。用迭代法（OSEM）对采集数据做图像重建并进行图像融合。在融合图像上分别测定X、Y、Z三个方向上移液管的CT和ECT横断面图像中心点的距离。结果见表2-1和2-2。

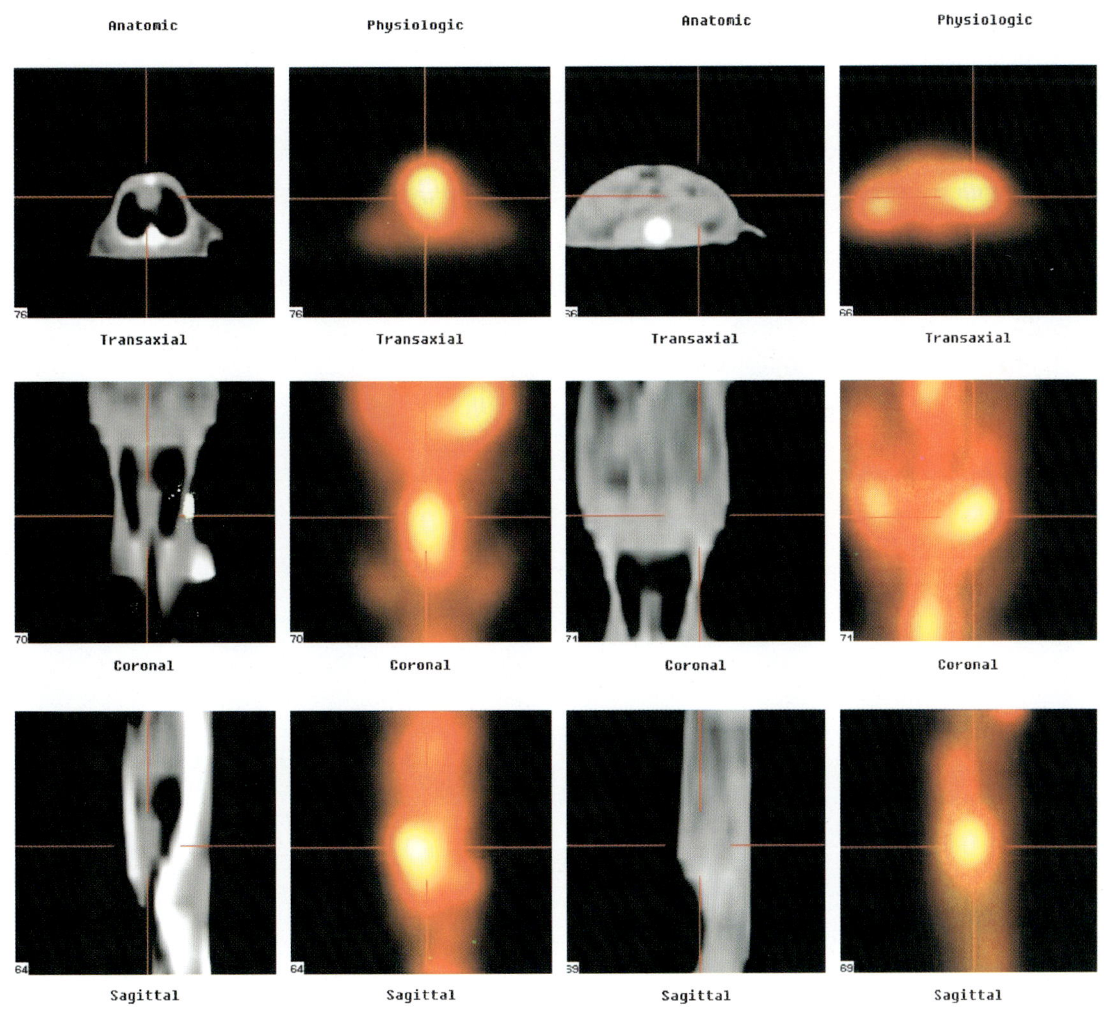

A

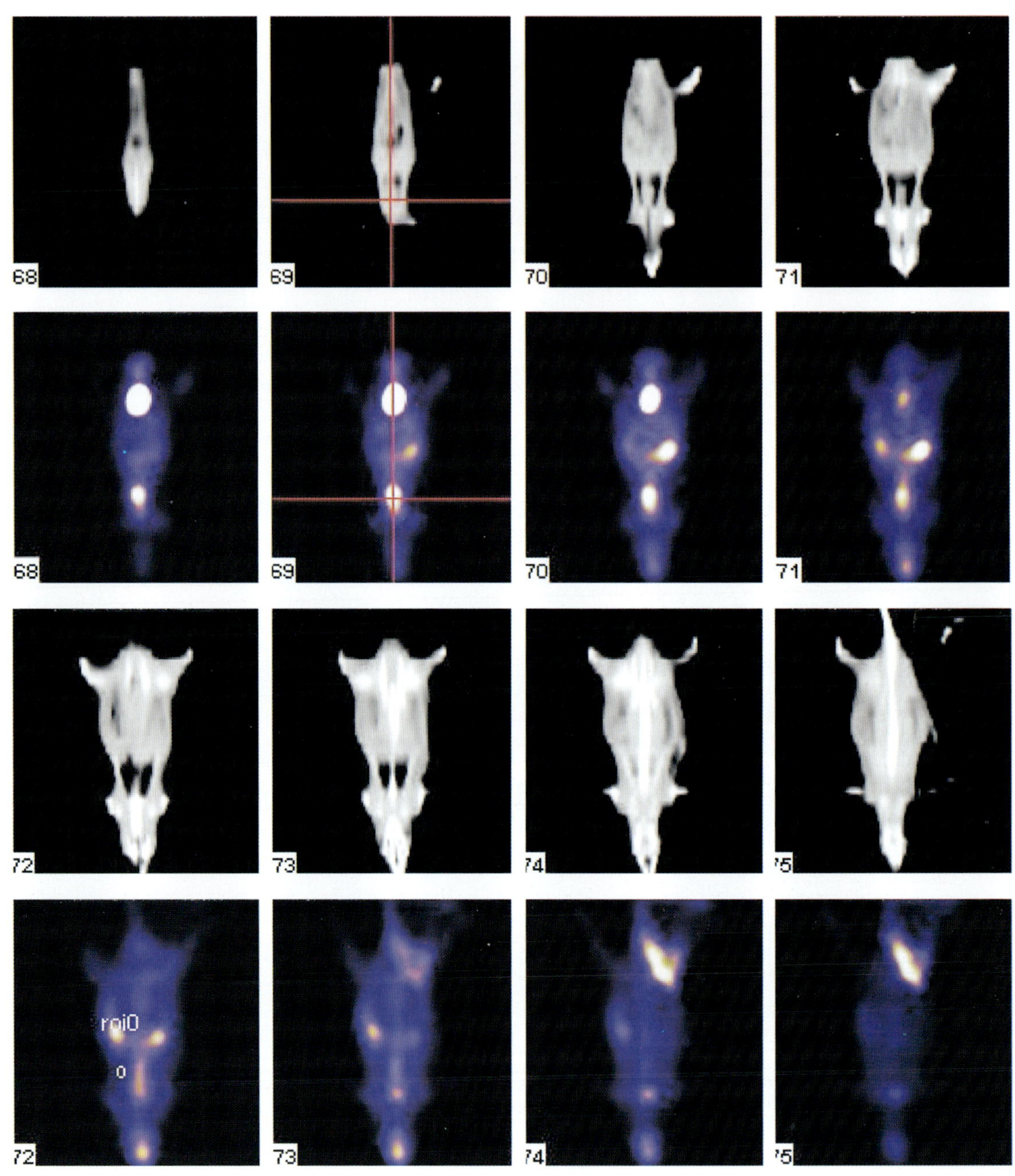

B

图 2-1 处死后小鼠的18FDG SPECT/CT 显像

A：小鼠18FDG SPECT/CT 显像的心脏和肝脏（分别见左右两列同机 CT 和18FDG 显像中十字交叉处）。

B：小鼠18FDG SPECT/CT 显像的冠状面。可以观察到比较明显的 FDG 显像和 CT 图像之间的失匹配现象。

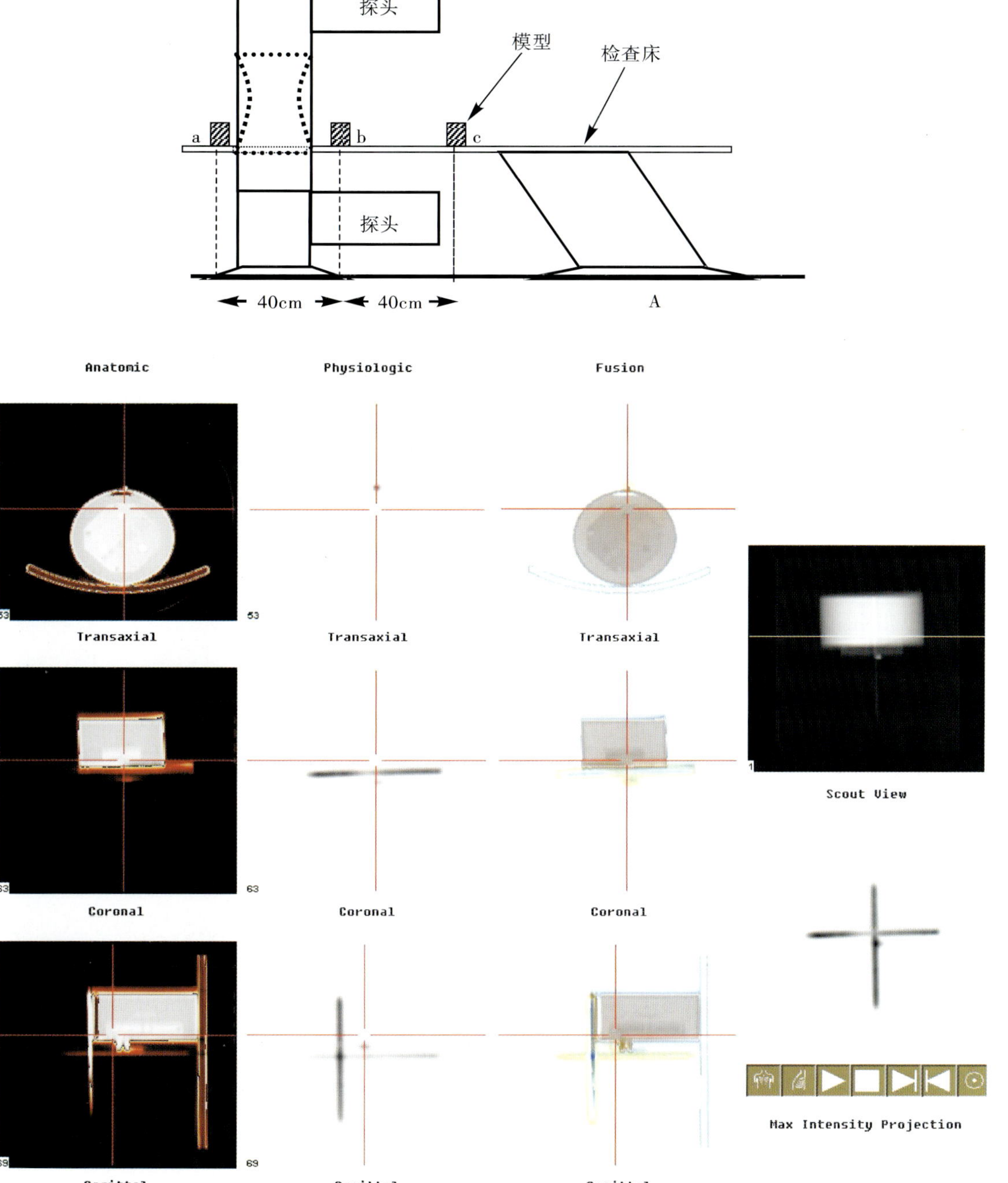

图 2－2 SPECT/CT 配准的检测

图 A 和图 B 分别为模型位置示意图和模型 SPECT/CT 图像。模型置于检查床 a、b、c 三个不同位置采集图像，用于图像融合配准的检测。

表 2-1 不同床位、不同载荷情况下 ECT 和 CT 图像的移位

轴向	A（20cm）			B（60cm）			C（100cm）		
	X	Y	Z	X	Y	Z	X	Y	Z
1	0.5±0.4	2.2±0.8	2.1±0.3	3.9±1.2	3.1±0.2	1.7±0.5	3.5±1.4	4.5±0.9	2.2±0.2
2	6.6±0.1	7.2±0.8	2.3±0.2	6.6±1.0	9.5±1.4	2.1±1.8	5.6±0.3	8.5±0.6	2.1±0.2
*P	<0.0001	<0.002	>0.1	0.0037	0.0016	0.091	0.0189	0.00025	0.588
3	5.4±0.3	5.1±0.4	2.1±0.1	5.0±0.9	8.0±3.3	1.5±0.5	6.2±0.2	9.0±0.9	1.8±0.7
#P	<0.0001	<0.002	>0.1	0.019	0.0344	0.636	0.0079	0.00082	0.808

注：*P 为 1 与 2 比较，#P 为 1 与 3 比较，1 为无负荷，2 为 50kg 负荷在床头，3 为 50kg 负荷平均分布。

表 2-2 检查床长轴（Y）在同一次扫描中的移位

	A（20cm）		B（60cm）		C（100cm）	
	近端	远端	近端	远端	近端	远端
1（无负载）	2.3±0.7	2.6±0.6	3.2±0.4	4.8±1.4	4.7±0.8	7.8±1.1
P	0.648		0.025		0.00357	
2（50kg 极端负载）	7.1±0.6	8.5±0.6	8.8±0.8	11.0±0.2	8.6±1.1	9.8±0.5
P	0.0178		0.00173		0.00614	
3（50kg 平均负载）	5.2±0.5	7.5±0.5	7.8±0.7	11.0±0.9	8.8±0.7	11.3±0.5
P	0.0014		0.000004		0.000002	

注：P 为同一床位 Y 轴近探头端与远探头端移位的 t 检验结果。

同机图像融合技术的关键是两种影像系统的准确对位。测量结果表明，CT 图像普遍垂直向下移位。检查床无载荷时，三种位置采集的图像上位移均在 2mm 左右。有载荷时，移位达 5~11mm，随检查床向探头方向移动，移位逐渐增大。造成影像对位误差的主要原因可能是两种因素的协同作用：①重力导致的检查床下垂；②床板伸出的距离越长变形越大，下垂距离越大。如果将悬臂床改为前端有斜坡形依托的床，有可能减少重力所致的检查床下垂，从而减少 CT 和 ECT 图像的位移。虽然测量到的最大移位 11mm 仍然在设备性能指标的下限，但是在临床检查时应当尽可能将检查部位放置在移位较小的检查床前中部。

同机图像融合避免了人为对位的主观因素的影响，但是上述的客观因素仍然无法完全避免。因此，在 SPECT/CT 设备维护、质量控制中，要尽量将上述原因造成的对图像融合的影响减低到最小程度。

2. 检查床的位置　为了保证 SPECT 和同机 CT 之间图像几何配准的准确性，和单纯的 SPECT 比，对 SPECT/CT 检查床的要求更多。理想的要求是受力后床板完全无变形和移位，但是这很难达到。因此，在图像采集过程中，要采取措施控制 SPECT 和 CT 采集过程中床板下沉不一致性所导致的两者图像失匹配。在 SPECT/CT 系统的机架内有一个支撑架，当空床

时，床板和支撑架之间有一点距离，但当病人上检查床后，要求床板和支撑架刚好接触，这样，在图像采集过程中，就不会因为检查床运动过程中床板受力不均，导致床板不同部位下沉不一致的现象（图2-3）。如果床板的高度没有调节达到这一要求，必需请工程师予以调整。此外，病人的受检查部位要放在检查床上规定的区域内，这在床板上是有标记的（图2-4）。

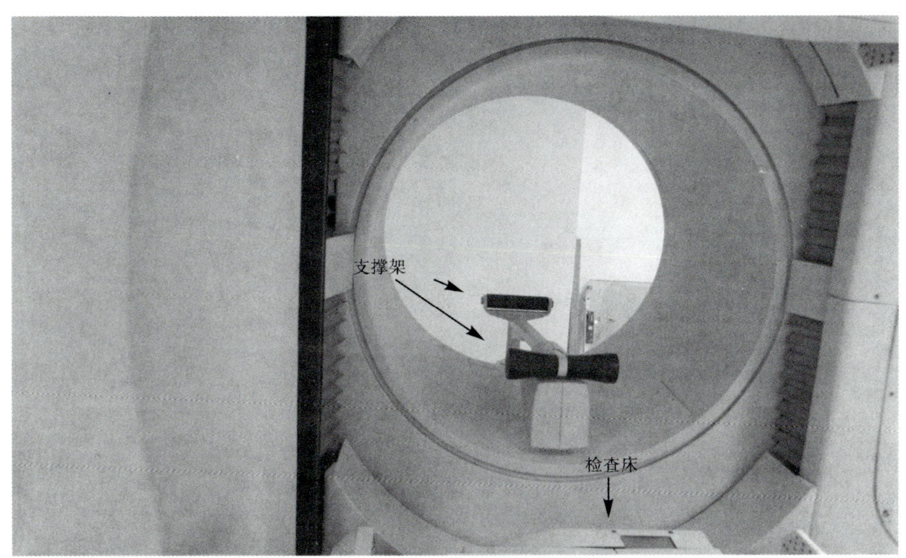

A

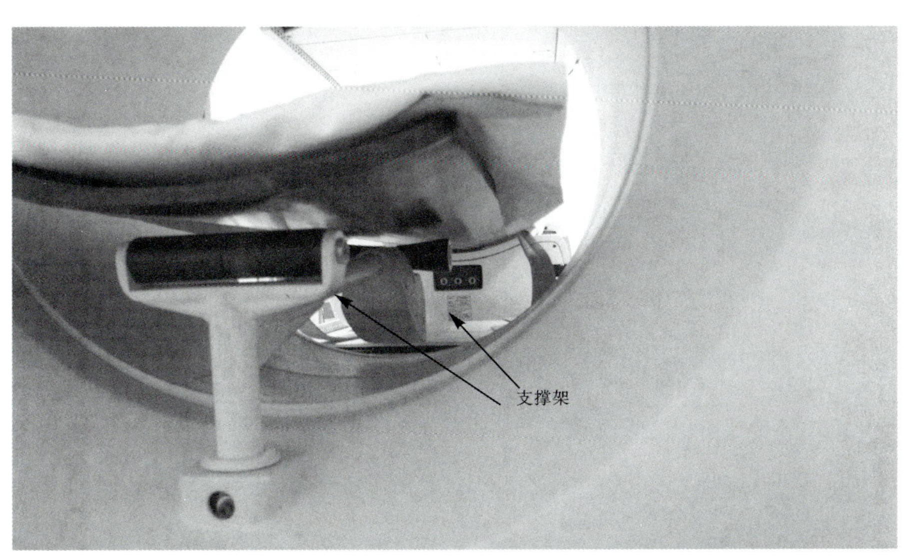

B

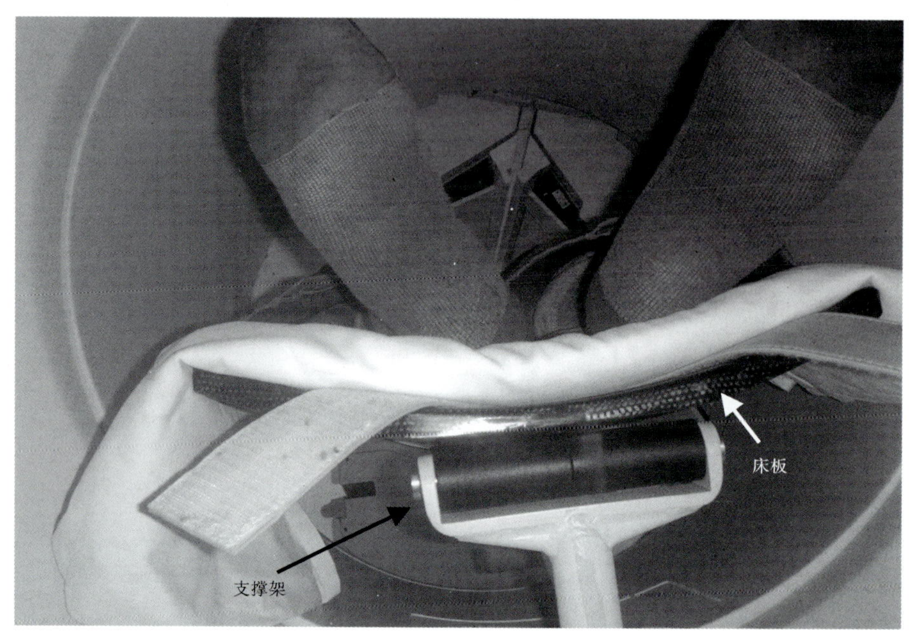

C

图 2-3　检查床上有无病人时床板和支撑架之间的关系

注意，检查床上有病人时（图 C），床板应搭在支撑架上，使床板两头形成受力支点。

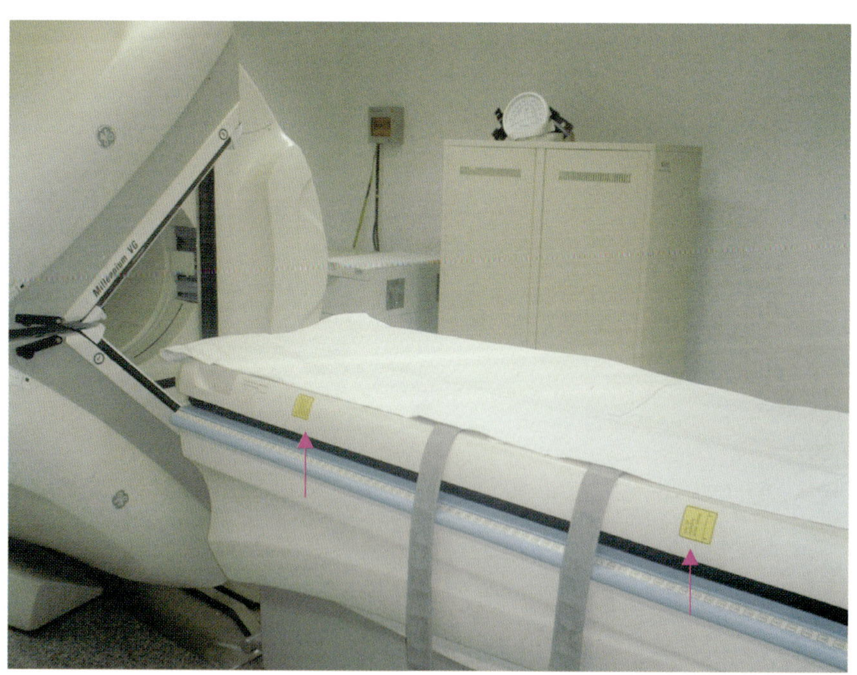

图 2-4　病人受检查部位放置区域（箭头所指两个黄色标志之间）

3. SPECT/CT 图像采集过程中的要求　在 SPECT/CT 采集过程中，最基本的、也是最重要的要求是，病人不能有位置的移动。有研究证明，在 SPECT 采集过程中病人移动哪怕是只有 1.5 个像素，也可能使正常的 SPECT 图像出现异常。病人移动对于 SPECT/CT 采集的危害还在于 CT 和 SPECT 几何位置失配准，导致用于衰减校正的 X 透射图定位不准确，结果核素显像图像不能得到正确的衰减校正，图像采集失败（图 2－5）。采集过程中病人移动所造成的图像失配准，也使 CT 在融合图像中失去定位意义。

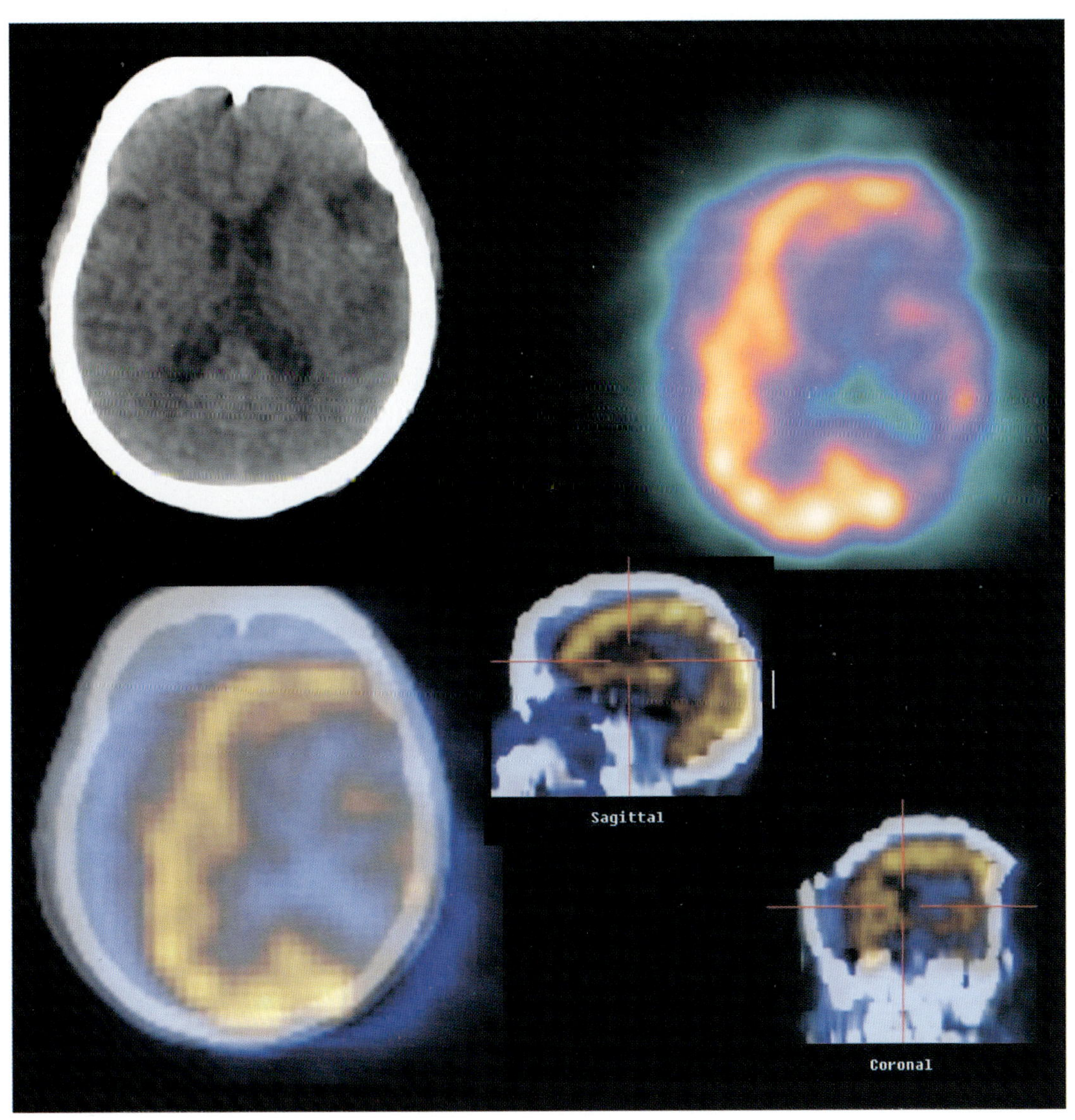

A

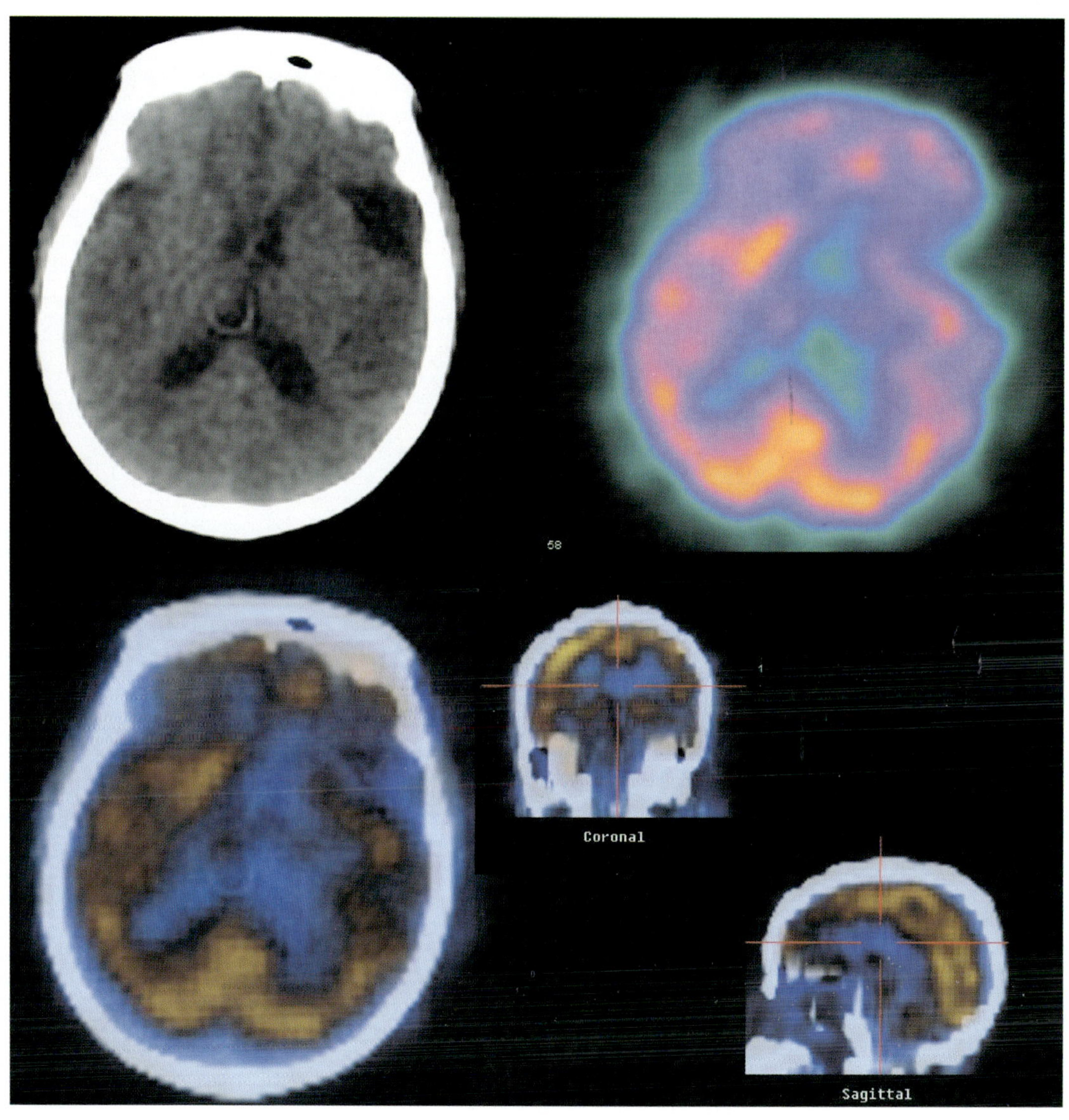

B

图 2-5　采集中病人有、无移动的 FDG SPECT/CT 图像

图 A，FDG SPECT/CT 脑显像过程中，病人头部移动，从冠状面图像可知，病人是在 CT 采集过程中移动的。这导致 SPECT 和 CT 图像之间严重移位，两者失配准。FDG 图像衰减校正后表现为左侧大脑放射性明显减低。图 B，上例病人图像重新采集后，SPECT 和 CT 配准较为准确，左右大脑皮质放射性强度接近，从而避免了图 5A 中 FDG “异常” 图像导致的误诊。

在阅读 SPECT/CT 图像之前，应该先观察 SPECT 的电影显示，以确认在 SPECT 采集过程中病人没有移动；随后，应观察 CT 不同断面之间有无移位；最后，观察不同轴向和断面的 SPECT 和 CT 之间的匹配状况。如果心肌显像图像采集结束后发现病人移动，可以利用软件进行移动校正（这种校正在部分心肌显像确实正常的病人中可能成功），但是对于 SPECT/CT 采集过程中病人移位造成的图像采集失败，惟一的解决方法就是重新采集图像。因此，一定要让病人有一个尽可能舒适的采集体位，并向病人强调不能移动的重要性。

（姚稚明　朱家瑞）

第 3 章

SPECT/PET/CT 显像的 X 线衰减校正

核素显像中的软组织衰减所导致的伪影直接影响 SPECT 诊断准确性。衰减校正（AC）的应用，能显著改善图像质量，提高图像放射性的均一性，增加实体脏器显像的均匀性，最终提高诊断准确性（图 3 －1）。尤其对于符合线路成像，必须使用 AC 才能获得具有诊断价值的图像质量。AC 作为改善图像质量的手段，已经在核医学显像中应用多年，而且建立了多种 AC 方法。

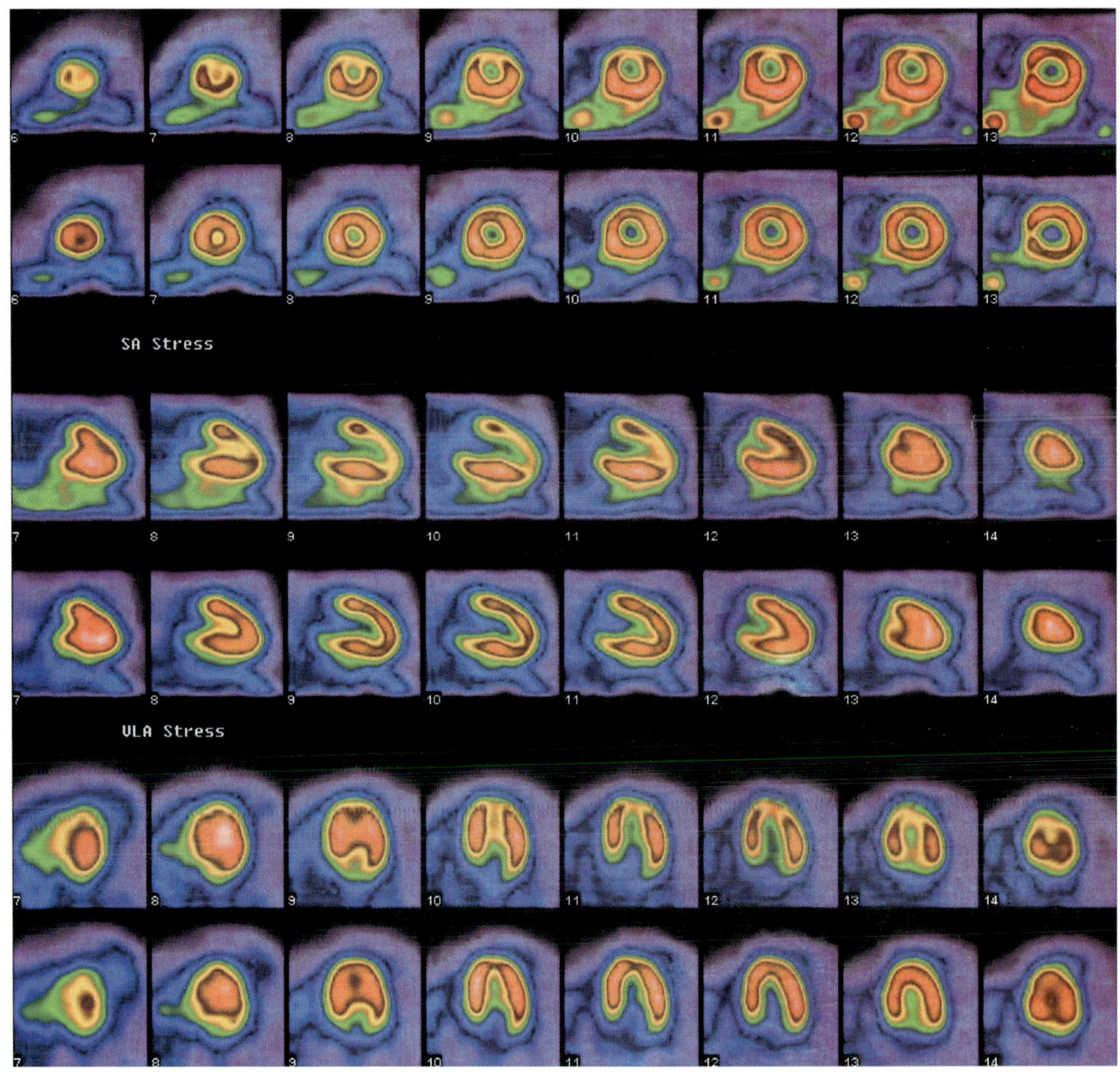

图 3 －1　左前降支 75% 狭窄的衰减校正（IRAC）和非衰减校正（IRNC）ATP 介入心肌灌注断层显像

患者男，42 岁，图中可见校正后图像（1、3、5 排）前壁、心尖放射性分布显著减低，而非校正图像（2、4、6 排）这些部位的放射性分布几乎正常。

以往的几种 AC 方法，都基于放射性核素透射扫描的机制，它们各自有不同的特点和优势。无论是正电子还是 γ 光子作为透射扫描源的衰减校正，其主要优势在于校正后图像放射性计数、SUV 计算的偏差小，以及由此产生的伪影发生率低，尤其是它的扫描过程、时间与放射性核素透射相似，极大程度地消除了生理运动造成的核素显像与 CT 图像失配准，衰减校正结果更准确。但是，以放射性核素为基础的 AC 系统有其共同的问题：由于放射源的放射性强度低，致使透射图像的采集时间长，且产生的衰减图（attenuation map）因计数率低而噪音高，质量差。如果透射扫描的光子能量低于发射型扫描的放射性核素的光子能量，可导致衰减图受沾染（contamination）。这些基于放射性核素透射扫描机制的衰减校正系统的问题，在目前技术条件下尚未得到有效解决。

已有的模型研究显示，能够产生高质量、低噪音衰减图的 AC 系统可以获得很好的 AC 效果。所有符合这种条件的系统中，以 X 线断层为基础的衰减校正（X－AC）最有前途和可操作性，已经迅速被广泛应用于核医学的各种显像系统中（包括 SPECT/CT、符合线路 SPECT/CT 和 PET/CT 等）。和传统的以放射性核素透射扫描为基础的 AC 系统不同，X－AC 系统显示了很高的光子通量。以 Hawkeye 系统 SPECT/CT（GE 公司）为例，根据 Bocher 等的研究，它的光子通量达到 $0.5\times10^{6}/(s\cdot cm^{2})$，比高计数率发射型扫描高 5×10^{4} 倍。X－AC 系统的这种高光子通量，保证了透射扫描时间较短的同时，还能产生高质量的衰减图。在 PET/CT 和最新的 SPECT/CT 系统（Symbia，Siemens 公司）中，由于使用多排螺旋 CT，其用于 AC 的透射扫描时间更是可以以秒计算。

X－AC 透射扫描和核素显像使用的是同一个扫描床，两种扫描连续进行期间，病人不用移动。系统依靠自动机械装置完成两种图像之间的几何空间配准，这样，病人移动对透射扫描和发射扫描图像融合中图像配准的影响就降到了最低限度。透射扫描和发射断层之间的准确配准十分重要，这直接关系到是否能够得到三维配准准确的衰减图。如果在采集过程中病人移动，衰减图在几何位置上和核素断层图像之间失配准，显像不能为衰减图上相应的正确系数予以校正，结果，校正后图像产生伪影，主要表现为对偏移组织的过度校正或校正不足（图 2－5）。

但是，在 SPECT 和 CT 之间，部分图像可能出现失排列（misalignment）情况，主要发生在 y 轴，y 轴上只要有 3.5mm 的失排列就可以导致肉眼可分辨的伪影，而如果 SPECT/CT 系统的 CT 层厚固定在 1cm，还可能导致 z 轴上的低分辨率。心肌灌注断层显像中，可能因为失排列，导致 X－AC 低估前胸壁的衰减作用和高估下胸壁的衰减作用，进而在 X－AC 心肌灌注显像图中出现前壁和心尖放射性减低的伪影（图 3－2）。透射型图像的层厚和矩阵与发射型显像的层厚和矩阵完全匹配的 SPECT/CT 系统，将有助于避免这方面的问题。

由呼吸运动导致的 z 轴方向的失排列却是目前任何 SPECT/CT 或 PET/CT 难于避免的。有模型研究证实，膈肌运动本身可导致衰减校正后心肌前壁和下壁的放射性摄取低于侧壁心肌的放射性摄取。呼吸门控技术的应用将有助于消除这种伪影。

和放射性核素透射扫描不同，CT 透射扫描用于衰减校正的原理是，根据不同密度组织对 γ 射线的衰减系数不同来完成衰减校正的。一般而论，密度越高的组织，X 线穿透得越少，γ 射线穿透得也越少。确立了 X 线 CT 测量的衰减系数转换为放射性核素射线能量（如 511keV 或 140keV）的适当值后，就可以依据 X－CT 图像采集获得的组织密度分布图，制作成放射性核素显像的衰减图，用于透射显像的衰减校正（图 3－3）。

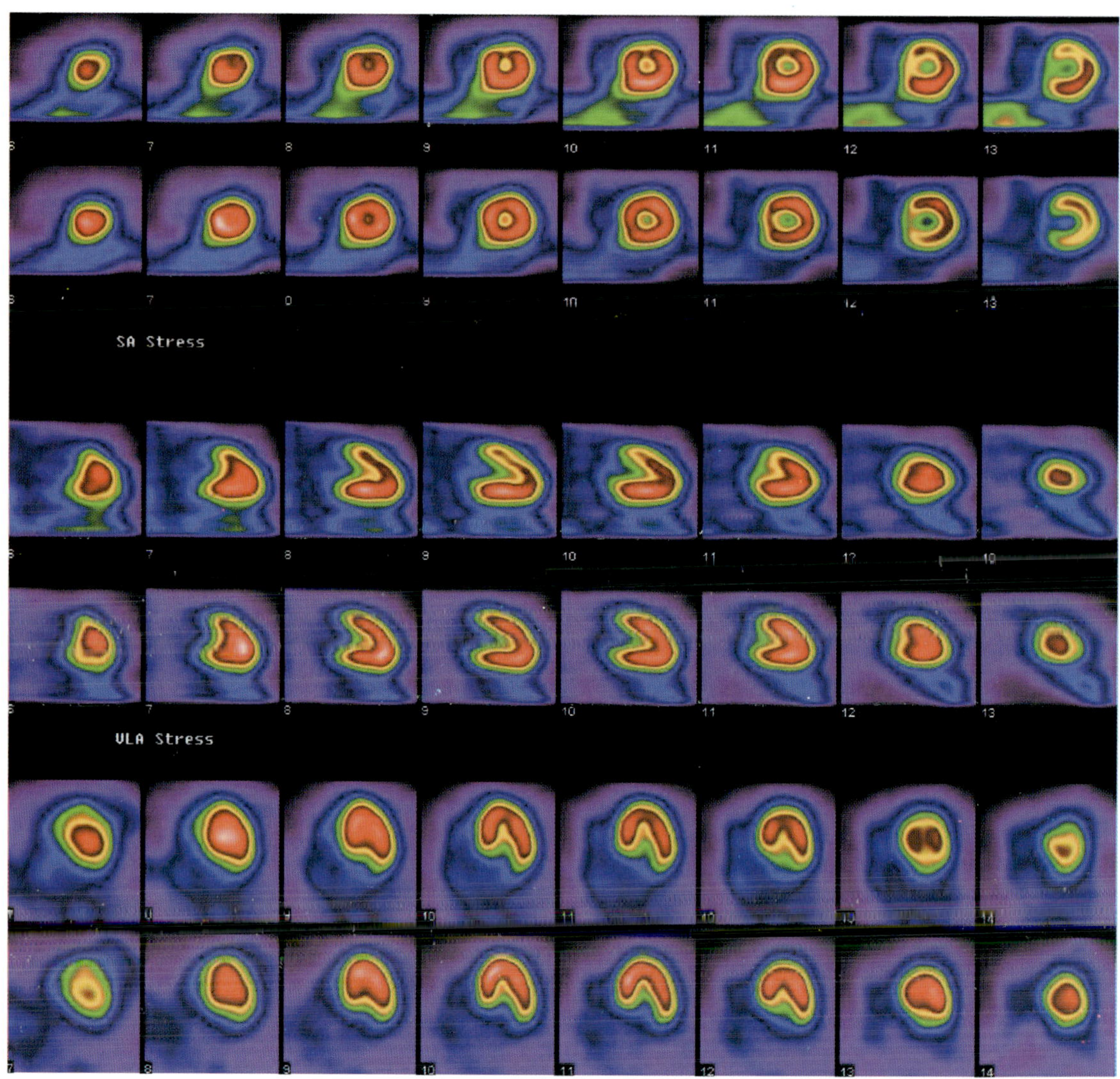

图 3－2　冠状动脉造影正常和非衰减校正图 SSS 分析正常者的衰减校正（IRAC）和非衰减校正（IRNC）心肌灌注断层显像

患者，女，49 岁。图 3－2 中从上至下三排图像分别为左室短轴、垂直长轴和水平长轴的图像。IRAC 图像（1、3、5 排）可见前壁放射性减低摄取，为前壁过度校正导致的伪影。而非校正图像（2、4、6 排）可见放射性分布均匀。

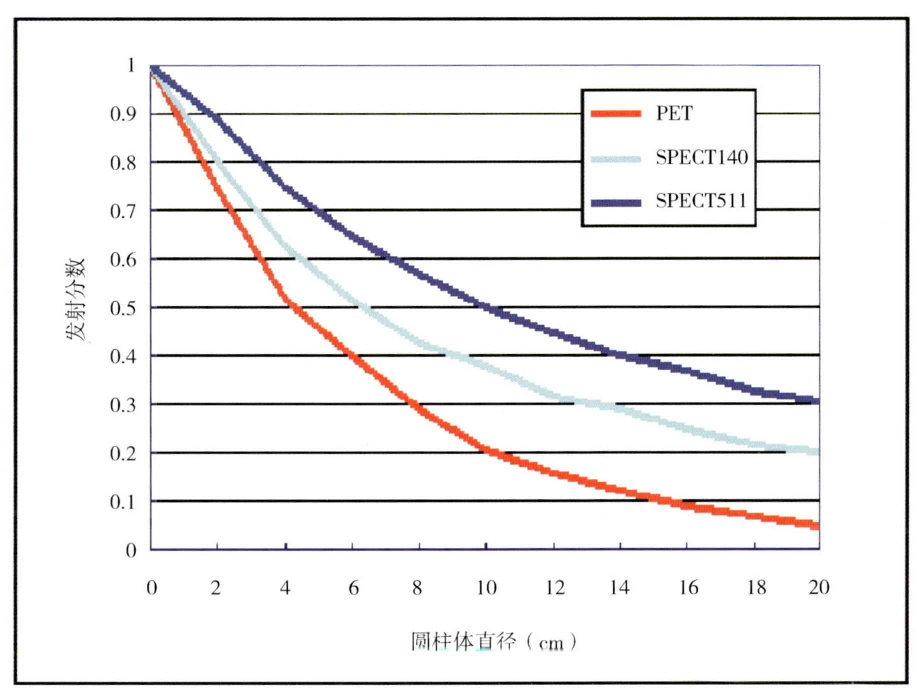

图 3－3 HAWKEYE 系统 SPECT/CT 的衰减校正

使用不同直径的放射性分布均匀的圆柱体，比较 PET、511keV 的 SPECT 和 140keV 的 SPECT 探测计数的丢失率。

和放射性核素 AC 系统相比，X－CT 衰减校正在原理上除具有产生的衰减图信噪比高、质量好、采集时间短的优势外，X－CT 图像采集可以在注射放射性核素后任何时间进行，不需要定期更换放射性核素源。

X－AC 在目前技术条件下，也有其缺陷。在日常工作中经常遇到的是：①对非机体组织，如金属物品、钡剂、造影剂等高密度物质衰减校正系数的错误计算导致的过度校正，当然，一经询问病人或查看同机 CT 图像，很容易鉴别这类伪影（图 3－4、图 3－5）；②图像采集中如果病人的上肢置于采集视野内，CT 图像中可能出现线束硬化（或 X 线散射）伪影，如果是一个体形庞大的病人，且病人的身体超出 CT 有效视野，还会产生切断伪影，这些 CT 伪影可能在衰减校正图像上引起相应的伪影和失真，因此，除图像采集时要求病人上肢上举外，在读片时，一旦怀疑有伪影，要阅读非校正图像；③对于浅表组织病变，如浅表淋巴结病变，为了防止对浅表组织的过度校正，导致校正后图像不能显示小病灶或对比度小的病灶，建议诊断过程中也查看非衰减校正图像。

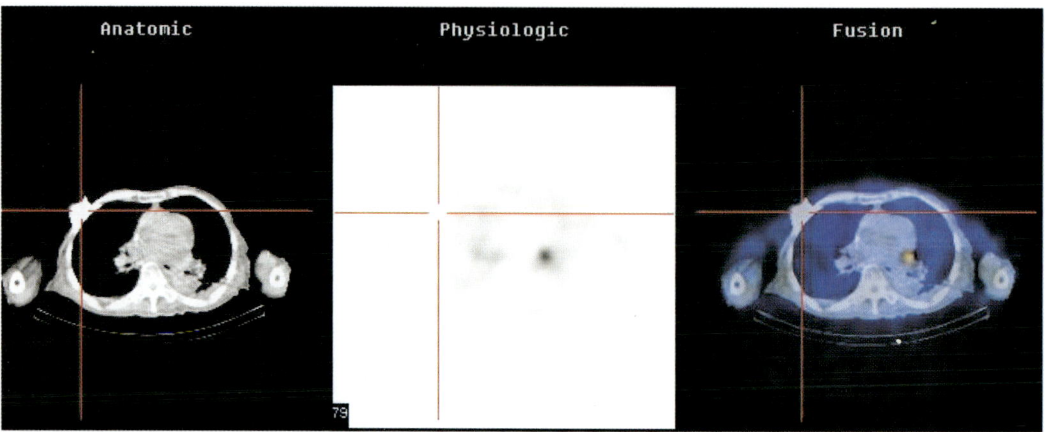

A

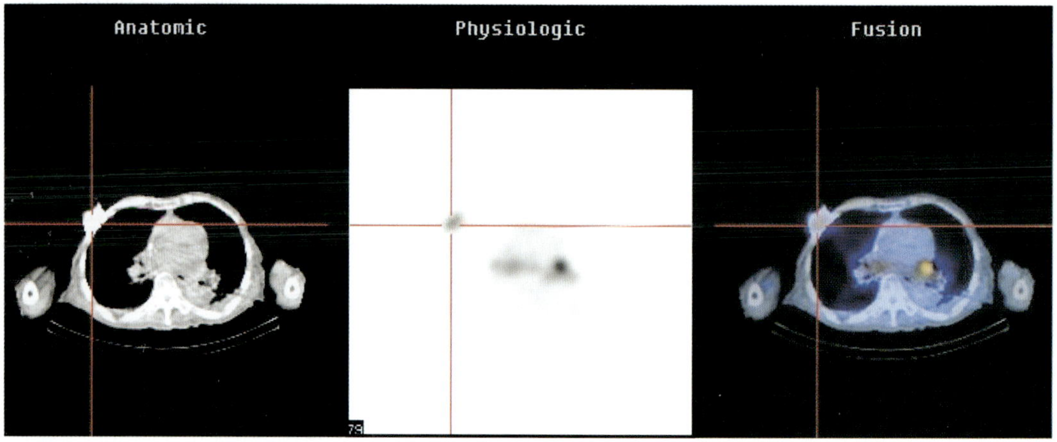

B

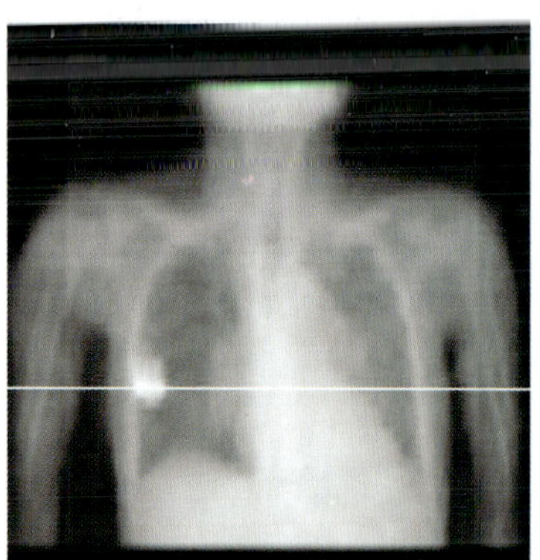

C

图 3-4 胸壁放置了起搏器的病人衰减前后的 FDG 图像比较

A 为 AC 前胸 FDG/CT 横断面融合图像；B 为 AC 后 FDG/CT 图像；C 为 X 线定位像显示 AB 层面的位置。

注意十字交叉处为起搏器部位，在 X-AC 前、后的 FDG 显像上分别表现为放射性缺损和浓集，提示因起搏器导致的局部过度校正产生伪影（放射性浓集区）。

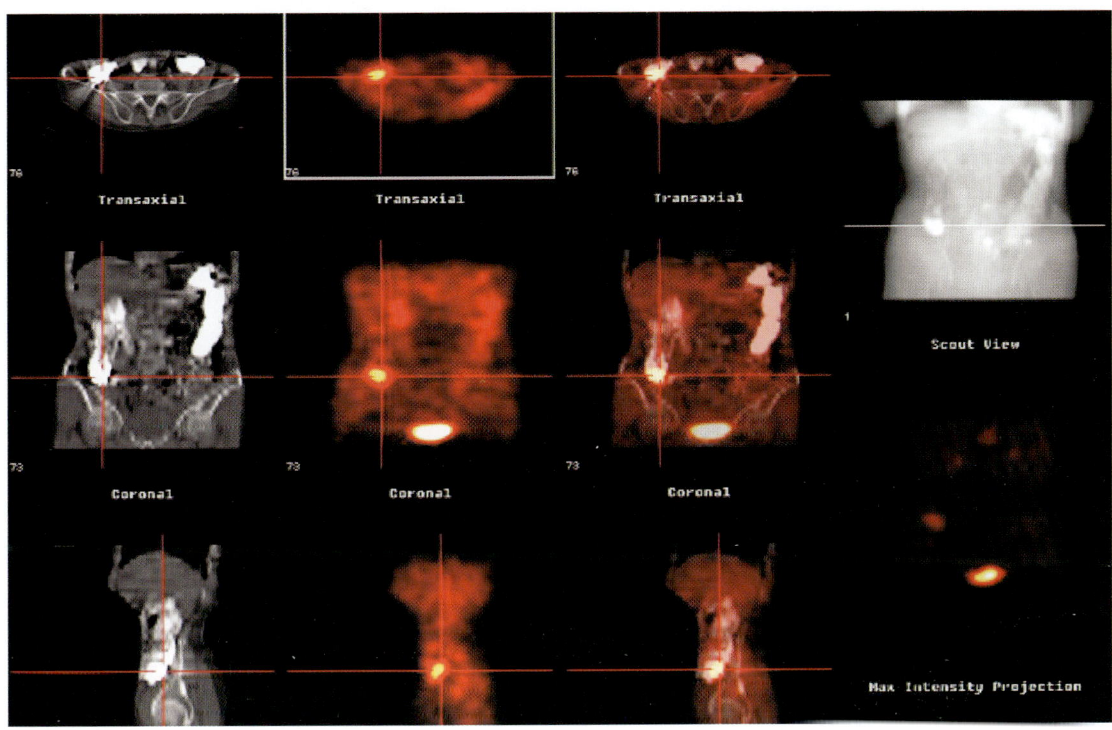

图3-5 FDG/CT显像（海军总医院核医学科提供）

病人升结肠内残存钡剂导致过度校正，在局部形成热区伪影（十字交叉处）。

（姚稚明）

参考文献

1. Bocher M, Balan A, Krausz Y, etc. Gamma camera - mounted anatomical X - ray tomography: technology, system characteristics and first images. Eur J Nucl Med, 2000, 27 (6):619 ~ 627
2. H. Fricke, E. Fricke, R. Weise, etc. A method to remove artifacts in attenuation - corrected myocardial perfusion SPECT introduced by misalignment between emission scan and CT - derived attenuation maps. J Nucl Med, 2004, 45: 1619 ~ 1625
3. Banzo I, Pena FJ, Allende RH, etc. Prospective clinical comparison of non - corrected and attenuation - and scatter - corrected myocardial perfusion SPECT in patients with suspicion of coronary artery disease. Nucl Med Commun, 2003, 24 (9):995 ~ 1002

附：Hybrid PET/CT 的衰减校正技术

一、引言

衰减的测量和校正一直是阻碍发射断层成像发展的一个主要技术难点，同时也是临床应用中产生伪影的主要来源。50～511keV 能量的射线在人体组织中的衰减相当明显，如心脏中^{201}Tl 产生的 70keV γ 单光子，仅有 25% 到达前胸壁；在做^{99m}Tc 心肌显像时，病人的横膈肌的衰减会造成下后壁的计数减少，女性乳房的衰减往往使前壁和上间壁变稀疏，容易导致误诊，也影响了定量分析的准确性。因此衰减校正是 hPET/CT 需要解决的问题。

二、衰减

光子穿透任何物质可以用线性衰减系数 μ 来标定，μ 与光子能量 E 和该物质原子序数 Z 有关。线性衰减系数可以定义为光子在物质中穿行单位长度时光子与吸收物质（如：病人的组织）作用的几率。光子衰减一般包含两种相互作用：吸收和散射。对于理想的窄束单能光子，通过线性衰减系数为 μ 的吸收体，射线强度的减少部分——dI/I 与吸收体厚度 dt 成正比，积分可得：

$$I(t) = I_0 exp\left(-\int_0^t \mu dt'\right) \tag{1}$$

I_0 是初始射线强度。对均匀物质来说，根据 Bouger－Lambert－Beer 法则，该公式简化为：

$$I(t) = I_0 exp(-\mu t) \tag{2}$$

线性衰减系数以 cm^{-1} 为单位，并与吸收体的密度 ρ 成正比，因此，通常以物质的质量衰减系数 μ/ρ 描述其衰减属性，单位 cm^2/g。一次相互作用的总体衰减系数（总体线性衰减系数或总体质量衰减系数）由光子可能发生的相互作用的总和给出。对诊断成像来说，最主要的相互作用是光电吸收和康普敦散射。光电吸收的质量衰减系数的近似变化规律为：

$$\frac{\mu}{\rho} \propto \frac{Z^{4.5}}{E^3} \tag{3}$$

该规律适用于原子序数 Z 为 1（氢）～92（铀），光子能量 E 为 10～500keV，也证明了质量衰减系数与光子能量和材料密切相关。光电吸收的衰减系数与吸收光子的原子特定内层电子的发射相对应，对光子能量来说并不连续。比较而言，光子能量在 10～1000keV 之间，康普敦散射的线性衰减系数与 Z 成正比，与光子能量存在非线性的反比关系。图 3－6 给出了肌肉和骨组织在 10～1000keV 能量范围内的总体（光电和康普敦）线性衰减系数。软组织对低于 30keV 光子，骨组织对低于 50keV 光子，总体衰减主要是光电效应。对 200～1000keV 光子其总体衰减主要是康普敦散射。在比较骨和其他高原子序数物质的 X 线和放射性核素透射扫描时这些特性很重要。

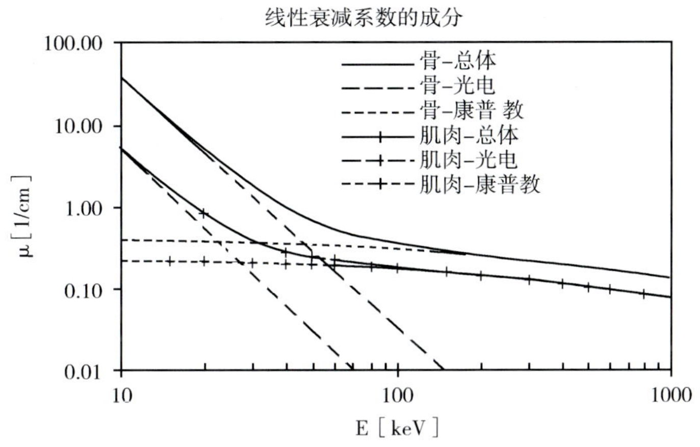

图 3－6　骨和肌肉组织对 10～1000keV 光子能量的线性衰减系数及光电吸收和康普敦散射成分

总体衰减系数指所有的相互作用，不仅仅包含光电吸收和康普敦散射。

图 3－7 显示了 10～1000keV 光子在不同物质中的质量衰减系数。如上所述，康普敦散射的线性衰减系数与原子序数成正比，康普敦散射的质量衰减系数 μ/ρ 与物质种类无关。因此，在康普敦散射起决定作用的 200～1000keV 之间，不同物质的质量衰减系数就取决于光子能量。X 线显像发生在 30～130keV 能量范围，光子衰减由光电吸收和康普敦散射共同决定；而 PET 显像发生在 511keV，生物材料引起的光子衰减仅由康普敦散射决定。

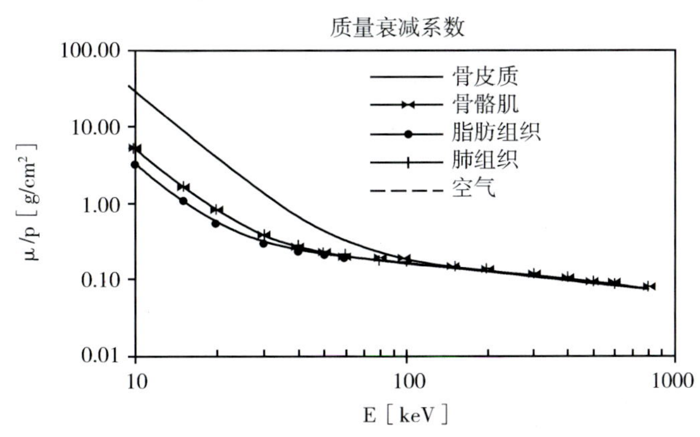

图 3－7　不同生物材料总体质量衰减系数

对于其他成分，包括与人体密度等价的塑料，以及空气和软组织（肺）的混合物、软组织和骨的混合物等，质量衰减系数可以根据混合物公式计算。

$$\frac{\mu}{\rho} = \sum_i \frac{w_i \mu_i}{\rho_i} \quad (4)$$

其中 w_i 是第 i 种成分的权重。混合物公式对能量高于 10keV 的光子能精确到几个百分点。

三、符合线路正电子显像（hPET）中的衰减

hPET/CT 系统中正电子显像的探测原理与专用 PET（dPET）系统相同。正负电子湮灭产生的 511keV 光子对以相反的方向（保持动量守恒）发射出来并作为一次湮灭事件在几纳秒内被探测和记录。

（一）衰减系数

511keV 光子在水中的线性衰减系数大约为 0.095cm^{-1}，140keV 光子约为 0.15cm^{-1}，由于累积作用，通过长距离水将会导致总的衰减有很大的差别。例如，经过 20cm 的水，511keV 光子与 140keV 光子的衰减相差 3 倍。表 3-1 给出 511keV 与 140keV 光子经过不同距离水的衰减因子。

表 3-1　511keV 与 140keV 光子经过不同深度水中的衰减

深度（cm）	140keV	511keV
1	0.86	0.91
5	0.47	0.62
10	0.22	0.39
20	0.050	0.15
40	0.0025	0.022

对铅来说，衰减系数有很大的不同，511keV 光子为 1.7 cm^{-1}，140keV 光子为 22.7 cm^{-1}。

（二）深度无关性

图 3-8 所示沿响应连线（LOR）发生了湮没反应。假设发生湮没辐射周围的躯体均为水的密度。光子 1 未衰减的概率是 $P_1 = e^{(-U \times d1)}$，光子 2 未衰减的概率是 $P_2 = e^{(-U \times d2)}$。那么双光子未衰减的概率是 $P = P_1 \times P_2 = e^{(-U \times d1)} \times e^{(-U \times d1)} = e^{-U(d1+d2)}$。因此，双光子的残存概率与通过衰减材料的距离（d1 + d2）有关，而与 LOR 上的湮没辐射发生地点无关。换句话说，就是通过 LOR 的全部衰减是常数，与辐射点的深度无关，而仅仅与体内总的衰减距离相关。

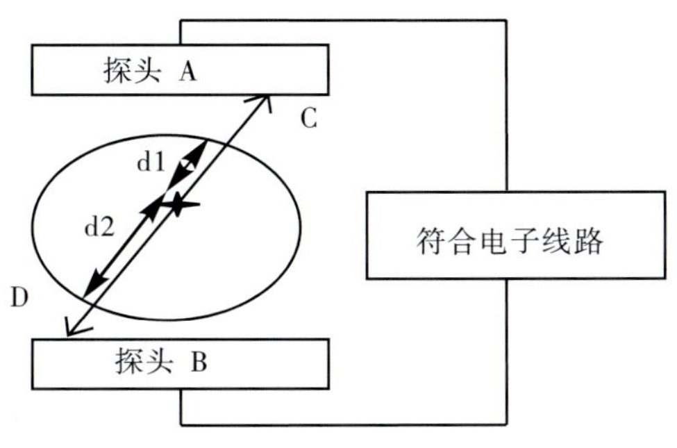

图3-8 病人2D横断面PET发射成像过程

两个511keV湮灭光子被同时探测到，正电子源被认为位于探测点C和D之间的LOR上。

（三）非均匀性

如上所述，尽管在正电子成像过程中，通过LOR的全部衰减是常数，与辐射点的深度无关，但如图3-9所示，体内深部点的所有LOR的组合衰减远大于浅部的点。

对于非均匀的衰减介质，放射性分布也不均匀。如图3-10肺的模式图中，A点的放射性衰减比B点严重。并不是由于A点在身体的内部，而是因为A点发出的放射线穿过的人体组织密度高。从另一方面来看，C点的放射性衰减没有D点严重。尽管C点在体内更深，但平均来说从C点发出的放射线比D点通过了更多的低密度肺组织。通常肺内的放射线衰减低于周围高密度组织的衰减。这就导致无衰减校正（NC）的重建图像中，肺部出现了放射性示踪剂摄取增高的伪像（热区）。图3-11显示了hPET/CT系统上进行的胸腔扫描图像，在图像中肺部计数几乎和肝脏类似（A、B），衰减校正（AC）后的图像显示了实际的放射性分布情况（C）。在hPET/CT系统中，由于符合计数探测效率低，真符合计数有限，使得NC的两幅图像都出现了较强的噪音（A、B）。

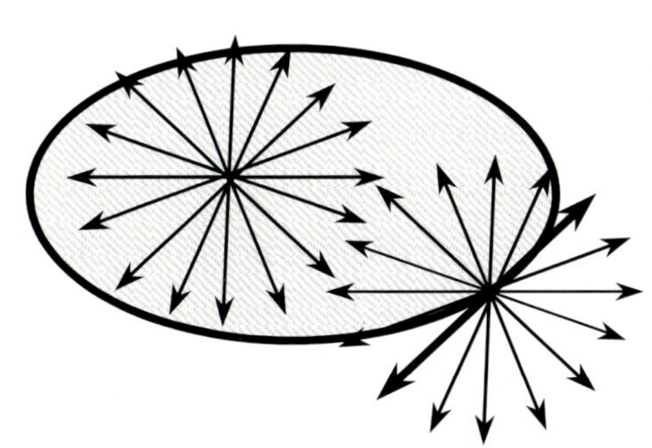

图3-9 不同部位衰减模式图

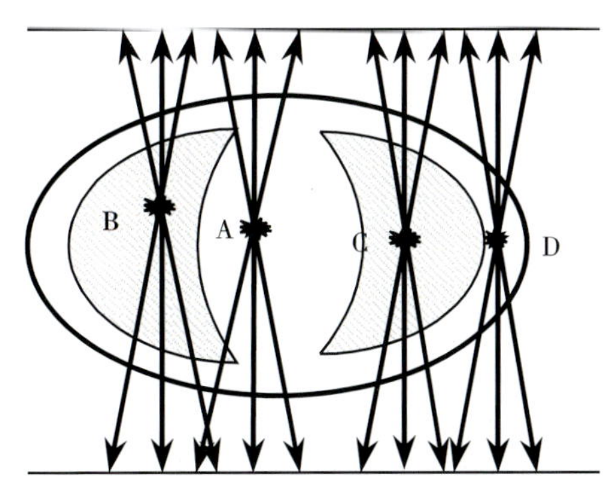

图3-10 肺部衰减模式图

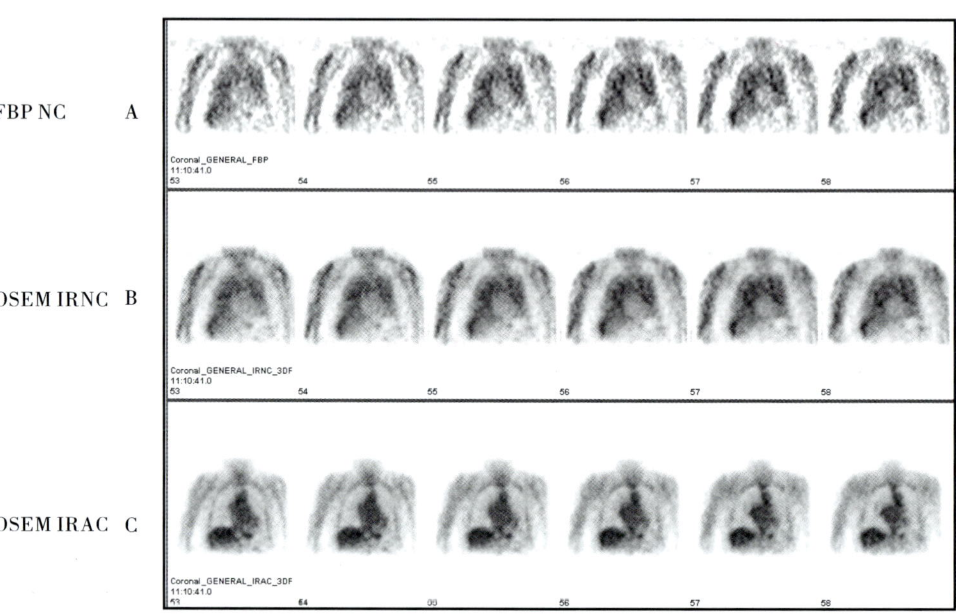

图 3－11 衰减校正对 PET 图像放射性分布的影响

通常，NC 的 PET 图像中所有低衰减区域均显示出高摄取伪像，通过组织的射线都受到明显的衰减。发射点离衰减组织越远，组织对发射点的总衰减效应就越小。

（四）失真

对一个强放射性源来说，不同方向的衰减差异将引起图像失真。如图 3－12，膀胱中的放射线在侧向上的衰减远大于前后位，造成高放射性源在低衰减方向上的图像延长（图 3－12 红箭头）。如果躯体横径比前后径大 10cm，那在前后位上探测到的放射性事件较侧向大 2.5 倍。一些病人横径和前后径的差别大于 10cm，测量投影上的差别将更大。采用不同的重

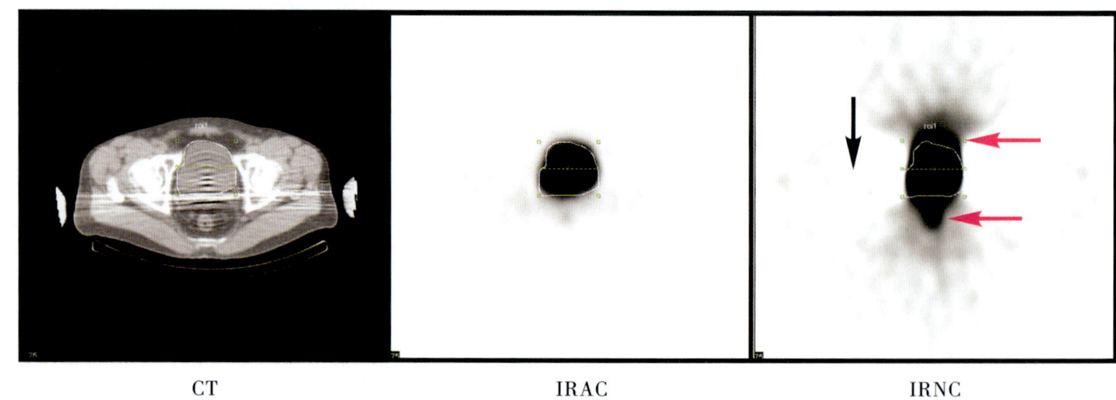

图 3－12 膀胱内放射性浓聚，在 NC 图像中膀胱形态沿前后径变长，横径方向出现放射性缺损区

建算法，无论是滤波反投影（FBP）产生的星状伪影，还是迭代重建（IR）造成的人工伪影均会在高衰减方向出现缺损区（图3－12黑色箭头）。因此，在强放射性源附近发现的小缺损区是否因衰减引起应特别注意，它还可能掩盖此区域内的阳性病灶。心脏和注射点（漏出药物）的强放射性区域也可能引起类似假象。

此外，衰减导致不同深度组织在PET计数分布上形成反向的梯度差异。如图3－13中，体表发射的符合光子沿躯体的切线方向上没有衰减，其他各方向上均存在很大的衰减；而单光子显像时来自体表某点的辐射至少在180°的范围内没有被衰减（图3－14）。PET显像中边缘区域的放射性物质在体表切线方向探测到的放射性远远超过其他方向，一个表现为体廓向外扩张，另一个表现为体表放射性增强。而体表下几厘米的区域，由于各方向上的发射光子均存在衰减，总衰减效应增强，呈低放射性表现。因此，在未经衰减校正的PET显像中躯体的轮廓显示放射性增强，增强的轮廓并不是躯体真正的轮廓；它只是躯体轮廓的凸面变形体。躯体的凹处，如两腿间或胸部，都可见放射性伪影。图3－11中，NC图像具有高放射性的皮肤伪像，并且轻度凹陷处影像会向外突出。

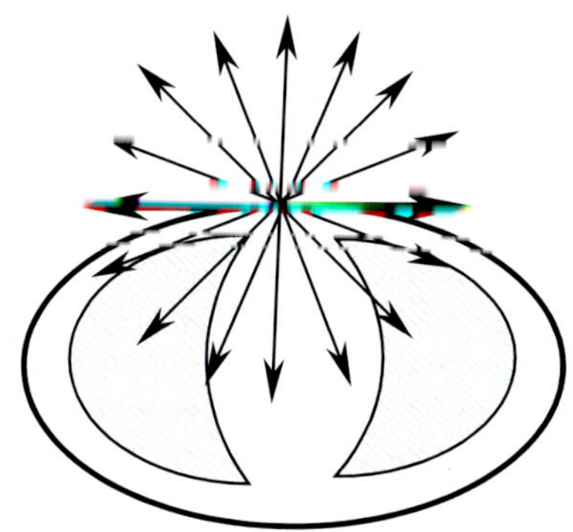

图3－13 体表符合光子衰减

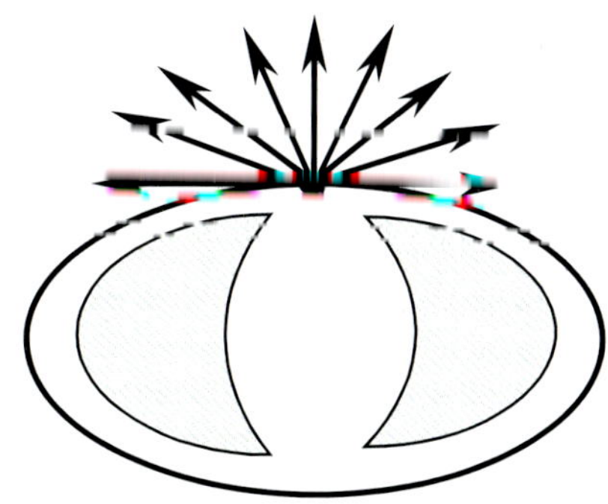

图3－14 体表单光子衰减

四、用于PET成像的衰减校正方法

要对组织衰减进行校正，必须了解病人身体的衰减系数分布图（μ map），然后再对各个位点上的计数实行补偿，使得各位点的符合计数测量值（或相互之间的对比值）能接近真实情况。PET成像中，所有沿特定LOR测量的放射线都以相同的系数衰减，与深度无关（如前所述），这就使在重建前对未处理的发射数据进行校正成为可能。然而对SPECT成像来讲，衰减体内的放射线沿特定线路的衰减与深度相关，上述方法不能实现。常规使用的Chang's算法，需先对躯体轮廓进行粗糙估计，并假定衰减是均匀的，此校正方法的精确性差，仅在经济型系统中采用。考虑到深度依赖性，通过图像的迭代重建可使校正更为精确。

为了校正PET发射数据，需知道沿每条LOR上的衰减系数（所有的接收投影），目前，可供临床应用的PET成像衰减校正方法有：计算法和透射源测定法。

（一）计算法

如果躯体的衰减是均匀的且躯体的外周轮廓已知，那么沿任一 LOR 上的衰减系数都可计算得出。胸腔和任何具有骨或气体的躯体层面，衰减都不可能假定为均匀的，因此难以采用计算法进行衰减校正。而颅骨的皮质较薄对于511keV 光子的额外衰减相对较低，因而在不需精确定量的 PET 脑显像中，可通过计算法进行衰减校正。

头部外周轮廓可由原始投影数据或未校正的重建图像决定。一般情况下，用一个椭圆来近似代表头皮。

（二）透射源测定法

对于外周轮廓很难决定或不能假设衰减是均匀的区域，或需要高度准确定量分析的区域，躯体的衰减系数必须通过透射测量决定。理论上说，只有相同能量射线的透射数据才能准确反映发射图像的衰减效应，但是考虑到511KeV 透射源制备和测量的种种问题及临床的实用性，目前多用其他能量的放射源。

1. 通用方案　透射数据可通过多种途径获得。最常用的校正方案是重建每个层面的衰减图（源自透射数据和用作参考的空白扫描）。然后，全部反投影的路径与测量发射 LOR 一致，将衰减值的和作为每个像素值，这就生成衰减系数图，用来校正发射数据。此方案（图 3－15）允许发射和透射成像之间，在采集几何学上有所不同，允许在校正中处理衰减图来减少噪音，允许透射和发射光子的衰减特性有所不同（如对不同能量具有不同的衰减参数）。因为发射数据可在重建前进行衰减校正，任何可用的重建算法都可用来重建校正图像，包括 FBP（滤波反投影）和 OSEM（预先分组最大期望值方法），两种方法都有广泛应用。

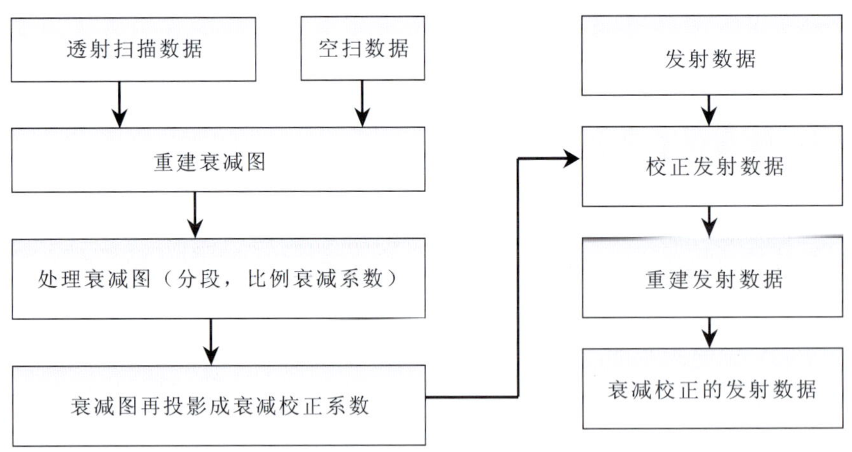

图 3－15　应用透射数据进行衰减校正的通用方案

初始重建衰减图可能产生很高的噪音，然而这种噪音可以被控制。因为在发射图像上像素的放射性计数可以是任何值，而透射图像中的像素仅仅有几种代表值：空气、水（软组织）、骨和肺。利用这一特点建立了多种方式来减少衰减图中的噪音，从而在发射数据的衰减校正中减少噪音。核医学中，提高处理噪音的能力可以减少透射扫描的采集时间。

如果透射扫描在511keV以外的能量进行，在用于校正发射数据之前必须将衰减图的值进行调整。因为躯体的大部分为水，躯体内大部分像素可用下面公式进行校正：

$$P_{511} = P_{meas} \times \mu_{(511,水)} / \mu_{(meas,水)}$$

这里 $\mu_{(511,水)}$ 和 $\mu_{(meas,水)}$ 是511keV光子和透射光子在水中的线性衰减参数，p_{meas} 是所测衰减图中的一个像素值，P_{511} 是用于511keV的校正值。骨像素不能用此公式进行简单的转换，因为它有很高的光电吸收。

进行透射显像可以获取 μ map，从校正的准确性考虑，最好能在同一机架上同时获取透射和发射两种投影，从透射投影求得被显像部位的三维衰减系数分部图，然后对发射投影进行校正。透射源校正的种类也较多，包括：^{68}Ge棒源校正、^{137}Cs和^{133}Ba点源校正、X线透射校正。

2. ^{68}Ge正电子源（dPET使用）　对发射数据进行测量法校正，问题之一是测量数据会带来噪音。要减少衰减校正处理中添加到发射数据上的噪音就必须使透射扫描的时间足够长。在dPET中，可以通过增加采集时间获得足够低噪音的透射扫描来测量衰减，这就需要考虑病人能够承受的检查时间。长时间的扫描会带给病人不适、病人移动导致图像质量下降及扫描仪利用率低。目前，放射性核素源透射扫描仍和发射扫描时间差不多，因此需要在衰减校正提高图像质量和它所消耗的时间之间达成一种平衡。即使改进了透射数据的处理，透射扫描与发射扫描的时间比较也不可忽视。目前大多数dPET系统，使用轨道式^{68}Ge（1根或多根）棒源进行衰减测量（图3－16）。在透射扫描中，棒源沿轨道旋转，符合事件被仪器记录下来。然而由于放射线来源于体外，沿特定LOR记录下的事件数显示了在这条线上的衰减。也就是说，针对LOR在有病人时测量的计数与空扫描测量的计数的比值即为衰减系数。由于^{68}Ge同样发射湮灭辐射光子，且采用了相同的符合计数模式，理论上可获得准确的透射校正分值。问题是：①靠近正电子源的左侧探测器（图3－16），死时间明显增加。如果以高灵敏3D探测模式，缺乏横向隔栅，更增加了左侧探测器的死时间，因此限制了正电子源的强度。另外受扫描时间限制，透射所获得的有效总计数有限；②几何位置对透射计数中（因散射方向不同）的散射分数和随机计数与发射采集计数之间的差异影响明显，而且在透射－发射序列采集模式下透射计数还受到发射计数的污染，因此透射图像的噪声较大；③由于受检者身体生理性或不自主的位移会影响透射图和发射图之间的准确对位，经透射获得的校正系数存在一定程度的误差，严重者不仅影响PET定量分析，还可能出现伪影。

对hPET系统来说，不采用正电子发射源为透射源的主要原因是灵敏度和计数率的限制。图3－17中假定系统中有一正电子源，在此系统中透射源计数率与发射源计数率同样受限制。首先，源的强度受限制，因为一侧探头接近源，对源具有高的灵敏度，而另一探头上探测到的光子，穿透了躯体并测量到才是有用的。由于薄NaI晶体探测器对511keV光子的探测灵敏度很低，尽管通过躯体的光子被探测到，但在源周围的配对光子穿过了晶体，未被探测的几率相当大，透射符合计数率大大缩减，因此这个方法并不理想。

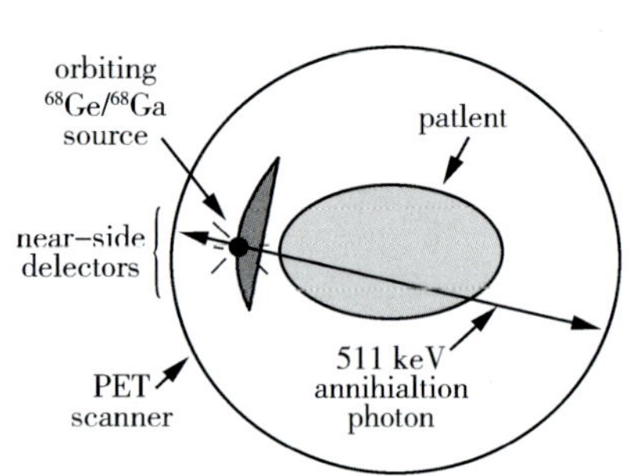

图 3－16　轨道式^{68}Ge（1 根或多根）棒源进行衰减测量

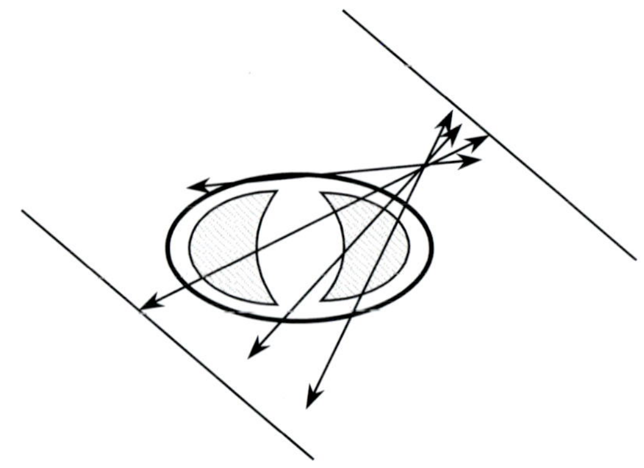

图 3－17　正电子发射源在 SPECT/PET 系统中

3. ^{137}Cs γ 射线源　^{137}Cs 的半衰期为 30 年，发射 660keV 的 γ 光子。其能量足够高而 NaI 又具有良好的能量分辨率，不会受从体内发出的大多数 511 keV 光子的影响，使透射数据不会被污染。屏蔽附件性能良好，就允许使用更强的^{137}Cs γ 射线源，降低透射数据中的噪声。此外使用单光子源也能够实现统计学重建算法，以便在透射图像中进一步减少统计噪声。^{137}Cs 源已经应用于 dPET 系统，特别是基于 NaI 晶体的系统，它的优点与在 SPECT/PET 系统上相似。

使用^{137}Cs 源进行透射扫描需要注意几个问题。首先，探头探测 660keV 射线的效率要低于探测 511 keV，这可以用更强的透射源来补偿，但是，透射源越强所需屏蔽的要求越高。另外的好处是使用了高能的透射源后，每次探测病人受到的剂量要低得多；与 PET 或 SPECT 系统中使用的半衰期短于 1 年的^{68}Ge 和^{153}Gd 不同，^{137}Cs 系统不需进行针对半衰期的强度调整。其次，尽管 660keV 的光子不受从体内发出的 511keV 的影响，计数率仍然是个问题。比如，如果选择注射的剂量适合发射扫描时的相机计数率，那么在透射扫描中相机计数率将变得更高，导致更大的死时间、堆积和事件位置错误等等。即便 660keV 窗中的计数率适中（接近 50kcps），相机也应能够处理其他各种能量水平的事件计数率。如果 511keV 光子的计数率依赖于扫描仪，达到 0.5～1.5Mcps，来自^{137}Cs 光子的光子峰计数率为 50kps，那么在其他能量水平的计数率可能达到 200kcps，因为大多数^{137}Cs 光子有散射并且可被探测，或它们在晶体上仅有部分的能量积聚。

方案之一是使用固定的一个或多个点透射源，安装在一个探头上并由探头的隔栅 septa 来准直，产生多个扇形的能量束投照到对面的探头上（图 3－18）。最大的视野依赖于透射源的位置，将透射源尽可能的置于探头的边缘（图 3－18A）。在 360°采集中，只要扇形放射线被对侧相机探测时包括旋转中心，那么所有通过躯体的 LOR 均会被测量。如果透射源置于探头的中心（图 3－18B），躯体的边缘就不会被采样。探头上的 septa 可以用来准直轴向放射源（图 3－18C）。透射源不用时，用一个钨盒来存放和屏蔽，扫描过程中透射源被定位，钨盒的后面有开口。

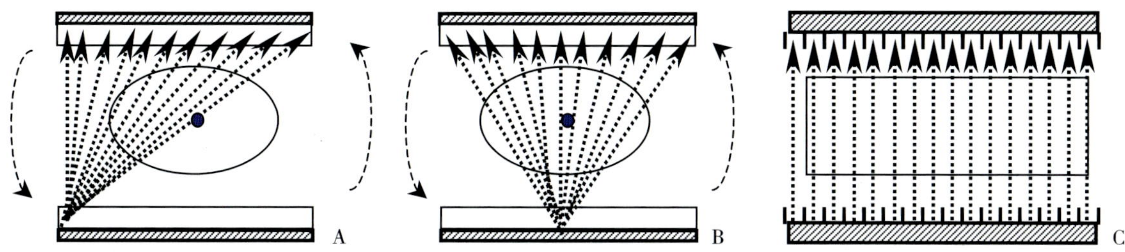

图 3－18　一个或多个固定点源，照射对面的探头

另一种方案（图 3－19）也已经商业化，即用单个准直的^{137}Cs 源沿其中一个探头的边缘移动，发射出扇形放射线束照射对面的探头（每个探头上的透射源都相同）。在这种情况下，透射源离边距太远导致探测的扇形放射线束未包括旋转中心。为解决此问题，检查床轨道保证病人的躯体始终沿透射视野的旋转轴向。使用这种^{137}Cs 源系统在 4～6min 内可以快速地采集到足够的透射计数。相对于 20～30min 的发射采集，这点附加时间可以被接受。

这两种方案在重建衰减图时，均需要对偏差、不均匀、扇形束的几何形状进行额外的处理。数据可以重组为平行的投影和反投影，或直接用采集几何模型迭代算法。然而，衰减系数不是在 511keV，而是在^{137}Cs 662keV 光子能量测得，为了把测量的衰减系数换算到 511keV 时的衰减系数，分段和比例法均被采用。此外单光子透射源法还存在的不足之处就是提高了探测散射光子的灵敏度。概括来说，^{137}Cs 单光子 γ 射线源减少了透射噪声，但是存在从 662keV 到 511keV 变换衰减系数可能引入的偏差和提高了散射分数等不足之处。

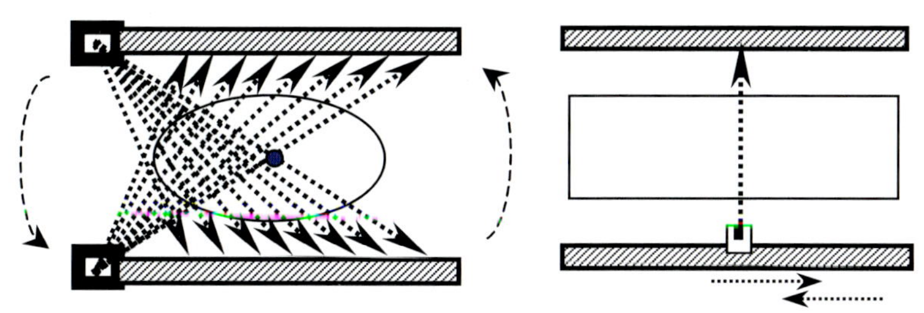

图 3－19　移动^{137}Cs 点源透射扫描系统

每个探头装有一个点源，互相投照对侧探头。

4. X 线源　和传统的基于放射性核素透射扫描的 AC 系统不同，由 CT 透射图像产生 511keV 衰减系数分布图有 4 个明显的优势：第一，X－AC 系统提供了很高的光子通量。X－AC 系统的高光子通量特性，使得透射扫描时间短，同时获得统计噪声低的高质量衰减图。第二，透射扫描采集更快速。第三，能够采集到注射后无污染的透射扫描。否则，除非在给予病人 PET 显像剂之前采集发射数据基于放射性核素的透射扫描会遭受发射光子的污染。又由于 X 线光子流数量级远高于发射光子流，CT 透射扫描能够在注射 PET 示踪剂后任何时候采集。这缩短了病人在扫描床上滞留的时间，允许叠加病人显像程序，提供更有效的扫描仪利用率。第四，不需要 PET 放射性核素源所需的透射硬件和定期更换$^{68}Ge/^{68}Ga$正电子源。透射扫描获得的 CT 图还可以进行图像融合，既有利于解剖定位，又有利于 CT 和 SPECT/PET 诊断信息的互补，提高了诊断水平。基于 X 线断层的衰减校正（X－AC）最有前途和可操作性，已经迅速且广泛应用于核医学的各种显像系统中（包括 SPECT/CT、hPET/CT 和 PET/CT 等）。

五、X 线光子能谱

对给定物质的 X 线成像来说，康普敦散射和光电吸收的相关分布由连续韧致辐射的能谱决定，该能谱由高能电子轰击靶（标准的是钨靶）产生。X 线能谱包含特征 X 线，它具有与靶物质轨道电子跃迁相一致的非连续的能量。而 PET 成像是通过探测正负电子湮灭产生的单能湮灭光子来成像，每个光子具有与正负电子质量等价的能量，即 511keV。第三种光子即 γ 射线，由原子核产生，具有由原子核跃迁决定的离散（不连续）能量。图 3－20 描述了 X 线源、正电子源（$^{68}Ge/^{68}Ga$）和标准的 γ 线源（^{133}Ba 和^{137}Cs）的能谱。

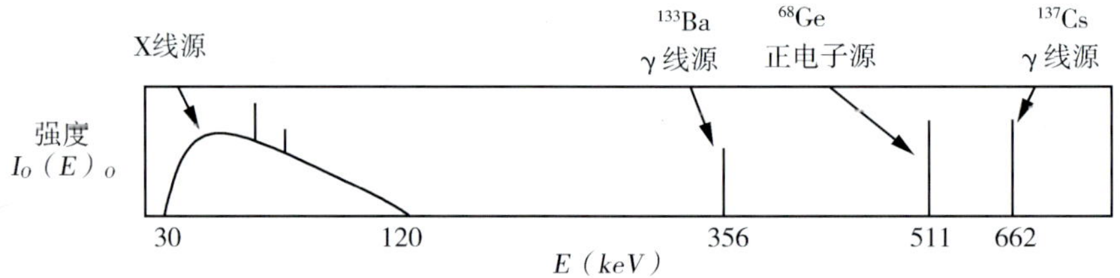

图 3－20　描述了 X 线、PET 成像光谱分布（坐标不成比例）

X 线 CT 探测器采用电荷积分模式，没有能量分辨能力，而放射性核素成像（包括 PET）依赖于探测器的能量分辨能力以排除散射。透过有限厚度吸收体（如人体内组织）的光子束强度 I 可以表示为：

$$I = \int_{0}^{E_{max}} I(E)dE = \int_{0}^{E_{max}} I_0(E)exp\left(-\int_{-\infty}^{\infty}\mu(t,E)dt'\right)dE \qquad (5)$$

对于 X 线成像，$I_0(E)$为入射 X 线束的能谱，I 代表穿透线束的强度，E_{max}是 X 线球管的加速电压。由于低能光子通过物质（公式 2）时被率先吸收，能谱向高能方向偏移。这就产生了射线束硬化效应：厚或密的人体区域相比低衰减或薄的区域穿透出的光子具有更“硬”的能谱，也就是具有更大的高能光子比例。射线硬化效应会导致对比度变化，这种变化取决于 X 线通过人体区域的路径，而不是该区域自身的组织特性。局部 CT 值不仅受到固有衰减系数的影响，而且因病人身材大小而变化。硬化效应严重影响 CT 图像的质量。

六、基于 X 线的衰减校正方法

和正电子源、γ 射线源相比，基于 X 线的衰减校正所引入的噪音可以忽略，CT 透射图像具有对比度好、分辨率高和低噪声的特性，但是在发射图像重建中引入偏差的可能性有所提高。

衰减系数图生成于病人的CT数据，而CT值以HU为单位，不能直接校正发射数据的光子衰减，必须将X线CT测量的衰减系数转换为140keV或511keV时的对应值，目前常用的转换方法有：分段法和比例法。常规低能单光子发射显像，光子能峰为140 keV，应用比例法转换CT图像用于^{99m}Tc－SPECT图像的衰减校正（下文所述）已经为临床显像所采纳。

（一）分段法

分段法先将CT图像分成区域，以对应不同类型的组织（如软组织，肺，骨），再由511keV光子能峰处近似的衰减系数替代每种组织类型的CT图像值。此方法最大的问题是某些组织区域有连续的密度变化，不能被一系列不连续的分段值所准确表现，如肺部区域，肺组织的密度变化达到30%，而采用的比例衰减系数只有一个。

（二）比例法

一般来说，CT像素值与对应组织类型的物理衰减系数近似线性相关。因此计算平均能量X线光子（一般为50～80keV）与511keV光子在水（代表软组织）中的衰减系数比值再乘以全部CT图像素值来估计511keV衰减图是可能的。LaCroix等人进行了模拟研究，针对比例法计算SPECT 140keV光子衰减系数的不同技术，他们发现对于低Z物质，线性比例能够得出正确的衰减系数（如空气，水和软组织）。然而对骨来说，因为在低能谱X线，光电效应的贡献占优势，所以线性比例较差（图3－6）。换句话说，对于骨和软组织，转换在70keV有效能量采集的CT图像需要不同的比例因子以计算511keV能量的衰减图。

对于高Z物质，CT值在－1000 ～0范围内主要描述包含肺和软组织混合物，而CT值$H>0$的区域包含软组织和骨的混合物，Blankespoor等人讨论了双线性比例法进行SPECT数据的衰减校正，这种方法，采用不同的比例因子（对水和空气与对水和骨）分别用于计算CT值H为－1000 ～0，和$H>0$的衰减值。图3－21中说明了511keV的线性衰减系数。

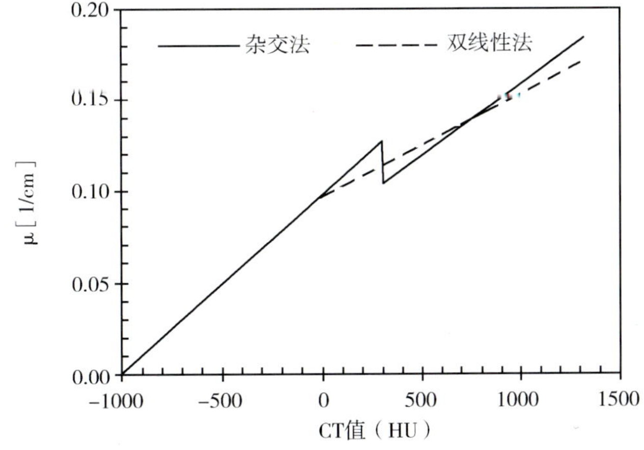

图3－21　511KeV能量时CT值与线性衰减系数的转换关系

注意，对于双线性法在0HU有一个斜率变化，对于混合法在300HU是不连续的。

（三）混合法

另一种用于估算511keV衰减图的方法是将分段法和比例法结合在一起，叫做混合法。首先利用一个阈值分离CT图像中骨的成分，然后使用独立的比例因子计算骨和非骨成分的质量衰减系数，见图3-7。除骨骼以外对所有物质从70~511keV，质量衰减系数的比率是相同的，这是因为含钙比例大（骨皮质约为22.5%）会引起更大的光电衰减，如等式（3）所描述，钙的Z=20。图3-21所示，在转换CT值为511KeV线性衰减系数的过程中混合法与双线性比例法有所不同，混合法用于区分骨与非骨区域的阈值被设定为300 HU，空气/水混合物模型 $-1000<H<300$，空气/骨混合物模型 $H>300$，如果外推 $H>300$ 段到 $H=0$，引起比例因子变化，图3-21所示阈值处不连续。

由于存在密度和Z独立变化的可能性，混合法不是分段连续的，能够引起在某一有效能量（如70KeV），两种物质具有相似的CT值而在511KeV却有不同的衰减系数，所以从CT能量到511keV的转换不是惟一的。相反，存在这样一种可能性：对于两种截然不同的物质在511keV具有相同的衰减系数值却产生不同的CT值。幸运地是，实践表明双线性比例法和混合法对生物材料给出了合理的结果。新近的临床研究比较了正电子源和X线源的透射显像，透射源的选择对重建的FDG发射图像的影响总的来说是较小的或者不明显，但是当病人体内

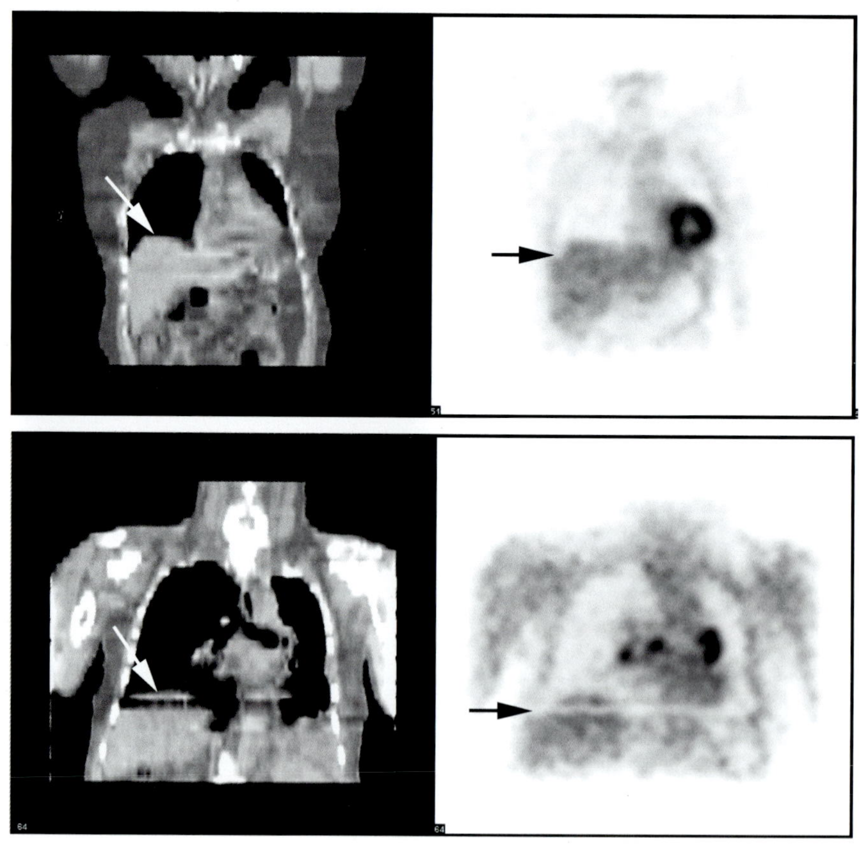

图3-22 呼吸运动伪影

有造影剂或金属物体时，重建结果不一定真实。

七、X线衰减校正面临的问题

对于生物材料，双线性比例法在临床上应用的结果较为满意，但是当病人体内包含材料组成复杂的混合物，如CT造影剂或金属物时，将导致CT能量到511keV转换的不惟一。呼吸运动、CT有效视野（FOV）的截断，以及病人上肢在CT扫描的FOV中产生的线束硬化或散射线都是可能的错误来源。因此，测量的与真实的衰减值之间不匹配会在重建的PET图像中引入偏差和伪影。

（一）空间不匹配

由于透射和发射扫描之间病人呼吸或其他形式的运动导致空间上配准错误。标准的CT透射扫描是在吸气末期病人屏住呼吸采集，以防止CT图像中出现呼吸伪影。由此产生的问题是，CT扫描获得的解剖图像，不能与在平均呼吸下采集的PET图像（标准的持续20～30分钟）进行准确空间匹配。使用吸气末期的CT扫描来校正平均呼吸下PET扫描的衰减将会在重建的PET发射图像中引入误配准伪影，如图3－22。当病灶位于肺和肝脏交界处时，可能产生定位错误。

折中的方法是在平静呼吸期间进行CT扫描以和平静呼吸的PET位置相匹配，hPET/CT正是如此，当然这也可能降低了CT图像的质量，却提供了与PET发射图像更好的空间匹配。还有一些方法可以采用，包括呼吸门控发射扫描或者呼吸运动跟踪外加列表模式采集发射数据，然而这些方法包括更复杂的硬件和数据处理算法。

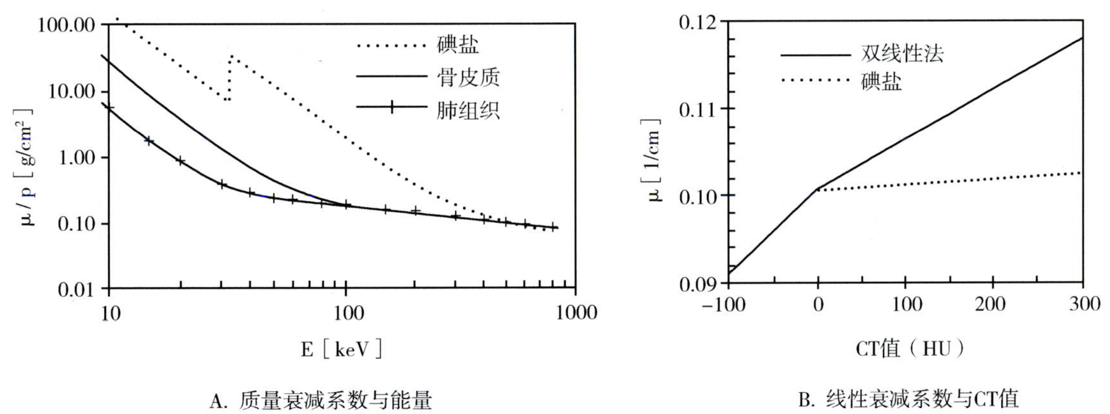

图3－23 碘对于其他材料衰减系数比例关系的比较

A碘盐在CT光子能峰处，其质量衰减系数明显增强，然而在511keV却与其他材料相似；B利用双线性方法比较碘盐真实值预测的CT值与其线性衰减系数（511keV处）。

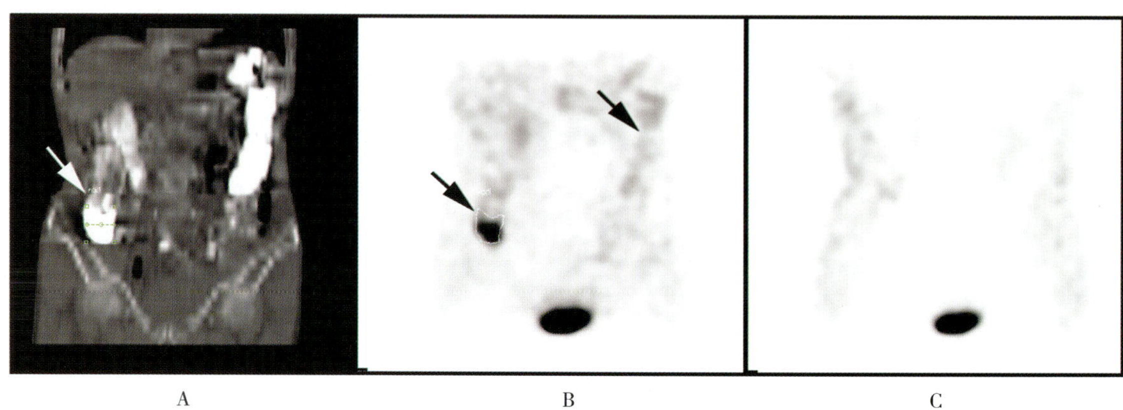

图3－24 造影剂积聚的影响

A. 口服造影剂在盲肠中的积聚（白色箭头）CT 图像显示该区域 CT 值高度增强；B. 使用混合法 CT 衰减校正的 PET 图像，盲肠局部出现过度校正的伪影（黑色箭头），在降结肠区由于钡剂浓度较低，伪影较淡；C. 未经衰减校正的 PET 图像上同一盲肠区无放射性浓聚。

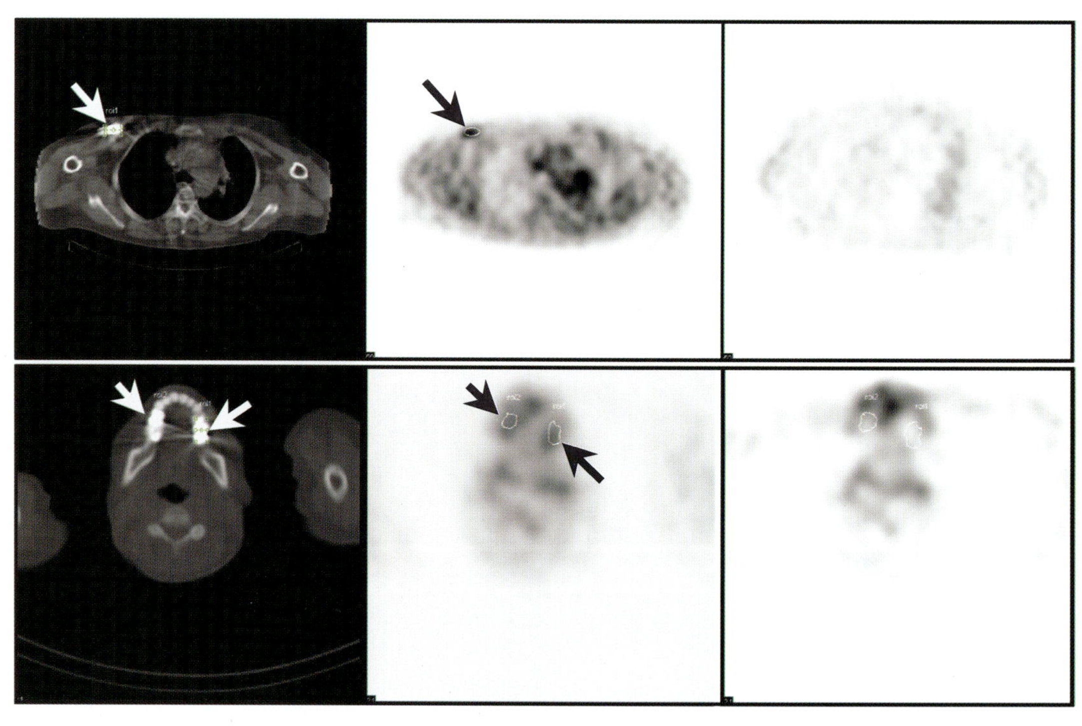

图3－25 金属异物：起搏器（上图）和义齿（下图）IRNC，在衰减校正的图像（IRAC）上引起伪影，非衰减图像（IRNC）上未出现伪影

（二）造影剂和金属异物

当病人体内有造影剂或金属异物时，采用双线性法或混合转换法获得的511keV衰减图可能存在严重错误。造影剂具有较高的（碘盐Z=53，钡Z=56）原子序数，光电吸收明显，会导致对X线光子能量高的质量衰减系数。511keV时碘盐和钡的质量衰减系数本质上与水或组织是相同的（图3-23A），虽然对比增强后CT值的范围是0～300HU，但是对碘盐来说，511keV时实际的线性衰减系数变化很小（图3-23B）。因此，任何正确预测骨或软组织在511keV的衰减系数的比例因子，都将高估造影剂或金属物在511keV时的衰减。海军总医院核医学科的实验数据表明，当口服造影剂的局部浓度（W/V）大于10%时，即可在衰减校正图像上见到明显过度校正形成的“热区”伪影（图3-24）。而金属异物产生的伪影受系统分辨率和部分容积效应的影响，与金属异物的几何尺寸相关，直径为6mm的铁质圆柱体经衰减校正后未在重建发射图像上产生伪影，直径大于8mm的铁质圆柱体可见明显的过度校正“热区”。在临床检查中还观察到，体内的银夹、冠状动脉支架、食管支架等细小的金属物体没有产生明显的“过度校正”伪影。值得注意的是，积聚的造影剂或金属异物并不影响未经衰减校正重建的PET发射图像（图3-25），同时对于低浓度造影剂在体内的分布，由于对比增强和非增强组织的CT值的重叠，单靠CT值决定真实衰减系数也是困难的。因此，在临床应用中，推荐用分段法转换对比增强CT图像的衰减系数，并且通过PET、CT图像融合或者非衰减校正重建发射数据来指导医生判断：经衰减校正重建PET图像中的热区是真实的，还是由于“过度校正”引起的伪影。

（三）截断伪影

hPET/CT系统中，CT的FOV直径为45 cm，PET的FOV直径为60cm，检查过程中既可以将上肢放在躯干两侧使病人舒适，也可以令病人手臂举过头，伸出FOV，以提高显像质量，二者各有利弊。病人需要以同样的姿势完成两种扫描，当上肢放在躯干两侧而病人形体较大时，常常由于CT FOV直径较小导致CT图像截断，在CT图像的边缘产生严重的截断伪影，而这些边缘伪影在PET发射图像上的影响并不严重（图3-26）。利用迭代图像重建算法（如OSEM）从切断的透射正弦图重建衰减图，仍然可以准确地校正发射图像。

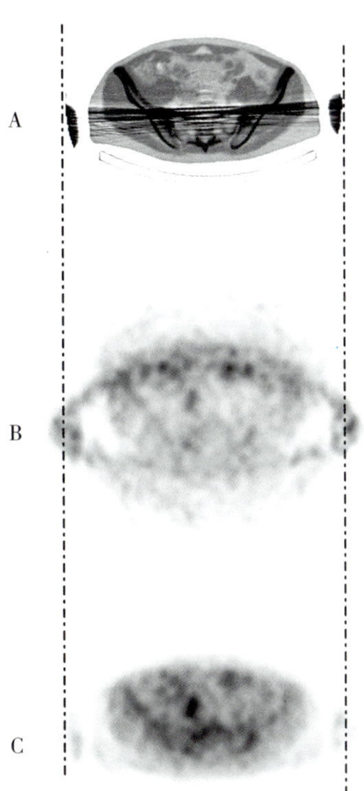

图3-26 CT衰减信息截断的问题

CT和PET的FOV分别为45和60cm。A. 全身CT下腹部水平横断面图；B和C为经CT的衰减校正和OSEM重建前后的PET横断面经，虚竖线标示了CT的FOV。

（四）线束硬化伪影

病人上肢置于 FOV 中还增加了 CT 图像中线束硬化和散射引起的伪影，这些失真图像有可能传播给 PET 发射图像，使后者具有相似的外观，并且有可能影响定量分析的准确性。但是，在 hPET/CT 的临床图像中，我们没有观察到由线束硬化引起的严重失真（图 3－27）。

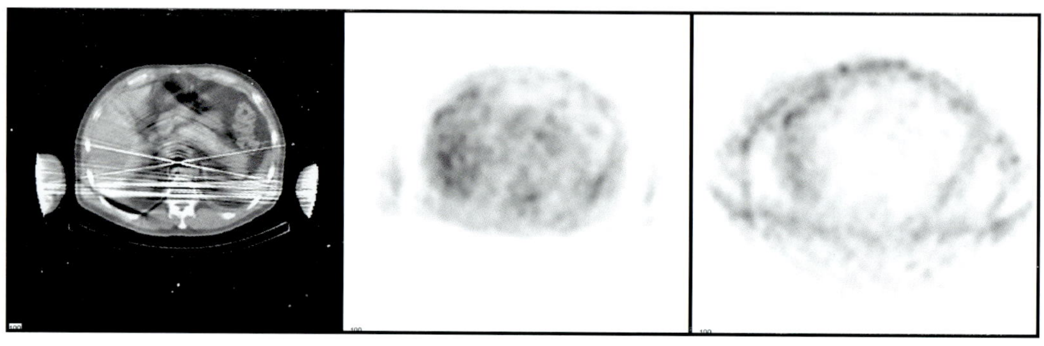

图 3－27 从左至右依次为 CT 图像、IRAC、IRNC

（王伟编译 朱家瑞审校）

参 考 文 献

1. Wahl RL. To AC or not AC：That is the question. J Nucl Med，1999，40：2025～2028
2. Beyer T，Townsend DW，Brun T，etc. A combined PET/CT scanner for clinical oncology. J Nucl Med，2000，41：1369～1379
3. Kamel E，Hany TF，Burger C，etc. CT vs 68Ge attenuation correction in a combined PET/CT system：Evaluation of the effect of lowering the CT tube current. Eur J Nucl Med，2002，29：346～350
4. Goerres GW，Hany TF，Kamel E，etc：Head and neck imaging with PET and PET/CT：Artifacts from dental metallic implants. Eur J Nucl Med Mol Imag，2002，29：367～370
5. Paul E. Kinahan，Bruce H. Hasegawa，Thomas Beyer. X－Ray－Based Attenuation Correction for Positron Emission Tomography/Computed Tomography Scanners. Seminars in Nuclear Medicine，2003，33：166～179
6. 陆汉魁. PET 显像的散射校正和衰减校正. 中华核医学杂志，2004，24：58～60
7. Goerres GW，Ziegler SI，Burger C，Berthold T，etc. Artifacts at PET and PET/CT caused by metallic hip prosthetic material. Radiology，2003，226：577～584
8. Cohade C，Osman M，Nakamoto Y，etc. Initial experience with oral contrast in PET/CT：phantom and clinical studies. J Nucl Med，2003，44：412～416
9. 王新强，朱家瑞，赵文锐等. 金属异物对 18F 符合探测衰减校正的影响. 中华核医学杂志，2005，25：312
10. 朱家瑞，王新强，王伟等. 同机图像融合位置配准的质量检测. 中华核医学杂志，2004，24：53～54

第4章

异机图像融合

一、异机图像融合及其意义

异机图像融合是相对于同机融合而言的，是指将来源于不同成像设备的图像进行融合。它是医学信息融合中影像融合的重要组成部分，建立在医院信息系统（hospital information system，简称 HIS），特别是其中的图像存档和通信系统（picture archive and communication system，简称 PACS）的基础之上。

（一）医学信息融合

当前，信息技术的迅速发展正推动着现代医学不断前进，特别是由此而催生的医院信息系统，已成为医院现代化的重要方面之一。医院信息系统的作用不仅在于其强大的储存、分类和随意调用等信息管理功能，还可以通过协同运用，进一步发现多源信息有机组合所蕴涵的新信息，这一横向信息综合应用处理技术被称为信息融合。信息融合系统比组成它的各个分系统更加优越，因为综合整体信息总是大于各部分信息之和，即“1＋1＞2”。把多源信息进行横向综合，可以在时间或空间上将互补的数据进行协调优化。这样不仅支持信息共享，更着力于合理地利用信息资源，以弥补信息不完整、部分信息不精确或不确定所造成的缺陷，从而使系统的性能指标、可靠性、稳定性和纠错能力都得到提高。

（二）医学影像融合

医学影像融合是信息融合中一个极具特色的应用领域，其目的在于通过对各种图像信息进行综合处理和融合，使已有信息更加完整、精确，并希望从中衍生出新的信息，为临床诊断和治疗带来新的思维。例如，CT 和 MRI 以较高的空间分辨率提供了脏器的解剖结构、病变的形态以及电子密度或氢核分布等信息，而 SPECT 和 PET 尽管空间分辨相对较差，但能够提供血流灌注、代谢或受体分布等功能信息，将这些不同的信息融合起来分析，不仅可以使功能异常病灶的定位更加准确，还使形态和密度异常病灶的定性更加明确，并可能因此而减少诊断的假阴性和假阳性。

解剖图像与功能图像的融合已成为医学影像融合最重要的方面，二者的互补作用对临床诊断及指导治疗的价值已得到了广泛的认同。而不同的解剖图像之间或不同的功能图像之间的融合也往往能够起到互补作用。例如 CT 在显示颅骨结构方面具有优势，而 MRI 在显示脑内结构及病变方面具有优势，磁共振血管造影（MRA）则可以显示血管的走行和分布，这些信息的相互融合对于脑部手术具有重要的指导意义。当然，如果再加上一些皮层功能方面的信息则帮助更大。又如，PET 脑代谢图像可以较准确地显示癫痫病灶的部位和范围，但发作间期代谢减低表现对于癫痫诊断的特异性较差，而空间分辨率较差的 SPECT 显像对于捕捉癫痫发作期血流灌注增高的表现具有优势，二者的比较与融合对于定位癫痫病灶具有更大的帮助。

（三）医学影像融合的方式

医学影像融合可以在 3 个层次上进行，即视觉融合、异机软件融合和同机硬件融合。

临床实践中，医师常把不同性质或不同时间的影像资料并排放在一起，进行比较和分析，这种自觉或不自觉地在大脑中进行着的图像融合被称为视觉融合。实际上，多数临床问题可以通过简单的视觉融合得到解决。然而，视觉融合具有很大的主观性和不确定性，其准确性往往依赖于医师的解剖知识、空间综合能力和视觉融合经验。

随着医院信息系统中的重要组成部分——图像存档和通信系统的发展，不同来源的影像资料可以很方便地进行分类储存管理和调用。在此基础上，开发了多种融合软件，以便从横向上将来自不同设备的图像进行融合（异机融合），或者在纵向上将不同时间的同种图像进行融合。这些正在逐步发展的软件融合技术比视觉融合更直观，可以重复，因此更具说服力，但也往往比较复杂，操作起来有时困难重重，往往费时、费力。而且，由于不同检查时病人的姿势和状态不同，简单地把图像看做刚性固体的融合方法可能会导致严重的错配现象，需要采用更为复杂的非刚体、非线性的融合方法以提高对位的准确性。因此，目前软件融合的应用仍局限于少数的医学中心和研究单位，已商品化的融合软件也多只能进行刚体融合。

人们一方面仍在寻找功能强大、更具普遍适用性的软件融合方法，另一方面，则在寻求通过将不同的影像设备组装在一起——即同机硬件融合来解决异机软件融合中存在的一系列问题。近年来，同机硬件融合设备的研究获得了突飞猛进的发展，SPECT/CT 和 PET/CT 等商品化同机融合设备很快获得了广泛的认同，充分说明这种将很短时间内先后获得的不同性质的图像进行融合的方法确实具有很大的优势。由于硬件和软件环境相同，同机融合往往比较简单、方便，也更加准确。其主要的不足是受设备本身功能的限制，从而使得许多图像融合，如 PET 与 MRI 图像的融合尚不能同机进行。

同机融合的两种图像多数并非真正同时采集，仍有一定的时间间隔，因此只是大大减少了姿势移动和脏器运动的影响，而并未彻底解决，轻微的位置移动和呼吸运动等引起的脏器运动仍不可避免。这使得一些软件融合技术（如弹性融合）在同机融合时仍然大有可为。总之，视觉、软件和硬件融合各有优势与不足，虽然基于硬件的同机融合正成为当今融合技术的热点，但建立在软件融合基础上的异机融合仍有其继续发展与广泛应用的前景。

医学图像融合的分类方式多种多样。以上所谓同机融合和异机融合是按成像设备来进行分类的。根据融合对象的不同，图像融合也可以分为单样本时间融合、单样本空间融合和模板融合。单样板时间融合可以跟踪某个病人一段时间内同一检查的图像变化，这对跟踪病程的发展和评价治疗的效果有很大的价值。单样本空间融合则是对某一病人同一时间段内（一般为 1 ~ 2 周）的多种影像检查进行融合，以达到信息互补，对病情做出更确切诊断的目的。模板融合是指将健康人的某种图像建立成一个正常模板，再将病人图像与模板图像进行对比和融合，从而发现某种疾病的特点。这对研究未知疾病、已知疾病的未知特点，以及建立定量的诊断标准非常有用。此外，图像融合还可以按图像的特点分为刚体融合和非刚体融合，按处理的方法分为手动融合和自动融合等。

（四）医学影像融合的意义

将医学影像信息进行融合具有重要的意义。不同的医学影像信息对于病变的诊断具有不同的价值，有些显然具有互补意义。它们的相互融合不仅仅是为了在同一图像上显示所有信息，相互结合之后还可能有新的发现，从而使得诊断更加明确，或者为进一步的诊断和治疗提出更好的指导意见。例如，通过与 CT 融合，PET 检查发现的病灶可以获得精确的定位，并减少假阳性和假阴性，提高对肿瘤的诊断、分期和治疗评估的准确性，提高 PET 读片者的信心，并很可能因此而改变对患者的治疗决策。而通过与 PET 融合，CT 指导下的活检将更有针

对性地指向代谢增高的肿瘤组织，避免由于穿到坏死、纤维化组织而造成假阴性。

图像融合的优势还体现在指导治疗计划的制定上面。例如，目前的适形调强放疗（IMRT）多用 CT 指导，但 CT 显示的病灶中，肿瘤组织往往与炎症、坏死和瘢痕组织并存，而 PET 则很容易区分不同性质的病变，帮助绘制更精确的放射治疗靶区，以及给予更恰当的放射治疗剂量。通过 PET 与 CT 融合来指导治疗不仅可以在硬件上实现（PET/CT），也可以通过软件融合来进行。又如，对于前列腺癌的显示，功能磁共振成像（fMRI）具有优势，它与 CT 融合后可以更好地指导前列腺癌的适形调强放疗。

总之，不同影像的相互融合确实具有协同作用，从而可以更加明确诊断或更好地指导治疗。当然，图像融合要真正达到以上效果，关键是要做好图像的配准。错误的配准可能会导致错误的诊断，反而不利于临床治疗。

二、异机图像融合的方法

相对于同机图像融合，异机图像的配准与融合在数据传送、图像转换和图像配准等方面更具挑战性。

（一）图像数据的传送（transfer）

来自不同成像系统的图像储存格式往往不同，特别是当这些设备来自不同的生产厂家时。为了相互保密的需要，各自的数据、软件等更是互不兼容。这些都给图像融合技术的发展和推广造成了极大的困难。为此，国际上正在建立和完善“DICOM 协议”，以使来自不同成像设备的图像都能转化为同一格式，如 DICOM3 格式，以便进一步进行融合处理。随着医院信息系统的发展，特别是图像存档和通信系统的发展，不同成像设备之间图像的相互调用将不再成为障碍，在远程医学系统的支持下，甚至还可以实现异地图像的调取。

（二）图像的转换（transformation）

图像融合过程中有两种最基本的转换方式，即刚体转换和非刚体转换。刚体转换是指平移、转动、反射和线性定标等操作，适用于空间几何结构没有变形的图像，如头部图像等。但对异机图像融合，由于病人姿势、状态的不同，以及呼吸、胃肠运动等的影响，很多情况下用刚体转换是很难配准的。这就需要用到非刚体转换技术。简单的非刚体转换包括仿射转换，主要是指在刚体转换的基础上加上一个剪切力作用下的形变。而更多的非刚体转换则需要根据人体各部分的生理特性建立各自特殊的物理模型，如连续统一体模型、线性弹性模型、粘性流体统一体模型和参数模式的弹性模型等，然后将其三维图像的全部或局部进行非线性变换。这显然是一个非常复杂的过程，如果选择不当，还会导致严重的错配。因此，目前已商品化的融合软件，多数仍只能进行刚体转换，而各种非刚体转换方法仍在研究当中，尚不具有广泛临床应用价值。但对于呼吸运动引起的图像配准难题，已开始有了基于弹性模型的解决方案，估计将很快用于临床。

（三）图像的配准（registration）

图像配准是异机图像融合的核心所在。根据配准依据的不同，医学图像配准方法可分为外部标志法和内部特征法。外部标志法需要患者佩带专门设计的模具，主要优点是定位简单、准确，成像后可以很方便地进行自动配准，对位参数也易于计算，不需复杂的优化算法。但这一方法要求保持人体与体外标志物的相对固定，且仅适用于刚体转换。此法曾作为一种主要的融合对位方式应用，但终因其临床操作不便而逐渐被放弃，目前主要用来评估内部特征法的精度。内部特征法是指从不同成像模式中提取共有的标志特征进行对位，这些标志都是图像本身的信息，包括解剖标志、表面轮廓特征及像素特征等。由于内部标志法方便、通用，正成为各种图像配准算法研究的重心。

在实际操作中，图像的配准可以用视觉法寻找相似特征进行手动配准，也可以通过一定的计算方法进行自动配准。手动配准法是指通过不同方向的移动、旋转和缩放等操作，将对应图像的轮廓、解剖标志等进行一一对位。这在原理上比较简单，但实际操作起来比较繁琐、耗时，而且可能会出现重复性较差和不同操作者对位差异等问题。因此，自动配准融合正成为图像融合的主要研究方向。自动配准的算法有很多种，一些新的算法已具有相当不错的配准能力，能够大大减轻操作者的工作量，往往只需按一个或几个键就可以完成配准。当然，操作前选择适当的算法非常重要，而操作中间或最后也可能需要操作者通过视觉判断进行配合。

提取被融合图像之间的相似特征是自动配准的关键所在，它在一定程度上决定了一种算法的功能是否强大，是否具有广泛的适用性。不同图像之间的相似特征有很多种，概括起来可以分为三类，即体内或体外标志、表面或边界、体素强度。利用体内或体外标志进行配准的准确性，依赖于标志本身是否精确，其复杂程度则决定于标志的数目。表面或边界法多用于高分辨的解剖图像之间的融合，而对于低分辨率图像的配准，因为不容易找到精确的表面或边界，准确性会受到很大的影响。对于核医学图像，直接基于体素强度相似性的测量具有非常好的效果，并已被广泛应用。

基于体素相似性的方法已逐步发展成为一种稳健性强、精度高的全自动方法，被称为最大互信息法（maximum of mutual information）。互信息配准法建立在体素强度的基础上，其原理大致如下：将两幅被融合图像的体素强度进行相互配对，可以绘制出联合强度直方图（joint intensity histogram），当图像相互配准时，联合直方图上数值的离散程度会降至最低，此时互信息的数量最大，即通过其中一幅图的强度信息可以最好地预测另一幅图的强度信息，两幅图像的融合可以通过不断调整位置并计算互信息数量的方式全自动进行，当互信息量达到最大时，图像被认为已配准。互信息图像融合方法的发展过程大致如下：1993 年，Woods 以条件熵（一个用于描绘体素强度的函数）为配准基准，开发了用于 PET－MRI 图像配准的软件；1995 年 Collignon 和 Studholme 等提出了用联合熵和互信息配准图像的方法；之后，很多人开始采用互信息法来配准医学图像，但多为刚体融合；2000 年，Likar 开始将互信息应用于弹性形变模型来配准肌纤维图像。这一方法之所以在医学图像融合领域得到了普遍的关注，并被广泛应用，主要是因为它不需要提取图像间对应的解剖特征，也不需要对图像进行分割或任何预处理，可以非常方便地进行自动融合，而且配准比较精确，适用范围也比较广泛。

（四）融合图像的显示

根据临床需要和个人习惯的不同，可设计和选择不同的融合图像显示方法。融合图像的显示可以分为二维显示和三维显示。二维显示法包括邻近显示法、直接叠加法和特征选择叠加法等。邻近显示法把多个配准了的图像在相邻窗口中按层面依次显示。在对应层面的相邻窗口中，通过鼠标可以指示相同的解剖位置，以便对比观察。直接叠加法是将被融合图像的对应象素直接相加，或者用嵌合的方法将不同图像的信息在同一幅图像中显示，也可利用“颜色冲洗”技术，把功能图像中的颜色映射到解剖图像中对应的位置。特征选择叠加是指从不同图像中选择不同的感兴趣区域，或者提取不同的特征，然后集成为新的图像。可以在不同成像模式图像中选取不同成分，然后映射到新的图像空间中去，也可以将一幅图像中的某些特征（如点集、轮廓或解剖结构）提取出来，叠加到另一幅图像中去。三维显示方法包括半三维显示、表面纹理化显示和表面映射显示等。三维显示技术目前在临床上的应用尚少。

三、异机图像融合的应用

（一）异机融合软件

目前，市场上的异机图像融合软件多种多样，各有特点。有些附带在大型仪器设备（如PET、CT和MRI等）的软件系统之中，只需将另一种需要融合的图像传送进入此设备的工作站即可；有些则使用独立的工作站，可融合各种来源的图像数据。这里以附带于作者所在单位PET系统中的“MPITool”为例，简单介绍异机融合软件的主要工作过程和特点。

1. 数据的转入　图像数据可以通过局域网或光盘等转入装载有融合软件的工作站。图像数据的格式必须能够被软件识别。新的数字化成像设备多具有DICOM接口，能够将各自不同的图像格式转化为统一的DICOM格式，以利于相互识别和图像融合。“MPITool”软件还可以识别用扫描仪、数码照相机等输入的图像信息，因此可以通过扫描或拍照，将病人携带的任何图像资料与其PET图像进行配准融合。这使得图像融合更为方便、实用。

2. 图像的配准　图像被软件识别后，即可在软件窗口中显示，并能够按需要进行放大或缩小，以及进行各个方向的移动和旋转。融合软件窗口可同时显示被融合图像和融合图像的横断、冠状和矢状面，以利于观察融合效果，并进行调整（图4－1）。软件中设有多种配准方式，包括手动视觉配准、通过寻找对应解剖标志或轮廓的半自动配准以及不需任何人为干预的全自动配准。全自动配准有多种算法，而目前认为功能比较强大、具有较广泛适用性的是最大互信息法。选择配准方法时一般先进行自动配准，当自动配准不够准确时，可以利用解剖标志和体表、脏器轮廓等进行半自动或视觉配准。

3. 配准图像的显示和计算　图像配准后，可以同时显示横断、冠状和矢状面的原始和融合图像，并可通过点击的方式从以上3个维度观察图像中任意感兴趣区域（图4－1）。另外一种显示方法是将各个层面依次显示，顺序观察前后、上下或左右的变化。此外，还可以从一幅图像上根据域值提取轮廓线，然后映射到另一幅图像上（图4－1）。这种轮廓线既可以用于图像的配准，也可以用于绘制感兴趣区，然后进行各种信息量的测量和计算。

（二）PET与CT融合实例

PET与CT的融合常用来为代谢异常病灶进行精确的解剖定位（图4－2），或者用于了解CT异常病灶的代谢情况（图4－3）。图像融合时，有时用于对位的解剖结构信息不多，可以通过使用不同的伪彩色来突出体表轮廓、各类不同程度的正常组织摄取和病变摄取（图4－4）。在融合过程中，许多原本毫无意义或意义不明确的信息，可能会被发现为某些组织的生理性摄取，从而变得有意义起来（图4－4）：既可协助进行图像配准，又可帮助了解各种生

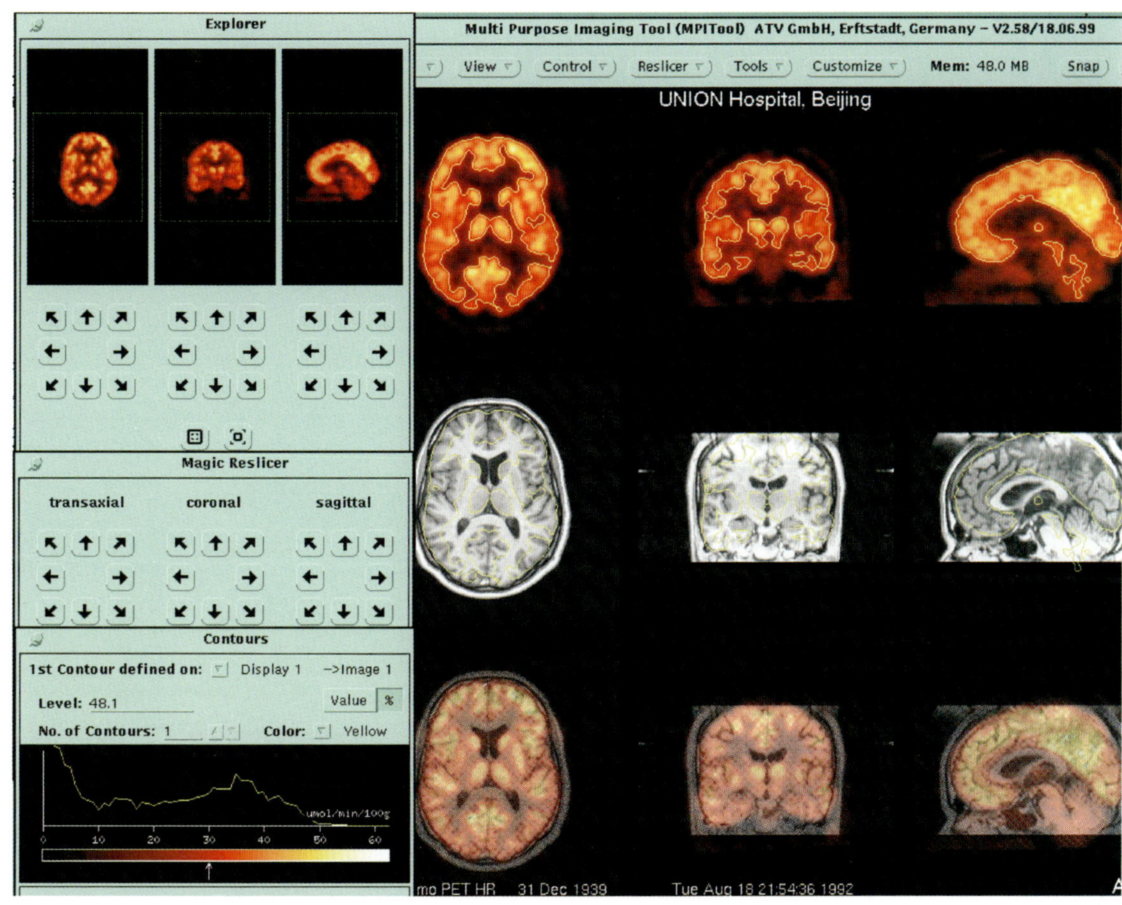

图 4－1　“MPITool”图像融合软件的显示窗口及部分工具窗

图中右侧为其中一种图像显示方式，可同时显示原始图像和融合后图像的横断、冠状和矢状面。图中左侧依次为图像区域选取及图像缩放窗口、图像移位和旋转窗口，以及根据域值绘制轮廓线（右图中黄线）并映射到另一幅图像的窗口。

理摄取情况，还有可能帮助发现微小病变和鉴别已知病变的性质。当然，由于脏器的运动和采集时病人姿势的不同，图像不能配准或配准时有一定的偏差是比较常见的。这时，病灶的配准就需要依赖操作者的视觉判断和图像融合经验。

病例 1（北京协和医院提供）

患者男性，66 岁，因咳嗽伴间断咯血就诊。CT 示右上肺后段陈旧结核灶。PET 发现左肺门异常高代谢病灶，标准摄取值（SUV）约为 6.6。可能因病灶较小，以及与周围支气管、血管区别不明显，CT 初诊未能报告左肺门病灶。图像融合找到了病灶在 CT 上的相应位置，并明确了病灶与周围解剖结构的关系（图4－2）。纤维支气管镜检查发现左下叶背段可见新生物将支气管阻塞，但活检未能取到癌组织。最后患者接受了左下肺切除手术，病理为中分化鳞癌。

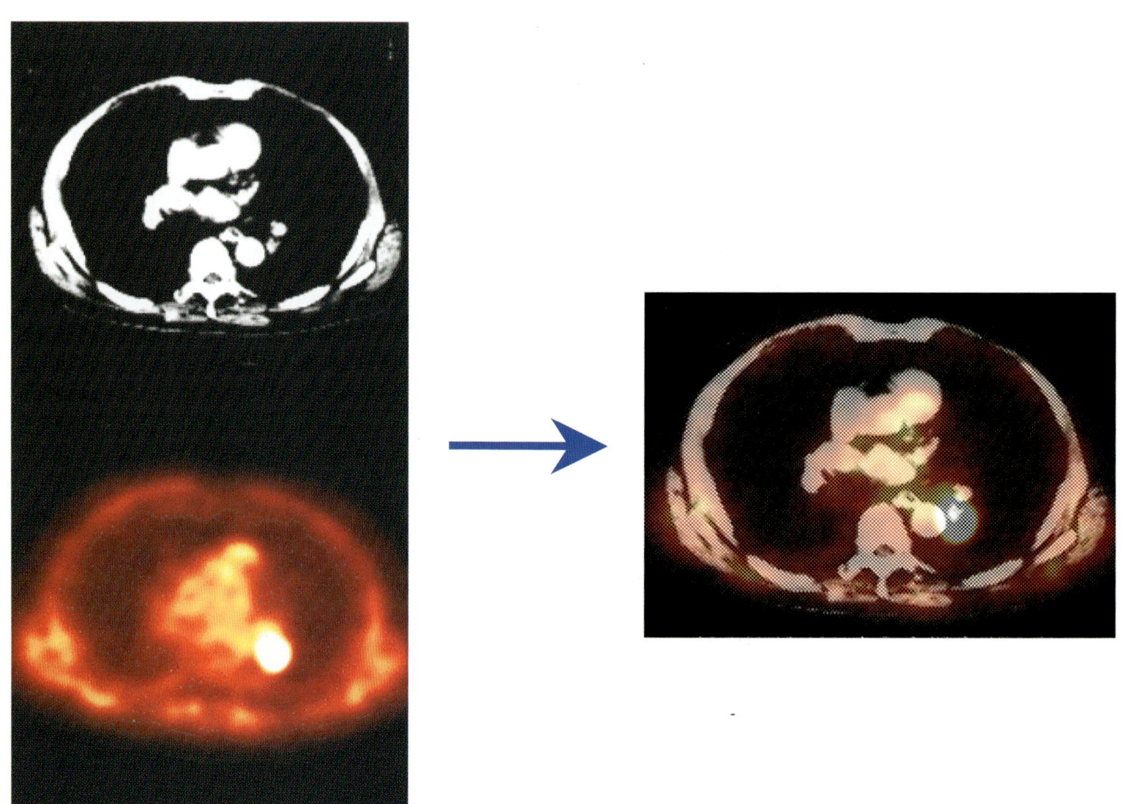

图4－2　早期肺鳞癌患者。CT初诊未能报告左肺门病灶，PET则清晰显示了左肺门的异常高代谢病灶，两种图像融合找到了病灶在CT上的相应位置，并明确了病灶与周围解剖结构的关系。图中PET所示病灶显著大于CT中的病灶，为容积效应所致。而部分软组织的对位仍不够精确，可能是受呼吸运动的影响（PET在平静呼吸时采集，而CT多于吸气后屏住呼吸采集）

病例2（北京协和医院提供）

患者男性，71岁，2年前查体发现右上肺阴影，行右上肺切除术，病理为中分化腺癌，后行放、化疗。近期出现午后低热，伴胸痛、咳嗽。CT示右肺大片实变影，右侧胸腔积液。PET示右胸膜及部分肺野普遍不均匀代谢增高，此外颈部、纵隔及腹膜后可见代谢增高淋巴结。由于手术、放化疗后右胸部情况比较复杂，单从CT或PET均不容易明确各种不同性质的病变，二者融合后则可非常直观、清晰、明确地显示不同性质的病变（包括胸膜、肺内转移灶，炎性实变和包裹性积液等），各自的确切位置以及相互关系等（图4－3）。

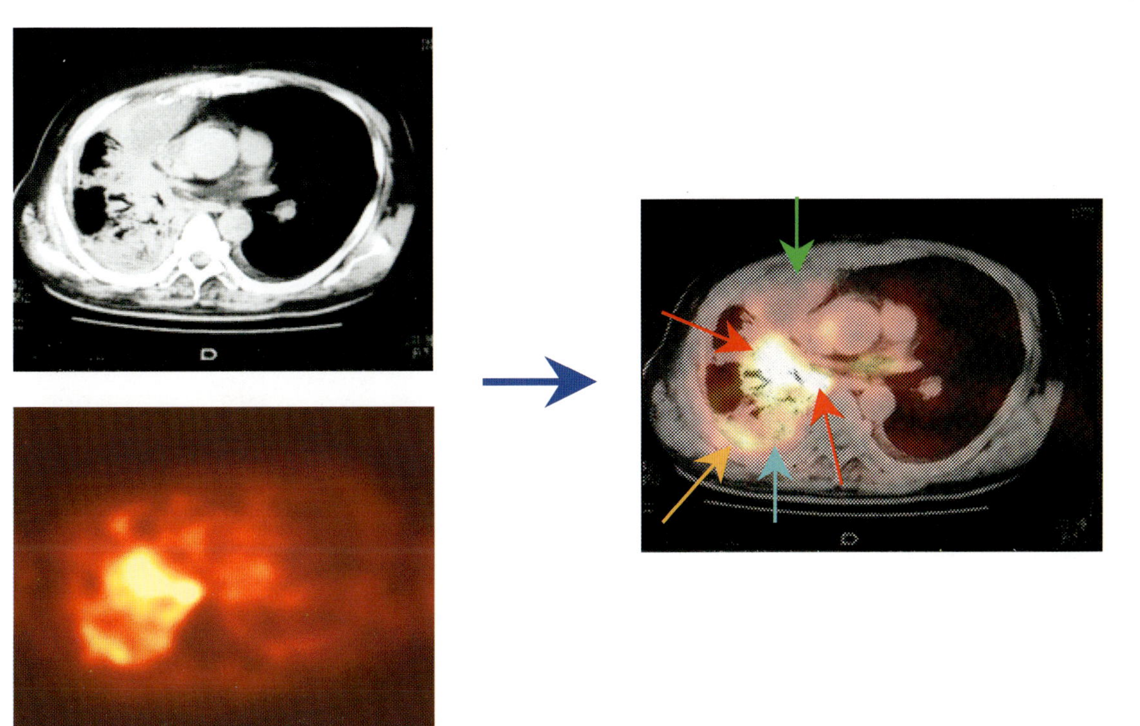

图4-3 右上肺腺癌术后，放、化疗后，临床怀疑复发。CT示右肺大片实变影合并右侧胸腔积液，PET发现右侧胸腔普遍不均匀代谢增高。各自分开来看，很难对右肺病变形成一个明确、清晰的整体印象。而融合后通过形态和功能信息的互补显示，则大为改观：红色箭头所示可能为右肺靠肺门和右肺门的肿瘤病灶，橙色箭头所示可能为右后外侧胸膜转移，蓝色箭头所指区域可能为炎性肺实变，而绿色箭头所指为包裹性积液。通过随访病情的进展，以上诊断得到证实

病例3（北京协和医院提供）

患者女性，43岁，体检发现右上肺占位，手术切除为平滑肌肉瘤。术后PET于盆腔内靠左侧发现一异常代谢增高结节。CT示子宫增大，子宫左前方见软组织占位。图像融合发现PET与CT所示病灶基本一致（图4-4）。手术病理为畸胎瘤。

本例为腹部和盆腔的图像融合，可供参考的解剖标志不多，融合时可以使用不同的伪彩色以突出体表轮廓，以及不同程度摄取的各种组织和病灶。在融合过程中还发现，PET图像中许多原本意义不大或不明确的信息，实际上是骨髓、肠道和其他软组织的生理性摄取。将这些信息用于图像配准，则可使得原本缺乏的解剖标志显得丰富起来。当然，由于肠道的蠕动、胃和膀胱充盈状况等的不同，盆腔和腹腔内病灶定位时有轻微的错位和偏差是可以接受的。同机融合时这种情况会有明显的改善。

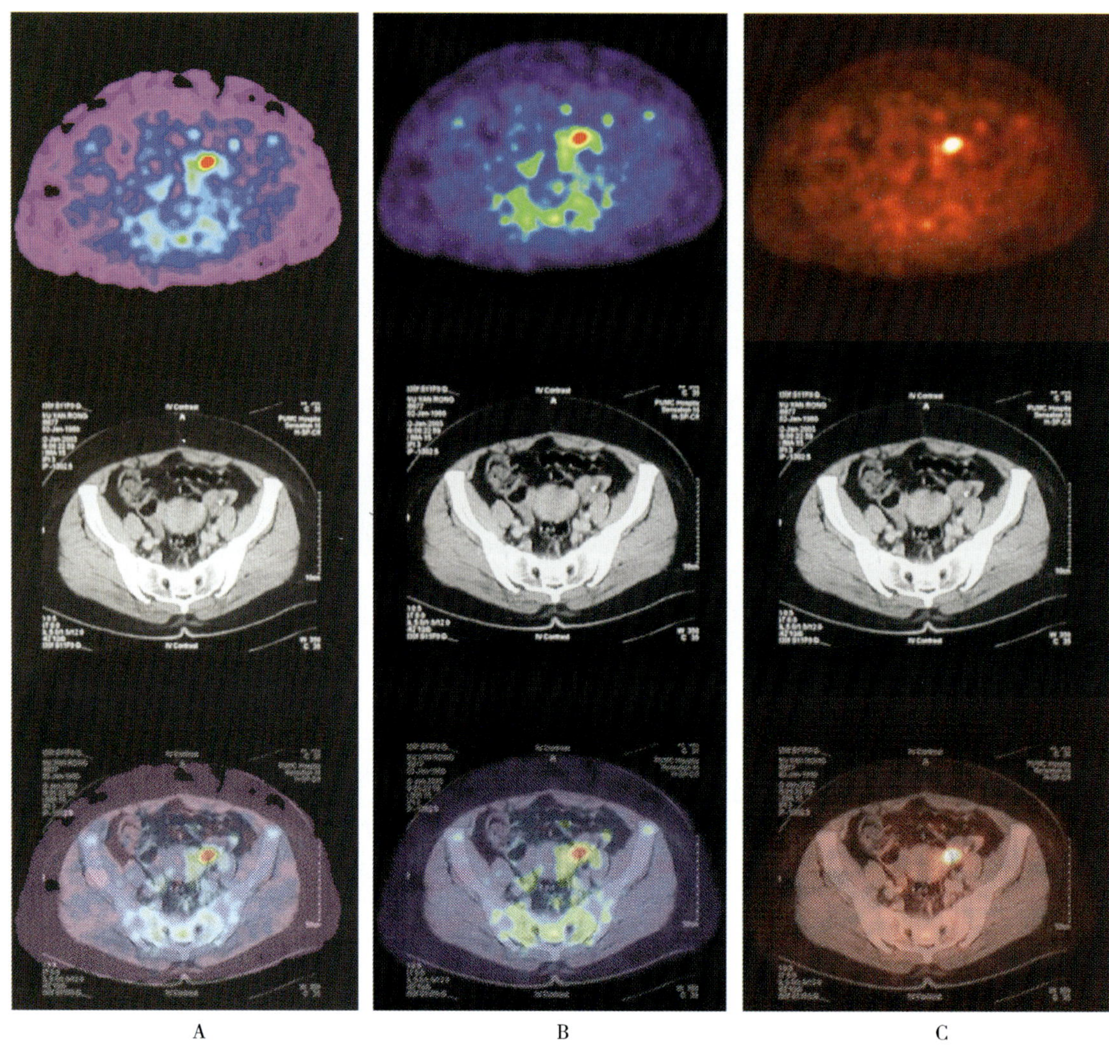

A B C

图 4－4 盆腔占位患者，PET 与 CT 图像（CT 片照片）融合时，使用不同的伪彩色突出体表轮廓（A）、轻至中度的生理性摄取（B）以及异常高代谢病灶（C）

PET 图像中一些原本杂乱的不同程度摄取增高区，在融合时发现可以定位于骨髓和肠道等组织，这也可以用于帮助配准。可能由于脏器移动等原因，最终病灶的对位可以看到轻微的偏差。

（三）PET 与 MRI 融合实例

目前还没有 PET 与 MRI 的同机融合设备，因此这两种图像的融合都是异机融合。MRI 对于脑、肝脏和前列腺等软组织脏器病变的显示具有优势。脑的 MRI 与 PET 图像的融合是目前用得最多、最成功的异机融合之一。这一方面在于二者的优势互补，另一方面在于脑是一个刚体结构，正好适合现在刚体融合技术的发展水平。PET 与 MRI 图像的融合，可以帮助明确 MRI 异常病灶的代谢状况，也可以对代谢异常病灶进行精确的解剖定位。

病例 4（北京协和医院提供）

男，20 岁，出生第二天即发现抽搐，诊断为癫痫，发作已 20 年。药物治疗未能控制发作。脑电图示脑的左半部均有放电现象。MRI 示左侧海马硬化。PET 示左侧颞叶代谢减低。MRI 与 PET 图像融合进一步明确了两种异常信号的相互关系（图 4－5A）。左侧颞叶切除，病理示脑组织内部分神经细胞固缩，脑组织、白质内胶质细胞增生，部分为胶质瘢痕组织。

病例 5

女，19 岁，发作性失神、肢体抽搐伴意识丧失 16 年，加重 3 年。MRI 未见异常。PET 示右侧颞叶皮层代谢明显减低，右顶叶相邻皮层代谢亦略减低。通过图像融合，对代谢异常减低区域进行了更精确的解剖定位（图 4－5B）。

病例 6

男，2 岁半。3 个月前因咳嗽发热，当地医院按“支气管”炎治疗。2 天前开始出现癫痫发作，次数逐渐增多至 130 余次/日，多种药物治疗无效。视频脑电图示左侧各导联持续极高波幅，不规则慢波、棘慢波、尖波和尖慢波发放，波形、波幅及频率不断变化，以左额极、额、前颞区为著，有时波及右侧各导联。MRI：未见异常。发作期 PET 示左侧额叶大部、左顶叶、左颞叶前部及左基底核区代谢明显增高。PET 与 MRI 融合可以更好地显示病变范围（图 4－5C）。患者临床诊断为癫痫（Rasmussen 综合征）简单部分性发作至持续状态。患者接受了改良大脑半球切除术，病理示顶叶部分神经细胞固缩，额叶和颞叶见神经细胞大小不等，枕叶大致正常。

（四）SPECT 与 CT 融合实例

虽然也有 SPECT/CT 同机融合设备，但其 CT 图像用于诊断的效果较差，一般仅用于衰减校正和病变的大致定位，因此往往也需要用到异机融合。当然，这时可以先将 SPECT/CT 中的 CT 图像与诊断性 CT 进行配准，然后再将 SPECT 与诊断性 CT 的图像进行融合，这样就可以降低配准难度，提高对位准确性。

病例 7（北京医院提供）

对患者进行常规骨扫描时发现一异常摄取增高灶，可能位于左侧胸腔内。SPECT/CT 发现病灶位于心脏轮廓内，但仍难以明确部位和性质。诊断性 CT 发现心脏轮廓内有两处钙化

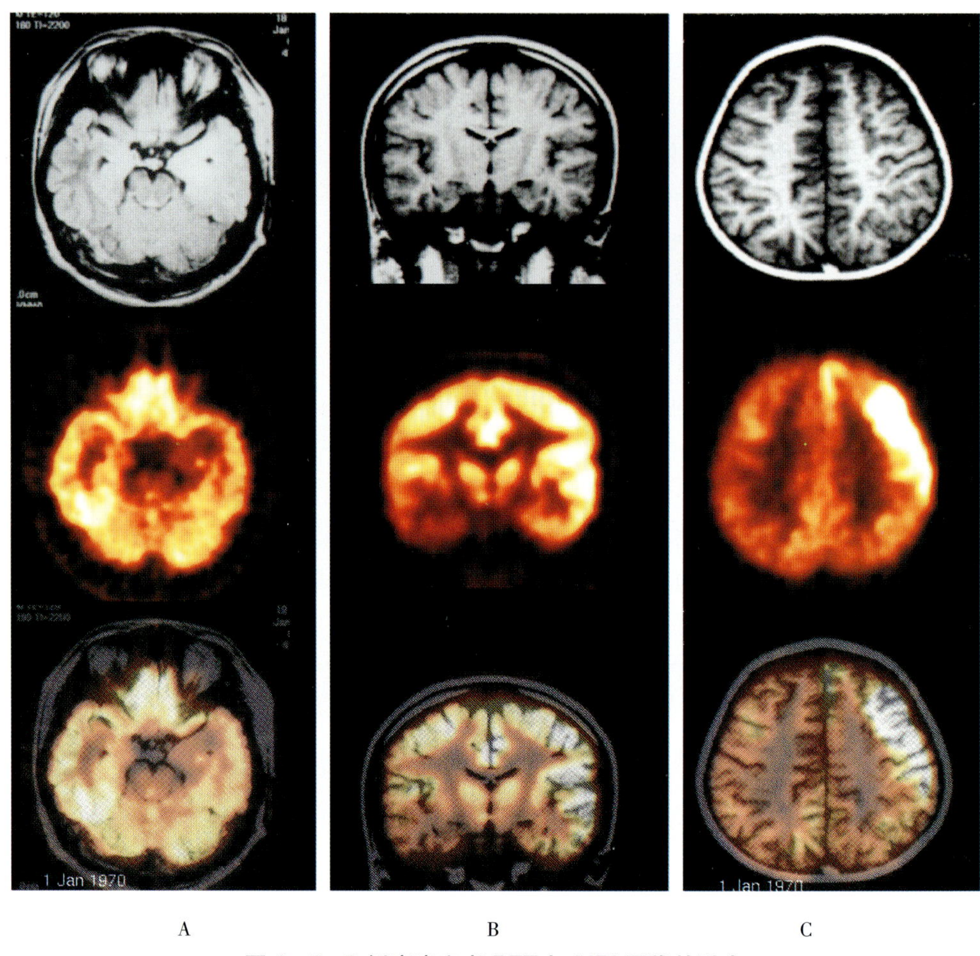

A　　　　B　　　　C

图 4－5　3 例癫痫患者 PET 与 MRI 图像的融合

A. MRI 示左侧海马硬化，发作间期 PET 检查示左侧颞叶代谢明显减低，图像融合帮助明确了二者的关系；B. MRI 未见异常，发作间期 PET 检查示右颞叶代谢明显低，图像融合进一步明确了病变累及皮层范围，对代谢异常病灶进行更精确的解剖定位；C. MRI 未见异常，发作期 PET 检查提示左侧额叶大部、左顶叶、左颞叶前部及左基底核区代谢明显增高，图像融合帮助进一步明确了累及的皮层区域。

灶。图像融合发现其中一处位于瓣膜的钙化灶有放射性浓集（图 4－6）。

四、异机图像融合的技术难点与未来发展的展望

异机图像融合的研究开始很早，但进展非常缓慢，主要原因在于其技术上存在着太多的障碍。开始的主要障碍来自于信息的传递与识别。不同厂家图像储存格式的不同以及相互的保密使得图像融合的可施展空间非常有限。随着 DICOM 协议的完善和发展，这些问题正在逐步得到解决，新的数字化影像设备基本上都配备有 DICOM 接口，可将图像资料转化为统一的格式，以便进行进一步的操作。接下来的困难则来自图像的转换。目前商品化的融合软件大多只能进行刚体转换，而来自不同成像设备（异机）的图像大多存在体位的差异和内脏器官

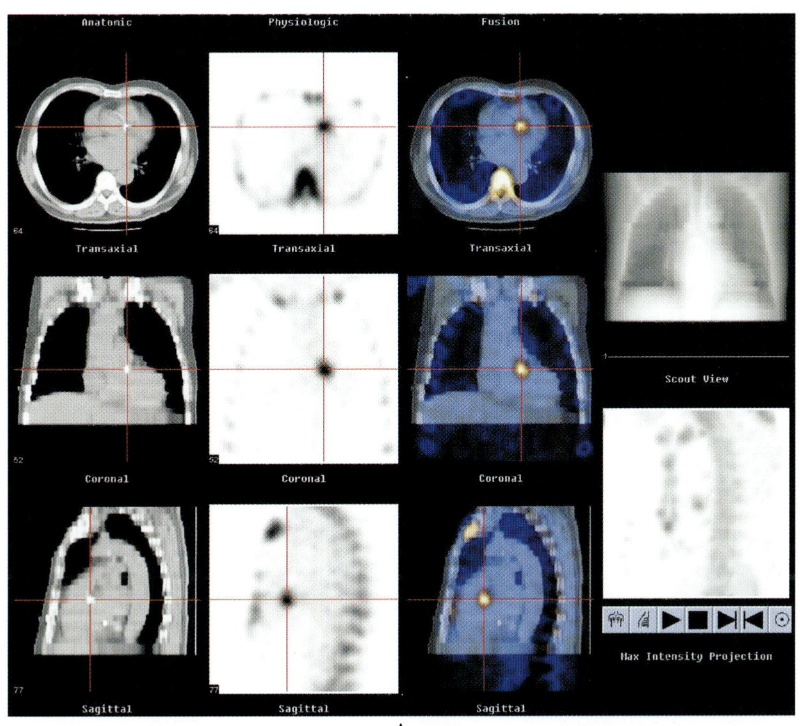

A

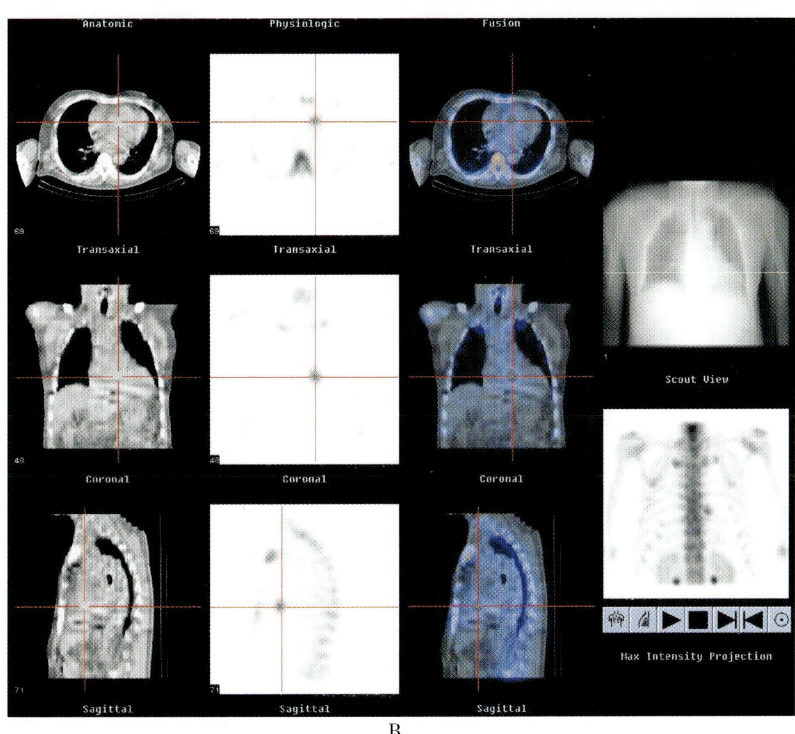

B

图4－6　全身骨显像于胸腔内发现一放射性浓聚灶，异机融合（A）发现一处瓣膜部位的钙化灶。而同机融合（B）由于CT的性能较差，对于钙化灶的显示和定位不清晰。与同机融合比较，异机融合受呼吸运动的影响较大，在胸廓和肋骨的对位上不够精确

状态的不同，用刚体融合往往很难配准，而错误的配准必然影响结论的准确性。虽然已有很多非刚体融合技术正在研究当中，但人体姿势变化和内脏运动的复杂性决定了这一问题很难用一种或几种方法轻松解决。此外，配准方法也是一个难点。自动配准代替烦琐的手动配准是必然的发展趋势，最大互信息法作为一种功能比较强大、适用范围比较广泛的自动配准算法，正受到越来越多的研究者青睐。然而，这一技术能在多大程度上解决异机融合的问题，还有待更多的研究来证明。

虽然近年来同机融合技术获得了飞跃发展，同机融合受到的关注远远超过了异机融合，但同机融合的应用毕竟受到仪器本身的限制，异机融合仍然是将来发展的大趋势。而且，现在的 PET/CT、SPECT/CT 等的同机融合并非真正同时采集，而是先后采集，仍然受呼吸等脏器运动的影响，许多异机融合需要解决的问题依然存在。对于这些问题的解决，不仅将促进同机融合技术的发展，也将推动异机融合技术的发展和应用。目前，利用弹性模型来解决呼吸运动影响的研究已取得了一定的进展，预计很快能够获得广泛的应用。

随着现代医院信息系统的发展和完善，对异机图像融合的需求非常迫切。对于异机融合技术的发展现状和趋势，应该从两个方面来看：一方面，它正走出少数大的研究机构，开始逐渐商品化；另一方面，这一技术仍然有许多缺陷和不足，有待融合技术上的新突破。

（朱朝辉）

参 考 文 献

1. 吴蔚、朱家瑞. 信息融合技术的一个热点：医学图像融合. 国外医学放射医学核医学分册，1998，22（3）：103～105
2. 李小华. 核医学图像融合技术. 国外医学放射医学核医学分册，1998，22（3）：106～108
3. 任海萍、吴文凯. 医学图像融合方法. 世界医疗器械，2003（3）：25～29
4. 朱朝晖、周前、崔瑞雪. PET 图像与 CT、MRI 图像比较与融合的研究. 中华核医学杂志，2001，21（5）：261～262
5. Hutton BF，Braun M. Software for image registration：Algorithms，accuracy，efficacy. Semin Nucl Med，2003，33（3）：180～192
6. Treves ST，Mitchell KD，Habbouch IH. Three dimensional image alignment，registration and fusion. Q J Nucl Med，1998，42（2）：83～92
7. Barnden L，Kwiatek R，Lau Y，etc. Validation of fully automatic brain SPECT to MR co－registration. Europ J Nucl Med，2000，27（2）：147～154
8. Koole M，Dåsseler YM，Van Laere K，etc. MRI－SPET and SPET－SPET brain co－registration：evaluation of the performance of eight different algorithms. Nucl Med Comm，1999，20：659～669
9. Wagner HN. Fused image tomography：an integrating force. J Nucl Med，1999，40（8）：13N～24N
10. Vogel WV，Oyen WJ，Barentsz JO，etc. PET/CT：panacea，redundancy，or something in between? J Nucl Med，2004，45（Suppl 1）：15S～24S

第 5 章

^{18}FDG 肿瘤显像

第一节 总 论

恶性肿瘤是细胞内的致癌基因激活和抑癌基因丢失或丧失功能导致细胞无序和无休止分裂的结果。恶性肿瘤细胞增殖失控，代谢紊乱，对能量和营养物质的需求明显高于正常组织，表现为肿瘤组织内糖酵解增加，氨基酸和核酸的代谢增强，这些变化正是PET肿瘤显像的基础。用于PET显像的正电子核素主要包括氟-18（^{18}F）、碳-11（^{11}C）、氮-13（^{13}N）、氧-15（^{15}O）。碳、氮、氧是生物分子的组成成分，使用正电子核素标记生物分子基本不会改变这些分子的生物学性质。这样，我们就可以从分子水平上显示碳水化合物代谢、氨基酸代谢以及DNA合成的状态。从理论上说，我们应当能够合成出这些成分中任何一种的正电子核素示踪剂并且检测出它们在体内的代谢。

PET自发明以来，葡萄糖的类似物FDG（^{18}氟-2-脱氧葡萄糖）是研究最为集中的药物，因为^{18}F的半衰期为110min，比^{11}C、^{13}N、^{15}O都长，而且FDG容易合成，这两个特点给研究工作和临床应用带来极大方便。自20世纪70年代FDG用于PET显像以来，使用的范围从神经系统扩展到心脏和肿瘤，现在90%以上的正电子显像使用的药物是FDG。在肿瘤学领域，大量临床实践证明FDG是迄今为止最好的肿瘤显像剂，而且目前仍处于无可替代的位置。

一、FDG肿瘤显像机制

（一）正常组织中的糖代谢

糖（碳水化合物）占人类食物总量的50%以上，是机体组织和细胞的主要能量来源，同样也是肿瘤组织的主要能量来源。摄入机体的糖可以通过4条途径分解：①无氧条件下酵解；②有氧条件下氧化；③磷酸戊糖；④糖醛酸。本节重点讨论和肿瘤有关的糖酵解。

葡萄糖是糖代谢最重要的底物。血液中的葡萄糖在特异性载体（$GLUT_{1\sim5}$）的帮助下通过简单地扩散进入细胞，在多种酶的作用下葡萄糖转化为丙酮酸，即糖酵解。有氧器官的糖酵解是三羧酸循环和呼吸链的第一步，其主要功能是提供细胞活动的能源-ATP和细胞合成的原料。糖酵解的过程是（图5-1-1）：①葡萄糖进入细胞后在胞质已糖激酶的催化下生成6-磷酸葡萄糖（G-6-P）；②6-磷酸葡萄糖经过异构反应转化为6-磷酸果糖；③通过异构酶再形成1，6-二磷酸果糖，两次磷酸化，每个葡萄糖分子消耗2个ATP分子；④1，6-磷酸-果糖被磷酸果糖裂解酶分解为磷酸2-羟基丙酮和3-磷酸甘油醛，同时2个辅酶Ⅰ（NAD）分子接受2个电子形成2个还原型辅酶Ⅰ（NADH）；⑤磷酸2-羟基丙酮异构反应生成3-磷酸甘油醛；⑥在脱氢酶的催化下经过氧化、脱氢和磷酸化转化为1，3-二磷酸甘油酸；⑦在磷酸甘油酸激酶作用下产生3-磷酸甘油酸和ATP；⑧通过3-磷酰基团重构和去水，形成2-磷酸甘油酸；⑨经烯醇化酶催化生成磷酸烯醇丙酮酸；⑩通过丙酮酸激酶转移高能磷酸键，最后产生丙酮酸和2个ATP。整个过程中1个葡萄糖分子消耗2个ATP分子分解为2个丙酮酸，产生4个ATP分子。在缺氧时，丙酮酸分解为乳酸。在有氧状态下，丙酮酸进入三羧酸循环，最终1个葡萄糖分子可产生38个ATP分子。

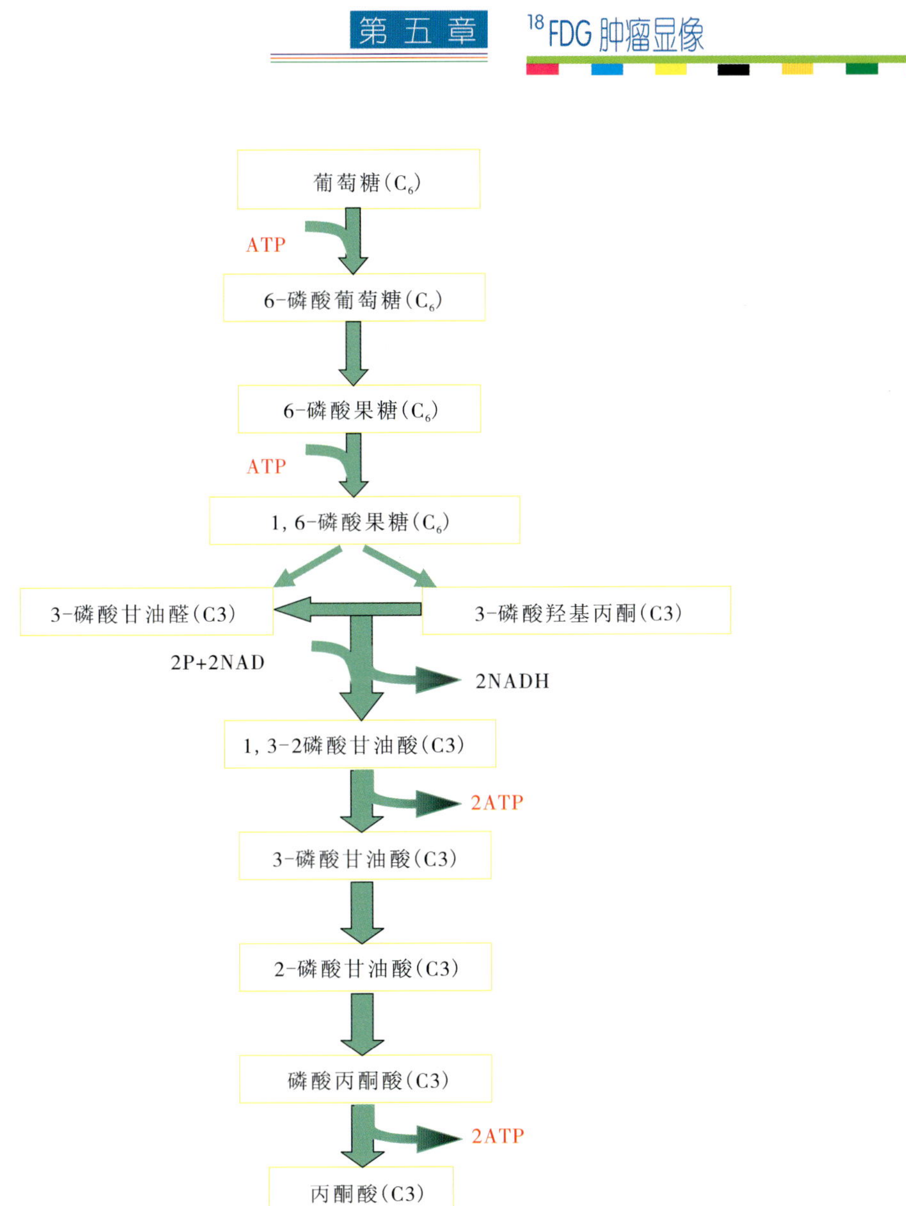

图 5－1－1　葡萄糖酵解过程

糖酵解是生物界普遍存在的供能途径，但是其效率不高，仅仅为三羧酸循环（有氧分解）的 1/19。一般情况下大多数组织有足够的氧保证有氧氧化之需，很少进行糖酵解。某些病理情况，如严重贫血、呼吸障碍和肿瘤组织则需要由糖酵解供应能量。

（二）FDG 的药代动力学

为了研究葡萄糖的体内动力学，研究人员将葡萄糖分子的第二位碳原子上的羟基（－OH）用 ^{18}F 取代形成一种新的衍生物，即 ^{18}F－FDG（2－氟代脱氧葡萄糖）。FDG 被注入静脉后，与葡萄糖的循环途径相同。FDG 在 GLUT 的帮助下通过细胞膜转运进入细胞内。FDG 进入细胞后，在己糖激酶的作用下第 6 位碳被磷酸化，转变成 6－磷酸脱氧葡萄糖（FDG－6－

P)。由于 FDG-6-P 不是 6-磷酸葡萄糖异构酶的底物，所以不再参与葡萄糖进一步的代谢。这样，原本细胞内（除肝细胞外）浓度很低的 FDG-6-P 含量就增加了。在 G-6-P 酶的作用下，FDG-6-P 能够发生逆反应——脱磷酸。这样，细胞内的 FDG 可被运出细胞。在代谢过程中 FDG 的生物学行为并不完全与葡萄糖相同，FDG 在活体内肾的重吸收很少，可以通过肾脏直接进入尿中，这与肾近曲小管的膜受体类型不同有关。磷酸-FDG 在体内聚积，同时非磷酸化的 FDG 被清除出去，这为 PET 显像提供了良好的对比度。由于“陷落”（trapping）机制，细胞能够以磷酸化合物形式聚积吸收 FDG，其浓度比周围区域高得多。

葡萄糖的转运主要是通过不同组织中位于细胞膜的葡萄糖特异性载体（转运因子 $GLUT_1 \sim GLUT_5$）进行的。活体内以葡萄糖作为能量来源的组织均能够摄取 FDG，但是除脑和心脏以外，大部分正常组织 GLUT 的表达较低，葡萄糖代谢率较低，对 FDG 的聚集较少。GLUT 帮助葡萄糖（和其他糖）按扩散梯度穿过细胞膜，具有底物特异性、动力学特征和组织表达图谱。GLUT 具有双向转运功能，它有高度的空间选择性，携带葡萄糖向低浓度方向被动弥散。GLUT 在细胞内外之间调节葡萄糖的运动，以此维持代谢所需要的葡萄糖的稳定供应。目前已经发现了十几种 GLUT（表 5-1-1），作用明确的是 $GLUT_{1\sim5}$。

表 5-1-1 GLUT 家族的表达及功能

名称	表达部位	摄取情况
$GLUT_1$	所有组织，肝和 RBC 大量存在	基本摄取
$GLUT_2$	肝、胰岛细胞、视网膜	葡萄糖传感
$GLUT_3$	脑	高能量需求组织对 $GLUT_1$ 的补充
$GLUT_4$	肌肉、脂肪、心脏	胰岛素响应
$GLUT_5$	睾丸、肾、肌肉、RBC、小肠、脂肪	果糖转运
$GLUT_6$	脾、WBC、脑	
$GLUT_7$	肝	
$GLUT_8$	睾丸、脑	
$GLUT_9$	肝、肾	
$GLUT_{10}$	肝、胰	
$GLUT_{11}$	心、肌肉	
$GLUT_{12}$	心、前列腺	

（三）肿瘤组织中的糖代谢

多年前，研究人员就观察到肿瘤细胞内的葡萄糖代谢率较高，这是 FDG 探测肿瘤代谢的基础。在人类肿瘤疾病中已经发现了很多分子水平的变化，仅仅在糖代谢方面就包括：葡萄糖转运率的增加、葡萄糖磷酸化率高和 G-6-P 脱磷酸率低等。影响肿瘤组织糖代谢发生变化的因素很多，它们共同保证肿瘤细胞内有足够的葡萄糖维持它的生长和增殖。

1. 乏氧　肿瘤能够诱导新生血管的生成以运送更多的营养物质和氧气到生长增殖迅速的瘤组织里。但是血管的生长仍然滞后于肿瘤细胞的生长速度，这造成肿瘤组织内有大片缺氧的区域。由于乏氧，肿瘤细胞主要依靠糖的无氧酵解产生能量，其效率是有氧代谢的 1/19，高需求低产出使糖的消耗量增加，FDG 的聚积量随葡萄糖的摄入量而增加。

2. GLUT 过度表达　肿瘤细胞失控的生长促进了 GLUT 的过度表达。肿瘤缺血状态的特征性表现是在低氧浓度下由糖酵解产生大量乳酸，同时伴有葡萄糖转运率的增加。在离体的灌注心脏观察到乳酸堆积致使 $GLUT_1$ 和 $GLUT_4$ 向细胞膜移动。肿瘤细胞内乳酸增加可能和 GLUT 表达增加有关，GLUT 又导致这些细胞的葡萄糖利用率增加。细胞膜上 GLUT 表达增加和糖摄取增加达到对能量的需求。GLUT 家族的定位、表达及调节具有组织、甚至细胞特异性。新发现的 GLUT 异构体也具有不同细胞类型的特征，而且与疾病状态有关。肿瘤细胞脱离了正常严格的整体调节，GLUT 家族成员的异常过度表达提供了细胞失控性增殖和转移所需要的能量来源。实验中观察到，在肿瘤细胞表达的某种 GLUT 异构体，在正常情况下的这些组织里从不表达。大部分肿瘤及离体的肿瘤细胞系过度表达 GLUT，它们存在于非肿瘤状态下原来的那些组织里，但是不表达。这种过度表达明显伴有转移和不良的预后。

多年来，GLUT 的过度表达一直被关注，一些研究者注意到无论在体内或体外，GLUT 的过度表达是人的肿瘤移植细胞非常普遍的一种变化。在含有肿瘤基因的细胞移植以后也检测到多种 GLUT 的增加。

3. 己糖激酶上调　恶性肿瘤细胞内的己糖激酶有过度表达的现象。己糖激酶水平升高能够使更多的葡萄糖磷酸化，6－磷酸葡萄糖（G－6－P）是糖酵解过程中的重要中间产物，它经过一系列的变构反应生成 2 个丙酮酸，得以进入三羧酸循环产生能量、水和 CO_2，也可以合成糖原储备起来，使细胞内的 G－6－P 水平下降。过多的己糖激酶也会使随葡萄糖进入细胞的 FDG 磷酸化，而 FGD－6－P 却既不能进入三羧酸循环，又不能合成糖原，造成 FGD－6－P 在细胞内堆积。

4. 脱磷酸酶（G－6－P 酶）缺乏　大部分肿瘤细胞内 G－6－P 酶含量很低，FGD－6－P 不能脱磷酸，致使大量带负电荷的 FGD－6－P 不能穿过细胞膜返回细胞间隙，最终在细胞内堆积。

5. FDG 的排出　正常人的肾小管能够重吸收原尿中的葡萄糖，而 FDG 和葡萄糖相比，肾脏的重吸收很少，因此直接进入尿中。磷酸－2－FDG 在组织内聚积，同时非磷酸化的 FDG 清除出去，血液的本底下降到较低的水平，这为 PET 显像提供了良好的对比度。

由于上述诸因素的作用，FDG 作为肿瘤阳性显像剂在多种肿瘤组织内的靶与非靶的比值（T/NT）较高。和其他已经用于临床的肿瘤显像剂（包括特异性和非特异性显像剂）比较，FDG 是一种简单有机化合物，制备和标记过程较简单，适于大量生产，成本相对较低。现在 90% 以上的 PET 检查使用 FDG，寻找和发现更好的替代或补充 FDG 药物的研究正在进行。根据临床积累的大量病例分析，FDG 发现的代谢变化能够比 CT 形态学的变化早 4～6 个月，可以说 FDG 是迄今为止最好的肿瘤显像剂。

二、FDG 的正常分布

FDG 不是特异性肿瘤显像剂，身体内几乎每个细胞都要利用葡萄糖，FDG 也就有可能出现在正常组织和细胞里，因此了解 FDG 的生理分布是必要的。

（一）FDG 的生理分布

1. 脑 成人机体对糖的最低需求量是 180g（葡萄糖）/24h，其中神经系统 144g/24h，红细胞 36g/24h。葡萄糖是脑的惟一能量来源，而且脑是高能耗器官，所以在身体里，脑的葡萄糖吸收量最高。只有在摄取量高于最低需求量时，其余器官和组织才有可能以葡萄糖为能源。和脑对葡萄糖的摄取量类似，脑吸收 FDG 比例也很高。大脑皮质、基底核、丘脑、小脑等部位有 FDG 的高度摄取（图 5－1－2）。

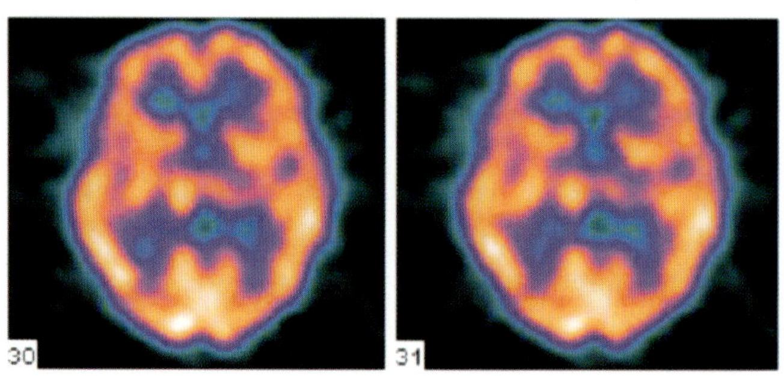

图 5－1－2 大脑皮质、基底核、丘脑、小脑等部位有 FDG 的高度摄取

2. 头颈部 口咽部因为有较多的腺体、淋巴组织和咀嚼肌，可能出现对称性中度摄取，诸如以下部位：舌（肌肉）（图 5－1－3）、口腔（唾液）、腮腺、扁桃体（上呼吸道炎症）（图 5－1－4）等。

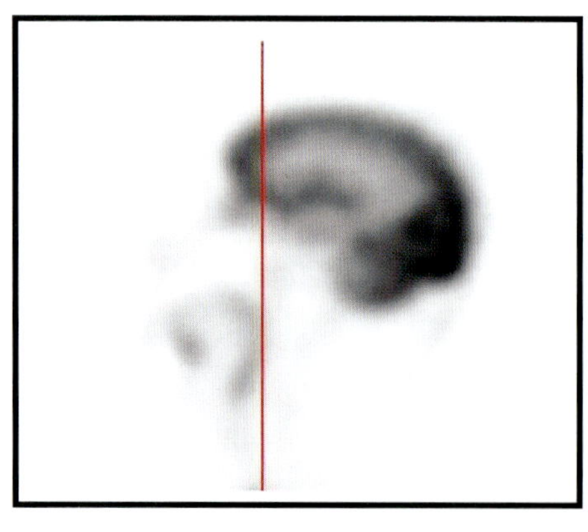

图 5－1－3 口腔粘膜和舌部肌肉摄取

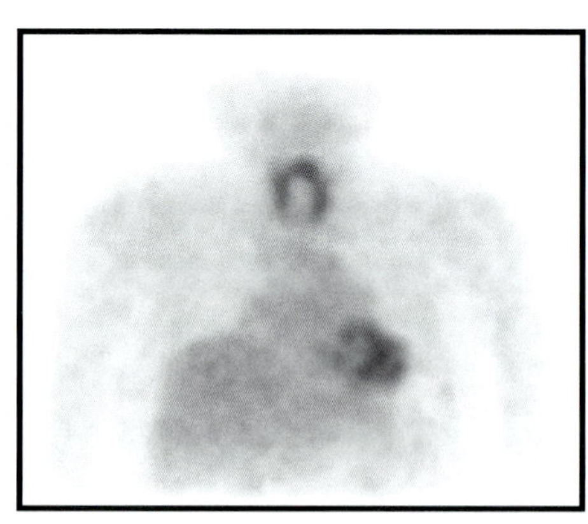

图 5－1－4 喉部的 U 形摄取区，可能与注射示踪剂后病人说话过多有关

颈部的甲状腺出现对称性摄取往往是甲亢或甲状腺炎所致（图 5 –1 –5）。而甲状腺区的不对称摄取提示存在高代谢病灶。

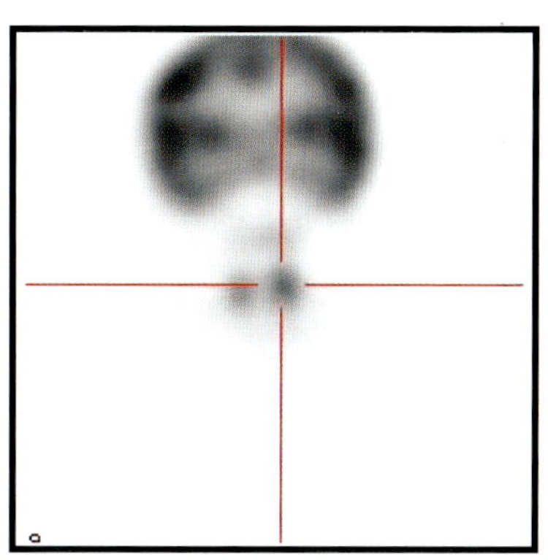

图 5 –1 –5 甲状腺区轻度到中度对称性 FDG 摄取

锁骨上和脊柱旁的脂肪组织和肌肉可以造成中度以上的对称性摄取（图 5 –1 –6），据国外的统计，这个部位更多的浓聚是由棕色脂肪所致，在同机 CT 的帮助下很容易识别，CT 显示脂肪组织的密度明显低于肌肉组织的密度。

3. 胸部 肺实质是低摄取。未经衰减校正的图像可出现高摄取伪影，形成所谓“热肺”（图 5 –1 –7）。

纵隔含有较丰富的血管，为中度摄取。纵隔摄取 FDG 的量相对稳定，可以作为胸部正常摄取与异常摄取的分界。肺门的正常摄取与纵隔类似，但是在老年人往往能够观察到肺门大致对称的点状摄取增高区（图 5 –1 –8）。

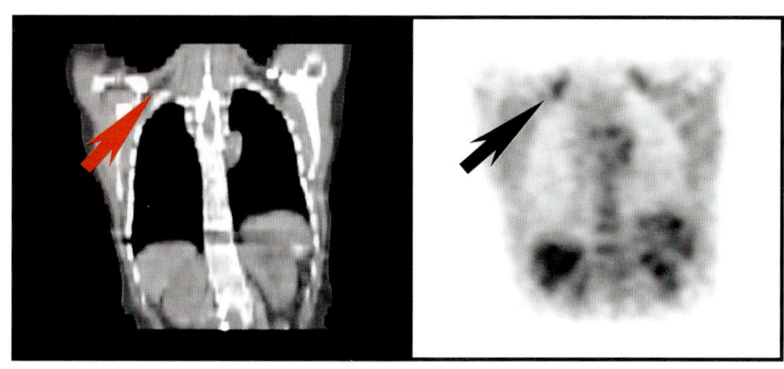

图 5 –1 –6 锁骨上和脊柱旁的脂肪组织和肌肉可以造成中度以上的对称性摄取黑色箭头所指的高代谢区在 CT 上显示为比肌肉密度更低的脂肪组织（红色箭头）

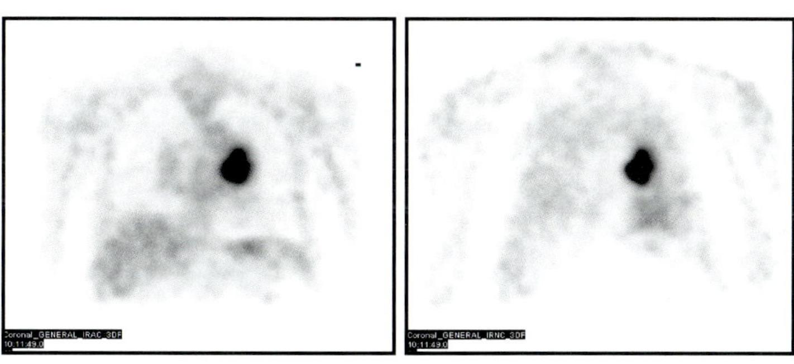

图 5 –1 –7 左图为经过衰减校正的胸部冠状面图，左肺门有高 FDG 摄取肿块，纵隔内有中度放射性摄取，两肺野呈低 FDG 摄取。右图为同一层面非衰减校正的冠状面图，左肺门有高 FDG 摄取肿块，纵隔内为低放射性分布，两肺野呈中度放射性分布，即“热肺”伪影

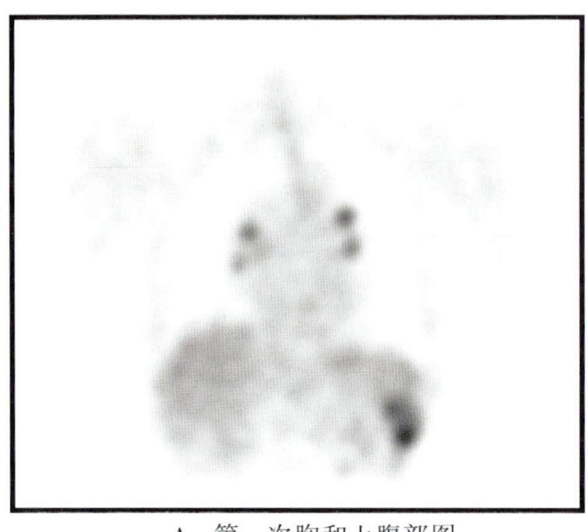

A 第一次胸和上腹部图　　B 半年后胸和上腹部图

图 5－1－8　老年人往往能够观察到肺门大致对称的点状摄取增高区。结肠癌患者，连续两次 FDG 显像可见腹部病灶摄取 FDG 的变化与临床恶化表现一致，但是两肺门的点状摄取增高区无明显改变

胸腺（儿童、青年及部分化疗后的成人）有轻度～中度摄取，在前纵隔呈“V”字形。

乳腺有轻度摄取，泌乳的乳腺摄取增加。绝经期前后使用激素替代治疗的病人乳腺摄取可能增加。

4. 心脏　心肌的能量供应是多元的，在不同生理条件下可以利用脂肪酸、酮体和葡萄糖等不同营养物质，因此摄取 FDG 的情况受到多种因素的影响，利用这些因素可以根据显像的需要调节心肌对 FDG 的吸收。在禁食状态，血糖低造成胰岛素水平低，心肌以脂肪酸为能量来源，FDG 摄取很少（图 5－1－9）。在做肺部肿瘤显像时，为了防止左室心肌吸收 FDG 干扰肿瘤的识别，患者通常要禁食，以尽量把心肌能量代谢转变成以脂肪酸为主的代谢。另外喝一些富含咖啡因的饮料有促进心肌利用脂肪酸的作用，有可能减少心脏摄取 FDG。右心室和大血管一般不摄取 FDG，一旦显示有 FDG 摄取高度提示心脏疾病波及这些部位（图 5－1－10）。

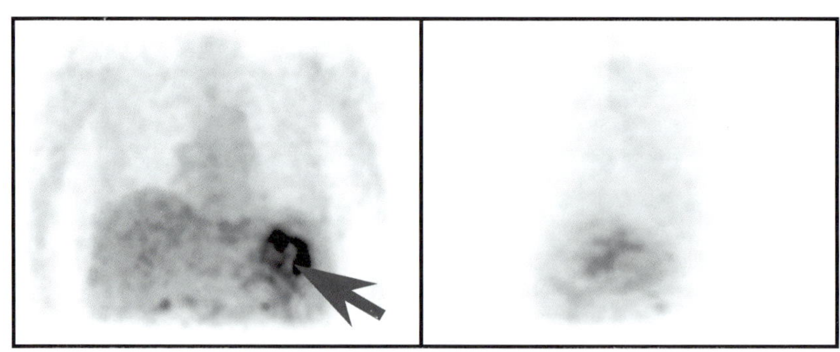

图 5－1－9　病人因腹腔积液中发现大量腺癌细胞，行 FDG 显像，寻找原发灶。血糖 6.7mmol/L，正位和左侧位投影图，黑色箭头指示脾脏内不均匀的放射性摄取，未见心脏影像。空腹状态血液中胰岛素水平低，心肌以脂肪酸为能量来源，FDG 摄取很少

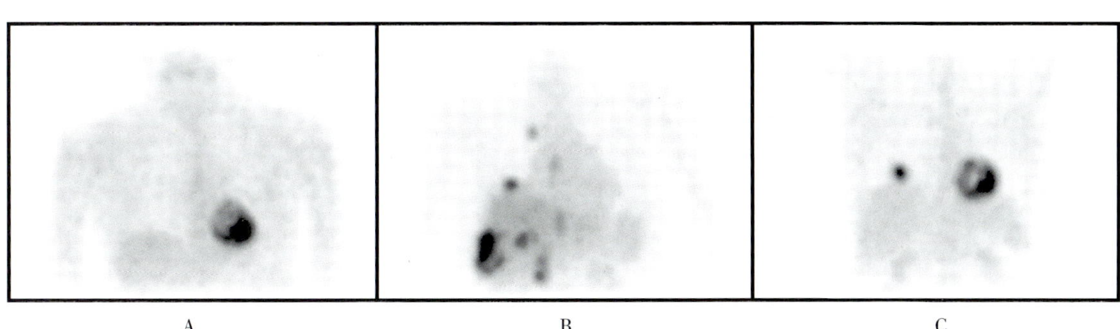

图 5－1－10 由于心肌葡萄糖代谢受到诸多因素的影响，心脏是 FDG 摄取最为多变的器官。这组胸部图像是同一天、相同禁食时间、同一批药物、血糖水平近似的、没有糖尿病史患者的胸部图像，心脏左室对 FDG 的摄取完全不同（图 A 血糖值为 5.1mmol/L，图 B 血糖值为 6.1mmol/L，图 C 血糖值为 5.8mmol/L）

病人进食后或血糖较高时，胰岛素水平升高，导致心肌对葡萄糖的利用增加，造成心肌摄取 FDG 增加（图 5－1－11）。

5. 肝脏、脾脏 肝脏是代谢比较活跃的器官，有中度摄取。肝脏和原发性肝癌含有较多的 G－6－P 酶，能够使 G－6－P 和 FDG－6－P 脱磷酸，这样 FDG 就能够逃出细胞。因此随着时间延长，FDG 在肝脏和原发性肝癌里的聚积减少。肝脏的 SUV 在 2～3 之间。一般而言，肝脏摄取 FDG 的量较为稳定，在判读 FDG 肿瘤图像时可以作为参照部位（图 5－1－12）。

在正常情况下脾脏摄取 FDG 较肝脏少。

6. 消化道 胃肠道摄取 FDG 的情况十分多变，这可能在判读时造成误导。胃肠道吸收 FDG 的原因尚未查明，可能与平滑肌的蠕动、肠道内容物以及肠壁淋巴组织的含量有关。例如，在淋巴结丰富和平滑肌活跃的盲肠，以及在粪便较多的乙状结肠往往有显著的吸收。另外，在炎性病变或者憩室炎处也常有显著的吸收。

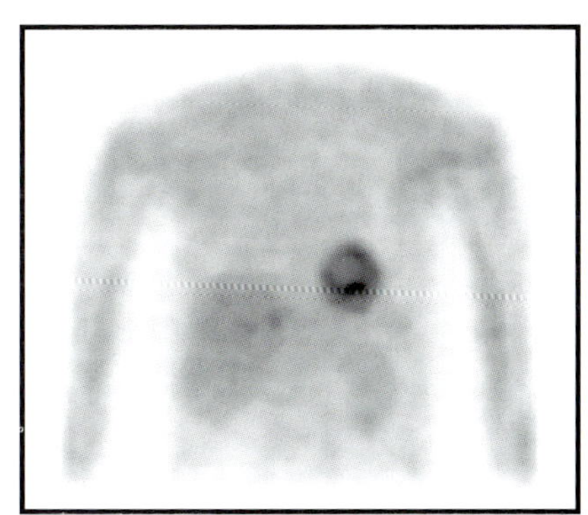

图 5－1－11 女，76 岁，血糖 13.5mmol/L，进食后或血糖较高时胰岛素水平升高，导致心肌对葡萄糖的利用增加，造成心肌、骨骼肌摄取 FDG 增加

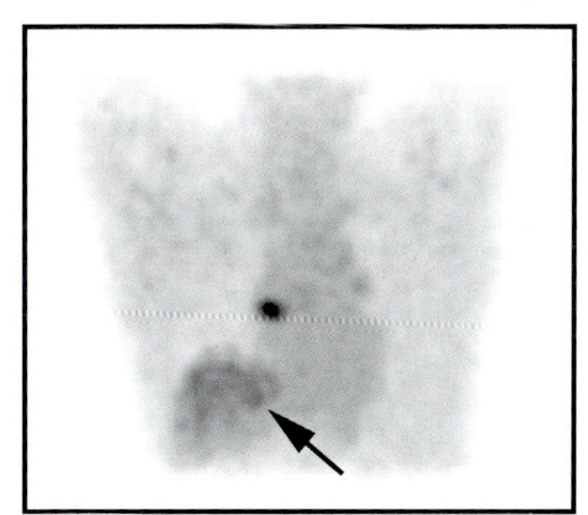

图 5－1－12 肝脏一般为中度放射性分布，摄取 FDG 的量较为稳定，在判读 FDG 肿瘤图像时可以作为参照部位

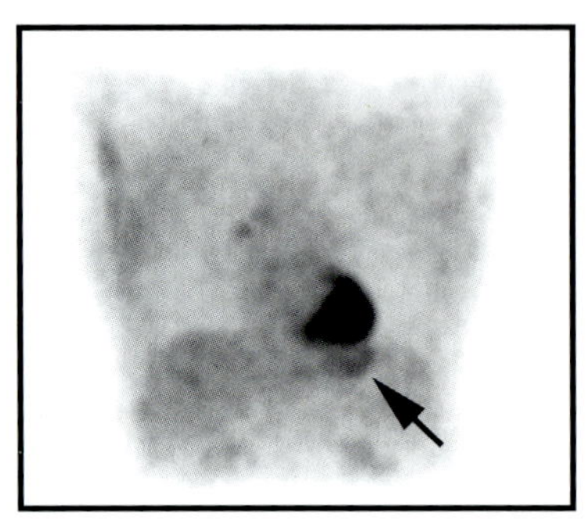

图5－1－13　对于没有胃部病史和症状的受检者，胃区中度以下的摄取应当认为与肿瘤无关

食管：除炎症和肿瘤外无明显摄取。

胃壁：常见均匀的低～中度摄取，幽门螺旋杆菌感染可显示高度摄取。对于没有胃和食管病史和症状的受检者，中度以下的摄取应当认为与肿瘤无关（图5－1－13）。最近有统计显示，胃部SUV值<4，临床没有胃肠道症状者，应当考虑为生理性摄取。

小肠：摄取情况多变，一般为低度摄取（图5－1－14）。

大肠：中度摄取，可能是部分，也可能是整个结肠出现摄取。

盲肠和乙状结肠：常见中度以上摄取（图5－1－14）。

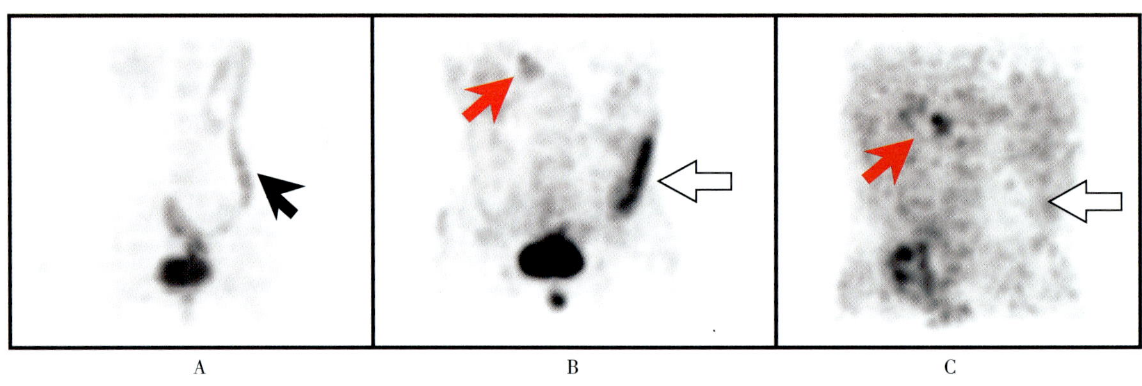

图5－1－14　盲肠、结肠和乙状结肠：常见中度以上摄取

图A中黑色箭头指示横结肠、降结肠、乙状结肠和直肠中度摄取。腹腔内生理性摄取一般随时间延迟位置和强度发生变化，而病理性摄取不变或增强。图B中白色箭头指出降结肠内的浓聚在C延迟显像中消失，而B红色箭头指出的胰头部浓聚在C中没有消失。

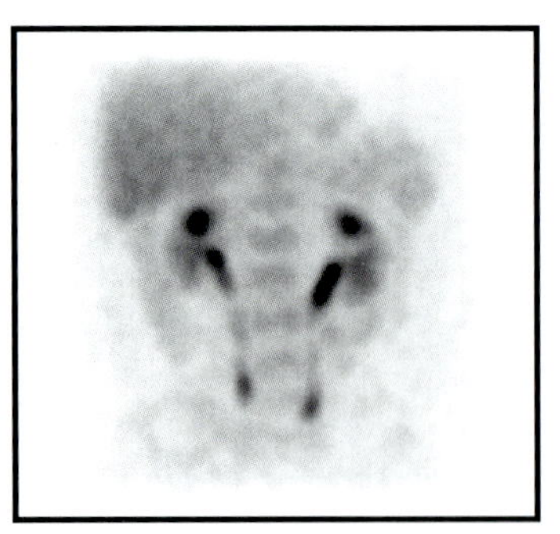

图5－1－15　整个尿路聚积了大量放射性，直接影响对腹腔和盆腔FDG图像的解释。图中可见双肾上盏、输尿管有明显放射性分布

7. 肾　血液中未被组织吸收的FDG经肾脏排出，在注射FDG数小时之内从肾盂、肾盏、输尿管到膀胱，整个尿路聚积了大量放射性物质，直接影响对腹腔和盆腔FDG图像的解释（图5－1－15）。因此受检者应当大量饮水，在显像前尽可能把尿排空，以便对相邻器官进行最佳的诊断分析。

8. 骨髓　骨皮质几乎不摄取FDG，骨髓一般为低度均匀摄取。正在化疗或使用集落刺激因子（CSF，一类刺激骨髓造血干细胞生长和分化的因子）的病人骨髓可出现中度以上均匀摄取（图5－1－16）。

9. 骨骼肌　骨骼肌摄取 FDG 有类似心肌的表现，受能量底物和胰岛素水平的影响。禁食可减低胰岛素水平，从而减少肌肉对 FDG 的摄取。除此之外，肌肉在静止时吸收率低，活动时吸收率高，显像条件控制不当可能造成对肿瘤病灶显示的干扰。休息、放松、安静、必要时使用镇静剂可以明显减少肌肉摄取。

10. 淋巴组织（扁桃体、儿童的淋巴结）　有活跃的炎性反应时出现中度摄取。

11. 生殖系统

睾丸：中度摄取，随年龄增加摄取减低（图 5－1－17）。

卵巢：不摄取，经期、黄体囊肿可能有轻～中度摄取。

子宫：排卵期、经期、纤维瘤等有轻～中度摄取。

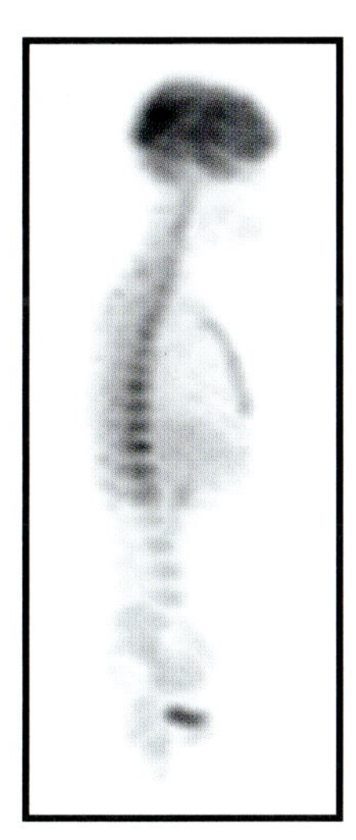

图 5－1－16　卵巢癌术后，七程化疗后，治疗过程中白细胞减低使用了 CSF，使病人骨髓（脊柱和胸骨）可出现中度以上均匀摄取

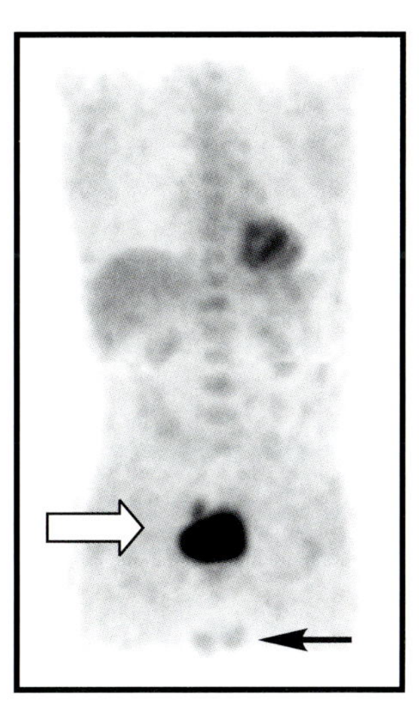

图 5－1－17　男，67 岁，结肠癌复发。FDG 显像：白色箭头指盆腔病灶，黑色箭头指双侧睾丸轻度显影

（二）FDG 摄取的定量分析

FDG 摄取的定量分析已经有不少研究报告。PET 可以进行 FDG 药代动力学的绝对测量，但是目前的研究还没有完全解决影响 FDG 摄取因素的问题。另外，从临床需求而言，绝对测量过于繁琐，因此本节重点介绍临床常用的半定量技术。

1. 标准摄取值（SUV）测定　FDG 肿瘤显像的基础是肿瘤细胞对能量底物葡萄糖的需求量的增加，FDG 的肿瘤组织摄取率和该组织的葡萄糖摄取率相关。因此 FDG 的肿瘤组织摄取率不仅对肿瘤的诊断和分期有帮助，而且和肿瘤病人的预后有关。

SUV 的含意是重量标准化的组织（正常组织、肿瘤病灶等）对示踪剂的摄取率。用公式表示为：SUV＝局部组织的放射性浓度/（注射剂量×体重）。

公式中局部组织的放射性浓度是以 kBq/ml 或 μCi/ml 为单位，注射剂量则相应以 MBq 或 mCi 为单位，体重以 kg 为单位。应当注意到，无论是 PET 还是符合探测系统都不能直接得到局部的放射性浓度，而是由计数/像素换算而来。计数/像素换算首先涉及的是设备的探测效率。由于使用的探测元件、晶体以及探测技术的不同，设备之间的探测效率可能有很大差异，直接影响到来源不同的 SUV 的可比性。再者，局部 SUV 是用 ROI 技术完成的，ROI 定量分析受肿瘤大小、ROI 大小的影响。部分容积效应使小于 2cm 直径的肿瘤局部计数显著低于真实计数，从而得到不真实的 SUV。此外，血液中葡萄糖浓度、注射剂量、病人体重、PET 的分辨率等诸多因素影响 SUV 的测定，因此在不同医院、不同设备、不同程序之间比较 SUV 是不准确的。符合线路探测系统不是环形探头，探测效率低且受病人几何位置的影响更大，因此此类设备没有设置测定 SUV 的功能。

2. T/NT（靶组织/非靶组织） 在符合线路 FDG 肿瘤显像中由于探测效率低影响了定量分析的准确性，目前还没有建立起公认的 SUV 测量方法。一般认为将 FDG 摄取的半定量分析结果和 FDG 定性分析结果综合起来评价有可能提高诊断的准确率。T/NT 就是一种常用的、简单可行的半定量方法。

（1）靶组织和非靶组织计数比的表述 文献中可以见到多种半定量分析 FDG 在靶组织摄取的状况的公式，其本质相似。

T/NT = 靶组织和非靶组织计数比；

L/B = 病灶和本底的计数比；

（T－NT）/NT = 病灶净计数与本底的比；

（T－NT）/SDNT = 病灶信号噪声比；

（2）影响 T/NT 的因素 和影响 SUV 的因素类似，T/NT 主要受以下因素影响。

1）客观因素：病灶大小。病灶越小，受部分容积效应的影响越大，对小于 2 倍设备空间分辨率的病灶测量到的计数可能仅仅为真实计数的数分之一，因此从较小的病灶上测得的计数有低估实际值的可能。

2）主观因素：勾画靶组织 ROI 的大小和非靶组织 ROI 的位置。根据核医学探测理论，最接近实际的阳性病灶区的边界应当是 1/2 最大计数值的等高线。但是，核医学医生勾画 ROI 时往往是凭经验，结果有较大的随意性。如果 ROI 勾画软件中没有确定等高线的功能，就很难规范测量肿瘤的边界。尽管已经有选择非靶组织或本底 ROI 位置的基本原则（病灶的解剖对称部位或邻近部位的正常组织），但是病灶的位置千变万化，个体差异无处不在，往往难以绝对遵循选择本底位置的原则。而非靶组织或本底的计数对 T/NT 比值的影响更加明显。因此，T/NT 的价值和经过注射剂量和体重标准化的 SUV 相比还是有一些差距。

综上所述，T/NT 的结果在不同设备、不同病人或不同操作者之间的可比性值得进一步研究，但是对同一个病人不同时期的 FDG 检查应当有重要价值。

YASUDA 等计算 FDG 在人体各主要脏器摄取比例为：脑 6.9%、肝 4.4%、心脏 3.2%、红骨髓 1.7%、肾 1.3%、肺 0.9%。香港的 TAN 最近使用 PET 和 PET/CT 研究了 100 例血糖水平正常的华人 FDG 的分布，也可见体内器官 FDG 分布的不均匀性。表 5－1－2 列出不同器官的 SUV 值。

表 5-1-2 正常人体各主要器官和部位的 SUV

器官	SUV 平均值（范围）	男性平均值	女性平均值
鼻咽（右/左）	1.8/1.8 (0.8/0.8~4.3/3.1)	1.7/1.8	1.8/1.8
扁桃体	2.9 (1.3~5.9)	2.7	3.0
腮腺	1.3 (0.4~0.7)	1.5	1.4
颌下腺	1.7 (0.7~3.5)	1.8	1.7
舌	2 (0~3.6)	1.9	2
胸锁乳突肌	1.0 (0.5~2.2)	1.1	1.0
甲状腺	1.7 (0.2~2.8)	1.5	1.9
肺（右/左）	0.6/0.6 (0.2/0.2~1.2/1.8)	0.5/0.5	0.6/0.6
肺门（右/左）	1.1/1.1 (0.4/0.3~1.8/2.1)	1.0/1.0	1.2/1.2
升主动脉	2.0 (1.1~3.2)	1.8	2.2
下腔静脉	1.9 (1.0~2.9)	1.8	2.0
心肌（左室侧壁）	3.0 (0.4~12.5)	2.4	3.7
肝	2.8 (1.4~5.0)	2.7	2.9
胆囊	1.6 (0.7~2.5)	1.5	1.8
脾脏	2.3 (0.3~3.5)	1.8	2.0
胰腺	1.7 (0.7~2.5)	1.5	1.9
胃	2.1 (0.8~4.4)	2.0	2.1
盲肠	1.9 (0.8~4.5)	1.6	2.3
升结肠	1.8 (0.6~1.8)	1.8	2.2
横结肠	1.8 (0.6~5.6)	1.5	2.1
降结肠	1.6 (0.3~5.7)	1.5	1.8
乙状结肠	1.7 (0.8~4.9)	1.7	1.8
直肠	2.0 (0.8~8.8)	1.8	2.3
子宫	1.2~3.6		2.0
卵巢	0.6/0.7~2.7/2.2		1.4/1.3
前列腺	1.1/3.6	2.2	
睾丸	1.5/4.6	3.0	
椎体（颈/胸/腰）	2.1/2.0/2.0 (1.0/0.8/0.8~3.1/3.5/3.5)	2.0/1.9/1.9	2.0/2.0/2.1
脑	6.0 (2.6~10.7)	5.6	6.3

三、FDG 显像的准备

（一）检查前的工作

1. 了解病史　充分了解受检者的病史，包括体重、糖尿病病史、月经期、怀孕和哺乳、病情、对检查的耐受力。患者信息还应该包括最近的解剖学影像检查结果和图像，以利于对比分析^{18}F－FDG 检查。关于近期活检和外科手术的情况、放化疗和其他医学疗法信息也很重要，其中应该包括日期、剂量和手术部位等（图 5－1－18）。一般而言，治疗之后不宜立即行 FDG 检查，各种治疗后的反应或多或少可能干扰阳性结果的判读。但是间隔期究竟多长，尚有争论。有人提出“6 周”原则，无论是外科、活检、化疗或放疗之后 6 周，治疗反应基本消失后，FDG 检查的阳性结果不会被干扰。也有人认为放疗后的炎性反应可能持续数月，因此在评价放疗疗效时，6 个月后的 FDG 检查较为可靠。

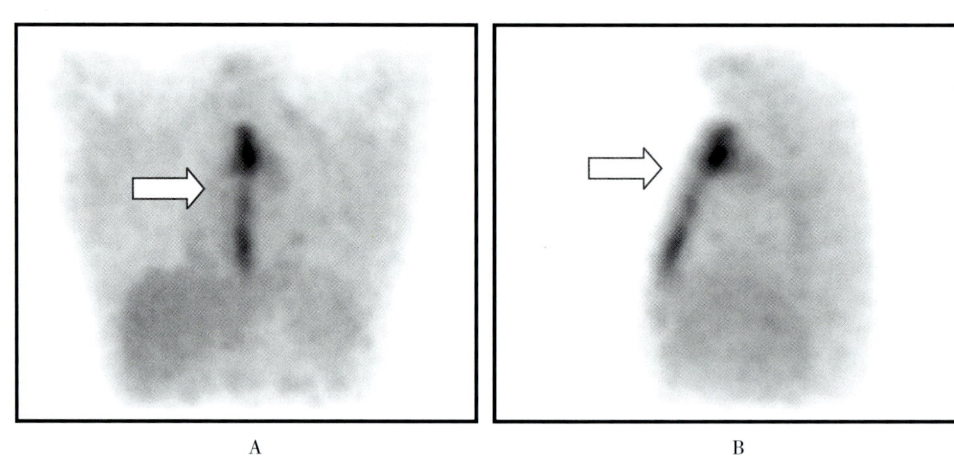

图 5－1－18　手术切口摄取 FDG

纵隔肿物切除术后 1 个月，在胸骨沿劈开的切口有高浓度 FDG 摄取。A 为胸部正位图；B 为胸部侧位图。

了解病人体内有无金属异物（如：起搏器、人工关节、微型注射泵、义齿和金属支架等）十分重要，这些物体有可能在经过衰减校正的图像上产生伪影。

2. 糖尿病患者的准备　FDG－PET 检查理论上要求血糖≤200mg/dl（11.1mmol/L），因此糖尿病患者或是不能耐糖患者需要在行 PET 检查前进行血糖监测。根据海军总医院核医学科 400 余例 FDG 检查的回顾性统计，血糖水平对肿瘤检出无显著性影响。因此对血糖水平稍高的病人并不需要在注射 FDG 之前调整血糖。对严重糖尿病患者通过系统治疗使他们的血糖水平在检查期间尽可能维持正常水平。降糖药物在临近^{18}F－FDG 检查期间不必控制。但是在注射^{18}F－FDG 前后 2 小时不要使用胰岛素，否则可能增加糖在肌肉或其他软组织的摄取，造成组织本底增加，影响图像质量。如果血糖水平很高，应当在检查前请糖尿病专家配合控制血糖，待血糖降低后再行检查。

3. 育龄、孕期和哺乳期妇女　应当了解育龄妇女的月经期，以便正确分析盆腔内 FDG 聚积的原因。^{18}F－FDG 在正常卵巢和子宫当中的摄取按照月经周期改变。研究显示，绝经前妇女卵巢和子宫内膜^{18}F－FDG 摄取主要发生在月经周期的卵泡期后期到黄体期早期，而绝经后妇女则不存在生理性的摄取。因此育龄妇女进行此项检查最好是在月经数天之后或一周之前，以避免造成误诊。

尽管 FDG 的半衰期很短，受检者进行一次 PET 检查接受的剂量当量（2～10mSv）不及一次 CT 检查，但是按照核医学检查的规程，孕妇和哺乳期妇女仍旧应当慎用，必须在利大于弊时方可实行。对育龄妇女应当仔细询问病史，排除受孕可能后方可实施 PET 检查。

哺乳期妇女的乳房有显著的 FDG 吸收，在判读结果时应当注意。另外由于哺乳期妇女在 FDG 注射后 24 小时内乳汁积累出现高峰，此时间段应当避免哺乳。为避免婴儿受到外照射，受检的母亲应当与婴儿隔离 1～2 天。

4. 肿瘤病人检查的安排、体位的选择　了解病史也有助于决定病人确实需要的检查范围和扫描长度，指导患者进行检查前的准备和告知扫描时间。FDG 检查，特别是使用双探头符合线路的探测设备（包括 SPECT/PET/CT）耗时较长，因此了解病人的耐受能力非常重要。疼痛、幽闭症、焦虑症，或小儿患者需要特殊注意，他们可能需要松弛药物、精神镇静药或全身麻醉。这些都需要在^{18}F－FDG 检查前获得家属、护理人员，以及临床医师的支持，以便确保检查能够按时和顺利进行。严重的疼痛需要密切监视并用药物加以控制。改变体位也可能有减少疼痛的效果，对于不能平卧的病人，可以用侧卧或俯卧位。在检查期间，给予适当的背景音乐或娱乐性视频材料，也有稳定病人情绪和提高对检查耐受能力的作用。

检查前测量病人体重主要是确定 FDG 的注射活度；对体重超过 PET 检查床的承重限度的患者和体型过大的患者不适合安排检查。有些特殊体形者也可能限制某个部位的检查，因此在注射^{18}F－FDG 前精心了解检查部位的情况对获得感兴趣部位的最佳影像非常重要。

5. 核医学工作者、临床医护人员、患者和家属之间的协调和配合　FDG－PET 检查是一项复杂的医学影像技术，一方面要求医技人员业务熟练、技术精湛，另一方面要求患者和家属了解检查的各种准备和过程。医患之间在检查前充分沟通，在检查过程中密切配合，才能够保证良好的检查效果。

核医学科的各部门应当配置时钟，而且必须统一。高活性室、病人注射室、候诊室、检查室的时钟应当与扫描仪计算机的时钟或其他的时钟系统校准，以维持系统内时间的准确性。

（二）病人的准备

1. 禁食　要求病人禁食 4h 以上，以降低血糖和胰岛素水平，减少葡萄糖与 FDC 的竞争，增加肿瘤组织 FDG 的摄取，减少心肌、骨骼肌的摄取。有报告认为血糖水平应当控制在 200mg/ml（11.1mmol/L）以下（图 5－1－19 血糖高、肿瘤显影）。

2. 水化和排尿　^{18}F－FDG 肿瘤显像前后，病人应当充分饮水（避免含糖饮料）。建议扫描前一天喝水 1000～1500ml，注射前后 500～800ml 或更多，而且在扫描后继续喝水。多喝水、勤排尿，保持膀胱空虚，减少膀胱的吸收剂量。对腹、盆腔检查，大量喝水和及时排尿可以避免肾盂、输尿管和膀胱内大量放射性干扰识别邻近摄取 FDG 的病灶。可以使用导尿管，通过导尿管或三通导尿管排尿或冲洗膀胱，有助于使邻近的结构清晰可见。在摄取和扫描期间可用利尿剂加速^{18}F－FDG 排泄。

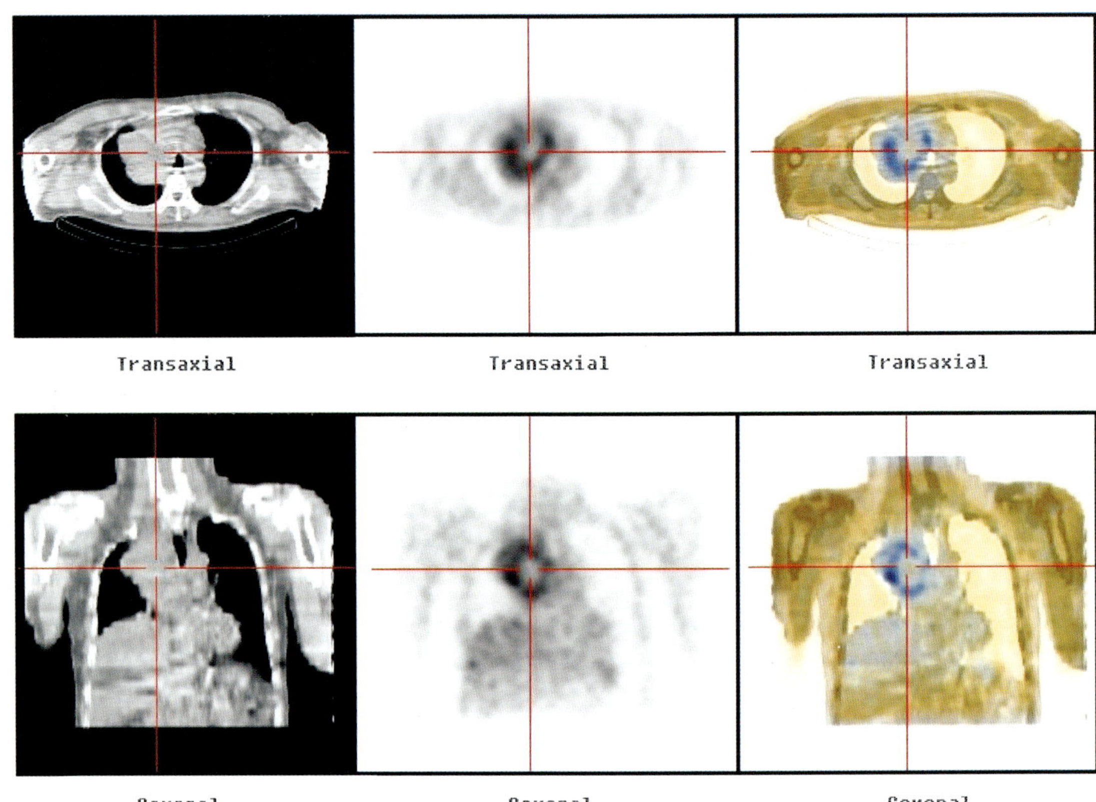

图 5－1－19　血糖高、肿瘤显影

男，50 岁，血糖 14mmol/L。FDG 显像：右上肺直径约 8cm 放射性浓聚区，T/NT＝5.61。中心为放射性减低区。心肌未显影，骨骼肌摄取略增高。诊断为恶性肿块伴病变中心坏死。病理：低分化腺癌。

3．安静与休息　检查当天病人应避免高强度的体育活动以减少肌肉摄取 FDG（图 5－1－20 腰、臀大肌）。注射前尽可能使病人处于非常松弛的状态。一个安静的环境和舒适的床或躺椅，将有助于减少肌肉的紧张。注射后和吸收期，病人仍旧应当处于安静、休息的状态，不应当走动或散步，还应当尽量少说话，避免交谈。做头颈部检查的病人过多的说话可能造成口腔、咽喉部肌肉摄取 FDG，影响邻近肿瘤组织的分辨（图 5－1－21）。病人剧烈地咳嗽、咀嚼或慌张也会增加肌肉摄取。

4．镇静剂、镇痛剂的使用和其他药物摄入的管理　如果病人的精神紧张，除了医护人员的解释和安慰以外，可以使用一些镇静剂，如地西泮（安定）。这应该在 ^{18}F－FDG 注射之前半小时左右给药，这些药物有助于抗焦虑和治疗幽闭恐惧症，也有松弛肌肉，减少摄取的作用。

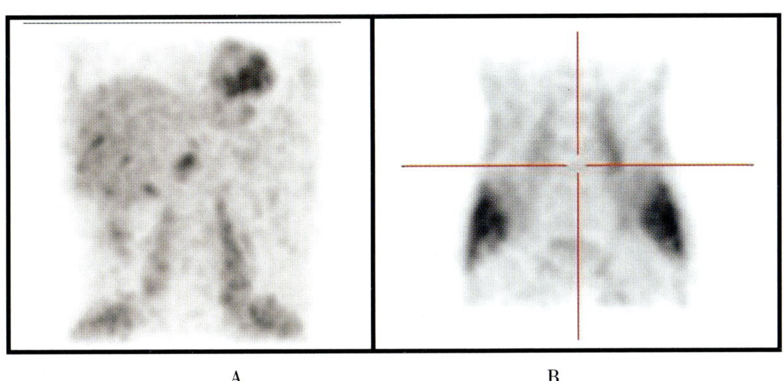

图 5-1-20 A：胰腺癌患者，血糖 9.3mmol/L，腹部冠状面图像除可见胰头和肝区的散在放射性浓聚外，还可见腰大肌和臀大肌对称性中度生理性摄取和左心室心肌摄取；B：检查当日注射 FDG 之前，病人参加了晨练（慢跑），3D 图像可见腰大肌中度、臀大肌高度摄取

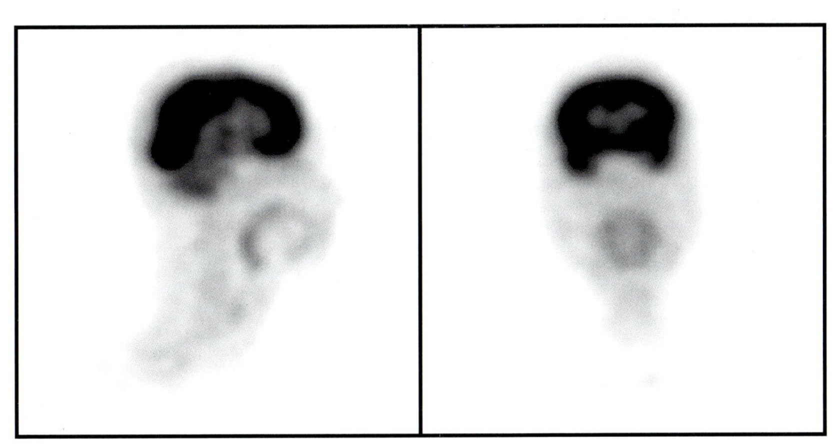

图 5-1-21 做头颈部检查的病人过多的说话可能造成口腔、咽喉部肌肉摄取 FDG，影响邻近肿瘤组织的分辨

对疼痛症状较重的病人可以使用止痛剂，甚至麻醉剂，应当尽最大可能在不增加病人痛苦的前提下完成检查。

几小时内，病人不应该饮咖啡和吸烟，因为咖啡因和尼古丁可能影响肿瘤对糖的吸收，而使检查结果混乱。

非糖尿病病人应当避免输入含糖液体，糖尿病病人在注射 FDG 前后 2h 之间尽可能不使用胰岛素，以减少肌肉内 ^{18}F-FDG 的摄取。其他液体和药物可控制在注射 FDG 之前 2～4h 给予，非糖液体可以在扫描期间继续输入。

对以腹腔和盆腔为主要检查部位的病人可在检查前晚做清洁灌肠或口服缓泻剂，以清洁肠道，减少从肠道分泌的 FDG 滞留。为了减低胃肠道摄取 FDG，可使用平滑肌松弛剂、缓泻剂以及清洁灌肠等方法。例如在检查前 1 ~ 2h 给病人口服丙胺太林（普鲁本辛），以松弛平滑肌，减少胃肠道的蠕动，降低胃肠道对 FDG 的生理性摄取。在禁食期，绝大多数的药物治疗是可以进行的。

5. FDG 注射方式　由病史决定静脉注入的位置（一般选择肿瘤对侧肢体的静脉）。建议建立静脉通道，以保证 FDG 准确注入静脉内，以免万一药物漏出血管造成淋巴结摄取或药物渗入皮下组织（图 5 - 1 - 22 漏出）。静脉通道也能用来监测注射^{18}FDG 后血糖情况。血样品可从为注射^{18}F - FDG 所建立的静脉通道中获取。这可省去病人额外针刺痛苦。紧张、焦虑可能引起血浆葡萄糖水平升高。FDG 应当迅速注入，注射后用 30ml 的盐水冲洗，以减少 FDG 在注射器和静脉内的残留。

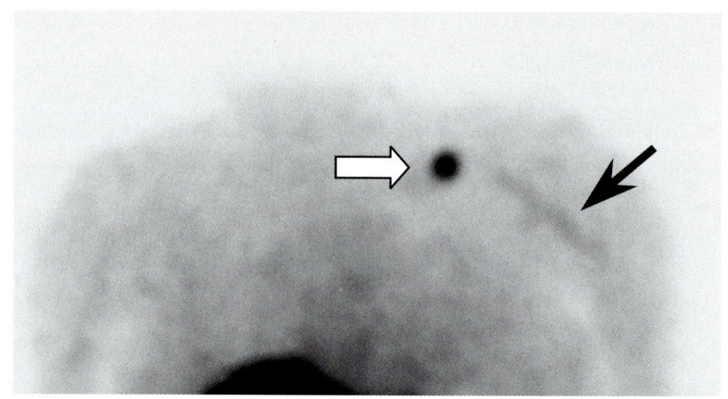

图 5 - 1 - 22　放射性药物漏出血管

^{18}FES 雌激素受体显像，注射局部药物漏出渗入皮下组织，可见左臂淋巴管（黑箭头）和三角胸肌淋巴结（白箭头）显影。

6. 检查体位的设置和其他准备　根据病史和临床的要求确定扫描部位和扫描长度。FDG 的肿瘤扫描范围包括临床关注的部位和解剖意义上的定位。特别注意身体对称部位的一致性和校正图像与 FDG 图像的一致性。尽可能将病人的头部放在扫描视野以外（必须检查头部者例外），这样可能对幽闭恐惧症或忧虑的病人有帮助，另外由于减少了脑部 FDG 的散射可以提高图像质量。

摆放病人时一定要保证整个身体能自由地通过扫描孔。特别要注意在整个扫描期间一定要保证病人身体上不允许取下的输液管、导尿管、氧气管、其他的仪器（如血压记等），以及安全带、被褥在扫描孔内安全移动，而不干扰设备的运动。由于病人的移动可能在 FDG 肿瘤图像中产生伪影或疑点。操作者面对这种情况应当使用各种方法，如加枕头、垫褥或其他支撑物（沙包，泡沫塑料垫等）来减少病人的移动，保证图像质量。

使用同机 CT 的胸、腹、盆腔的检查，应尽可能令病人双臂抱头，以避免产生截断伪影和射线硬化，影响衰减校正和图像融合的质量（图 5 - 1 - 23）。

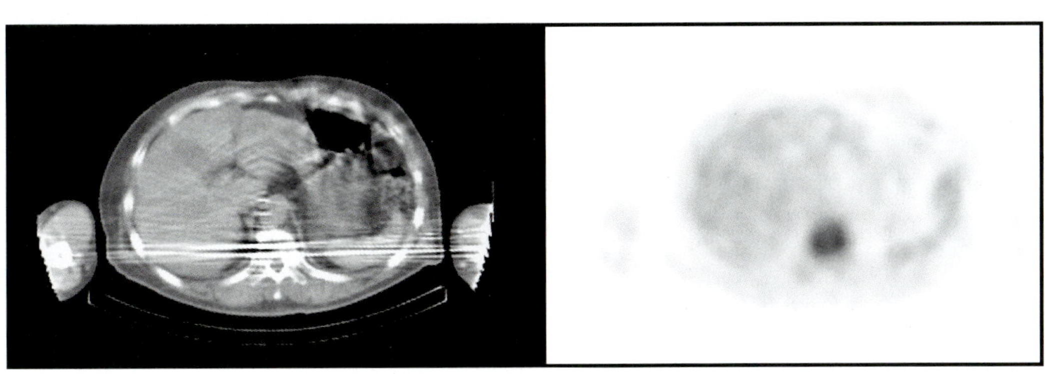

图 5-1-23 截断伪影和射线硬化

对腹、盆腔的检查应当要求病人清空他们的膀胱、尿袋或粪袋，换洗尿布或床垫，伪影可能由未排空的膀胱或有 FDG 排泄的结肠袋引起。如果临床提示扫描区包括颈部或食管，可以要求病人在扫描前喝一口水，或在扫描之前冲洗一下口腔，以减少唾液里的放射性。临床提示检查的部位包括头、颈和上胸部，则检查设计应该使扫描从头部开始向下进行。临床提示检查范围包括下腹部和盆腔，那么在病人排尿后，扫描从骨盆开始向上进行。这将会有助于减少膀胱伪影，提高骨盆与腹部图像质量。

在盆腔显像前，向膀胱输入盐水（200ml）后关闭导尿管，可减低尿中的放射性浓度，使膀胱影变淡。这个方法虽然繁琐，但是既可以减少伪影、改善图像质量，又可以使充盈的膀胱作为解剖标志，并且有助于显示随后的正常^{18}F-FDG 的摄取和充尿的膀胱边缘（图 5-1-24）。大量饮水和注射利尿剂也可能达到同样效果，但是控制病人尿量的难度较大。

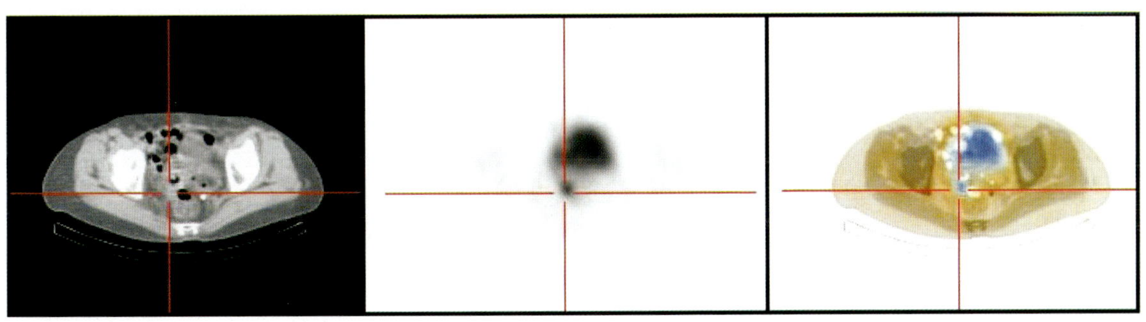

图 5-1-24 膀胱后病灶

摘除项链、耳环或其他金属饰物，掏空口袋里的东西（如钥匙，皮夹等），以免产生衰减校正的伪影和造成扫描过程中病人的不适。

（三）检查后的工作

1. 粗读结果　扫描完毕后，医师粗读病人的 FDG 图像，没有疑点方允许病人离开。如果发现疑点，例如是否生理性摄取、体内有无金属异物等，需追问病史、甚至重复检查。

2. 延迟显像　当炎性病灶和肿瘤病灶难以区别时，或者生理性摄取和病理性摄取难以区别时，可以做延迟显像。在一定的时间范围内炎性病灶的摄取随时间延长有下降的趋势，肿瘤病灶的摄取则随时间延长也增加。许多生理性摄取（特别是肠道）位置是不固定的（图 5-1-15 肠道变化），而病理性摄取位置不因时间而变化。

3. SUV 或 T/NT 测定　由于测定 SUV 和 T/NT 的影响因素很多，如测定时间（从注射到显像的时间）、药物渗漏情况、病灶的大小（部分容积效应）、ROI 的大小等等，以上因素应当尽可能记录在案，以便在比较不同病人或同一病人不同时期的 SUV 或 T/NT 时有统一的标准。SUV 和 T/NT 作为诊断恶性肿瘤的依据目前仍有争论，但是作为一个观察肿瘤疗效的指标是有肯定价值的。

4. 检查记录的主要内容　医师和技师应当记录与检查相关的数据，以便减少医师在考虑诊断时不必要的困扰。简要的记录应该包括：注射剂量、时间、部位、方式，注射有无渗漏，病人精神状态、血糖水平、用药情况等。

四、FDG 图像的解释

（一）定性分析

1. FDG 肿瘤摄取的识别　PET 肿瘤显像具有较高的靶与非靶组织的比值，这为肿瘤诊断带来极大方便。大部分图像通过视觉定性分析能够得出结论。恶性肿瘤摄取 FDG 的影像特点是：高摄取区影像局限、边缘清楚、和已知肿块的位置相符。

肝脏属于摄取 FDG 相对稳定的器官，因此也可以将肝脏聚积 FDG 的程度作为参照，其他部位的摄取分为：显著高于肝脏（+++）、高于肝脏（++）、等于肝脏（+）和低于肝脏（-）4 个等级，++ 以上判断为阳性。纵隔区的摄取也相对稳定，可以在判断肺和肺门病灶时作为参考。需要鉴别的是炎性肿块和生理性摄取或分泌。生理性摄取或分泌在 PET/CT 或 SPECT/PET/CT 的帮助下基本可以解决。主要发生在肺部的炎性病灶通过病史、其他临床检查以及 FDG 的延时显像也能够解决一部分疑难问题，但是确有少数病例是 FDG 无法鉴别的，例如活动性结核病灶、局限性霉菌感染、肉芽肿和结节病。另外小于 2 倍分辨率的肿块的摄取程度可能在部分容积效应的作用下淡化。

2. FDG 的假阳性　炎症和感染可造成中度或高度 FDG 摄取。

甲状腺：桥本病、甲亢有中度以上对称性摄取。

棕色脂肪：颈部对称性线形摄取。

骨骼：骨折、骨髓炎、代谢性骨病有中度摄取。

骨髓：化疗后或骨髓集落刺激因子治疗后有中、高度摄取。

良性肿瘤：Warthin's 瘤（淋巴乳头状囊腺瘤）、结肠腺瘤、内生软骨瘤、子宫纤维瘤。

3. FDG 的假阴性　原发性肝癌、支气管肺泡癌、肾细胞癌、某些淋巴瘤、某些神经内分泌肿瘤、微小肺转移癌、硬化型骨转移癌、脑瘤和脑转移瘤等可能没有明显 FDG 聚积，原因是：低摄取或高本底。

4. 用CT做衰减校正的特殊问题　PET采集时间长，病人处于平静呼吸状态，而CT采集时间一般较短，要求病人摒气，呼吸状态的差异造成两种图像对位的误差，可能使胸壁和上腹部近膈肌的病灶在AC图像上错位（图5-1-25）。

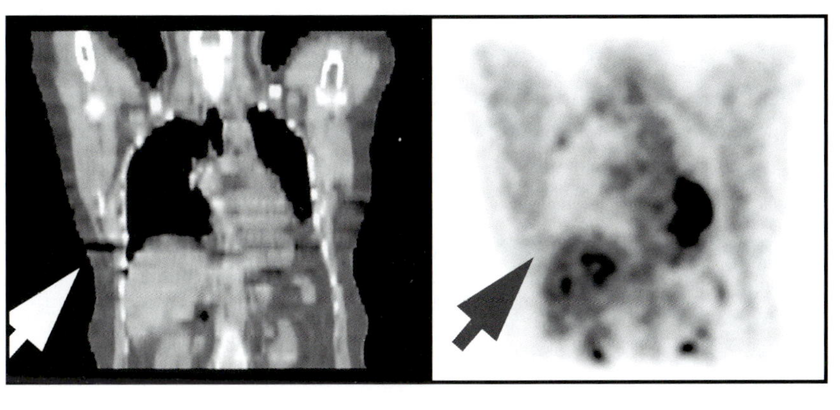

A　　B

图5-1-25　呼吸运动使胸壁和上腹部近膈肌的病灶在AC图像上错位

A：CT冠状面图的呼吸伪影（白色箭头）；B：PET AC图像出现水平线状放射性增高区。

高密度造影剂、金属异物（人工关节、义齿、心脏起搏器等）产生衰减校正的过度补偿，使AC图像上出现“热区”伪影（图5-1-26）。

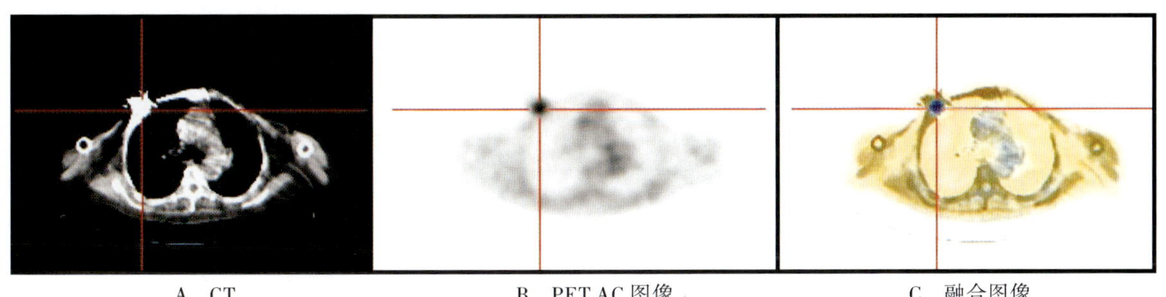

A　CT　　B　PET AC图像　　C　融合图像

图5-1-26　起搏器使AC图像上出现“热区”伪影

（二）半定量结果

SUV或T/NT可以作为诊断的参考指标。为保证定量结果的可重复性，应当尽可能统一测量方法。

（三）报告内容

1. 概述FDG的分布状况。

2. 描述异常 FDG 摄取病灶的摄取特点和解剖位置　有同机 CT 结果的，应当充分利用融合图像提供的解剖信息准确判断病灶的位置。如果有其他医学图像的资料，也应当通过视觉融合进行病灶定位。

3. 描述和判断脑、心脏、肝、脾、胃、肠道、肾和尿路中的生理性 FDG 摄取。

4. 非肿瘤所致 FDG 摄取增加的描述和判断　少数良性肿瘤、恢复期的手术伤口、肉芽组织、炎症和其他类型的炎性组织。

5. 使用半定量分析结果（SUV 或 T/NT）可能有助于鉴别恶性病灶，但是 FDG 是非特异肿瘤显像剂，因此该检查必然存在假阳性和假阴性结果。可以根据经验，给出可能性的大小。

6. 人工伪影的描述和判断。

7. 属于随访或监测疗效的检查，应当与先前的检查进行比较。

五、FDG 肿瘤显像的临床价值

FDG 的临床应用是本章的重点，各类肿瘤疾病的表现及价值将在各节里叙述。概括而言，FDG 的主要作用有以下几个方面：

1. 肿瘤良恶性的鉴别。
2. 恶性肿瘤的临床分期。
3. 监测和评价恶性肿瘤的治疗效果。
4. 肿瘤治疗后鉴别残余病灶、复发和瘢痕坏死组织。
5. 评估肿瘤的恶性程度，判断预后。
6. 寻找转移性肿瘤的原发灶。
7. 提供肿瘤的生物靶区，帮助制定治疗计划。

美国卫生保健及财务管理局（HCFA）和医疗保险机构根据大量临床病例的统计决定部分肿瘤疾病的 PET 检查费用可以报销，见表 8－1－3。2005 年 1 月，美国 CMS（医疗照顾和医疗补助服务中心）已经将报销范围扩大到全部肿瘤。

表 5－1－3　PET 检查纳入医疗保险的肿瘤疾病及用途（美国）

疾病名称	起始时间	用途
单个肺结节（<4cm）	1998	鉴别良恶性
非小细胞肺癌	1998	诊断、分期、再分期
结肠、直肠癌	1999	诊断、分期、再分期
淋巴瘤	1999	诊断、分期、再分期
恶性黑色素瘤	1999	诊断、分期、再分期
头颈部肿瘤（脑瘤，甲癌除外）	2000	诊断、分期、再分期
食管癌	2001	诊断、分期、再分期
甲状腺癌	2002	再分期
乳腺癌	2002	再分期、监测疗效
胰腺癌、卵巢癌、前列腺癌、寻找原发灶、软组织肉瘤……	待批准	

在肿瘤学领域，PET 是无创技术鉴别良恶性肿瘤的最准确的方法。PET 能够在一次检查中观察到全身各个器官，因此能够确定是否有原发肿瘤的播散，这是其他检查做不到的。解剖影像技术只能在较晚期检出恶性肿瘤，在鉴别良恶性方面准确率不高，漏诊了一些 PET 能够检出的病灶。在整个医疗程序中 PET 有良好的性价比，它能够减少诊断程序的数量和不必要的手术。

六、FDG 肿瘤显像的不足

1. FDG 摄取的非特异性不可避免地造成一定比例的假阳性　非特异摄取包括：

（1）炎性病灶摄取。

（2）肉芽肿摄取。

（3）非特异的、和治疗有关的炎性反应。

（4）生理性摄取和分泌。

2. PET 的空间分辨率低于 MR 和 CT，因此在显示解剖形态和结构方面远不如 CT 和 MRI，而且也可能产生一定比例的假阴性。

3. 国内组建现代化的 PET 中心耗资巨大，包括场地建设和加速器大约需要 4 ~ 5 千万元，即使对大型医院来说，这也是巨大的开支。

4. 设备和正电子药物决定了临床 PET 检查费用昂贵（万元左右）。

5. 符合线路/FDG 检查在部分城市列入了医疗保险，PET – FDG 尚未纳入医疗保险。

（朱家瑞）

参　考　文　献

1. Pierre Y Salaun, Ravinder K Grewal, Indukala Dodamane, etc. An Analysis of the ^{18}F – FDG Uptake Pattern in the Stomach. J Nucl Med, 2005, 46: 48 ~ 51
2. LTH Tan, KL Oug. Semi – quantitative measurements of normal organs with variable metabolic activity on FDG PET imaging. Ann Acad Med Singapore, 2004, 33: 183 ~ 185
3. Gary J. R. Cook, Eva A. Wegner, Ignac Fogelman. Pitfalls and artifacts in ^{18}FDG PET and PET/CT oncologic imaging. Semi Nucl Med, 2004, 34: 122 ~ 133
4. D. Delbeke, W. H. Martin, J. A. Patton, etc. Value of Iterative Reconstruction, Attenuation Correction, and Image Fusion in the Interpretation of FDG PET Images with an Integrated Dual – Head Coincidence Camera and X – Ray – based Attenuation Maps. Radiology, 2001, 218: 163 ~ 171

第二节　淋　巴　瘤

恶性淋巴瘤是原发于淋巴结或淋巴结外组织或器官的恶性肿瘤。根据临床和病理特点的不同，可分为霍奇金淋巴瘤（HL）和非霍奇金淋巴瘤（NHL）两大类。恶性淋巴瘤治疗的关键是早期诊断、准确分期、正确判断病情以及治疗反应的监测。

一、恶性淋巴瘤^{18}F－FDG 显像原理

（一）^{18}F－FDG 肿瘤显像原理

^{18}F 标记的 2－氟化脱氧葡萄糖［2－（fluorine－18）fluro－2－deoxy－D－glucose，^{18}F－FDG）］是 PET 肿瘤显像最常见的显像剂。FDG 是葡萄糖的类似物，它能进入细胞内，经己糖激酶磷酸化，转变成 6－磷酸 FDG。6－磷酸 FDG 与天然葡萄糖不同，它既不能沿糖酵解的通路继续代谢，也不能很快透出细胞膜，因而可在细胞内滞留一定时间。恶性肿瘤细胞的葡萄糖无氧酵解较正常细胞明显增强，肿瘤组织蓄积的 FDG 较正常组织明显增多，在正电子显像上呈现放射性浓聚区。

（二）^{18}F－FDG hPET/CT 显像方法

受检者禁食 6h 以上，检查前常规测定血糖水平，血糖水平控制在 7.8 mmol/L 以下。静脉注射^{18}F－FDG 240～259 MBq，1h 后显像。每个床位 40cm，先完成透射显像，随后进行发射显像。常规采集 2 个床位（包括颈、胸、腹及腹股沟区）。已知或疑有头颈部病变者，采集 3 个床位（将头颅包括在内）。

（三）^{18}F－FDG 摄取与淋巴瘤组织学的关系

各种淋巴瘤，尤其是 HL 和高度恶性 NHL，会积聚大量^{18}F－FDG，其^{18}F－FDG PET 影像的肿瘤与本底比值很高，与其他类型肿瘤相比，^{18}F－FDG PET 有更重要的临床价值。

应用^{18}F－FDG PET 评价淋巴瘤的研究表明，^{18}F－FDG PET 可准确探测到弥漫性大 B 细胞性 NHL、套细胞淋巴瘤、滤泡性淋巴瘤和 HL 患者的病灶，但探测边缘区淋巴瘤，尤其是结外的边缘区淋巴瘤的可靠性低。在对惰性 B 细胞性 NHL 的研究中发现，FDG PET 对滤泡性 NHL 的诊断、治疗有潜在优势，但对小淋巴细胞性淋巴瘤，只能探测到 50% 的病灶。

二、FDG 显像在恶性淋巴瘤诊断、治疗中的应用

（一）FDG PET 在诊断性分期中的作用

分期对所有恶性肿瘤的治疗都有重要作用，准确分期可使治疗的毒副反应最小化，依据分期制订的治疗方案，将改善治疗期间和治疗后患者的生命质量。HL 和 NHL 虽然只占所有恶性肿瘤的 8%，但却是少数几种可治愈的肿瘤。对恶性淋巴瘤的治疗不仅取决于其组织学亚型，而且要根据具体、准确的临床分期。^{18}F－FDG 肿瘤显像通过发现代谢异常病灶，特别是探测到其他检查未发现的隐性的腹部病灶或脾脏病灶，而显著提高淋巴瘤最初分期的准确性。

在对 HL 和 NHL 患者的分期方面，FDG PET 显像优于^{67}Ga 显像，能探测到更多病灶。对 HL 的系列研究发现，^{18}F－FDG PET 显像在探测脾脏的潜隐性病灶方面有优势，可发现脾脏的孤立性 FDG 浓聚灶，而^{67}Ga 显像无阳性发现。在某些病例，^{18}F－FDG PET 显像发现的脾脏结节是膈下病变的惟一证据。

研究资料充分表明，FDG PET 对淋巴瘤，尤其是弥漫性大 B 细胞性 NHL 和 HL 的诊断性分期作用显著。

典型病例介绍：男性患者，82 岁，发热一月余，颈部淋巴结肿大，胸部 CT 检查示双肺门、气管隆突下、双锁骨上见淋巴结肿大。行颈部淋巴结活检示霍奇金淋巴瘤。临床诊断：HD（混合细胞型）ⅢB 期，后行 FDG hPET/CT 显像发现 CT 所示肿大淋巴结均有放射性浓聚（图 5－2－1），且发现多发性骨骼放射性浓聚，临床拟诊断为 HD（混合细胞型）ⅣA 期。

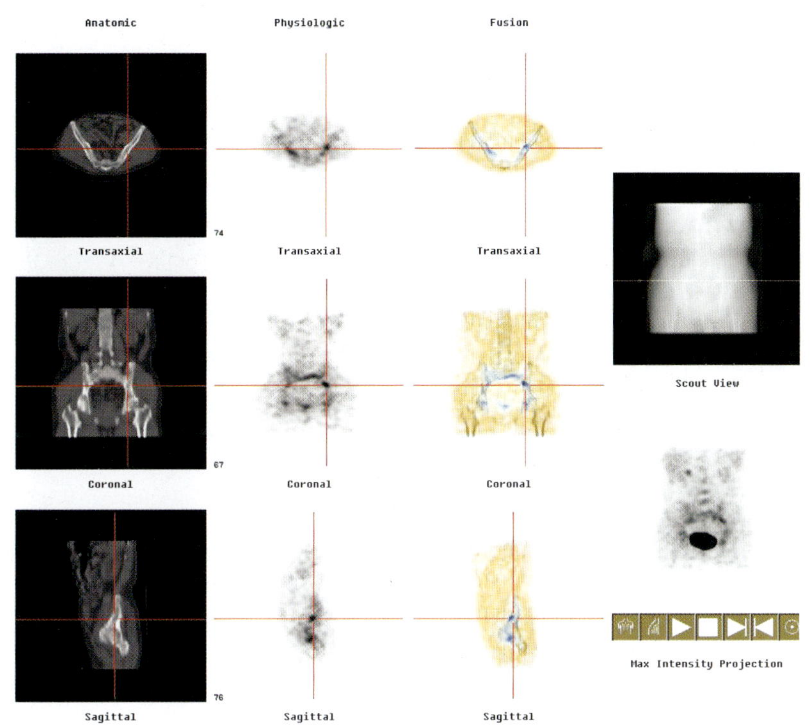

图 5－2－1　患者，男，82 岁，^{18}F－FDG hPET/CT 显像示右锁骨上、右肺门淋巴结肿大，葡萄糖代谢增高；全身骨多发葡萄糖代谢增高区

（二）FDG PET 在淋巴瘤骨髓浸润判断中的作用

恶性淋巴瘤的骨髓浸润较常见，骨髓浸润是淋巴瘤患者预后不良的征兆之一，且决定淋巴瘤的分期。研究表明，用 FDG PET 可准确显示淋巴瘤骨髓浸润，大多数情况下，FDG PET 显像与骨髓活检结果一致。

Moog F 等对 78 例淋巴瘤患者的 FDG PET、骨髓活检结果进行了比较，其中 64 例患者的双侧骨髓活检与 FDG PET 结果一致；对 10 例骨髓 FDG 摄取增高而骨髓活检阴性的患者进行 MRI、聚合酶链反应（polymerase chain reaction，PCR）等检查，证实其中 8 例淋巴瘤累及骨髓；有 4 例患者 PET 没有探测到骨髓浸润。

在对中枢神经系统淋巴瘤的探测方面，FDG PET 显像不是常规检查手段。FDG PET 不能将原发性中枢神经系统淋巴瘤与中枢神经系统其他恶性肿瘤、感染鉴别开来，但是 FDG PET 有助于选择合适的穿刺活检部位。

典型病例介绍：男性患者，57 岁，反复发热 2 个月，第一次骨穿失败，为明确诊断行

FDG hPET/CT 显像，显像示腰椎、骶骨、髂骨局部葡萄糖代谢增高，左髂骨局部葡萄糖高代谢区（图 5－2－2）。随后第二次骨穿，骨髓活检为 B 细胞性恶性淋巴瘤。

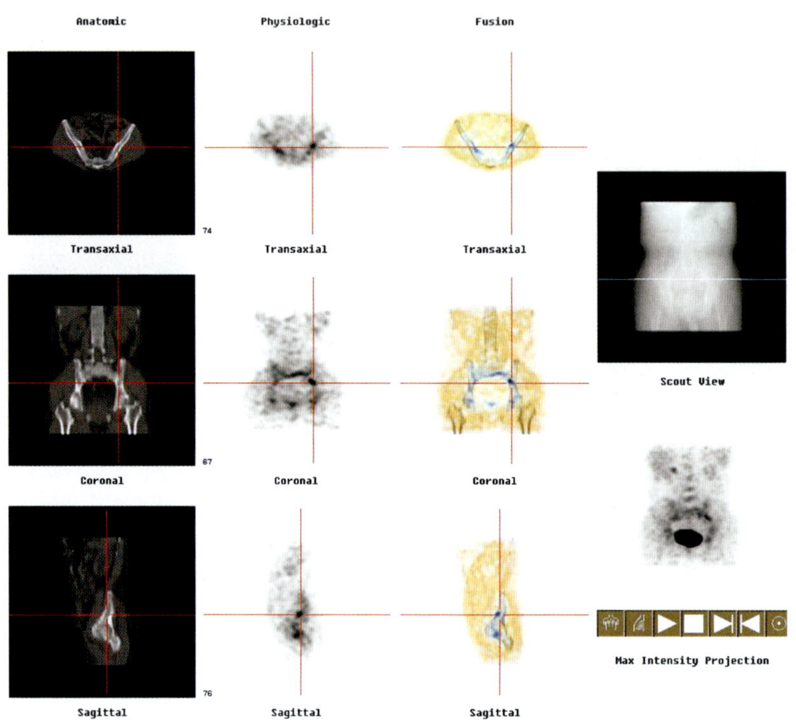

图 5－2－2A　男性患者，57 岁，FDG hPET/CT 显像腰椎、骶骨、髂骨局部葡萄糖代谢增高，左髂骨局部葡萄糖高代谢区

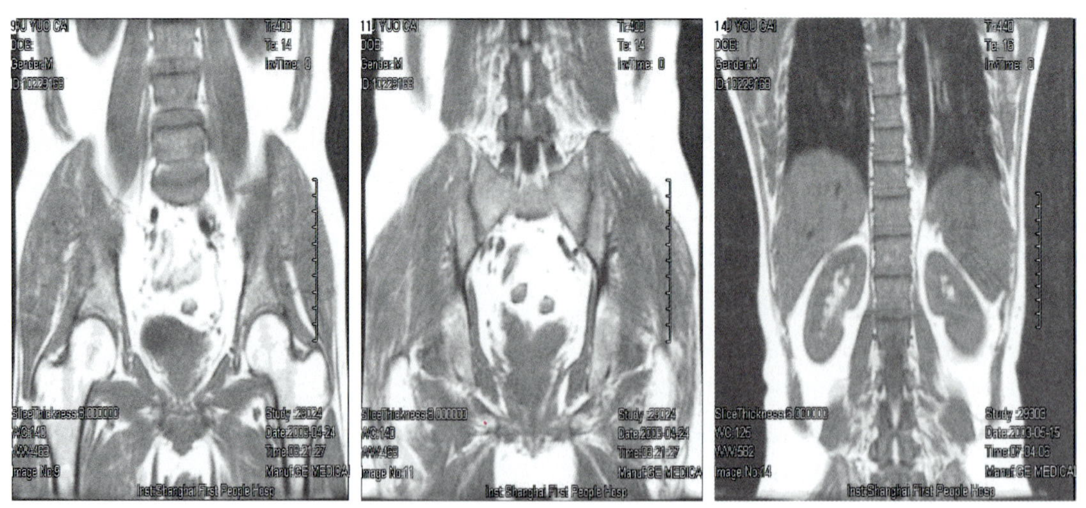

图 5－2－2B　该患者 MRI：胸、腰、骶椎及双侧髂骨骨松质“红骨髓化”，提示淋巴瘤骨髓浸润

（三）FDG PET 评价治疗反应，监测治疗效果

对淋巴瘤治疗的最终目标是通过化疗、放疗等疗法的杀细胞效应彻底清除肿瘤细胞。然而，各种淋巴瘤对治疗的反应相差甚大。造成这种反应差异的原因是肿瘤组织学类型不同、生物学差异、药物抵抗机制、放疗或化疗的敏感性等。

在恶性淋巴瘤研究中，解剖成像，如 CT、MRI、或 B 超等图像分辨率高，可发现肿瘤形态学的细微变化，是诊断的常规显像方法（conventional imaging modalities，CI）。FDG PET 显像在判断肿瘤的代谢活力、较早发现病灶、判断肿瘤复发等方面有独特价值。

赵晋华等对 56 例恶性淋巴瘤的研究提示，患者在化疗后只要 FDG 摄取转为正常，即使 CT、MRI 病灶变化不明显，也考虑为肿瘤葡萄糖代谢活力明显减低，化疗有效。如 1 例 65 岁男性浆细胞瘤患者，在化疗 2 程结束后进行 FDG hPET/CT 显像，发现全身多发性骨高代谢性病灶（图 5－2－3A），说明此时淋巴瘤细胞骨髓浸润。再化疗 3 个月，复查 FDG hPET/CT 显像，葡萄糖代谢正常（图 5－2－3B），考虑化疗有效。

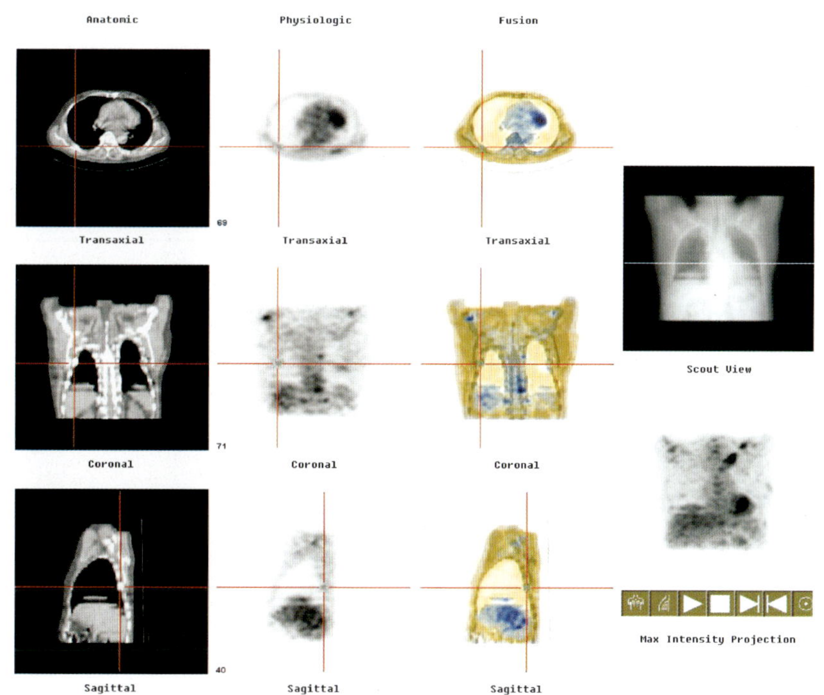

图 5－2－3A 男性患者，65 岁，浆细胞性 NHL ⅣA 期 2 程化疗后，FDG hPET/CT 显像示：左侧肩胛骨、左锁骨、肋骨多处、胸椎、骨盆多处葡萄糖代谢增高区

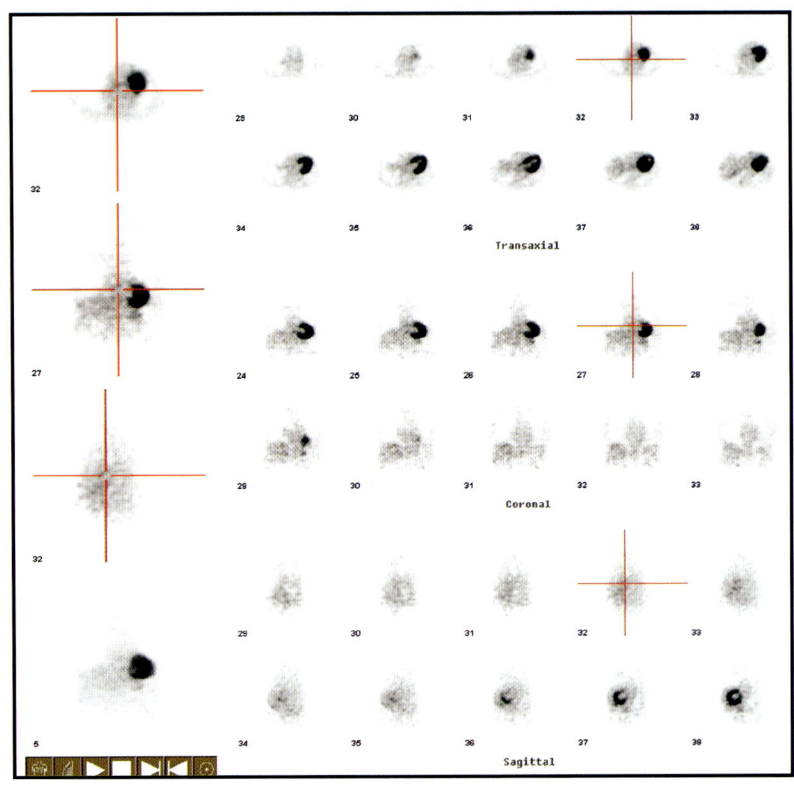

图 5-2-3B 该患者化疗 3 个月后复查，化疗后 FDG hPET/CT 显像葡萄糖代谢完全正常，提示化疗有效

在对淋巴瘤术后有无肿瘤残余或复发的判断方面，^{18}F-FDG PET 显像的价值明显超过 CT、MRI。如 1 例 50 岁男性鞍区恶性淋巴瘤患者，临床要求查找术后有无残留，术后 2 周行 ^{18}F-FDG hPET/CT 显像，显像示病灶部位葡萄糖高代谢区，判断为肿瘤残余（图 5-2-4A），再化疗 4 程后随访 ^{18}F-FDG hPET/CT 显像，病灶部位葡萄糖代谢正常（图 5-2-4C），判断为化疗有效。而化疗前、后两次 MRI 显像无明显变化（图 5-2-4B，5-2-4D），难以用于判断化疗疗效。

常规解剖显像对肿瘤反应或进展的判断基于肿瘤的大小，治疗有效时，由于治疗引起的肿瘤结构变化滞后于肿瘤细胞的死亡，解剖显像上的肿块可持续存在。而 FDG PET 显像可显示肿瘤代谢活性明显减低。肿瘤 FDG 摄取减少或消失是对肿瘤在临床或亚临床水平上治疗有效的早期标志，及时评价治疗效果可修正临床恶性淋巴瘤的治疗方案。但在分析结果时，也要充分考虑到肿瘤处于代谢抑制期或病灶微小而带来的假阴性。

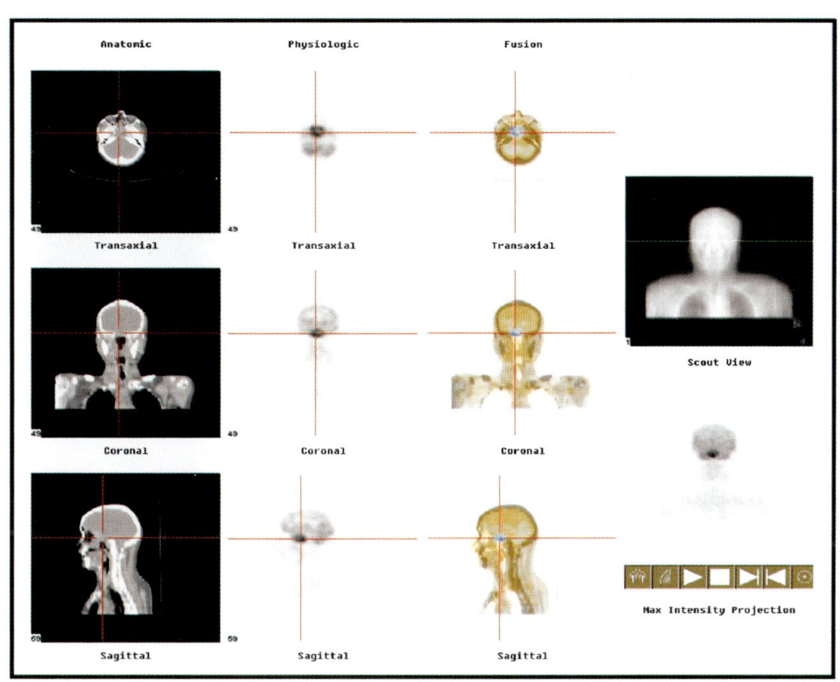

图5-2-4A　男性患者，50岁，鞍区恶性B细胞性NHL术后2周，^{18}F-FDG hPET/CT显像示鞍区放射性异常浓聚，同机CT示鞍区软组织密度肿块影，并突入筛窦，提示：鞍区肿瘤术后残留

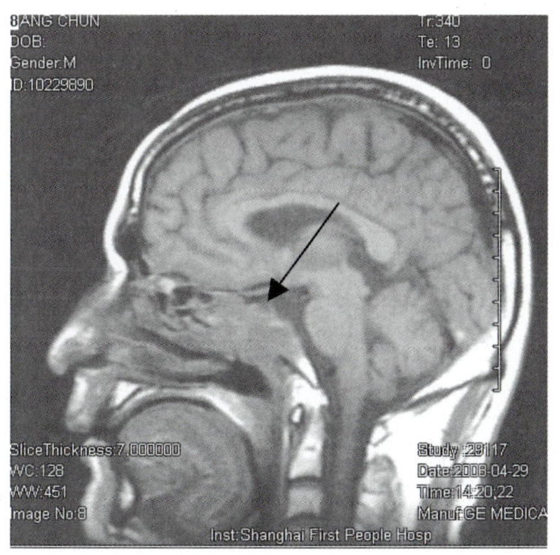

图5-2-4B　该患者术后2周，头颅MRI检查示：斜坡及鞍区骨质破坏伴软组织肿块。右上颌窦、蝶窦、双侧筛窦、右侧额窦密度增高影，结论：肿瘤侵犯？炎症？

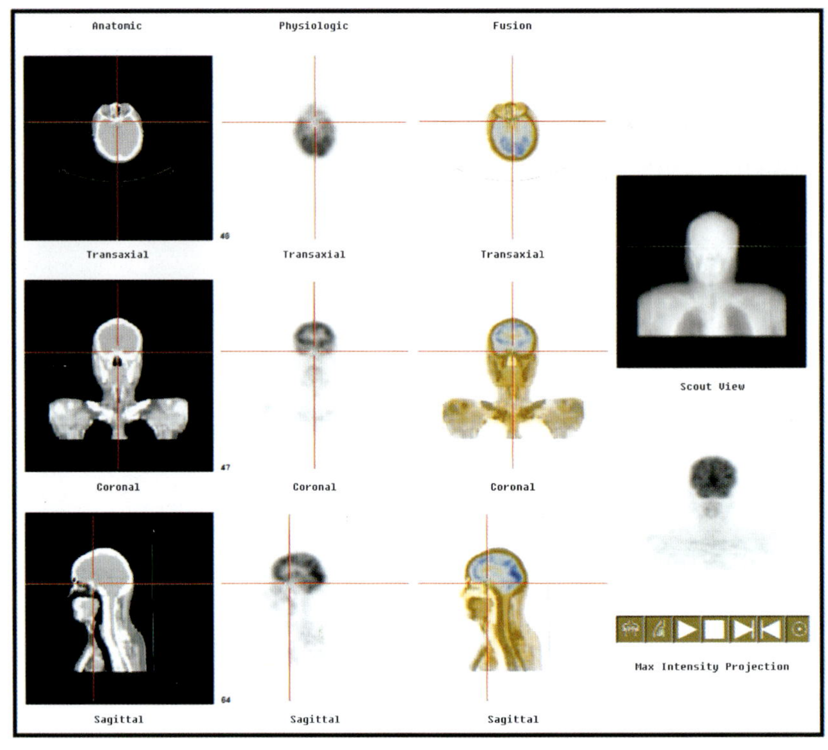

图 5－2－4C　该患者 NHL 术后 4 个半月，化疗 4 程后复查。^{18}F－FDGh-PET/CT 显像示鞍区放射性正常，提示化疗有效

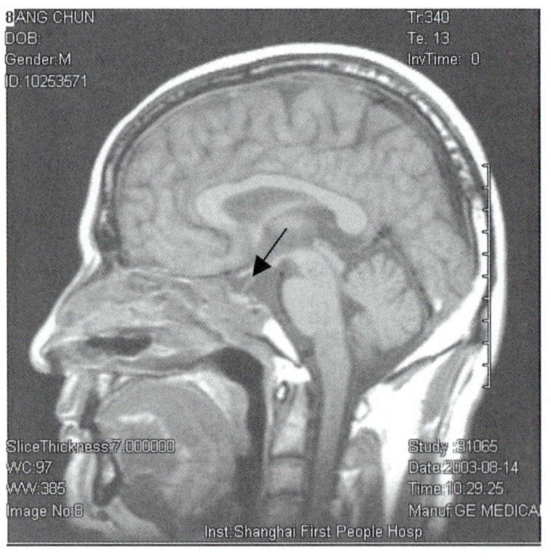

图 5－2－4D　该患者 NHL 术后 4 个半月，四程化疗后，复查头颅 MRI 检查示：斜坡及鞍区骨质破坏伴软组织肿块，与化疗前比较无明显变化

三、FDG hPET /CT 显像在恶性淋巴瘤诊断、治疗中的优势

（一）FDG PET 显像的局限性

众多研究表明，在淋巴瘤的诊断、分期、疗效监测等方面，FDG PET 都有较高价值及独特优势。但是在实践中发现 FDG PET 有其局限性。如不能准确测量病灶的大小；当颈部肌肉出现单侧的、局灶性的放射性摄取增高，如胸锁乳突肌头部摄取增高时，PET 可能将其错认为淋巴瘤累及锁骨上淋巴结；FDG 在脑、心肌、肾集合系统的生理性摄取干扰对这些部位淋巴瘤有无浸润的判断；对 FDG PET 图像的分析要与 CT 相结合。

（二）FDG PET /CT 显像、同机图像融合的优势

近年来，专用型 PET/CT 仪（dPET/CT）、杂合型 PET/CT 仪（hPET/CT）发展很快，PET/CT 仪的同机图像融合功能对图像分析、结果判断有重要价值。

1. 同机 CT 的产生的 X 射线对 PET 图像进行衰减校正，对改善成像质量和发现深部病灶有重要意义。

2. 同机 CT 可对 PET 发现的代谢异常病灶进行精确定位　由于^{18}F－FDG PET 显像缺乏解剖结构信息，导致对图像的判读困难。采用同机 CT 图像融合，可对代谢病灶进行精细的解剖定位，从而提高定位准确性，在一定程度上对定性诊断也具有参考价值。

3. 同机 CT 图像对判断病变性质提供了解剖信息。结合解剖信息与功能代谢信息，能更好地鉴别病变性质。

四、病例

病例 1，淋巴瘤（海军总医院提供）

男，60 岁。

主诉：头部不适、困倦、步态不稳 2 月余，加重半月。

1993 年因发现右腹股沟及腹腔淋巴结肿大，在外院经病理诊断为“非霍奇金淋巴瘤”，历经放疗 1 年，化疗 5 年、自体骨髓移植 3 次治愈，每年复查无恙。

2005 年 6 月无明显诱因出现乏力，自感头颈部不适，困倦，右侧肢体力弱，步态不稳，未作特殊处理；近半月来上述症状加重，整日昏睡，言语及行为反常，但无剧烈头痛，无恶心及呕吐，无抽搐，意识尚清楚，二便正常；在当地医院就诊，急查头颅 MRI 示（图 5－2－5A）：颅内多发占位（皮质下），双侧基底核区以及右侧颞顶交界等 T1、等 T2 多发占位，增强明显，以右基底核区占位为最大，向上向后侵犯三脑室及下丘脑。遂来北京就诊。

2005－8－31

FDG 肿瘤显像（图 5－2－5B）：双侧基底核区（右 3.4cm×3.8cm×3.2cm，左 1.9cm×2.0cm×2.4cm）、右颞顶枕交界处（1.9cm×1.7cm×1.6cm）、左颞顶部（1.5cm×1.5cm×1.6cm）可见多个高度放射性异常浓聚灶，肿瘤/脑皮质＝1.28～2.92。

2005－9－5

于局麻下行无框立体定向右侧基底核区占位活检术，冷冻病理回报为“淋巴瘤可能性大”，石蜡切片病理检查：“符合恶性淋巴瘤，因组织内瘤细胞过少无法分类”。

评述：多数淋巴瘤病灶摄取 FDG 的能力很强，形态学表现为边缘清楚、放射性分布致密而均匀。本例病灶与脑皮质的放射性比值达到 2.92，如果皮质的 SUV 为 6.0，计算病灶的 SUV 大约是 17。

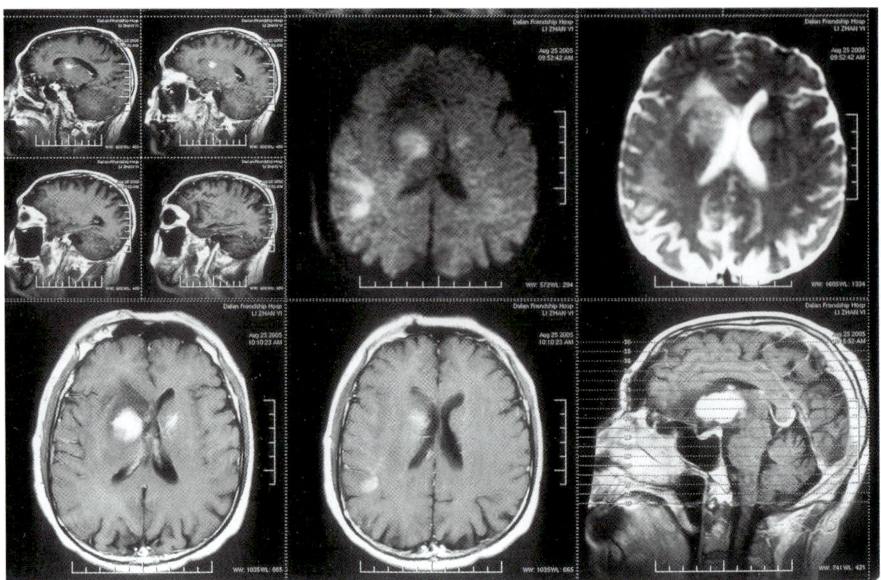

图 5－2－5A　MR：上排中为弥散加权显像，清楚显示了左右基底核区病灶的范围

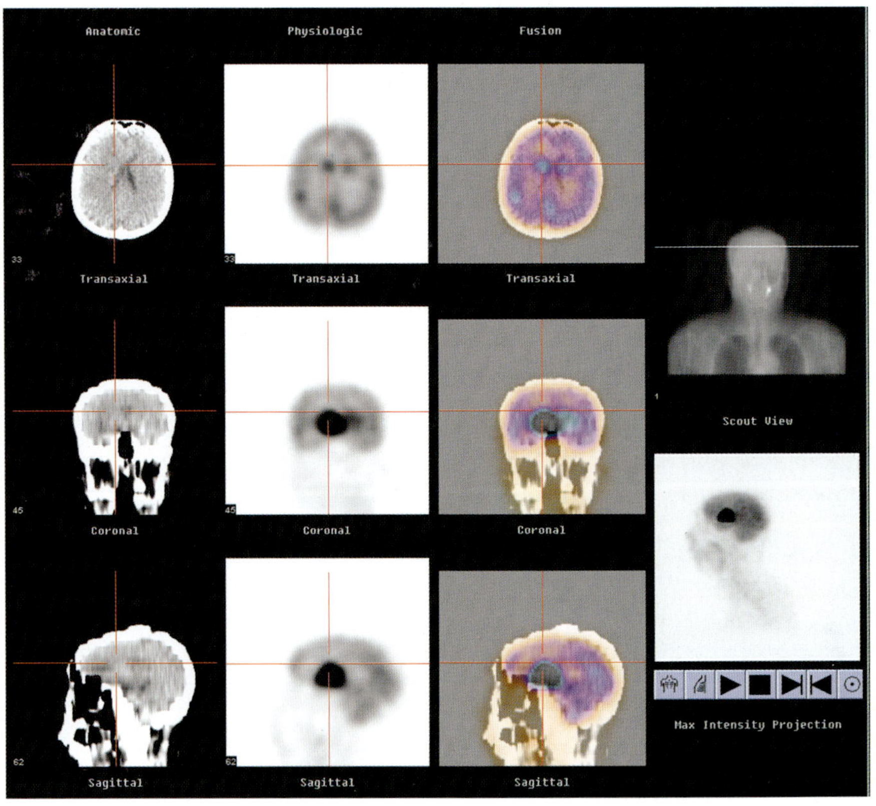

图 5－5－5B　FDG/CT 融合图像

病例2（北大三院提供）

男，33岁，左侧鼻腔阻塞伴间歇性出血3年余，加重1周，鼻腔镜活检示“（左鼻腔）非霍奇金淋巴瘤”。

2003－9－2 鼻窦CT示：左侧鼻腔、上颌窦、筛窦内均见软组织密度影，窦壁完整，鼻中隔侧偏，余未见异常。诊断：左鼻息肉并发鼻窦炎。（图5－2－6A）

2003－9－11 鼻腔镜活检，病理结果：（左鼻腔）非霍奇金淋巴瘤。WF：高度恶性，弥漫性多形性，大细胞性。WHO：T/NK细胞淋巴瘤，临床属侵袭性。ILSG：Ⅲ级。免疫组化结果：CD56（＋）、CD45RO（＋）、CD3（NS）、CD20（－）、GramB（NS）、EBER（－）、KI67（－）、CD68（－）、EMA（－）。

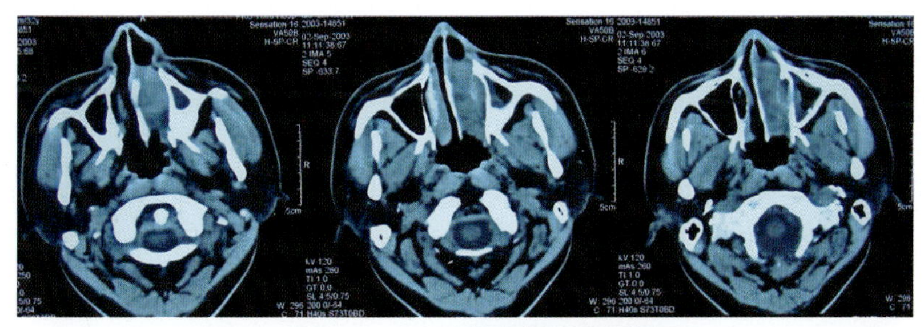

图5－2－6A 鼻咽部CT图像

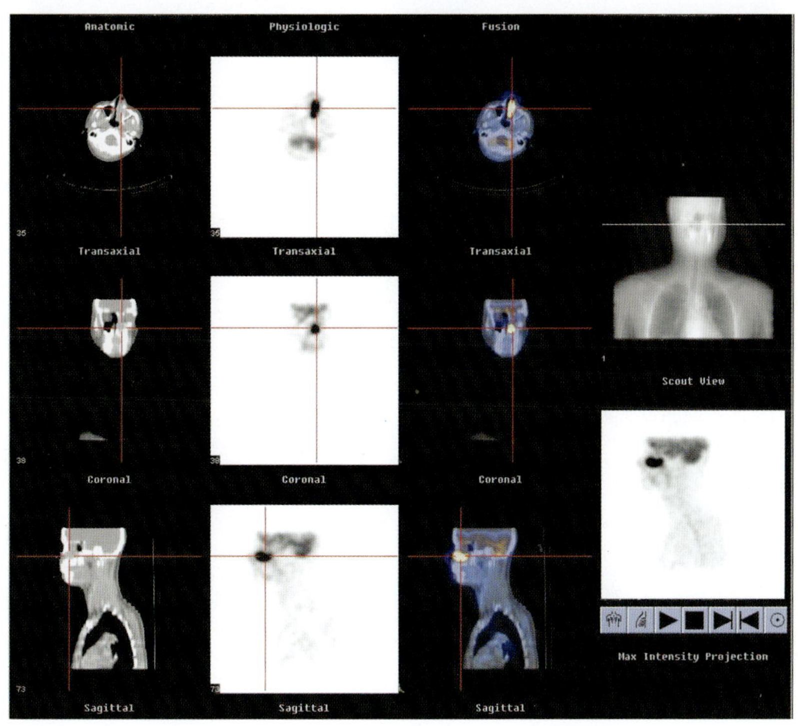

图5－2－6B 鼻咽部FDG/CT融合图像

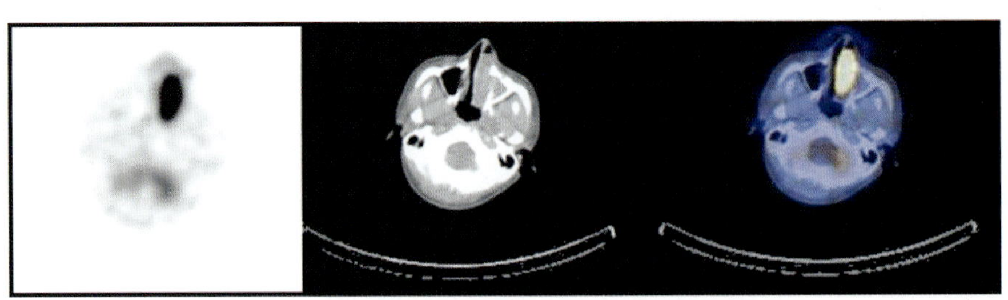

图 5 -2 -6C　鼻窦 FDG/CT 横断面融合图像

2003 -9 -25 为明确肿瘤范围行 FDG 肿瘤代谢显像：静脉注射 5mCi ^{18}F - FDG 约 50min 后行头颈部肿瘤代谢检查，于左侧鼻腔内见一异常放射性浓聚灶，边缘整齐、其内放射性分布致密而均匀，右鼻腔受压变窄，头颈部余部位未见异常放射性浓聚灶。印象：左侧鼻腔内恶性病变，符合淋巴瘤的表现。（图 5 -2 -6B、5 -2 -6C）

评述：FDG 显示淋巴瘤病灶的特点是病灶局限、边缘整齐，高度摄取 FDG。

病例 3，淋巴瘤（海军总医院提供）

男性，70 岁。

2001 -3 发现左腋下、颈部及锁骨上窝等淋巴结肿大，穿刺病理活检：恶性淋巴瘤。行放、化疗治疗。

2002 -11 -27　超声示：左右锁骨上窝及左右髂窝淋巴结肿大。

2002 -12 -5　CT 示气管前腔静脉后可见 10mm × 13mm 淋巴结，腹主动脉与下腔静脉之间可见一轻度肿大淋巴结。

2002 -12 -19　FDG 肿瘤显像：胸腹部未见明显异常葡萄糖代谢增高病灶。

2003 -2　前臂红斑，活检病理示淋巴瘤皮肤病变。

2004 -1　化疗 2 疗程。

2004 -2　CT 发现胰头体、腹部腔静脉、主动脉旁、脾门淋巴结等部位软组织块影（图 5 -2 -7A）。

2004 -4 -20 超声示双腋下、左腹股沟淋巴结肿大。

2004 -4 -22 FDG 肿瘤显像：纵隔内有多个结节状相互融合的放射性浓聚灶，左腋窝多个放射性浓聚灶（图 5 -2 -7B），脾门部一个点状放射性浓聚灶（图 5 -2 -7C），轻度放射性浓聚灶右侧肱骨干双侧骶髂关节弥漫性放射性增浓（图 5 -2 -7D），T/NT 5.8 ~ 11.1，提示淋巴瘤纵隔、左腋窝及脾门淋巴结受累；右侧肱骨干及双侧骶髂关节骨质可疑浸润。

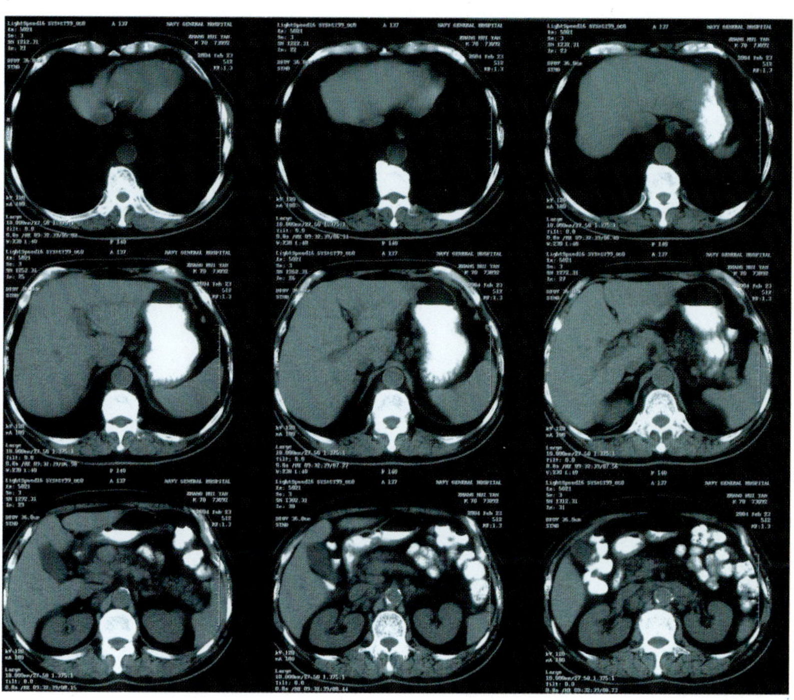

图5-2-7A 腹部CT检查（胰头体、腹膜后、脾门多发软组织块影）

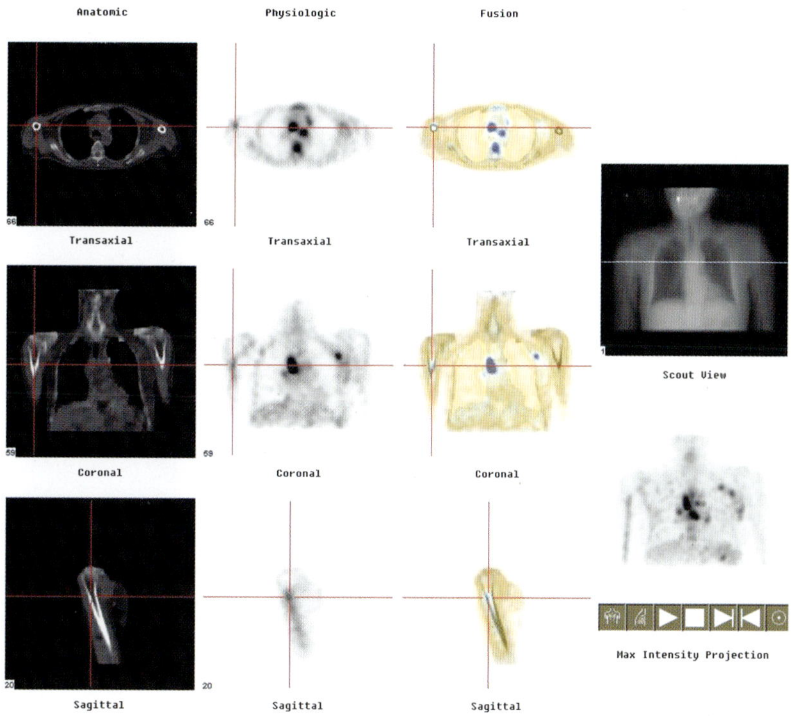

图5-2-7B 胸部FDG/CT融合图像（纵隔、右肱骨及左腋窝放射性浓聚）

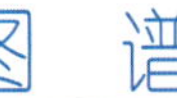

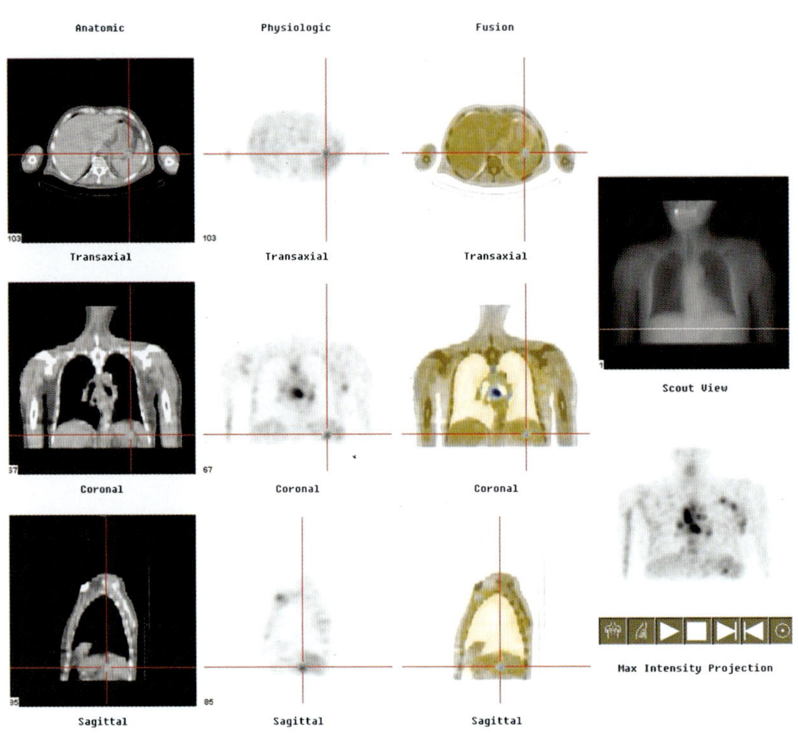

图 5-2-7C　FDG/CT 融合图像（脾门放射性浓聚）

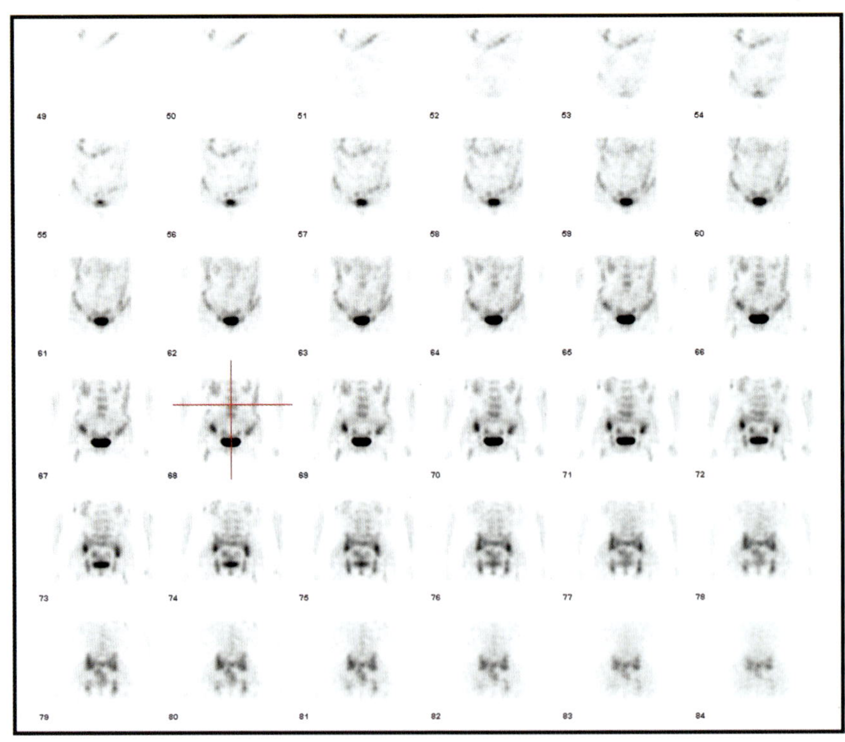

图 5-2-7D　腹盆腔 FDG 冠状面图像（双侧骶髂关节骨放射性浓聚）

评述：hPET FDG 显像能够明确反映的治疗效果，是监测淋巴瘤疗效和随访的重要手段。本例初次治疗后，虽然其他影像学技术提示有肿大淋巴结，但是 FDG 显像提示这些淋巴结代谢水平不高，表明病变受到化疗药物的抑制处于相对静止期。第二次治疗以后，FDG 显像提示多发高代谢病灶，明确指出治疗效果不佳，淋巴瘤有明显进展。

病例 4，淋巴瘤（唐山人民医院提供）

男，51 岁，头颅顶部皮肤反复破溃 10 余年，腰痛 1 月余。查体：顶部 15cm × 15cm 瘢痕，表面凹凸不平，可见两处破溃，10 余年来反复破溃。曾多次病理会诊为嗜酸性肉芽肿，少数病理专家怀疑淋巴瘤。

X 线片示：L_4 压缩性骨折。

骨 ECT：颅骨、脊柱、肋骨、坐骨、髋骨等部位可见多个异常放射性浓聚区（图 5-2-8A）。诊断：全身骨多发异常骨盐高代谢灶，以骨转移肿瘤可能性大。

FDG 显像：头皮（图 5-2-8B）、脊柱（图 5-2-8C、5-2-8D）多发高代谢病灶。

FDG 提示下颈淋巴结活检为罕见类型霍奇金病。

北京友谊医院病理会诊结果如下：

颈部淋巴结活检：左颈部淋巴结，结内周边有正常的淋巴窦和淋巴滤泡，淋巴结中心见膨胀性病变。有些大结节结构和残留的小淋巴细胞团，大结节内有大量的嗜酸性粒细胞、小淋巴细胞、粒细胞和部分组织细胞及纤维化构成的背景，背景大细胞比中心母细胞还大，核多为圆形，核膜、核仁清楚。有的细胞更大，似霍奇金细胞，有的双核，大红核仁，似 RS 细胞，可见核分裂（图 5-2-8E）。

免疫组化：CD_3 中小细胞阳性，CD_{20} 残留的小细胞团阳性，CD_3 成片的大细胞阳性，CD_{15} 除嗜酸性粒细胞阳性外有很多大细胞也阳性。ALK 有较多的背景着色，但仍可见较多大细胞阳性。CD_{68} 较多散在的中等细胞阳性，S-100 有部分背景着色，但仍可见散在范围很广的中等大细胞阳性。CDIa 成灶状中等大细胞阳性。

原位杂交：EBER 原位杂交见少数散在中小细胞阳性，个别大细胞阳性。

病理诊断：（左颈部）淋巴结瘤，具有霍奇金淋巴瘤和间变性大细胞淋巴瘤的形态和免疫表型特征。考虑为介于两者之间的淋巴瘤。这是比较少见的情况，但确实在文献中有报道。

诊断明确后行化疗，化疗 4 程头皮破溃愈合，疼痛减轻。

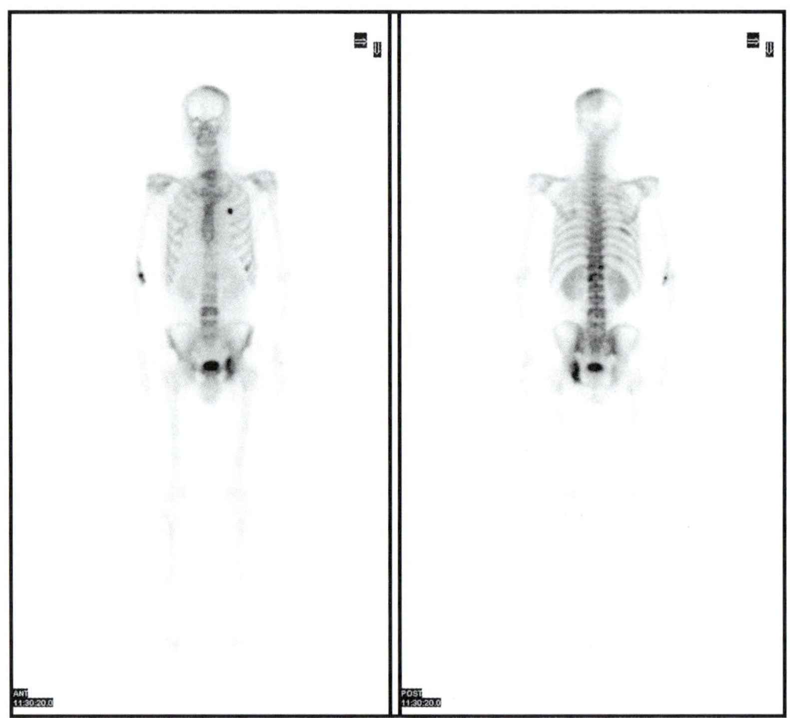

图 5 -2 -8A　MDP 全身骨显像（多点放射性浓聚）

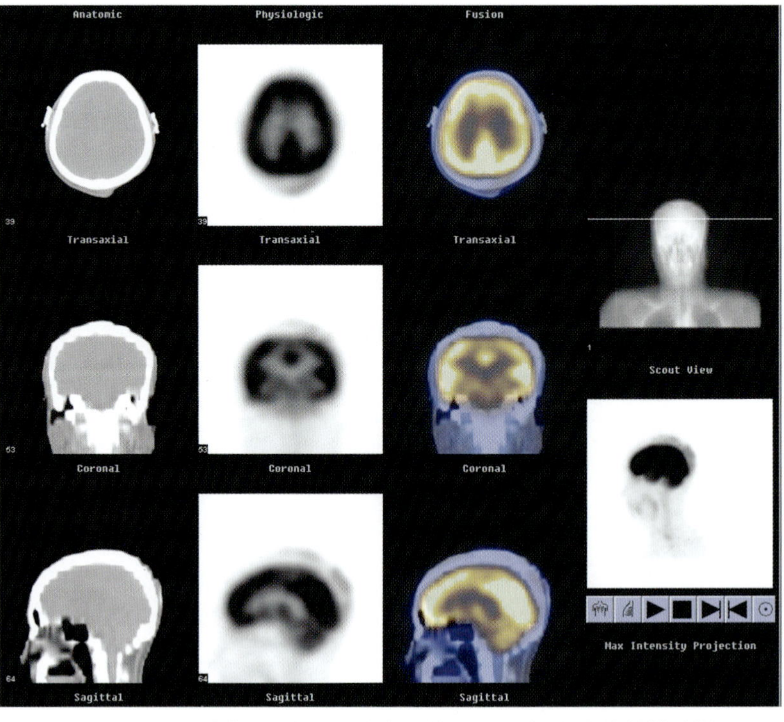

图 5 -2 -8B　头部 FDG/CT 融合图像（顶枕部头皮放射性浓聚）

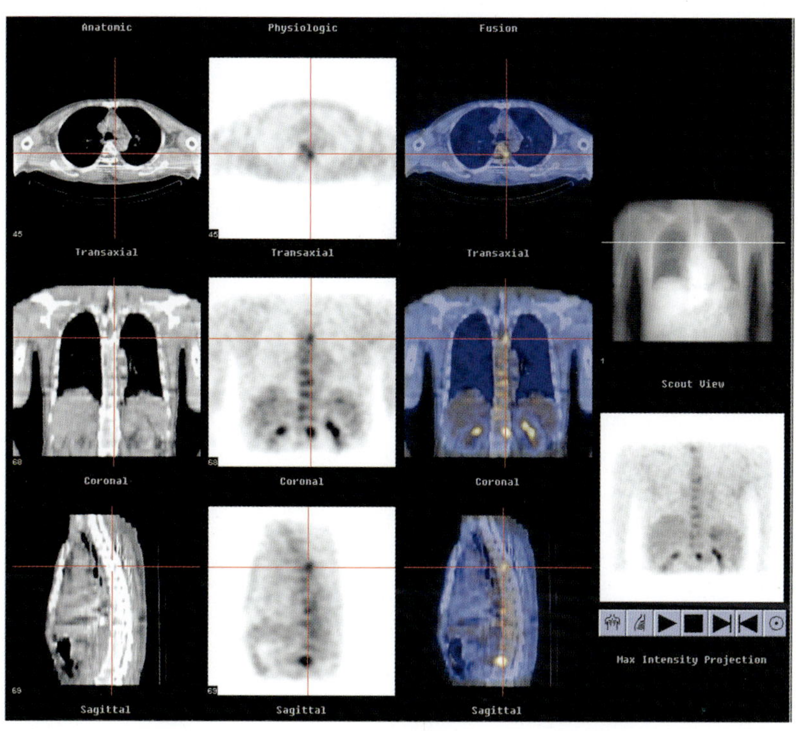

图5－2－8C　胸及上腹部FDG/CT融合图像

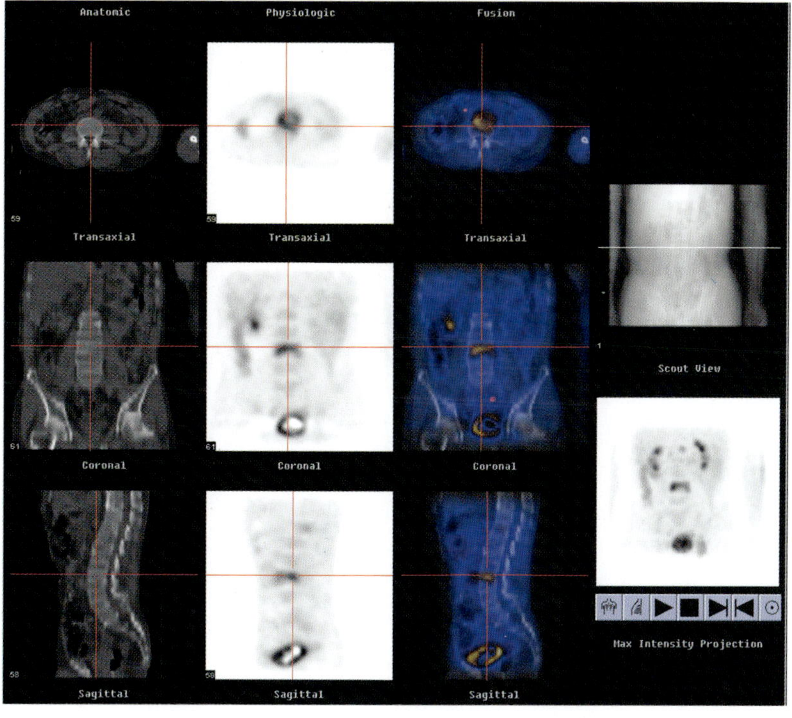

图5－2－8D　腹盆腔FDG/CT融合图像

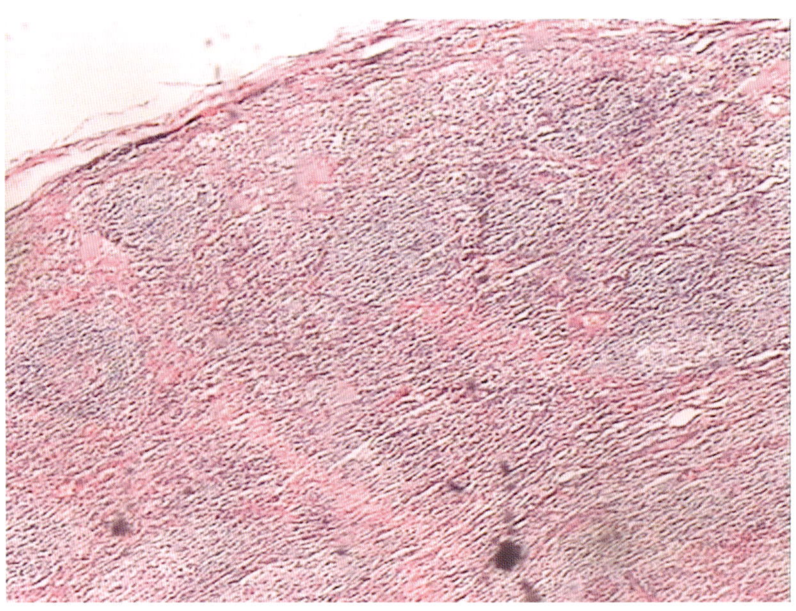

图5-2-8E 颈部淋巴结活检所见（低倍镜 HE染色）

（赵晋华 汪太松）

参考文献

1. Elstrom R, Guan L, Baker G, etc. Utility of FDG-PET scanning in lymphoma by WHO classification. Blood, 2003, 101 (10):3875~3876
2. Hoffmann M, Kletter K, Becherer A, etc. 18F-fluorodeoxyglucose positron emission tomography (18F-FDG-PET) for staging and follow-up of marginal zone B-cell lymphoma. Oncology, 2003, 64 (4):336~340
3. Jerusalem G, Beguin Y, Najjar F, etc. Positron emission tomography (PET) with 18F-fluorodeoxyglucose (18F-FDG) for the staging of low-grade non-Hodgkin's lymphoma (NHL). Ann Oncol, 2001, 12 (6): 825~830
4. Najjar F, Hustinx R, Jerusalem G, etc. Positron emission tomography (PET) for staging low-grade non-Hodgkin's lymphomas (NHL). Cancer Biother Radiopharm, 2001, 16 (4):297~304
5. Bangerter M, Moog F, Buchmann I, etc. Whole-body 2-[18F]-fluoro-2-deoxy-D-glucose positron emission tomography (FDG-PET) for accurate staging of Hodgkin's disease. Ann Oncol, 1998, 9 (10):1117~1122
6. Wirth A, Seymour JF, Hicks RJ, etc. Fluorine-18 fluorodeoxyglucose positron emission tomography, gallium-67 scintigraphy, and conventional staging for Hodgkin's disease and non-Hodgkin's lymphoma. Am J Med, 2002, 112 (4):262~268
7. Friedberg JW, Fischman A, Neuberg D, etc. FDG-PET is superior to gallium scintigraphy in staging and more sensitive in the follow-up of patients with de novo Hodgkin lymphoma: A blinded comparison. Leuk Lymphoma, 2004, 45:85~92
8. Buchmann I, Reinhardt M, Elsner K, etc. 2-(fluorine-18) fluoro-2-deoxy-D-glucose positron emis-

sion tomography in the detection and staging of malignant lymphoma. A bicenter trial. Cancer, 2001, 91 (5): 889～899

9. Moog F, Bangerter M, Kotzerke J, etc. 18－F－fluorodeoxyglucose－positron emission tomography as a new approach to detect lymphomatous bone marrow. J Clin Oncol, 1998, 16: 603～609
10. 赵晋华、王椿、何之彦等. ^{18}F－FDG 符合线路显像在恶性淋巴瘤诊断及疗效判断中的应用. 中华核医学杂志, 2004, 24 (1): 14～16
11. Kostakoglu L, Goldsmith SJ. ^{18}F－FDG PET Evaluation of the Response to Therapy for Lymphoma and for Breast, Lung, and Colorectal Carcinoma. J Nucl Med, 2003, 44 (2): 224～239

第三节 肺 癌

一、概况

肺癌是临床最常见的恶性肿瘤，其发病率和死亡率目前已经排在各种恶性肿瘤的第一位。WHO 在 2001 年发布警告称，过去的 10 年间全球肺癌的发病率以每年 22% 的速度增加，每年新增病例达 120 万人，死亡 110 万人。据预测，自 2000～2005 年间，我国肺癌的发病人数将增加 12 万，男性将从 2000 年的 26 万增加到 2005 年的 33 万，女性将从 12 万增加到 17 万。

肺癌的组织学类型包括非小细胞型肺癌、小细胞型肺癌和其他，其中非小细胞型肺癌占 80%，小细胞型肺癌占肺癌总数的 18%。非小细胞肺癌（non－small－cell lung cancer, NSCLC）包括鳞癌、腺癌、大细胞癌等。由于 NSCLC 对放疗、化疗不敏感，首选手术治疗。术前对其进行正确的术前分期，术后早期发现复发转移对提高 NSCLC 患者 5 年生存率显得至关重要。1997 年修订的肺癌分期标准明确表示肺癌的分期与患者的生存时间密切相关。

二、肺癌的早期诊断和鉴别诊断

现在有许多方法用于肺癌的研究和诊断，FDG－PET 就是其中之一。由于恶性肿瘤细胞的葡萄糖代谢显著增高，FDG 在肿瘤细胞内积聚比正常细胞明显增多，FDG PET 显像可显示病灶部位放射性浓聚影像（即高代谢灶），并可根据病灶对 FDG 的浓聚程度鉴别良、恶性程度。目前 FDG 显像对于肺部肿瘤主要用于肺癌治疗前的鉴别诊断、临床分期、疗效观察、预后判断等几个方面。

半定量或肉眼分辨的方法是判定病变的性质的两种基本方法。最常用的半定量分析方法是标准摄取值（SUV），肿瘤的恶性程度越高 SUV 就越高。一般把注射 FDG 后 1h 的 SUV 值为 2.5 作为区分病变良、恶性的界值。但是影响 SUV 的因素很多，实际应用当中仅仅有参考作用。如果用动态观察，或延时显像的方法显示病灶对 FDG 摄取变化，更加有鉴别意义。

FDG 对于肺部病变检出的灵敏度、特异性和准确性分别为 78%、97% 和 67%。有学者对放射诊断无法定性的 20 例肺部孤立性结节病变患者进行 FDG 显像，发现有 13 例结节部位

FDG 摄取明显增加，后来病理诊断为恶性肿瘤。关于[18]F－FDG PET 诊断孤立肺结节的准确度已有大量报告，一个超过500例的荟萃分析报告显示，对恶性肿瘤的诊断具有高灵敏度（平均达96%）、高准确度（平均达94%），特异性虽然也高，但受到能引起假阳性病变包括结核、组织胞浆菌病等其他一些肉芽肿的影响。

（一）孤立肺结节（SPNs）

SPNs 是指肺内单发的，直径为3～4cm或更小，被正常组织包绕的实质性占位。0.1%～0.2%的成人会有 SPNs，其中20%～50%的病灶是恶性的。尽管有许多临床特点可以帮助我们鉴别它的良恶性（特别是年龄、吸烟史和家族史），用正确的非侵入方法来判定病变性质仍是非常重要的。

自 FDG－PET 应用于单个肺结节的诊断以来，已经有大量前瞻性评价 PET 的文章发表，表5－3－1是1990～2001年主要英文文章的 PET 及病理和长期随访的结果。

表5－3－1 FDG－PET 对单个肺结节的诊断

	病人数	病灶数	恶性数	TP	TN	FP	FN	灵敏度	特异性	PPV	NPV	Acc
总计	2079	2028	1482	1419	42	120	64	95.9	78.1	92.6	87.0	91.3
目测	1395	1397	1046	1004	268	82	43	95.9	76.6	92.4	86.2	91.1
定量	697	700	456	434	195	49	22	95.2	79.9	89.9	89.9	89.9

根据数据统计，这些结果的阳性预测率和阴性预测率分别为92.6%和87.0%，准确性为91.3%。这表明，与其他非侵入性的方法比较，FDG－PET 显像有更高的敏感性和特异性。

三、非小细胞型肺癌的分期

正确的肿瘤分期对临床处置决策很重要。外科手术虽然有效，但只适用于病灶局限的患者，且并发症发生率和死亡率都很高。N_2 转移通常是认为不宜行手术治疗的，但一些称为小 N_2 的和没有肺门淋巴结转移的 N_2 患者可以接受手术治疗。

在现有的分期方法中，CT 是最常用的分期手段，也是诊断肿瘤 T 分期的最有效方法。医生在判定 N 分期时通常把淋巴结在短轴、横断面两个方向都大于1.0cm作为诊断标准，但有13%的转移淋巴结大小正常，一个近期的荟萃分析表明用该标准诊断淋巴结转移的敏感性为79%，特异性为78%，准确性为79%。部分容积效应会导致很可观的一部分已经存在隆突下淋巴结肿大的病人漏诊。CT 也可用于诊断远端转移，常规的 CT 扫描应包括 NSCLC 容易累及的肾上腺。

（一）纵隔分期

大量的文章和荟萃研究都验证了 FDG－PET 可以有效地判定 NSCLC 纵隔分期。在2000例受检的支气管癌的患者中，至少有1700例有胸腔淋巴结转移，PET 敏感性和特异性的中值分别为83.3%和92.2%。FDG－PET 对临床最有价值之处是判定 N_2 和 N_3 纵隔淋巴结转移，这决定着是否能行手术治疗。如果患者的 PET 检查结果为阴性且无其他手术禁忌证，他就可以直接接受手术治疗而不再需要其他侵入性检查来确定分期。

（二）远隔转移

肺癌病人胸腔内、外有否转移是决定手术的关键。如果同侧肺门淋巴结转移，但能与原发病灶一起切除，则非手术禁忌；反之，严重的纵隔浸润、累及对侧淋巴结、胸膜和附近转移，由于手术并发症及预后差则属手术禁忌。常规影像诊断包括 CT 及 MRI 对肺癌淋巴结转移的诊断，一般以直径大于 10mm 作为淋巴结转移的标准。但是肿大的淋巴结可能是反应性增生，小于 10mm 的淋巴结也可能有转移，CT 难以定性，所以其灵敏度和特异性较低。目前，手术完全切除病灶仍是治愈肺癌的惟一可靠方法，而 70% ~80% 的病人被发现肺癌时，已处于中、晚期，手术效果很不理想，只能做放化疗。因此，肺癌分期的一个重要目的是区别可切除和不可切除的病例，针对患者情况制定治疗方案，使患者获得最大利益。Valk PE 等对 76 例肺癌患者做了 CT 和 FDG - PET 显像，并和病理分期做了比较，结果 FDG - PET 对纵隔淋巴结转移灶检出的灵敏度和特异性分别为 83% 和 94%，CT 分别为 63% 和 73%。Bury T 等用全身 FDG PET 检查对 109 例非小细胞肺癌患者进行临床分期研究发现，FDG PET 发现远隔脏器转移的灵敏度为 100%，特异性为 94%，准确性为 96%，纠正了 34% 患者的临床分期，并改变了 20% 病人的治疗方案。尽管如此，FDG - PET 检查仍为一种代谢显像，其图像空间和密度分辨率不如 CT、MRI，所以在临床工作中，PET 影像要与 CT、MRI 相结合来提高诊断的准确性。

FDG - PET 探测脑部病变性能不佳，可能是因为大脑本身对 FDG 摄取多而导致本底较高。所以寻找 NSCLC 的脑转移灶最好用 CT 或 MRI。PET 在许多研究中确定肾上腺转移的敏感性为 100%，特异性为 80% ~100%。对于肝转移，最好还是在 CT 发现异常占位后再行 PET 检查。PET 还能发现平时不易出现转移部位的转移灶，如肌肉、软组织、胸膜及同期出现的非肺源性肿瘤（重复癌）等。

（三）改变治疗方案

FDG - PET 能改变已确定的疾病分期，进而改变治疗方案。Saunders 认为改变的比率高达 37%。它还能够决定在接受具体治疗之前是否需要进一步的检查。与单用常规检查比较，常规检查结合 FDG - PET 检查能够减少 51% 的没必要的开胸手术。

（四）效价研究

FDG - PET 可以降低总体医疗费用，这主要是通过减少侵入性检查和避免不必要的手术治疗实现的。然而不能认为手术对有的病人是绝对无效的，当 PET 检查为阳性时最好用有创性检查明确诊断。Gambhir 认为对患者行 CT、PET 联合检查，辅以对 PET 阳性部位的活检是最经济又不减少预期寿命的方法。也有研究认为，对 CT 阴性而 PET 为阳性病灶行病理检查是最经济且有意义的。PET 结果为阳性的病人不经活检证实就否定手术治疗是最省钱的程序，但会使 1.7% ~3.5% 的可以手术治疗的患者失去治疗的机会。

FDG - PET 对 NSCLC 分期的高度阴性预测率决定了它应用于临床程序的方式。纵隔淋巴结大小正常的病人，如果 FDG - PET 没有发现纵隔和远端转移，就可直接行手术治疗而不需再做其他检查。

四、肺癌治疗疗效和预后判断

以往肺癌治疗疗效评定主要根据影像学肿瘤体积的改变来判断，以最长径和最大垂直直径的乘积计算，病灶完全消失称为完全缓解，肿块缩小50%以上为部分缓解。但这种方法可能产生误导，因为肿瘤的缩小需要一定长的时间，有些肿瘤虽然没有缩小，但肿瘤细胞已经变性坏死，或细胞代谢活动已被抑制，不再异常增生，这些都是治疗有效的标志。FDG PET显像反映的是病变组织的代谢状况，对于评价肺癌对治疗的反应具有重要价值。治疗后，肿瘤对FDG的摄取程度与疗效明显相关，对治疗有响应的肿瘤组织，其细胞被抑制或杀死，增生减缓或停止，代谢明显降低，因而瘤灶的FDG摄取较治疗前减低。这种在治疗早期的反应可通过PET显像进行监测，为临床提供疗效评价的客观依据，协助临床确定下一步治疗方案，而观察肿瘤体积变化需要较长的时间。另外，FDG PET可以鉴别治疗后高代谢复发灶和低代谢纤维瘢痕组织，这是其他影像学检查难以做到的。Hebert M等对12例肺癌患者放疗后进行长期追踪随访观察到，放疗后PET检查中浓聚仍很高的4例患者，只出现局部症状缓解；4例放疗后病灶只有少量或无摄取的患者，放疗后存活了11~24个月。Patz等对43例肺癌患者于确诊和治疗后4~182个月内用PET做了一系列研究，并经病理、临床和放射诊断检查证实，结果发现以SUR（标准摄取率）>2.5作为恶性病变判别的参考标准，PET对肿瘤复发的检出灵敏度为97%，特异性为100%。Ahuja V等在FDG PET中以原发病灶的SUV作为分级指标，观察了大量肺癌病例SUV水平与生存期之间的关系。结果发现，SUV<10的118例患者，平均生存期为26.4个月，SUV>10的37例患者，平均生存期为11.4个月，SUV与预后不良显著相关（P=0.0049），提示FDG PET显像的SUV高低可以为预后提供一些有用的信息。

五、筛查

已经有关于FDG-PET作为肺癌的筛检手段的报告，但是它的主要问题是价格昂贵和炎症可能引起假阳性的结果。FDG-PET显像可以用来排除筛查出的病灶的恶性可能，有人认为FDG-PET对恶性病变的阴性预测率接近100%。对不可能用活组织检查确诊的SPNs来说FDG是“代谢性活组织检查”。

六、放疗计划

FDG-PET在NSCLC分期的作用优于CT已经被肯定，这个作用除了改变治疗方案以外，还有可能帮助制定放疗计划。在制定放疗计划中如何应用PET数据？首先需要研究影响PET图像大小的因素，准确通过PET图像获得病灶大小的真实数据。Yaremko等通过模型试验研究认为影像的阈值、肿瘤大小及本底浓度是影响定量分析的主要因素。最近已经有用PET指导IMRT（intensity modulated radiation therapy，适形调强放射治疗）的报告。van Der Wel A等报告：一组CT分期N_2~N_3的NSCLC病人用FDG-PET数据指导放疗计划，可以增加肿瘤的照射量，并且明显减少了肺和食管的辐射剂量。结合PET的生物学数据制定放疗计划减少了单纯形态学数据造成的误差，使肿瘤控制率从13%增加到18%。PET-CT融合图像进一步减少了正常组织的受照体积、增加了纵隔受累淋巴结照射范围、减少了观察者之间确定靶区体积的变异性。

七、FDG 在肺癌诊断中的假阳性和假阴性

FDG 摄取的假阳性主要是由炎性包块引起的（表 5－3－2）。根据 CT 的表现，有一部分病灶得以鉴别，更多的病灶可以通过 PET 延时显像来鉴别。假阴性的结果则多是病灶体积过小或恶性程度较低。一些直径小于 0.5cm 的瘤体会受到 PET 分辨能力和部分容积效应［特别当病灶直径小于 2 倍空间分辨率（FWHM）时］的影响出现假阴性。呼吸运动也会使 PET 分辨直径接近 1cm 病灶的能力下降；分化良好的恶性病灶，如类癌、分化良好的腺癌（特别是“瘢痕”腺癌）和支气管肺泡癌，其代谢活性仅仅比周围正常组织略高，也会造成假阴性。一系列的研究表明，就探测病灶而言，病灶部位代谢活度的高低远比病灶大小有意义。由于 SUV 与肿瘤的倍增时间及 DNA 的增殖指数密切相关，而瘤体的大小、增生速度和分化程度是决定患者预后的重要因素，假阴性的肺结节体积较小、分化较好、生长较缓慢，所以延误诊断对患者造成的影响较小。

表 5－3－2　造成 FDG 诊断单个肺结节假阳性的原因

肉芽肿（包括坏死性和浆细胞性）、组织胞浆菌病、结核、神经鞘瘤、慢性炎症、chrondron 错构瘤、曲菌感染、脓肿、急性芽生菌病、结节病、新生隐球菌感染、Wegener's 肉芽肿、侵犯性神经纤维瘤、球孢子菌病

八、符合线路 FDG/CT 显像对肺癌的作用

在 PET 发展的历史上有两个重大转折点，一是 20 世纪 90 年代中期推上市场的符合线路 SPECT；二是 20 世纪 90 年代末美国 HCFA 同意给若干疾病的 PET 检查付费。符合线路 SPECT 是普及 FDG 代谢显像的重要工具，虽然它的分辨率和灵敏度逊于 PET，但是作为过渡型产品，它起到了承上启下的作用。符合线路 SPECT 使得 FDG－PET 显像从象牙塔走下来，使得更多的临床医生认识了 PET，使得发展中国家和中小型医院能够应用分子显像技术，也使得更多的普通病人能够得益于先进的医疗技术。由于种种原因，HCFA 在 2002 年将符合线路 PET 显像置于报销范围之外，至今美国仍旧有 100 台此类设备在运转，我国符合线路显像设备的装机量也还在稳步增长。

新型的 SPECT/PET/CT 在符合线路 SPECT 的基础上有 3 个主要改进：切割的厚晶体（1 英寸）、CT 衰减校正和 CT 定位。根据我们自己的经验结合一些符合线路 FDG/CT 显像的临床报告，这个类型的设备的灵敏度和分辨率较前有所提高，同时从图像融合和衰减校正两个方面改善了符合线路显像的图像质量，提高了诊断效能，对减少前述的 FDG 显像的假阳性和假阴性非常有帮助。其总体的诊断效能并不亚于单纯的 PET。Eschmann 报告了一个比较研究结果：35 例 NSCLC，CT 发现 113 个肿瘤病灶，SPECT/PET/CT 发现 128 个（102 个真阳性 CT 灶，另外 25 个病灶影响了 8 个病人的分期，1 个假阳性灶）。9 个 CT 发现的病灶（淋巴结和肺）SPECT/PET/CT 没有发现。PET 检出了 150 个高摄取区，其中 2 个假阳性，148 个恶性病灶。和 CT 比，SPECT/PET/CT 改变了 8/35（23%）的分期和治

疗，融合图像为9/35（26%）提供了相关的临床信息。SPECT/PET/CT检出病灶的能力受限于肿瘤大小和FDG摄取的强度。他们的结论是SPECT/PET/CT优于CT，融合图像可能改善分期和病灶定位。

最新发表的PET/CT的报告进一步肯定功能和解剖图像的同机融合明显提高了FDG诊断和分期的效能。对42例疑有NSCLC复发的病人，PET/CT和单纯PET检查灵敏度、特异性、阳性预测率和阴性预测率分别为96%、82%、89%和93%对96%、53%、75%和90%。PET/CT通过精确定位改变了22例病人FDG摄取灶的分类，进而改变了12例病人的处置方案（5例取消了预先的诊断程序，4例启动了新的治疗，3例改变了治疗方法）。一组129例预测临床分期的肿瘤病人，PET/CT的效能优于PET：T分期准确率为70%对47%（$p = 0.001$）；N分期为78%对56%（$p = 0.008$）。探测N2和N1淋巴结的灵敏度、特异性和阳性预测率PET/CT均超过单独的PET（$p < 0.05$）。

总之，肺癌是世界上发病率和死亡率都很高的疾病。虽然有许多学者致力于肺癌的研究，前景仍不甚乐观。肺癌显像是PET的主要适应症之一，许多研究机构应用以FDG为示踪剂的PET，围绕肺癌展开了深入的研究。大量的研究证明PET显像在诊断SPNs和确定NSCLC的分期方面是经济有效的。现在学者们正在致力于如何使用PET诊断肿瘤复发、判定疗效、早期诊断和确定放疗方案的研究，而且已经取得了很大进展。对肺癌图像的理解应该与我们对这种疾病了解的深入是同步的。由于对这种疾病的认识首先是从解剖学改变开始的，所以直到不久以前，我们对这种疾病的影像学认识还只停留在X线胸片和CT上。随着对这一疾病进一步认识，我们发现了肿瘤部位存在着代谢改变，利用这一点在对肿瘤患者进行化疗时，我们也有了一些可以反映恶性肿瘤（特别是NSCLC）代谢改变的显像技术。FDG-PET显像给肺癌的显像带来了飞跃，大量病例已经证实了PET在诊断SPNs和NSCLC术前分期方面是经济有效的。现在，随着对这一疾病的理解加深，虽然大家仍在为如何才能达到理想的显像效果这个问题争论不休，但是解剖/代谢图像的融合已经成为必然的结果。我们直接把这项技术应用于放疗方案的制定，可使放疗方案更透明化、个体化。更令人振奋的是，在分子医学时代，基因治疗占据了主导地位，这就需要基因转录、疗效、肺癌的生物化学改变和其他肿瘤疗效评估等方面资料的支持。这些领域的发展促使PET不但应用于肿瘤的分期而且可以用来进行个体化治疗，这样就使PET成为肺癌诊治过程中不可缺少的一部分。

九、病例

病例1，肺鳞癌（唐山人民医院提供）

男76岁，左侧锁骨上肿物2个月。

2004-6-11患者无意中发现左侧锁骨上肿块，2个月来迅速增大。查体：左侧锁骨上4cm×4cm×3cm肿物，固定，质硬，表面欠光滑，边界不清，无压痛。肺CT示：左肺下叶支气管壁增厚，纵隔未见明确肿大淋巴结，可见钙化淋巴结。

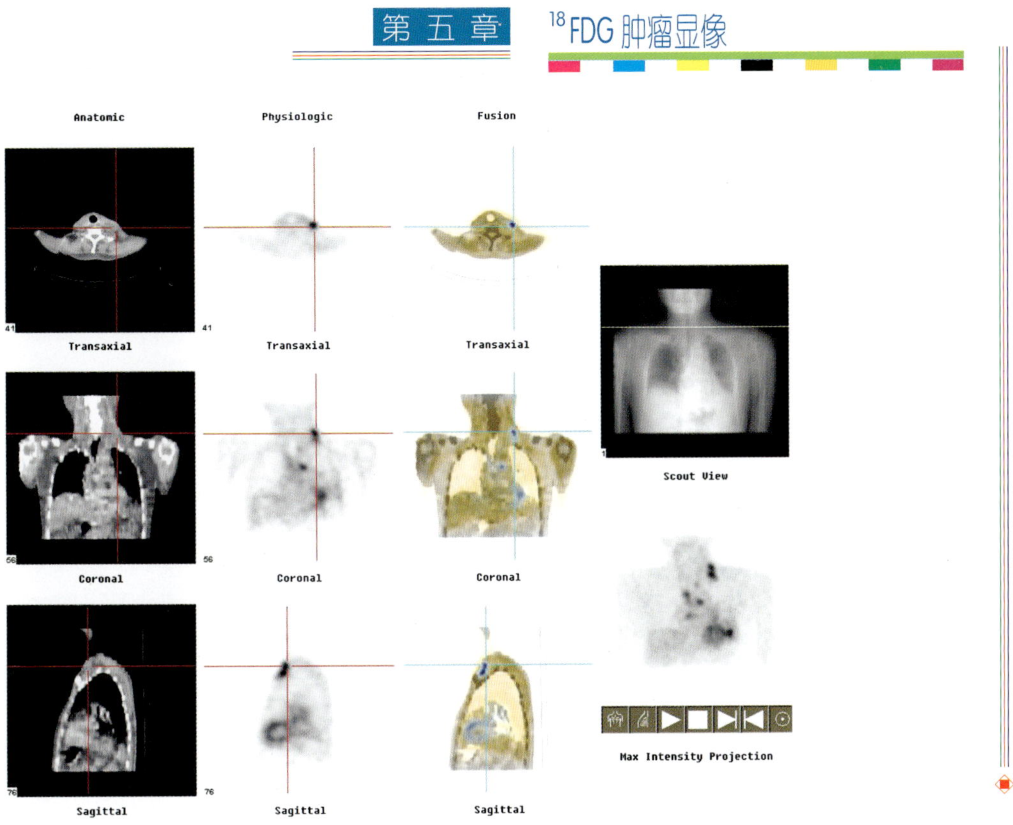

图 5－3－1A　颈、胸部 FDG/CT 融合图像（左锁骨上及纵隔放射性浓聚）

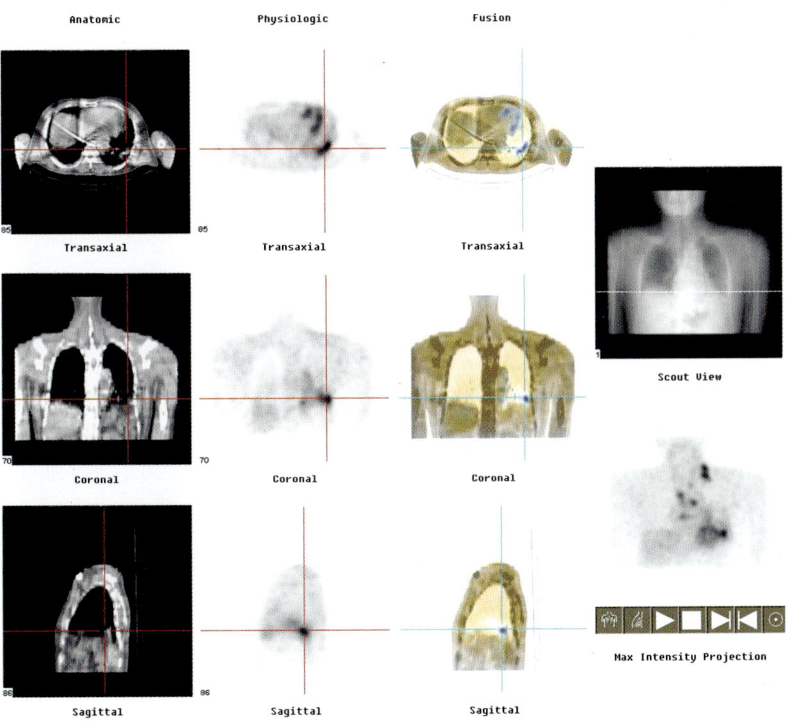

图 5－3－1B　颈、胸部 FDG/CT 融合图像（左肺放射性浓聚）

FDG 显像：左侧锁骨上（图 5－3－1A）、左肺（5－3－1B）、纵隔可见多处浓聚灶，靶/本比值在 2.31～9.62。诊断为肺癌纵隔、左侧锁骨上淋巴结转移。

左侧锁骨上肿物切检为转移性鳞状细胞癌（5－3－1C）。

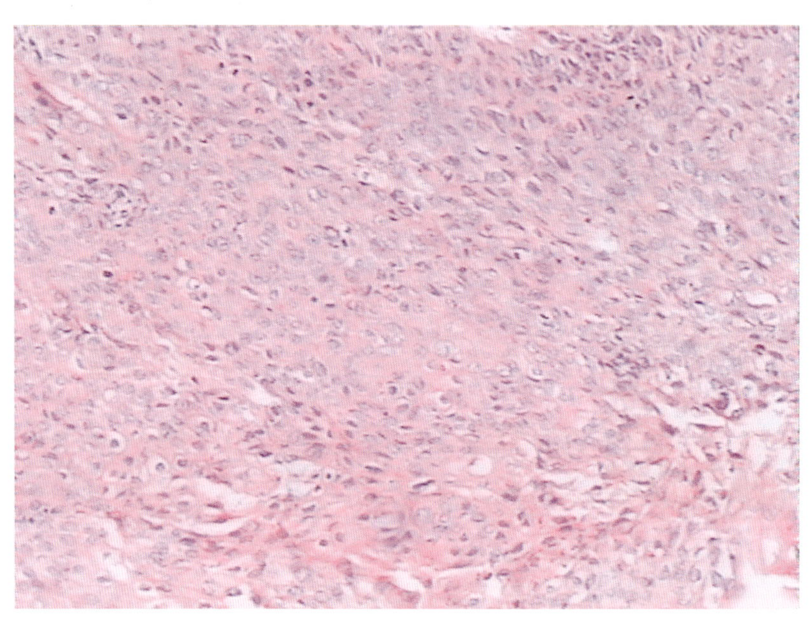

图 5－3－1C　肿物病理切片（高倍镜，HE 染色）

病例 2，肺中分化鳞癌（海军总医院提供）

男，68 岁。咳嗽、痰中带血 3 个月。

CT：左上肺不张，肺内多发占位。

支气管镜：左上肺中分化鳞癌

FDG 显像：左上肺前段 5.6cm×4.0cm×5.5cm 不规则放射性浓聚灶（图 5－3－2A、图 5－3－2B），高代谢范围明显小于 CT 显示的肺不张范围（图 5－3－2C），其中 T/NT 最大值达到 21.7。右上肺尖后段、左下肺背段及基底段、纵隔内还可见多处异常放射性浓聚灶（图 5－3－2D）。诊断：左上肺癌，双肺野及纵隔多发转移。

评述：FDG－PET 能够在肺不张的区域内明确肿瘤波及的范围，而 CT 往往难以区分肺不张和肿瘤，这一点对放射治疗计划十分重要。

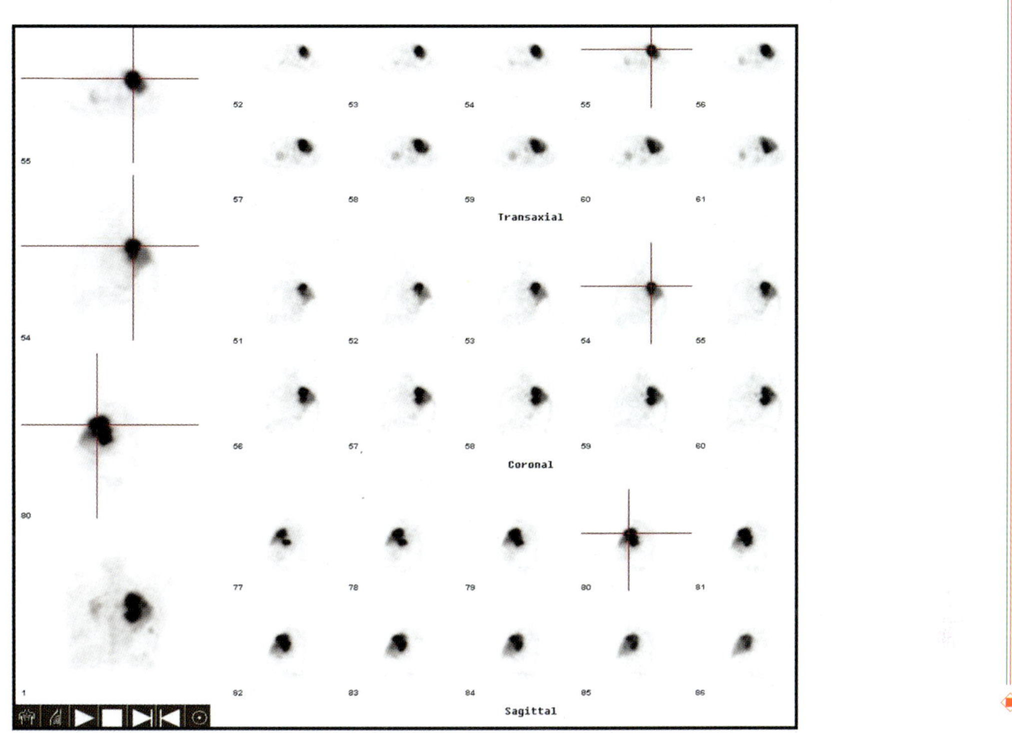

图 5-3-2A FDG 断层图像（左上肺前段不规则放射性浓聚）

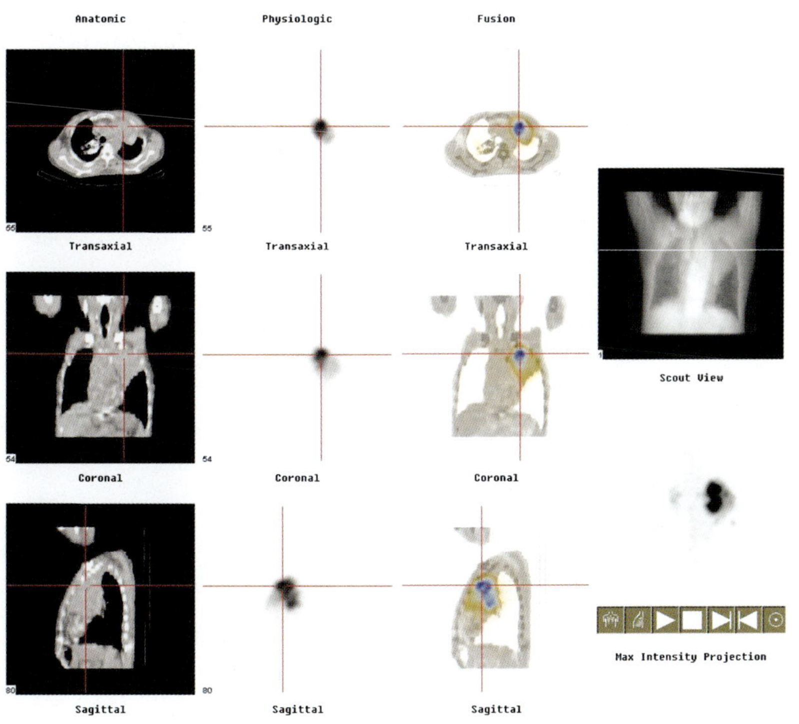

图 5-3-2B 胸部 FDG/CT 融合图像（左上肺前段不规则放射性浓聚）

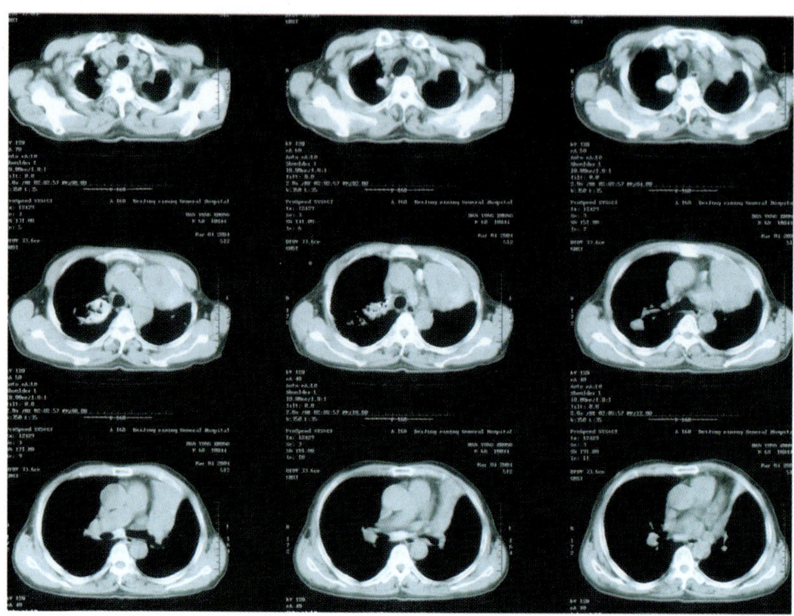

图 5-3-2C 肺 CT 检查

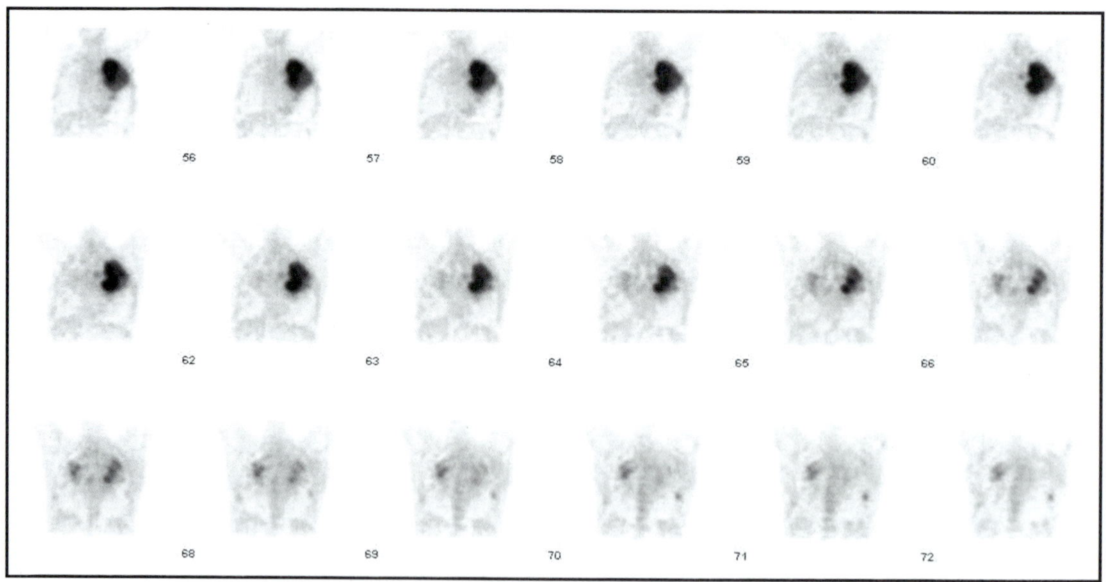

图 5-3-2D 胸部 FDG 冠状面图像（纵隔放射性浓聚）

病例 3，气管上段中分化鳞癌（北大三院提供）

男，78 岁，间断咳嗽、咳痰半年，呼吸困难 4 日。CT 示“大气管上段占位性病变——气管癌可能性大”，为明确病变性质行肿瘤代谢显像。

2003－8－4 颈部 CT：环状软骨下方气管上段左侧见菜花状软组织密度影，病变侵犯管壁达 3/4，并向腔内突出，局部管腔明显狭窄，病变无明显向气管外浸润。增强后气管内肿物明显强化。双侧颈静脉周围未见肿大淋巴结。

2003－8－14 FDG－PET 显像：静脉注射 10mci ^{18}F－FDG 约 60min 后行胸部肿瘤代谢显像，气管上段可见一纵条状异常放射性浓聚灶（图 5－3－3A、5－3－3B），双肺门、纵隔内可见多个异常放射性浓聚灶，直径约 1cm（图 5－3－3C、5－3－3D）。余部位未见异常放射性浓聚灶。印象：①气管上段异常代谢活跃灶，提示恶性病变；②双肺门、纵隔内多个异常代谢活跃灶，考虑为恶性转移病灶。

2003－8－22 支气管镜报告：声门狭窄（两侧）勺状软骨侧见息肉样新生物，气管近端粘膜表面凹凸不平，有息肉样新生物。诊断：声门、气管新生物待查。病理诊断：气管上段中分化鳞状细胞癌。

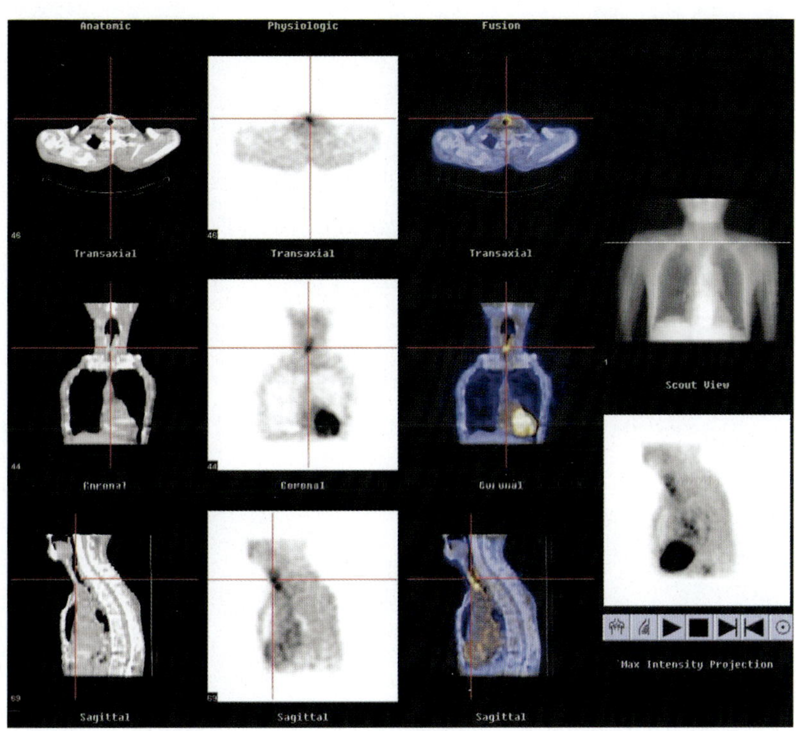

图 5－3－3A 颈胸部 FDG/CT 融合图像（气管上段放射性浓聚）

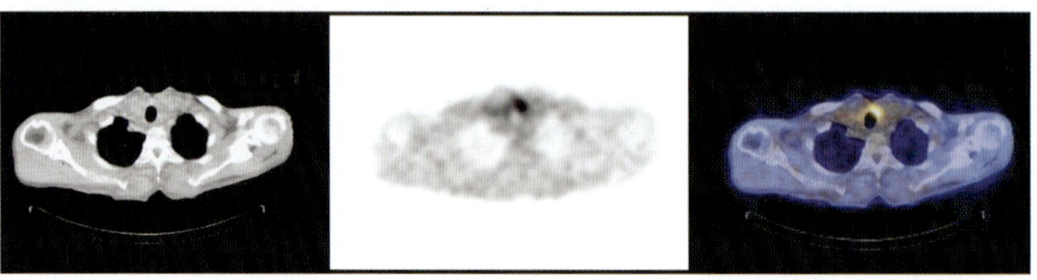

图 5－3－3B　FDG/CT 气管横断面融合图像（气管上段左侧病灶）

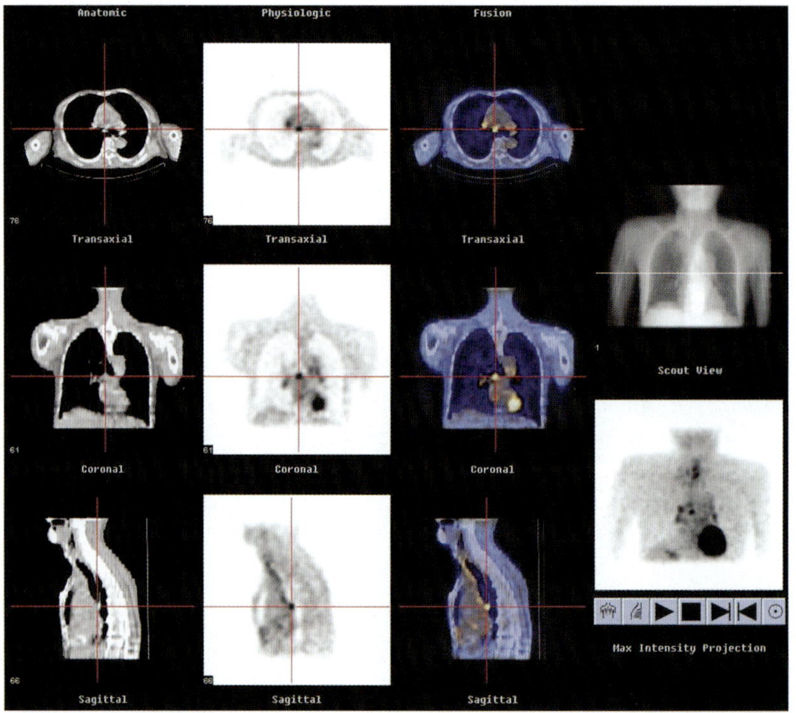

图 5－3－3C　胸部 FDG/CT 融合图像（纵隔及肺门淋巴结转移）

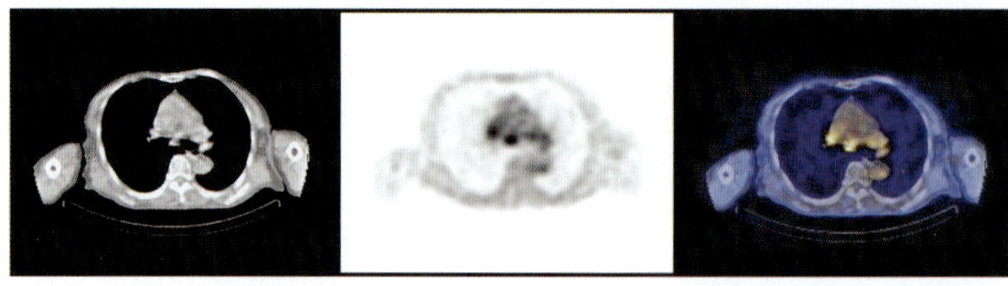

图 5－3－3D　FDG/CT 隆突下横断面融合图（纵隔、隆突下淋巴结转移）

病例4，肺低分化腺癌（海军总医院提供）

男，56岁。

02/3发现左锁骨上肿物，活检病理为“低分化腺癌”。

03/5在随访检查时发现左肺门肿块，接着出现多发脑转移。化疗加γ刀治疗。

04/4/2头颅CT：右颞顶部和右额叶上位性病变（图5－3－4A）。

04/4查FDG：血糖14.1mmol/L，未处理。静脉注射FDG8.26mCi，2h后显像。在肺左下叶背段（图5－3－4B）、右颞顶部脑皮质内、右侧额叶、左侧顶叶、右颈部可见大小不等的异常放射性浓集灶（图5－3－4C）。T/NT在1.6～2.6范围。结论：左肺癌复发，右颈部、颅内多发转移。

最后诊断：左中心型肺癌，低分化腺癌（$T_3N_3M_1$）。

评述：因病人并发2型糖尿病，血糖明显升高。从结果来看，血糖水平升高对FDG肿瘤显像的诊断没有明显影响，复发病灶、淋巴结和脑转移灶显示清楚。仅看到，肌肉和肝脏本底较高。

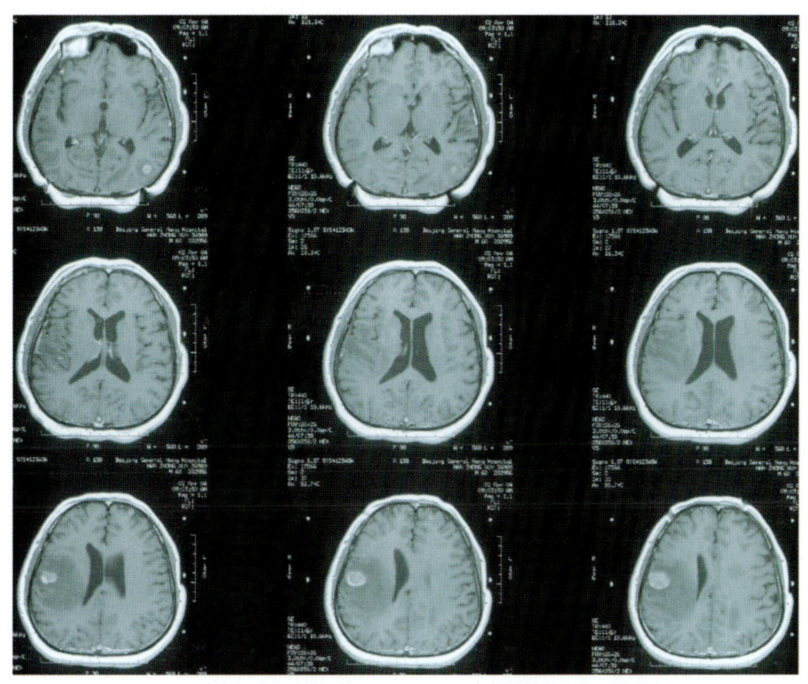

图5－3－4A 头颅CT

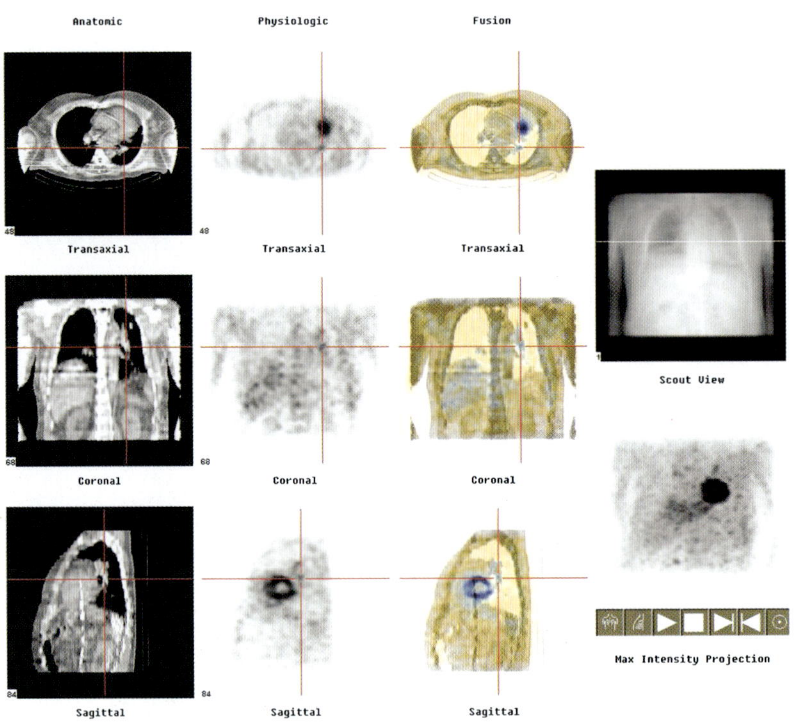

图 5 -3 -4B 肠、上腹部 FDG/CT 融合图像（左肺下叶背段放射性浓聚）

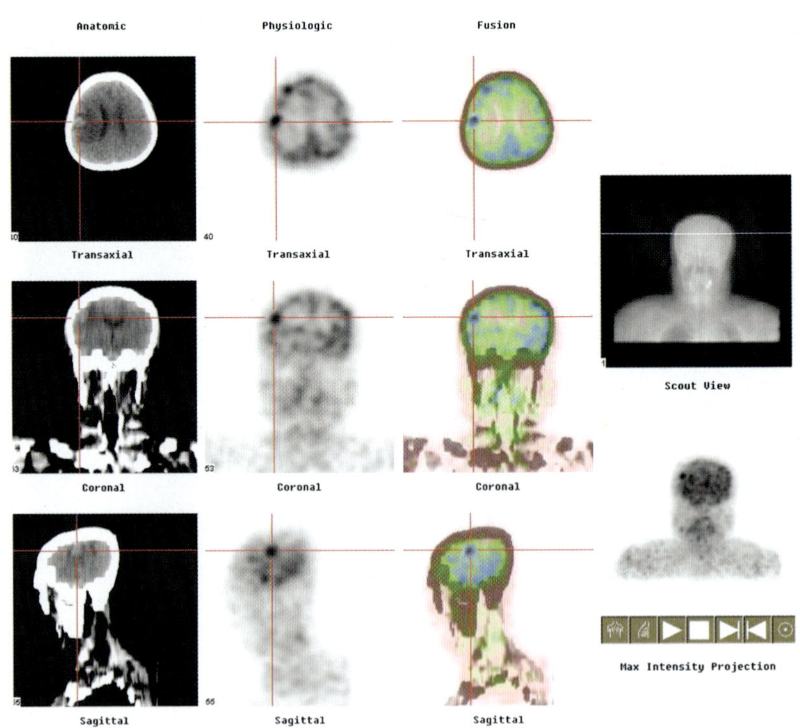

图 5 -3 -4C 头颈部 FDG/CT 融合图像（右颞部脑皮质、右额叶放射性浓聚）

病例5，肺腺癌（海军总医院提供）

女，62岁。因吞咽困难在外院诊治期间X线胸片提示“左下肺占位病变”，经肺CT及纤维支气管镜检查诊断为“左下肺占位性病变，考虑肿瘤可能性大”。

2003-10-16 FDG肿瘤显像：左肺下叶背段有一个2.5cm×2.0cm×2.7cm异常放射性浓聚区，T/NT=5.17（图5-3-5A）；胸椎及右肱骨上段可见多个异常放射性浓聚区，T/NT在2~4之间（图5-3-5B）。诊断意见：左肺下叶背段恶性病灶，胸椎及右肱骨多发骨转移。

2003-12-22 第一次伽马刀治疗后肺穿刺活检病理：肺腺癌（图5-3-5C）。

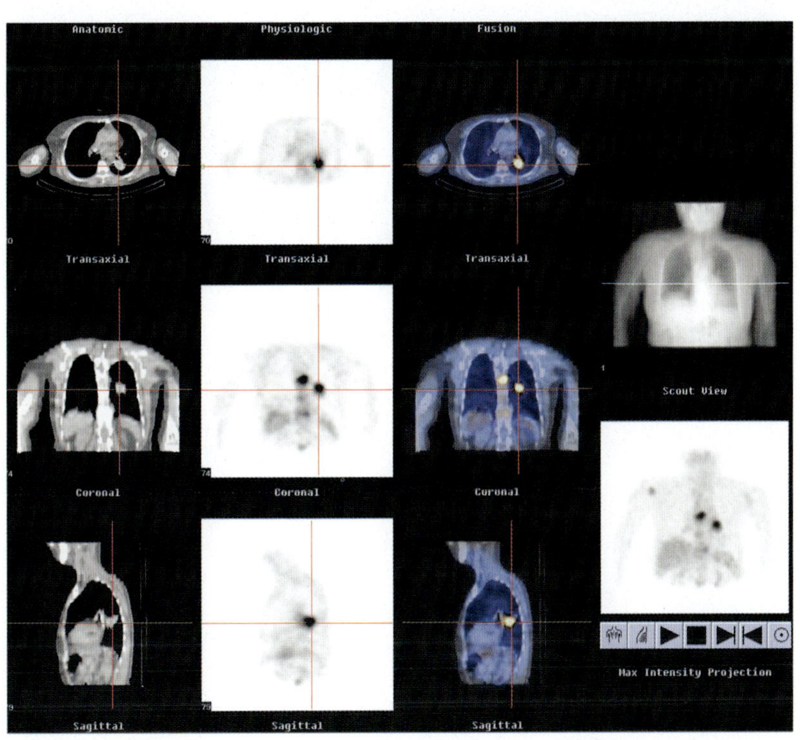

图5-3-5A 胸部FDG/CT融合图像（左肺下叶背段放射性浓聚）

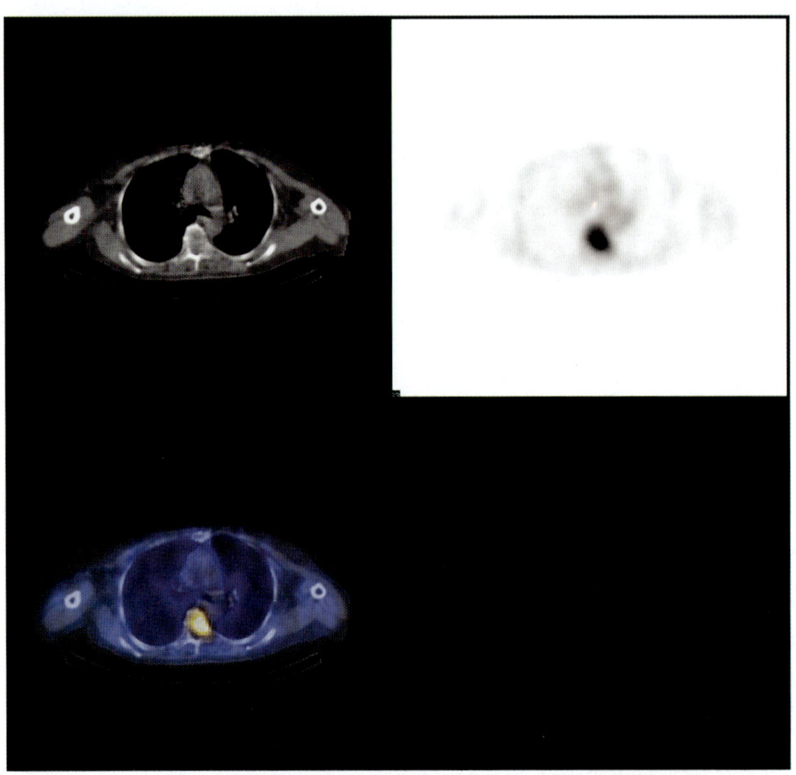

图 5－3－5B　FDG 显像（胸椎、放射性浓聚）

FDG/CT T_5 横断面融合图像

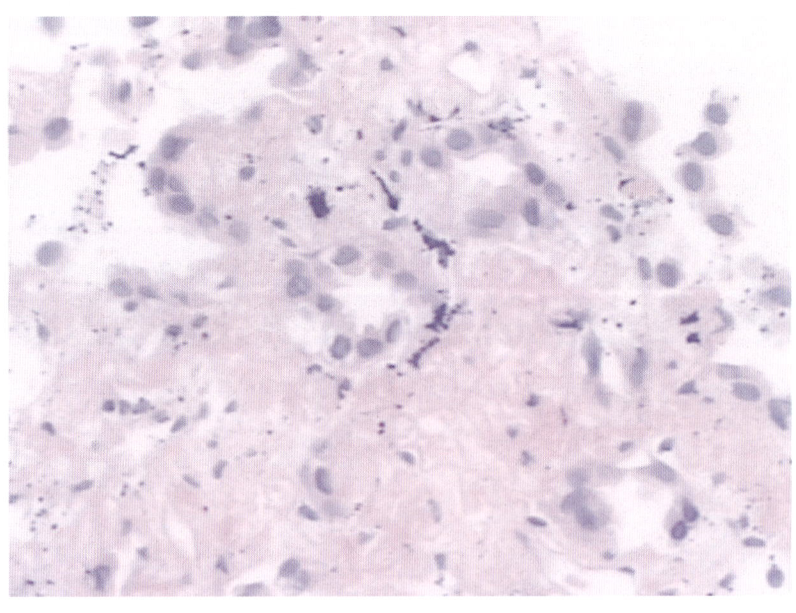

图 5－3－5C　肺穿刺活检病理所见

病例 6，肺腺癌（海军总医院提供）

男，71 岁。因“阵发性咳嗽 1 年余，声音嘶哑 3 个月”于 2003/9/1 入院。

2003/6 曾于外院诊断“声带息肉”，给予息肉切除术及声门扩张术后声嘶有改善。

2003 年 7 月于外院 CT 检查示“左肺部有阴影，考虑结核”。301 医院阅 CT 片“左上肺阴影，伴纵隔淋巴结肿大，压迫喉返神经”，考虑“肺癌纵隔转移可能性大”。B 超发现“右侧腮腺实质性占位病变，良性可能性大”。右侧腮腺穿刺病理：右腮腺囊肿。

入院后查体：右颌下可触及一蚕豆大小淋巴结，质地较软，边界清楚，活动度好，无压痛。

2003/9/10 胸部 FDG 显像：考虑为肺癌（图 5－3－6A）并淋巴结（图 5－3－6B）、胸椎、右侧肩胛骨、左侧肱骨转移（图 5－3－6C）。

2003/9/13 腹部 CT：肝脏左叶内侧段占位，以转移瘤可能性大。

2003/9/15 左上肺穿刺病理：腺癌（图 5－3－6D）。

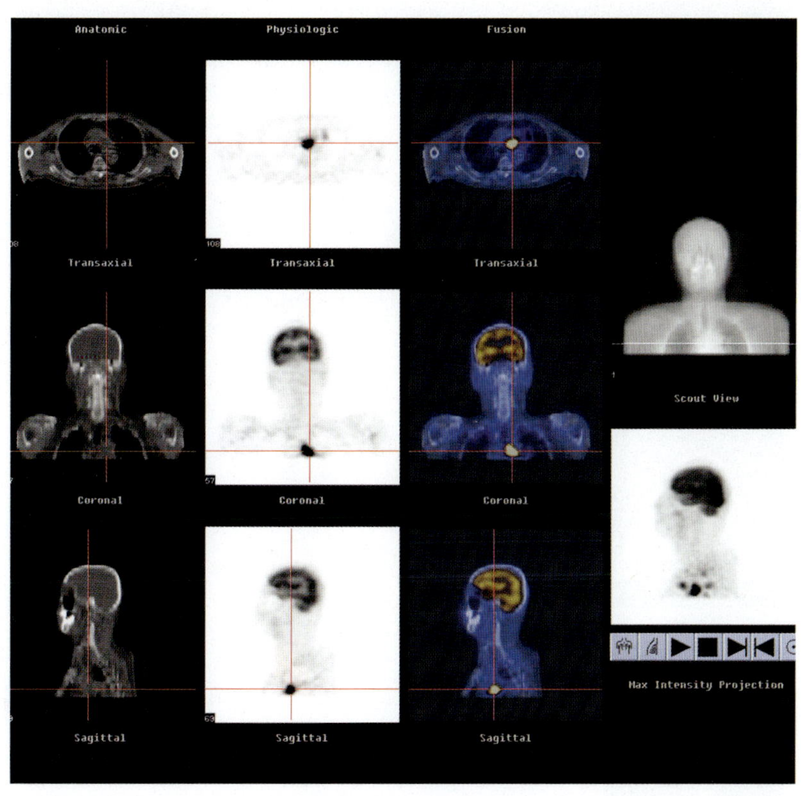

图 5－3－6A FDG/CT 头颈及上胸部融合图像（上纵隔放射性浓聚）

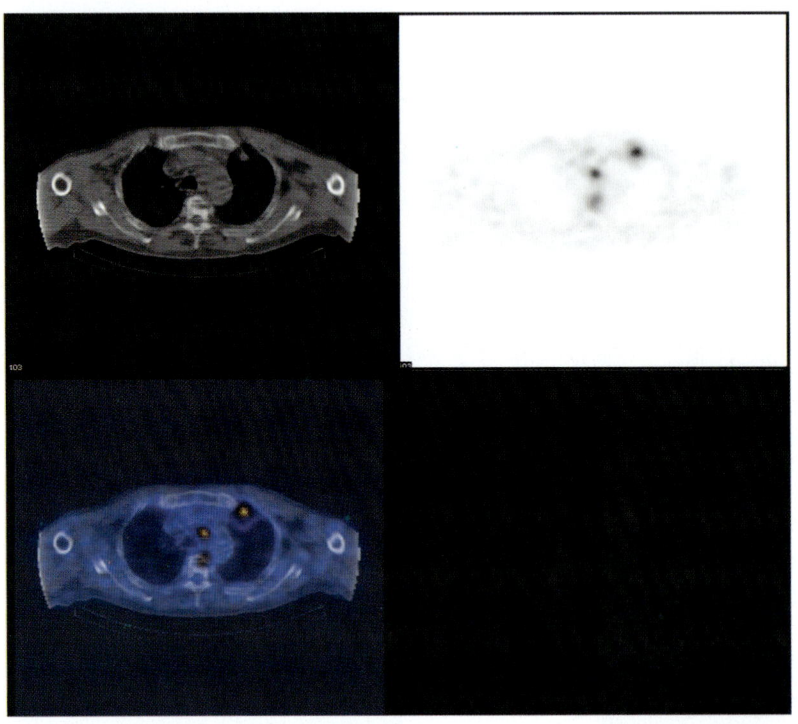

图 5－3－6B　FDG/CT 胸部横断面融合图像（左肺、纵隔及椎体异常放射性浓聚）

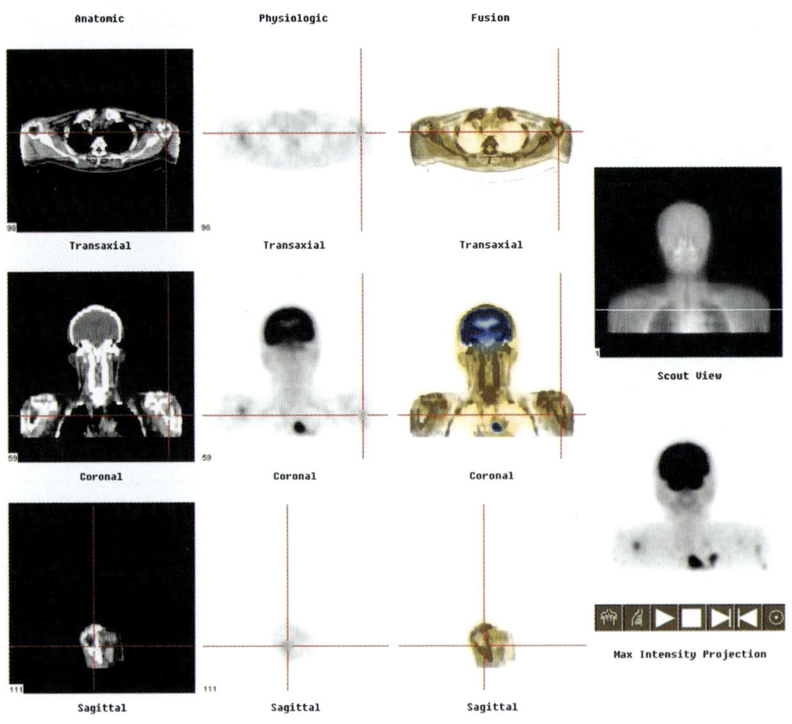

图 5－3－6C　FDG 显像（右肱骨上段、右肩胛骨异常放射性浓聚）

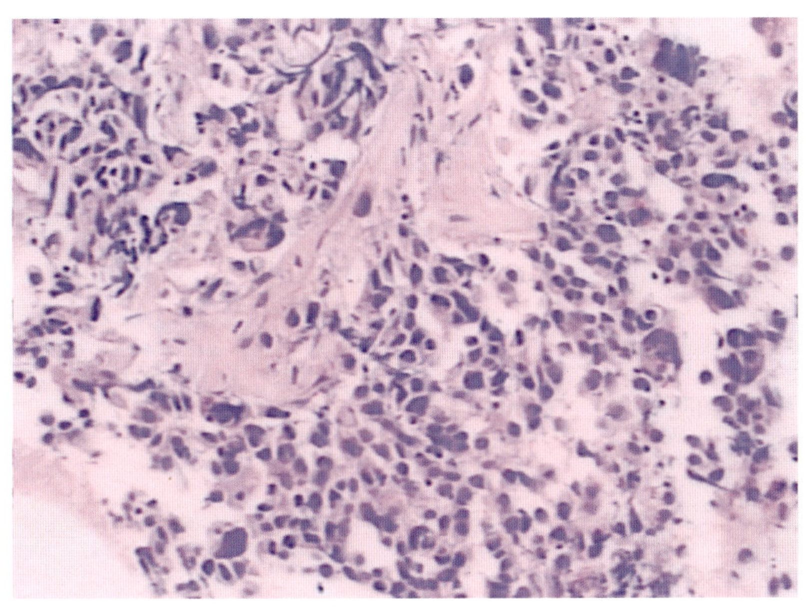

图 5-3-6D 肺穿刺活检病理所见（高倍镜，HE 染色）

病例 7，低分化腺癌（康山人民医院提供）

女，53 岁，明显消瘦半年，咳嗽 1 个月。

2004 年 1～7 月患者体重减轻 10kg，2004 年 6 月患者开始出现咳嗽，无痰。曾抗炎治疗无效。CT 发现右肺上叶占位、左侧锁骨上淋巴结肿大。

FDG 显像：右肺上叶（图 5-3-7A）、纵隔内、锁骨上（图 5-3-7B）、肩胛骨、胸椎、腰椎、左右侧髋臼（图 5-3-7C）可见异常放射性浓聚灶。其中右肺上叶浓聚灶靶/本比值为 22.6。

诊断：右肺上叶恶性病灶，淋巴结和骨多发转移。

纤维支气管镜及锁骨上淋巴结活检证实为低分化腺癌（图 5-3-7D）。

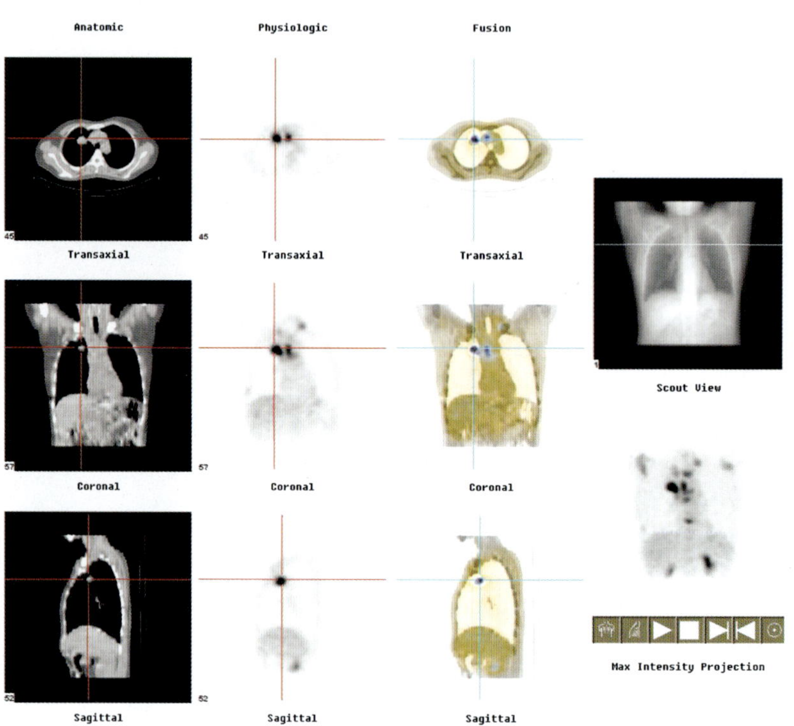

图 5－3－7A　胸部 FDG/CT 融合图像（右肺上叶、纵隔多发异常放射性浓聚）

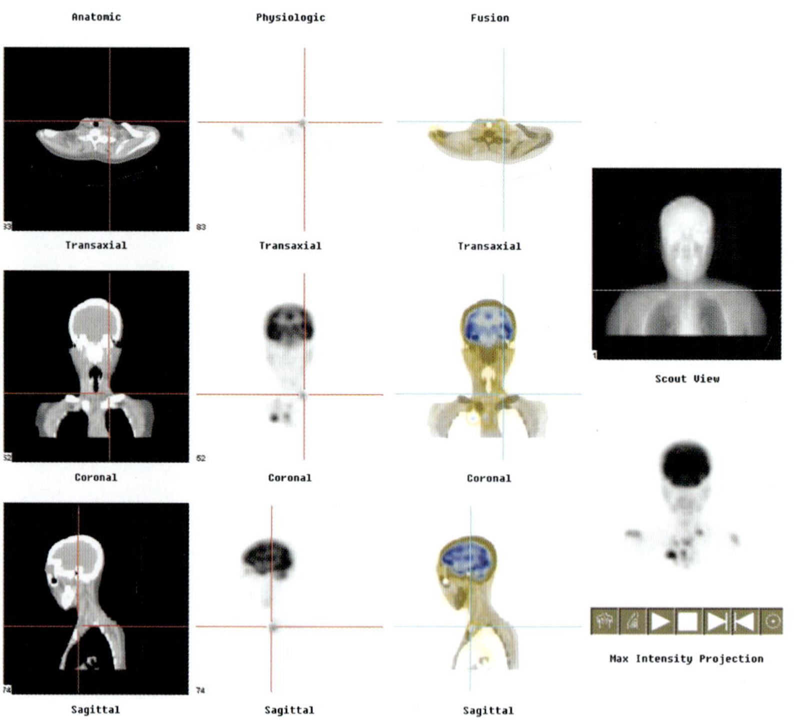

图 5－3－7B　颈部 FDG/CT 融合图像（纵隔、锁骨上放射性浓聚）

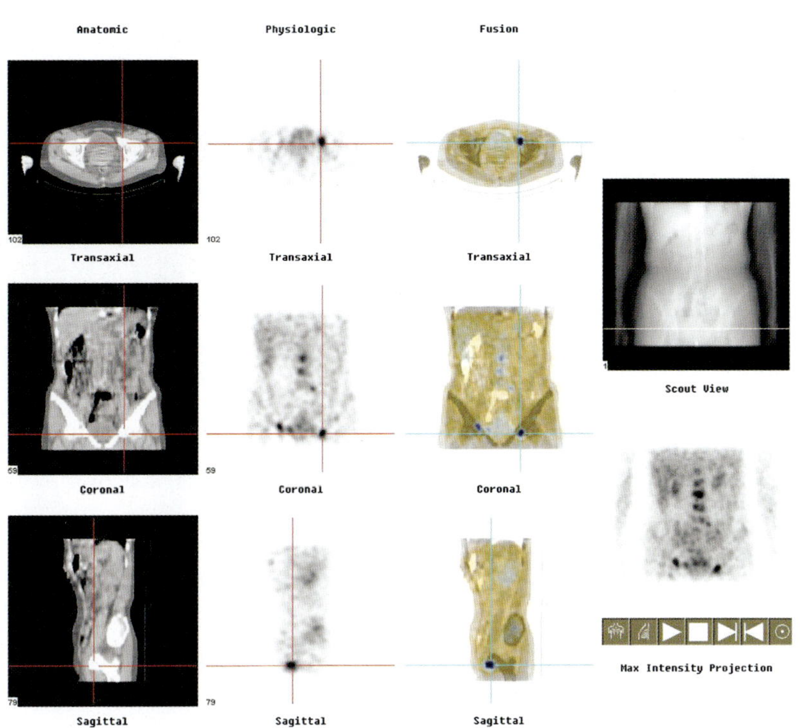

图 5－3－7C　盆腔 FDG/CT 融合图像（腰椎、双髋臼异常放射性浓聚）

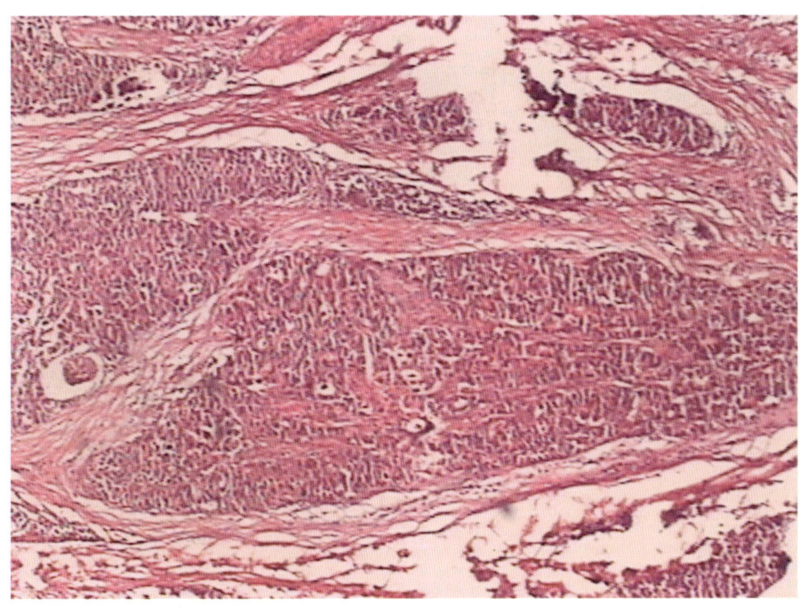

图 5－3－7D　淋巴结活检病理所见（低倍镜，HE 染色）

病例8，肺腺癌，淋巴结转移（海军总医院提供）

男，71岁。因气短、乏力就诊，右锁骨上可触到直径2cm的肿大淋巴结。

外院CT（图5-3-8A）诊断为肺癌，痰检、支气管镜和肿瘤标志物均为阴性。

FDG-PET显像：右肺中野近肺门处有一个5.5×5.2×4.0cm的不规则放射性浓聚区（图5-3-8B），T/NT=5.57；右肺、右锁骨上（图5-3-8C）、双侧肺门、纵隔（图5-3-8D）、脊柱（图5-3-8E）、肋骨及肝脏均可见大小强度不等的异常放射性浓聚灶。诊断：右肺癌，肺内、双侧肺门、纵隔、右锁骨上、骨及肝脏多发转移。

根据FDG阳性部位指引于右锁骨上淋巴结活检，病理为：淋巴结转移性腺癌，可能来自肺。

评述：①FDG阳性聚积部位能够提高针吸活检的阳性率；②没有CT定位，很难区分纵隔和脊柱的病灶。PET和CT的同机融合图像（图5-3-8E）清楚显示中段胸椎多个椎体有肿瘤侵犯。

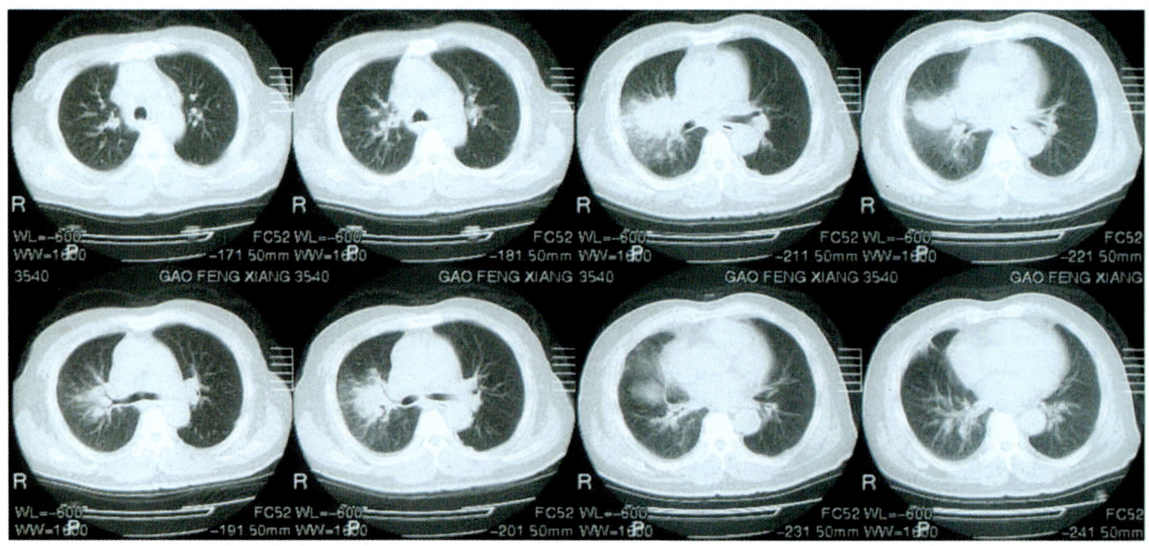

图5-3-8A 肺部CT检查

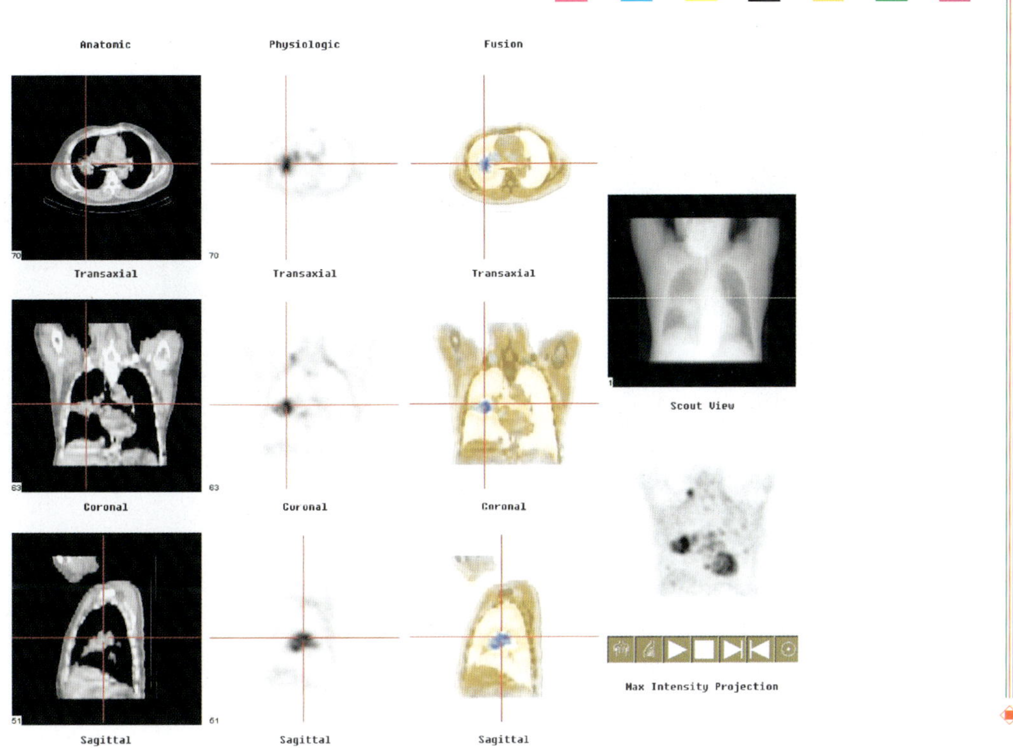

图 5－3－8B　胸部 FDG/CT 融合图像（右肺中野异常放射性浓聚）

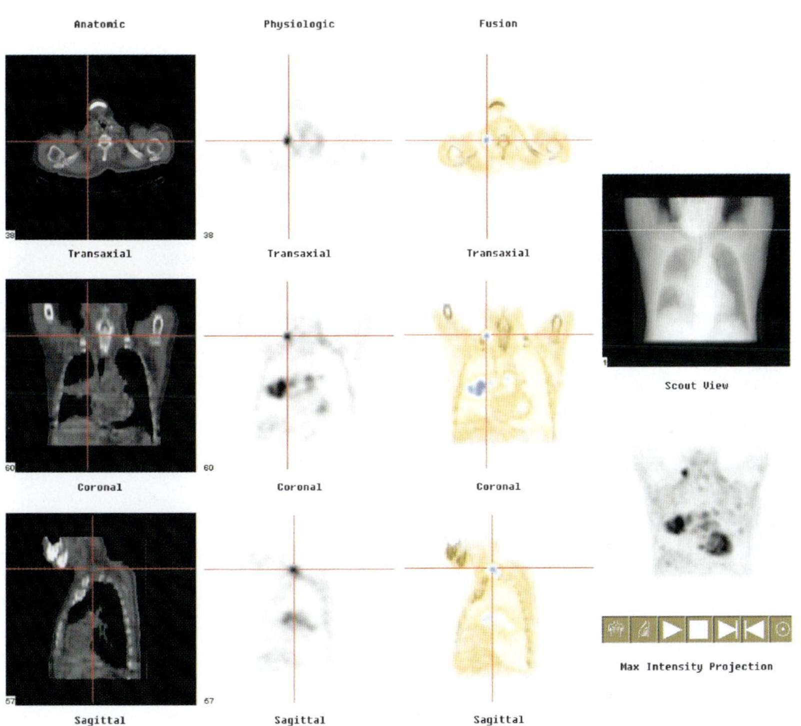

图 5－3－8C　胸部 FDG/CT 融合图像（右锁骨上淋巴结异常放射性浓聚）

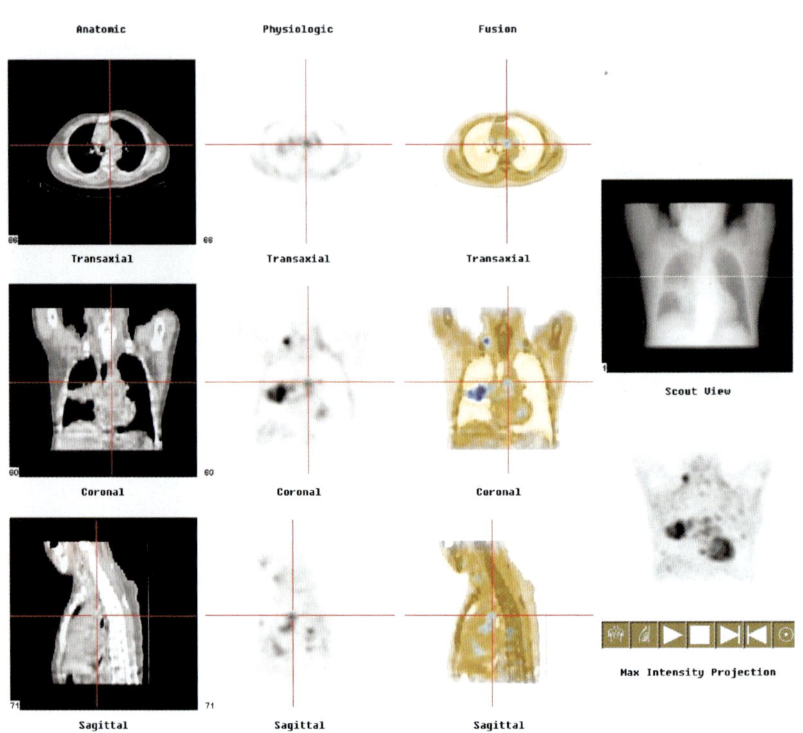

图 5 -3 -8D　胸部 FDG/CT 融合图像（右肺门、纵隔多发异常放射性浓聚）

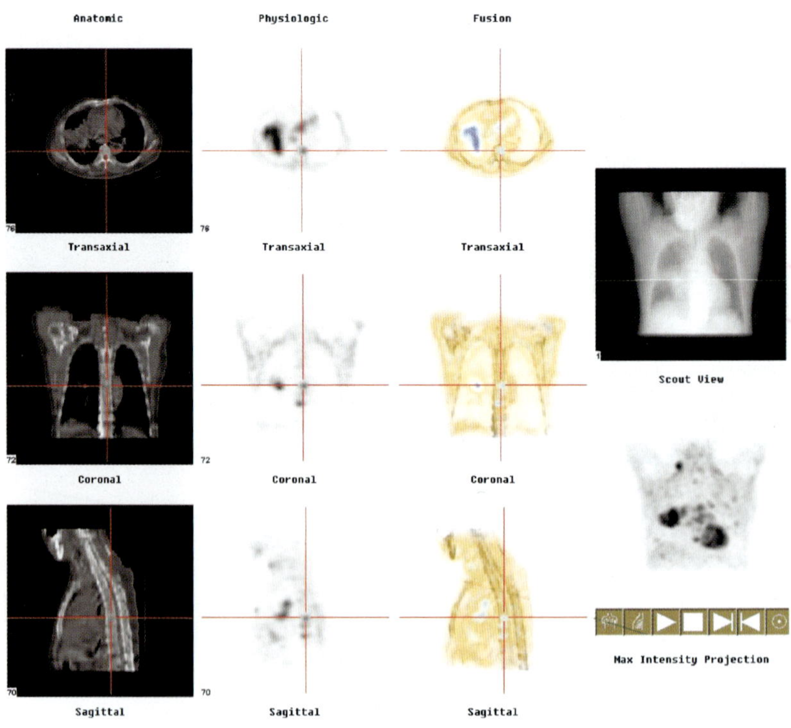

图 5 -3 -8E　胸部 FDG/CT 融合图像（脊柱多发异常放射性浓聚）

病例9，肺低分化癌，（天津总医院提供）

患者李××，男，61岁，慢性咳嗽、咳少量白痰伴喘息5年，加重伴发热1个月，体温37.5～38℃。在当地医院抗炎治疗无效。入院时查体：T37.2℃。右锁骨上可触及一蚕豆粒大小的淋巴结，质硬，固定，有压痛。胸廓对称，桶状胸，叩诊过清音，语颤减弱，两肺背部可闻及湿啰音。心界不大，心率110次/分，律齐，心音低钝，未闻及病理性杂音。

入院后查血常规：白细胞总数 23.6×10^9/L，中性粒细胞占70%。

血气分析：pH 7.442，$PaCO_2$ 43.5mmHg，PaO_2 65mmHg，BE 4.8mmol/L。

胸部CT检查：①右肺门区肿物，考虑右侧中心型肺癌，侵犯肺门及后纵隔，合并纵隔淋巴结转移和癌性淋巴管炎；②胸膜肥厚；③心包积液。

临床医师为明确诊断及肿瘤分期申请行 ^{18}F－FDG肿瘤显像。静脉注射 ^{18}F－FDG296MBq后约1h行胸部肿瘤显像，结果显示：右肺门区可见一大小约4.0cm×6.2cm×4.3cm的异常示踪剂分布明显浓集区，靶/本底比值为8.44（图5－3－9A）；右肺门、上纵隔、右锁骨上分别可见大小为2.2cm×2.4cm×2.6cm、1.9cm×2.2cm×1.7cm、1.2cm×1.3cm×1.8cm的异常示踪剂分布浓集区，靶/本底比值分别为3.33、3.28和2.32，同机CT图像可见相应部位的肿大淋巴结（图5－3－9B、图5－3－9C）；右肺后段近胸壁可见形态不规则的异常示踪剂分布浓集区，靶/本底比值为4.67，同机CT图像可见该部位胸膜局限性增厚（图5－3－9D）；此外，多处胸、腰椎椎体也可见异常示踪剂分布浓集区（图5－3－9E）。印象诊断：右肺门、多处淋巴结、胸膜及胸腰椎异常葡萄糖代谢增高病变，考虑右肺中心型肺癌，伴多处淋巴结、胸膜及骨转移。

纤维支气管镜检查：大气管近隆突4cm处即可见粘膜浸润，以右侧壁明显。右肺上叶开口狭窄，粘膜浸润，其后段已被菜花样物阻塞，同时累及前、尖段间嵴增宽，开口狭窄。印象诊断：右肺上叶肺癌，累及大气管。

活检病理诊断：（右肺上叶）低分化癌。

评述：^{18}F－FDG肿瘤显像可鉴别肺部肿块的良恶性，同时可定位检测转移灶，明确肿大的淋巴结是否为肿瘤转移，一次检查即可实现对病变的定性和定位，对病程分期和治疗方案的制定有重要的临床价值。

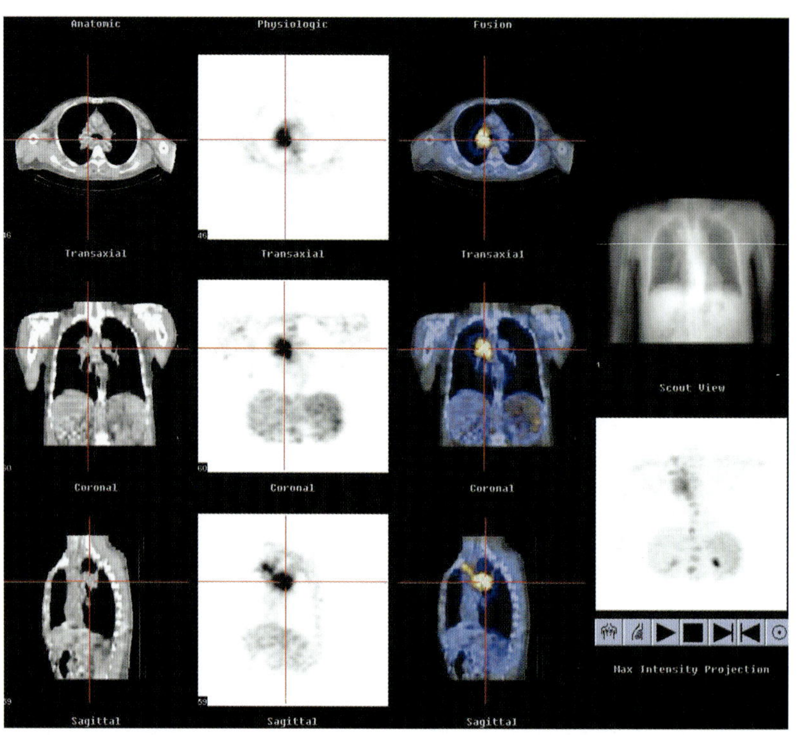

图 5－3－9A　胸部 FDG/CT 融合图像（右肺门异常放射性浓聚）

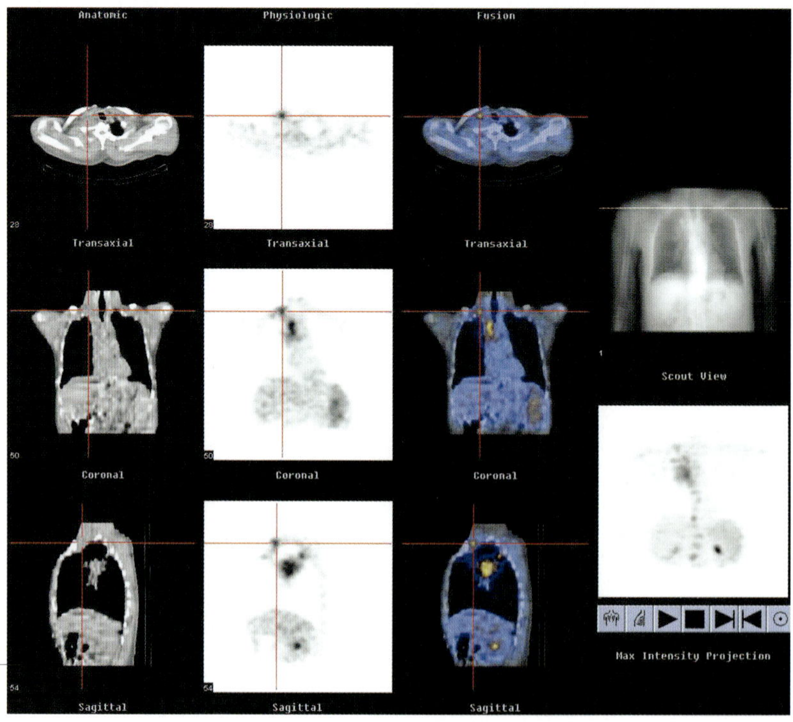

图 5－3－9B　胸部 FDG/CT 融合图像（锁骨上淋巴结肿大，并有异常放射性浓聚）

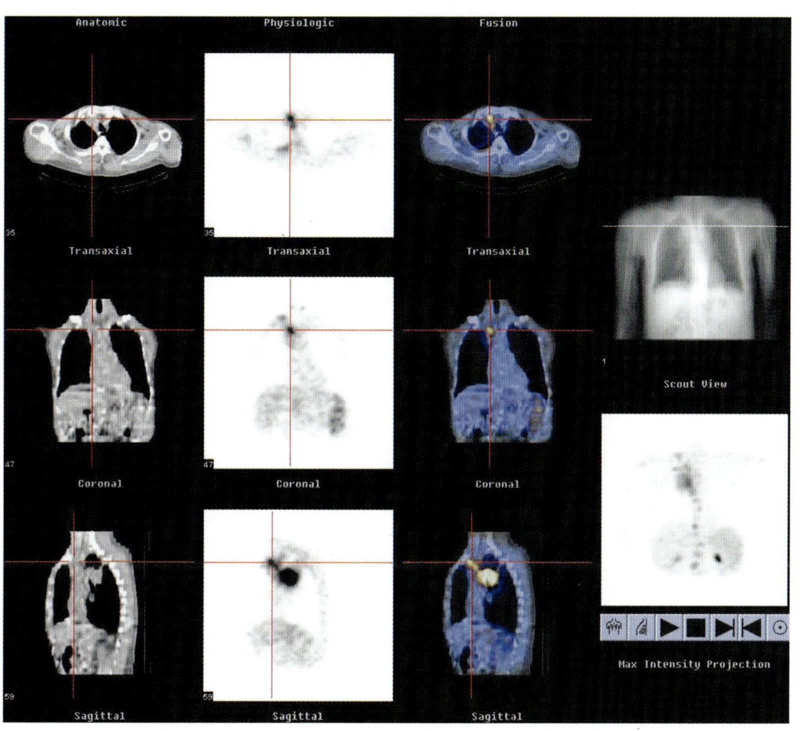

图 5－3－9C　胸部 FDG/CT 融合图像（上纵隔肿大淋巴结内有异常放射性浓聚）

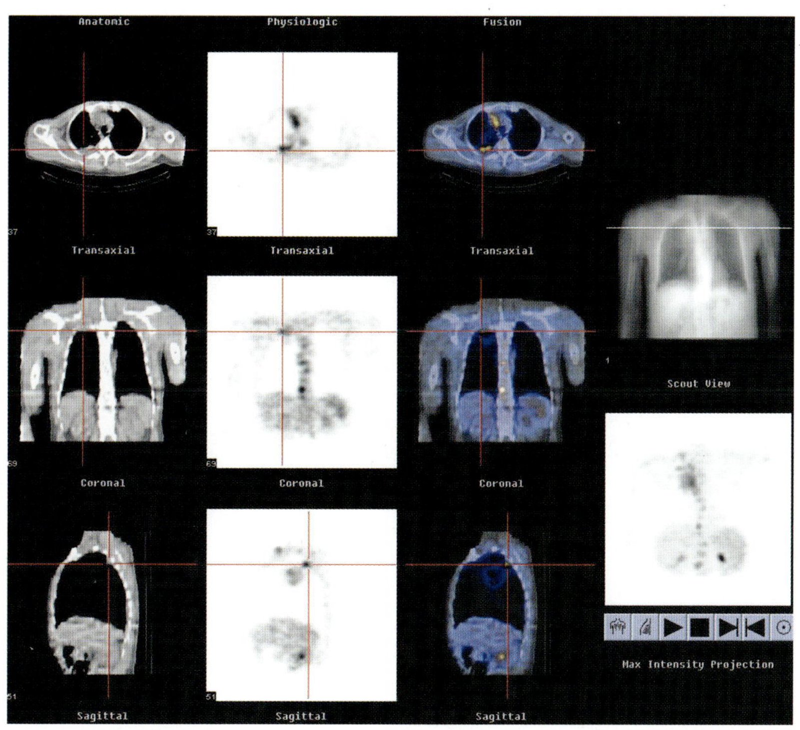

图 5－3－9D　胸部 FDG/CT 融合图像（胸膜局部增厚并有异常放射性浓聚）

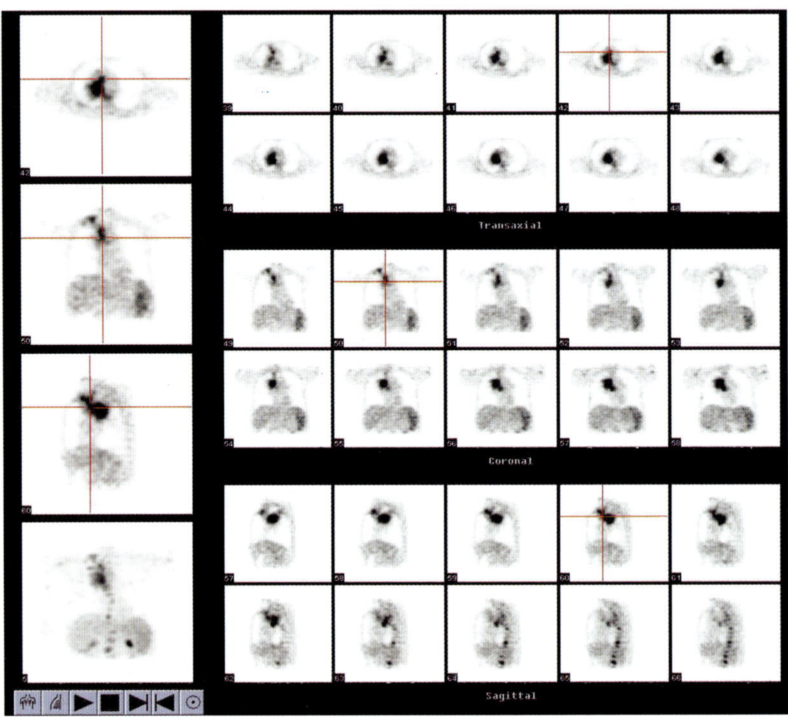

图 5－3－9E　FDG 断层图像（矢状面可见椎体多发放射性浓聚）

病例 10，小细胞肺癌（海军总医院提供）

男，65 岁。患者 2 月前无明显诱因出现发热，咳嗽，咳白色粘痰，痰中带血。外院 X 线胸片示右肺中叶肺不张，右肺感染。为进一步治疗收入院。

MDP 骨显像：未见骨转移征象。多个腰椎骨盐代谢轻度增加，考虑为退行性变（图 5－3－10A）。

FDG－PET 显像：两侧肺门、右肺下叶背段及纵隔内多个异常放射性浓聚灶，最大径为 2～3cm，T/NT，4～10（图 5－3－10B、图 5－3－10C、图 5－3－10D）。右侧颞叶皮质可见一个 1.5cm 放射性浓聚区（图 5－3－10E）。诊断：双肺、纵隔及颅内多发葡萄糖代谢增高病灶，考虑为肺癌纵隔和颅内转移。

胸部 CT：气管隆突下、右下肺门处可见多个淋巴结肿大，右肺下叶基底段支气管受压变窄，右下叶后段可见结节，并与肺门肿块相连，其内未见钙化。气管前间隙可见 1.2cm × 1.5cm 的肿大淋巴结。两肺多发肺大疱，未见胸腔积液。

纤维支气管镜检查：右肺下叶背段支气管开口处赘生物完全堵塞支气管口，病理活检示（右下肺背段）小细胞肺癌（图 5－3－10F）。

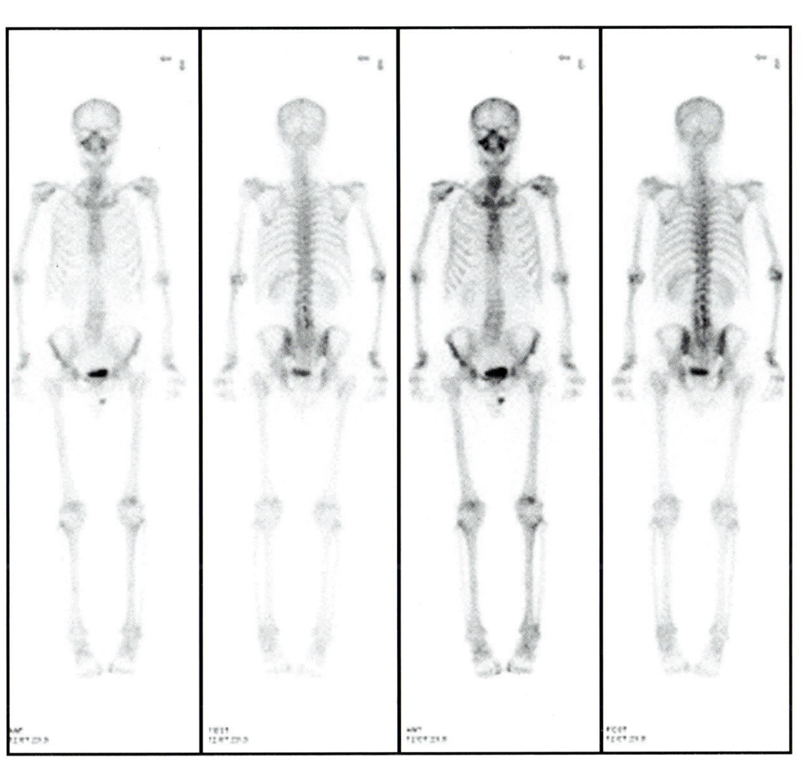

图 5-3-10A　MDP 骨全身显像

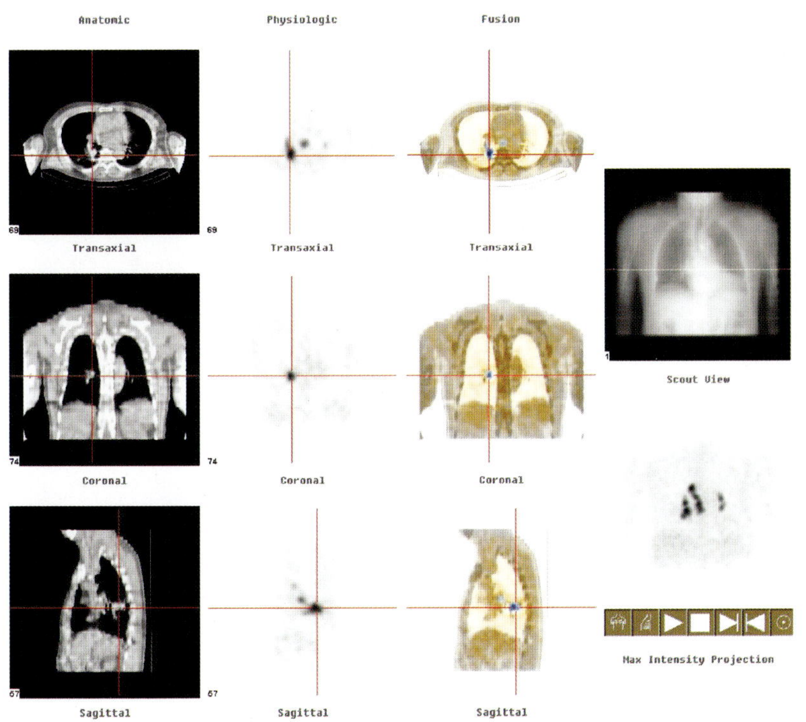

图 5-3-10B　胸部 FDG/CT 融合图像（肺门、右肺下叶背段及纵隔放射性浓聚）

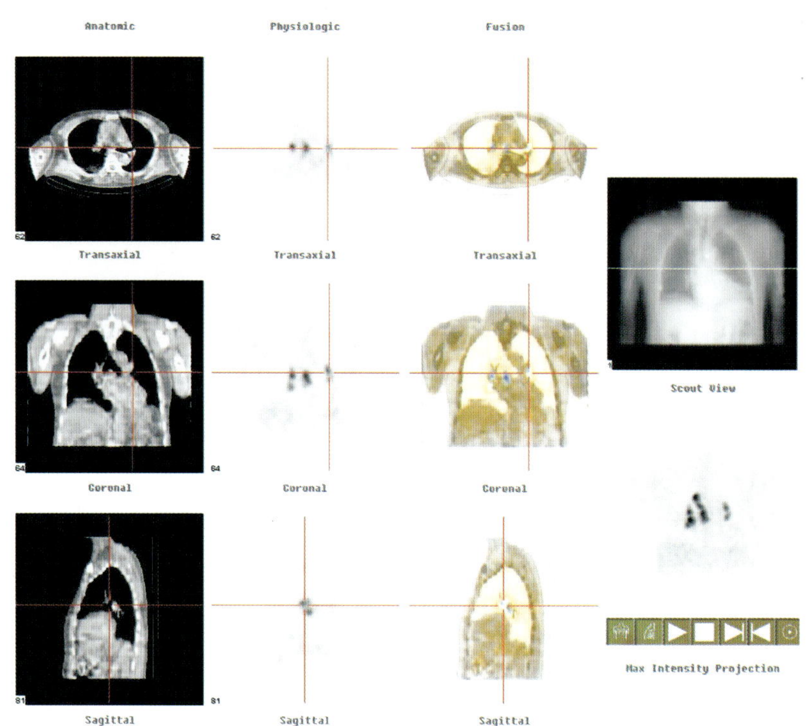

图 5－3－10C　胸部 FDG/CT 融合图像（肺门、右肺下叶背段及纵隔放射性浓聚）

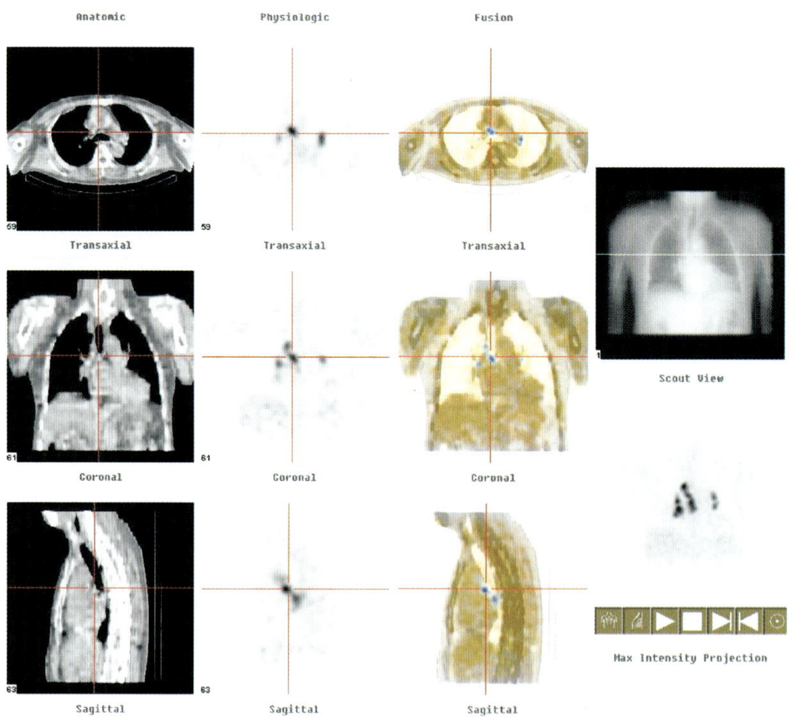

图 5－3－10D　胸部 FDG/CT 融合图像（肺门、右肺下叶背段及纵隔放射性浓聚）

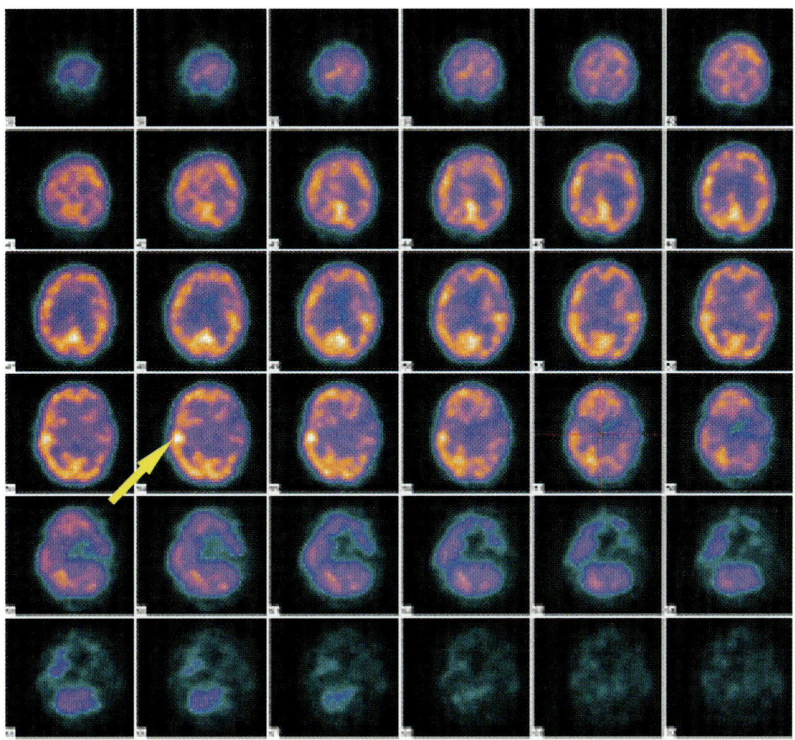

图 5－3－10E　头颅 FDG 横断面图（右侧颞叶皮质放射性浓聚）

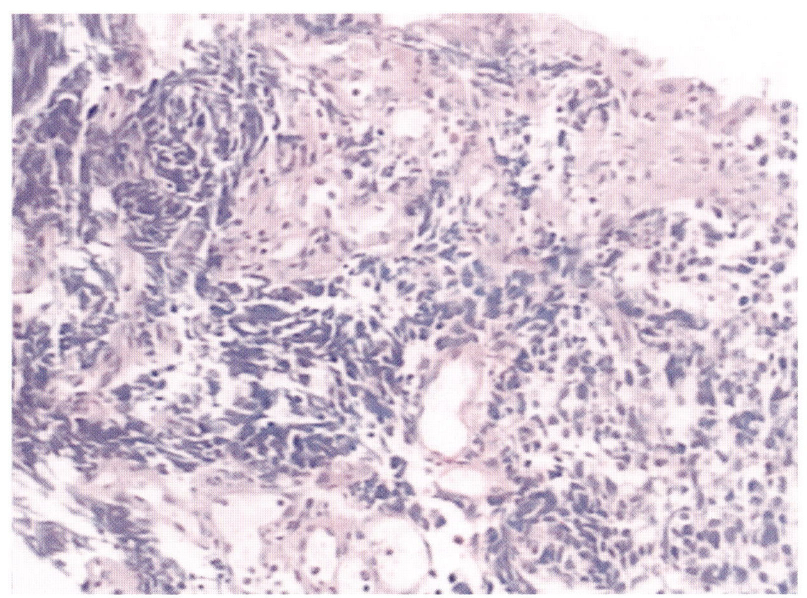

图 5－3－10F　右下肺背段病理活检所见（高倍镜，HE 染色）

病例11，机化性肺炎、肺脓肿（海军总医院提供）

女，65岁。

2003－2－26　因“咳嗽，咳痰1周，咯血1次”入院。

入院查体：左胸呼吸动度减小，双侧语颤正常，左肺叩诊呈实音，左肺散在湿啰音、哮鸣音，右肺呼吸音略粗。胸部CT：左下肺占位病变，与胸膜粘连，左侧胸腔少量积液，肺癌可能性大。

2003－2－26　骨显像：未见明显骨盐代谢异常的骨病灶（图5－3－11A）。

2003－2－28　hPET FDG提示：左下肺占位为葡萄糖代谢中度增高组织，T/NT＝3.8。恶性病变可能性大（图5－3－11B、图5－3－11C）。

2003－3－3　支气管镜检查：左下叶后基底段亚段可见新生物堵塞管腔。

2003－3－5　全麻下“剖左胸探察，左下肺叶切除术”。术后病理：左下肺胸膜下可见2.5cm×1cm×1cm硬变区域，病理改变为机化性肺炎，其内肺脓肿形成，支气管及左下肺静脉旁淋巴结呈反应性增生（图5－3－11D、图5－3－11E）。

评述：FDG显像是鉴别肺内单个结节性质的良好方法，但是仍然有少数病灶无法鉴别。某些炎性包块（结核、脓肿……）可出现明显的FDG摄取，这是假阳性的主要原因。有人认为延时显像可以鉴别炎症和肿瘤，但是还没有大宗病例的报道和证实。其他显像剂，如胸腺嘧啶、胆碱、氨基酸等可能成为FDG的补充。

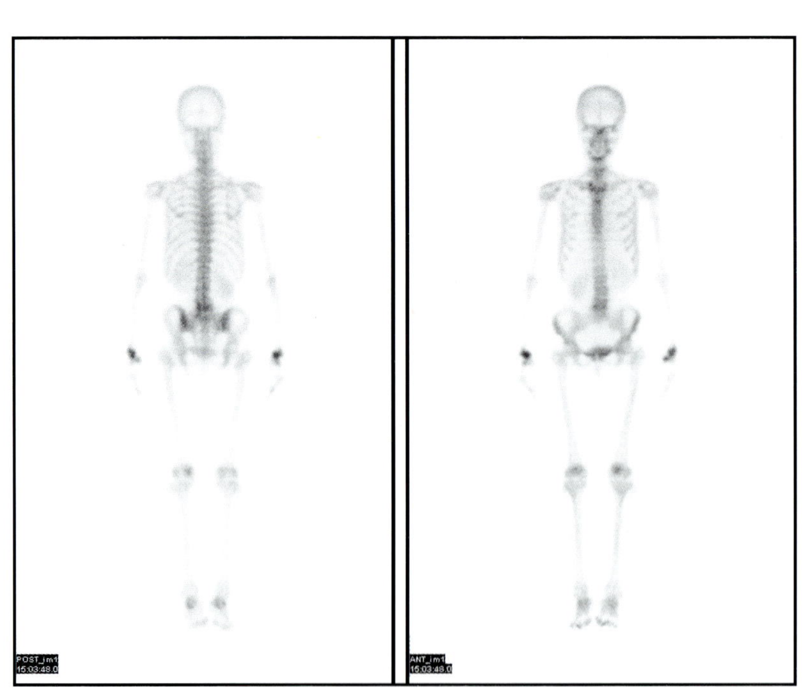

图5－3－11A　MDP全身骨显像

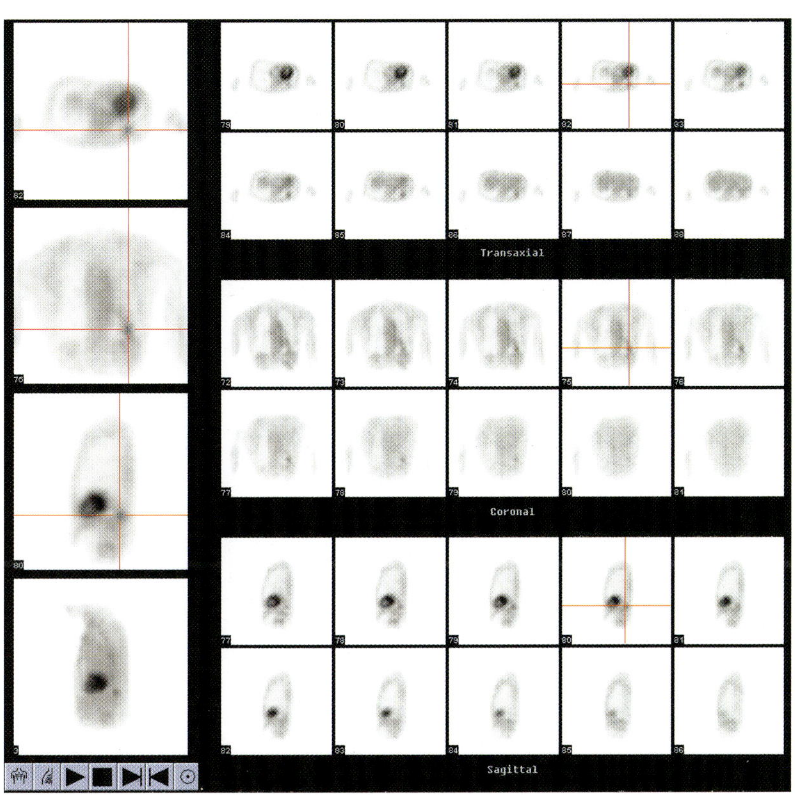

图5－3－11B　胸部FDG断层图像（左下肺放射性浓聚）

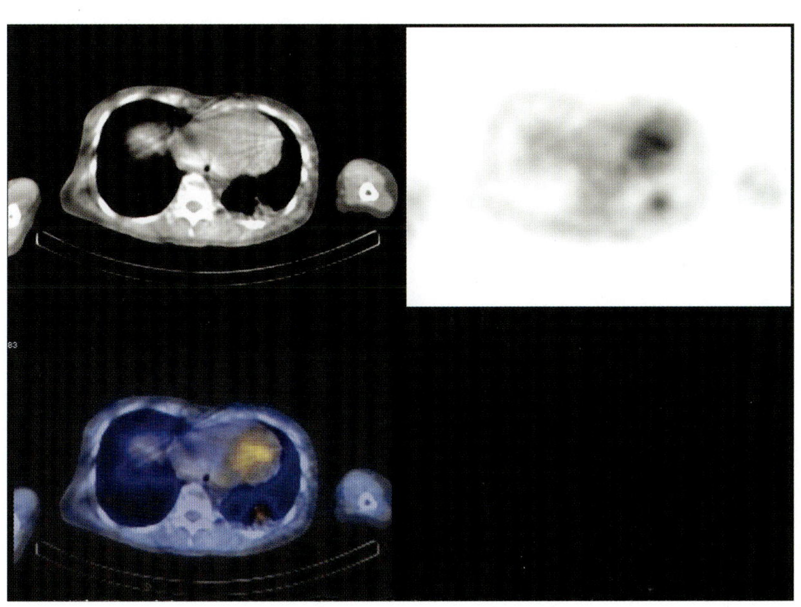

图5－3－11C　左肺结节FDG/CT融合图像（CT显示的结节处有异常放射性浓聚）

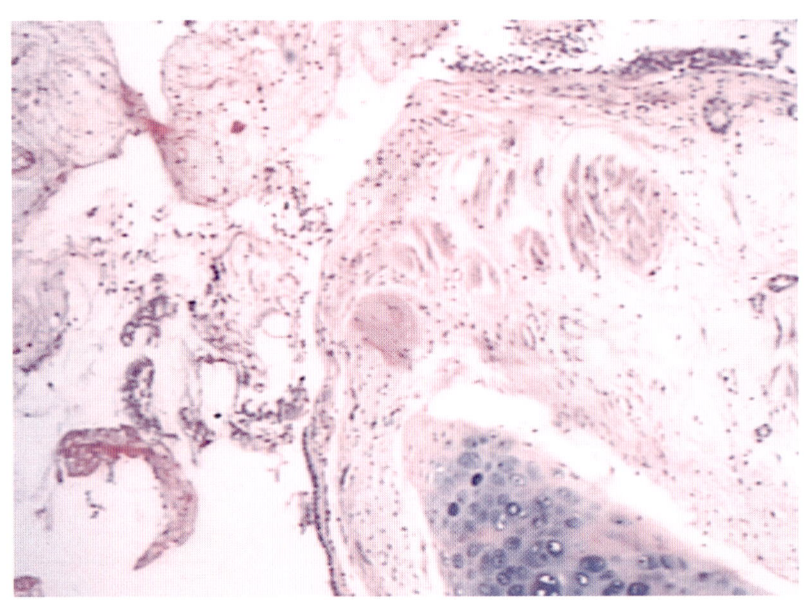

图 5－3－11D 术后病理切片检查所见（低倍，HE 染色）

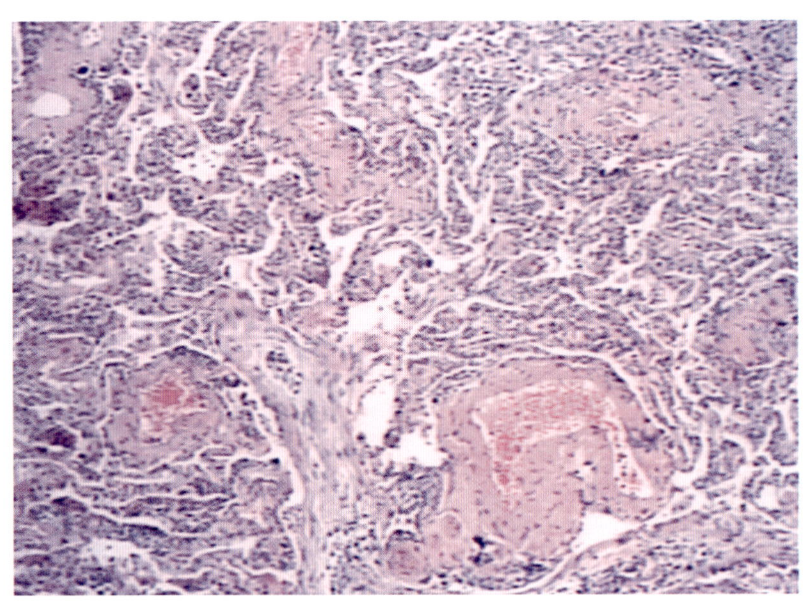

图 5－3－11E 术后病理切片检查所见（高倍，HE 染色）

病例12，肺结核球（海军总医院提供）

女，64岁女，64岁。

2003-6-12体检摄胸片发现左上肺类圆形占位，无胸闷、气促、呼吸困难，无咯血、盗汗、乏力，无发热、咳嗽、咳痰。予以定期复查，未进一步治疗。

2005-2-17复查胸片提示：左上肺类圆形占位略增大。

2005-2-24 CT：左肺上叶尖后段可见一直径约13mm的小结节影，分叶状，部分边缘不规则，内见空气支气管征，CT值14~26HU。左肺下叶胸膜下另见一钙化点。各大支气管及分支开口通畅，肺门纵隔未见肿大淋巴结。左肺上叶占位，周围型肺癌（腺癌）可能性大（图5-3-12A）。

入院后无不适主诉。精神、饮食佳，二便正常。查体双肺呼吸音清，未闻及干、湿啰音。PPD皮试呈强阳性。血常规、肝肾功能基本正常。血CEA<10ng/ml，血沉5mm/h。反复查痰抗酸杆菌、细胞学检查阴性。行CT引导下左上肺占位穿刺病理回报为少许无结构玻璃样变性红染物质，抗酸染色（-）。

2005-3-16胸部FDG/CT肿瘤显像：左肺上叶尖后段有一小结节占位，但FDG显像该处未见明显异常放射性浓聚，靶/本底比值约1.50（图5-3-12B）；延时3h后显像该处放射性摄取增加，靶/本底比值约2.30（图5-3-12C）。诊断：左上肺尖后段小结节为葡萄糖代谢活性较低的组织，良性病变可能性大。

病例讨论肺内小结节的鉴别：

1. 肺结核球　结核球好发S1、S2、S6各肺段，常见青年人，可有午后低热、盗汗、乏力等结核毒血征，病灶其中及周围常见钙化灶、卫星灶，可呈斑点状、分层状，常见融解区，动态观察增大或缩小均较缓慢。该患者隐匿起病，无特殊不适主诉，症状不典型。但病程长，病变进展缓慢，病变位于左S^{1+2}，目前该诊断不能完全除外，需行结核三项、痰找抗酸杆菌、PPD试验等检查参考，确诊需病理活检。

2. 左上肺周围型肺癌　患者为老年女性，发病隐匿。CT示：左上叶尖后段小结节影，分叶状，部分边缘不规则，内见空气支气管征。肺癌形态多不规则，呈分叶状，密度均匀，一般无钙化。根据影像学不能除外周围型肺癌。不支持点：病变位于左S^{1+2}，非肺癌好发肺段。周围型肺癌腺癌常见，阴影常增大较快，1~2个月内即可见增大，可有肺门、纵隔淋巴结肿大，远处转移。但病人病史中无胸痛、胸闷等症状，无明显咳嗽、咳痰，无胸腔积液提示。发现病灶近20个月，病变进展缓慢。明确诊断可行CT引导下穿刺活检。

3. 肺内孤立性转移性肿瘤　由其他原发部位的原发肿瘤或肺内肿瘤经淋巴管转移可致肺门、纵隔淋巴结同时受侵犯。以胃、乳腺、肺常见。多为单侧性，短期即可见肿瘤明显增大，多发转移灶多见。全身情况差。该患者无原发肿瘤表现，病变位于外周，形状不规则，有分叶，目前暂时可除外。

4. 炎性假瘤　该病常形成结节形阴影，密度稍高，均匀一致，边缘光滑、整齐，长时间无明显变化，结节内无钙化或融解区。影像学表现不除外该诊断，但患者发病前后无发热、咳嗽、咳痰等表现，查体双肺呼吸音清，无干、湿性啰音，肺CT示左上肺病变形态不规则，

有分叶，该诊断可除外。

5. 肺错构瘤　该病以下肺部多见，进展缓慢，病程长，多无症状。X线表现为圆形或椭圆形有分叶、边缘光滑、密度增高且不均匀的单个结节，周围无浸润，肿瘤内可见钙化点，多在中心且分布均匀。与该患者影像学表现不符，除外需活检。

6. 肺真菌病肉芽肿型　该病多位于两肺中下部呈球形，边缘清楚规则，增大缓慢，无钙化或融解。患者临床症状隐匿，影像学表现无法除外该病。但病人无特殊职业史，无发热、咳嗽、咳痰、气促等表现，考虑可能性较小，必要时需完善痰真菌培养、肺活检病理学检查明确。

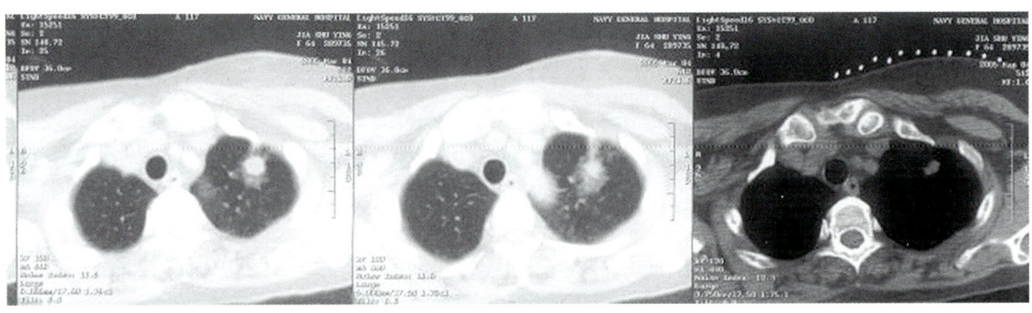

图5-3-12A　结节平面CT图像

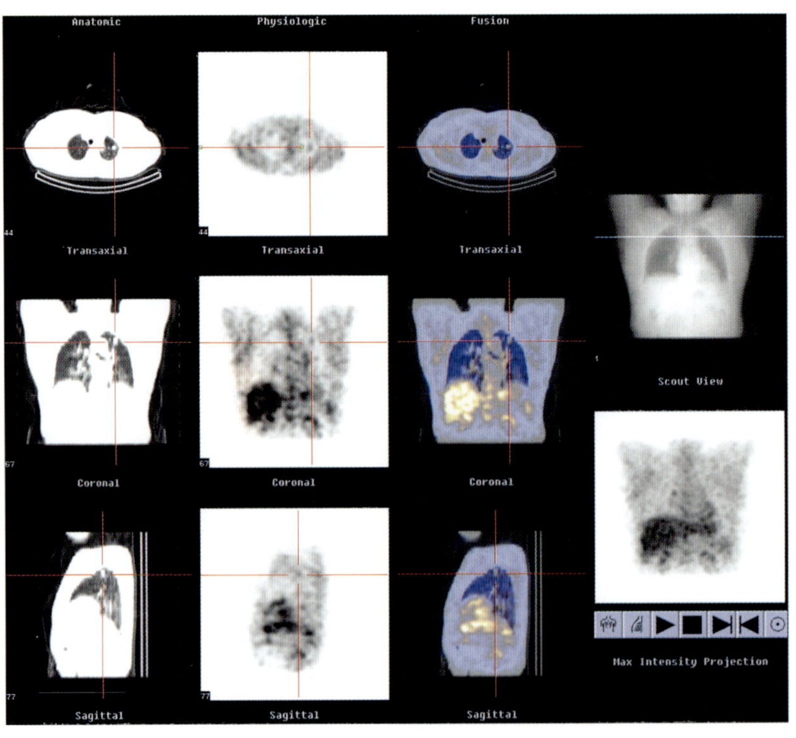

图5-3-12B　胸部FDG/CT融合图像

8. 支气管腺瘤　该病仅少数发生在肺外周，常位于中下肺野，阴影致密、均匀，边缘光滑、整齐，周围肺野清晰，增大缓慢。目前患者肺部良性肿瘤可能性存在，但纤维瘤、平滑肌瘤、血管内皮瘤、乳头状瘤等临床均少见，诊断需肺穿刺活检证实。

左胸探查术、左上肺叶肿物楔形切除术。术中冰冻快速病理提示干酪样坏死。

术后病理回报：左上肺片状坏死，伴玻璃样变性，淋巴细胞浸润。

最终诊断：左上肺叶结核球。

评述：无论何种影像学方法对肺内结节的鉴别都不可能百分之百地正确。即使综合考虑到各种诊断技术提供的信息，仍然需要组织学的结果才能获得最可靠的诊断。

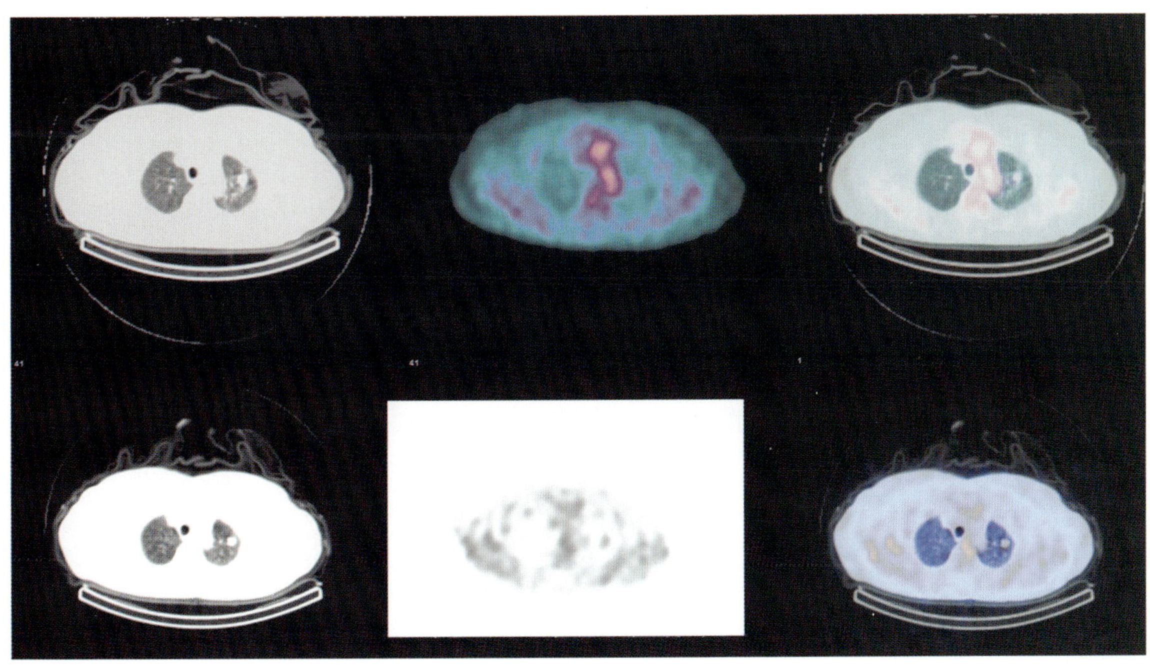

图 5 -3 -12C　胸部 FDG/CT 横断面融合图像（上排注射后 1 小时，下排注射后 3 小时）

病例 13，结核（海军总医院提供）

患者男性，27 岁，医生，2 周前出现腰痛，逐渐加重。

病史：2 年前曾有发热、盗汗，PPD（4 +），胸片无异常。1 年前出现类似症状，理疗后好转。

2005 -07 -18 胸腰椎 CT 检查（图 5 -3 -13A）：T_{12} ~ L_1 椎间隙变窄，T_{12}、L_1 椎体破坏改变，以 L_1 为著，呈局限性骨硬化、缺损并右侧部塌陷改变，在平 T_{11} ~ T_{12} 椎体脊柱右侧旁

可见团块状软组织密度影，L_1 ~ L_5 椎体下缘水平段腰大肌外侧可见密度不均的软组织密度影，与腰大肌分界不清，其内可见散在小片状钙化影。印象：T_{12} ~ L_1 椎体破坏并有椎旁软组织密度影，考虑 T_{12}、L_1 椎体结核并椎体旁脓肿形成。

2005 - 07 - 18 胸部 CT 检查（图 5 - 3 - 13B）：双侧肺尖可见大小不一散在多发点状高密度影，以右侧为著，各大支气管及其分支开口通畅，双侧肺门及纵隔内未见明确肿大淋巴结影。平 T_{11} 椎体右侧旁可见梭形软组织密度影。

印象：①双肺尖多发结节灶，考虑血性播散性结核灶；②T_{11} 椎体右侧旁软组织密度影，考虑结核性脓肿。

2005 - 7 - 20 全身骨显像（图 5 - 3 - 13C）及腰部断层显像（图 5 - 3 - 13D）：全身诸骨显影清晰，对比良好；T_{12} 及 L_1 椎体放射性弥漫性轻度增浓（以 L_1 为主），内部伴有放射性减低区；右额骨眉弓上方有一轻度点状放射性浓聚区；鼻腔放射性分布欠均匀；其余部位诸骨放射性分布左右基本对称，无明显异常放射性减低或增浓区。结论：T_{12} 及 L_1 椎体成骨性病灶伴溶骨性病灶，结核可能性大，不除外恶性肿瘤骨转移。

2005 - 7 - 26 静脉注射 ^{18}F - FDG 后行胸腹部断层显像（图 5 - 3 - 13E、5 - 3 - 13F、5 - 3 - 13G）：可见中纵隔内（气管旁及隆突下）有多个散在结节状放射性异常浓聚灶，部分排列呈上下串珠样，较大者约 2. 1cm × 1. 5cm × 2. 1cm 大小，靶/本底比值约为 5. 71；颌下中部有一局限性类圆形异常放射性摄取区；L_1 锥体右上部有不规则异常放射性浓聚，同机 CT 相应部位为骨质密度减低区，靶/本底比值约为 3. 44，延迟 3. 5h 后为 5. 95；腰椎右侧沿腰大肌外缘走行方向，有一纺锤形囊状异常放射性浓聚区，从 L_1 锥体右上缘下达 L_5 锥体下缘水平，大小约 6. 9cm × 6. 3cm × 19. 5cm，最高靶/本底比值约为 4. 55；脊柱右侧 L_1 锥体以上至 T_9 锥体水平亦可见上下走行的一条索状轻中度异常放射性摄取区，约 3. 2cm × 2. 1cm × 9. 3cm 大小；右肾稍向外位移，右肾盂内有明显放射性滞留；双侧颈部、肺野及腹腔内其余部位无明显异常放射性摄取。结论：①L_1 锥体、右侧椎旁及纵隔内多发散在异常葡萄糖代谢增高灶，以结核病变可性大；②右肾盂引流欠通畅。

2005. 08. 10 腰椎 CT 检查：T_{12} ~ L_1 椎间隙变窄，T_{12}、L_1 椎体破坏改变，以 L_1 为著，呈局限性骨硬化、缺损并右侧部塌陷改变，约平 T_{11} ~ T_{12} 椎体段脊柱右侧旁可见团块状软组织密度影，L_1 ~ L_5 椎体下缘水平段腰大肌外侧可见密度不均的软组织密度影，与腰大肌分界不清，其内可见散在小片状钙化影。与 7 月 18 日片相比变化不明显。印象：T_{12}、L_1 椎体结核伴脊柱右侧旁冷脓肿形成。

2005 - 08 - 30 手术：脓肿病灶清除术、椎体融合术。病理诊断为骨结核。

评述：根据 X 线胸片和 CT 诊断骨结核是不困难的。由于胸片出现了粟粒样病灶，对于有常规预防结核措施的职业人员而言，不能仅仅考虑结核，结合骨显像出现的溶骨性改变，临床不能排除肿瘤，所以进一步做了 FDG 肿瘤代谢显像。活动型结核可能聚集 FDG 这是造成 FDG 显像"假阳性"的主要原因。国人结核病的流行率仍然比较高，在判读 FDG 结果时必须考虑结核病的可能性。本例为年轻人，有结核中毒症状病史、PPD 强阳性，这些都是诊断结核的依据。但是胸部 FDG 显像结果，特别是纵隔内多个放射性浓聚病灶的表现，不能排除肿瘤的可能。然而腹部 FDG 聚集的表现则不支持肿瘤，FDG 的聚集是从 L_1 向下沿着腰大肌边缘向下延伸，在 L_1 的上方、脊柱右侧可见长条状轻中度放射性聚集（似从下纵隔延伸而来）这种形态更加符合结核感染病灶（冷脓肿）沿着肌肉筋膜蔓延的趋势，而不像肿瘤转移的方式。

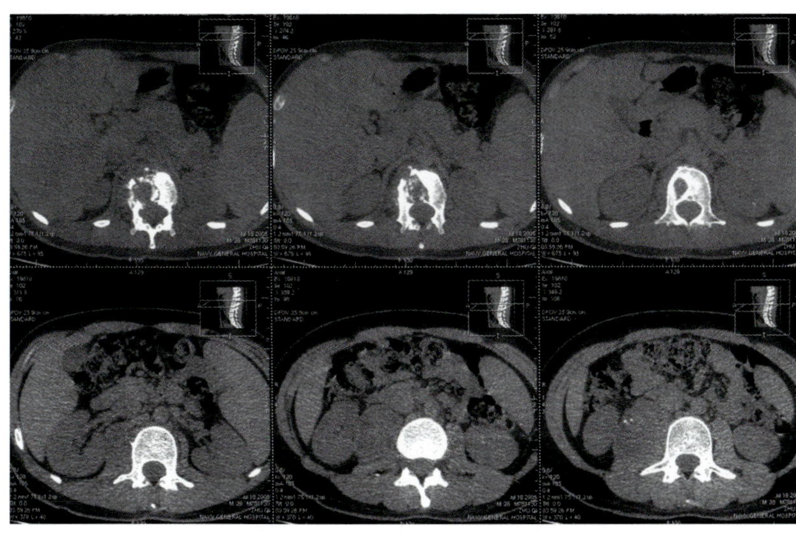

图5－3－13A 胸腰椎CT检查

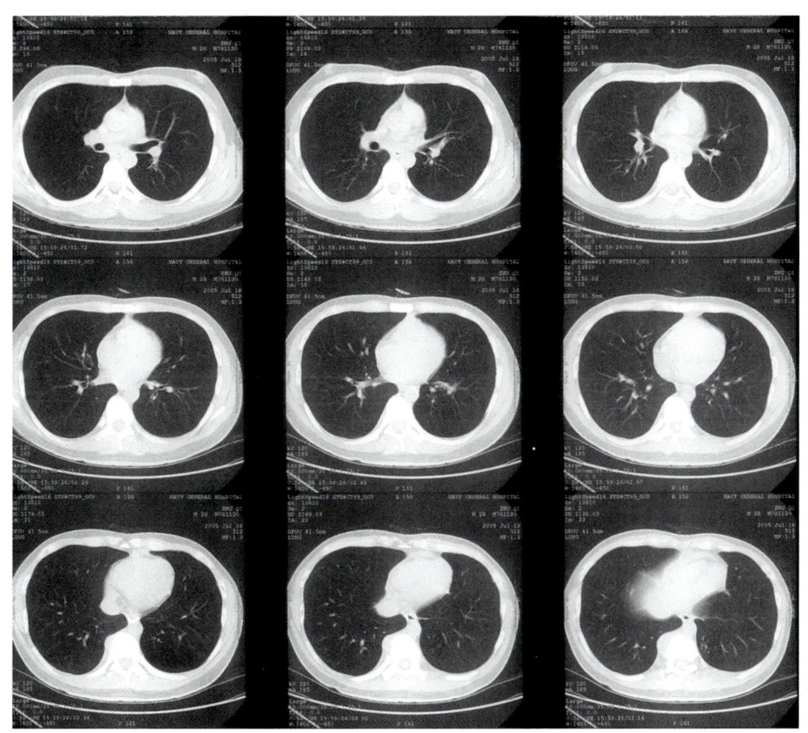

图5－3－13B 胸部CT检查

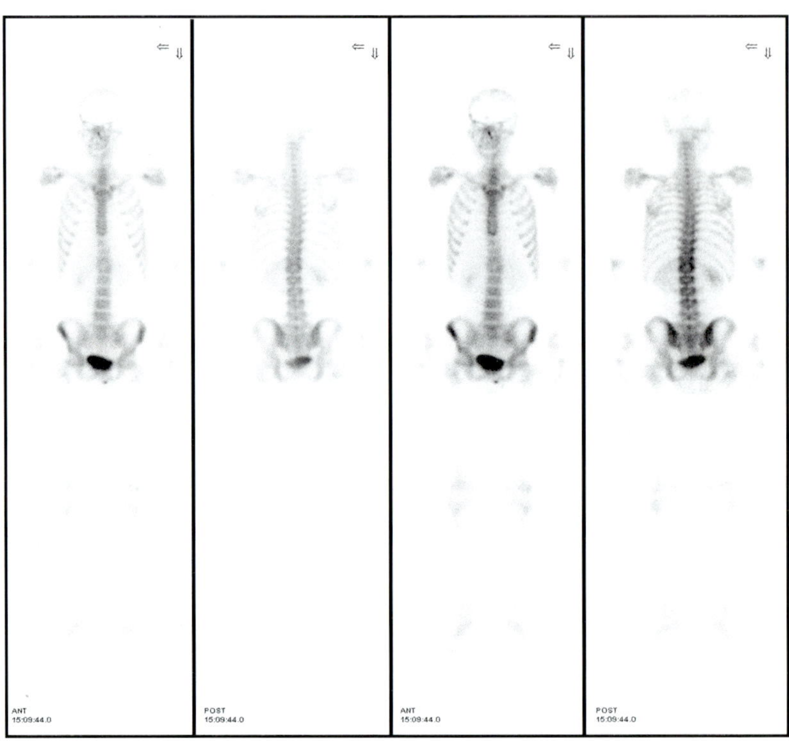

图 5－3－13C　MDP 全身骨显像

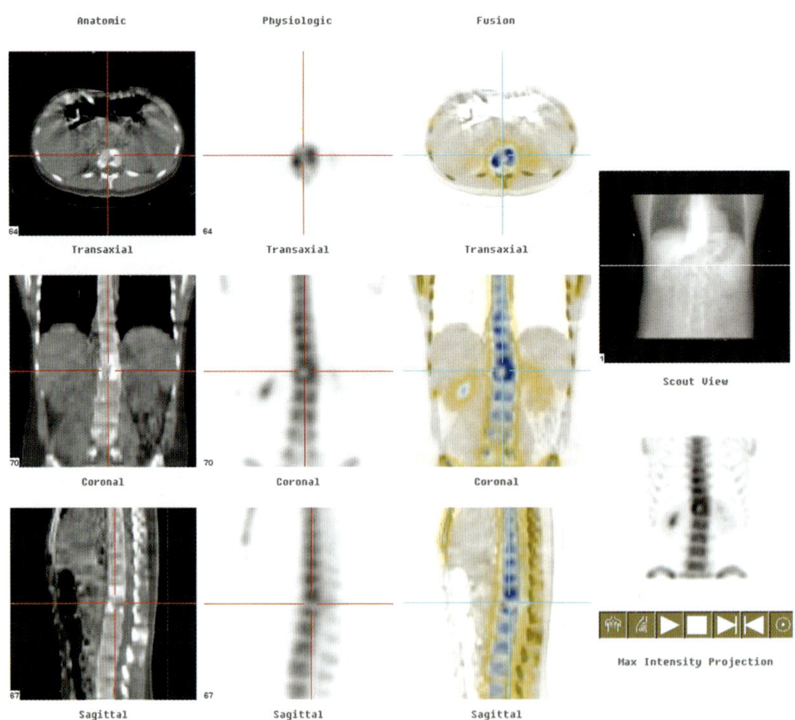

图 5－3－13D　MDP 断层＋CT 显像

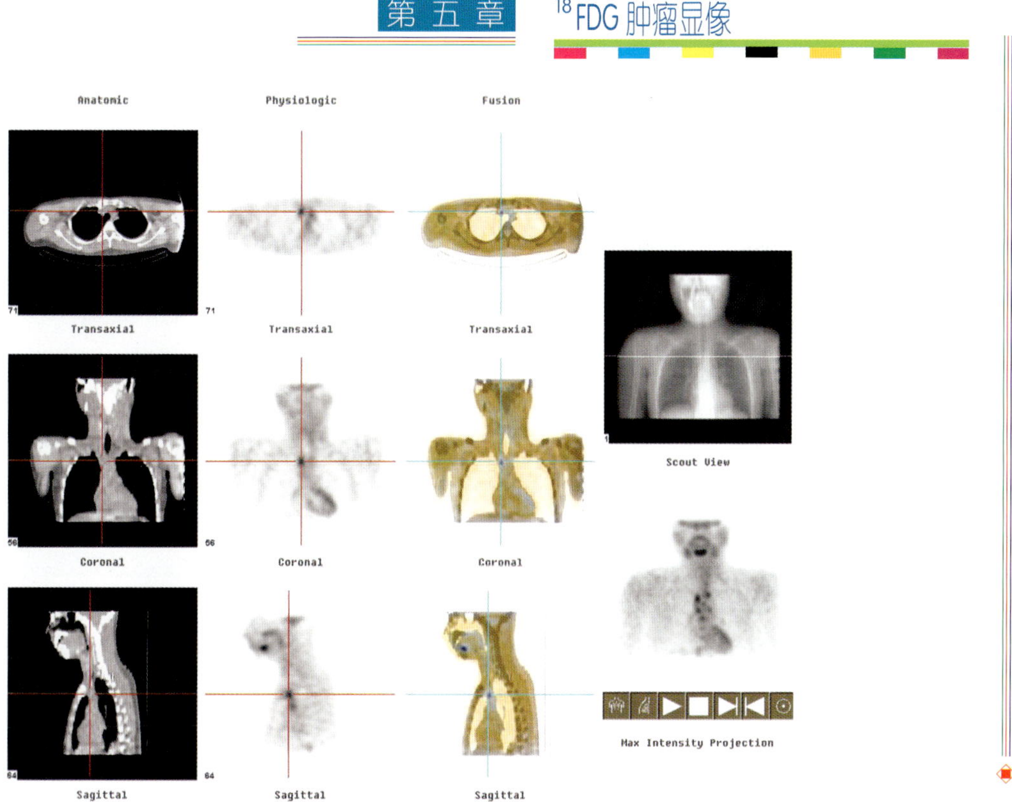

图 5－3－13E　胸部 FDG/CT 融合图像

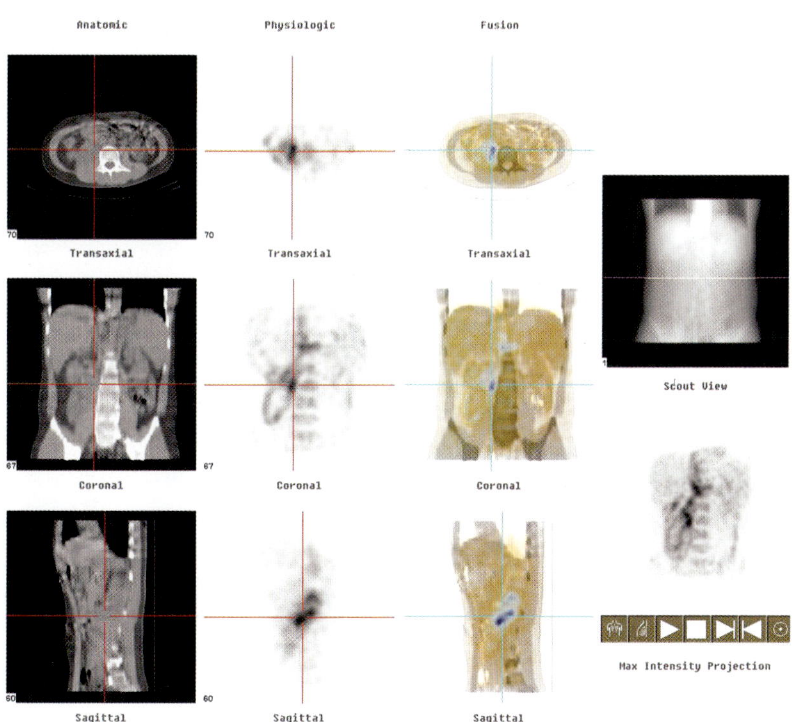

图 5－3－13F　腹部 FDG/CT 融合图像

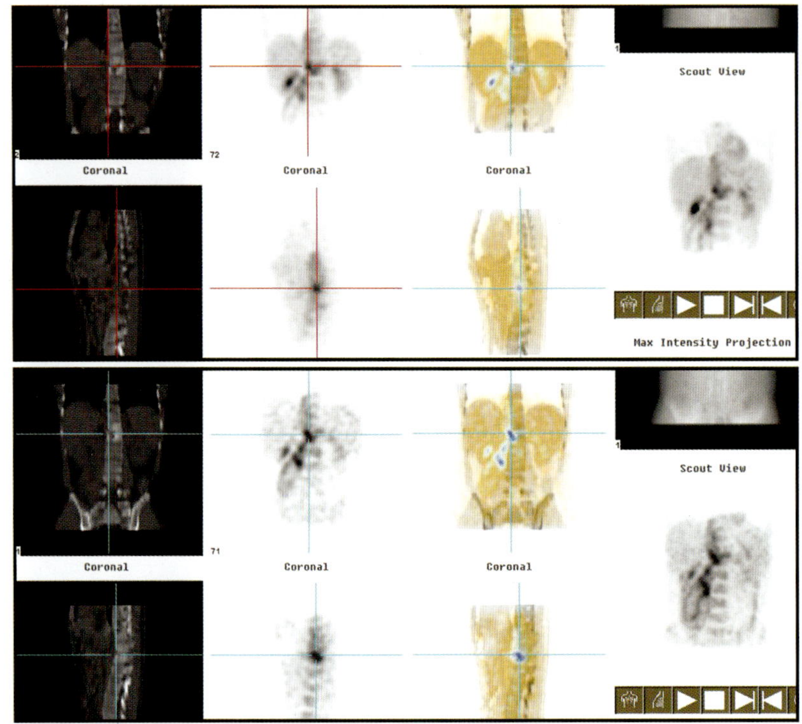

图 5－3－13G　早期（第 1、2 排）和延迟（第 3、4 排）FDG－PET 显像比较

（朱家瑞）

参　考　文　献

1. Truong MT, Erasmus JJ, Macapinlac HA, etc. Integrated positron emission tomography/computed tomography in patients with non－small cell lung cancer: Normal variants and pitfalls. J Comput Assist Tomogr, 2005, 29 (2):205～209
2. An YS, Yoon JK, Lee MH, etc. False negative F－18 FDG PET/CT in nonsmall cell lung cancer bone metastases. Clin Nucl Med, 2005, 30 (3):203～204
3. Keidar Z, Haim N, Guralnik L, etc. PET/CT using 18F－FDG in suspected lung cancer recurrence: Diagnostic value and impact on patient management. J Nucl Med, 2004, 45 (10):1640～1646
4. Cerfolio RJ, Ojha B, Bryant AS, etc. The accuracy of integrated PET－CT compared with dedicated pet alone for the staging of patients with nonsmall cell lung cancer. Ann Thorac Surg, 2004, 78 (3):1017～1023
5. 朱晓霞，陈永清，陈龙华. PET/CT 图像融合对骨转移瘤放射治疗肿瘤区靶区勾画的影响. 第一军医大学学报，2004，24（6）:700～702
6. Goerres GW, von Schulthess GK, Steinert HC. Why most PET of lung and head－and－neck cancer will be PET/CT. J Nucl Med, 2004, 45 Suppl 1:66S～71S
7. Line BR, White CS. Positron emission tomography scanning for the diagnosis and management of lung cancer.

Curr Treat Options Oncol, 2004, 5 (1):63 ~73
8. Vansteenkiste JF, Mortelmans LA. FDG – PET in the Locoregional Lymph Node Staging of Non – small Cell Lung Cancer. A Comprehensive Review of the Leuven Lung Cancer Group Experience. Clin Positron Imaging, 1999, 2 (4):223 ~231
9. Sarinas PS, Chitkara RK. PET and SPECT in the management of lung cancer. Curr Opin Pulm Med, 2002, 8 (4):257 ~264
10. Weng E, Tran L, Rege S, etc: Accuracy and clinical impact of mediastinal lymph node staging with FDG – PET imaging in potentially resectable lung cancer. Am J Clin Oncol, 2000, 23 (1):47 ~52
11. van Der Wel A, Nijsten S, Hochstenbag M, etc. Increased therapeutic ratio by 18FDG – PET CT planning in patients with clinical CT stage N2 – N3M0 non – small – cell lung cancer: a modeling study. Int J Radiat Oncol Biol Phys, 2005, 61 (3):649 ~655
12. Eschmann SM, Bitzer M, Paulsen F, etc: The benefit of unctional – anatomical imaging with [18F] fluorodeoxyglucose utilizing a dual – head coincidence gamma camera with an integrated X – ray transmission system in non – small cell lung cancer. Nucl Med Commun, 2004, 25 (9):909 ~915

第四节　头颈部肿瘤和 PET

本节所指头颈部肿瘤是除神经系统肿瘤和甲状腺肿瘤以外的头颈局部恶性肿瘤，其中鳞状上皮癌占95%。国内未见到关于头颈部肿瘤流行病学的综合资料。头颈部癌在美国占肿瘤病的4%，每年有3万人患头颈部癌，死亡人数接近8000名。吸烟是多数头颈部癌的主要病因。头颈部恶性肿瘤的主要病理类型是鳞状上皮细胞癌，从鼻腔粘膜一直到食管及气管腔的粘膜。鳞状上皮细胞癌代谢非常活跃，所以十分适合 FDG – PET 显像。长期以来内镜活检是头颈部癌的主要诊断手段，淋巴转移是头颈部癌扩散的主要途径，手术和放疗联合使用是治疗的主要方式。

头颈部癌患者局部浸润和转移的发生率非常高。来自未知原发瘤的颈部转移占全部癌症的3% ~15%。其中5% ~40%在诊断至长期随访期间始终未找到原发瘤，在颈部出现转移淋巴结时来自原发头颈部鳞癌的比例较大。

^{18}FDG 是头颈部肿瘤 PET 检查最常用的示踪剂，^{18}FDG – PET 已经成为头颈部肿瘤患者的标准临床显像方法，PET 对于头颈部癌有三个主要作用：第一是对有淋巴转移的患者寻找未知原发瘤；第二是对已知的原发头颈部恶性肿瘤做临床分期；第三是对复发的头颈部癌做再分期。另外，对新确诊的患者及复发的患者 FDG – PET 能够提供独立的预后信息。PET/CT 明显提高了 FDG 对肿瘤病灶的定位能力及准确性，特别适用于头颈部肿瘤患者。

一、FDG – PET 在诊断、分期和再分期中的作用

对来源不明的颈部转移患者，PET 是很有价值的方法，在 FDG – PET 检查之后，应当由头颈部外科医生进行仔细的整个头颈部临床检查。其他检查很少能够提供有价值的资料，如果 PET 没有发现原发肿瘤，那么其他影像技术也很难有所发现。如果 PET 检查是阳性，则可直接在阳性部位进行活检。

（一）FDG－PET 对原发头颈部肿瘤的评价

组织学证实的原发肿瘤显示强而均匀的 FDG 摄取，也可见大的有活性的肿块。相反，在坏死组织或囊肿中无摄取。很多报道证明了 FDG 具有很高的灵敏度（95% ~100%）和特异性及良好的良恶性分级能力。在一组可行性研究中，50 个病人无一例假阴性，假阳性见于多形性腺瘤、Warthin 瘤及弓形虫引起的良性腺病。头颈部肿瘤由组织学证实的 FDG 诊断效能为：灵敏度 85%，特异性 89%，高于 CT（77%，87%）和 MRI（89%，79%）及临床诊断评估（灵敏度为 71%）。但是根据 2001 年第 3 届德国多学科讨论会的共识，FDG－PET 在评价已知原发头颈部肿瘤的价值尚不肯定，对于一个特定的肿块而言，肿瘤活性和分级等方面的功能信息可能对预后判断有帮助，但对常规治疗方案没有影响，也不能提供形态学（如局部侵犯）的补充信息。

（二）FDG 显像对淋巴结分期的作用

头颈部肿瘤准确的淋巴结分期对病人的合理处置具有重要影响：①淋巴结转移是预测预后的重要因素；②淋巴结转移率可推测原发瘤诊断的时间；③完全切除肿瘤及转移淋巴结是一种治愈手段。

临床触诊检查可发现 60% 病人有淋巴结转移，但仅 40% 能够得到组织学证实。淋巴结转移的 FDG 表现是病灶浓集，同周围正常组织有很大反差。理论上和模型试验中 PET 对阳性病灶的探测下限是 4 ~6mm，实际的分辨下限在 8 ~10mm。SPECT/PET/CT 的分辨下限在 10mm 以上。另外，病灶的检出和病灶与周围组织的对比度有直接关系。在低本底区域（如肺）病灶的检出率高，在高本底区域（如脑）病灶的检出率低。

由于常规影像对头颈部淋巴结分期已经有很高的灵敏度和特异性，根据核医学临床积累的经验，FDG PET 在淋巴结分期的临床价值在以下几个方面更有意义：

1. 评价较大的原发肿瘤（T_2 以上）对侧淋巴结和/或纵隔淋巴结受累情况。
2. 评价位于中线附近的肿瘤累及何侧淋巴结。
3. 形态学上发现可疑淋巴结（如肿大的），但是没有典型恶性体征。
4. 临床有可疑症状，例如淋巴结有问题，但是没有原发肿瘤或肿瘤复发的证据。
5. 当有可疑形态学和/或临床问题、不能肯定和排除淋巴结受累时，确定有无局部复发。

一组 150 多例有巨大肿瘤、有可触及肿块、术前怀疑淋巴结转移病人的前瞻性研究结果表明 FDG 能发现比 CT 多 13% 的淋巴结转移。另外，CT 怀疑的 12% 的淋巴结没有 FDG 摄取，组织学证实为真阴性。这样共有 25% 的病人经 FDG－PET 改变了最后诊断。应当注意的是，放射学方法是根据淋巴结的大小区分淋巴结的良恶性的，因此存在一定的局限性，而 FDG PET 的代谢信息能显著提高判断淋巴结良恶性的准确性。

（三）评估远隔转移和第二原发瘤

PET 对检测上呼吸道和消化道原发瘤有出色的灵敏度和特异性，并且对颈部淋巴分期的准确性优于其他影像方法。偶尔还能够发现远隔转移和第二原发癌，因此，检查范围应当从颅底直到盆腔底部。和其他恶性肿瘤比较，头颈部鳞癌病人有高发第二原发瘤的倾向。有一组 FDG 评价头颈部肿瘤的病例，作者报告使用低端的符合探测双探头伽马相机在 68 例病人中发现了 12 例第二原发癌。

头颈部肿瘤发展的初期表现为侵及局部淋巴结，发生在疾病晚期的远隔转移主要表现为纵隔淋巴结转移，肺和骨转移。一旦发现远隔转移就失去了外科根治性治疗的机会。

多个研究报告的综合结果是，FDG PET 检测到约 15% 的病人有纵隔淋巴结转移及复发。引人注目的是这些病人因常规分期为阴性而准备选择根治性的外科治疗，而且这些病人中约 10% 由 FDG PET 检测到了远隔转移（肺、肝和骨）。

对于明确诊断的头颈部肿瘤淋巴结转移的病人，寻找原发肿瘤将是非常有意义的。这样可将肿瘤完全切除和或选择放疗和化疗。文献报道 FDG - PET 能确定 20% ~50% 的原发肿瘤，而常规显像的结果是阴性。Bender 总结了一组 50 例有未知原发肿瘤病人的检查结果，FDG - PET 发现了 24% 的原发肿瘤，用常规全身扫描 30% 以上病人发现了远隔转移。Schoder 的一组 253 例的荟萃分析，原发肿瘤的检出率是 30% 。在用过各种其他检测手段仍未确诊的患者中，有 1/4 是通过 PET 扫描检测出了原发肿瘤的位置，有的还发现了其他原发瘤。

（四）复发

FDG 是高危病人有效的随访手段。对头颈部肿瘤术后和/或放疗后的病人利用体格检查和形态学影像检查进行随访是不严格的。这些方法难以鉴别手术后正常解剖的改变、放疗后发生的纤维化和坏死与肿瘤复发。常常只有表现出体积增大的征象时才能够确认为复发或转移。这种情况下，利用功能显像方法就是理想的选择。形态学上怀疑的病变若有 FDG 摄取，表明存在活的肿瘤组织；没有 FDG 摄取，则提示没有肿瘤残余和复发。尽早检出头颈部肿瘤的复发对决定能否进行挽救性手术是重要的，而挽救性手术能够改善这些病人的临床结果。初期复发者挽救性手术后 2 年的生存率是 70% ，而复发晚期行挽救性手术 2 年的生存率只有 22% 。因此在复发初期及时地检出可能的复发有重要的临床意义。

PET - FDG 对头颈部肿瘤复发的检出灵敏度很高，但是在手术治疗后的区域其特异性比其他部位（肺、骨）都低。核医学医师必须熟悉与治疗（特别是手术和放疗）有关的变化，它会造成 FDG 的假阳性结果。综合现有的报告，FDG 的阴性预测率很高，因此对怀疑复发者如果 FDG 阴性，可准确排除复发，没有必要做进一步检查；相反，对位于或接近原发肿瘤部位的局部复发阳性预测率和特异性稍差，假阳性多，因此应当有活检证实。对活检阴性患者可在 2 ~3 个月后用 FDG - PET 随访。如果 SUV 不变或增加，而又不能用炎症、瘢痕和放射性坏死解释，那么应当再次活检。Bender 总结了 100 多例根据临床检查和 CT 扫描怀疑肿瘤复发的病人，组织学证实复发的病人中有 90% FDG 发现了肿瘤病灶，而 CT 为 86% （无显著差异）。组织学证实局部复发的 13% 在 CT 检查时漏诊，但是被 FDG - PET 探测到；另外，复发肿瘤的 10% FDG - PET 未显示阳性摄取，但是 CT 显示为可疑。这些假阴性是由生长在粘膜下的小于 2mm 的肿瘤所致，临床 PET 的分辨率无法检出。已发表的数据和这些结果相一致。在局部复发上 FDG 的灵敏度为 70% ~90% ，特异性为 70% ~100% ，好于 CT（77% 和 87% ）。另外，在肿瘤复发的病人中，对于淋巴结分期，FDG - PET 无疑优于 CT：平均灵敏度为 87% 对 62% ，特异性为 89% 对 73% 。

早期检测出可能的复发是非常有意义的。用于此目的的影像学方法应当有高的灵敏度，但是同时又不能有过多的假阳性。CT 和 MRI 发现病灶有赖于结构的变化，由于治疗后组织结构、层次的改变，非特异的对比度增加使它们在判断复发时的结果很不可靠。而 PET 结果的解释也很复杂，因为手术和外科重建可能破坏了正常结构，形成一些新的组织和器官之间的关系。关于 FDG - PET 对检出头颈部肿瘤局部复发的作用的报告不多，而且是回顾性的。现在已经明确，不管病人采用了什么方法治疗（外科、放疗）对检出头颈部肿瘤的局部复发而言，FDG - PET 有很高的灵敏度和特异性。作为一条规则，一个完全阴性的 PET 结果说明没有复发。除了肿瘤有 FDG 的摄取外，其他非肿瘤的摄取可能造成假阳性，与肿瘤有关的摄取解释成正常变异、炎症，就成了假阴性。随着受检者日益充分的准备，某些与肿瘤无关的 FDG 摄取的原因可以减至最低或者至少能够正确识别，例如，喉部肌肉、口腔咽喉部含放射性的唾液、颈部棕色脂肪组织非特异性 FDG 摄取等。但是治疗造成的炎症不容易识别，而且有些假阳性是不可避免的。

二、FDG - PET 在头颈部肿瘤治疗方面的应用

（一）指导活检部位和制定放射治疗野

Heron 等在一组前瞻性研究中对 22 例头颈部肿瘤接受放射治疗患者的统计结果表明，CT 有高估病灶范围和低估淋巴结转移范围的特点，而 PET 更加准确地勾画出肿瘤的生物学范围，因此对于确定活检部位和制定合理的放疗计划非常有帮助。PET/CT 也被应用于适形调强放疗（IMRT）计划中，并有初步令人满意的结果。FDG - PET 数据的生物学意义导致头颈部肿瘤放射治疗计划靶区的修正，这样 PET - CT 的融合数据对于有代谢活性区域的 IMRT 有指导作用。Paulino 等的研究结果是 7 例（18%）病例 GTVp 大于 GTVc，3 例（8%）等于，30 例（75%）小于；平均体积分别是 20.3cm^3 和 37.2cm^3。对有复发危险的肿瘤区域 PET - CT 可以提供有价值的资料，产生较大的正常组织的轮廓，这可以进一步改善头颈部肿瘤 IMRT 的治疗窗。原发头颈部癌的准确定位能够针对病灶局部进行治疗而不是盲目地扩大照射野。

（二）FDG - PET 可监测放化疗的反应

头颈部肿瘤在诊断时常常都已是晚期，然而巨大的原发肿瘤伴或不伴淋巴结转移主要采取根治性手段，这样肿瘤的完全切除将是重要的，否则要采取外科治疗联合放疗/化疗。评价疗效包括：①早期印证治疗反应；②切除活的肿瘤残余；③早期发现复发。

PET 可用于化疗或放化疗的疗效评价。以前的研究表明糖利用率的减低是放化疗疗效的表现，故糖的利用率没有改变就意味着治疗抵抗。Haberkor 等报道不同位置的肿瘤治疗反应不同，治疗的抵抗和有效是可以确定的，治疗的最后结局和不同的肿瘤 FDG 摄取情况有良好的相关性。数分钟或数小时内细胞毒效应就可以影响糖利用，这是利用 FDG 来早期预测治疗效果的基础。也就是说，FDG 代谢显像显示的化疗剂使用前和使用后糖利用情况可区分有疗效者和无疗效者。

Greven 等反复研究了 FDG - PET 评估放疗疗效的作用。在最近的一个报告中，他们对 45 例病人大剂量放疗前和放疗后 1、4、12、24 个月进行 PET 检查，认为治疗后 4 个月的 PET 结果比 1 个月时的更准确。也有人认为治疗后 6 ~ 8 周的间隔足以避免大部分假阳性和假阴性结果。一般认为，治疗结束后至少 6 周进行 FDG 检查的阴性结果可以准确判断没有残留病灶。而治疗后 6 周获得的阳性 FDG 结果，在没有炎症的证据和其他能够解释出现阳性 FDG 结

果原因的情况下，说明有残留病灶。在治疗期间或刚刚结束的 PET 检查结果，因为有治疗反应的干扰（可能为假阳性）不能单独用来指导进一步的处置决策。现在的疗效监测标准是：在形态学未能明确的肿瘤残余抑或瘢痕坏死组织中，FDG 高摄取表明有活的肿瘤，不是治疗无效的残余肿瘤就是早期复发。

Brun 等对 47 例头颈部肿瘤接受局部放疗或放化联合治疗的病人（近 2/3 为Ⅳ期）在治疗前和初次治疗后 1～3 周行 FDG - PET。用 SUV 和葡萄糖代谢率（MRGl）分析 PET 数据。CR 病人治疗后平均 SUV 和 MRGl 比无效病人低，但是两组有明显交叉。值得注意的是，CR 的病人治疗前 SUV 相对较低（中位数为 8.0 对 12.0）. 有疗效和无疗效的病人治疗后 SUV 没有显著差异（中位数为 4.4 对 7.7，P = 0.07），而 MRGI 明显减低［中位数为 14 对 27 μmol/（min · 100 g）］。在初期的研究中对 SUV 测量检出复发的作用寄予了很大希望，接下来的工作证明并非如此。Lapela 等报告肿瘤复发的 SUV 为 2.1～36.9，而非肿瘤 FDG 聚集的 SUV 为 1.5～9.3，二者之间有很大范围的交叉。有人试图通过 ROC（接收器工作特性曲线）分析来寻求肿瘤复发与良性病灶 SUV 的临界点，但是结果随检查人群以及显像程序的不同离散度很大。目前普遍的看法是，有经验的 PET 医生解释 FDG 结果的准确性最高。因此，SUV 仅仅是一个参考，应当恰当使用，它可以帮助解释 FDG 的结果，决不能替代读片者的经验，更不能成为判断结果的惟一标准。

Goerres 对一组 26 例Ⅲ～Ⅳ 头颈部鳞癌病人放化联合治疗结束后 6 周行 PET 检查，放疗的平均剂量是 70Gy。PET 正确地检出 10 例有残余病灶（38%）和 14 例无残余肿瘤的病人，假阳性和假阴性各一例。因此 PET 检测残余肿瘤、转移或第二原发瘤的灵敏度、特异性和准确率分别为 91%、93% 和 92%。其中 2 个病人治疗后 6 周的 PET 查出了第二原发瘤和远隔转移，这些病灶在初次分期时没有发现。对局部进展的病人使用化疗或放化联合治疗，也考虑使用新辅助治疗，因为新辅助治疗有可能使局部进展的病灶成为可以切除的，这样就可能保留器官、改善存活率和减少远隔转移。PET 对是否使用新辅助治疗能够提供有价值的信息。在保留器官的方案里，FDG - PET 能够正确区分新辅助治疗有效和无效的病人。Kitagawa 的一组 45 例病人中有 27 例治疗前后有组织活检结果。治疗结束时 21 例有效，6 例无效，通过视觉分析和 SUV 测定，FDG 的灵敏度是 90%，特异性是 83%。在另一部分行新辅助化疗的 15 例病人中，治疗前 SUV >7 的 8 例中有 3 例治疗后仍旧有存活肿瘤细胞，而所有 SUV <7 的病人治疗均获得成功。7 例治疗后肿瘤部位 SUV <4 者，手术切除的肿瘤里都没有活细胞；而另外 7 例治疗后肿瘤部位 SUV >4 者有 3 例在切除的肿瘤里有残留的活细胞。同一作者的另外 23 例使用不同显像技术评估新辅助放化疗后残余肿瘤的报告显示 FDG - PET 在检出残余肿瘤的准确性比 MRI 和 CT 高，特异性为 89% 对 41% 和 59%，但是对淋巴结转移的检出准确性没有这样大的差异。

三、FDG 的预后价值

FDG 的摄取和肿瘤的增殖及浸润性相关，因此 FDG - PET 能够给原发的和复发的头颈部肿瘤提供关于无复发生存期和总生存期的预后信息。一系列研究表明，FDG - PET 本身即可反映头颈部肿瘤的侵袭性和增殖率，直接和预后相关，而不管使用何种治疗手段。对未治疗的病人以及复发的病人，肿瘤局部摄取 FDG 的浓度预示了治疗后的最终结果。对于复发的病人，临床的 PET 结果和 SUV 是无复发期和总存活期的独立预后指标。但是目前尚未证明根据这些研究的数据是否应当改变病人的处置方案，以及对那些 PET 确认预后不良的病人是否需要改变或修订临床确定的治疗手段。

四、头颈部肿瘤 FDG－PET 显像注意事项

SUV 对有经验的阅读者可以提高诊断的准确性，但是它的主要作用是通过葡萄糖代谢在治疗前后的变化判断治疗效果。测量 SUV 应当特别注意不同时间或不同病人的显像条件的一致性，否则缺乏比较的基础。在诊断方面应当合理应用 SUV 测量，它可能对检查结论有帮助，但是不能替代阅读者的经验，并且不应当是解释结果的惟一标准。低于扫描仪分辨率的小病灶（<2 cm）可能有较低的 SUV，不能以此来否定恶性肿瘤的诊断。

尽管已开发出一些新的 PET 药物，但是对头颈部肿瘤来说，其他种类药物的 PET 图像目前还没有超过 FDG 的。最近引入临床的 PET/CT 融合技术改善了 PET 结果的准确性。检查时间短、较强的定位和定性能力的结合能够对制定病人处置策略重要帮助，所有头颈部肿瘤病人都应当使用 PET/CT。

新近的治疗可能造成假阴性，放疗后 4 个月之内进行的 PET 检查有可能因为治疗反应（如放射性炎症）造成假阳性。低代谢活性的肿瘤，如腮腺瘤也有可能为假阴性。随着扫描仪分辨率的提高，PET/CT 将成为头颈部肿瘤的常规分期方法。

总之，头颈部肿瘤的组织学类型主要是鳞癌，具有高的糖利用率，另外，头颈部正常组织仅轻度至中度摄取 FDG，可提供一个极好的解剖学标志，这样，头颈部肿瘤（包括 5～7mm 的小瘤灶）表现出较周围组织高的对比。然而，即使原发肿瘤对 FDG 浓集，因对治疗的影响有限，FDG－PET 目前在原发肿瘤的功能评价方面没有什么作用。

目前 FDG－PET 主要有利于淋巴结分期和再分期，区分肿瘤复发及瘢痕组织，尤其是在临床或形态学无法确定和拟进行手术时。

另外临床或形态学结论不明确时，功能信息对进一步治疗有重要影响。在拟切除原发肿瘤的术前评价淋巴结情况及排除远处转移上，应当强调 FDG PET 的优点。首先，对触诊或形态学结论不明确的发现，FDG PET 可以很好地评价其代谢情况（良、恶性）；其次，FDG－PET 能探测到小的淋巴结转移（0.5～1.2cm），而按 CT 标准认为是正常的，第三，对形态学上增大或变形的淋巴结 FDG－PET 能较准确地排除肿瘤。

联合应用形态学和功能评价两种方法，能够进一步提高诊断的灵敏度、特异性和准确性。需强调的是，额外功能信息，如恶性肿瘤典型糖利用形式，可有效地帮助和提高外科医生在术前评价各种结果时对病灶的最后描述的准确性。形态学影像常缺乏明确的结论，需要几个月的跟踪观察，时间的拖延不只引起病人心理上的压力，还可影响肿瘤的发展及出现转移，而 FDG －PET 可早期获得可能遗漏的重要信息。

另外一个要点是对原发灶不明却有明显肿瘤症状的病人，FDG－PET 在寻找原发肿瘤灶方面具有很高的灵敏度，而且应当尽早检查。

将来，随着 PET 技术相关的各种因素的发展和改进（头部固定、扫描时间、探头等），有可能提高小转移灶，甚至是微小转移灶（3mm～5mm）的检出率。另外，自动或半自动解剖影像融合技术，如 CT 和 PET、MR 和 PET，将使显像更加完善。

大量的关于监测治疗的数据是推动其由临床前研究到临床应用的基础。同时开发利用新型显像剂，如氨基酸和 RNA/DNA 前体，将为肿瘤的诊断和治疗提供新的选择。

PET/CT 是一种新的成像设备，和 SPECT/PET/CT 类似，它可以几乎同时采集解剖和代谢影像数据。这种设备进入市场 5 年来，被广泛用于临床肿瘤显像。从 PET/CT 得到的数据表明，在 PET 和 CT 的融合图像上能够对 FDG 异常摄取精确定位，减少了可疑的 PET 结果，提高了肿瘤诊断和分期的准确性。对头颈部肿瘤在分期和检测复发方面单独使用 PET 已经能够提供许多有价值得数据。但是，PET 最大的缺点就是缺乏解剖信息。由于头颈部肿瘤邻近的解剖结构十分复杂，而且这个局部往往出现 FDG 摄取的正常变异，致使诊断困难。因此，PET/CT 特别适合头颈部肿瘤的分期和诊断，而且还能够为病人的治疗提供资料，目前许多医院已经将 PET/CT 作为头颈部肿瘤的标准检查方法。

五、病例

病例 1，鼻咽癌（海军总医院提供）

男，59 岁。

2001－11 因鼻塞、涕中带血、右锁骨上淋巴结肿大就诊。活检证实为鼻咽癌、淋巴结转移，行放化疗。

2002－11 FDG 显像：鼻咽部、颈部、颅内及上胸部未见异常放射性增强或减低区（图 5－4－1A），提示治疗有效，未见明显复发或转移征象。

2003－6 因肢体水肿、杵状指、咳嗽、咯血，CT 检查发现双肺多发结节。

2003－10 胸部 CT：右肺下叶近胸膜处可见不规则肿块影，大小约 5.5cm×7.5cm，密度不均，边缘毛糙，有毛刺（图 5－4－1B）。左肺下叶见一厚壁空洞影，6.5cm×4.0cm，内壁不光滑，紧贴胸壁。腔静脉后、气管隆突下及双侧肺门淋巴结肿大。诊断：双肺转移。

2003－10－16 FDG 显像：双肺下野、纵隔、肝脏、左侧腰大肌前后等部位散在多发大小和强度不等的放射性浓聚灶，T/NT 在 2.3～11.87 范围。脊柱腰段及尾骨可见轻度点状放射性摄取；头颈部（包括双侧鼻咽部）未见明显异常放射性分布（图 5－4－1C、图 5－4－1D）。诊断意见：双肺、纵隔、肝脏、腹腔内多发转移灶；部分腰椎和尾骨可疑骨转移。

2003－12－10 病人因鼻咽癌多发转移，合并肺部感染，呼吸衰竭死亡。

评述：FDG－PET 是监测肿瘤的治疗效果和随访的重要手段。本例两次 FDG 的表现和临床表现十分一致。而且 FDG 一次注射可行全身检查，对发现肿瘤病人的远隔转移更加方便和及时。

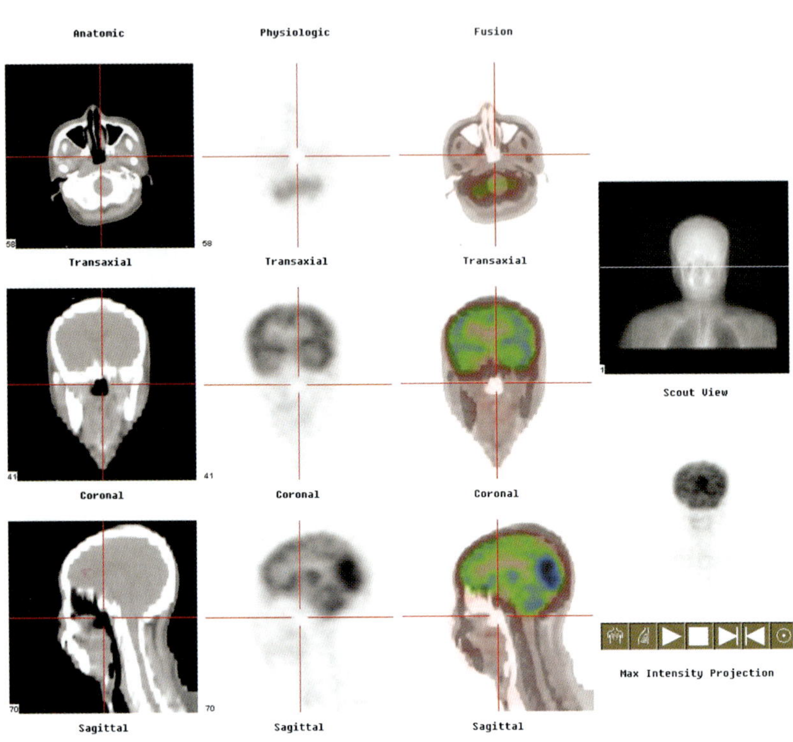

图 5－4－1A　头部 FDG/CT 融合图像（未见放射性浓聚）

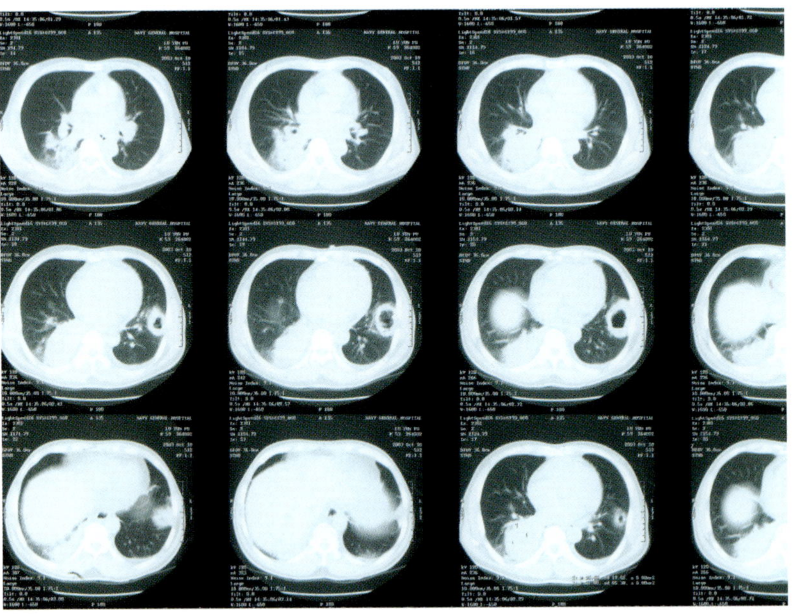

图 5－4－1B　胸部 CT 检查（右肺下叶肿块）

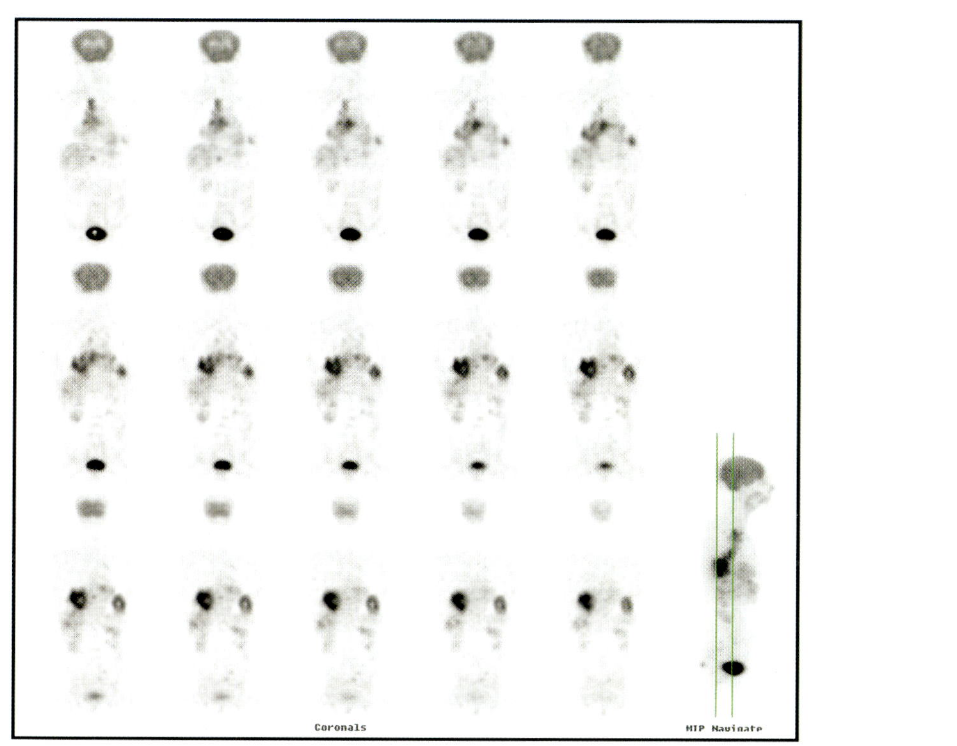

图5-4-1C　FDG全身冠状面图像（胸腹部多发放射性异常浓聚病灶）

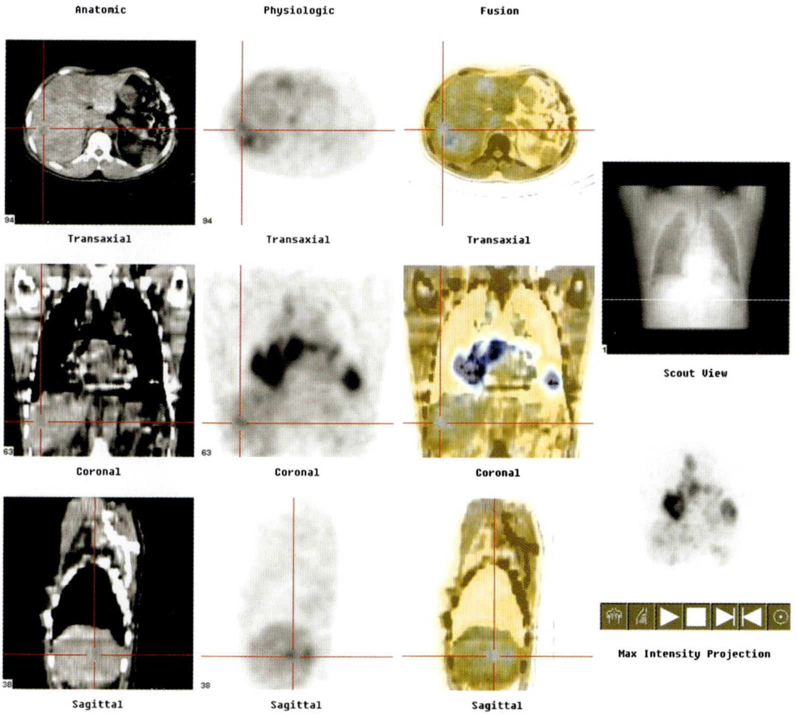

图5-4-1D　FDG/CT胸部和上腹部融合图像

病例 2，鼻咽癌（海军总医院提供）

女，38 岁。鼻咽癌治疗后 19 年。

1985 -5 因右眼不适就诊，发现右鼻咽部新生物，活检病理报告为低分化鳞癌。

1985 -6 放疗。

2001 -5 鼻咽癌放疗后 16 年复查，发现鼻咽各壁高低不平。鼻咽部涂片：见癌细胞（低分化癌）。再程放疗。

2002 -10 右下颈发现 2cm×1cm 肿块。B 超为实性不均质占位，软组织来源可能性大。CT 为两侧颈部淋巴结肿大，转移可能性大。穿刺活检为神经鞘瘤，遂手术摘除。术中见肿块位于右胸锁乳突肌下段后外侧，3cm×2cm×1.5cm，边界清，包膜完整。病理为神经鞘瘤，细胞有异型。

2004 -3 因头痛、鼻涕中带血复查。查体：言语不清，张口度 0.5cm，鼻咽无法窥见。右下颌角局部皮肤硬化。

2004 -3 -4 MRI：两侧咽隐窝形态不对称，顶部见不规则异常片状强化区；蝶窦显示不清。右侧颈部见一肿块影，约 3.5cm×3cm×2.5cm，边缘强化明显，中央大部呈液化坏死状。双上颌窦呈慢性炎性改变。印象：鼻咽癌颅底侵犯，右颈部淋巴结转移。上颌窦慢性炎症。

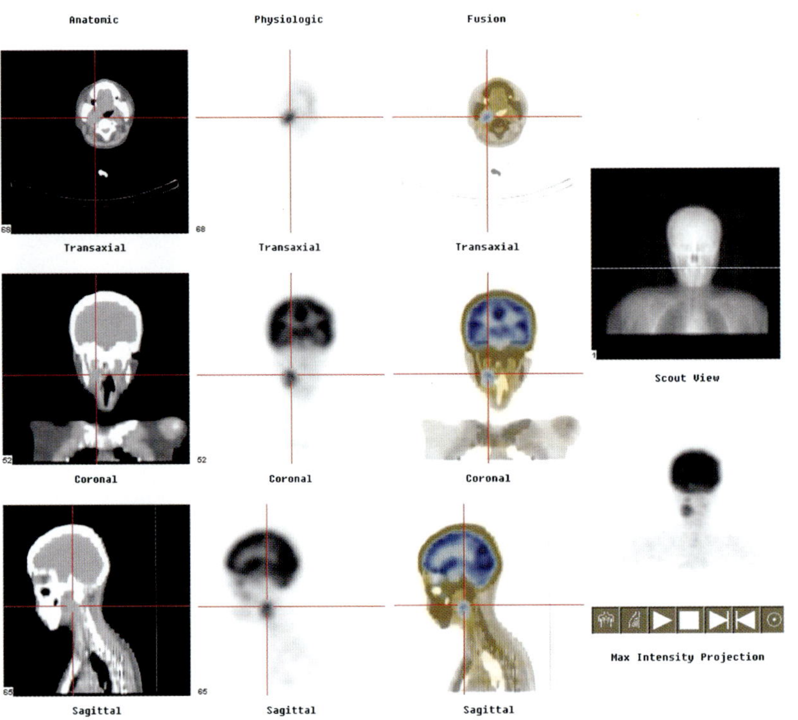

图 5 -3 -2　FDG/CT 头颈部融合图像（右颈颌下放射性浓聚）

2004－3－11 FDG 显像：右颈部颌下可见 2.6cm×1.6cm×3.1cm 大小的放射性浓聚灶，T/NT＝3.94；右咽旁有一个直径约 1.1cm 的点状放射性浓聚灶，T/NT＝1.73。颅内及头颈部其他区域未见异常放射性分布（图 5－3－2）。诊断意见：右颈部及右咽旁异常糖代谢增高病灶，鼻咽癌复发及颈部淋巴结转移可能性大。

2004－3－15 右颈部肿块活检，病理报告：低分化鳞癌。

病例 3，鼻咽癌（海军总医院提供）

男，62 岁。

1990 因右侧鼻咽癌行放射治疗，总量 70Gy。

2003－9 颌下淋巴结肿大。

2004－3 CT：右颈部软组织影，颌下近舌根部软组织影。

2004－4－27 FDG－PET：鼻咽部无明显异常放射性摄取；右侧颈部有一上下走行的条索状弥漫性轻度放射性浓聚区，边界不清，最高靶/本底比值约 2.36；右侧喉咽部边界不清的弥漫性轻度放射性摄取，靶/本底比值约 1.80。诊断：右颈部、咽喉部葡萄糖代谢轻度增高病灶，不除外鼻咽癌淋巴结和软组织浸润所致（图 5－4－3A 上）。

2004－5 再程放疗，总量 60Gy。

2004－9－29 MR：①右颈深部、下颌下淋巴结转移；②右侧梨状窝、右侧声襞及左舌肌不除外肿瘤浸润。

2004－10－12 增强 CT：下咽部及右侧咽旁软组织增强影，符合鼻咽癌颈部转移表现。

2004－10－24 FDG－PET：右侧颈部的条索状弥漫性轻度放射性浓聚区较 4－27 图像明显扩大，边界不清，大约 3.5cm×1.1cm×4.4cm，T/NT＝2.81。右颌下出现新的放射性浓聚区，2.1cm×3.3cm×1.5cm，T/NT＝2.8。诊断：鼻咽癌放疗后颈部及颌下淋巴结转移（图 5－4－3A 下）。

2004－10 颈部右颌下淋巴结穿刺活检：鳞状细胞癌浸润，诊断淋巴结转移癌（图 5－4－3B）。

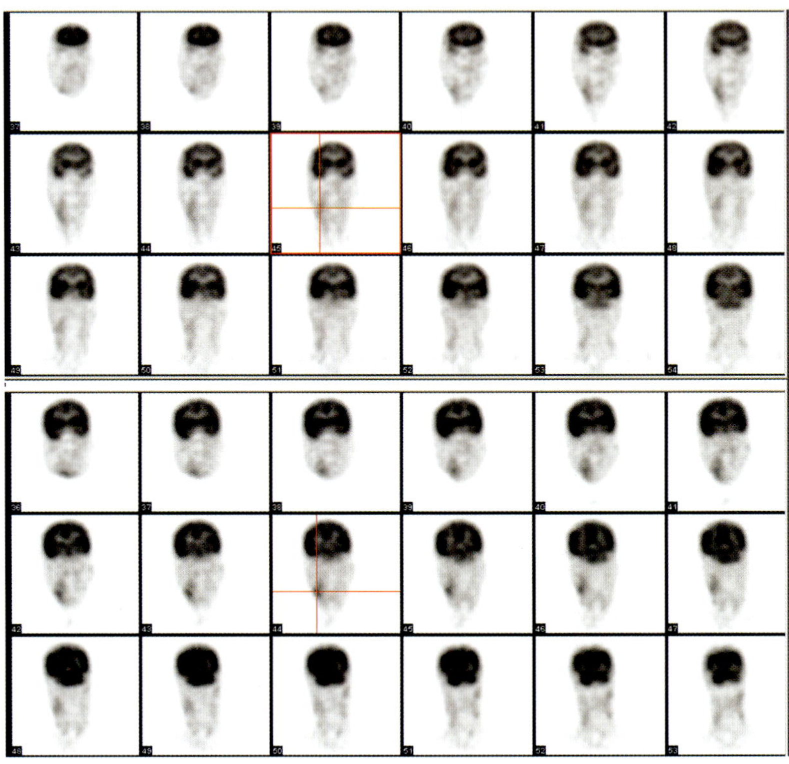

图 5－4－3A　两次 FDG 冠状面显像对比

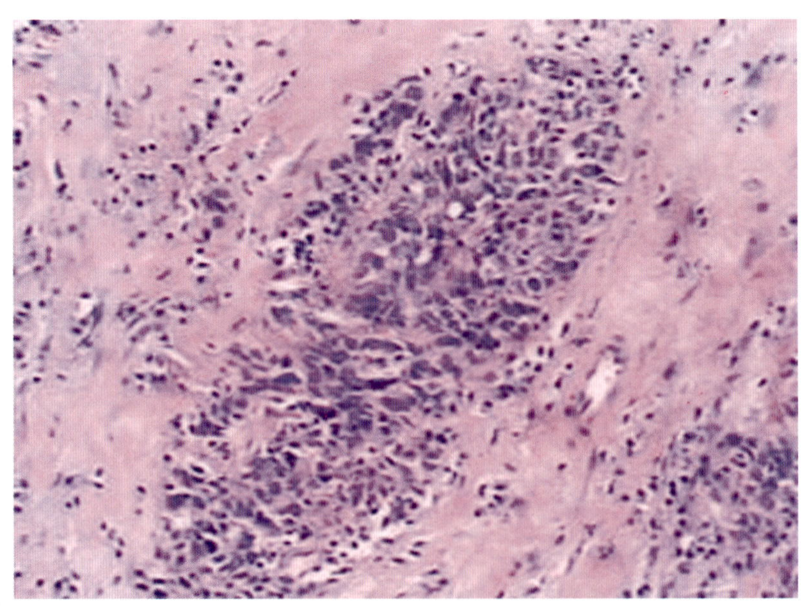

图 5－4－3B　淋巴结穿刺活检病理所见

病例 4，鼻咽癌放疗后（海军总医院提供）

男，29 岁。确诊鼻咽癌 2 年，右侧面部麻木感 4 个月。

2002－2 头痛、鼻塞、鼻涕中带血，发现右鼻咽部新生物。活检病理证实为低分化鳞癌。

2002－4 普通放疗，总量 7600cGy。

2003－2 CT 提示肿瘤复发（图 5－4－4A），给予适形放疗，总量 7000cGy。放疗结束后病情平稳。

2004－4－7 MRI（图 5－4－4B）：鼻咽顶后壁及右侧壁可见软组织肿物，在 T1W1 呈低信号，T2W1/SPIR 部分区域呈高信号改变。肿瘤侵及右侧翼腭窝、颞下窝，蝶窦、右侧海绵窦可见软组织影。右侧岩骨斜坡及翼板骨质破坏，考虑肿瘤复发。

2004－4－15 FDG 显像（图 5－4－4C）：右侧颅底海绵窦部位可见 1.9cm × 1.2cm × 1.7cm 放射性异常浓聚区，T/NT＝2.76。视野内其余部位未见明显异常放射性浓集。

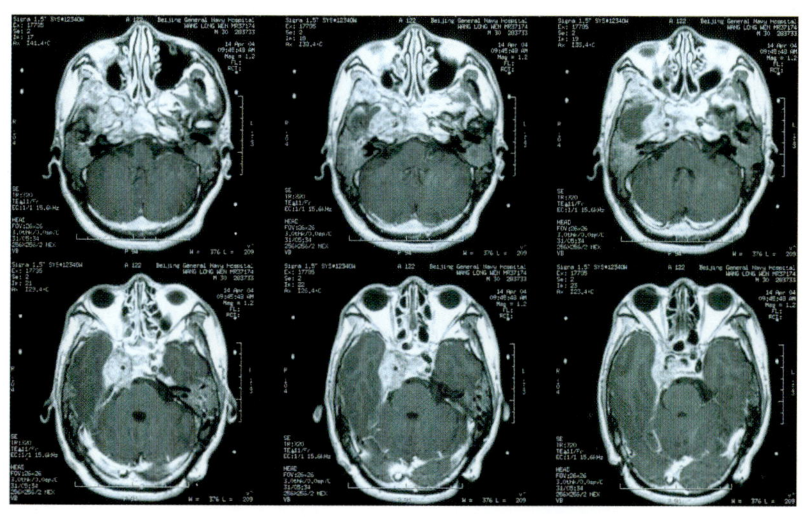

图 5－4－4A 鼻咽部 CT 检查（横断面）

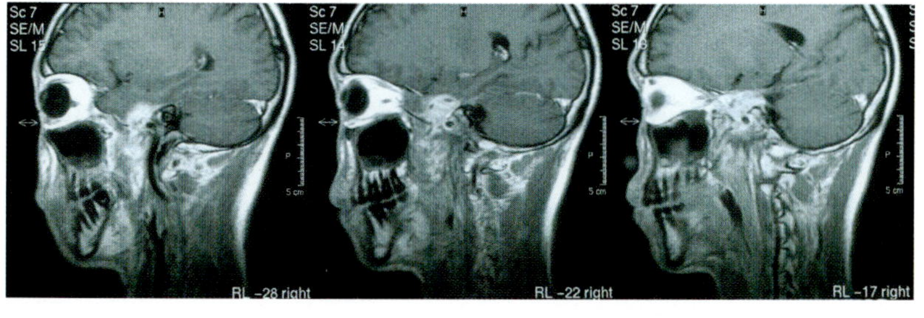

图 5－4－4B 鼻咽部 MR 检查（矢状面）

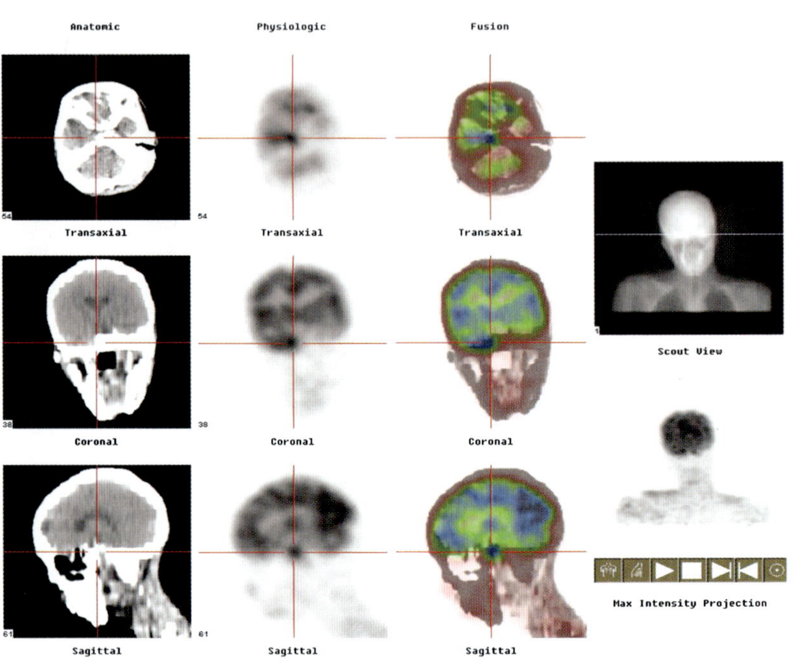

图 5－4－4C　FDG/CT 鼻咽部融合图像（右侧海绵窦异常放射性浓聚）

病例 5，鼻咽癌（海军总医院提供）

女，43 岁。确诊鼻咽癌 2 年余，放化疗后。

2004－1－5 CT：左下肺后基底段 7cm×6.5cm×8cm 团块状密度影，内部强化不均。右心膈角 2.8cm×2.2cm×4cm 软组织块影。右下肺条状密度影。右气管食管沟 2.0cm 结节影。右侧胸腔积液。左鼻咽部软组织较对侧增厚，咽旁间隙清晰。双蝶窦、筛窦及右上颌窦内均可见高密度影，窦壁骨质未见破坏。印象：鼻咽癌放疗后两肺、纵隔淋巴结转移，右胸腔积液，右下肺部分肺不张。

2004－1－15 FDG 显像：咽后壁及左侧咽隐窝可见两处放射性浓聚灶，大小分别为 2.8cm×2.2cm×2.1cm 和 1.4cm×1.7cm×2.2cm，T/NT 分别为 2.18 和 1.86（图 5－4－5A）。两肺顶部及右肺底部可见延胸膜走行的线状放射性聚集区。左肺下叶后基底段有一 4.3cm×4.0cm×5.5cm 浓聚灶，T/NT＝10.8；右下肺心脏右缘、右纵隔气管旁、右肺中下近前胸壁有多处长径 2cm 左右的异常浓聚灶（图 5－4－5B）。诊断意见：双肺、纵隔、咽旁组织多发葡萄糖代谢活跃病灶，符合鼻咽癌复发和广泛转移表现。

评述：因病人临床情况迅速恶化，未获得肺内病灶的病理结果。仅仅根据 FDG 的表现，并不能肯定肺内的病灶是鼻咽癌转移而来，特别是左肺后基底段直径约 5cm 的病灶，也有重复癌的可能。但是，无论病理结果怎样，FDG 准确反映了肿瘤的分期和预后。

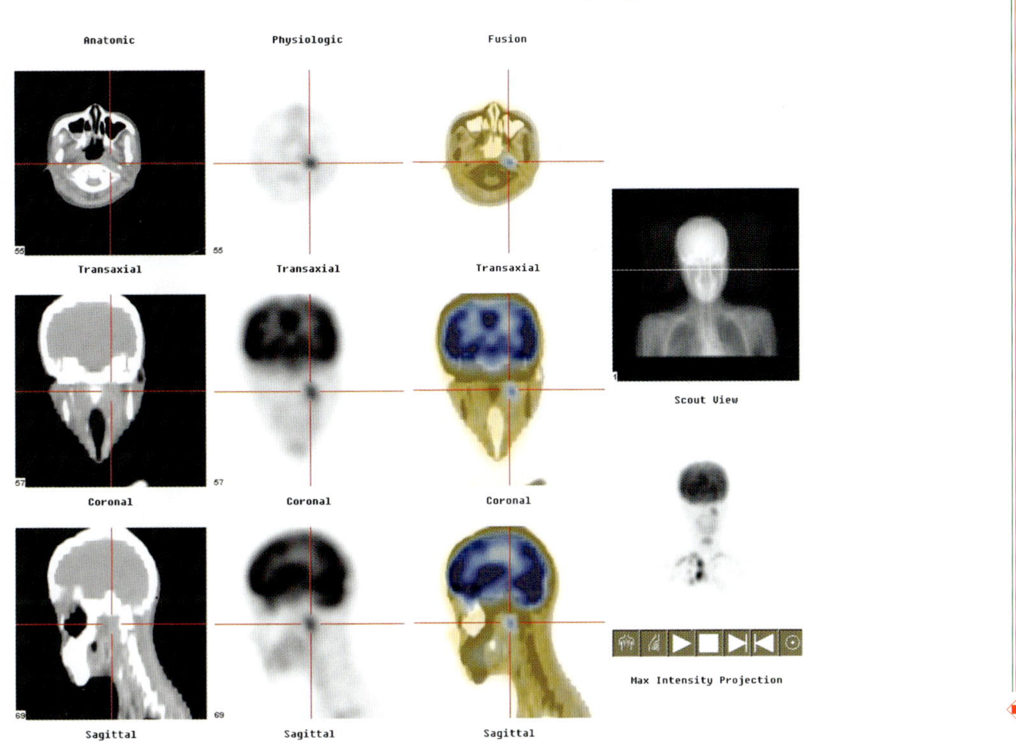

图5－4－5A　FDG/CT头颈部融合图像（左侧咽隐窝异常放射性浓聚）

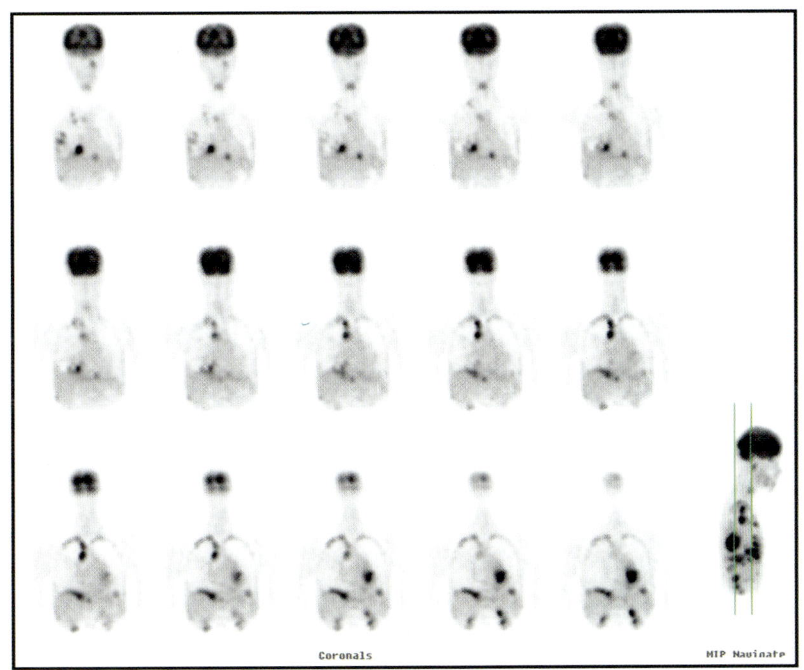

图5－4－5B　FDG头颈胸部冠状面图像（左鼻咽部、颈部、左肺下叶、两侧胸膜多发异常放射性浓聚灶）

病例6，鼻咽癌（海军总医院提供）

男，62岁。鼻咽癌4年，多次复发，癫痫发作2周。

1999－5 因涕中带血就诊于301医院，活检病理：（左）鼻咽癌，梭形细胞癌，双侧颈淋巴结转移。

1999－5～8 化疗＋放疗，疗效评价CR。

2002－1 颅底CT诊断为右颅底转移。

2002－2～6 化疗＋放疗。

2002－8 CT：鼻咽癌侵及颅底和蝶鞍。

2003－2～3 化疗。

2003－4－4 突发癫痫，入本院治疗。

2003－4－9 MR：右颅底骨破坏，颞叶脑组织受累并见大片水肿，占位效应明显，脑桥受压变形移位，中线轻度左移。诊断：鼻咽癌颅底转移，侵及颞叶。

2003－4－18 FDG－PET显像：于咽后壁正中部可见2cm×3.5cm×1.6cm大小的放射性浓聚区，T/NT＝2.36（图5－4－6A）。右颞前叶及部分额叶放射性不均匀增强，T/NT＝1.61（图5－4－6B、5－4－6C）。视野内其余部位未见明显异常放射性浓集区。诊断：右颞叶、额叶、咽后壁葡萄糖代谢增高病灶，符合鼻咽癌复发伴右颞叶、额叶脑转移。

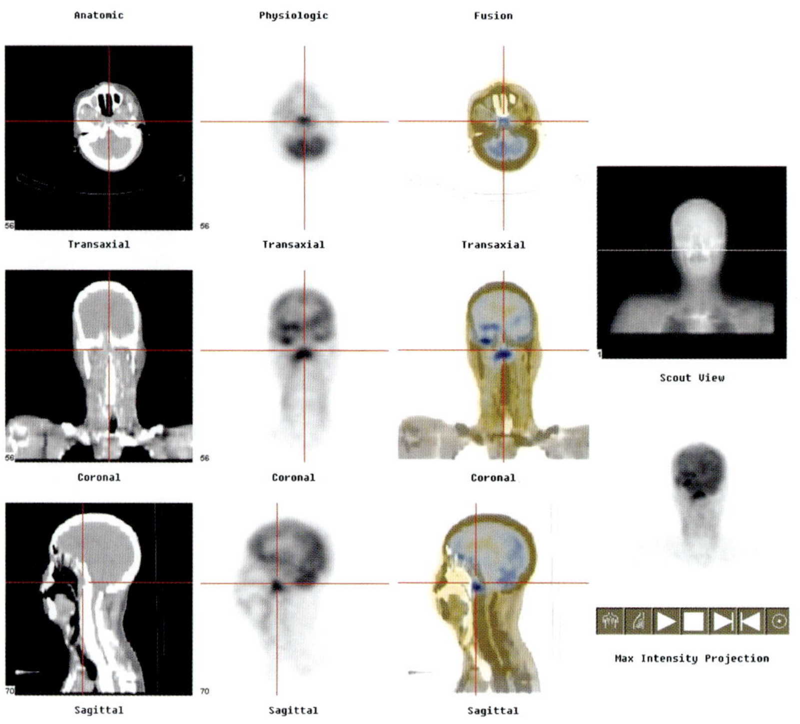

图5－4－6A　FDG/CT头颈部融合图像（咽后壁异常放射性浓聚）

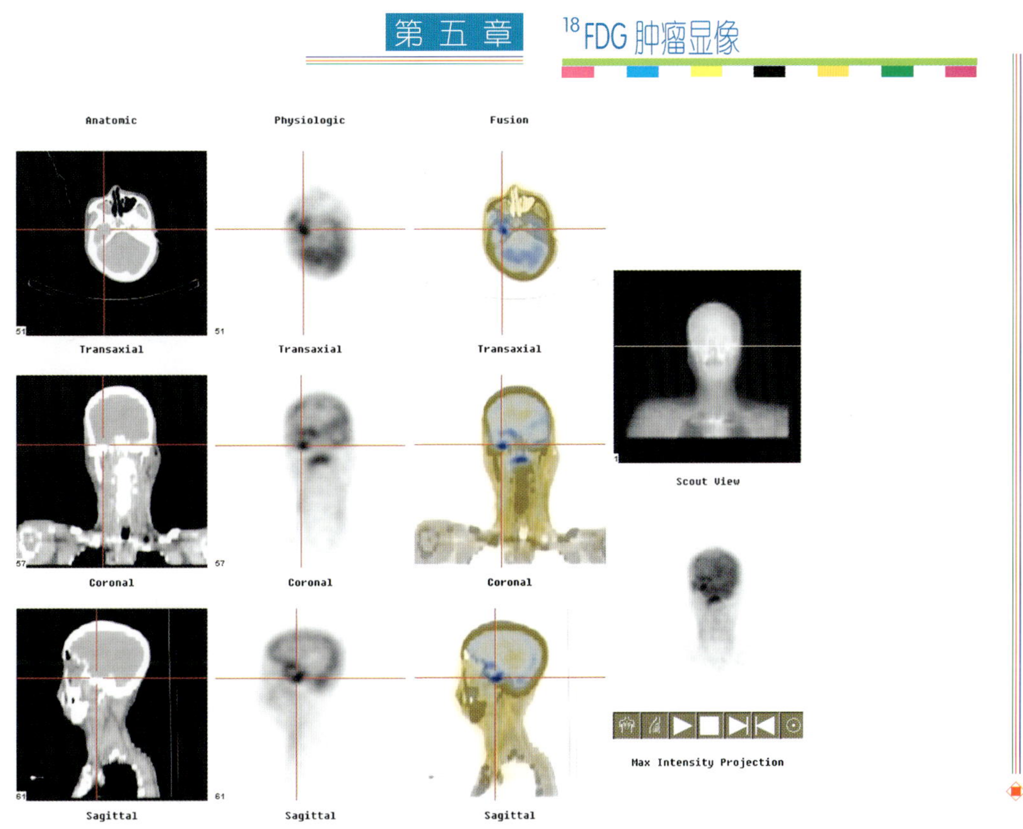

图 5－4－6B　FDG/CT 头颈部融合图像（右颞前叶部分额叶不规则放射性浓聚）

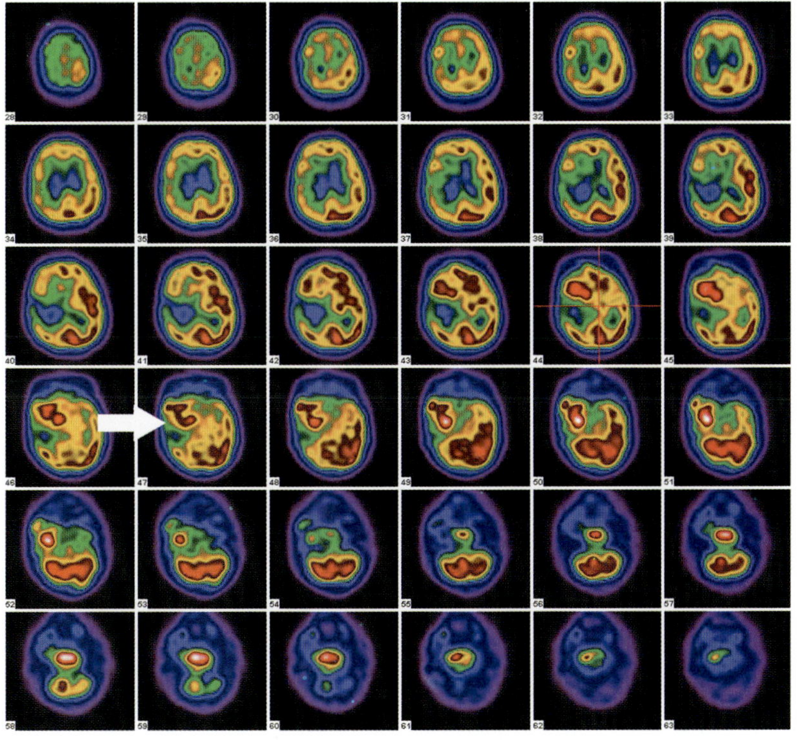

图 5－4－6C　FDG 脑部横断面图像（右颞叶异常放射性浓聚）

评述：FDG 是高危病人有效的随访手段。对头颈部肿瘤术后和/或放疗后的病人利用解剖学影像检查进行随访往往难以鉴别手术后正常解剖的改变、放疗后发生的纤维化和坏死与肿瘤复发。在没有体积增大的征象时难以确认为复发或转移。这种情况下，FDG 代谢显像是理想的选择。

病例 7，喉癌（唐山人民医院提供）

女，68 岁。声嘶咽痛 4 月余。喉镜检查示会厌喉面直径 1.5cm 肿物。

FDG 显像：喉部 2.1cm×1.9cm×1.7cm 放射性浓聚灶，T/NT=7.3，检查范围内其余部位未见异常放射性摄取（图 5-4-7A、图 5-4-7B）。诊断：喉部高代谢病灶，恶性可能性大。未见明显局部浸润或淋巴结转移征象。

纤维喉镜活检：鳞状细胞癌（图 5-4-7C）。

病人拒绝手术，遂行适形放疗。

评述：FDG-PET 对头颈部肿瘤的诊断价值有限，因为绝大部分病例可以通过其他更加直接的方法获得组织学诊断。此例根据病史、临床表现和 FDG 的结果虽然高度提示喉部恶性结节，但是 FDG 的主要作用仍然是分期。

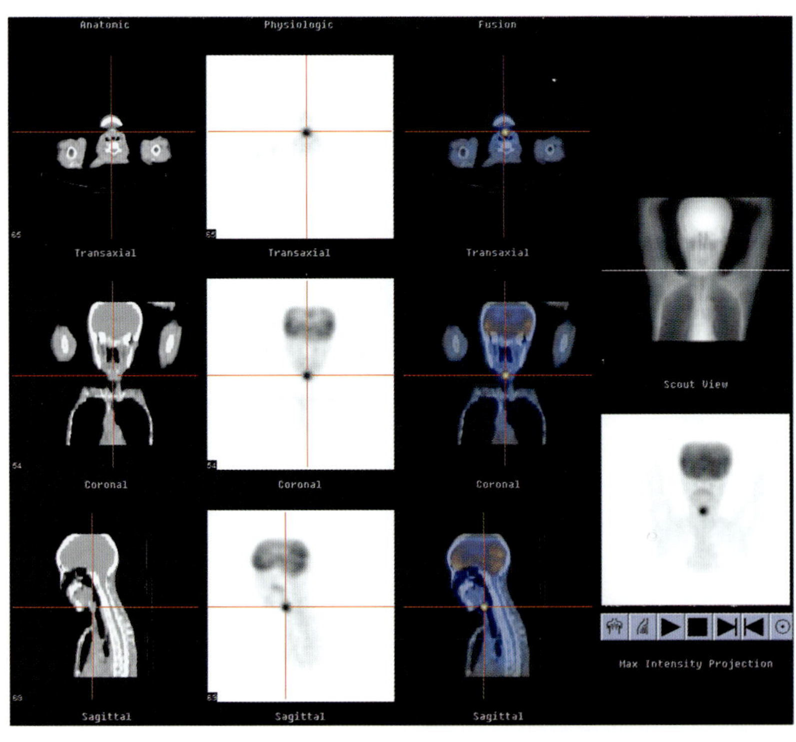

图 5-4-7A 喉部 FDG/CT 融合图像（喉部孤立性放射性浓聚灶）

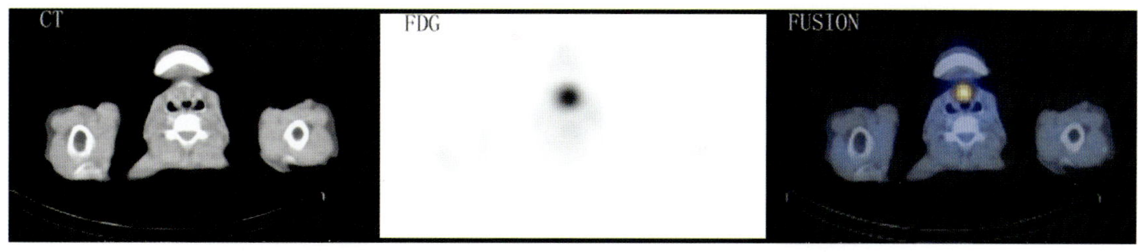

图 5-4-7B　FDG/CT 喉部结节横断面融合图像

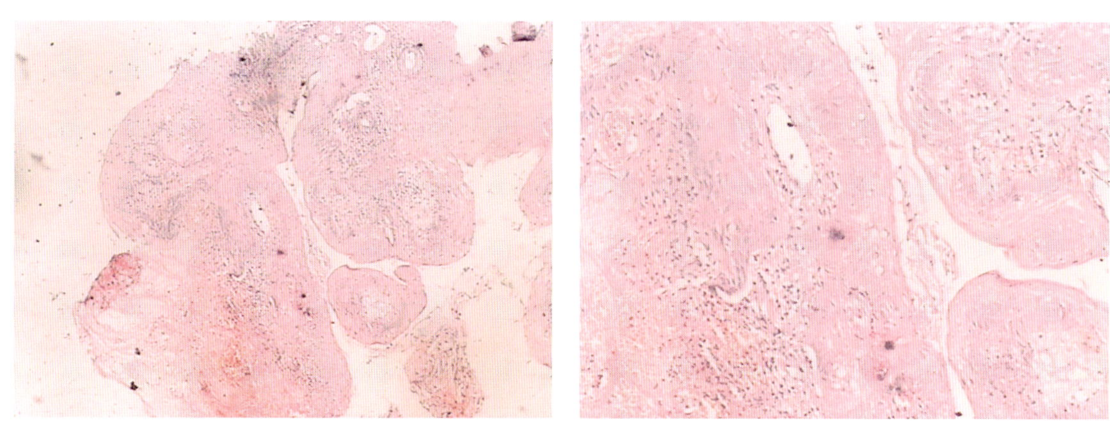

图 5-4-7C　纤维喉镜结节活检的病理切片

病例 8，左软腭鳞状细胞癌（海军总医院提供）

男，68 岁。

2001-1 发现左侧软腭肿物，手术切除加放疗。病理结果：中分化鳞癌。

2002-1 左颈部肿物，手术摘除。病理诊断为淋巴结转移癌。

2003-9 左腮腺肿物，行左腮腺深叶肿瘤切除，病理未详。

2003-12-12 MRI：左鼻咽隐窝消失，左喉前庭至左鼻咽部有长约 6.9cm 的异常信号。蝶鞍扩大，左豆状核异常信号。印象：左腭癌向左颈深部、口咽腔、鼻咽部侵及，并转移至颈部淋巴结。

2003-12-26 FDG 显像：从左下颌角后方向左咽隐窝有一个条索状放射性异常浓聚区，其中可见两个结节状浓聚灶，外侧结节 T/NT=3.99（图 5-4-8A），内侧 T/NT=3.10（图 5-4-8B）。头颈其余部位未见明显异常放射性浓集（图 5-4-8C）。诊断意见：左下颌角后方向左咽隐窝走行的条索状葡萄糖代谢增高病灶，符合软腭癌复发表现。

活检病理结果：鳞状细胞癌Ⅱ级。

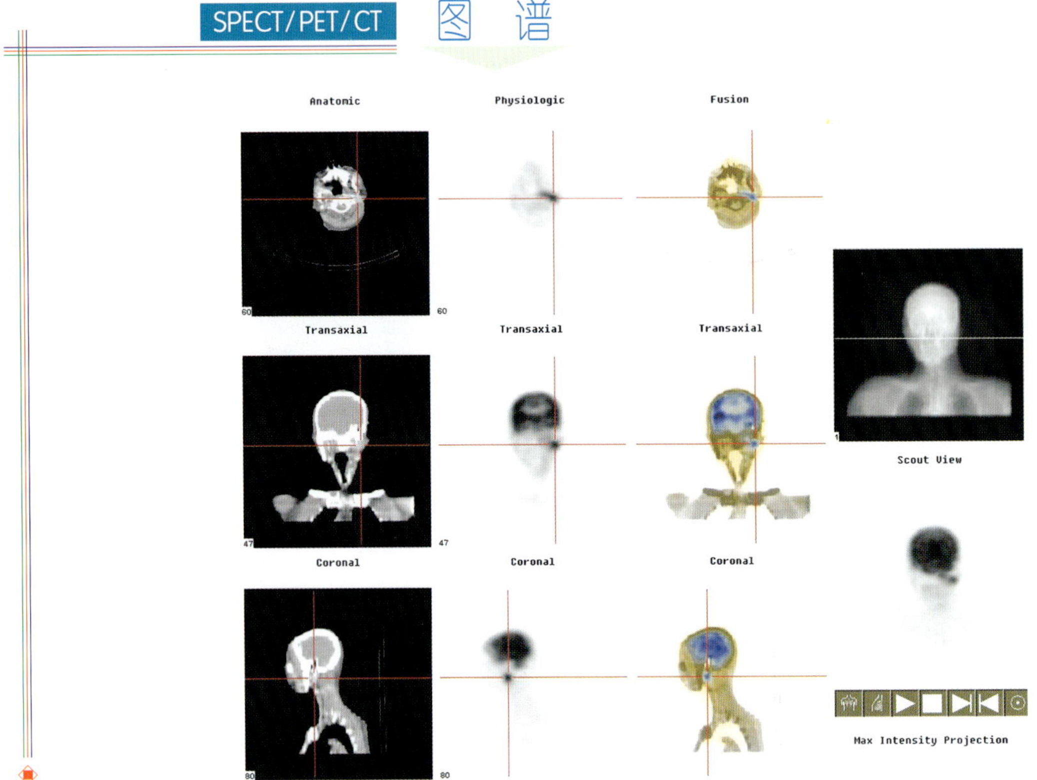

图 5－4－8A　FDG/CT 鼻咽部融合图像（左下颌角后方软组织内点状异常放射性浓聚）

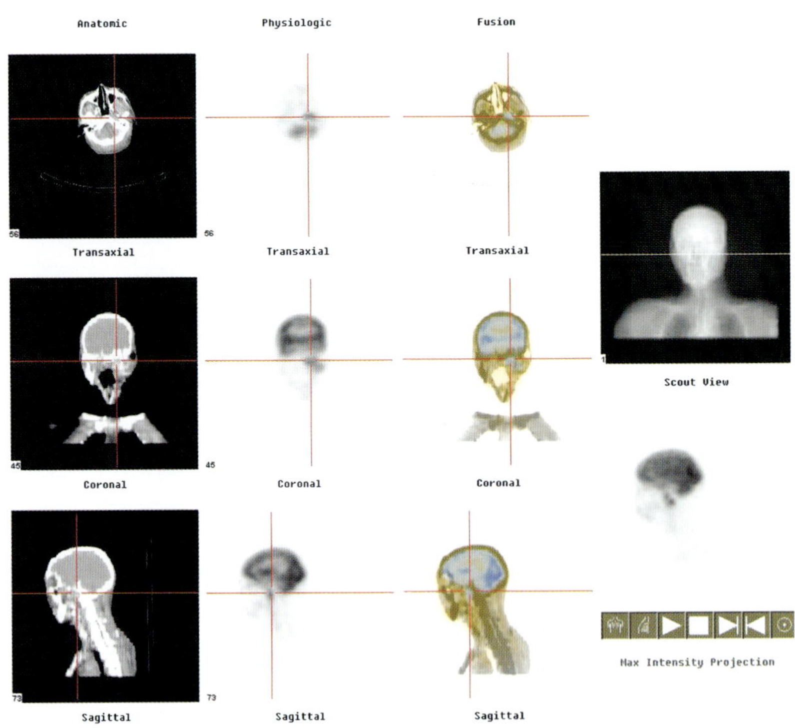

图 5－4－8B　FDG/CT 鼻咽部融合图像（左侧咽隐窝异常放射性浓聚）

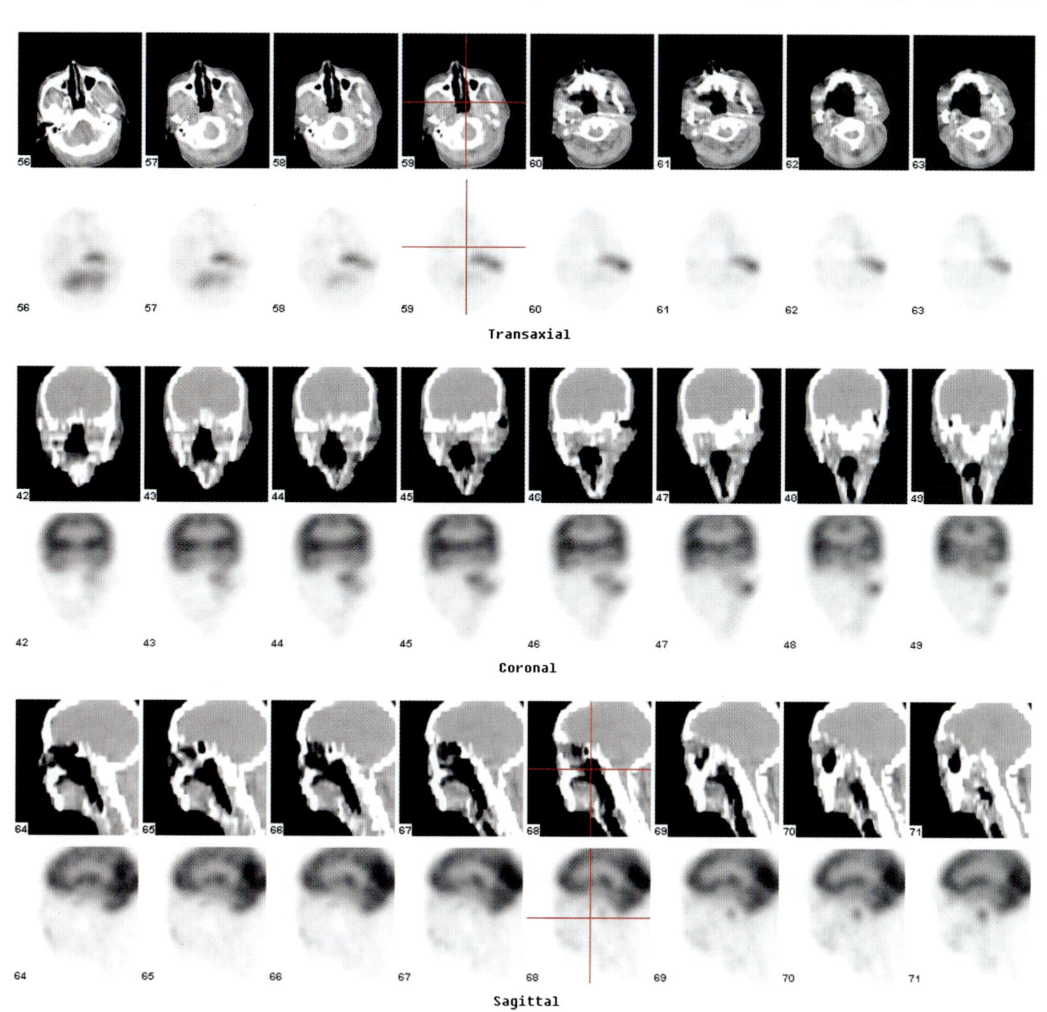

图 5-4-8C　横断面、冠状面和矢状面 CT 与 FDG 的对照

病例 9，左下颌骨鳞癌（海军总医院提供）

男，48 岁。

2002-8 因右下颌肿物，在外院手术切除，并行右腓骨骨皮瓣重建下颌骨缺损。术后病理：鳞状细胞癌Ⅱ级，并有右颈深上淋巴结转移。临床分期 $T_4N_1M_0$。

2002-10 术后放疗总量 50Gy。

2002-12 因局部复发，外院再次手术：右下颌肿物复发灶扩大切除。术后病理：鳞状细胞癌Ⅱ级。

2003-1-9 头颈部 CT：①右下颌骨鳞癌术后改变；②颞下窝术后残腔内少量液体密度影及液平，周围组织中度强化，右上颌窦粘膜增厚，考虑炎症病变可能性大。

2003－4－3 FDG－PET 显像（图 5－4－9A、5－4－9B、5－4－9C）：下颌及颈部多处异常放射性浓聚灶，T/NT＝3.6～4.4，以右下颌角区最大约 4cm×3cm×5cm，其内放射性分布不均匀。诊断：右下颌及颈部多处异常葡萄糖代谢增高灶，符合（右下颌骨鳞癌术后）局部复发并多发转移表现。

2003－4－4 右下颌肿物部针吸抽出大量脓液，细胞学检查未见肿瘤细胞。病人疼痛症状明显减轻，遂抗炎治疗并继续观察。

2003－4－20 因疼痛加重，右下颌肿物和颏下结节增大，根据 FDG 的高代谢区再次针吸活检。病理：鳞癌。

评述：FDG 检出头颈部肿瘤的复发有很高的灵敏度，但是在手术区域，它的特异性要比其他部位低。荟萃分析证明 FDG 的阴性预测率很高，如果一个被怀疑有复发的病人 FDG 结果为阴性，可以不做进一步检查。但是，在肿瘤局部或者在靠近肿瘤部位的生理性摄取、炎症和治疗后的反应可造成假阳性发现，因此 FDG 的阳性预测率和特异性略低，对于阳性的 FDG 结果需要有活检证实。

该病例的 FDG 结果高度提示肿瘤复发和转移，但是第一次针吸活检结果未见肿瘤细胞。临床上不能根据阴性的针吸结果做出没有复发或转移的诊断。此时可以采取“等待和观察”的策略，更加积极的方法是多点针吸活检。FDG 代谢图像在活检定位方面的作用不应忽视，特别是软组织肿块体积较大时，按照 FDG 图像指示的高代谢区域进行针吸活检，能够大大提高阳性检出率。这不仅适用于头颈部肿瘤，也适用于其他部位的肿瘤。

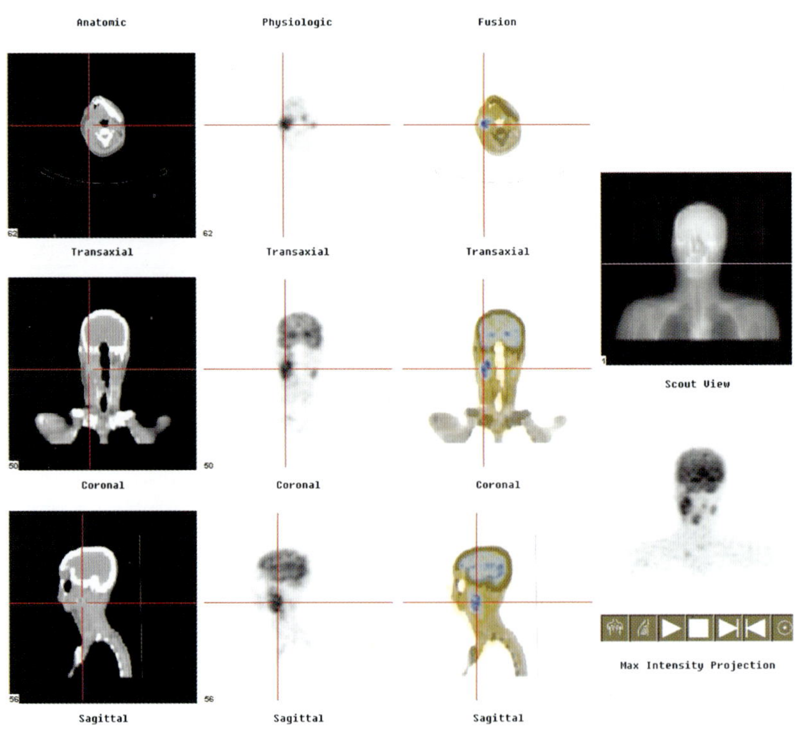

图 5－4－9A　FDG/CT 头颈部融合图像（右下颌角周围软组织不均匀放射性浓聚灶）

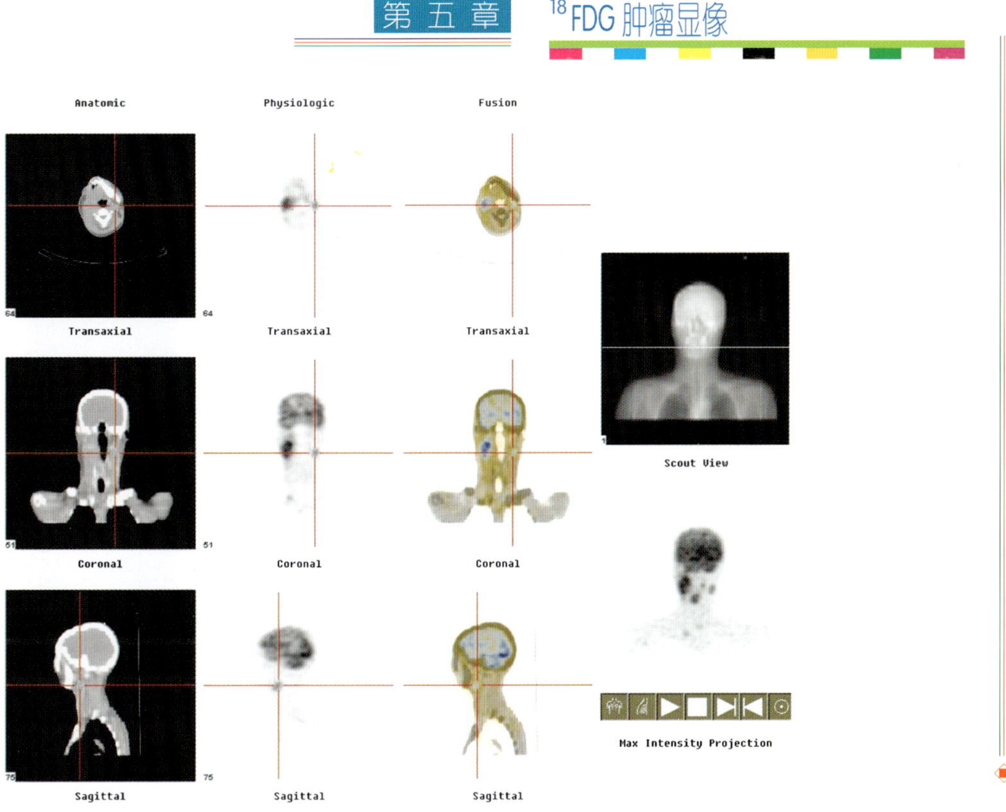

图 5－4－9B　FDG/CT 头颈部融合图像（左侧颌下点状放射性浓聚灶）

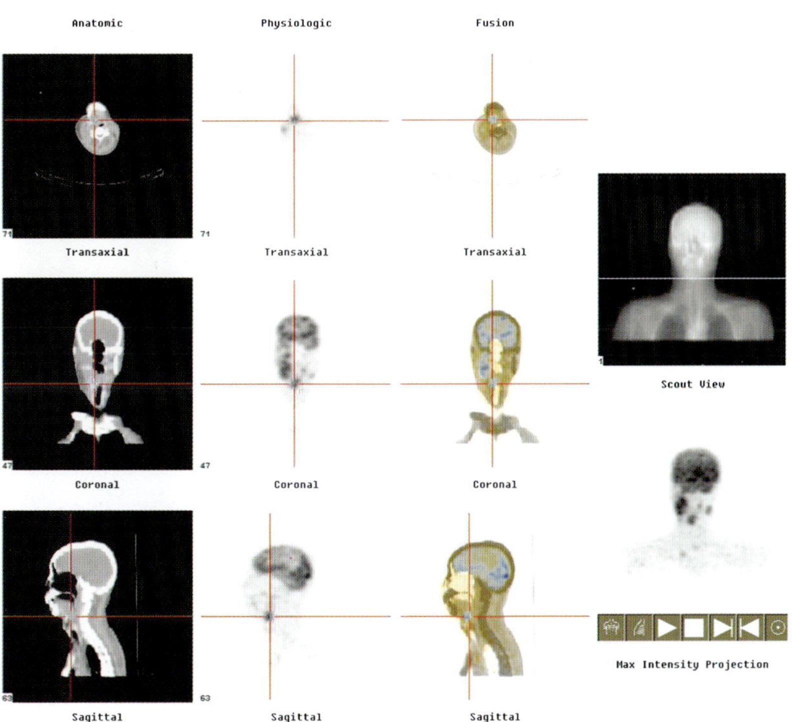

图 5－4－9C　FDG/CT 头颈部融合图像（颏下中央偏右侧软组织内异常放射性浓聚灶）

病例10，左颌下腺癌（海军总医院提供）

男，48岁。

2002－11 无明显诱因出现头晕，无恶心、呕吐，无视力、听力下降。B超发现左颌下角肿物，无疼痛，消炎及对症治疗，症状无明显缓解。

2003－8 肿物活检，病理示：中分化粘液表皮样癌。

2003－9－2 外院行“左颌下肿块扩大切除术＋左颈外动脉结扎术”，术中见肿块从颈总动脉分叉处将颈外动脉完全包绕，癌栓已完全堵塞左颈外动脉。术后病理：中至低分化粘液表皮样癌。术后第二天出现语言不能，急查头颅CT示：脑梗死。对症治疗后，言语不能的情况有所好转。

2003－10－13 入我院肿瘤科拟行放化疗。临床要求了解颅内有无转移，以决定治疗方案。

2003－10－16 FDG－PET显像：左下颌角后方可见2cm直径的放射性浓聚区，T/NT＝3.3（图5－4－10A）；左额颞顶部脑皮质有大范围的代谢减低区，颅内未见异常高代谢病灶（图5－4－10B）。诊断：①左下颌角部肿瘤复发或残余；②颅内未见明显转移病灶；③左大脑半球（以额、颞、顶叶为主）脑梗死。

2003－10－30 行化疗2个周期（紫杉醇＋卡铂）。

评述：FDG－PET显像提示颅内未见高代谢转移灶，这对确定临床治疗方案有重要作用。

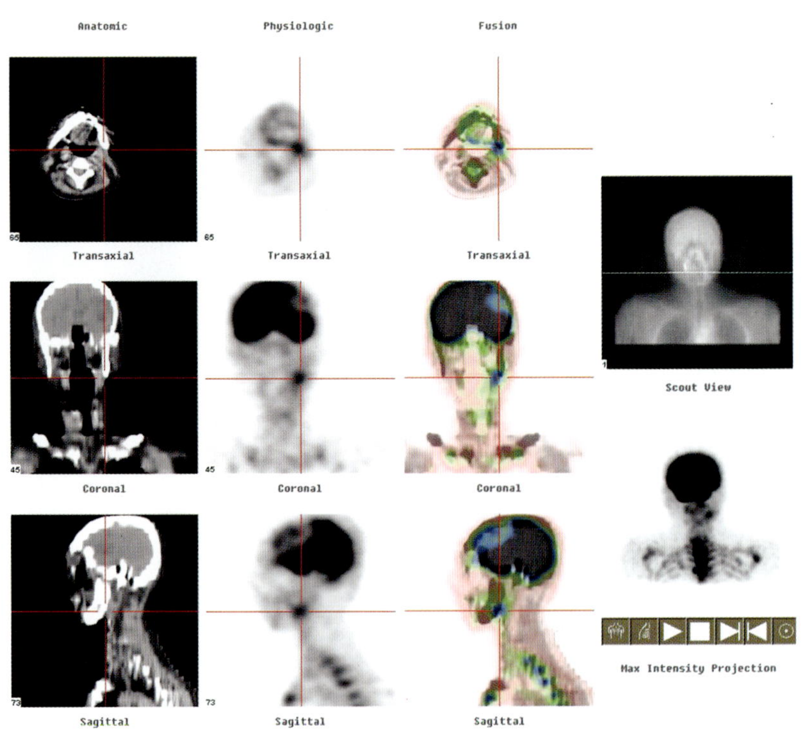

图5－4－10A　FDG/CT头颈部融合图像

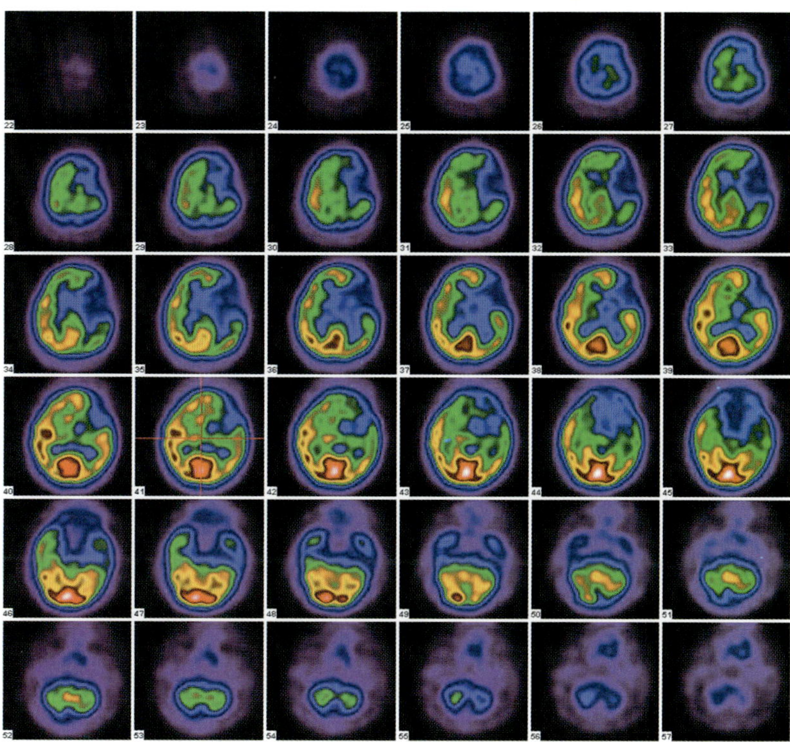

图5－4－10B　FDG脑断层图（横断面）

（朱家瑞）

参考文献

1. Heron DE, Andrade RS, Flickinger J, etc. Hybrid PET－CT simulation for radiation treatment planning in head－and－neck cancers: A brief technical report. Int J Radiat Oncol Biol Phys, 2004, 60 (5): 1419～1424
2. Solberg TD, Agazaryan N, Goss BW, etc. A feasibility study of ^{18}F－fluorodeoxyglucose positron emission tomography targeting and simultaneous integrated boost for intensity－modulated radiosurgery and radiotherapy. J Neurosurg, 2004, 101 Suppl 3: 381～389
3. Stokkel MP, Moons KG, ten Broek FW. 18F－fluorodeoxyglucose dual－head positron emission tomography as a procedure for detecting simultaneous primary tumors in cases of head and neck cancer. Cancer, 1999, 86: 2370～2377
4. Goodwin WJ Jr. Salvage surgery for patients with recurrent squamous cell carcinoma of the upper aerodigestive tract: When do the ends justify the means? Laryngoscope, 2000, 110: 1～18
5. Wong RJ, Lin DT, Schoder H. Diagnostic and prognostic value of [(18) F] fluorodeoxyglucose positron emission tomography for recurrent head and neck squamous cell carcinoma. J Clin Oncol, 2002, 20: 4199～4208
6. Kunkel M, Forster GJ, Reichert TE. Detection of recurrent oral squamous cell carcinoma by [^{18}F] －2－fluorodeoxyglucose－positron emission tomography: Implications for prognosis and patient management radiation treatment planning with an integrated positron emission and computer tomography (PET/CT): A feasibility study.

Cancer, 2003, 98:2257～2265

7. Babin E, Hamon M, Benateau H, etc. Interest of PET/CT scan fusion to assess mandible involvement in oral cavityand oro pharyngeal carcinomas. Ann Otolaryngol Chir Cervicofac, 2004, 121 (4):235～240

8. Paulino AC, Koshy M, Howell R, etc. Comparison of CT－and FDG－PET－defined gross tumor volume in intensity－modulated radiotherapy for head－and－neck cancer. Int J Radiat Oncol Biol Phys, 2005, 61 (5): 1385～1392

第五节　消化道肿瘤

一、大肠癌

世界各地大肠癌的发病率和死亡率差异很大，西欧、北美等发达地区大肠癌的发病率很高，流行病调查认为经济发达与此有一定关系。在我国，大肠癌和肺癌一样，随经济的发展，发病率呈上升趋势，死亡率在9大肿瘤疾病里居中。因此，大肠癌的防治也是医学界的重任之一。

（一）大肠癌的诊断和首次分期

大肠癌的分期属于诊断的范畴，分期包括临床分期和病理分期。临床分期是治疗前对大肠癌范围的估计，是制定治疗方案的重要参考。病理分期主要依据肿瘤浸润的深度、肿瘤的大小和范围，以及淋巴结和血行转移，对估计预后有重要参考价值。综合各类分期方法和生存率统计，如表5－5－1。

表5－5－1　大肠癌的分期及存活率

期别	原发肿瘤	局部淋巴结	远隔转移	Dukes 分期	5年生存率	总5年生存率
0	T_0	N_0	M_0	A	96%	67%
Ⅰ	T_1	N_0	M_0			
	T_2	N_0	M_0			
Ⅱ	T_3	N_0	M_0	B	87%	
	T_4	N_0	M_0			
Ⅲ	$T_{0\sim4}$	N_1	M_0	C	55%	
	$T_{0\sim4}$	N_2 N_3	M_0			
Ⅳ	$T_{0\sim4}$	$N_{0\sim3}$	M_1	D	5%	

原发瘤（T）：T_0，在手术切除物的病理切片中未发现肿瘤；T_1，肿瘤侵犯到粘膜下层；T_2，肿瘤侵犯到固有肌层；T_3，肿瘤穿过肌层达到浆膜下，或无浆膜区的肠旁组织；T_4，肿瘤穿破浆膜直接侵犯邻近脏器或组织。

淋巴结（N）：N_0，淋巴结无转移；N_1，肠旁淋巴结转移1～3个；N_2，肠旁淋巴结转移4个以上；N_3，大血管旁淋巴结转移。

远隔转移（M）：M_0，无远隔转移；M_1，有远隔转移。

（二）诊断

详细的病史和体格检查是正确诊断大肠癌的基础，肛门指诊是直肠癌诊断不可忽视的检查。消化道肿瘤标志物的测定是筛查和诊断复发的简便而灵敏的方法。影像学技术的飞速发展对大肠癌的诊断有非常重要的推动作用。大肠癌的常规诊断方法是 X 线钡剂造影和纤维肠镜。CT 的仿真内镜有良好的前景，但是目前尚未成为常规。FDG - PET 的优越性是全身代谢显像，除了能够发现局部代谢升高的病灶外，还能够发现远隔转移。

（三）FDG - PET 对大肠癌的作用

1. PET - FDG 对原发结肠癌的诊断　对于原发大肠癌的诊断，FDG - PET 并不是长项，受 PET 分辨率的影响，检出率取决于肿瘤的大小。对术前的解剖学评价，FDG - PET 不能替代其他影像学方法。Yasuda 报告了 119 例使用 FDG - PET 和结肠镜筛查大肠肿瘤回顾性结果，FDG - PET 对较小的病灶，如 5 ~ 13mm 癌前腺瘤样息肉的检出率仅为 24%，对 13mm 以上病灶的检出率则达到 90%。难以发现小于 10mm 的病灶是假阴性结果的主要原因。假阴性的另一个原因是 FDG 对粘液腺癌的检出灵敏度仅为 58%（非粘液腺癌为 92%），这可能是粘液腺癌组织的细胞过少所致。整个大肠范围内 FDG 的生理性摄取发生率非常高，脓肿、瘘管和发生率较高的憩室炎也可摄取 FDG，这是造成假阳性结果的原因。因此，对于原发大肠癌的诊断，FDG 不能够替代 X 线钡剂造影和肠镜，但是不能忽视 PET 检查出现的结肠局灶性 FDG 摄取。现在还没有推荐用 PET 做原发瘤或癌前病变的检测和筛查。

病史、物理检查、FDG 摄取的形态和 CT 上看到的解剖学结构的关系对识别假阳性要比半定量的 SUV 分析更有帮助。

目前 FDG - PET 在大肠癌术前诊断和分期的作用仍有争论，随着 PET - CT 的广泛使用，FDG 的假阴性和假阳性将明显减少，对大肠癌的诊断地位可能提升。

2. PET - FDG 对大肠癌分期的作用　CT 对淋巴结转移的检出是基于淋巴结的大小、数量和解剖形态。对那些没有明显形态学变化的转移淋巴结的检出往往是困难的，文献报告它的灵敏度在 22% ~73%。虽然 PET 是基于淋巴结的代谢活性诊断淋巴结转移，从理论上对局部淋巴结受累的诊断性能应当优于 CT，但是文献报告结果并不乐观。Abdel - Nabi 等评价了 FDG - PET 对已知或疑有原发结肠癌的诊断和分期的作用，FDG 检出了 48 例病人的所有原发瘤，但是对淋巴结转移的检出灵敏度仅仅 29%，和 CT 相同。

每年约有 10% 的原发性结肠癌患者出现孤立的肝转移，而 20% 死于肝转移。肝内转移灶切除是这些患者惟一可能治愈的方法，但是死亡率和并发症较高。临床认为，在没有其他远隔转移的条件下，肝脏切除只适合有 1 ~4 个病灶而且仅仅波及一叶的肝转移病人。肝内转移灶的数量、大小和有无肝外转移等因素影响预后，所以对临床初步认为不可手术的病例进行准确的无创的检测是挑选出能够受益于手术患者的关键。研究表明 PET 对于检测肝转移比 CT 扫描灵敏并有特异性。在一项对 PET、CT 和 CT 门静脉造影术进行比较的研究中发现，PET 比 CT 及 CT 门静脉造影术对检测肝转移准确性高。尽管 PET 灵敏度低于 CT 门静脉造影术，但是由于 CT 门静脉造影术假阳性率高，所以 PET 的阳性预测率要高得多。汇集 6 个作者的 350 例病人的检测结果显示，FDG 和 CT 检测大肠癌肝转移的灵敏度和特异性分别为 96%、100% 和 71%、86%。Kinkel 等对 10 篇论文的 525 例大肠癌、胃癌和食管癌病人用

FDG PET、US、CT、MR 检测肝转移的效能做了荟萃分析。这组病人肝转移的流行率 58%，每例病人平均有 2.18 个肝转移灶，US、CT、MR 和 FDG PET 的灵敏度分别为 55%、72%、76% 和 90%。

3. FDG－PET 对大肠癌复发或转移的检出　结肠癌病人手术切除以后 2 年的复发率高达 37%～44%，常有肝脏、腹腔和远隔转移。直肠癌则多见局部复发。大肠癌术后复发率高，而其中适合再次手术治疗的病人数量又比较少（12%～60%），因此确定有无复发及其定位是决定能否再次手术切除的关键因素。CT 是监测大肠癌术后病人的基本方法，其灵敏度和特异性在 65%～70%。对这些病人，FDG－PET 能够提供更准确的信息，文献报道它对检测大肠癌复发或转移的灵敏度为 90% 左右，特异性大于 70%，诊断效能优于 CT。CT 对直肠癌复发的定位作用往往是不明确的，准确率不超过 60%。但是 PET 的准确性是 90%。PET 对于腹、盆腔和腹膜后的检查特别有利。除腹膜后两者的特异性相似以外，在其他所有部位，PET 的特异性都高于 CT 的特异性。对已知或疑有复发的大肠癌病人采用 FDG 检查的指征是：①CEA 升高；②CT 或 MR 发现或疑有异常病灶；③对已知转移灶进行手术前的分期；④鉴别局部复发和治疗（手术、放化疗）后改变。

FDG－PET 显像适用于有已知或怀疑结肠癌复发的病人。对于复发的诊断和分期及对可切除的已知复发病人术前的分期，FDG 是首选检查。FDG－PET 特别适合鉴别治疗后改变与复发，鉴别良恶性结节（淋巴结、肝、肺结节），以及肿瘤标记物升高，而临床缺乏证据的病人。由于 FDG－PET 能够准确鉴定哪些病人能够从手术中获益，因此从总体上减少了治疗费用。虽然在诊断时的分期常常是在切除术当中完成的，但是对高危病人组（CEA 升高）CT 正常者，以及因为远隔转移手术可以避免者，推荐行 FDG 检查。同样，推荐将 FDG 用于高危病人复发的筛选。

手术可能治愈的直肠癌病人中，10%～40% 在术后两年内有盆腔内复发，McCall 等搜集 1982～1992 年间西方 50 篇文献共计 10640 例直肠癌，术后局部复发率为 3%～50%（中位数为 18.5%）。一组 37 例怀疑直肠癌复发者，FDG PET 显像准确诊断出所有复发的病例。临床研究结果提示，FDG PET 诊断复发的直肠癌最具优势，它已成为诊断直肠癌复发最准确的技术之一。

4. FDG－PET 结果对处置方案的影响　研究表明，FDG－PET 使 40% 以上患者的临床分期和主要治疗措施发生了决定性的改变。42% 的患者的临床分期发生了变化，其中提高分期的占 80%，降低分期的占 20%。而且 FDG－PET 使这些患者中的 41% 避免了大手术。

PET 的主适应证是检测和诊断复发的大肠癌，其中 70% 的患者进行过旨在治愈的结肠切除，而手术患者的 1/3 在两年内复发。这些患者的 25% 仅为单侧的复发，可通过手术切除治愈。常规的检测复发的方式包括确定 CEA（癌胚抗原）水平，然而这些患者中大约只有 2/3 术前有 CEA 升高，因此灵敏度只有 54%，而且 CEA 水平不能为复发病变定位。CT 对于检出转移瘤有较高的准确性，但是对于腹膜内转移、肠系膜淋巴结转移不够理想，对手术后改变与复发肿瘤的鉴别诊断也不够理想。X 线钡剂灌肠可以检测出 80% 的局部复发，但是不能检测出身体其他位置的复发。

5. PET－CT 联合影像的临床作用　PET 显示了大量功能信息，但是提供的解剖信息有限。PET 和 CT 联合的扫描设备克服了这个缺陷。这些新型扫描仪能够在一次检查中获得准确的功能与解剖融合的信息，因此有能力提高对肿瘤病人 PET 和 CT 检查结果的准确性。这些准确的结果改善了病人的处置方案。短短几年时间已经有不少 PET/CT 的报告，临床初步的经验表明整合的 PET - CT 图像的意义包括：①提高了 PET 和 CT 单独检出病灶的能力，能够更准确地解释 PET 和 CT 二者的结果，因此能够对病人进行更恰当的治疗；②提高了 FDG 摄取灶的定位能力，因此能够更好地鉴别生理性和病理性 FDG 摄取；③精确地给恶性 FDG 摄取灶定位，例如骨骼和软组织、肝和邻近的肠道或淋巴结，PET - CT 融合图像可以直接指导活检、手术和放射治疗，而无需再做其他检查。

6. FDG 监测治疗　对大肠癌的化疗或放疗疗效监测，常用的方法是用 CT、MRI 比较治疗前后肿块大小的变化。而肿瘤代谢改变较解剖大小改变更早，因此 PET 能较常规影像诊断更早、更准确地反映治疗效果。大量报告都证明，FDG PET 能够监测大肠癌的转移灶对治疗的反应。有一组 44 例病理提示大肠癌复发的病人，其中 20 例在放疗前后做 FDG - PET 显像，结果 11 例发现 FDG 摄取下降，2 例增加，7 例无变化。其他报告也证明化疗后病灶摄取 FDG 量的改变早于 CT 扫描显示的肿块大小的改变。依据 FDG 显像的结果早期分析大肠癌的化疗或放疗疗效，将有助于及时调整化疗方案，也可避免无效治疗带来的副反应。FDG - PET 对直肠癌患者的临床影响十分重大，主要是检测出了以前没有怀疑的转移灶，因此提高了分期进而对 36% 的患者的治疗方案产生了影响。另一项研究表明，使用 FDG PET 作为诊断方法之一的患者，有 77% 存活期提高到了 3 年；相比之下，没有使用 PET 的一组患者中只有 40% 活过了 3 年。在 Vanderbilt，PET 使 28% 患者的治疗计划发生了改变，为 1/3 患者的手术计划提供了帮助，并帮助避免了 1/3 的不必要的手术。

PET 对直肠癌患者的放疗疗效监测方面的研究报告不多。两项初步研究表明 PET 通常能够显示放疗后病变减少或消失。然而由于急性放射的炎症反应，放疗后应当间隔 6 个月再分析残留或者复发肿瘤。PET 还可以评估化疗是否有效，用氟尿嘧啶化疗 4 ~ 5 周，然后比较治疗前和治疗时 FDG 的摄取情况，分析疗效。用 PET 评定组织代谢对治疗的响应程度也要优于用 CT 观察肿瘤大小变化。另外，基础显像（治疗前）和观察疗效的显像（治疗后）的条件应当尽可能一致，特别是注射 FDG 到开始显像的时间应当一致。因为从临床实践中观察到许多肿瘤对 FDG 的摄取是随时间延长而增加的，所以显像开始的时间差异可能直接影响 SUV。FDG - PET 对监测疗效很有希望，但是需要进行大量的病例研究和观察。

（四）局限性

肿瘤的检出率取决于病灶大小和摄取程度，以及周围本底的吸收量和显像设备的固有分辨率。假阴性病灶可能是部分容积效应的结果，小于系统分辨率 2 倍的病灶摄取量被低估，或者带有薄环状存活组织的坏死病灶被错误认为是良性的。FDG - PET 检测粘液性腺癌的灵敏度低于非粘液性腺癌（41% ~58% 对 92%），这可能是因为粘液腺癌组织里细胞数量相对较少。

FDG 能够被激活的巨噬细胞、中性粒细胞、成纤维细胞和肉芽组织等大量摄取，因此炎症组织表现出 FDG 活性。轻 ~ 中度 FDG 摄取在放疗后早期、新鲜的手术刀口、感染的伤口、活检部位、导管引流管口，以及结肠造瘘口等部位能够看到，如果不了解病史可能导致误报。一些炎症病灶，特别是肉芽肿，摄取 FDG 很多，可能误诊为恶性肿瘤，其中也包括肠道炎性疾病。

胃肠道正常的生理性摄取也会难以和恶性病灶鉴别。27 例由肠镜和/或组织病理学证实没有结肠癌的病人有结肠 FDG 摄取。弥散性摄取 8 例结肠镜检查正常。节段性摄取 5/6 是因

为结肠炎。局部摄取的7例伴有良性腺瘤。

（五）病例

病例1，结肠癌（海军总医院提供）

男性，68岁。体检发现右腹包块，大便潜血阳性。

腹部CT扫描：升结肠起始部肠腔内可见肿块样软组织密度肿块，大小约5.0cm×6.0cm×10.0cm，密度不均匀，其内可见脂肪密度及弧形造影剂密度影，以中下部为明显；升结肠肠壁外未见明显软组织包块。其余所见肠管未见明确病变。胰脾未见异常。右肾中部包膜下可见脂肪密度影，邻近肾皮质外缘局限性凹陷。左肾未见异常改变。腹膜后及盆腔未见肿大淋巴结。印象：①升结肠肠腔内肿块，以恶性肿瘤并肠套叠可能大；②右肾中部包膜下异常密度影及邻近肾皮质形态改变，考虑先天变异。

FDG显像：右侧腹腔升结肠中上段异常放射性浓聚灶，最大径5.6cm左右，T/NT=4.6（图5-5-1A、5-5-1B）。延迟显像此浓聚灶位置及范围无显著变化。诊断：升结肠恶性病灶可能性大。

手术病理结果：（升结肠）高分化腺癌（图5-5-1C）。

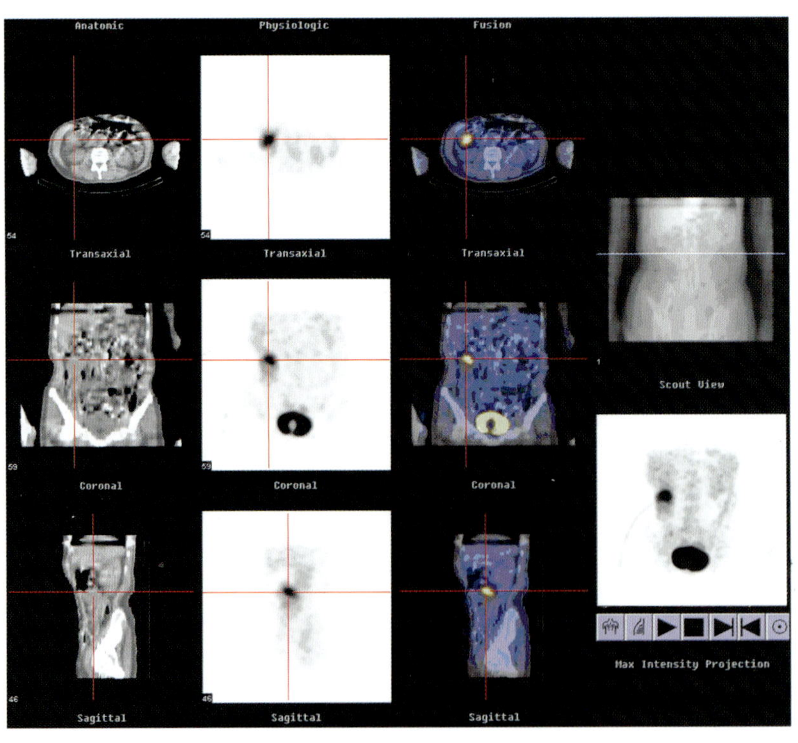

图5-5-1A FDG/CT腹腔融合图像（升结肠中段放射性浓聚灶）

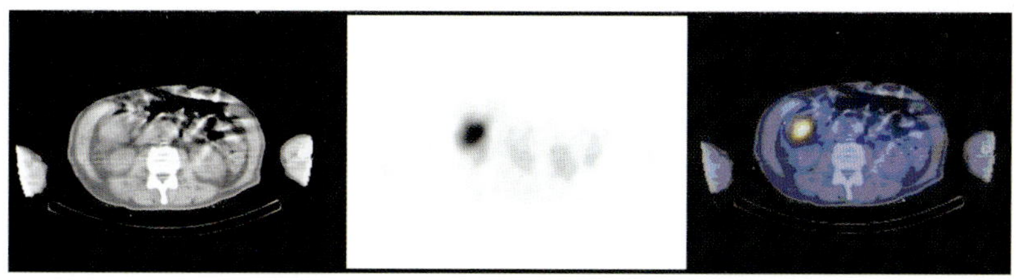

图 5－5－1B　升结肠中段肿物平面 FDG/CT 融合图像

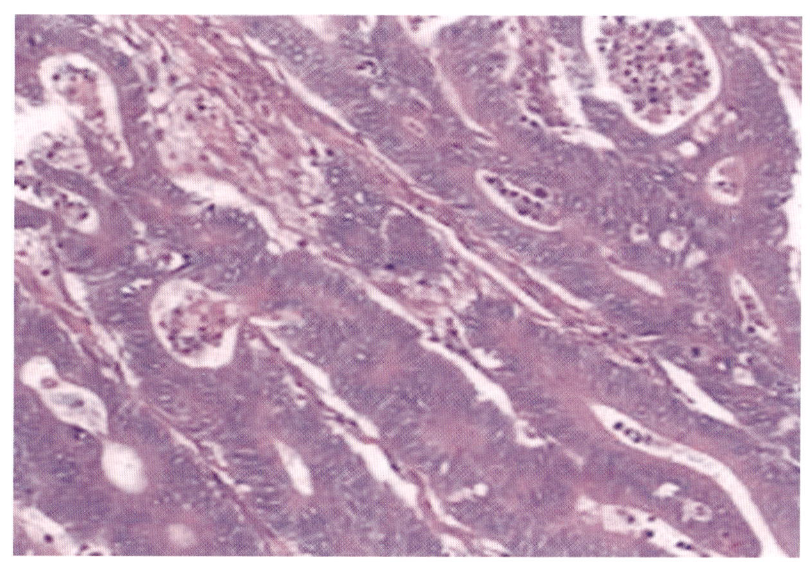

图 5－5－1C　病理切片（HE 染色、高倍镜）

评述：在消化道肿瘤的诊断方法中，FDG－PET/CT 能够提供的定性和定位的综合信息，因此是一种准确性较高的方法。

病例 2，结肠癌（海军总医院提供）

男，71 岁。患者于 1 个月前受凉后感身体不适，右侧背部、臀部及下肢出现皮疹。2 天后开始发热，全身乏力，关节疼痛，急诊入院。体格检查：一般状况尚可，慢性病容，前胸可见充血性皮疹，浅表淋巴结未及。入院后持续高烧，体温在 38～39.6℃之间，各种抗菌素治疗无效。多次查血常规示白细胞升高。尿常规正常。大便潜血连续 3 次阳性。PPD 实验阴性，血 CEA、AFP 及 β_2 微球蛋白均在正常范围。骨髓穿刺未见异常。腹部 B 超检查未见异常。多次 X 线胸片及脑、胸、腹 CT 未见异常。

为排除肿瘤而行 ^{18}F - FDG 全身显像。

检查前夜清洁灌肠。静脉注射 259MBq 的 ^{18}F - FDG 约 60min 后行头颈、胸和腹部断层显像。头颈部 ^{18}F - FDG 影像清晰，未见异常放射性浓聚灶。双侧肺门区 2 个形态欠规则较对称的异常放射性浓聚灶（图 5 - 5 - 2A），左侧约（10 × 1.4 × 4.9）cm^3，右侧约（4.3 × 1.3 × 2.0）cm^3，靶/本底比值分别为 2.33 和 2.94。右下腹升结肠中段见一约（3.0 × 1.8 × 2.9）cm^3 的不规则异常放射性浓聚灶，靶/本底比值约为 5.17；在同机 CT 影像上，可见相应部位的肠壁有大小明显不规则环行增厚，局部肠腔狭窄。延迟 2h 后再次显像（图 5 - 5 - 2B），升结肠中段放射性异常浓聚灶位置保持不变，靶/本底比值增高至约 10.85。双侧肺门及右下腹升结肠中段多发异常葡萄糖代谢高度活跃灶。印象：①升结肠中段异常葡萄糖代谢增高病灶为恶性病变可能性大，建议进一步检查；②双侧肺门改变考虑为老年性良性病变。

为明确升结肠中段病变性质，随后行全消化道钡餐造影（图 5 - 5 - 2C）：见升结肠中下段有一局限性狭窄，长度约 3cm，呈环状，局部后壁见一“蕈伞状”充盈缺损影，粘膜表面未见龛影，考虑肿瘤可能大（粘膜下或间壁）。纤维结肠镜检查：见升结肠有一管状狭窄性病变，大小约 2.5mm × 2.5mm，表面有渗出糜烂，边界不清，管腔狭小，内镜不能通过。活检病理为（结肠）腺癌（图 5 - 5 - 2D）。遂行右半结肠切除术和淋巴结清扫术。病理：结肠腺癌，淋巴结内未见结肠癌转移。

评述：FDG 在胃肠道的生理性浓聚是一种常见现象，极易干扰诊断，显像前口服药物和清洁灌肠仍难以完全避免。延时或隔天再次显像是鉴别生理性浓聚或病理性改变的一种方法。再次显像时，生理性浓聚灶的形态、位置及浓聚程度常发生改变，甚至浓聚灶消失；而病理性浓聚灶的形态、位置及浓聚程度常无明显变化，有时放射性强度甚至增加。

同机 PET/CT 融合影像明显提高了病灶的定位精度，如果浓聚灶位于肠腔内，则为生理性浓聚；如果位于肠腔外其他组织，则多为病理性浓聚。从本例图像可见，Discovery VH 所使用的低档 CT 机已经较为清晰地显示病变部位的肠壁增厚和肠腔狭窄，延迟显像的结果更加肯定了升结肠放射性浓聚的性质。

FDG - PET 显像时，在老年人群双侧肺门及纵隔淋巴结有时可见对称性较高的放射性摄取。作者曾经跟踪观察类似的一例患者达 2 年之久，FDG 显像双侧肺门的浓集始终无明显变化，患者未出现相应的临床症状，诊断性 CT 检查亦保持正常。一般认为，临床无症状，其他检查也多为阴性，淋巴结浓聚可能表示了某种亚临床改变。其确切的临床意义有待进一步研究。

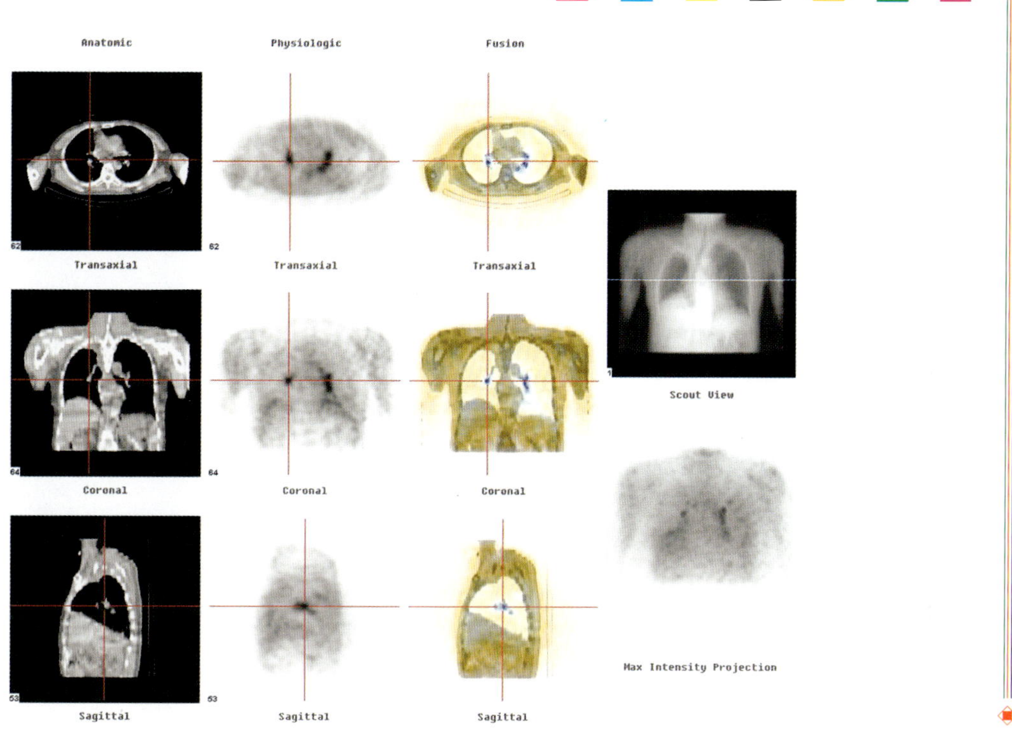

图 5－5－2A　FDG/CT 胸部融合图像（肺门对称性放射浓聚）

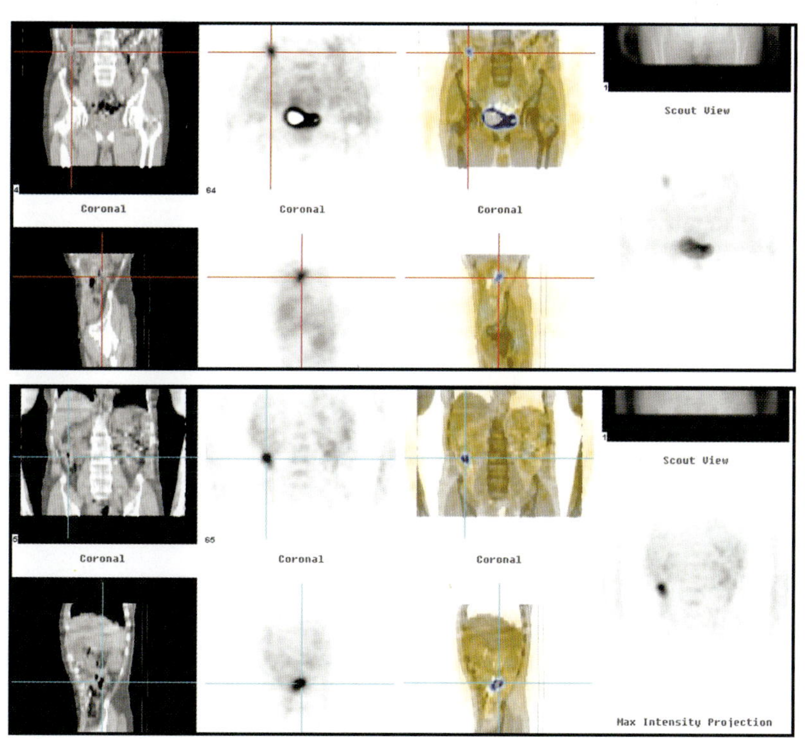

图 5－5－2B　FDG/CT 腹部融合图像

上图为注射后 1h，下图为注射后 3h（延时显像）升结肠中段的放射性浓聚灶的位置形态无显著变化，摄取量显著增加。

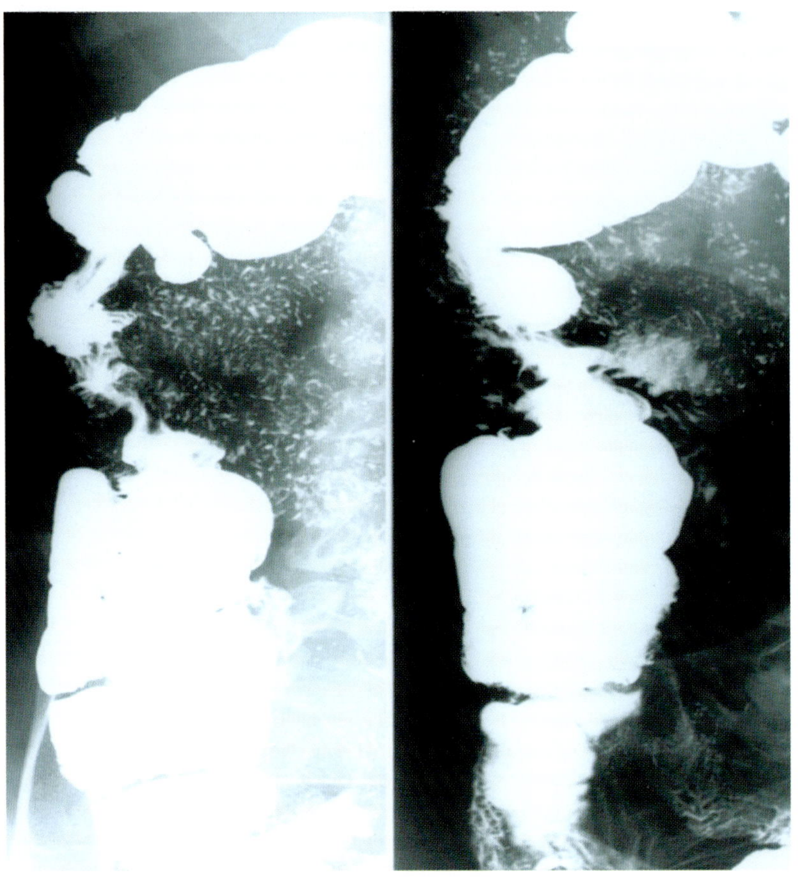

图 5 -5 -2C 升结肠钡剂造影

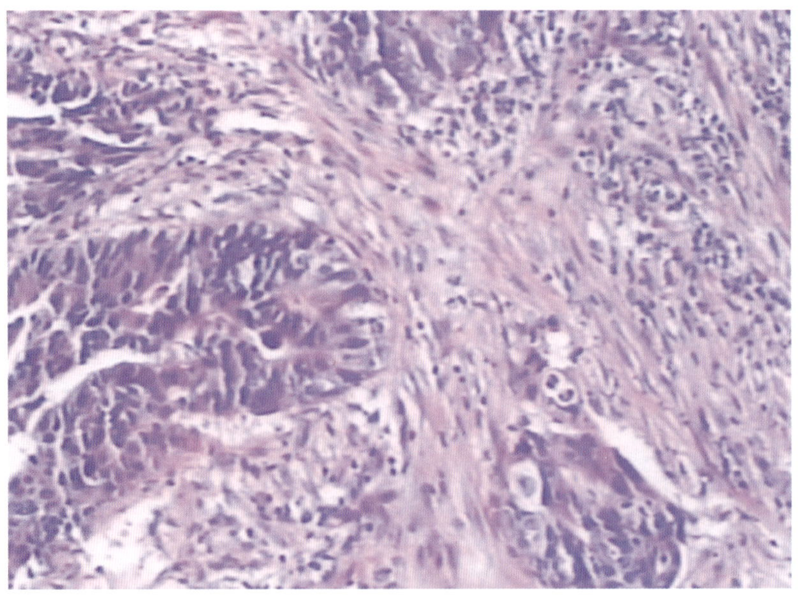

图 5 -5 -2D 病理切片（高倍镜 HE 染色）

病例 3，结肠癌术后（成都军区昆明总医院提供）

男性，50 岁。因“结肠癌术后 1 年余，反复腹痛、腹泻半年”入院。

于半年前开始出现腹痛、腹泻、腰痛，以右腹为主。无放射痛，无高热、黄疸、寒战，偶有恶心、呕吐，经输液、抗感染等治疗，症状无明显缓解。

体检：腹平坦、可见一长约 15cm 手术瘢痕，未见胃肠型蠕动波，右上腹轻压痛，无明显反跳痛，肝脾未触及肿大，移动性浊音阴性，肠鸣音 4 ~5 次。

B 超检查发现胰头部占位性病变。

FDG 检查：胰头区域、腹膜后腹主动脉旁可见多处葡萄糖代谢显著增高病灶（图 5 -5 -3A）。结合病史（结肠癌术后），考虑胰腺、腹膜后多发转移可能性大。

手术纪录：术中见腹腔内肠道广泛粘连。探查：肝胆、脾脏、胰体尾、胃、十二指肠均未见肿瘤浸润，盆腔及腹腔未见肿瘤结构。打开侧腹膜，充分游离十二指肠降部及水平部起始段，探查胰头下方一约 8cm ×7cm ×6cm 大小包块，质硬，与胰头、十二指肠粘膜粘连。打

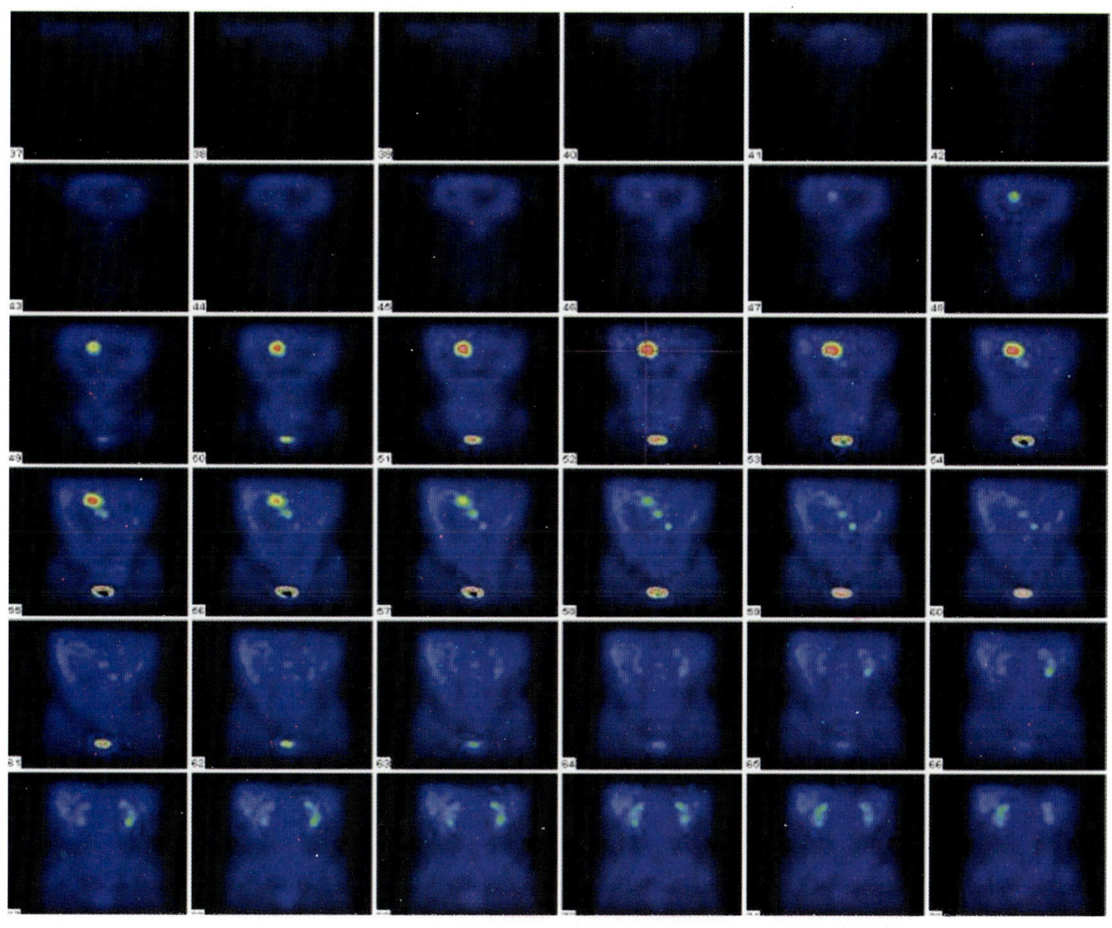

图 5 -5 -3A　FDG 腹部冠状面断层图像

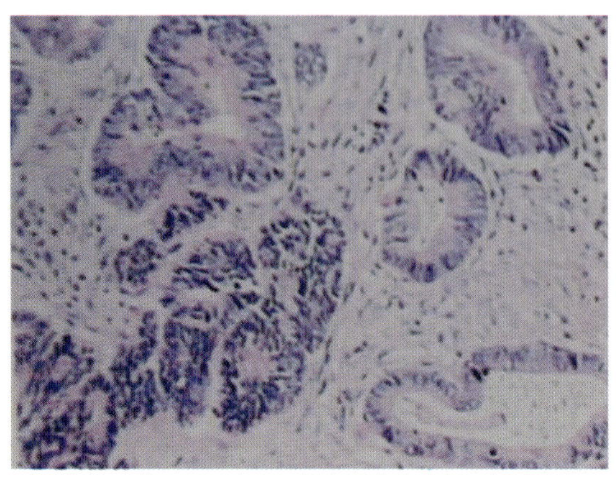
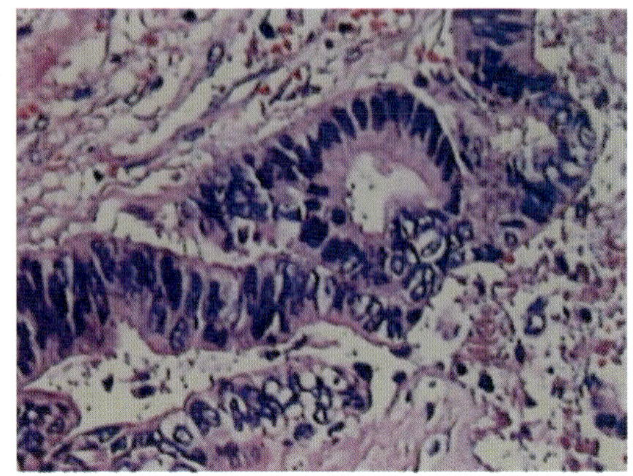

图5－5－3B 病理切片（HE染色，左低倍镜，右高倍镜）

开后腹膜，见下腔静脉与腹主动脉间淋巴结肿大，融合成块，考虑为肿瘤转移，但与下腔静脉及腹主动脉间可分离。游离肝十二指肠韧带，未见肿大淋巴结，分离肝动脉胆总管及门静脉，门静脉前可适当小分至胰颈部下方，探查肠系膜上动脉无肿瘤浸润。决定行胰头十二指肠切除合并肠系膜上静脉切除。

病理结果：结肠腺癌（图5－5－3B）。

病例4，直肠癌术后（海军总医院提供）

男性，68岁。便血，肠镜诊断为直肠癌（齿状线上13cm）。

2002－7 直肠癌手术：行病灶切除，直肠乙状结肠吻合，盆腔淋巴清扫。

病理：中分化腺癌，侵及全浆膜层，淋巴结2/15。

分期：Ⅲ期，$T_3N_1M_0$

术后化疗3程，放疗25次。

2003－1 CEA等肿瘤标记物全部正常。

2003－1－4 CT发现右肺底近肝脏背侧、膈肌后有一个4cm×3cm肿物，其内密度欠均匀（图5－5－4A）。诊断：转移癌可能性大。

2003－1－9 FDG显像（图5－5－4B、图5－5－4C）：空腹6h以上，血糖6.6mmol/L，静脉注射7.3mCi FDG，1.5h后显像，2.5h后延迟显像。同机CT可见右背侧胸腹腔交界处有一个4.0cm×3.8cm×2.6cm软组织影。此区及胸腔其他部位未见明显异常葡萄糖代谢增高病灶。腹腔和盆腔也未见异常放射性浓集区。左室心肌影像清晰。诊断：胸、腹、盆腔未见异常高代谢病灶，右背侧胸腹腔交界处的软组织影良性病灶可能性大。

2003－6 CEA：1.0～2.0～2.5～7.0，逐渐升高。

2004－2－27 肠镜发现吻合口复发，行二次手术，术中见病灶在粘膜表面只有 0.3cm × 0.3cm，但是深入到肌层，必须做扩大切除和人工肛门。因盆腔内粘连严重，未行淋巴清扫。

病理：吻合口局部复发，低分化腺癌。术后 CEA 恢复正常。

2004－9－1 复查结肠镜，发现结肠带蒂息肉，电灼切除。

2005－1－25 CEA 轻度升高（5.48）。

2005－3－16 CEA 继续升高（7.21），复查胸腹盆腔 FDG：见膀胱右后方、骶前 2.9cm × 1.8cm × 2.9cm 放射性浓聚灶，T/NT＝3.59。延迟 1h 再次显像，病灶位置无变化，T/NT＝4.05。同机 CT 显示该病灶为一个软组织结节，其中有高密度物质。视野其余部位，包括颈胸腹部未见明显异常放射性浓聚区（图 5－5－4D、5－5－4E、5－5－4F、5－5－4G）。非衰减校正重建图像仍然清晰可见此高代谢病灶。

诊断：膀胱右后上方、骶前的高代谢病灶为转移灶。

2005－3－24 CT：右下后胸壁的肿块密度大小与 2003 年 CT 比较无明显变化，增强扫描阴性。考虑为脂肪组织来源。膀胱右后方的肿物增强扫描阳性，考虑为淋巴结转移或局部复发（图 5－5－4H）。

2005－3－28 盆腔肿物适形放疗，5 × 3Gy/W，共 51Gy/17 次（图 5－5－4I）。

2005－5－17 CEA 降至 4.63。

评述：FDG－PET 显像和肿瘤标志物联合使用，是监测大肠癌病人疗效和随访的最佳方法。本例病人右侧胸腹腔交界处的软组织块影，CT 认为是转移灶，FDG 随访 3 年始终未见高代谢表现，最后 CT 增强扫描证明是来源于脂肪组织的良性病灶。而当 CEA 升高，CT 未能发现复发或转移灶时，FDG－PET 准确地发现了靠近盆腔后壁的转移灶，为及时进行适形放疗提供了准确的肿瘤生物学信息。

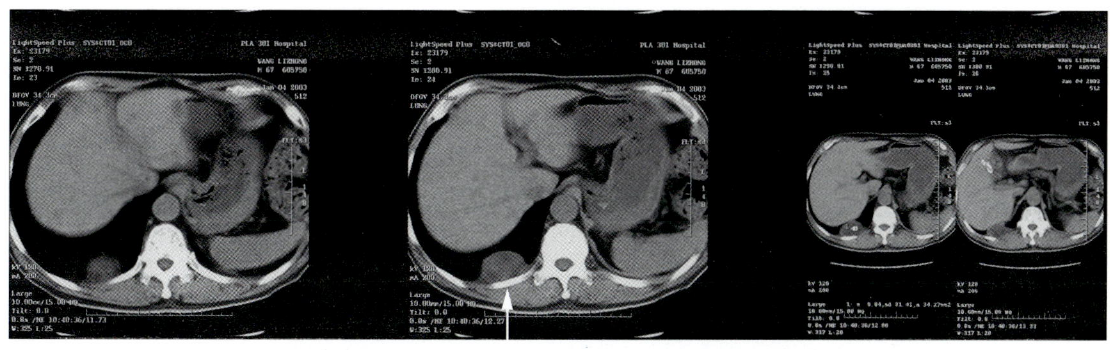

图 5－5－4A　CT 显像（箭头示右肺底软组织肿物）

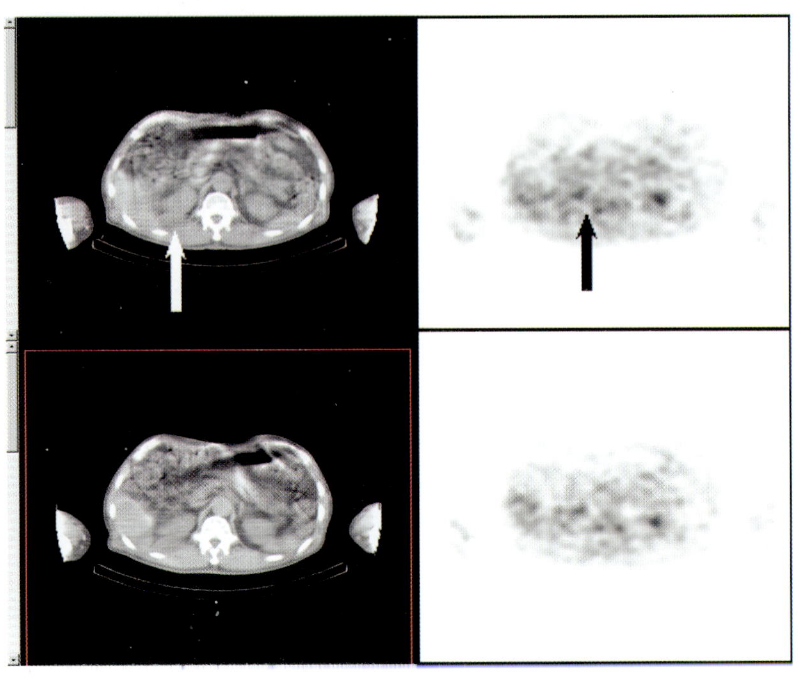

图5－5－4B 横断面 FDG/CT 显像

上排为常规 CT＋FDG 图像，下排为延迟显像。CT 可见肝及右肾上极后方软组织影（白色箭头），FDG 见此局部没有明显异常放射性浓聚。

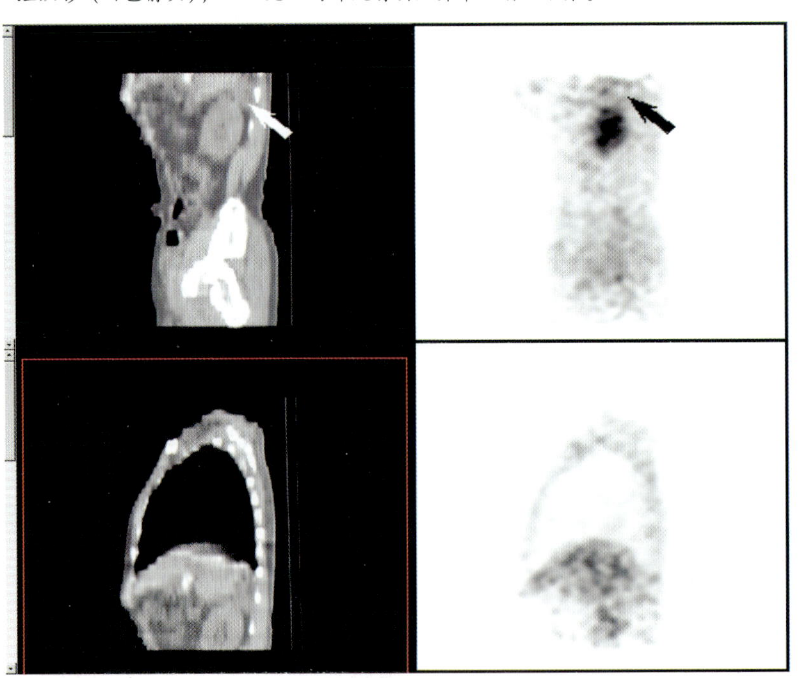

图5－5－4C 矢状面 FDG/CT 图像

上排为常规 CT＋FDG 图像，下排为延迟显像。CT 可见肝及右肾上极后方软组织影（白色箭头），FDG 见此局部没有明显异常放射性浓聚。

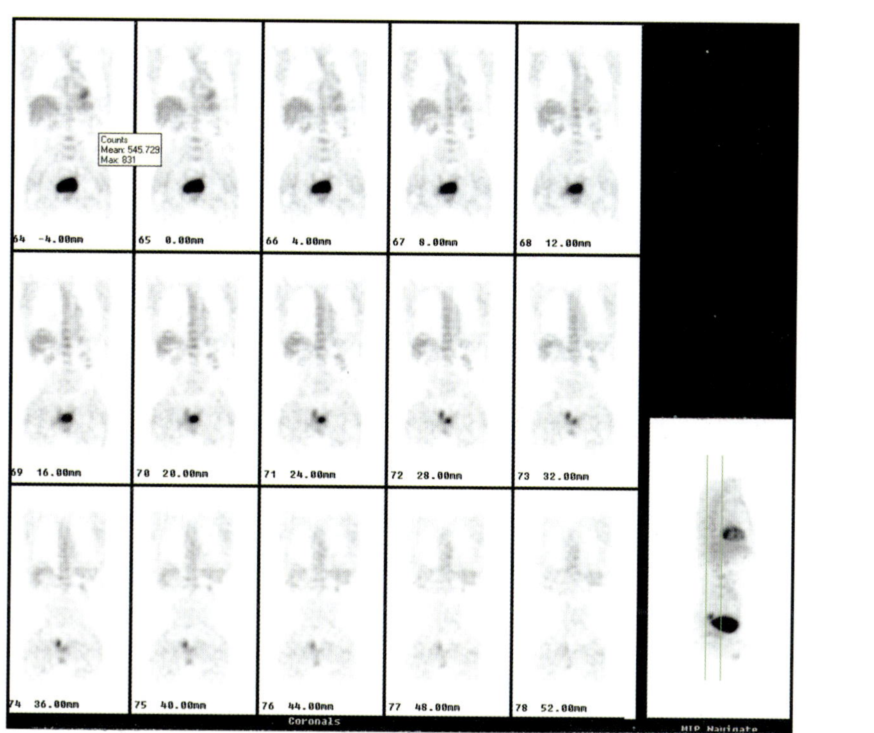

图 5－5－4D　FDG 全身冠状面图像：膀胱后上方可见一孤立浓聚灶

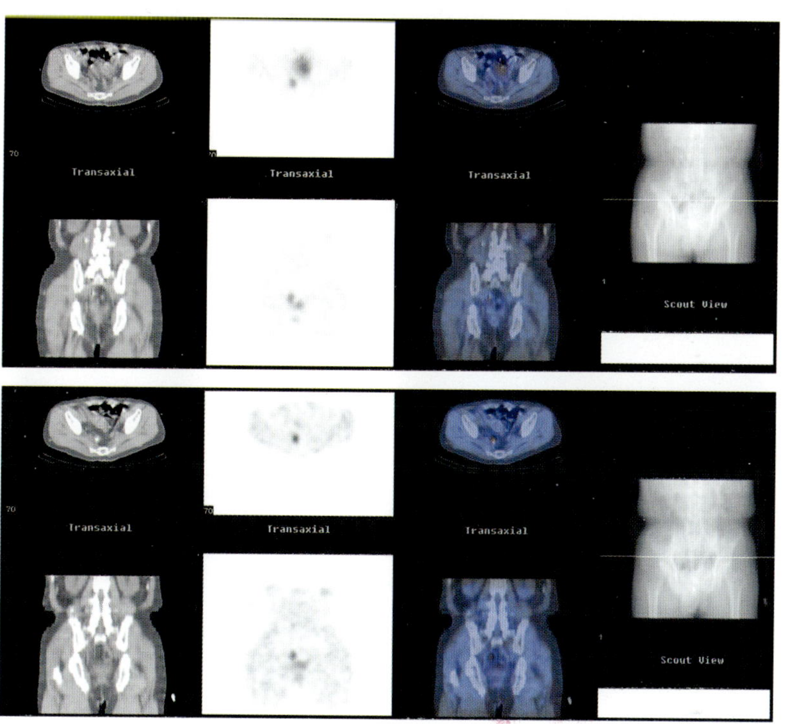

图 5－5－4E　早期和延时显像比较

下图为延时显像，盆腔内的浓聚灶位置、形态无明显变化，相对摄取量略增高。

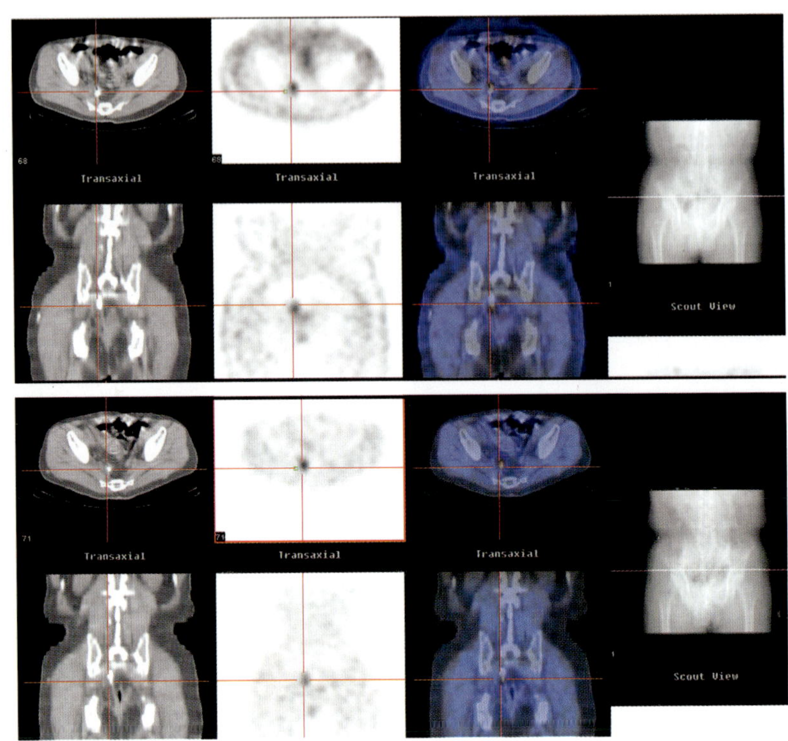

图 5－5－4F　衰减校正与无衰减校正图像比较

上图为无衰减校正图像，盆腔里的浓聚灶依然存在。

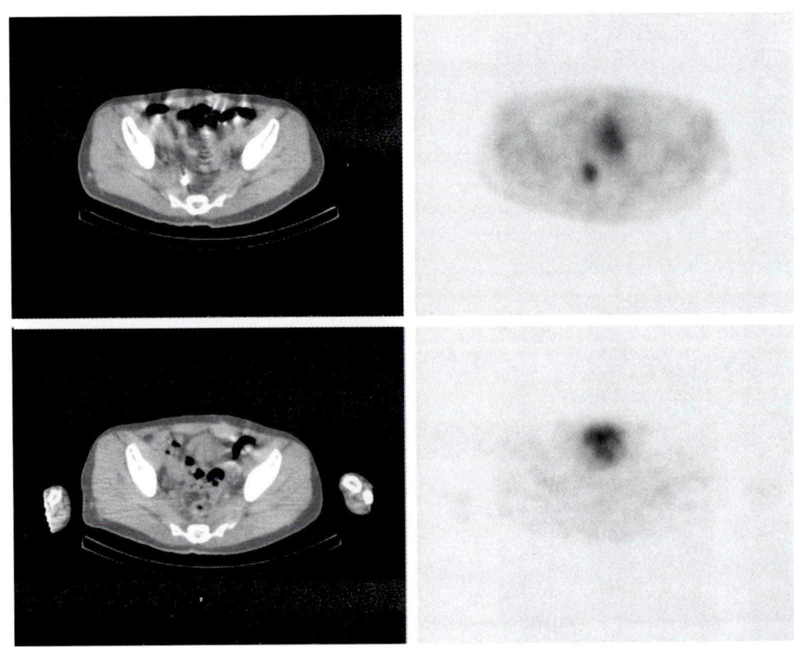

图 5－5－4G　2005－3－16 FDG/CT 显像（上排）与 2003－1－9 显像的比较（下排）

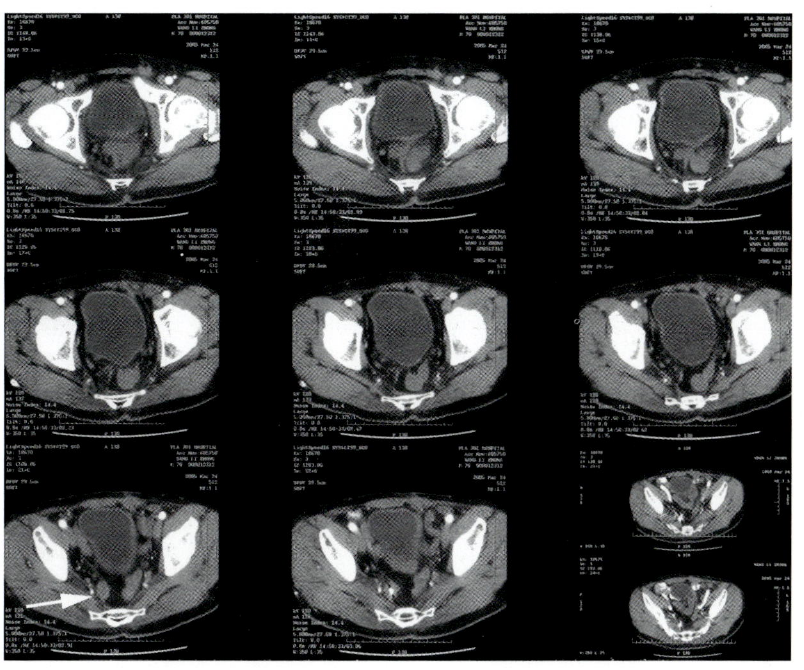

图5－5－4H 盆腔CT（箭头为盆腔内复发灶）

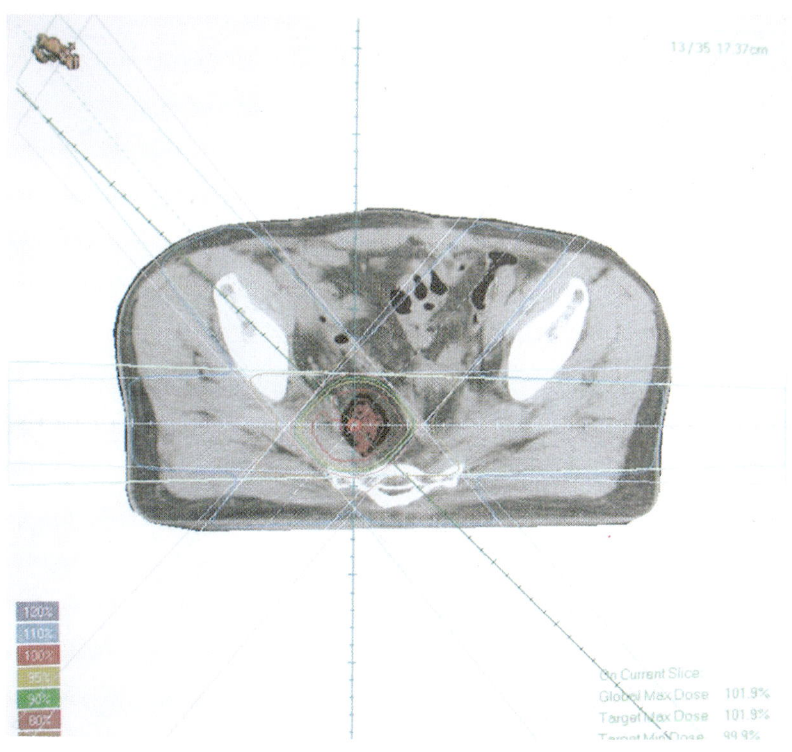

图5－5－4I 放疗计划图

病例5，结肠粘液腺癌（海军总医院提供）

女60岁，因“间断性腹痛、腹胀、停止排便两月余”于2003年7月11日入院。入院后查体右上腹部可及一边界不清的肿物，大小约8cm×10cm，质韧，压痛（+），活动度差。

2003-7-16 CT：肝周腹腔积液，盆腔少许积液，子宫增大；胃壁外结节影。

2003-7-18 胃镜活检病理诊断：（胃体）粘膜慢性活动炎性灶伴肠上皮化生。

2003-7-25 FDG肿瘤显像未见明显葡萄糖代谢增高病灶（图5-5-5A）。

2003-7-29 剖腹探查：（升）结肠转移性粘液腺癌腹腔内广泛转移（图5-5-5B）。

评述：粘液腺癌是FDG假阴性的原因之一，FDG对粘液腺癌的检出灵敏度仅为58%，非粘液腺癌则为92%。这可能是粘液腺癌组织中的粘液成分过多所致。

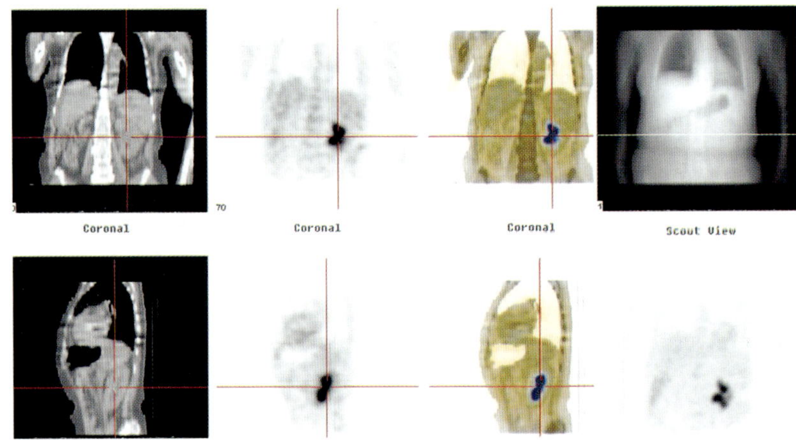

图5-5-5A FDG/CT肿瘤显像（十字处为左肾盂生理性FDG聚集）

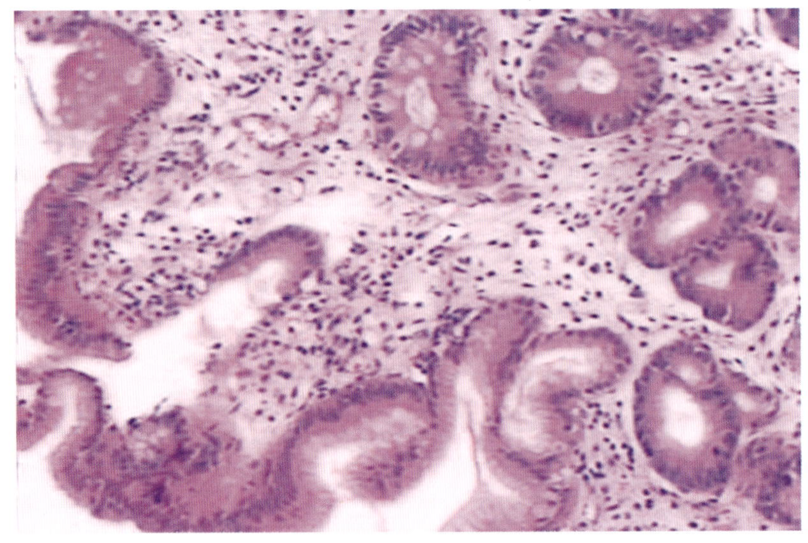

图5-5-5B 病理切片

病例6，结肠癌前病变（海军总医院提供）

男，90岁。因“便血10余日”于2003年7月8日入院。

患者10余日前出现大便带血，暗红色，大便次数增多，5～6次/日，糊样便，无腹痛，无恶心、呕吐、反酸等症，无乏力及渐进性消瘦病史，无尿频、尿急、尿痛及血尿、排尿困难史。服用肠溶阿司匹林史2年。

查体：腹软，无压痛感，无反跳痛及肌紧张，未触及包块，肝脾肋下未触及，叩诊呈鼓音，移动性浊音（-），肠鸣音正常。生化指标正常，癌胚抗原正常范围。

2003/7/17 FDG肿瘤显像：右侧中腹、升结肠部位见1.8cm×1.3cm×2.1cm大小代谢增高病灶（图5-5-6A），延时显像此病灶位置及形态无明显变化（图5-5-6B）。诊断：结肠恶性病灶可能性大。

2003/7/23 纤维结肠镜示：升结肠中段占位病变。组织学检查：高级别上皮内肿瘤（重度异型增生），部分区域可疑浸润（图5-5-6C）。

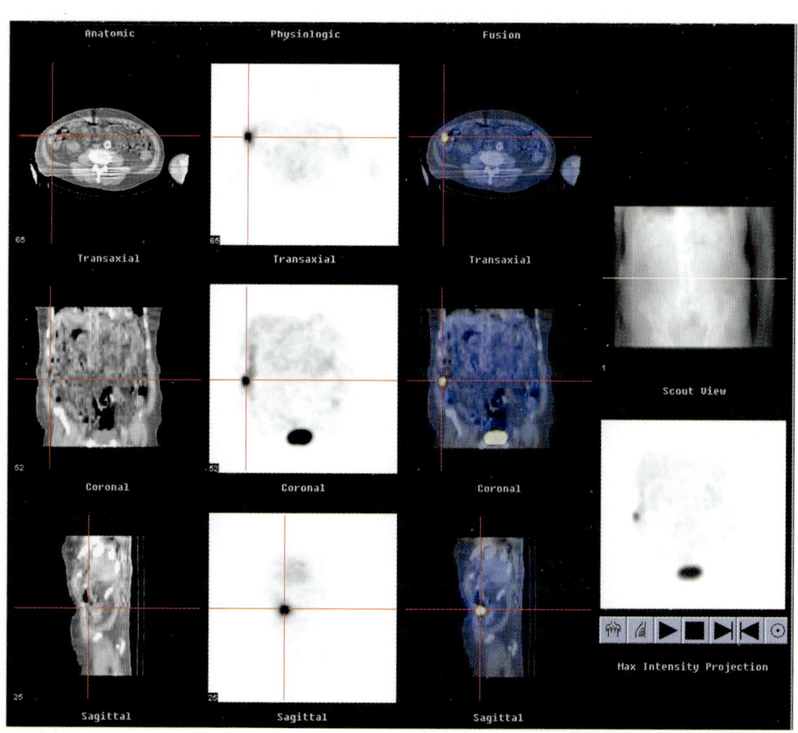

图5-5-6A FDG/CT 腹部融合图像（升结肠局部放射性浓聚）

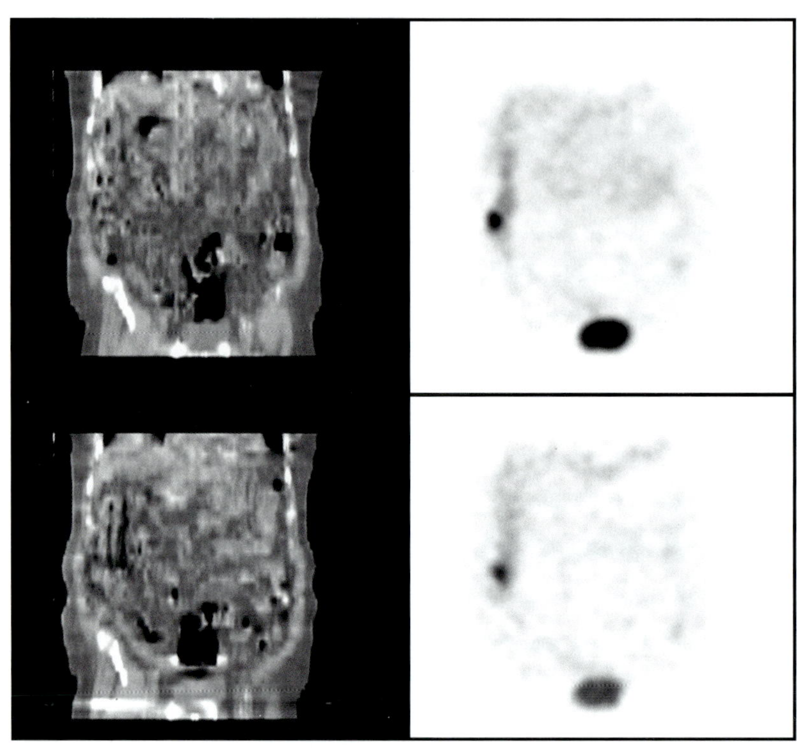

图5-5-6B 早期和延时显像比较（冠状面），间隔2.5小时浓聚灶的位置和形态无明显变化

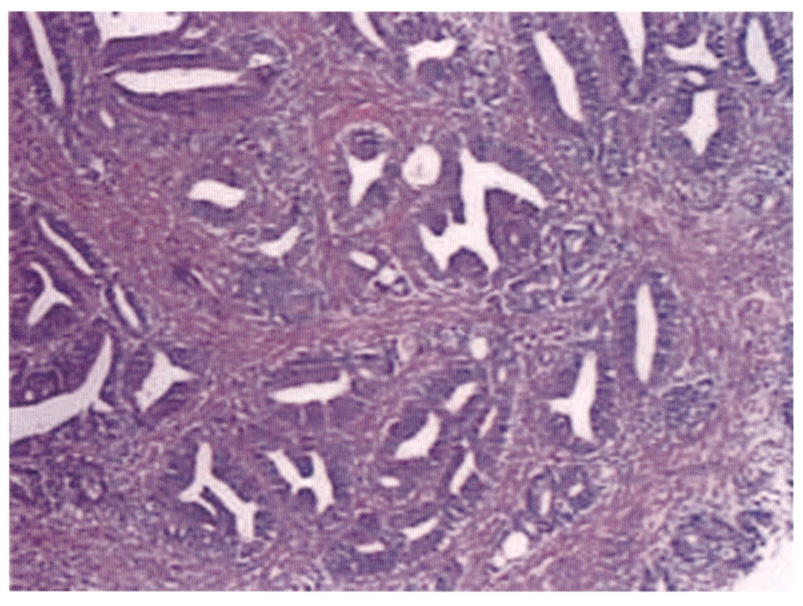

图5-5-6C 病理切片（HE染色，低倍镜）

病例7（海军总医院提供）

女，66岁。

2001-6 初诊：因腹部不适，大便潜血试验阳性，行纤维肠镜检查，发现右结肠肝曲肠内环形肿物，组织学诊断为结肠癌。

2001-6-15 手术：行右半结肠癌根治术，术中发现癌组织已侵犯到浆膜层并累及到胰腺，该部位用银夹标记。病理报告：升结肠溃疡型中分化管状腺癌，腹腔淋巴结可见转移癌（13/52），胰腺组织可见癌浸润。

2001-6-16 手术：因小肠系膜血栓形成而致肠坏死，行部分小肠切除肠吻合术。

2001-7～2002-5 行9个疗程化疗（乐沙定+5FU+CF）。

2001-08 FDG 显像：腹部未见明显高代谢病灶（图5-5-7A）。

2002-06 复查：血清肿瘤标记物 CA72.4，CA199，CEA，血清铁蛋白均增高。

2002-06 FDG 显像：右上腹 X 线所见金属夹部位有 2cm 大小的放射性浓聚灶，T/NT = 2.69。其余部分未见异常放射性浓聚（图5-5-7B）。与01-08FDG 显像比较，胰头区未见放射性浓聚集，可排除由生理性聚集或过度校正所致，因此诊断为结肠癌术后胰头部转移。

2002-7 化疗：希罗达化疗（2000mg/d），6个周期，同时辅以支持、对症和免疫治疗。

2002-08 FDG 显像：胰头部病灶放射性聚集较前有所减淡，代谢水平有所降低（图5-5-7C）。

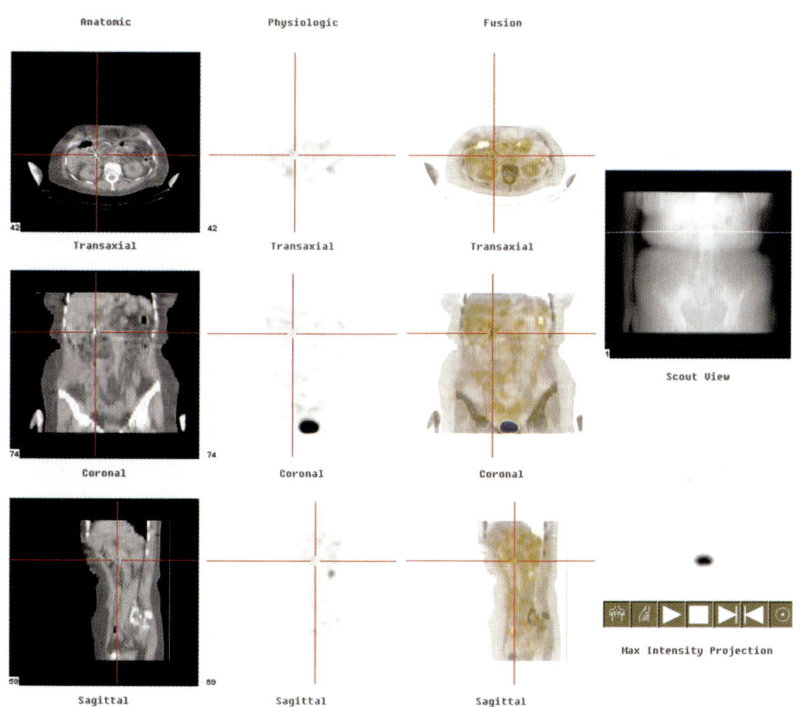

图5-5-7A FDG/CT 腹部融合图像（2001-8-9）

2002－11 CA72.4，CA199，CEA，CA153，CA125，血清铁蛋白等均正常。

2002－11 FDG 显像：胰头部病灶放射性聚集较前有所增强，T/NT＝5.22，代谢水平明显上升（图 5－5－7D）。

2003－02 复查：CA72.4，CA199，CEA，CA153，CA125，血清铁蛋白等均增高。

腹部 B 超：肝右后叶 2.3cm×2.7cm×2.4cm 实性占位。

CT：肝内多个（5 个）类圆形低密度影，最大直径 2.6cm，病灶周边轻度增强。

FDG 显像：胰头部病灶放射性聚集范围较前有明显扩大。肝内出现多个大小不等的放射性浓聚区，最大的直径约 2.5cm，位于肝右后叶近膈面（图 5－5－7E）。诊断为结肠癌术后胰腺、肝脏转移。

2003－03 黄疸、进行性消瘦、病故。

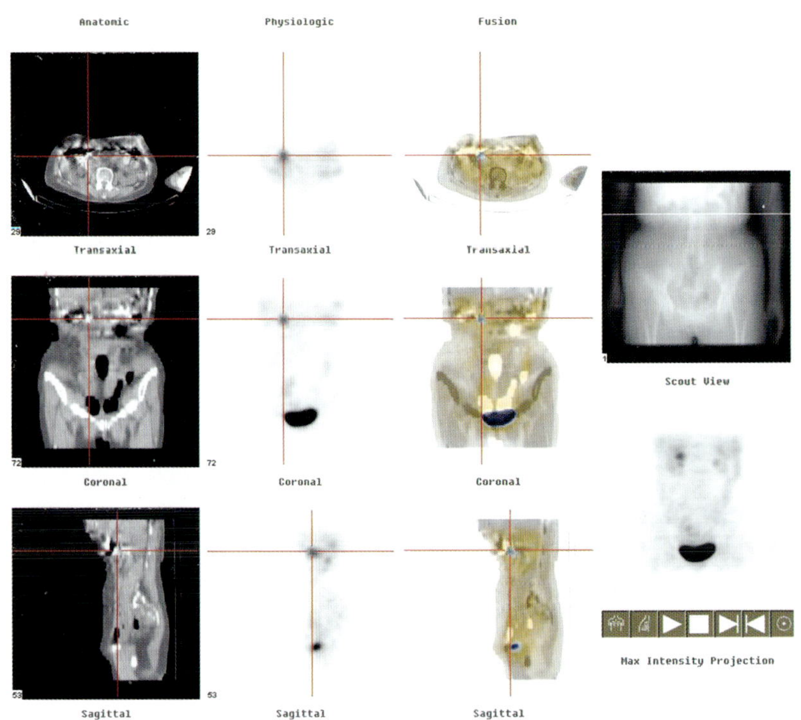

图 5－5－7B　FDG/CT 腹盆腔融合图像（2002－6－13）

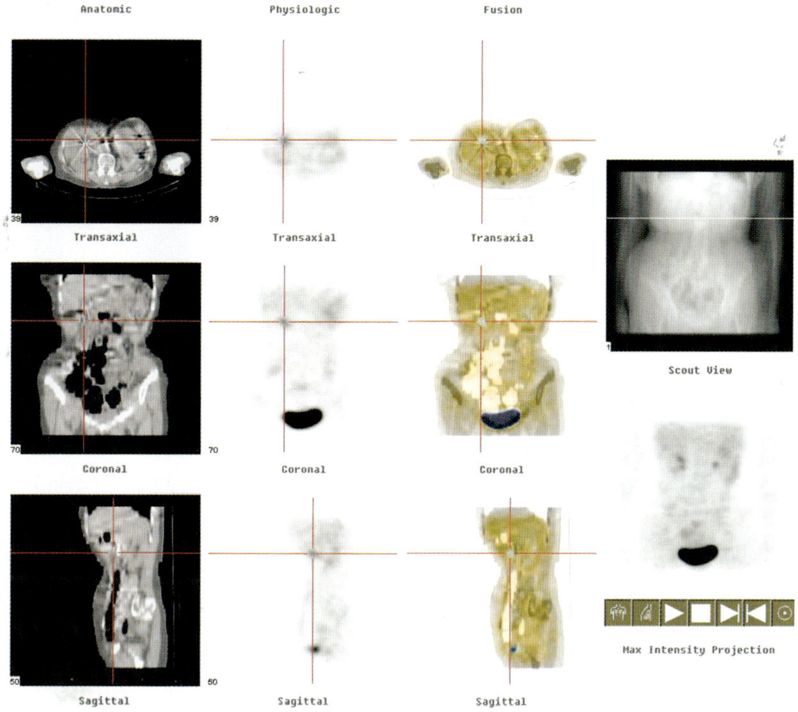

图 5－5－7C　FDG/CT 腹盆腔融合图像（2002－8－27）

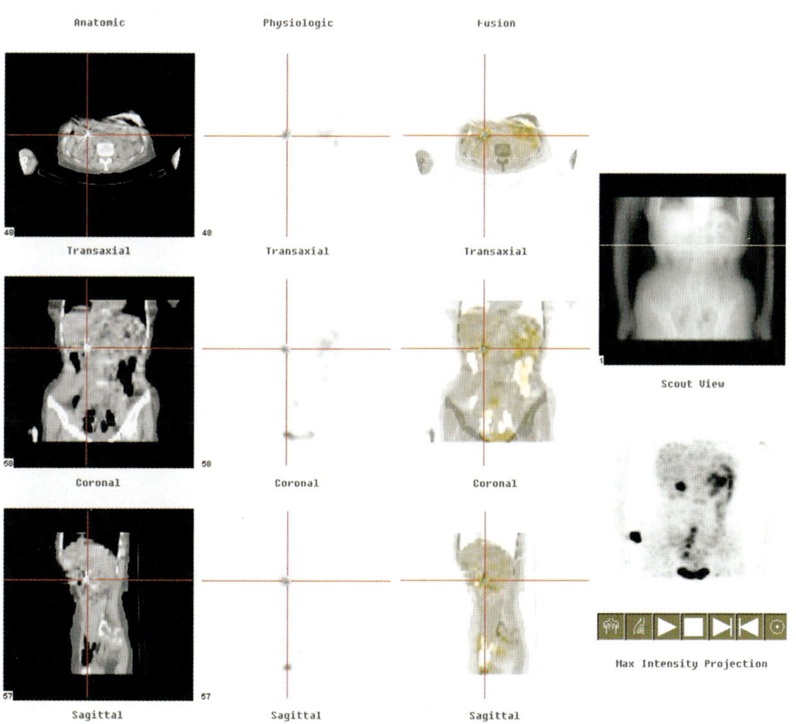

图 5－5－7D　FDG/CT 腹盆腔融合图像（2002－11－26）

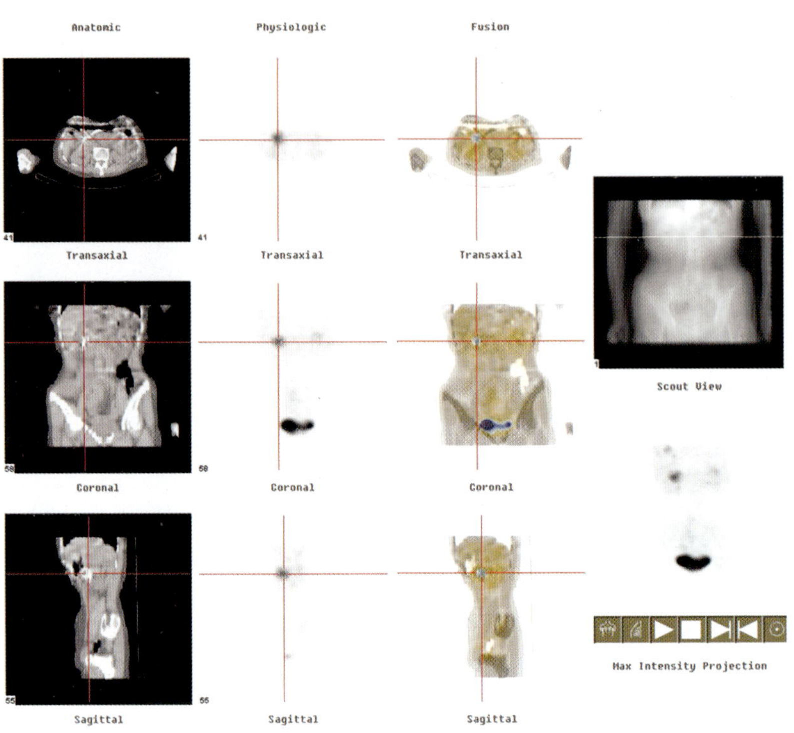

图5－5－7E FDG/CT 腹盆腔融合图像（2003－2－25）

病例8（北大三院提供）

男性，77岁，乙状结肠癌术后3年，B超发现腹主动脉旁淋巴结肿大。化验CA199、CA242增高，血清碱性磷酸酶正常，体检无明显阳性体征。

为明确肿瘤分期而行肿瘤代谢显像及全身骨显像。

患者首先行全身骨显像（图5－5－8A），静脉注射^{99m}Tc－MDP 25mCi 4h后行全身骨显像，于右侧骨盆可见大范围代谢增高灶，余骨未见明显异常。

隔天行肿瘤代谢显像（图5－5－8B），检查前夜服甘露醇250ml。静脉注射10mCi FDG约60min后行腹部断层显像，腹主动脉旁多发异常放射性浓聚灶，右侧骨盆未见异常放射性浓聚灶。印象：①腹主动脉旁多发异常葡萄糖代谢增高病灶，结肠癌淋巴结转移可能性大；②右侧骨盆无异常葡萄糖摄取，骨显像所见病变为良性病变可能性大。

右侧骨盆病理活检：右骨盆骨纤维异常增生症。

腹腔多发肿大淋巴结经化疗一周期后复查肿瘤代谢显像淋巴结减小。

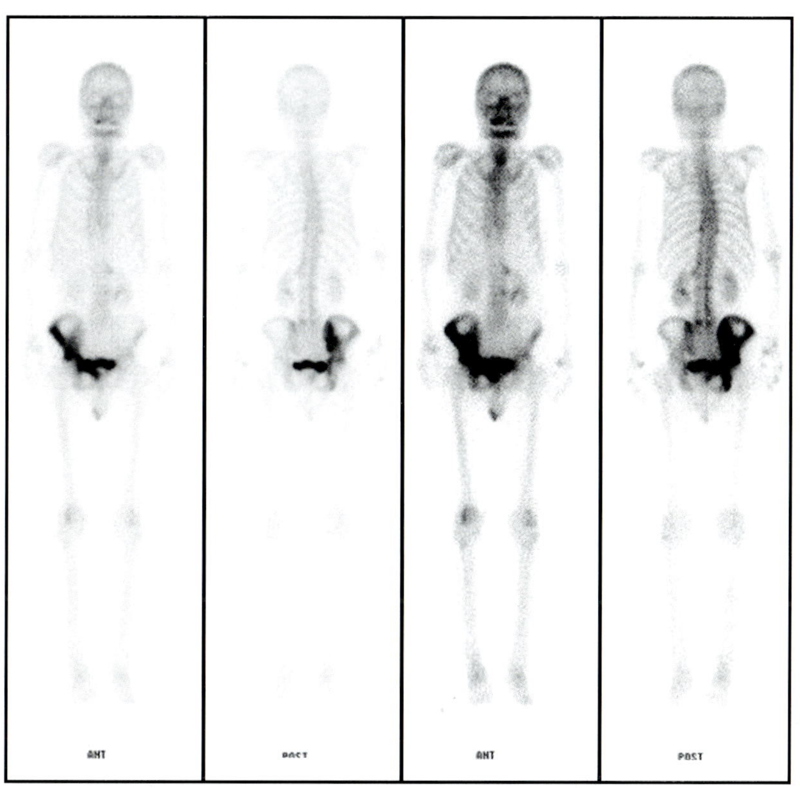

图 5－5－8A　MDP 全身骨显像（右半骨盆骨盐代谢异常增高）

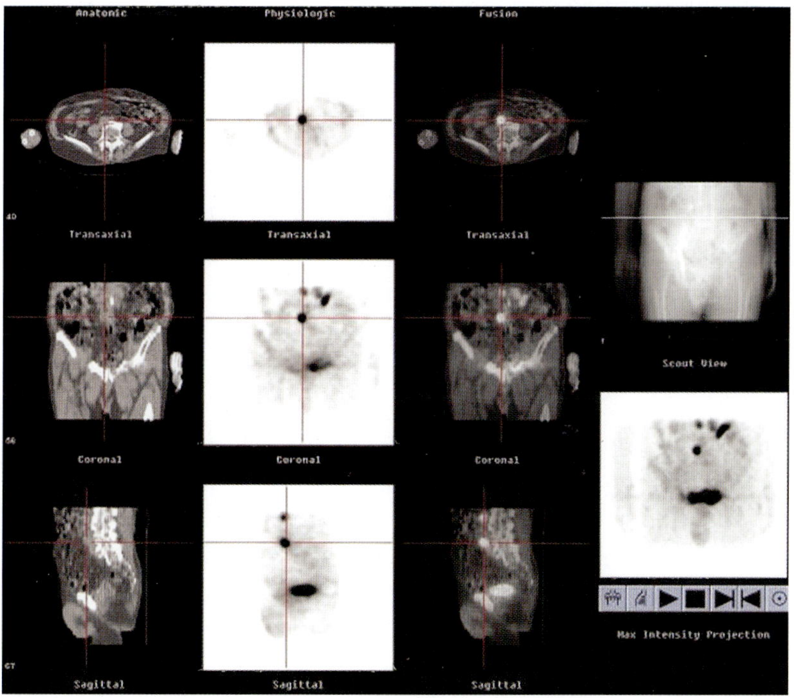

图 5－5－8B　盆腔 FDG/CT 融合图像

二、食管癌

食管癌是最致命的恶性肿瘤之一。近 20 年，其流行病学和治疗方面有了明显变化，腺癌的发病率上升而鳞癌下降。我国是食管癌的高发国家，1980 年男性发病率是 21.0/10 万，女性 12.3/10 万。根据 1990 年部分城市的统计死亡率是男性 13.23/10 万，女性 5.96/10 万。在美国，食管癌约占全部癌症的 1.5%。但是它的死亡率高，五年存活率仅为 10%。主要原因是不能够及时发现病灶，半数患者在诊断明确时已经不能够手术了，而且仅有 34% 的患者在手术中能够满意地切除肿瘤。手术和放射治疗是食管癌的主要的治疗手段，新的辅助放化疗能够改善病灶局限者的预后。但是即使用根治性手术结合放疗，仍然有多达 85% 的病人在 3 年内发生复发和转移。因此，在食管癌根治性治疗后的临床随访中，早期、准确地发现复发和转移病灶是提高疗效的手段之一。准确的分期是选择最佳治疗方案和预测预后的基础。另外，随着新辅助疗法的广泛使用，准确地判断疗效变得非常重要，因为有反应者的预后比无反应者好。TNM 分期是食管癌常用的分期方法，T 为局部肿瘤大小，N 为淋巴结播散情况，M 为远隔转移情况。存活率随分期提高而减低。TNM 没有考虑非形态学因素，如组织病理类型、肿瘤的分期、有无肿瘤标志物等，而这些都是重要的预后因素。因此，进一步精细的分期将考虑非解剖因素，使对个体病人的预后判断更加可靠。形态学影像技术，如 CT、食管超声，是常用的检查方法，其缺点是无法确定病变的生物学范围和评价治疗效果。FDG－PET 是一种全新的诊断利器，PET 和经食管超声的细针活检联合应用是食管癌的最佳诊断方案，但是国内还没有类似报告。对再分期和监测疗效，FDG－PET 优于常规影像方法。

（一）食管癌的常规分期方法

CT 是根据淋巴结的大小判断是否有转移，用 CT 对食管癌分期的准确性仅为 50%～60%。因为 CT 有可能漏掉小的转移淋巴结，也有可能将反应性增生的肿大淋巴结误诊为转移，这是基于解剖结构的显像方法的内在问题。这个缺陷使 CT 可能漏诊 1/4 手术区远端病变，包括腹腔淋巴结、锁骨上淋巴结，以及肝脏、脾脏或骨的远隔转移。尽管 CT 的准确性不令人满意，对于术前的检查，CT 仍然是基本手段。内镜超声技术可以作为 CT 的补充，特别是对于原发瘤的分期，还可以检出原发肿瘤周围的结节。但是，如果病灶较大，堵塞了食管时就无法检测。另外，其准确率往往取决于操作者，而且国内超声内镜技术应用并不普遍。Choi 等对 61 例经病理证实为原发食管癌的患者进行了 FDG－PET、CT 和内镜超声检查，评价各自诊断食管癌淋巴结转移的准确性，发现 PET 准确率明显高于 CT 和内镜超声检查。MRI（核磁共振成像）与 CT 相比，其分期作用没有明显优势。胸腔镜十分准确，但是属于有创方法，存在风险。

（二）FDG－PET 在食管癌中的应用

FDG－PET 显像的基础是恶性肿瘤的糖代谢加快，葡萄糖的消耗量增加。FDG－PET 能够检测到解剖结构尚属正常而糖代谢异常的病灶，这是 PET 优于形态学方法的关键所在。食管癌代谢十分活跃，它们有较高的 SUV（标准摄取值）。在 PET 扫描仪上，对于感兴趣的身体任何部位，都能显示出该区域摄取 FDG 定量的数据。数字越大，代谢就越活跃，通常肿瘤的预后越差，这种现象在许多其他的肿瘤中也能见到。一般认为，SUV 鉴别良恶性的阈值是

2.5。不过，这个标准并不完美，仅仅是一项参考指标，假阳性和假阴性都有可能存在。

1. 分期和再分期 由于 PET 空间分辨率的限制，对原发肿瘤的分期作用有限，特别是 T1 和 T2 的区分，PET 没有能力区分病灶是局限在粘膜，还是浸润到肌层。对肿瘤与周围组织的关系也难以分辨。对于食管癌的 N、M 分期，FDG－PET 贡献更大。一组 109 名患者的研究，共计 151 次扫描，其中 67 次是初诊分期，69 次是以前进行过治疗有可能复发的患者，其余是已知有复发，需要了解除了在可疑的复发灶以外是否还有其他病灶。99 名患者的 276 个位置的病灶有组织学证实。如果单纯使用 PET 灵敏度为 68%，特异性 71%，都稍高于文献记载，但是还不理想。如果是用 CT 作补充，把 FDG－PET 成像和 CT 结合使用，就可以把 PET 灵敏度提高到 80%，而特异性则非常显著地提高到 95%。因为这样能够检出没有肿大的淋巴结转移灶，或排除肿大了但是没有肿瘤浸润的淋巴结，它提高了在癌变的淋巴结与良性淋巴结之间鉴别诊断的能力。该报告的准确性约为 86%，而单纯用 CT 是 73%。把两种检测方法联合起来使用，显然能够提高诊断效能。这组 PET 扫描检测的 99 名患者中，有 22 人被查出了在 CT 中没有发现的病变。这样就为患者免去了不必要的治疗。如果临床认为病变是局部的，但是在可疑区域之外看到了病变，那么治疗就是全身的，用化疗、放疗，而非手术。这对于患者治疗方案的选择是非常重要的。这组患者中约 14% 的治疗方案发生了重大的改变。而相反的情况也可能发生：有些被怀疑病变实际上不过是手术后的瘢痕，PET 和 CT 对照诊断，可以完全免去这些病变进行治疗。即使对食管癌患者进行积极的治疗，长期存活的仍然很少；即使采用外科根治术，复发仍然常见。可能主要是微转移灶所致，目前也还没有能够检出亚临床灶的方法。远隔转移比局部复发更多见。有复发者预后差。早期发现复发是否能延长存活期尚不确定。但是对局部复发积极的治疗可能延长无病生存期，偶尔还可能治愈。解剖影像技术无法鉴别复发和瘢痕，FDG 能够在代谢出现变化而结构没有变化时区分术后改变和复发，所以 PET 更适合早期发现复发。实际上 PET/CT 或 SPECT/PET/CT 通过互补手段对食管癌的分期、再分期特别有帮助。

2. 评估疗效 食管癌的治疗包括手术、放疗、化疗其中之一或多项联合。术前的新辅助放化疗对局部转移显示出很有希望的结果。新辅助治疗的作用是：更好地控制局部浸润和扩散，预防远隔转移，以及减低局部肿瘤负荷以提高完全缓解（CR）的比例。对新辅助治疗没有反应可能预示不良的预后。即使是 $T_{3\sim4}$ 的病人，新辅助治疗后手术能够完全切除者 5 年存活率可达 20%～31%；相反，不能完全切除的 5 年存活率为零。肿瘤对新辅助放化疗的反应是不一致的，有些疗效很好，有些可能无效。无效者的预后肯定比有效者的预后差，这可能和治疗的副作用以及延迟了手术时间有关。因此，在治疗过程中尽早确定疗效是至关重要的，可以避免给无效的病人使用昂贵的、有毒性的和不必要的治疗。解剖影像技术不可能在早期对肿瘤的疗效进行评价。Weber 证明 FDG－PET 能够在新辅助治疗后 2 周评价其疗效。他们发现治疗后 14 天，有效者表现为肿瘤的 FDG 摄取量显著下降 54% ±17%，而无效者只下降 15% ±21%。35% 是区分有效和无效的界值，以此预测最终疗效的灵敏度为 93%，特异性为 95%。使用 FDG 评价新辅助治疗效果就比较容易确定哪些病人能够从以后的外科治疗中受益。

3. 用 FDG－PET 评估预后 在 Fakuna 的报告中分析了 48 例食管癌患者用 PET 显像作为随访手段的结果，在食管恶性肿瘤根治性治疗后的随访中，FDG－PET 全身显像能够发现更多的肿瘤复发与转移的病灶，其敏感性很高，比 CT 等其他常规检查有明显的优越性。一次显像可发现多个部位的病灶，这对判断食管癌患者预后有重要的价值。食管癌在确诊时，FDG－PET 显像的几个特点是与预后有关的：原发癌摄取 FDG 的多少，Fukunaga 等发现肿瘤的 SUV 大于 7.0 的患者预后明显比 SUV 低者差。他们还发现手术切除的肿瘤组织中己糖激酶的含量和术前的 FDG 标准摄取值以及 K3（脱磷酸的速率常数）相关性很好。另外，FDG－PET 在初诊时发现的局部或远隔转移也是良好的预示存活期的指标：有 PET 局部转移证据的患者 60% 存活期为 30 个月；而有远隔转移证据的仅仅 20% 存活期达到 30 个月。而这组病人 CT 分期的结果和存活期之间没有明显统计学的关系。

4. PET－FDG 的局限性　和 PET－FDG 对其他肿瘤检测的结果相似，对食管癌也有假阳性和假阴性的问题。假阴性的主要原因是：一般代谢十分活跃的食管癌原发灶有非常强的放射性，其周围小的淋巴结转移灶在部分容积效应的影响下被掩盖，所以不能够检测出这些局部的淋巴结。假阳性的主要原因则是在食管发生率不低的炎症。炎性病灶可以有中度以上的 FDG 摄取，如果简单地根据 PET 图像和 SUV 下结论，就可能误诊。因此，无论是拟行外科治疗还是化疗和放疗，PET 的阳性发现必须有组织学结果的确认。

在临床应用中我们还必须了解 PET－FDG 技术的局限性。在理论上 PET 的空间分辨率可以达到 2mm，在模型试验中可以达到 4～6mm。在临床实际中几乎不能够发现 5mm 以下的病灶，对于 6～10mm 的原发病灶和转移淋巴结也可能漏诊。另外对病变在腹膜的小片状播散的检出也有局限性。因此对食道癌来说 FDG PET 还不是十全十美的检查方法。

尽管有这些局限性，PET 仍然是食管癌分期的有效方法，它能够避免不必要的手术，还能够免除对晚期病人进行昂贵而无效的根治性治疗。

（三）病例

病例 9，食管鳞癌（唐山人民医院提供）

男，77 岁。食管癌术后 14 个月，吞咽困难，咯血 1 个月。

2003－8 行食管癌手术，病理为食管鳞癌。术后未进行放化疗。

2004－9 吞咽困难，咯鲜血。

2004－10 FDG 显像（图 5－5－9A、5－5－9B）：纵隔内浓聚灶大小为 4.2cm×3.5cm×3.9cm，靶/本比值为 4.35，2h 后延时显像靶/本比值升至 5.89。纵隔内未见其他异常放射性浓集区。诊断为食管癌复发。

食道镜活检：组织学证实为鳞状上皮癌（图 5－5－9C）。

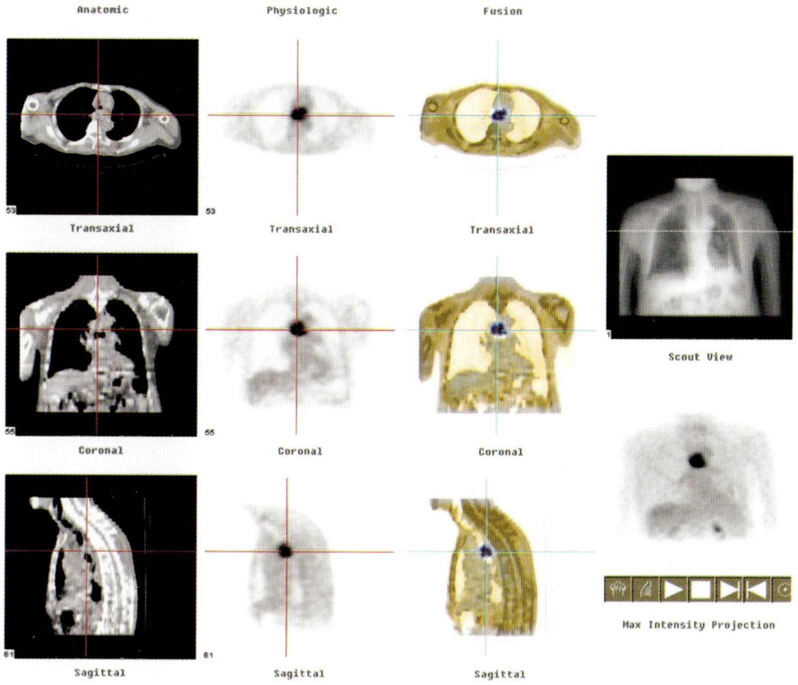

Anatomic
Physiologic
Fusion
Transaxial
Transaxial
Transaxial
Scout View
Coronal
Coronal
Coronal
Max Intensity Projection
Sagittal
Sagittal
Sagittal

图 5 –5 –9A　胸部 FDG/CT 融合图像（纵隔内病灶已经侵犯到气管）

Transaxial
Coronal
Sagittal

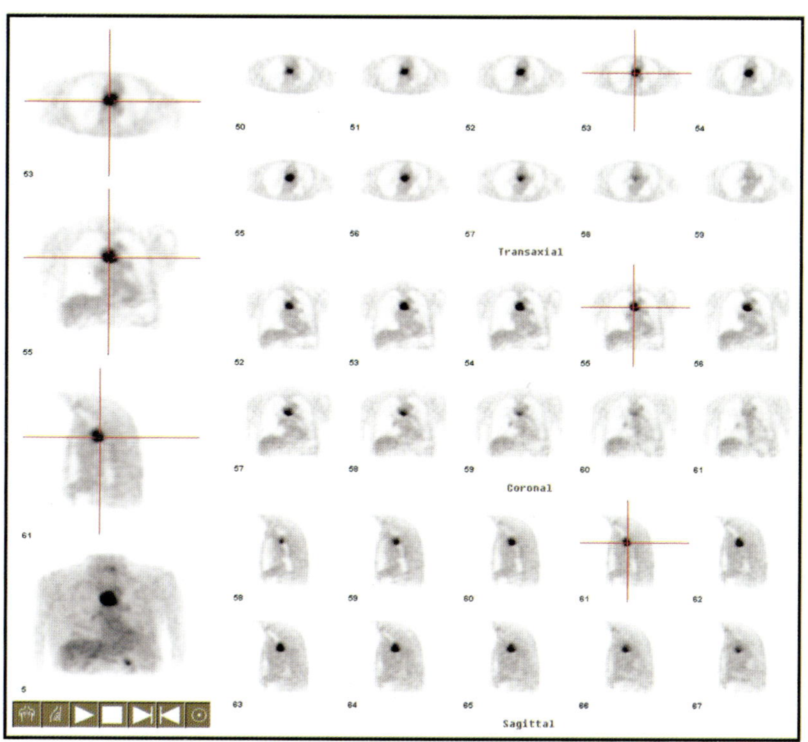

图 5 –5 –9B　胸部 FDG 断层图像

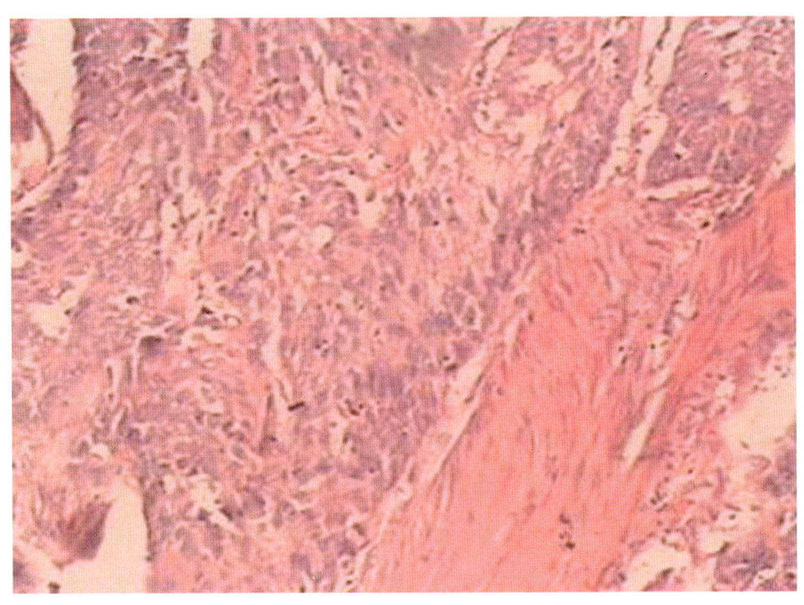

图 5－5－9C　病理切片

病例 10，食管鳞癌（唐山人民医院提供）

男，68 岁。食管癌术后嗳气返酸 2 个月。

2004　7 患者行食管中段切除术，病理检查示：食管癌侵犯深肌层。术后患者时常嗳气返酸。

2004－9－23 FDG 显像：左主支气管根部上方、膈肌上心膈角处异常放射性浓聚灶（图 5－5－10A、图 5－5－10B 下）。延迟显像放射性聚集的部位、形态及强度无明显变化（图 5－5－10B 上）。诊断为食管癌纵隔淋巴结转移。

病理：食管鳞癌（图 5－5－10C）。

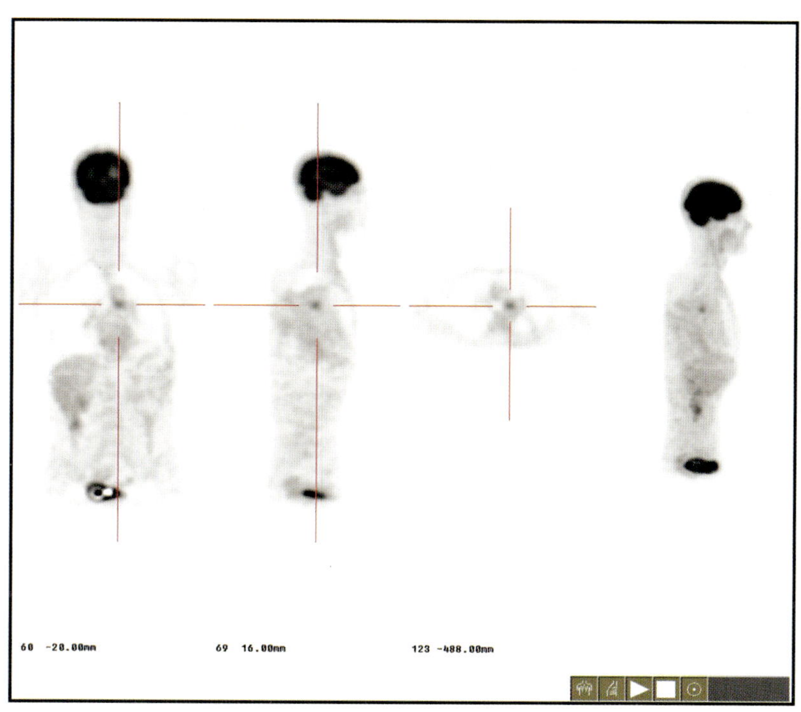

图 5-5-10A　FDG 全身断层图像

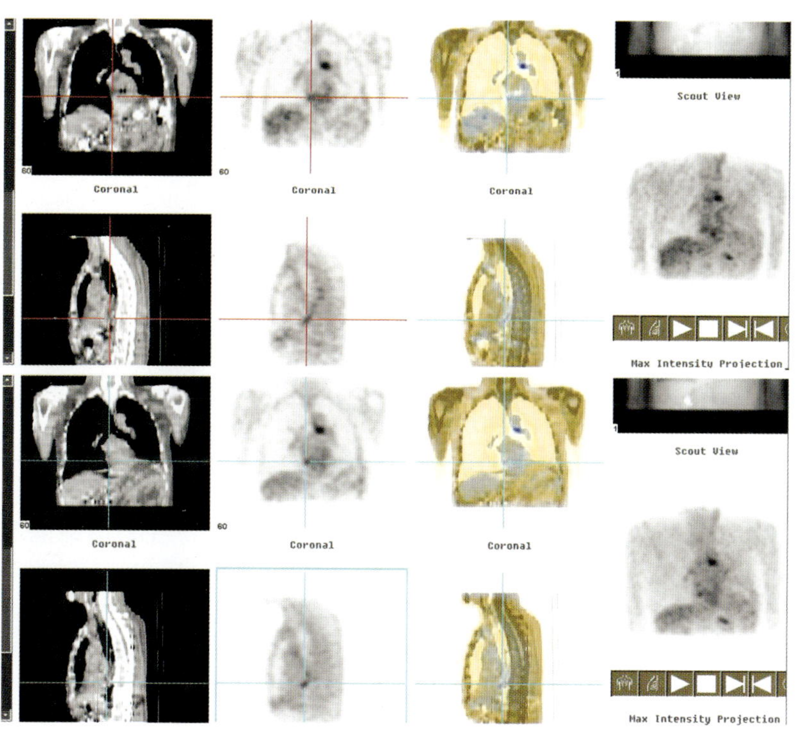

图 5-5-10B　FDG/CT 胸部融合图像

上两排为延时图像，下两排为早期图像。

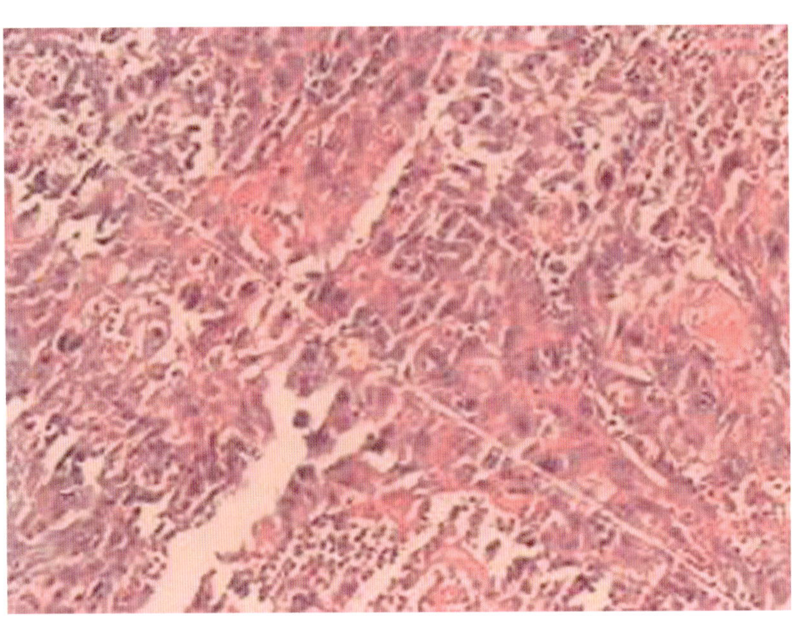

图 5－5－10C　病理切片

病例 11，食管癌（海军总医院提供）

男，75 岁。下咽困难 2 周。

X 线食管钡餐造影：食管中下段 3cm 病灶。

食管镜活检：中分化鳞癌

FDG 显像：食管中下段有一个 2.2cm × 1.9cm × 1.4cm 的异常放射性浓聚灶，T/NT－7.98（图 5－5－11A）。隆突下略偏，右侧可见直径 1.4cm 的圆形放射性浓聚灶（图 5－5－11B）。两侧肺门有大致对称的轻度放射性摄取。双肺及视野内其他部位未见明显异常放射性分布。诊断：食管和纵隔高代谢病灶，符合食管癌纵隔转移表现。

评述：食管癌的诊断首选食管镜，既可以直接观察食管内粘膜的状态，又可以通过活组织检查得到病理学诊断。FDG 显像主要对食管癌的分期有帮助，在检出纵隔和胸腹腔的淋巴结转移方面 FDG 明显优于其他影像学技术。

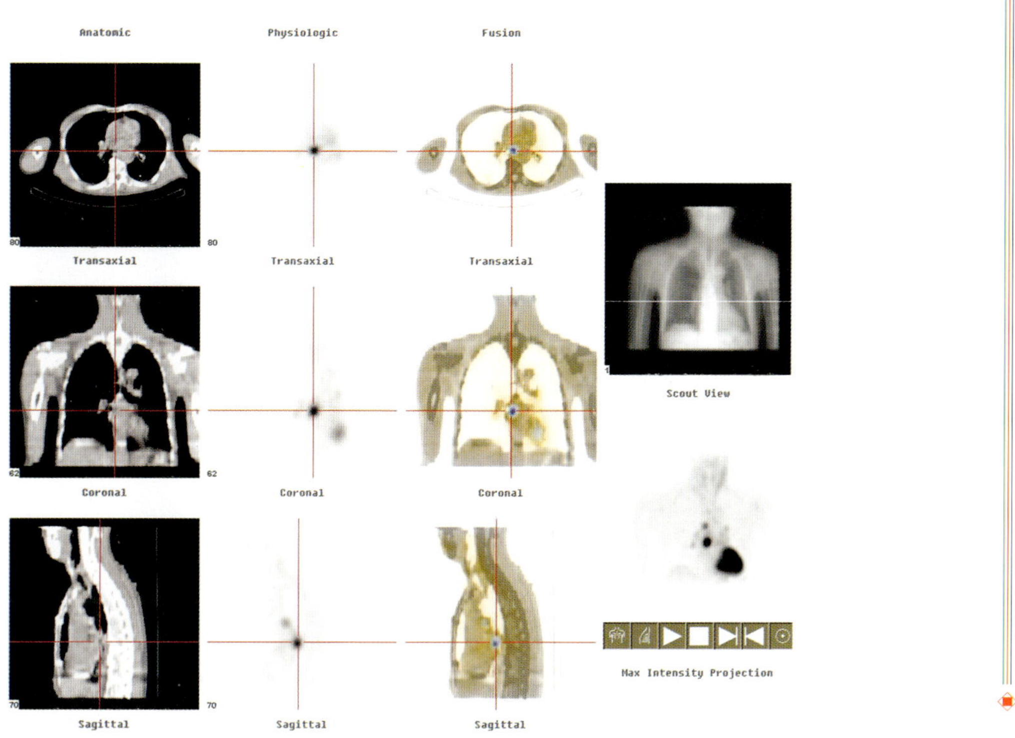

图 5－5－11A　胸部 FDG/CT 融合图像（食管中下段异常放射性浓聚灶）

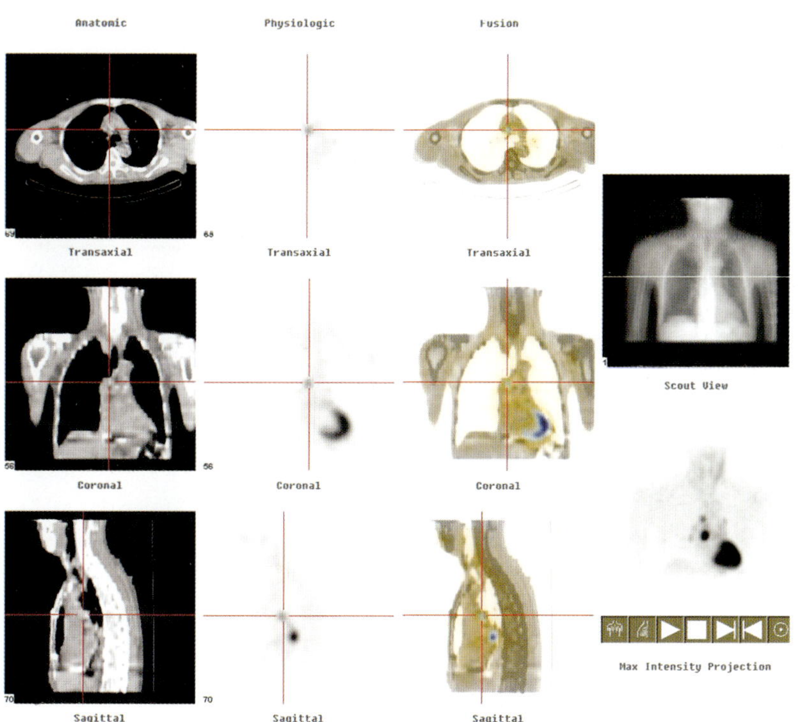

图 5－5－11B　胸部 FDG/CT 融合图像（隆突下异常放射性浓聚灶）

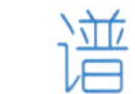

病例12，食管癌术后（海军总医院提供）

男，54 岁。食管癌术后 7 月余，发现肝占位 1 月余。

2003 -3 行食管癌切除术，食管 - 胃吻合术。病理结果：中分化鳞癌，局部淋巴结转移（3/5）。术后放化疗。

2003 -9 外院胃镜发现食管距门齿 33cm 处吻合口狭窄，并有直径 7mm 结节。CT 发现肝内多发占位（图 5 -5 -12A）。为了解确切分期，以及吻合口病变范围申请 FDG 检查。

2003 - 10 - 16 FDG 显像：在心脏后方、食管下端近胃底部有两处局限性放射性聚集（图 5 -5 -12B、5 -5 -12C）。肝右后叶可见异常放射性浓聚区（图 5 -5 -12D）。诊断为食管癌吻合口复发，肝转移。

遂行胃镜下吻合口部放置支架，并行局部放疗和全身化疗。

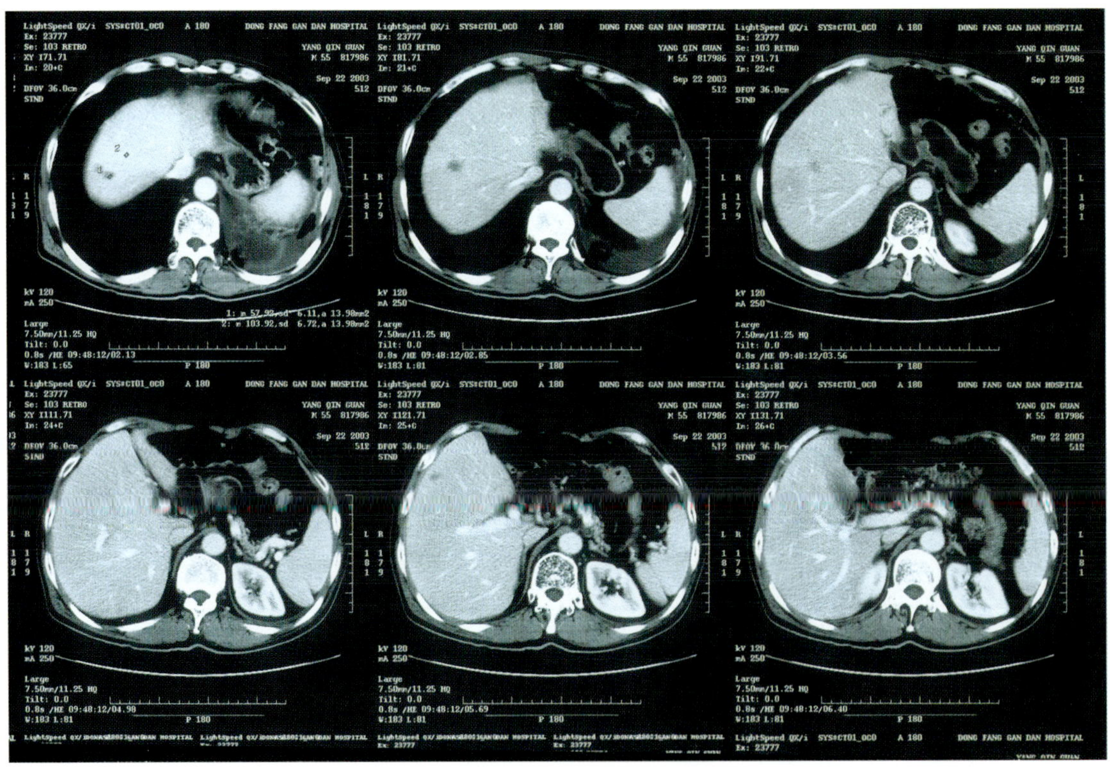

图 5 -5 -12A 上腹部 CT 显像

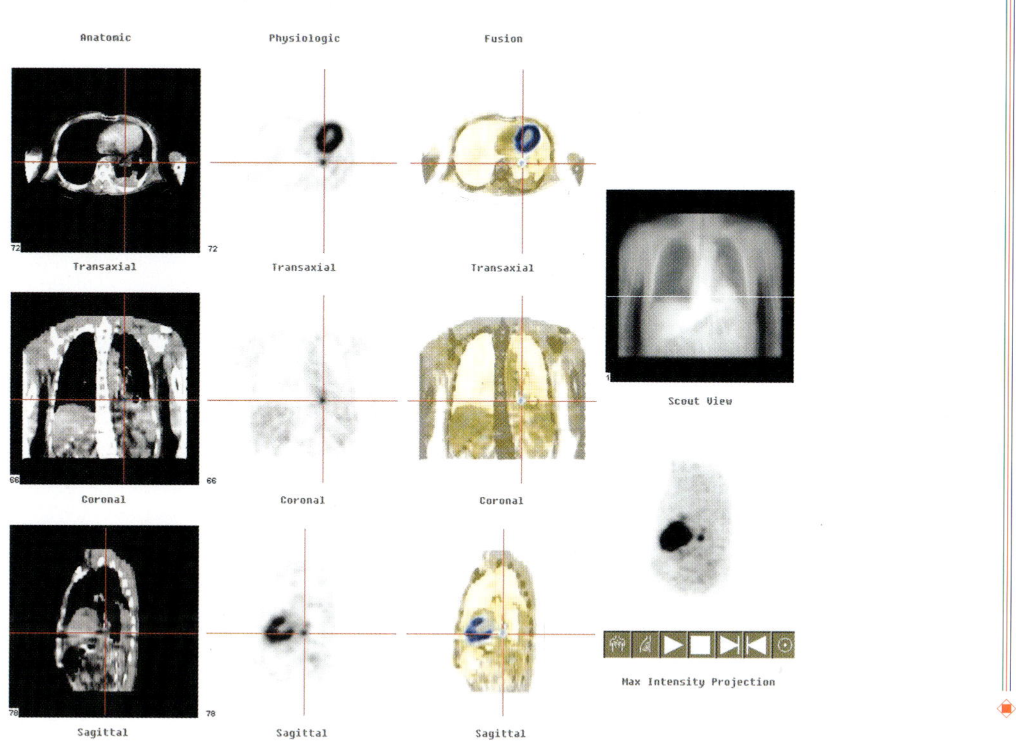

图 5-5-12B 胸部 FDG/CT 融合图像（胸腔内吻合口局部放射性浓聚）

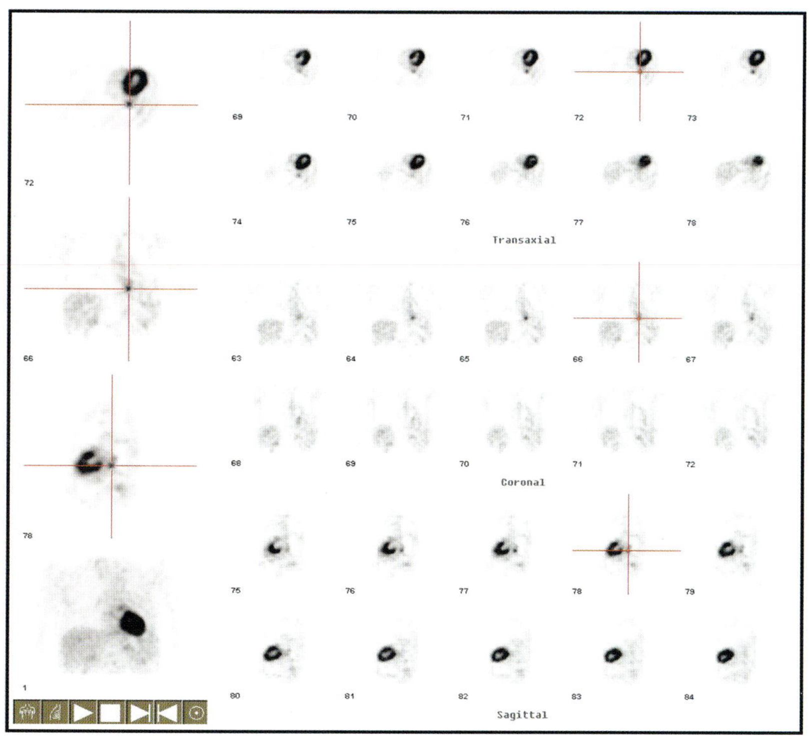

图 5-5-12C 胸部 FDG 断层图像（吻合口病灶）

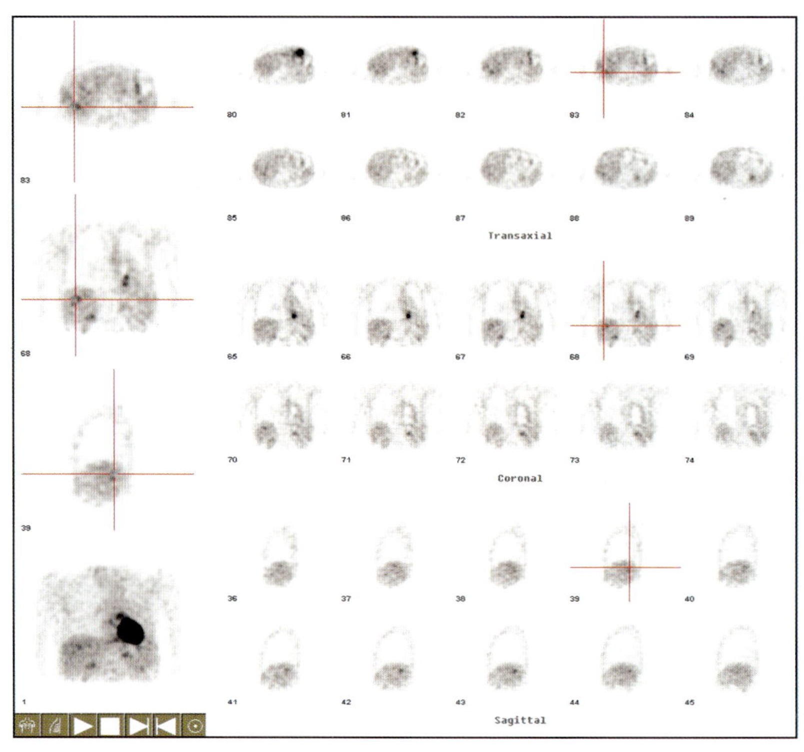

图 5－5－12D　胸部及上腹部 FDG 断层图像（肝内病灶）

病例 13，食管癌术后局部复发（海军总医院提供）

男，47 岁。

2002－7 外院行食管癌手术，术后化疗，2003－1 结束。

2003－4 复查：胃镜、X 线胸片皆未发现异常。

2003－5 前胸及后背疼痛、进食困难。

2003－7 消瘦。查体：未触及肿大的颈及锁骨上淋巴结。

2003－8 复查胃镜：病理未见异常。CT：局部复发，疑有纵隔转移。

2003－8－14 FDG 显像：结合同机 CT 发现上纵隔主支气管左上方 1 个 2.9cm×2.6cm×3.9cm 放射性浓聚区，T/NT＝8.16；中纵隔隆突下有一个条状不规则放射性浓聚区，范围约 9.7cm×3.5cm×2.9cm，T/NT＝5.03（图 5－5－13A、图 5－5－13B）。该浓聚区中下段明显向胸椎突出（T_7、T_8），同机 CT 示受累胸椎有骨质破坏。胸部其余部位未见异常放射性分布。诊断：食管癌局部复发，纵隔内多发淋巴结转移，肿瘤侵犯 T_7、T_8。

评述：结合同机 CT 的解剖图像，FDG－PET 可以清楚地显示肿瘤在纵隔内波及的范围，局部复发、淋巴结转移和骨的侵犯一览无余，是纤维胃镜和临床 CT 的重要补充。

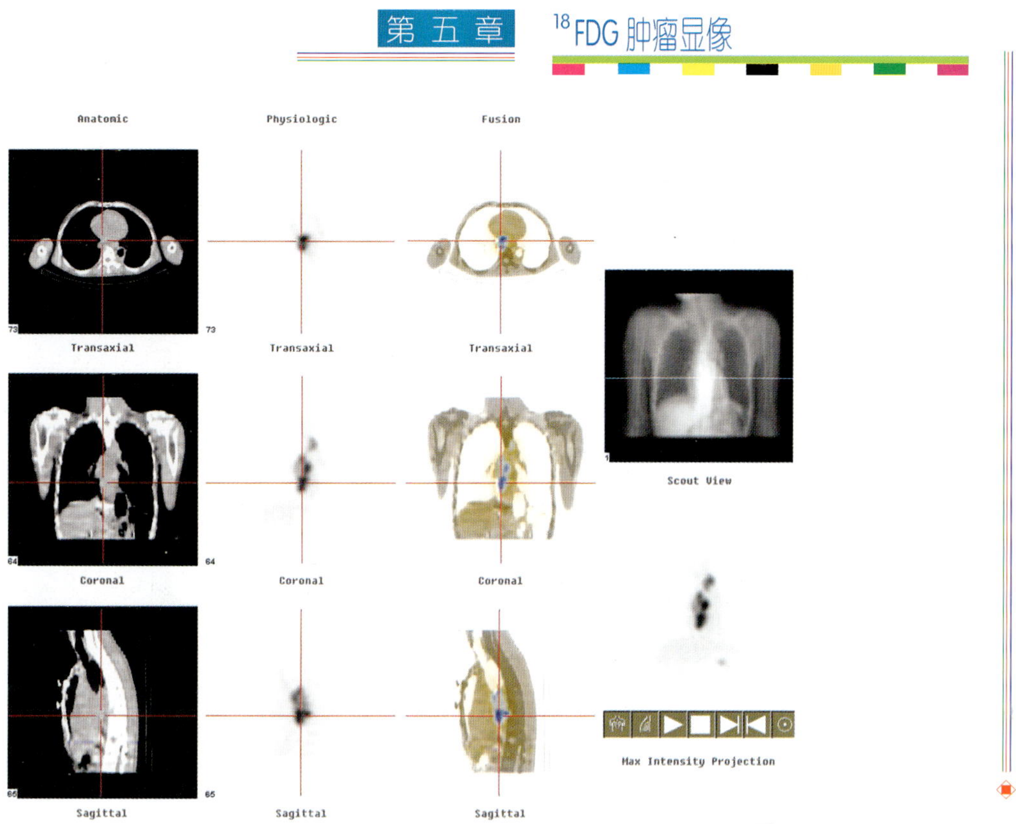

图 5－5－13A　胸部 FDG/CT 融合图像（纵隔、脊柱多发异常放射性浓聚灶）

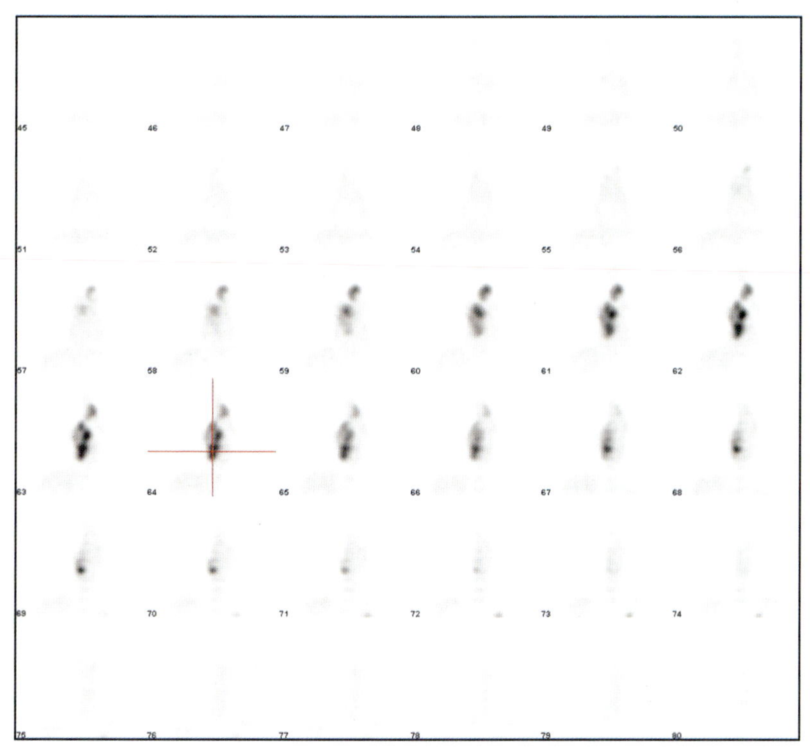

图 5－5－13B　FDG 胸部冠状面断层图

病例14，食管癌（海军总医院提供）

男，56岁。食管癌术后16个月，声嘶5个月。

2002-5 因食管中段癌手术切除，病理为鳞状细胞癌。随后放疗。

2002-12 发现右锁骨上区淋巴结肿大，行局部放疗。

2003-5 因声嘶，做喉镜检查，诊断为右侧声带麻痹。

2003-8-12 胸部CT扫描：左后纵隔旁可见胸腔胃，周围可见肺组织受压，左上纵隔旁，气管前头臂血管后可见一淋巴结约1.2cm。下咽部右后方见密度增高，气管受压，但无增强，余未见异常。诊断：①食道癌术后改变，右上纵隔淋巴结肿大；②上颈段右气管旁占位性病变，建议进一步检查。

2003-9-9 FDG显像（图5-5-14）：T_1平面、气管右侧有一直径2.5cm放射性浓聚区，T/NT=5.2，其周围区域（上纵隔和左锁骨上）可见3个点状中度异常放射性聚积灶；左上腹近食管裂孔处另有一直径3cm的放射性浓聚灶，T/NT=6.7。视野内其余部位未见明显异常放射性分布。

诊断：纵隔、左锁骨上、左上腹多发淋巴结转移。

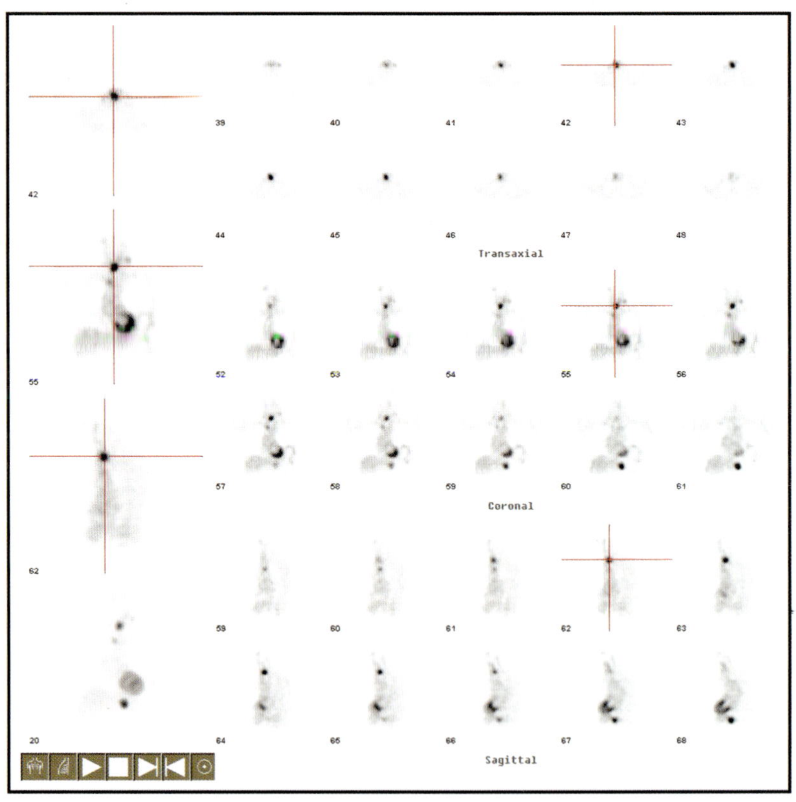

图5-5-14 胸部FDG断层图像

病例 15，贲门癌术后（海军总医院提供）

男，45 岁。贲门癌术后 2 年余，无明显不适，CT 显示肝脏多发占位。

2002－10 贲门癌手术切除。病理：溃疡型高中分化腺癌，胃小弯淋巴结转移（3/13）。

2003－12 胰腺尾部转移灶切除，同时脾切除（术后病理：胰腺尾中低分化腺癌）。

2005－1 CT：肝内多发低密度占位、腹腔转移（图 5－5－15A）。肝脏活检：中分化腺癌。

2005－2－17 FDG：肝右叶可见一个 4.5cm×3.3cm×3.1cm 放射性浓聚区，T/NT＝5.01（图 5－5－15B）；右叶下角还有一个直径 1.8cm 轻度放射性浓聚区；左上腹脊柱左前方（吻合口？胃底？）可见一个 2.2cm×1.8cm×1.3cm 的浓聚区，T/NT＝2.86（图 5－5－15C）。胰腺体尾部有轻中度放射性摄取。CT 显示的肝内其他低密度病灶未见明显异常放射性摄取。诊断：肝内和左上腹多发高代谢病灶，考虑为贲门癌复发、肝内多发转移。

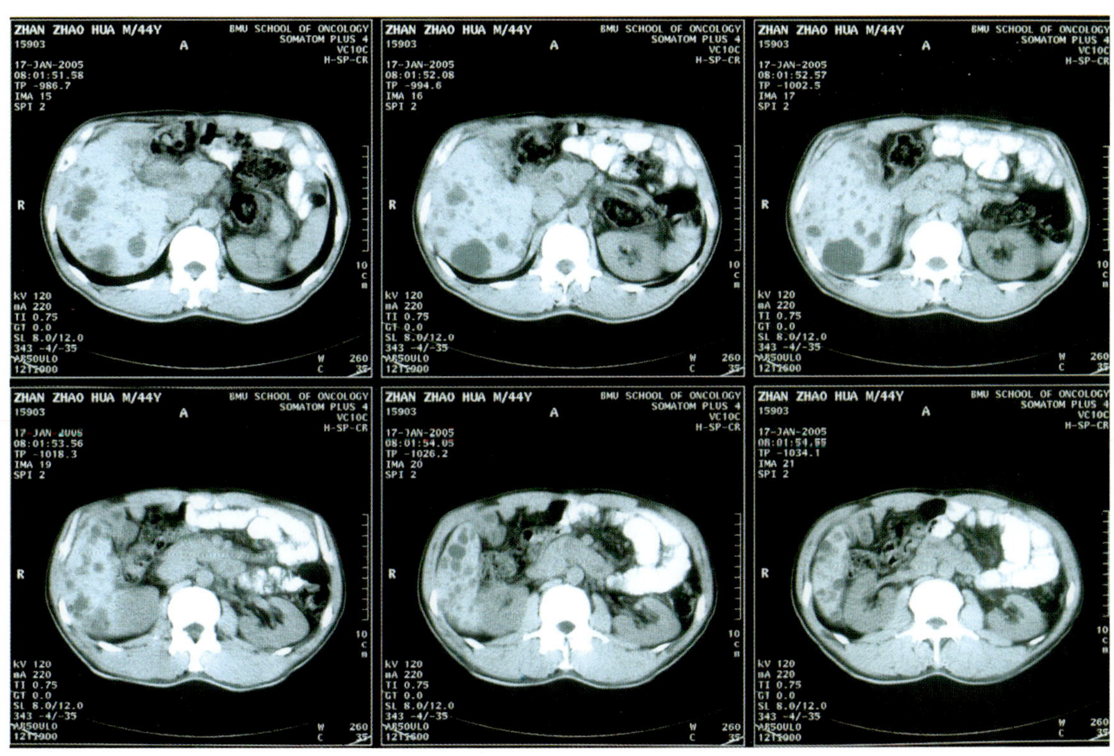

图 5－5－15A 腹部 CT 检查

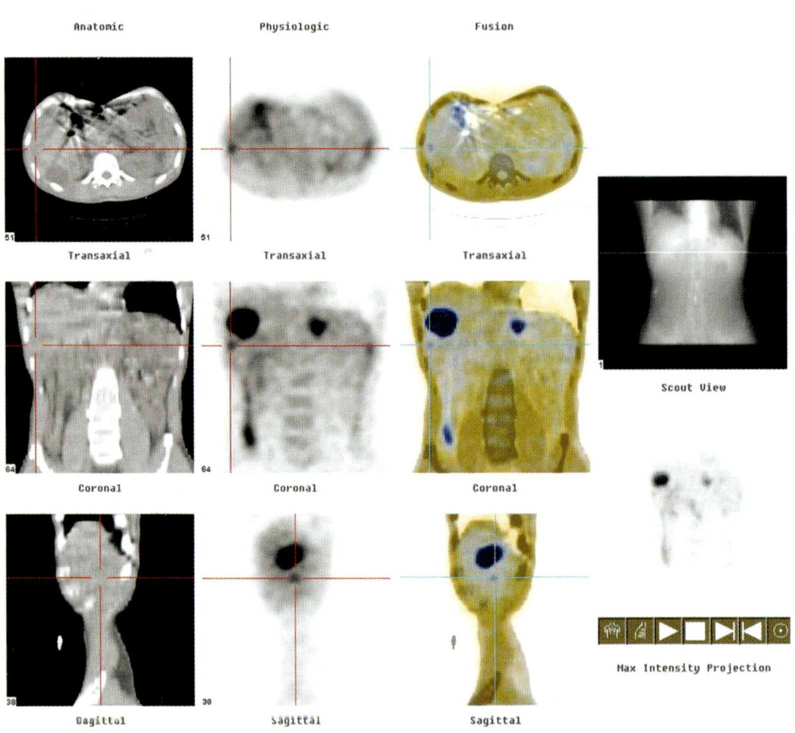

图 5－5－15B　腹部 FDG/CT 融合图像

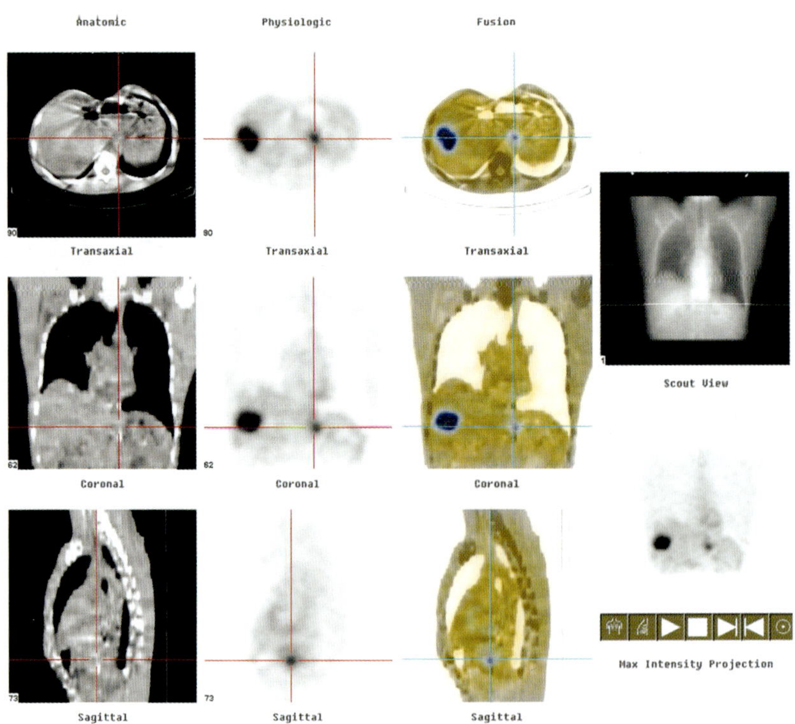

图 5－5－15C　胸及上腹部 FDG/CT 融合图像

三、胰腺癌

(一) 概况

近几十年，世界上大多数国家的胰腺癌发病率呈上升趋势，我国也不例外。根据上海市肿瘤防办的资料，从 1963 年到 1993 年发病率增高了 4 倍，在恶性肿瘤里的排名从第 20 位上升到第 7 位。美国 2001 年新增 29200 例，死亡 28900 例。

胰腺癌主要可以分为两大部分：胰腺癌和胰岛细胞瘤。胰腺导管细胞癌是胰腺癌的主要组成，占全部胰腺恶性肿瘤的 80% ~90%，预后不良。胰腺导管癌 70% ~80% 发生在胰头，其余发生在胰体和胰尾。胰头癌的主要表现是黄疸和上腹痛，这是因为肝外胆管阻塞所致。病人在诊断时往往已经有胰腺以外的扩散。主要扩散途径是：胰腺周围的淋巴结、远隔转移到肝和肺。胰体和胰尾部的生长更为险恶，诊断时往往已经广泛转移。日本的一组数据显示，251 例肿瘤大小为 T1 的病人中，仅 44% 的病人临床病理分期为Ⅰ期，29.5% 的病人有淋巴结转移为Ⅱ期。1186 例肿瘤大小为 T2 的病人中，没有Ⅰ期病人，仅 13% 的病人临床病理分期为Ⅱ期，其余均为Ⅲ和Ⅳ期病人。

胰腺癌的预后较差，1 年生存率大约 20%，5 年生存率仅 4%。因此，胰腺癌的早诊、分期以及治疗手段都迫切需要改进和提高。

壶腹周围癌发病率较低，其中一部分病人是可以治愈的，所以早期诊断更加重要。壶腹周围癌病人在诊断时不到一半有转移。十二指肠和壶腹部癌切除率较高（77% ~89%），总胆管下端癌切除率只有 28%，略高于胰腺癌（17%）。

胰腺细胞癌，总发病率约占全部胰腺肿瘤的 1% ~2%，预后不良。

胰腺内可以生长囊性肿瘤，良恶性鉴别很重要。良性囊腺瘤一般体积较大，囊壁由扁平细胞或呈立方体的细胞构成。胰腺囊腺癌也称粘液囊腺癌，常为多房性，由粘液细胞组成。胰腺囊腺癌发病率较低，仅占全部胰腺恶性肿瘤的 1%，手术切除率高，切除后 5 年生存率可达 50% 以上。

胰岛细胞瘤和其他具有内分泌功能的肿瘤仅占胰腺肿瘤的极少部分，来自不同胰岛细胞的肿瘤分泌不同的激素，具有不同的内分泌功能，所以不同的胰岛细胞瘤临床表现可以完全不同。胰岛细胞瘤在女性多见，发病年龄在 40 岁以上。肿瘤一般位于胰体、尾部，生长较缓慢，体积小，直径仅 1 ~2cm。

(二) 胰腺癌的常规诊断显像方法

超声和 CT 是临床最常用的影像诊断方法。超声所见的特点是低回声肿块，胰管或胆管树明显扩张。多中心临床试验认为，CT 对判断胰腺癌分期和确定能否切除的准确率为 73%，对不可切除的阳性预测率为 90%。CT 分期大约 1/2 ~2/3 是准确的，胰腺周围的微小浸润灶和淋巴结以及肝内微小转移灶是难以检出的，因此 CT 可能低估肿瘤的范围。随着 CT 技术的进步，据最近的报告，其准确率可以达到 85% ~95%。CT 的缺点是：对单纯胰头肿大，没有恶性病征的难以解释；诊断小于 1cm 的局部淋巴结转移有困难；对较小的肝转移灶和肝囊肿也难以鉴别。因此 CT 对不可切除肿物的阴性预测率很低。目前已经可以使用 MR 做胰胆管造影，但是对胰腺癌的诊断效能仍然与 CT 类似。超声内镜的优点是可以用细针活检做组织

学诊断，缺点是视野窄小，针吸结果有假阴性。

（三）胰腺的 FDG－PET 显像

体外实验证明胰腺癌细胞的 GLUT1 过度表达，同时，和其他恶性肿瘤细胞相似，胰腺癌细胞的己糖激酶和磷酸化酶的含量增加，在它们的共同作用下，糖酵解增加，组织中葡萄糖消耗量加大，FDG 在细胞内的滞留量随之增加，这是胰腺癌使用 FDG 显像的基础。FDG－PET 功能影像可用于胰腺癌的诊断，但是全身或局部的葡萄糖代谢紊乱可能导致错误诊断。

1. 术前诊断　Valinas 等 2002 年的一个总结认为，FDG－PET 诊断原发胰腺癌的灵敏度不高，仅为 64%；对肿瘤周围的受累淋巴结无力检出；肝和腹腔转移的灵敏度仅 60%。PET 的结果仅仅改变了 1/24 例病人的治疗方案，因此对外科决策的帮助有限。

一个综合 12 篇鉴别良恶性胰腺肿瘤的数据显示，FDG PET 的灵敏度 85%～100%，特异性 67%～99%，准确率 85%～93%，略优于 CT。Orlando 的另一个荟萃分析的结论是，在 95% 可信区间，灵敏度和特异性分别是：CT 81%（72%～88%）和 66%（53%～77%），在 CT 阳性结果之后的 PET 92%（87%～95%）和 68%（51%～81%），在 CT 阴性结果之后的 PET 73%（50%～88%）和 86%（75%～93%），在 CT 不能确定结果之后的 PET 100% 和 68%。ROC 曲线下的面积：CT 为 0.82，PET 为 0.94。结果说明，FDG－PET 能够增加胰腺癌的诊断准确性，但是这很大程度上是取决于病人的验前概率（做 PET 之前病人患胰腺癌的可能性）、CT 的结果以及判断 PET 结果的阈值。Kasperk 等从外科医生的角度分析了 103 例胰腺肿物术前多种诊断方法的结果：CT 和 FDG PET 的灵敏度较高，分别是 82% 和 84%，但是特异性只有 61%。ERCP 特异性很好（83%），但灵敏度很低（46%）。以上所有检查的阳性预测率都在 80% 以上，但是最好的阴性预测率只有 60%，CT 和 PET 的误诊率都达到 15%。

上述的报告令我们注意到 FDG 的缺点：在肿瘤和炎症病灶，FDG 的半定量摄取值有较大交叉。急性、慢性胰腺炎及自身免疫性胰腺炎有时显示 FDG 高摄取，和胰腺癌病灶的局灶性摄取相似，造成假阳性。全身或局部糖代谢的紊乱可能造成错误判断。因此，作为诊断技术，FDG 还不能替代 CT，但可以作为 CT 的重要补充。现阶段比较一致的看法是，在疑患胰腺癌的病人初诊时，FDG－PET 不能独立肯定或排除胰腺癌，需要结合 CT 结果考虑。FDG－PET 在胰腺癌诊断中的确切作用需要用设计良好的、有效价分析的前瞻性研究进一步确定。另外 FDG PET 没有明显减少有创检查程序，但是有可能检出远隔转移。

Lemke 等用软件图像融合使检测胰腺恶性肿瘤的灵敏度从 CT 的 76.6% 和 PET 的 84.4% 提高到 89.1%。融合图像最重要的补充作用是对 PET 显示的 FDG 浓聚灶做精确的定位。融合图像提高了鉴别胰腺良恶性病灶的灵敏度，但是特异性没有改善，对受累淋巴结分期也没有帮助。

2. 临床分期、再分期以及对病人处置的影响　胰腺癌的 T 分期主要依靠 CT 和超声，FDG－PET 受空间分辨率的限制，难以发现直径 1cm 以下的病灶。N 分期以超声最好，而 CT 和 FDG 稍差，主要原因是局部淋巴结和肿瘤之间的距离很小，难以分辨。M 分期以 FDG 最好，它能够全身范围观察异常 FDG 摄取灶，对肝转移灶尤为敏感，但是胆管扩张和炎性肉芽肿有可能造成假阳性。

Higashi 等对 231 例有胰腺病灶患者的总结认为，FDG - PET 能够准确、有效地鉴别胰腺癌和良性病灶。最新的 PET 设备分辨率很高，能够检出很小（直径 7mm）的胰腺癌灶，这对于早期发现可切除和可治愈的胰腺癌是一大贡献。但是对于组织内细胞成分较少的胰腺肿瘤，FDG 可能显示假阴性结果。约 40% 的病例全身 PET 能够发现未知的远隔转移，这样可以避免不必要的手术，由此直接影响了病人的临床治疗方案。所以 PET 对胰腺癌的术前分期是有帮助的，并且效价比良好。

3. 监测治疗、诊断复发　已经证明新辅助化疗能够提高胰腺癌的可切除率和生存期，FDG 可用于评估新辅助化疗的疗效和评价切除后的复发。新辅助化疗前后 SUV 明显下降的，尽管 CT 未见肿瘤体积减小，均获得成功切除，术后病理证明肿瘤组织有 20% ~80% 的坏死；SUV 不变的或增加的，临床表现为肿瘤进展、病情恶化。

在治疗后随访过程中，Yoshioka 等联合使用 FDG 的 SUV、CT 上肿瘤的大小以及血液里 CA19 -9 的水平等 3 种方法来判断放疗（50.4Gy）和化疗（5 - FU）的疗效和监测复发。FDG 摄取的变化可以在治疗后早期评价疗效，如果摄取明显减低，说明治疗有效；摄取不变或增加说明治疗无效或恶化。对那些 CA19 -9 增高的病人，如果因治疗后的解剖变化 CT 无法确定是否异常时，FDG 能够进行复发灶的定位。

（四）FDG 显像的缺陷及对策

全身或局部的糖代谢紊乱可能影响胰腺肿瘤病灶摄取 FDG，特别是糖耐量试验阳性或者糖尿病患者，高水平的血糖可能和 FDG 竞争，导致肿瘤摄取量减低，直接影响结果的判断。有报告，一组肿瘤发病率 70% 的 106 例病人，血糖正常组 FDG 的灵敏度为 98%，而高血糖组仅为 63%，作者认为高血糖和糖尿病可能造成 FDG 的假阴性。但是用血糖校正的 SUV 诊断胰腺癌的灵敏度并没有明显提高。血糖水平对胰腺癌和其他肿瘤的 FDG 诊断究竟有多大影响，目前仍有争议。高春华等对 406 例肿瘤病人的统计表明，FDG 的阳性率与血糖水平无关。

SPECT/PET/CT 正电子探测的空间分辨率低于 dPET，一般在 10 ~15mm。对于小于 1cm 的肿瘤有假阴性的可能，特别是壶腹癌、胰腺癌周围淋巴结转移、小的肝转移灶等。

某些良性的炎症病灶能够聚积 FDG 造成假阳性，例如急慢性胰腺炎，有或没有脓肿形成都可能聚积 FDG。临床和实验研究表明，活动期的炎症组织中的主要成分白细胞、巨嗜细胞等糖酵解明显增加，因此出现 FDG 摄取显著加强。近期的不少报告建议，使用延迟到 2 小时以后的显像能够帮助鉴别炎症和肿瘤。从双时相 FDG 显像获得的滞留指数［（SUV2h ~ SUV1h）/SUV1h］大于或等于 0 则肿瘤的可能性大；小于 0 则炎症的可能性大。该方法同样可用于 T/NT 的比较，应当注意的是，两次半定量分析的靶区（T）与本底区（NT）的选择必须一致。

FDG - PET 图像和 CT 或 MR 图像的融合，无论是利用软件或者硬件，都有助于提高胰腺肿瘤的诊断准确率，有助于识别生理摄取和病理摄取，有助于减少 FDG 的假阳性结果。

（五）病例

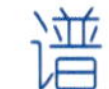

病例16，胰腺癌（海军总医院提供）

男，56岁。

2003-8无明显诱因下出现皮肤、巩膜黄染，外院诊断为“胰腺癌”。

2003-9-8开腹探查，胰头肿块侵及十二指肠壶腹，与周围组织粘连无法切除，行胆总管十二指肠吻合术。

2003-10因症状加重，CT提示：胰腺头部肿块增大，入院。

2003-10-27胃镜：十二指肠壶腹活检，病理诊断腺癌，考虑来自胰腺（图5-5-16A、5-5-16B）。

2003-10-31胰腺增强CT：胰腺体尾不大，胰头增大，约2.5cm×5.5cm，长轴前后走向，后部密度变低，前半部有强化，胰管不粗。胰腺钩突不大。左肾周筋膜不厚。腹主动脉旁无肿大淋巴结。诊断：胰头癌，胆肠吻合术后无梗阻征象。

2003-11-11FDG显像：体重82kg，血糖9.3mmol/L，空腹注射5.5mCi FDG后2h显像。整体图像质量欠佳，本底偏高。心脏、胃、肌肉（腰大肌、臀大肌）、升结肠生理性摄取（图5-5-16C FDG冠状面断层黑色箭头处）。上腹部于同机CT显示的肿块处（胰头）可见不均匀的放射性异常浓集区（图5-5-16D红“十字”处），边缘不整齐，大小约2cm×2.3cm×2.1cm，靶/本底=2.33。肝右叶下段可见斑点状放射性浓集灶，同机CT显示此局部多个低密度区。诊断：胰头部位异常糖代谢活跃灶，符合胰腺恶性肿瘤表现。可疑肝内转移。

2004-10-14胰腺CT：胰腺癌术后1年，肝脏内胆管积气，胰头周围结构模糊不清，可见形态不规则的软组织块影，胰头周围脂肪间隙消失，肿块包绕十二指肠水平部及肠系膜血管。腹膜腔内可见弧形均质水样密度影。脾脏小。诊断：胰头癌术后，①胰头软组织块影，复发可能性大；②大量腹腔积液；③肝内胆管积气。病人黄疸日益加重，并出现血性腹腔积液，姑息和对症治疗效果不佳，于11-27去世。

评述：影响FDG图像质量的因素很多，血糖水平可能是其中之一。本例空腹血糖达9.3mmol/L，注射FDG前后始终平卧休息（晚期肿瘤），不可能做剧烈运动，但仍然出现了腰大肌、臀大肌、心肌的影像。图像本底高主要也是和肌肉摄取FDG增多有关。从肿瘤摄取FDG的情况看，受血糖的影响并不明显。由于本底计数高，T/NT可能减少，在诊断分析时应当考虑这个影响因素。

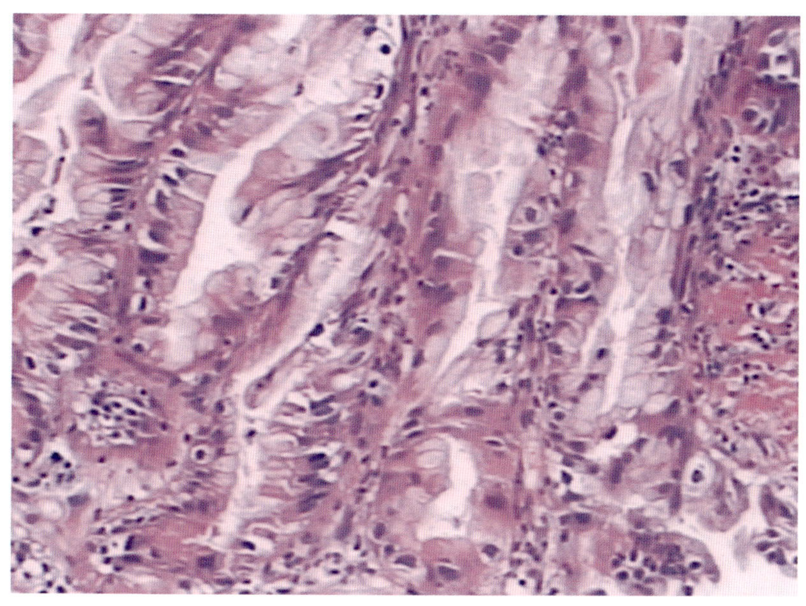

图 5-5-16A 病理切片（高倍镜）

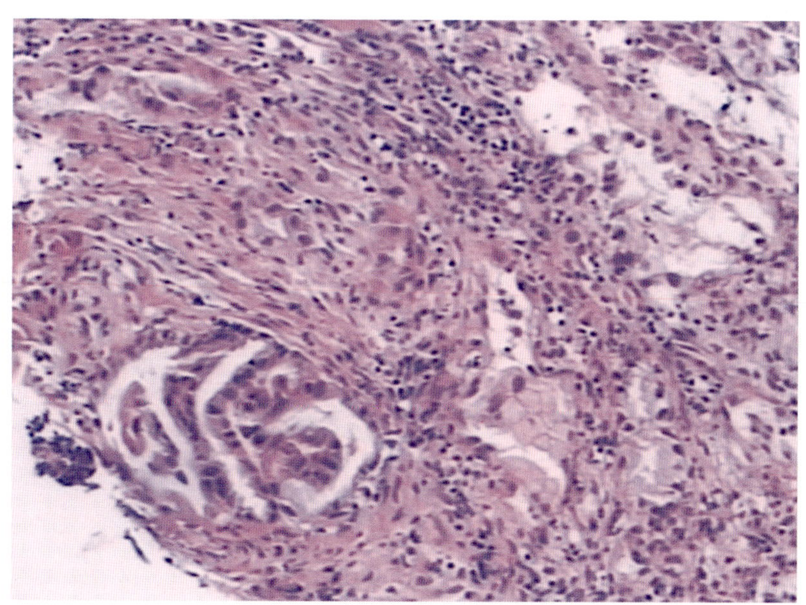

图 5-5-16B 病理切片（低倍镜）

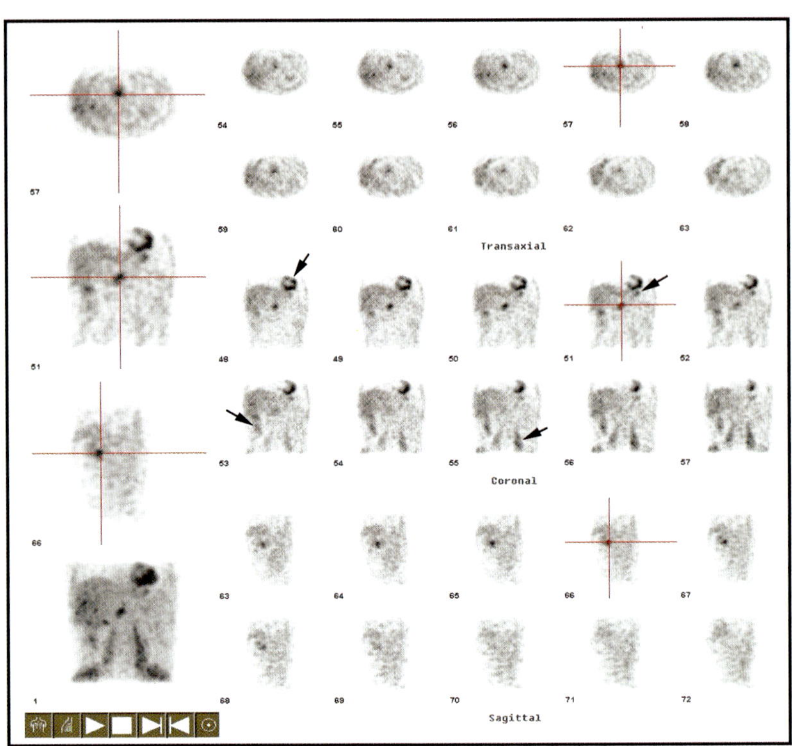

图 5－5－16C　FDG 腹部断层图像

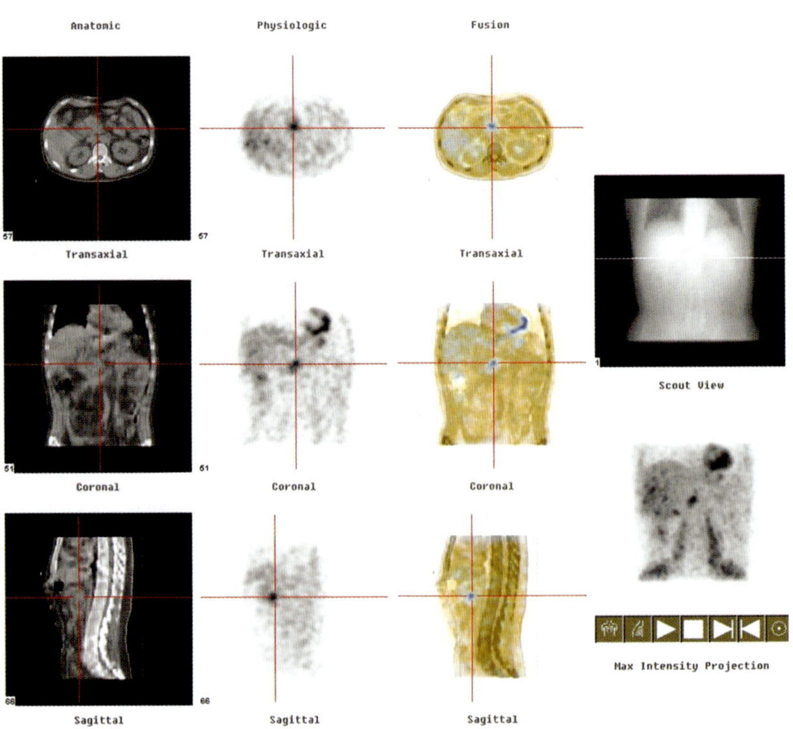

图 5－5－16D　腹部 FDG/CT 融合图像

病例17，胰腺癌（成都军区昆明总医院提供）

男，48岁。因腹部不适，全身瘙痒并黄疸1个月入院。

查体：肝脏不大，上腹部胰腺区压痛。

CT提示胰头肿大。

MRI：胆总管狭窄，胰头增大，提示胰腺肿瘤（图5－5－17A）。

FDG－PET：注射FDG后1h显像胰腺普遍放射性摄取，胰头部增大，胰腺的放射性分布不均匀，以胰头和胰体部放射性较高，靶/本底比值约2.0。延时到3h显像，显示胰腺放射性摄取较前明显增高，显示胰头部增大，胰头的放射性较胰体部增高，靶/本底比值增大，约3.0（图5－5－17B）。相同层面注射1h（下排）和3h（上排）显像，胰头部位放射性程度逐渐增高，两肾及本底放射性减低（图5－5－17C）。诊断意见：胰腺增大，并胰腺葡萄糖代谢普遍增高，以胰头部明显，继发胆总管近段扩张，胆囊肿大，结合同机CT及外院MRI片图像，考虑为胰头区恶性肿瘤。

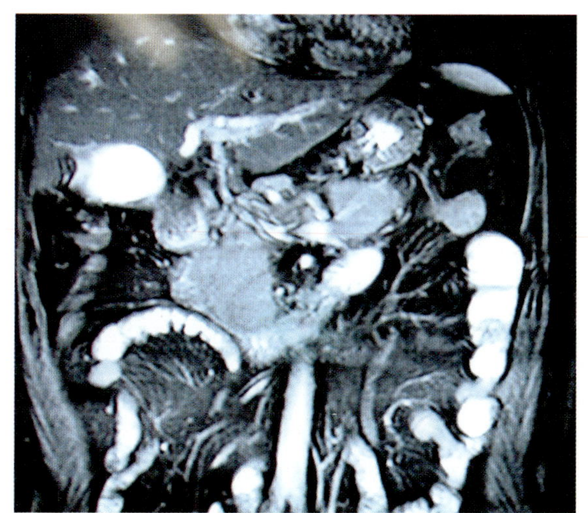

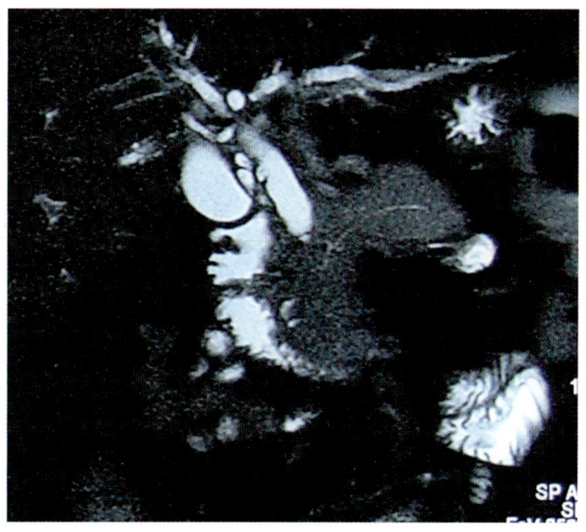

图5－5－17A　上腹部MR检查

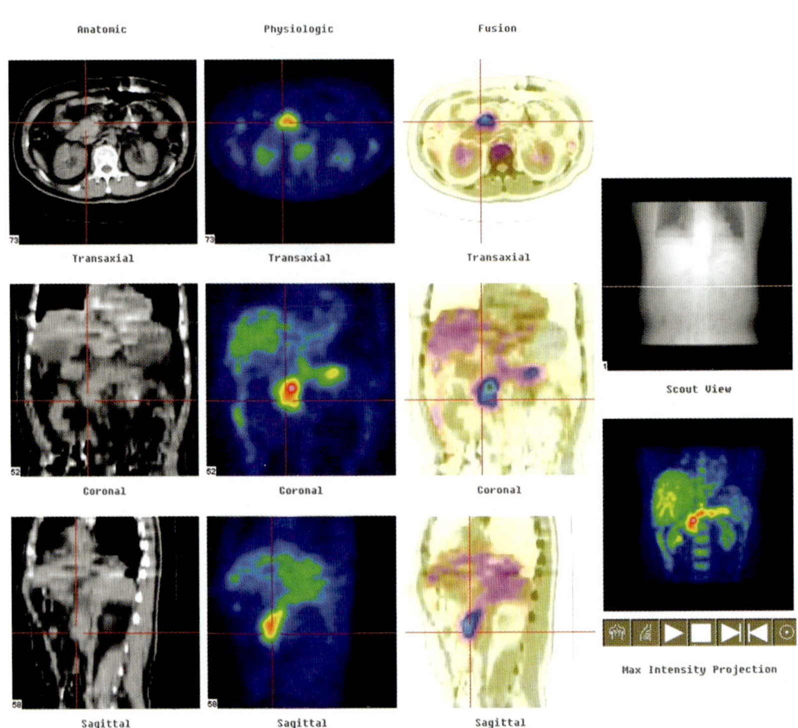

图 5 -5 -17B　腹部 FDG/CT 融合图像

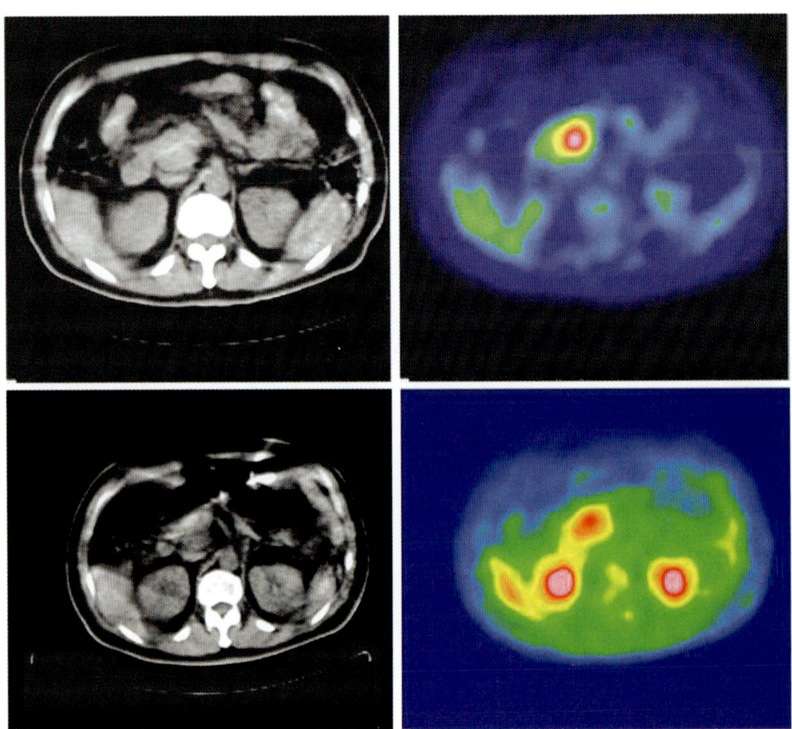

图 5 -5 -17C　1h（下排）和 3h（上排）FDG 显像比较

病例18，胰腺癌（唐山人民医院提供）

女，74 岁。食欲不振，黄疸 11 天，伴恶心，未呕吐，尿色变黄，大便呈白陶土色。病人无发热、寒战。

CT 提示：胰头占位，有增强（图 5－5－18A）。

FDG－PET（图 5－5－18B、5－5－18C）：上腹部中央略偏右侧，相当于 CT 显示的胰头处可见一个 4cm×3cm 的轻度放射性聚集区，边界不清，T/NT＝3.67。延迟 3h 显像，此浓聚区清晰可见，边缘尚整齐，T/NT＝3.48。其余部位未见明显异常放射性浓聚区。同机 CT 可见肿大胆囊。诊断：胰腺高代谢病灶，恶性可能性大。

手术：剖腹探查发现胰头 4cm×3cm×1cm 扁片状肿物，与周围血管、十二指肠等粘连紧密难以剥离，取小块组织做病理检查，遂植入 ^{125}I 粒子做内放射治疗。腹腔其他部位未见或未触及异常肿块。术后病理结果：高分化腺癌（图 5－5－18D）。

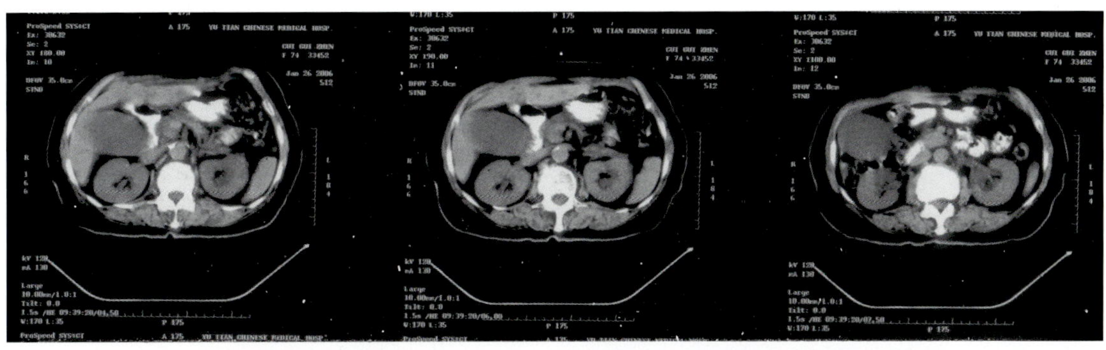

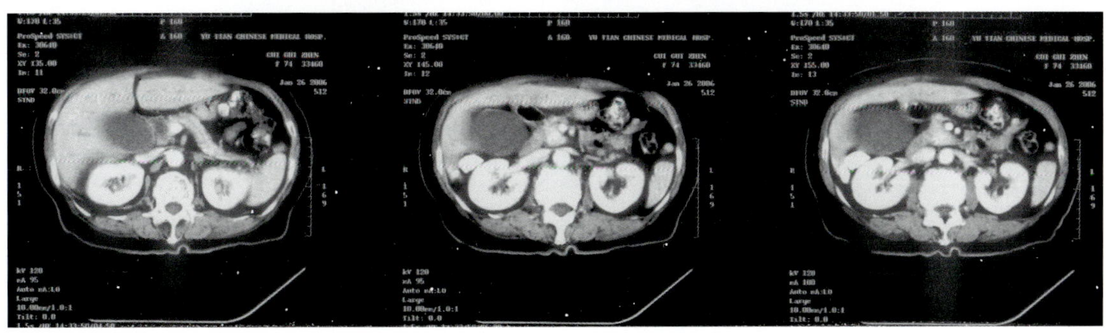

图 5－5－18A　CT 检查

下排为相同层面的增强 CT

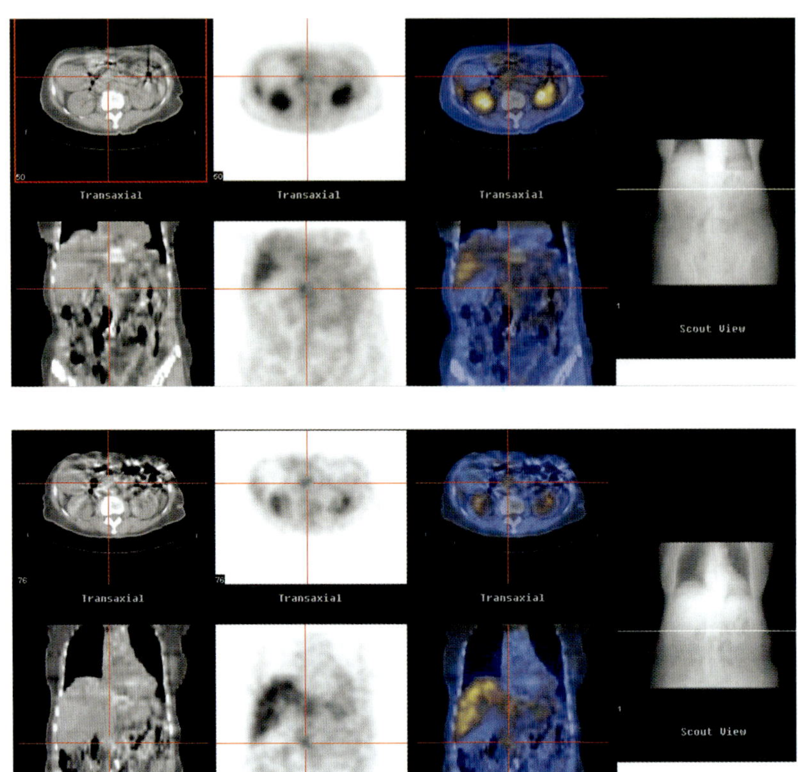

图 5-5-18B　FDG/CT 融合图像（横断面和冠状面）

上图为 1h 图像，下图为 3h 延迟显像。

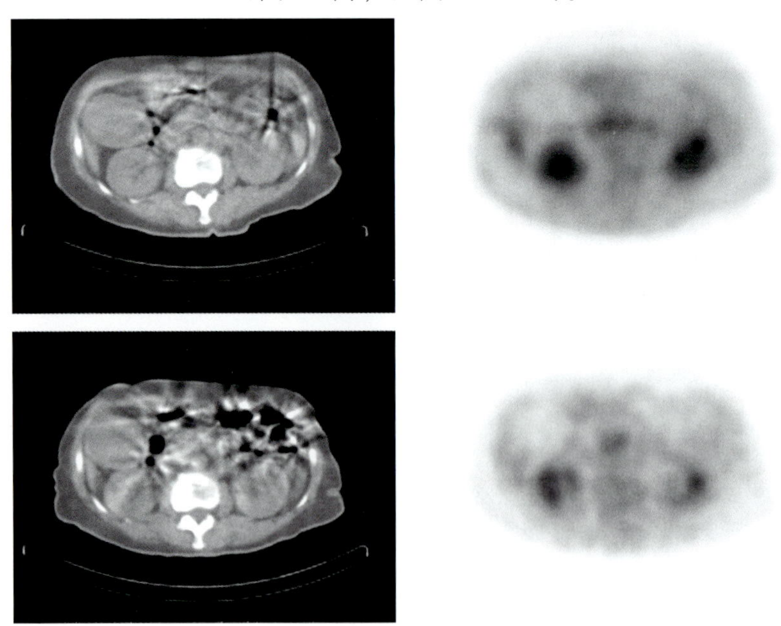

图 5-5-18C　FDG/CT 融合图像（横断面）

上排为 1h 图像，下排为 3h 延迟显像。

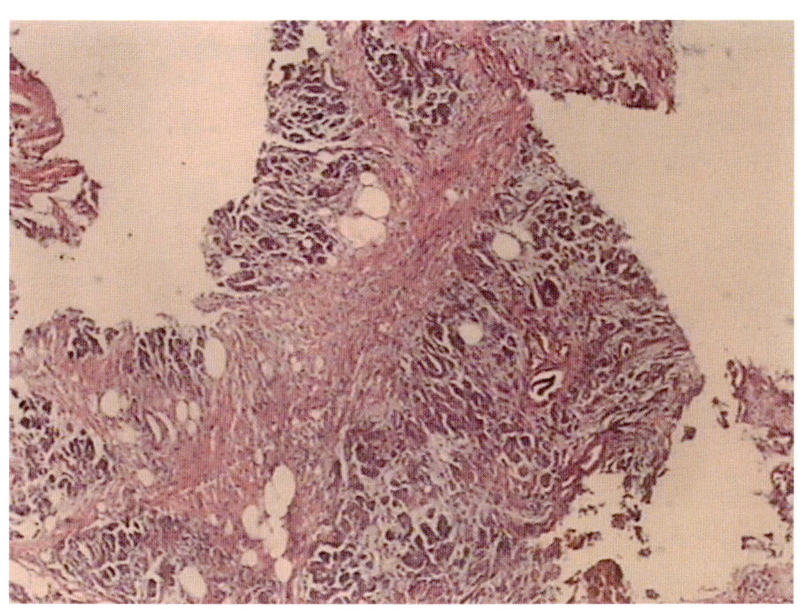

图 5-5-18D　病理切片（低倍，HE 染色）

四、胃癌

胃癌的发病率呈世界性的减低，但是其死亡率仍然很高，在肿瘤疾病中占第二位。5 年生存率低于 25%。胃癌的重要发病原因之一是幽门螺旋杆菌反复感染。胃癌的局部播散途径是穿过胃壁到达局部淋巴结。但是也可能从胃的浆膜直接播散到腹腔。远隔转移一般发生在局部淋巴结转移的基础上。肿瘤位于粘膜或粘膜下为早期胃癌，预后良好。但是早期胃癌可能没有症状或没有特异性表现，很容易错过。经食管的超声和 CT 检查常规用来确定肿瘤侵犯的深度及发现局部和远隔转移。和食管癌类似，无创的分期方法并不令人满意。约 1/3 由常规分期方法考虑为局部病变可以手术的病人，在术中发现有晚期表现。腹腔镜可用于考虑手术的病人或影像检查有所发现需要进一步确定能否手术的病人。TNM 分期是胃癌常用的分期方法。T 表示局部肿瘤大小，N 表示淋巴结播散情况，M 表示远隔转移情况。随分期提高，存活率减低。但是 TNM 没有考虑非形态学因素，如组织病理类型、肿瘤分级、有无肿瘤标志物等，这些都是重要的预后因素。因此，进一步精细的分期将考虑非解剖因素，对个体病人的预后判断更加可靠。FDG-PET 显像在确定胃癌诊断、明确分期、估计预后及监测疗效等方面的有一定优势，PET 显像有可能成为一个新的胃癌检查指标，以利于指导临床诊断与治疗实践。

（一）胃癌分期

PET 可以同时对肿瘤原发病灶、淋巴结转移、远处组织和器官转移作出判断，对肿瘤的分期和治疗计划的制定有着重要的参考作用。

1. 估计胃癌局部淋巴结转移情况　胃壁具有极为丰富的淋巴网，淋巴循环是胃癌细胞最主要的转移途径。早期胃癌的淋巴结转移率为7%～20%，中晚期则达到75%～80%。淋巴结的转移程度和范围，是决定外科手术方式的关键因素。FDG－PET显像可以比较敏感地检测出全身各部位的淋巴结转移，根据肿瘤和转移淋巴结的位置关系、距离等，可确定它是相对于肿瘤的第几站淋巴结。例如在胃窦癌患者的食管贲门结合部出现高浓聚FDG的淋巴结，就可以判断肿瘤转移到第二站淋巴结。根据术前PET结果，可以估计手术的难度，预先确定手术的切除范围，有利于手术的顺利完成。手术过程中，根据术前PET提供的信息有目的地进行探查，可避免和减少不必要的损伤和并发症。

2. 胃癌的远隔转移　由于胃癌早期缺乏特异性症状，因此有相当一部分胃癌患者就诊时已属晚期。据统计，胃癌确诊时，Ⅳ期患者占总数的42.2%。进行一次PET检查，可以有效地提供全身肿瘤信息，尤其对远隔转移病灶的确诊更为有效。很多情况下，患者体格检查或者其他影像学检查诊断为局部肿瘤病变，而PET检查后却显示了多处肿瘤转移病灶，纠正了临床对胃癌的分期，为治疗决策的重新选择提供了重要参考依据。研究表明，如果以一个部位的远隔转移或者复发作为不适合手术的标准，PET检查改变了大约40%胃癌患者的治疗方法和决策，使大部分患者避免了不必要的手术。Yeung等在早期的一组23例FDG检测胃癌的报告中显示，灵敏度达到93%（12/13）；6例病人排除了局部复发，特异性到达100%；对于腹腔内淋巴结状态的判断特异性为97%，但是灵敏度很差，只有22%；还发现了4个病人的远隔转移灶；另外4例有腹腔播散的FDG－PET未能发现这些病灶。有人对FDG摄取和胃癌的病理特点的关系做了研究。在40例有局部转移胃癌患者中，FDG检出了24例，而肠型胃癌的检出率和SUV均显著高于非肠型胃癌（83%对41%，$p=0.01$和6.7 ± 3.4对4.8 ± 2.8，$p = 0.03$）。非粘蛋白瘤的SUV显著高于含粘蛋白的肿瘤（7.2 ± 3.2对3.9 ± 2.1，$p < 0.01$）。但是，FDG检出的胃癌和未检出的胃癌病人的生存率没有明显差异。因此FDG－PET不适合检查粘蛋白含量高的胃癌。Yoshioka等发现分化好的腺癌FDG摄取高于分化差的腺癌和印戒细胞癌（SUV 13.2 ± 6.6对7.7 ± 2.6，$p< 0.05$）。他们还报告，FDG对胃癌的肝、肺、淋巴结转移敏感，对骨、腹膜和胸膜的转移不敏感。

（二）在胃癌复发中的诊断价值

手术后解剖层次破坏，解剖定位标志消失，残胃和周围组织器官的相对位置改变，加之术后瘢痕增生、炎性水肿等原因，瘢痕和肿瘤混合生长，CT等检查很难区分肿瘤复发与肿瘤残余。基于病变形态学改变的普通影像检查只能粗略地判断出原胃区域的肿块和肿大淋巴结，从形态学上发现肿块的存在，但不能明确肿块的性质。FDG显像则可以根据肿瘤和周围瘢痕组织、炎性组织对FDG的摄取率不同，从代谢的角度上，较为准确地判断和区分肿瘤是术后复发还是瘢痕增生，鉴别出肿瘤是胃癌术后化疗过程中复发，还是化疗药物导致的肿瘤细胞坏死。尤其是那些临床上未出现症状，但其肿瘤标志物CEA、AFP等却居高不下的隐匿性肿瘤患者，使用FDG正电子显像探测其复发病灶明显优于CT、MRI。De Potter等用PET－FDG检查了33例胃癌术后疑有复发的病人。探测复发病灶的灵敏度、特异性、阳性预测率和阴性预测率分别为70%（14/20），69%（9/13），78%（14/18），60%（9/15），准确率70%。PET阴性的病人平均存活时间为21.9 ± 19.0个月，阳性病人为9.2 ± 8.2个月（$p=0.01$），显然结果阴性的病人存活期高于结果阳性的病人。

（三）在胃癌疗效监测及预后估计中的作用

作为肿瘤治疗效果检测和评估指标，FDG 可以及早发现肿瘤的复发。一些早期胃癌，其细胞已经呈恶性改变，但形态学并未出现肿块、溃疡等变化，常规影像学检查检出率很低。由于 FDG－PET 显像不依赖于肿瘤的形态学改变，而是根据细胞的生理、生化功能的改变，从代谢增强的角度探测恶变细胞，所以 PET 显像对恶性肿瘤的探测具有较高的敏感度和特异性，有可能对胃癌的疗效评估做出贡献。

虽然有关胃癌的 PET 报告不多，但是和检测其他胃肠道肿瘤类似的局限性是有证据的。例如：对粘液腺癌及小体积肿瘤灵敏度差；正常胃对 FDG 的生理性摄取使 SUV 可能达到 4，这可能造成与低摄取的肿瘤的混淆。因此，FDG－PET 可有选择地用于诊断和分期有困难的胃癌病人，目前还没有足够的证据把 FDG－PET 作为胃癌分期、再分期、或监测疗效的常规方法。

（四）病例

病例 19，胃癌伴肝转移（天津医科大学总医院提供）

女，50 岁。发热伴乏力、食欲不振、上腹不适 2 月余，加重 1 周。2 年前因“胆囊结石”在外院行胆囊切除术，此外无其他消化系统疾病病史。入院时查体：T 37.6℃。胸部无明显阳性体征。腹软，右上腹轻压痛，肝脏肋下未触及，脾肋下一横指，移动性浊音阴性。

血常规：白细胞总数 12.55×10^{9}/L，中性粒细胞占 78%，红细胞数 3.06×10^{12}/L，血红蛋白 74g/L；血小板 393×10^{9}/L。

肝功能：GGT 88U/L↑（8～64 U/L），LDH 363U/L↑（94～250 U/L），余均在正常范围。1 个月后复查 ALT 55U/L↑（10～50U/L），AST 133U/L↑（0～40 U/L），ALP 556U/L↑（39～117 U/L），GGT 371U/L↑，LDH 542U/L↑，TBIL 365μmol/L↑（0.06～23μmol/L），DBIL 290μmol/L↑（0～6.8μmol/L）。防癌全项：铁蛋白 689.5ng/ml↑（20.0～212.0 ng/ml），糖链抗原 19－9 43.92U/ml↑（0～37.00 U/ml），糖链抗原 242 39.34U/ml↑（0～20.00 U/ml），余均正常。

腹部 B 超：①肝内多发实性占位，考虑转移癌；②门静脉内栓子形成（癌栓？）。

妇科 B 超：子宫、双侧卵巢大小正常，盆腔少量积液。

骨髓穿刺：增生性贫血。

临床医师为明确诊断申请行 FDG 肿瘤显像。静脉注射 ^{18}F－FDG 296MBq 后约 1h 行胸部＋腹部肿瘤显像，结果显示：肝脏内可见一巨块状异常示踪剂浓集区，大小约（$9.1\times12.4\times10.6$）cm^{3}，靶/本底比值为 8.26，该浓集区形态不规则，其中央可见代谢相对减低区；周边肝组织内还可见两个大小分别为（$3.0\times2.7\times3.1$）cm^{3}、（$2.2\times2.0\times2.5$）cm^{3} 的异常示踪剂分布浓集区，靶/本底比值分别为 5.47 和 6.64（图 5－5－19A）；胃体小弯侧邻近胃底部可见一大小约（2.1×2.0×1.7）cm^3 的异常示踪剂分布浓集区，与肝左叶分界欠清，靶/本底比值为4.88（图5-5-19B）；胸、腹部其余部位未见明显异常示踪剂分布浓集区。印象诊断：①肝脏多发异常高代谢病灶，考虑恶性肿瘤；②胃体小弯侧邻近胃底部可疑高代谢病灶，建议进一步检查。

临床医师据此检查结果，先行肝脏穿刺活检，病理回报：检材为出血、坏死组织，其中见成团异型细胞，考虑为恶性肿瘤。该患者血 AFP 0.87ng/ml（0~20ng/ml），故临床不支持原发性肝癌的诊断。胃镜检查见胃底体交界处（2×2）cm^2 菜花样肿物，表面糜烂、坏死，质脆，弹性差，易出血，考虑胃癌。于胃底体交界处取材送检，病理回报：低分化癌。

评述：该患者的临床诊断最终证实为胃癌伴肝转移。FDG 肿瘤显像对病灶的定性和定位起到了很关键的作用，但不足之处是对胃底体交界处病灶的定位，因该病灶与肝左叶关系密切，很难准确区分，如能在检查前口服造影剂，则能更好地区别胃肠道内外的病变，为临床医师提供更准确、更有价值的影象诊断。

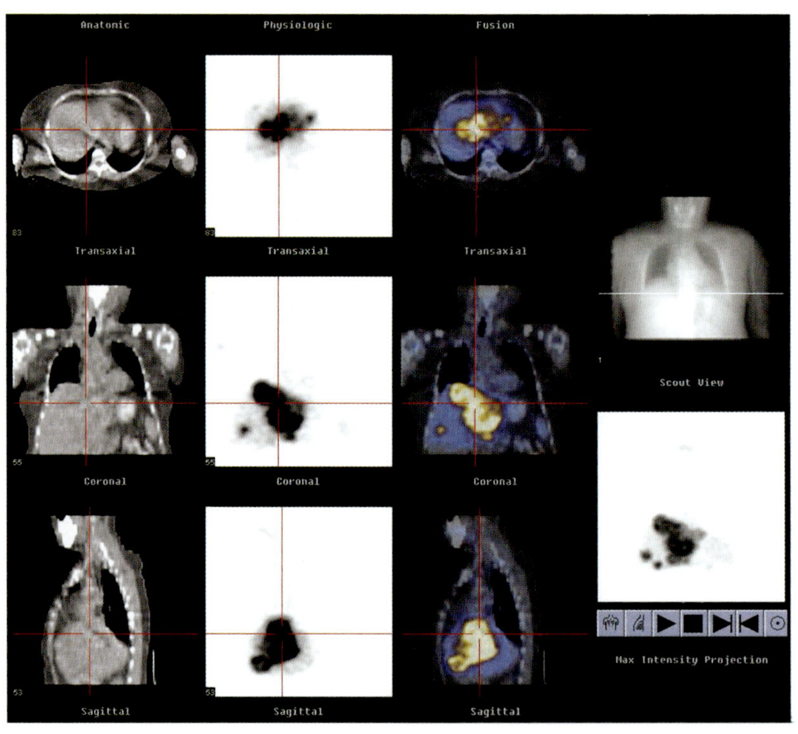

图5-5-19A 胸及上腹部 FDG/CT 融合图像（肝内多发大小不等的放射性聚集灶）

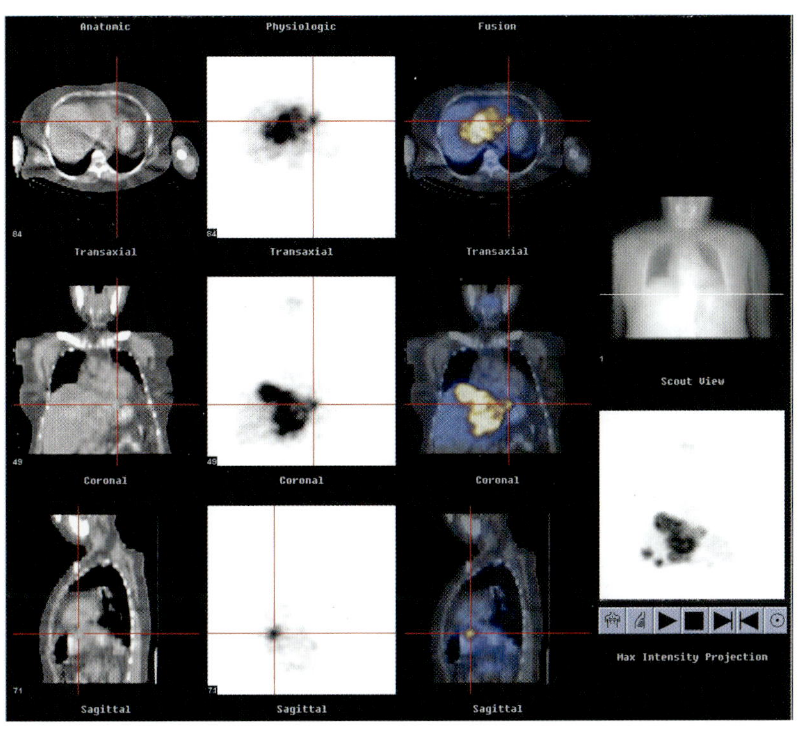

图 5－5－19B　胸及上腹部 FDG/CT 融合图像（胃小弯侧异常放射性浓聚灶）

病例 20，胃癌合并脐尿管癌（海军总医院提供）

男，60 岁。

2000－4 因上腹不适行胃镜检查发现胃癌，遂行胃全切除术。病理为中分化腺癌。

2001－12 发现腹盆腔、耻骨转移。膀胱外侧肿物切除，病理为腺癌。

2002－4 膀胱外侧、右下腹皮下包块，腹股沟淋巴结肿大，肿物切除，病理切片经多方会诊确定为：脐尿管癌。

2003－3 因腹胀、大便不规律，检查发现横结肠中段新生物。行右半结肠切除，病理为中分化腺癌。

2003－9－5 MR：左髂外血管前方有一个软组织肿物，5.1cm×3.8cm，肿物与髂外动静脉关系密切。右腹直肌下缘有另一个软组织肿物，3.2cm×2.3cm（图 5－5－20A）。耻骨骨质破坏。诊断：右下腹软组织、淋巴结、耻骨转移癌。

2004－2－20 FDG 显像：右下腹壁可见一个不均匀的异常放射性浓聚区，向腹腔内突出，与同机 CT 所见的软组织影重合，大小约 2.7cm×2.4cm×2.7cm，T/NT＝3.57（图 5－5－20B）。结肠内有弥漫性放射性摄取。诊断意见：右下腹壁高代谢病灶，符合恶性肿瘤病变表现。

2004－3～5 两次氩氦刀冷冻手术姑息治疗（图 5－5－20C）。

2004－5－11 盆腔 CT：右下盆壁肿块。

2004－6－1 FDG 显像：右下腹壁的异常放射性浓聚区范围有明显扩大，放射性强度明显减低，尤以病灶中心为著。在膀胱左前下方近耻骨联合部出现新的异常放射性浓聚区。3.3cm×2.2cm×3.0cm，T/NT＝4.78（图5－5－20D）。肝脏和结肠内有弥漫性放射性摄取。诊断意见：①右下腹壁的恶性病灶较前范围有所扩大，代谢水平有所降低，与局部冷冻治疗有关；②左下腹近耻骨的病灶为新的转移灶；③结肠、肝脏的放射性分布为生理性摄取。

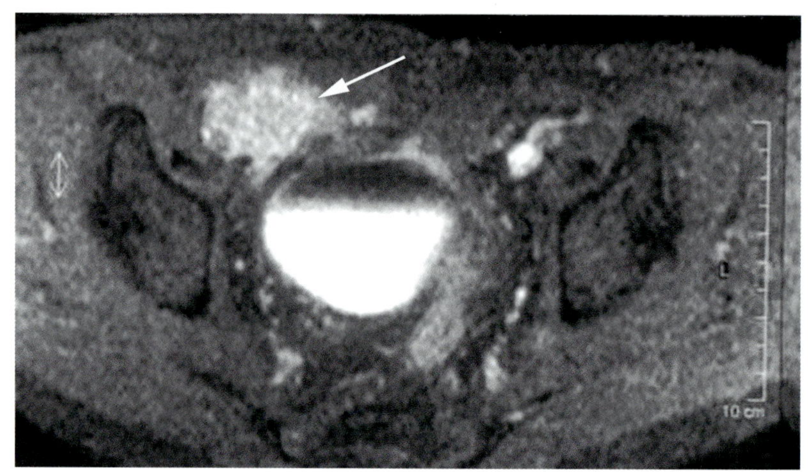

图5－5－20A　盆腔 MR 检查

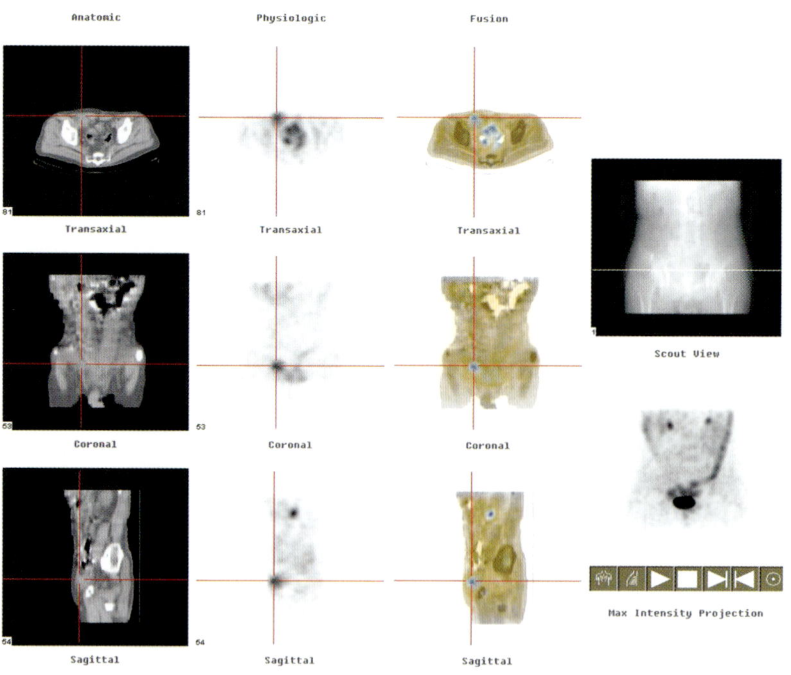

图5－5－20B　腹盆腔 FDG/CT 融合图像

十字部为放射性浓聚灶。

2005－1 随访：病人为晚期重复癌，继续姑息治疗。结肠、肝脏未发现异常。

评述：FDG 为非特异性肿瘤显像剂，能够灵敏地发现高代谢灶，但是没有能力鉴定其来源。尽管最终的病理诊断，需要有组织学的证据，FDG 对肿瘤病人疗效观察上的作用仍然是重要的。在治疗过程中出现的新病灶无论是重复癌或是远隔转移都说明疗效不佳。

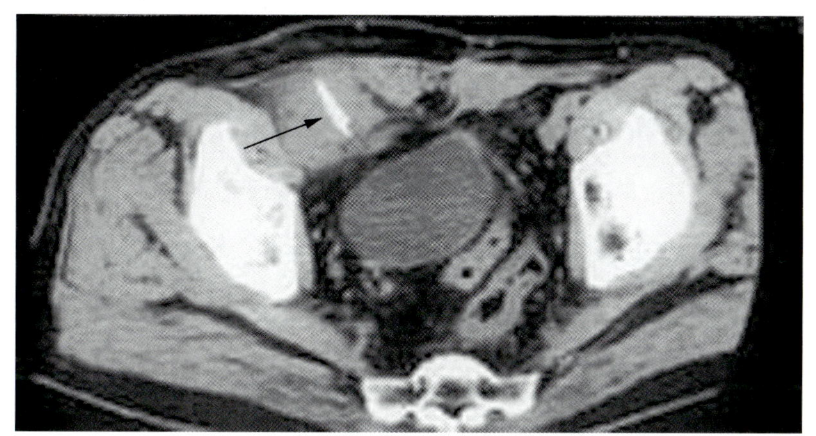

图 5－5－20C　CT 引导下的氩氦刀治疗

箭头所指为穿入盆腔肿物的冷冻头。

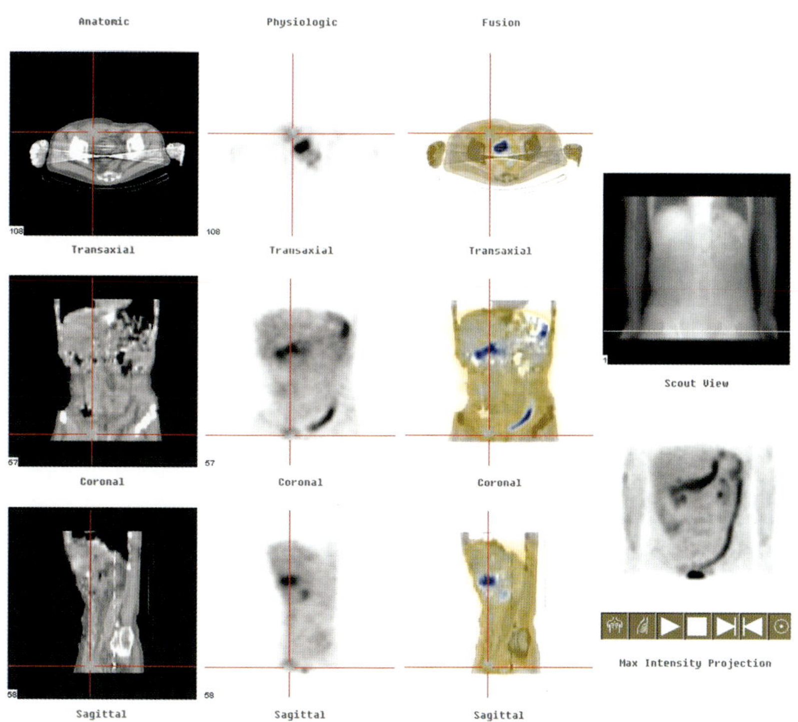

图 5－5－20D　治疗后腹盆腔 FDG/CT 融合图像

十字部放射性聚集明显减低。

病例 21，胃癌术后（海军总医院提供）

男，35 岁。胃癌术后 3 年，发现肝脏和腹腔淋巴结转移。

1999 -3 因胃癌行胃大部切除术，病理为低分化腺癌。术后化疗近两年。

2002 -12 CT：肝内占位性病变，直径 1.2cm；肝门和胰头之间可见一个融合的淋巴结团块影。化疗 2 个周期后肝内占位明显缩小，肝门部的占位体积无明显变化。

2003 -1 -16 FDG 显像：上腹部胰头与肝门之间有一个异常放射性浓聚灶，范围 4.2cm ×2.6cm ×3.6cm，T/NT =3.73；其右下方有一个直径 1.2cm 的放射性浓聚灶；腹腔正中腹膜后还有一个点状放射性聚集。升结肠内有较多放射性摄取。两肾影依稀可见（图 5 -5 -21A、5 -5 -21B）。

2004 随访：经伽马刀姑息治疗效果不佳，病情恶化，去世。

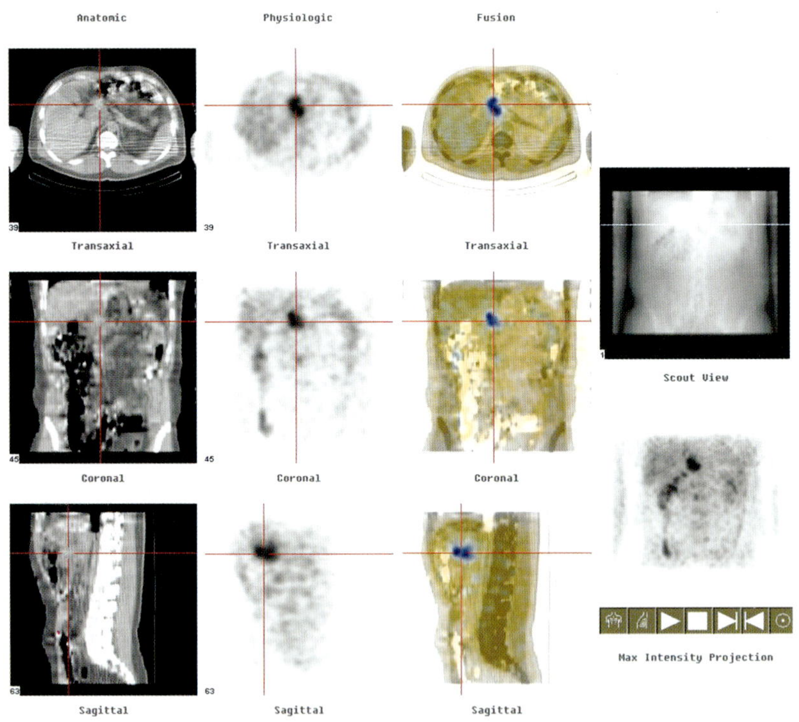

图 5 -5 -21A　腹部 FDG/CT 融合图像

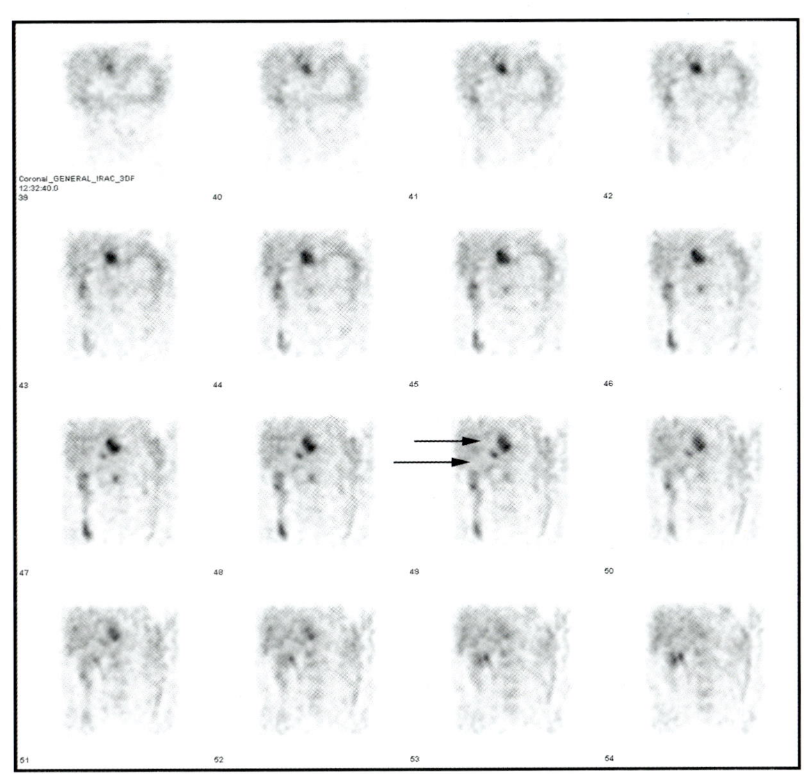

图 5－5－21B　FDG 腹部冠状面断层图像（显示胰头和胰头右下方病灶）

病例 22，胃癌术后（海军总医院提供）

女，62 岁。胃癌术后 3 个月，CT 发现腹腔淋巴结肿大，疑为转移。

2004－6－30 CA19－9 由术前 286 升至 684。CT：肝左叶门脉期见一点状低密度影，胃小弯侧与主动脉间有一个软组织影（图 5－5－22A）。诊断意见：①胃癌术后腹腔淋巴结转移；②肝左叶小低密度影，建议短期复查。

2004－8－2 CT：肝左叶门脉期见一点状低密度影，胃小弯侧与主动脉间有一个软组织影。诊断意见：肝脏大小形态正常，肝实质未见明显异常密度灶，增强扫描门脉期肝左叶见结节状低密度影，与 6－30CT 片比较未见明显变化。肝胃间隙内见结节状软组织密度灶有不均匀强化，长径 31mm，较前略缩小。①胃癌术后，增强扫描肝左叶低密度灶，建议定期复查；②肝胃间隙内肿大淋巴结，较前略缩小。

2004－8－5 FDG 显像：可见左上腹肝胃间隙内有两个异常放射性浓聚区（图 5－5－22B），大小分别为 2.0cm × 1.6cm × 2.9cm，T/NT = 2.61 和 2.0cm × 1.4cm × 2.2cm，T/NT = 1.77。肝脏左叶有一个可疑放射性浓聚区（图 5－5－22C），与 CT 所见位置相同。双侧肺门淋巴结对称性轻度放射性聚积。升结肠和乙状结肠有弥漫性重度放射性聚积。胸腹部视野内

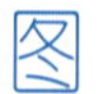

未见其他异常放射性聚积。诊断意见：①胃癌术后腹腔淋巴结转移，肝左叶可疑转移灶；②双肺门淋巴结改变符合良性炎症表现；③结肠弥漫性摄取为生理性摄取。

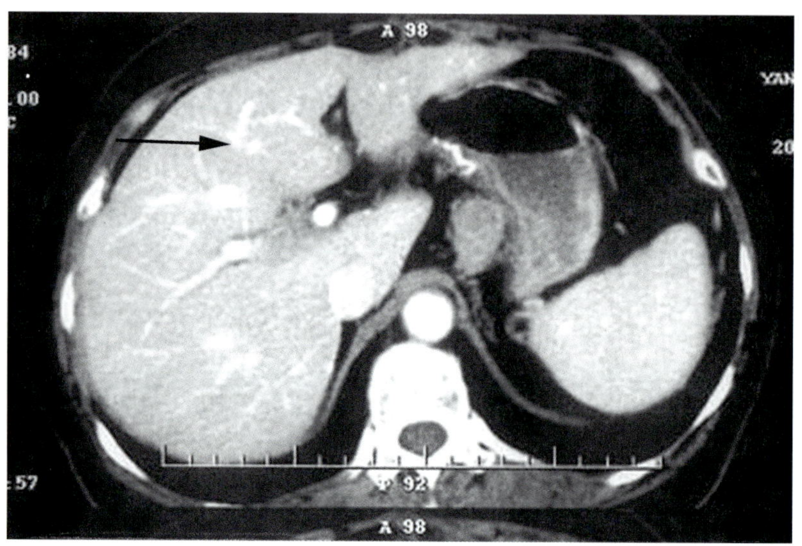

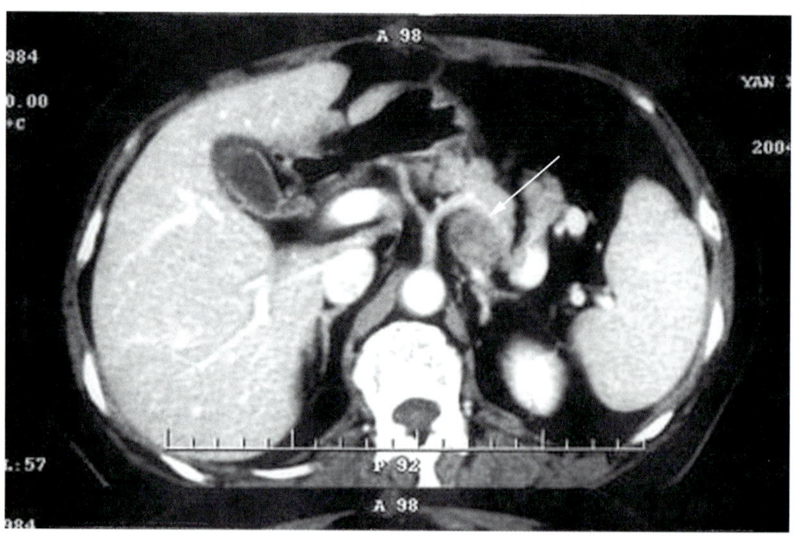

图 5-5-22A　肝、脾 CT

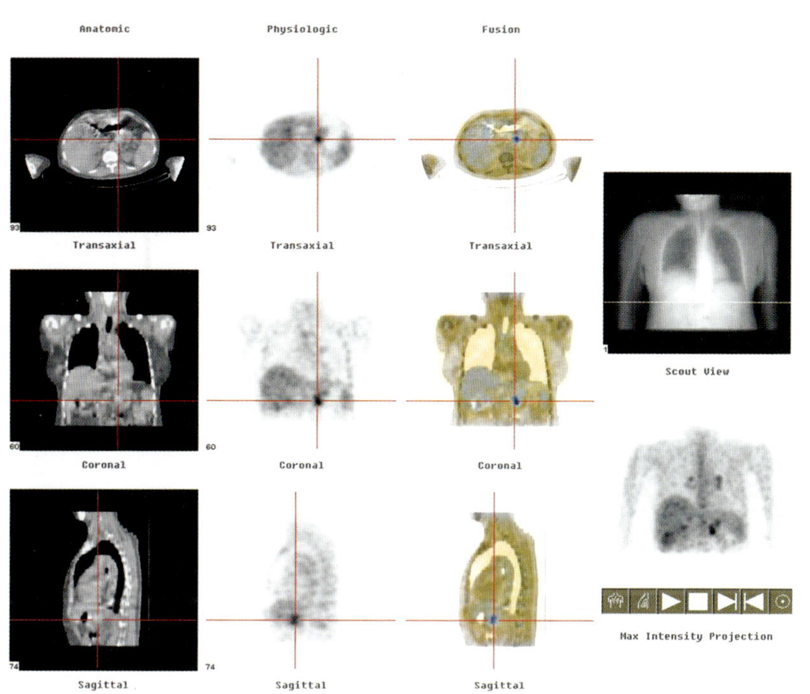

图 5－5－22B 胸腹部 FDG/CT 融合图像

十字部胃小弯侧异常放射性浓聚灶。

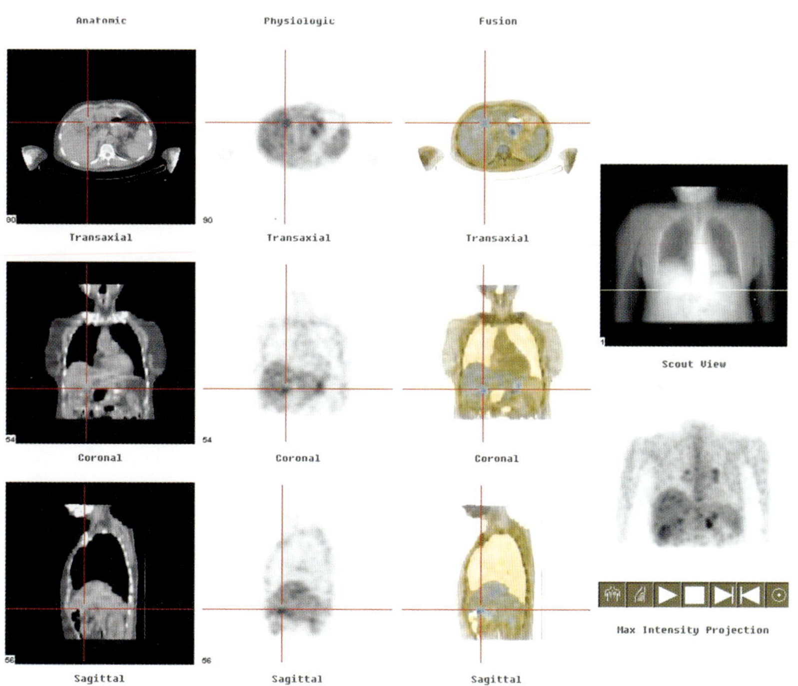

图 5－5－22C 胸腹部 FDG/CT 融合图像

十字部肝内放射性浓聚灶。

病例23，胃癌术后（海军总医院提供）

男，65岁。

2000－1 因上腹不适，胃镜发现恶性病灶，行胃癌根治术。术后病理：胃窦癌，淋巴结0/8。

2002－7 无明显不适，复查。

2002－7－3 FDG显像：双肺、纵隔、腹腔和盆腔其余部位未见异常放射性聚积（图5－5－23A）。结肠内有弥漫性轻度放射性摄取，结肠脾曲处摄取较强（图5－5－23B）。诊断意见：胸腹盆腔未见明显异常高代谢病灶。结肠部的放射性聚集为生理性摄取。

2003－1－16 FDG显像：双肺、纵隔、腹腔和盆腔其余部位未见异常放射性聚积（图5－5－23C）。结肠内有弥漫性放射性摄取，以升结肠为著。诊断意见：胸腹盆腔未见明显恶性病灶，与2002－7－3检查结果比较无明显变化，并且证明结肠脾曲的放射性聚积确实为生理性摄取。

2005－1 随访：病人情况良好，无明显转移和复发表现。

评述：肠道放射性聚集性质的鉴别有以下一些方法：①放射性聚集的形态：沿肠道走行，弥漫性分布多为生理性聚集；②延迟显像肠道内的放射性分布随时间而变化多为生理性聚集。

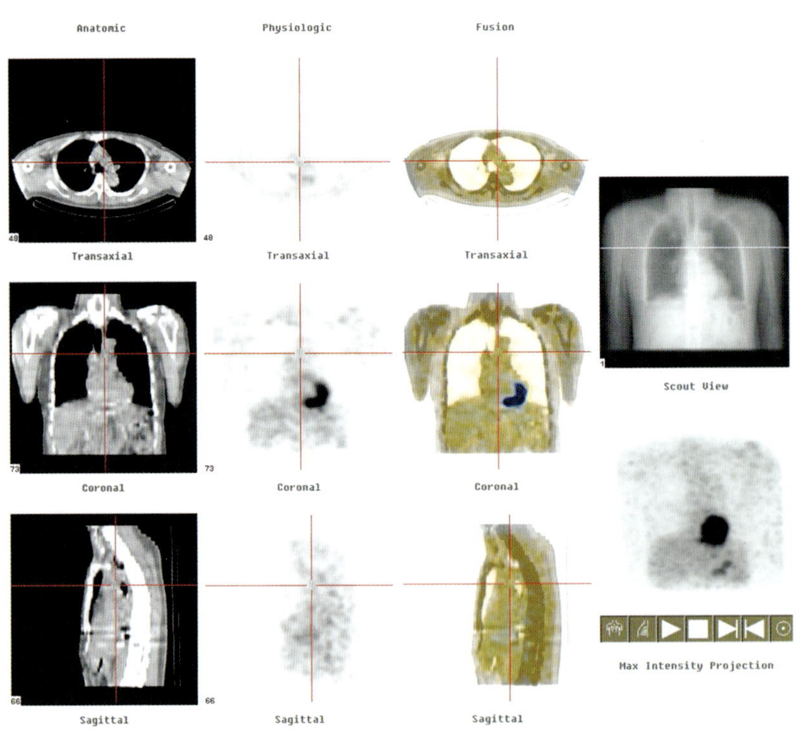

图5－5－23A 胸腹部FDG/CT融合图像（2002－7－3）

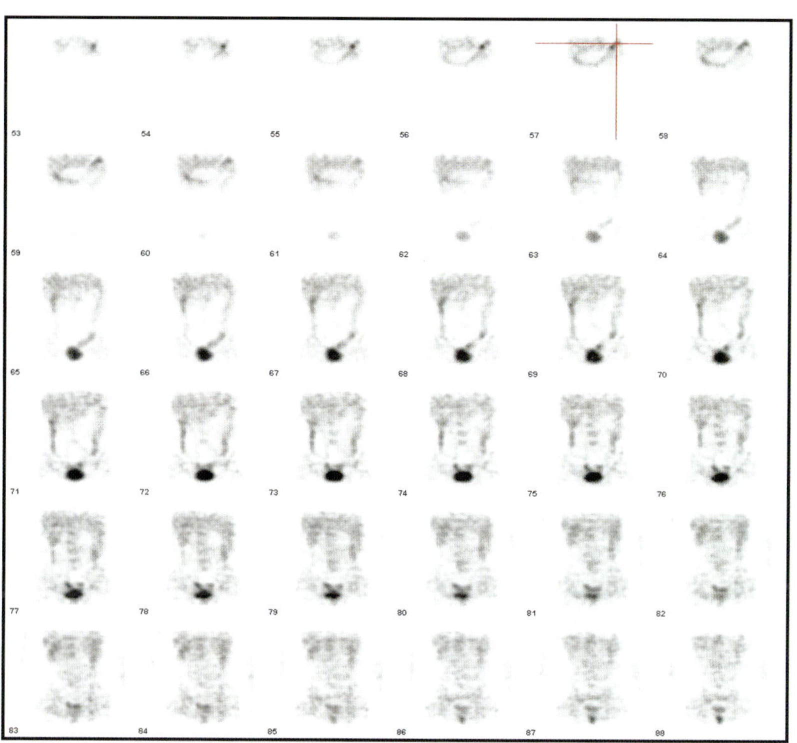

图5-5-23B FDG 腹盆腔冠状面断层图像（2002-7-3）

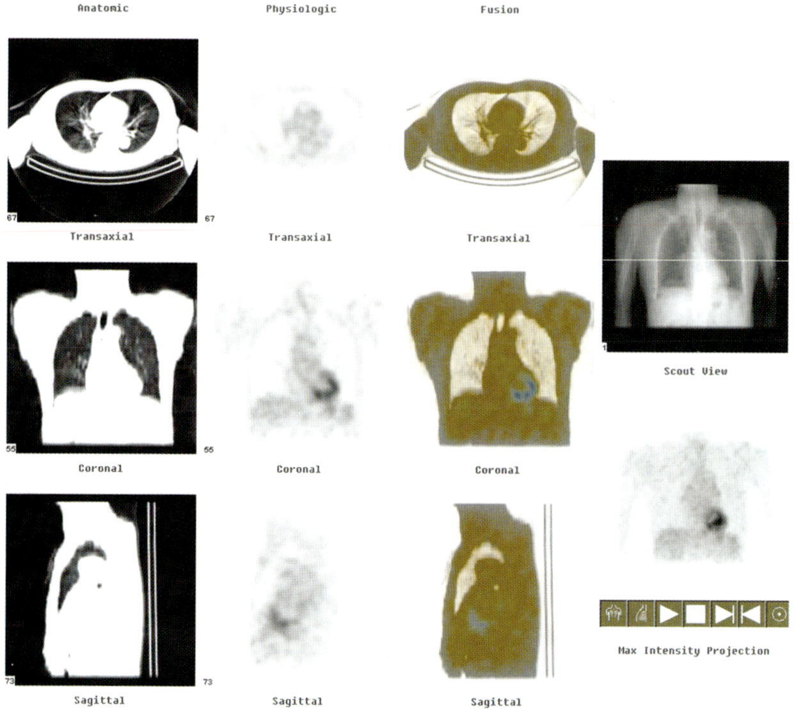

图5-5-23C 胸及上腹部 FDG/CT 融合图像（2003-1-16）

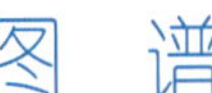

病例24，胃底贲门癌术后（海军总医院提供）

男，63岁。贲门胃底癌术后2年余，乏力，右锁骨上淋巴结肿大。

2001-3 行食管、胃部分切除，病理为管状腺癌。术后行放化疗，恢复良好。

2003-5 右锁骨上淋巴结肿大，活检病理示转移性腺癌。

2003-6-19 FDG显像：左上纵隔主动脉周围多处放射性浓聚区，其中（后外方）一个1.9cm×1.3cm×2.2cm的浓聚区，T/NT=2.24（图5-5-24A、图5-5-24B）。左上腹相当于胃底部位有一个2.5cm×2.0cm×6.3cm条形放射性浓聚区。T/NT=2.36，延迟1.5h再次显像，浓聚区位置未变，T/NT=4.07（图5-5-24C）。右锁骨下区及肝右叶也有可疑放射性浓聚（图5-5-24C），肠道内（降结肠）有较多放射性摄取，颈、胸、腹其余部分未见明显异常放射性摄取。诊断：贲门癌术后多发淋巴结转移，胃底复发。

2003-6-20 胃镜：距门齿25cm、35cm处可见食管后壁不规则隆起，约0.5cm×0.4cm，表面不平整。幽门圆，开放好。十二指肠壶腹、腔无畸形。十二指肠正常。病理：腺癌。

2004-1 CT：贲门胃底癌术后胸腔胃，纵隔内未见明确肿大淋巴结影。肝脏左叶外侧段可见一类圆形低密度影，大小约为3.8cm×4.0cm，病灶与正常肝实质分界欠清。胃底贲门癌术后，肝脏转移。

2004-2 行肝脏介入治疗、热疗等。

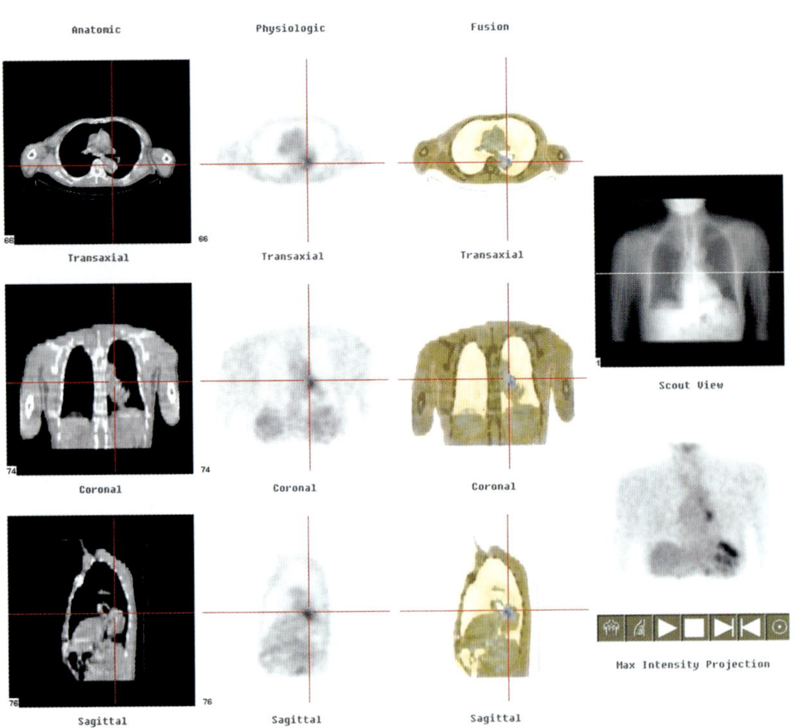

图5-5-24A 胸及上腹部FDG/CT融合图像（十字处为主动脉旁淋巴结高代谢病灶）

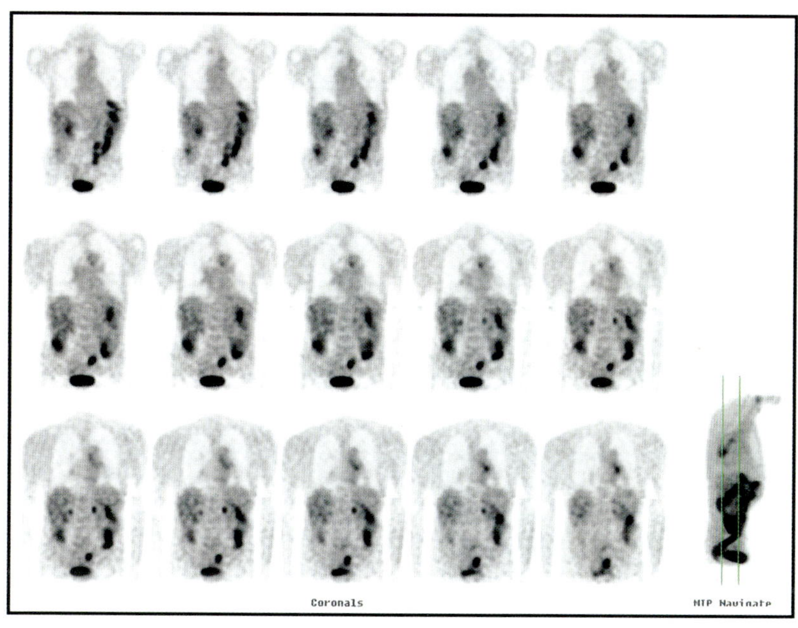

图 5-5-24B　FDG 躯干冠状面断层图像

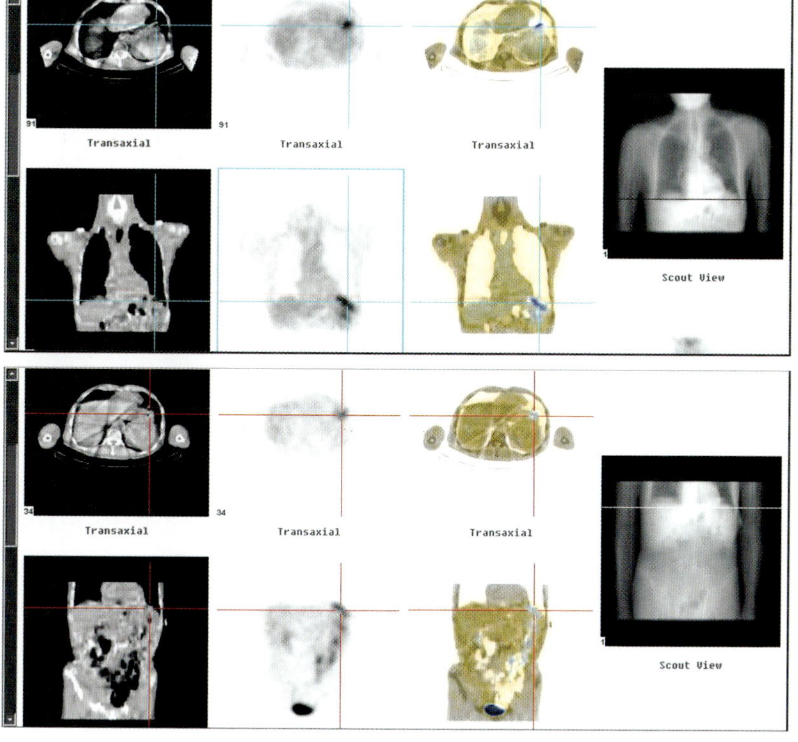

图 5-5-24C　早期和延时图像的对比

上图为 1.5 小时图像，下图为 3 小时图像，胃底部的放射性聚集位置不变，T/NT 增大。

评述：胃镜发现的食管内两个病灶 FDG 显像并未发现，主要原因可能是病灶过小。FDG 在胃底的异常聚集也没有被胃镜证实。结合其他病例以及文献报告，FDG 对粘液腺癌、低级别癌及小体积肿瘤灵敏度差；正常胃对 FDG 的生理性摄取使 SUV 可能达到 4，这会造成假阳性结果。采取延迟显像、大量饮水等措施的弥补作用有限。

五、肝胆系统肿瘤

肝癌和胆道系统肿瘤是较常见的恶性肿瘤，预后不良。FDG－PET 显像对于肝胆系统肿瘤的早期诊断、临床分期、治疗方案的选择、疗效评价等方面的价值与大部分恶性肿瘤相同，是十分重要的。

（一）FDG 摄取机制

肝胆系统肿瘤摄取 FDG 的机制和大多数恶性肿瘤类似。对于分化好的原发性肝癌（HCC）FDG－PET 并不敏感，原因是肝细胞内己糖激酶的含量较低（K3，磷酸化），却含有丰富的葡萄糖－6－磷酸酶（K4，脱磷酸）。这样，一方面 FDG－6－P 产量低，另一方面 FDG－6－P 能够脱去磷酸穿过细胞膜离开细胞，所以细胞内聚积 FDG 的量较少，整个肝脏呈现低、中度弥漫性摄取。最近的一个对 FDG 高摄取肝胆系统肿瘤的研究认为，所有的胆管细胞癌（CCC）组织的 Glut 1 均有免疫活性，而所有的 HCC 组织的 Glut 1 均没有免疫活性。但是对于己糖激酶，所有的 HCC 组织均表现为阳性，而在 7 个 CCC 组织中有 6 个表现为阴性。因此，同样是摄取 FDG，两类肿瘤的摄取机制并不完全相同。

（二）原发性肝癌的诊断

根据 1991～2002 年的 11 篇文章 200 例 HCC 的汇总，有 FDG 摄取的仅占 107/200（53%）。从病理方面看，高分化和低恶性度的 HCC 和正常肝组织较为接近，对 FDG 摄取较低；AFP 显著升高、低分化和高恶性度的、肿瘤直径大于 5cm 的 HCC、CCC 对 FDG 摄取能力较强，PET 显示为高代谢病灶。PET－FDG 显像有可能帮助评价 HCC 的分化程度。Kong 等研究了原发性肝癌的 SUV 与存活期的关系，发现 SUV＜7 平均存活期为 15 个月，而 SUV≥7 为 4 个月，因此 FDG－PET 可用于肝细胞肝癌患者生存期的预测。正因为高分化和低恶性度的 HCC 摄取 FDG 少，而肝海绵状血管瘤、肝囊肿、肝硬化、肝腺瘤、肝炎、肝脂肪浸润等肝内大多数良性病变一般也不会出现 ^{18}F－FDG 高摄取，所以 FDG 对鉴别低度恶性 HCC 和良性肿块是有困难的。有人认为延迟显像可以提高 FDG 对 HCC 的检出率，SUV 继续升高的肯定是 HCC，而 SUV 不变或下降的有可能是良性的。也有作者认为 ^{11}C－乙酸能够被分化好的肝细胞肝癌摄取，与 ^{18}FDG 联合应用可发现近 100% 的肝细胞癌。^{11}C 的半衰期只有 20min，对于没有配备加速器的医院使用 ^{11}C 标记化合物几乎是不可能的。

PET 显像对高度恶性的 HCC 的检出具有较高的灵敏度，阳性率为 90% 左右；但对低度恶性 HCC 阳性率低。总体而言，PET－FDG 显像对 HCC 的诊断效能不佳，因此 FDG－PET 并非 HCC 的首选检查。其他影像学方法（B 超、CT 血管造影……）对于检测 HCC 有更加合理的性能价格比，所以在解释 HCC 的 PET－FDG 图像时需要结合 CT 等其他影像综合分析，以减少假阴性。尽管 FDG 显像对低恶性度 HCC 阳性率不高，由于 PET 显像可进行全身探测，能够早期检出HCC在身体其他部位的转移灶，因此对肝癌的分期和确定治疗方案仍然有一定帮助。FDG的动态显像能够显示组织的代谢类型和代谢速率，这些参数与肿瘤的分级、病人的存活率及疗效有关，只是由于方法复杂，不适于临床常规使用。

（三）胆管细胞癌的诊断

FDG-PET对直径1cm以上的结节型肿瘤能够准确诊断，灵敏度达到85%，但是对浸润型肿瘤帮助不大，灵敏度只有18%。在一组28例胆管细胞癌的研究中，检测原发病灶的准确率为92.6%。在分期诊断方面，FDG检出远路转移的能力尚佳，但是对淋巴结转移的灵敏度不高。综合多家的报告，FDG大约改变了20%~30%肝胆系统肿瘤病人的处置方案，但是解释FDG结果时仍然需持慎重态度，特别是对原发性硬化型胆管炎和安放支架的病人，以及有肉芽肿的病人。PET对胆囊癌切除术后的作用是检测残留和复发病灶，对已有扩散的病人帮助不大。

对于肝门附近的胆管细胞癌FDG显像以SUV=3.6为判断阈值能够准确地区别良恶性病灶。Reinhardt报告了一组病例，14例胆管癌SUV为6.8±3.3，8例良性病灶SUV为2.9±0.3，二者有显著性差异（$P=0.003$）。FDG-PET检测肝外病灶的准确性明显优于常规影像技术。对于关系到手术计划的肿瘤内的血供状况以及肿瘤与周围血管的关系等精细解剖结构的变化仍然需要CT、MR和B超的血管造影和3D技术显示。因此，PET/CT的优越性是不言而喻的。

（四）转移性肝癌的诊断

肝脏是人体内最重要的代谢器官，具有两套供血系统。肝动脉大约供应肝脏血液的25%，门静脉供应75%。肝脏通过门静脉接受腹腔脏器的回心血，所以肠道、胰腺等内脏器官肿瘤细胞很容易转移至肝脏。为了评价影像学方法早期发现转移性肝癌的能力，Hustinx R研究了一组64例恶性和可疑恶性的转移性肝癌患者。这组病人PET显像对转移性肝癌的灵敏度为97%，特异性为88%，准确性为92%；CT分别为93%、75%、85%。Zhuang H等对80例确诊的直肠-结肠癌进行FDG-PET显像，发现了28例患者有肝转移灶，而CT仅发现20例，此外PET还发现了6例肝转移同时有肝外转移。对胰腺癌肝转移的探测，FDG-PET显像能准确地从CT、US不能确定的微小囊肿中发现转移病灶，PET的准确率为90%。

根据1206篇论文的荟萃分析结果，对于来自消化道肿瘤（结肠、胃、食管等）等的肝转移癌，PET是最敏感的无创检测技术。在特异性高于85%的研究中，各种检查的灵敏度是：超声55%（95% CI：41%，68%）；CT：72%（95% CI：63%，80%），MR：76%（95% CI：57%，91%）；FDG-PET：90%（95% CI：80%，97%）。FDG-PET特别适用于计划行手术治疗，但CEA升高、影像学检查正常的病人。

（五）疗效的监测

PET可以显示病灶在治疗后的代谢改变，从而可以作为各种治疗包括化疗、放疗、介入疗法以及生物治疗疗效评价的一种手段。由于不能手术的直肠-结肠癌肝转移患者中只有20%~25%的患者对化疗有反应，早期发现其对化疗没有反应，可及时更改治疗方案。Bender等对10例直肠-结肠癌肝转移患者使用单一大剂量化疗后用PET观察治疗效果，结果10例中有6例FDG摄取下降，并且一直呈稳定状态，对治疗有反应，但有2例患者摄取下降，

3个月后又再度上升，表明对治疗的反应较差。Vitola JV等对34个肝癌病灶，给予动脉导管内化学药物栓塞治疗，并在介入治疗前和治疗后2～3个月做PET检查，结果显示34个病变有25个FDG摄取率降低，治疗前SUV为8±2，治疗后为3±1，$P<0.001$，结果说明化疗药物对肿瘤的治疗是成功的，研究也发现3处新病灶，且6处病灶^{18}F－FDG的摄取呈持续增高，治疗前SUV为8±2，治疗后为13±1，$P<005$。所以PET显像结果不仅可监测治疗效果，也有助于作出对患者的进一步治疗方案的决策。把PET、CT门静脉造影术和CT对检测肝癌的术后复发加以比较，PET的特异性是83%，CT扫描仅为58%。

（六）病例

病例25，胆囊癌术后（海军总医院提供）

男，72岁。胆囊癌术后8年，近日复查CT和B超疑为复发。

CT：肝脏右叶前段低密度病灶，增强扫描见病灶周边部分有不规则增强（图5－5－25A、5－5－25B）。

FDG显像：肝右叶前下段可见一个4.8cm×3.7cm×4.2cm放射性浓集区，边界不规则，其内放射性分布不均匀，T/NT＝8.29（图5－5－25C）。诊断：肝右前叶下段恶性病灶。

B超引导下的病灶针吸活检：胆囊癌浸润肝组织。

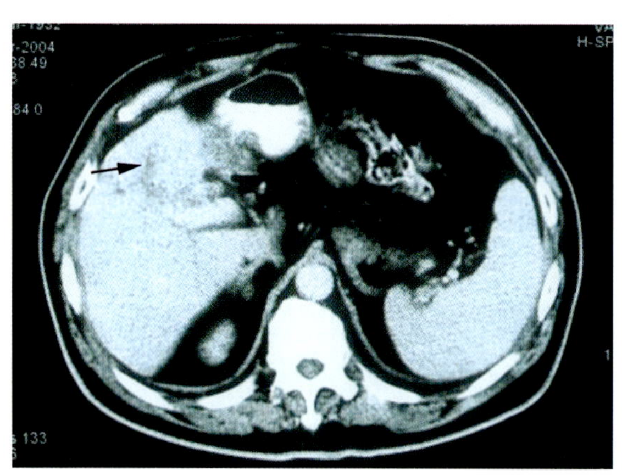

图5－5－25A　CT

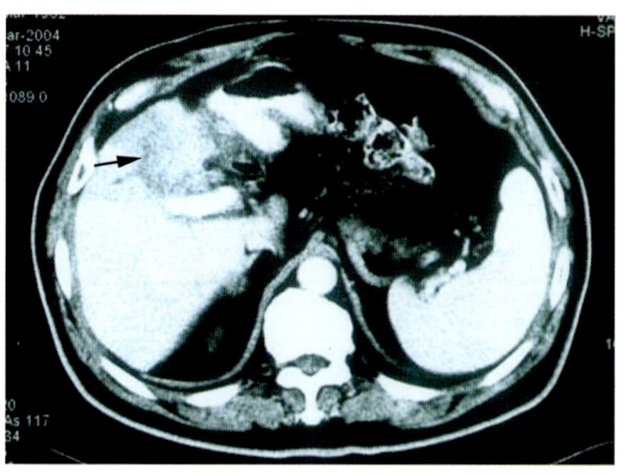

图5－5－25B　CT增强

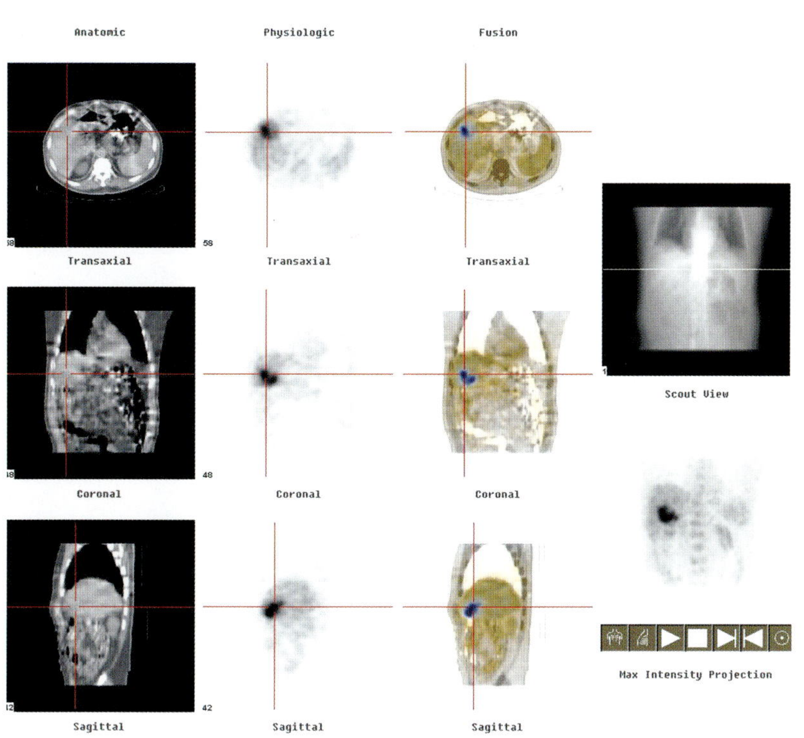

图5-5-25C　FDG/CT腹部融合图像（肝右叶前段不规则异常放射性聚集）

病例26，胆管癌（海军总医院提供）

女，62岁。恶心、呕吐月余，外院CT、MRI诊断为胆管癌。

2004-8-4肝脏MRI（图5-5-26A），CT（图5-5-26B）：①肝右叶胆管癌，肝右叶下段肝内胆管扩张，腹膜后淋巴结转移；②胰腺囊肿或淋巴管囊肿待鉴别。

肿瘤标志物：CA-19-9 127（N<30），CEA 2.0（N<4），AFP 1.95（N<15），ALP 140（20~110），GGT 81（3~50）。

2004-8-10FDG显像：肝右叶下段近肝门处有一个不规则异常放射性浓聚灶，边界不清，3.3cm×2.6cm×3.9cm，T/NT=2.9（图5-5-26C）。肝门及腹主动脉旁可见多个散在结节状放射性浓聚灶，T/NT在2.4~5.7之间（图5-5-26D）。诊断：肝右叶近肝门恶性病变，肝门及腹主动脉旁淋巴结转移。

2004-8-13腹部B超检查提示：①肝内实性占位，考虑肝癌可能性大；②第一肝门多发肿大淋巴结；③萎缩性胆囊炎。针吸活检：胆管癌。

最后诊断：胆管癌（肝右叶），腹膜后淋巴结转移癌，胰腺占位性质待定。

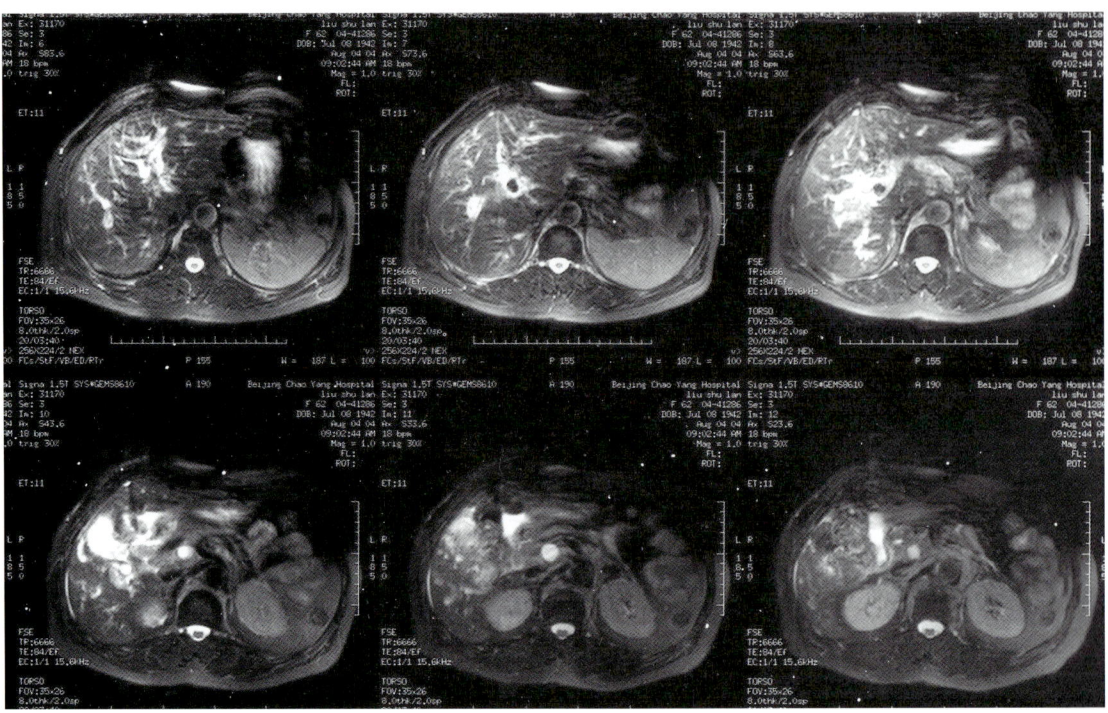

图 5－5－26A　肝脏 MR

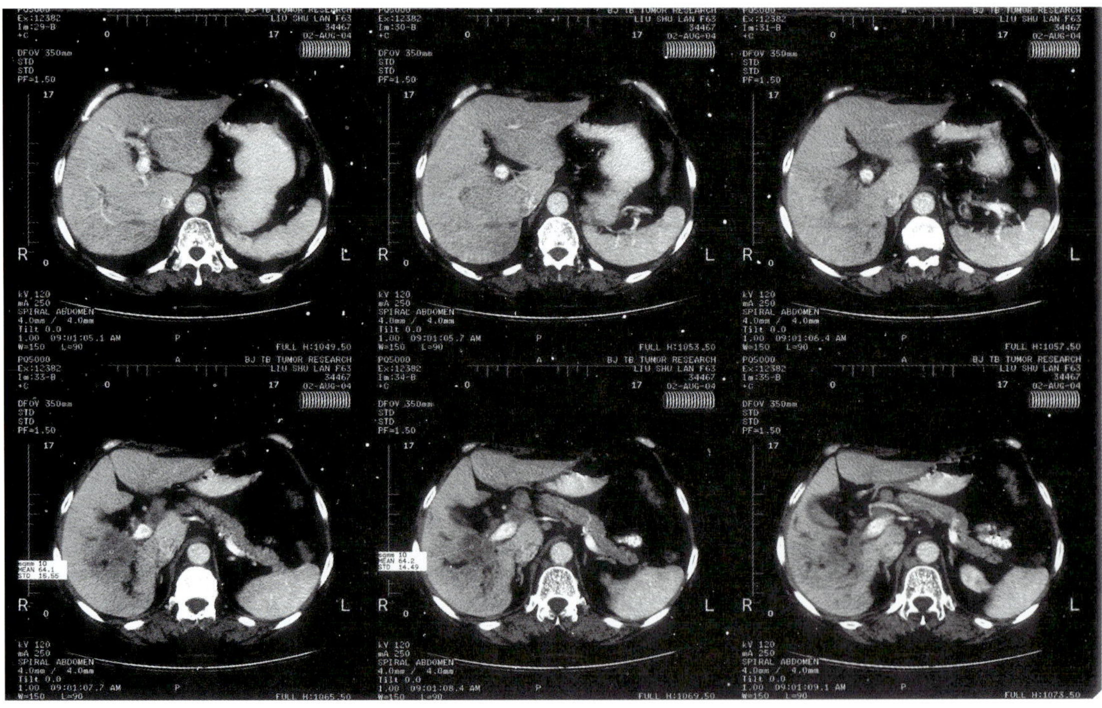

图 5－5－26B　肝脏 CT

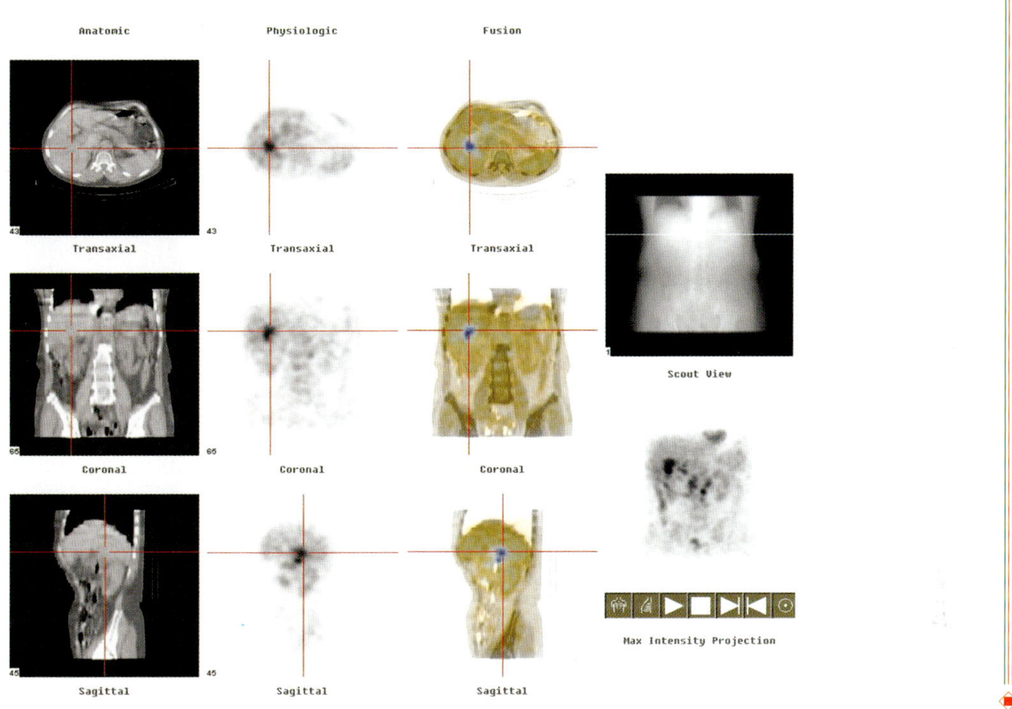

图 5-5-26C 腹部 FDG/CT 融合图像

十字处显示肝内异常放射性浓聚。

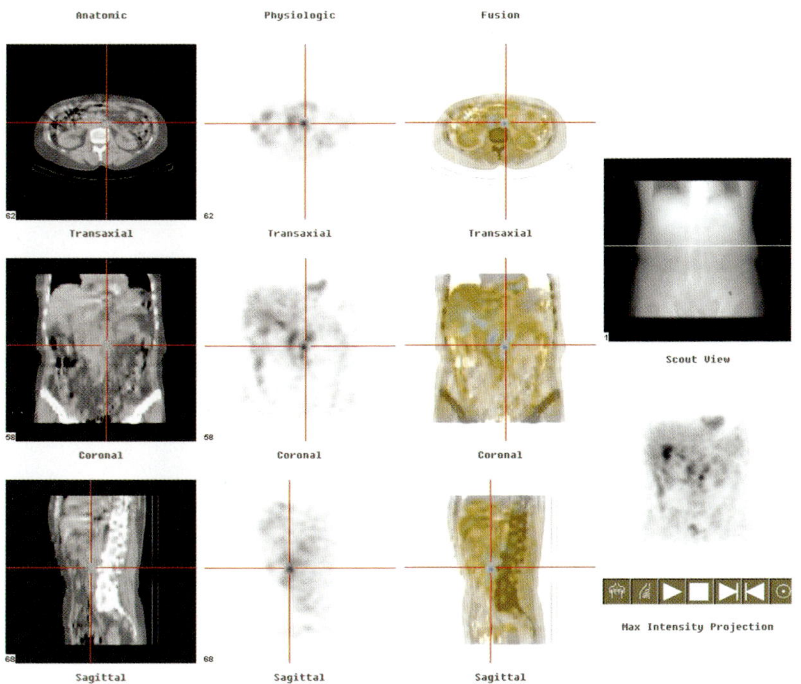

图 5-5-26D 腹部 FDG/CT 融合图像

十字处腹膜后淋巴结受累。

病例27，胆管癌，总胆管扩张，延长（成都军区昆明总医院提供）

女，41岁。因“上腹部持续性隐痛1个月伴尿黄”入院。

患者于1个月前无明显诱因出现上腹部隐痛，伴尿黄、食欲不振、腹胀，并自述有背部疼痛，体重下降。B超提示：脂肪肝并异常低回声结节型占位，肝内、外胆管扩张及胆管远端截断；左胰部软组织内占位。

CT提示：脂肪肝，肝内多发钙化，胆总管扩张，考虑胆囊切除术后改变。病人自发病以来无发热、寒战、腹泻等症状。

既往2004年4月曾行胆囊切除术及胆总管探查取石术。

查体：腹平软，上腹右正中可及一纵行切口瘢痕，长约12cm，其旁可见一切口瘢痕约1.0cm。胃肠形蠕动波可见，腹式呼吸。肝区叩击痛（+），以左上腹部触及明显，反跳痛（-），莫非征（-），肝脾未及，包块未及，肠音12次/分。

辅助检查：①B超检查：脂肪肝并异常强回声结节型占位，肝内、外胆管扩张并胆总管远端截断；左腰部软组织内占位；脾胰未见明显异常；②CT检查：脂肪肝，肝内多发钙化灶，胆总管扩张（考虑胆囊切除术后改变）；③电子胆道镜发现胆总管下至肠壁间有一菜花样新生物。

FDG-PET/CT：同机CT显示胆总管明显扩张，其末端入十二指肠处结构不清（十字所示），FDG显像于该部位见放射性明显增高影（腹部右侧，脐旁），直径约2.3cm，靶/本底比值约2.8（图5-5-27A、图5-5-27B）。

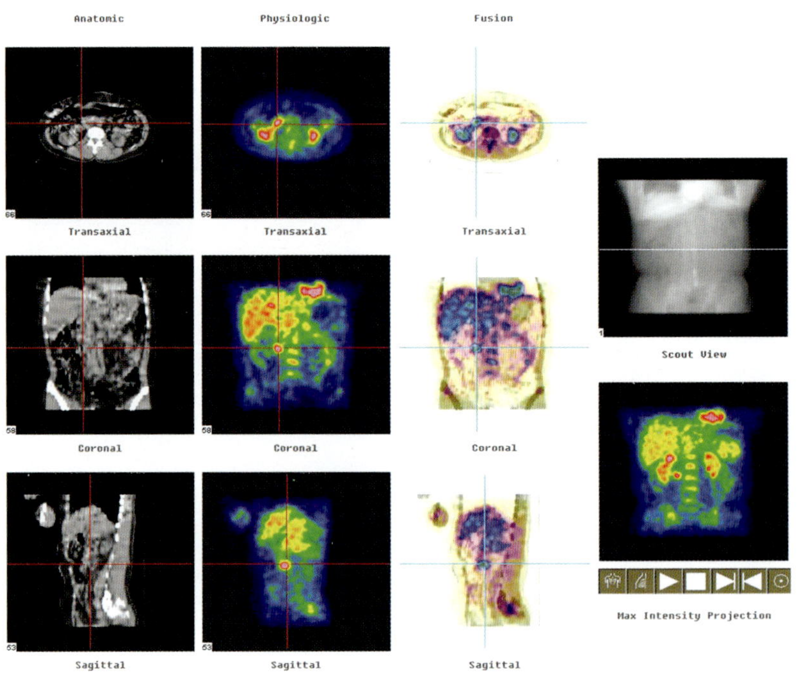

图5-5-27A 腹部FDG/CT融合图像

手术所见：术中发现胆总管高度扩张和延长，胆总管下端触及一肿块，质硬，位置偏下后，在右肾门前内侧。病灶周围附近组织器官（肝、肠、胰腺、脾脏腹腔）未见转移病灶。

术后病理：胆管中－高分化腺癌，十二指肠浸润，肿瘤大小 3.5cm×2.5cm×2cm，侵入全层并累及胰头，两端切缘未见癌，淋巴结未见转移癌（0/5）（图 5－5－27C）。

评述：如果没有 CT 显示出扩张的总胆管的位置，基本上不可能认为肾脏附近的高代谢病灶与胆管或十二指肠有关。

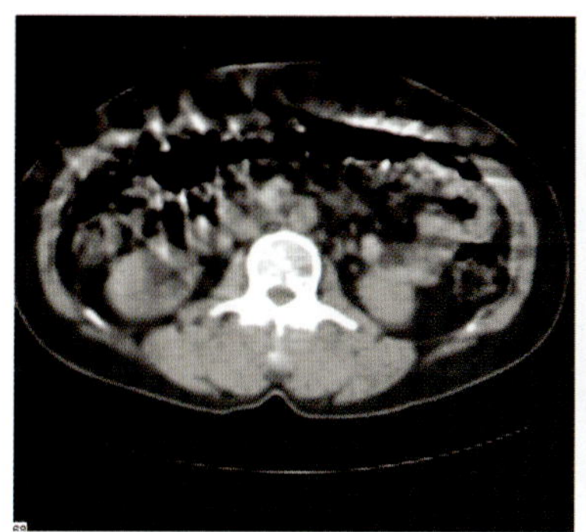

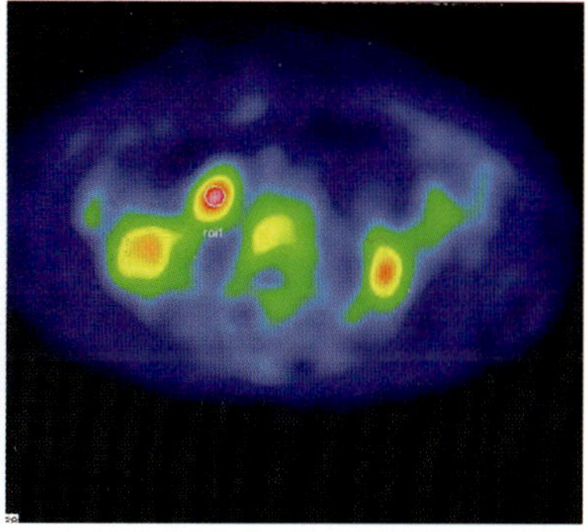

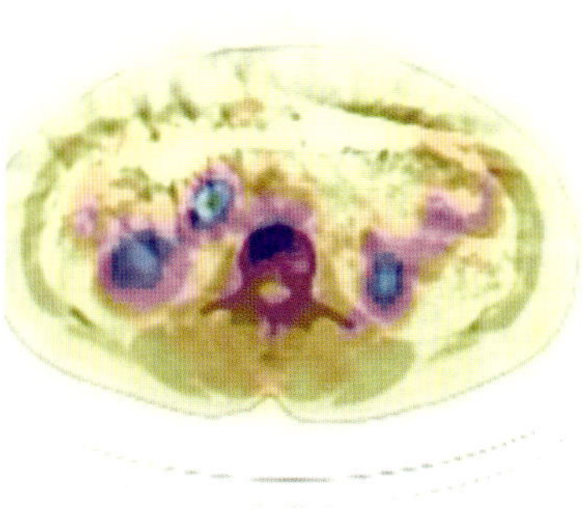

图 5－5－27B　肿物平面 FDG/CT 融合横断面图像

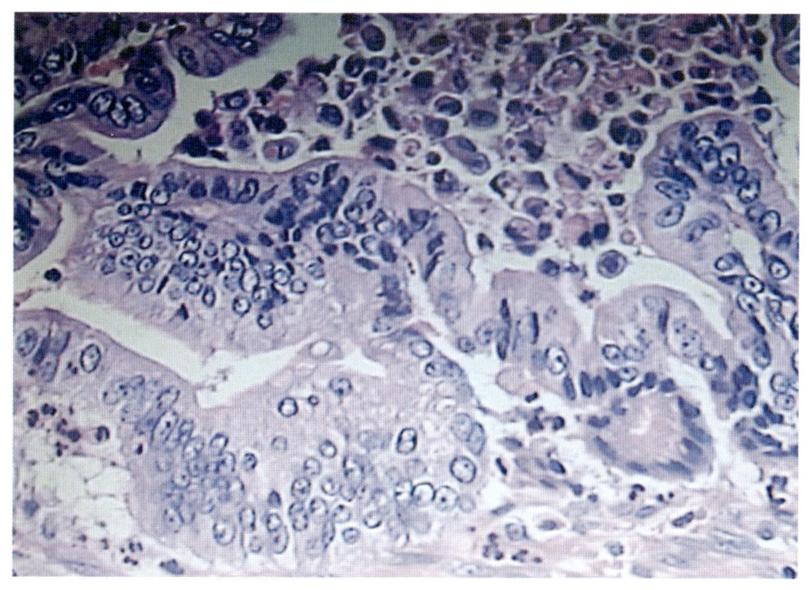

图 5－5－27C　病理切片（HE染色，高倍镜）

病例28，胆囊癌（海军总医院提供）

女，37岁。右上腹痛，黄疸1个月。

2004-7因腹痛、黄疸就诊。外院MRI：①胆囊癌致高位胆管梗阻；②肝内多发小囊肿；③肝包膜下多发强化病灶转移癌可能性大。行胰胆管造影，并在总胆管内放置支架，活检病理报告为“脓肿”。

2004-8-18 CT：肝脏右叶可见一个巨大占位性病变，边缘模糊，动脉期可见明显不规则增强，中间为无增强区。肝门区结构紊乱，肝右叶可见数个囊性病变，各期无明显增强。印象：①肝脏右叶巨大占位性病变以肝癌可能性大，不除外肝门受侵；②肝囊肿。

2004-8-25 B超：肝右叶胆囊区见6.3cm×3.8cm的不规则低回声区，内有密集小光点，与胆囊不能分开。印象：胆囊区占位，不除外脓肿，建议穿刺检查。

2004-8-26 FDG显像：肝门区近似胆囊的部位有一个7.4cm×7.0cm×6.2cm囊状放射性浓集区，其中心仅有少量放射性摄取，周边有不均匀的放射性摄取增强，最高点T/NT=2.98（图5-5-28A）。肝右叶近膈顶部可见多个散在放射性浓聚灶，T/NT=2.83（图5-5-28B）；右下腹腔近前壁还有一个直径3cm左右的放射性浓聚灶，T/NT=4.10（图5-5-28C）。延时2h显示再次显像，此异常放射性浓聚灶的位置、形态及强度无明显变化。诊断：①胆囊恶性肿瘤；②肝转移癌可能性大；③右下腹可疑转移癌病灶。

病理结果：（胆囊周围穿刺）腺鳞癌。

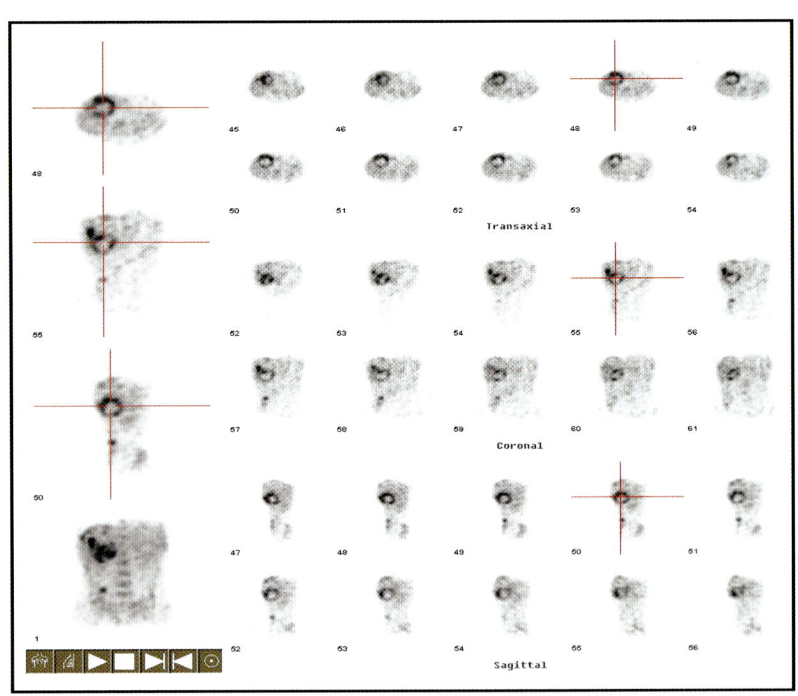

图5-5-28A FDG腹部断层图像

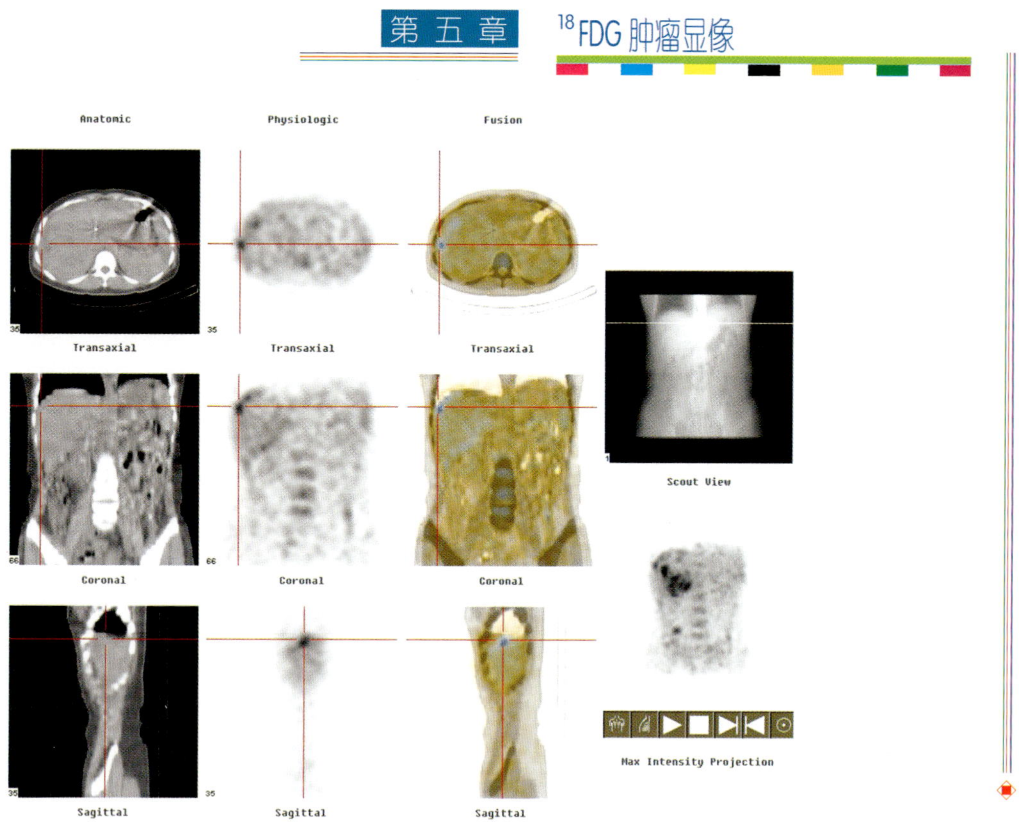

图 5-5-28B　腹部 FDG/CT 融合图像（肝右叶近膈顶部多个放射性浓聚区）

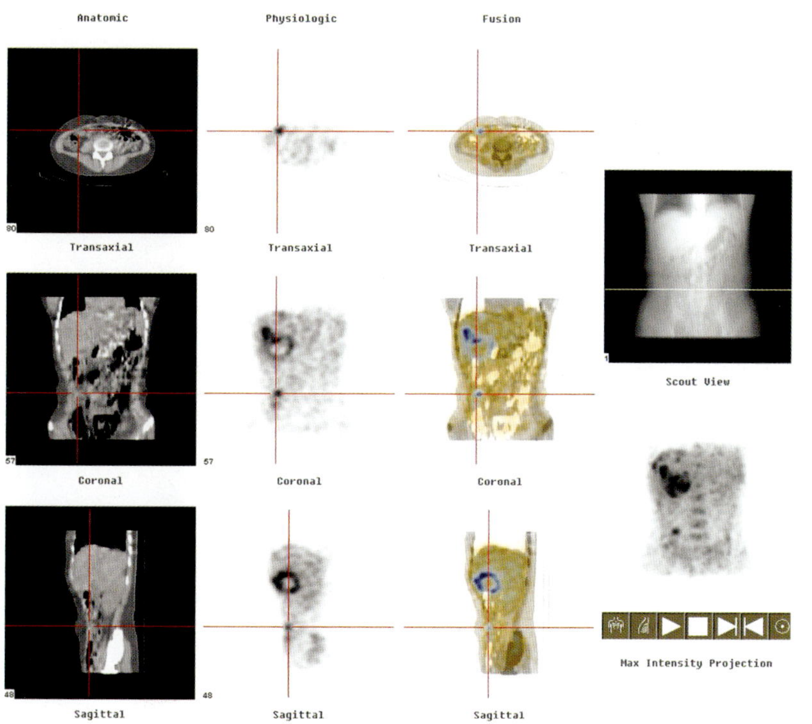

图 5-5-28C　腹部 FDG/CT 融合图像［右下腹壁（十字交叉处）点状放射性浓聚灶］

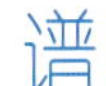

病例29，原发性肝癌（海军总医院提供）

男，36岁。右上腹痛10个月，加重1周。

10个月前，因右上腹痛在外地就医。CT和MR发现肝右叶巨大占位（10cm×11cm），门静脉有癌栓；AFP＞1210ng/ml。诊断为“原发性肝癌”，并行插管化疗、栓塞、γ刀治疗。既往有肝硬化。

CT：肝脏外形比例失调，边缘毛糙，肝内弥漫大小不等的高密度碘油影，沉积良好。肝内多个团块状、片状稍低密度影，边缘欠清晰（图5－5－29A）。动脉期病灶轻度强化，静脉期强化消退（图5－5－29B）。与数月前外院CT片相比较于右叶后下段近底部包膜下出现新的不规则团块样病变影，增强后呈不均匀强化。

FDG－PET：肝脏内放射性分布明显不均，放射性减低与增高区并存（图5－5－29C）；肝右后叶下段近侧腹壁可见一个6.3cm×5.9cm×6.8cm类圆形不均匀异常放射性浓聚灶，T/NT＝3.11（图5－5－29D）；肾门水平脊柱右前方有上下走行的不规则异常放射性浓聚区2.6cm×1.9cm×4.1cm，T/NT＝4.46（图5－5－29E）；左肾盂有轻度放射性滞留；左胸腔有大量积液，其中有轻度异常放射性摄取；其余部位（包括左肺舌叶的结节）未见异常放射性聚集。诊断：原发性肝癌治疗后肝内多发病灶，腹膜后淋巴结转移；左肺舌叶小结节代谢活性较低。

化验结果：AFP 14053ng/ml，CEA 1.0ng/ml。

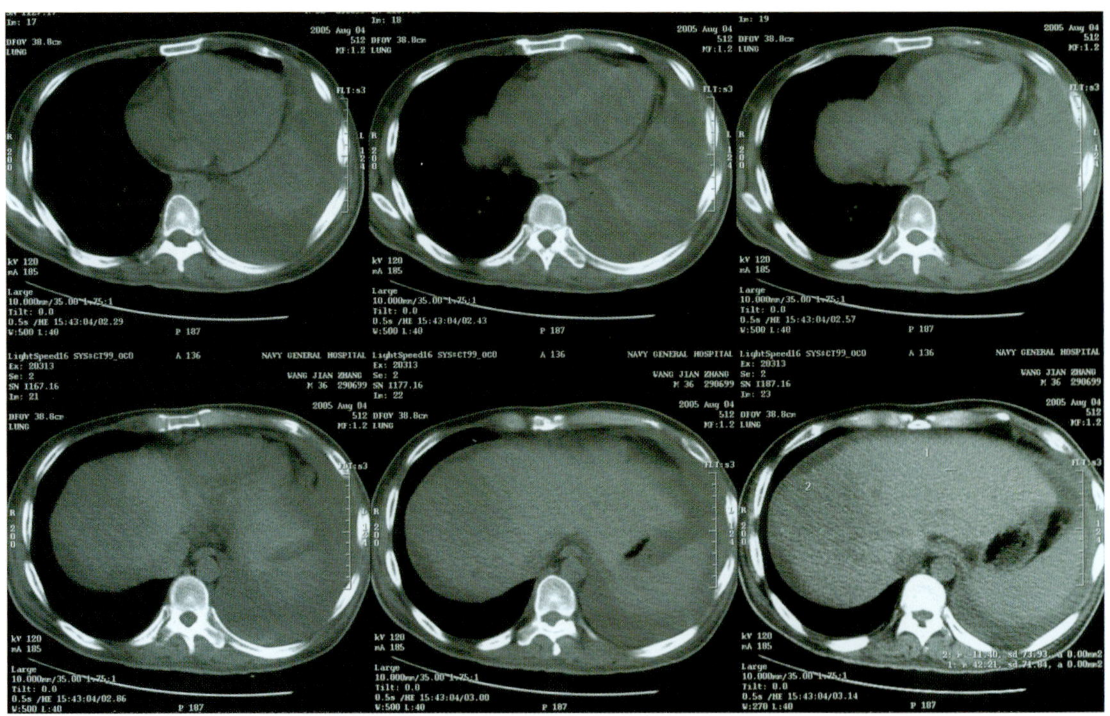

图5－5－29A　上腹部CT

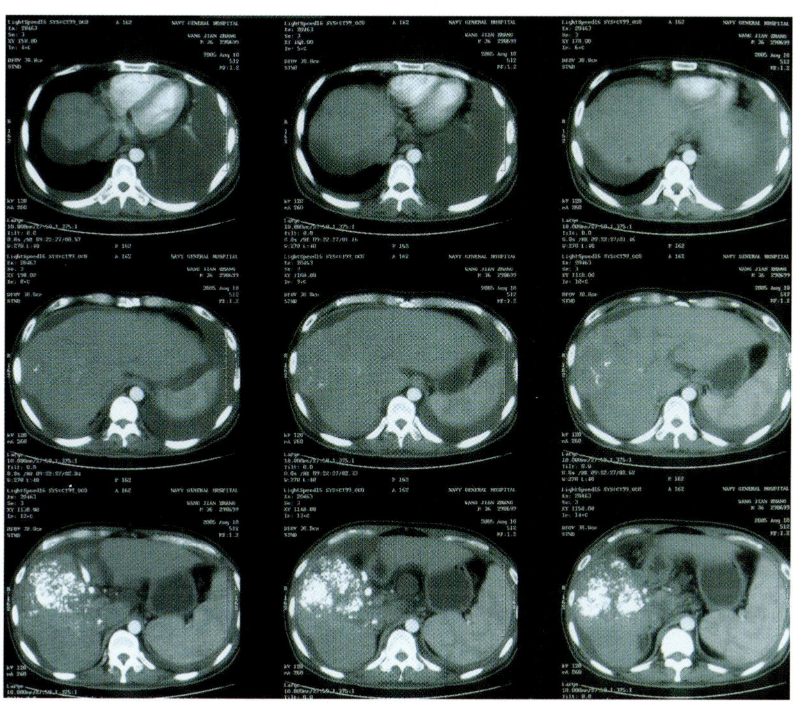

图 5－5－29B　上腹部增强 CT

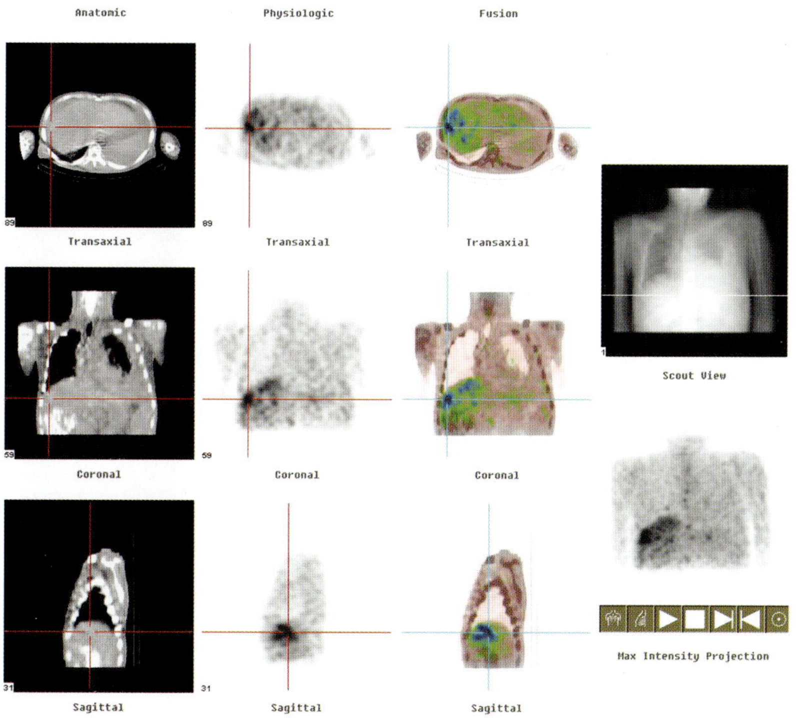

图 5－5－29C　胸及上腹部 FDG/CT 融合图像（肝右叶可见不均匀放射性浓聚灶）

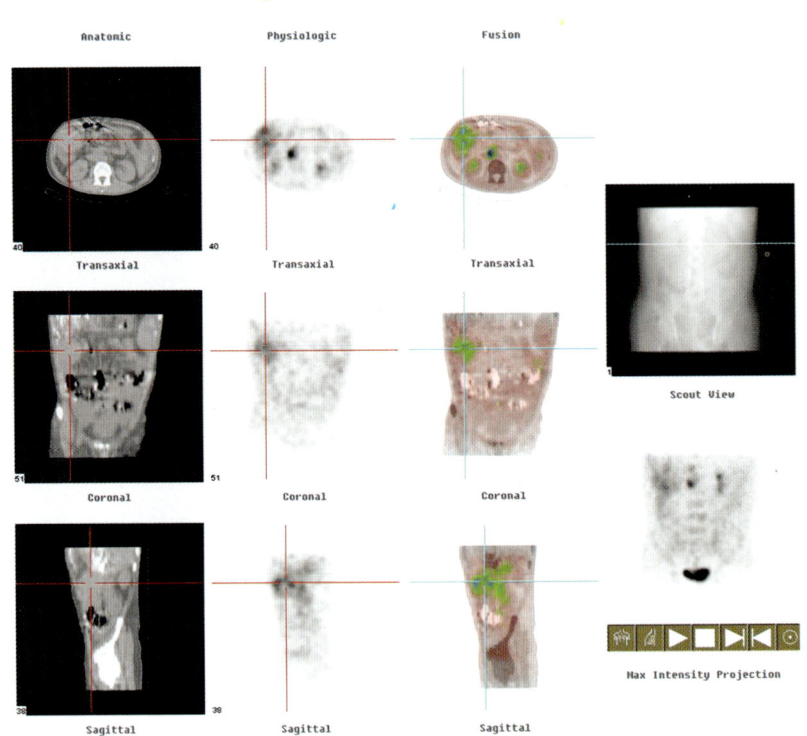

图5－5－29D 腹、盆腔 FDG/CT 融合图像（肝右叶下段不均匀放射性浓聚区）

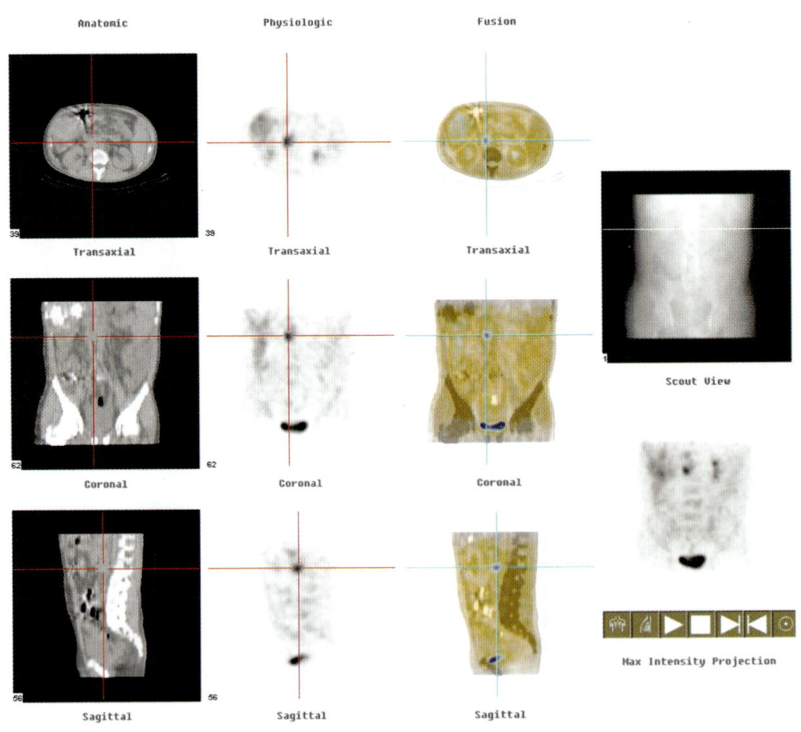

图5－5－29E 腹、盆腔 FDG/CT 融合图像（右侧腹膜后淋巴链多处异常放射性浓聚灶）

病例30，原发性肝癌（海军总医院提供）

男，58岁。消瘦3月余，皮肤、巩膜黄染7天。

临床化验：ALT 129 U/L，AST 163 U/L，GGT 360 U/L，ALP 153 U/L，HBsAg +，HBcAbIgG +，AFP 363ng/ml。

FDG－PET：见肝右叶近膈顶部，在同机CT显示的密度减低区内有多个散在不规则轻度放射性浓聚区，边界不清，最大者约2.9cm×2.5cm×5.0cm，T/NT＝2.1（图5－5－30A）；右侧骶棘肌部有长度为12.7cm的条索状轻度放射性聚集区（图5－5－30B）；视野内其余部位，包括双侧肺底、脾脏、腹腔等无明显异常放射性分布。诊断：①肝右叶近膈顶部葡萄糖代谢轻度增高的组织，符合恶性病变表现；②右侧骶棘肌部改变考虑为良性非特异性摄取。

CT增强扫描：肝右叶可见较大不规则低密度影，边缘模糊，最大径约10cm。增强示：肝右叶病灶不规则强化，门静脉右干内可见充盈缺损影。诊断：肝右叶顶部巨块型肝癌（最大径10cm），门静脉癌栓形成（图5－5－30C）。

随访：2个月后一般情况恶化，AFP 970.3ng/ml。

评述：在巨块型的肝癌病灶里仅仅是部分区域有略高于正常肝组织的葡萄糖摄取，这是和其他恶性肿瘤的很大区别。肝细胞肝癌FDG显像可能出现较多的假阴性，因此FDG－PET不是首选检查。

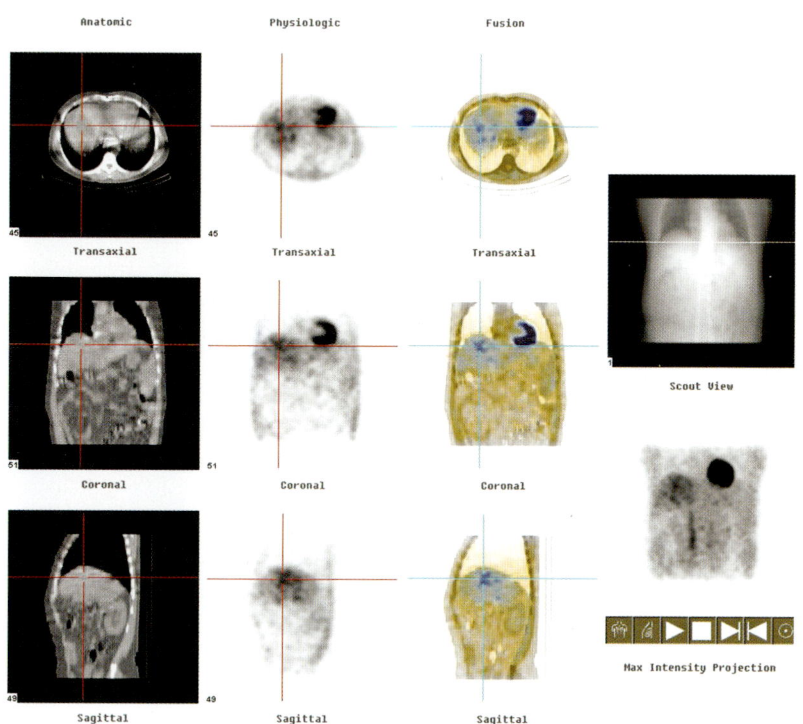

图5－5－30A 腹部FDG/CT融合图像（肝内有轻度不均匀放射性浓聚区）

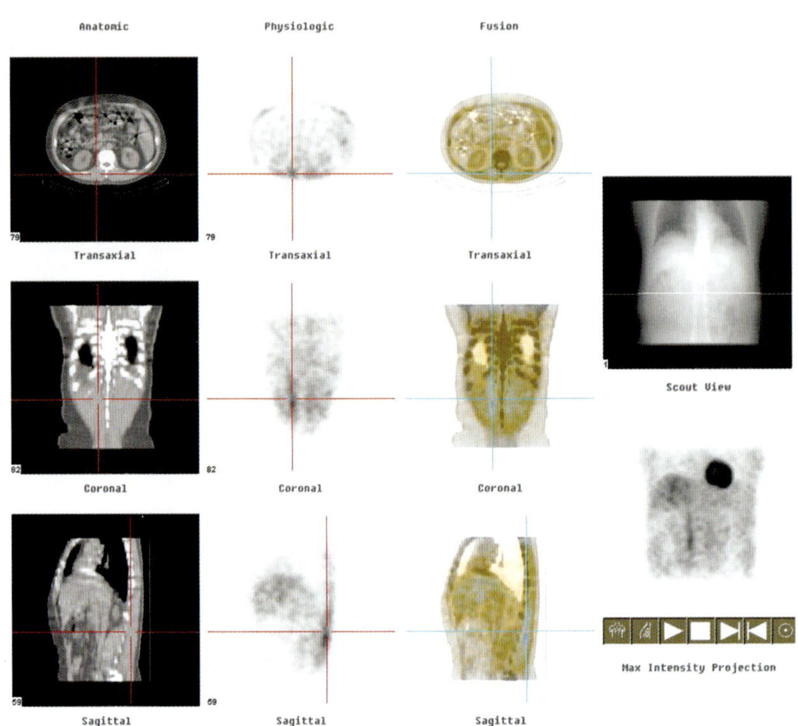

图 5 -5 -30B　腹部 FDG/CT 融合图像（右侧骶棘肌条状放射性聚集）

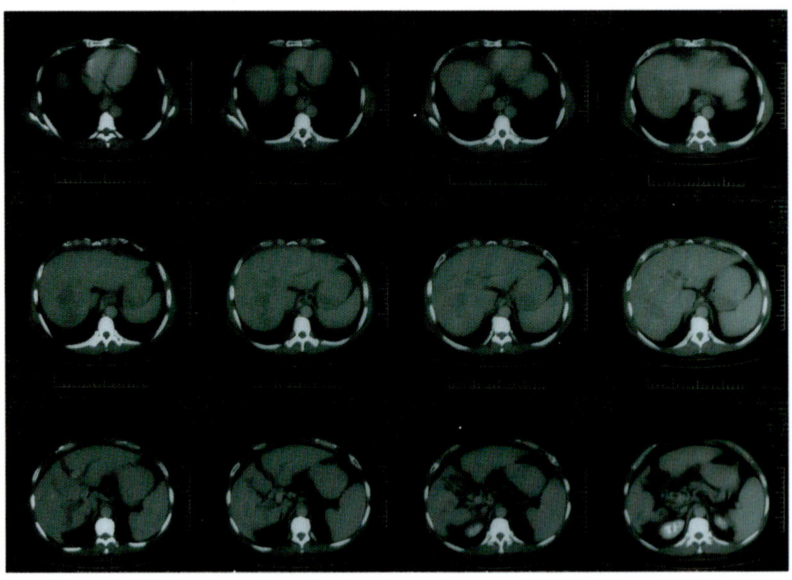

图 5 -5 -30C　肝脏 CT 检查

病例31，原发性肝癌（海军总医院提供）

男，63岁。持续性右上腹痛4个月，既往有乙型肝炎病史，1987年HbsAg阳性。

B超：肝内多发实性占位，考虑为肝癌。

CT：肝右叶占位性病变，腹腔内（以小网膜囊区域为主）巨大占位，广泛侵及邻近器官和组织（图5－5－31A），边缘有轻度增强（图5－5－31B）。考虑为恶性病灶，腹膜后淋巴结转移。

AFP：10天内由835.3ng/ml升至911.7ng/ml。

B超：肝内多发占位性病变，肝癌可能性大。肝内外胆管增宽。

FDG－PET：肝右叶前段近膈顶部可见7.1cm×5.4cm×8.8cm类圆形不均匀异常放射性浓聚灶，T/NT＝3.7（图5－5－31C）；上腹部腹主动脉前可见多个结节状放射性浓聚灶融合成11cm×12cm×14.3cm的巨大病灶（图5－5－31D）。诊断：肝内及腹主动脉前方大块葡萄糖代谢增高病灶，符合恶性病灶表现。

评述：此病例根据临床表现、CT、B超和AFP结果，诊断为原发性肝癌。由于没有获得组织病理诊断，所以无法分析FDG－PET显像与肝细胞肝癌分化类型的关系。肝内和肝外的病灶摄取FDG的共同特点是不均匀，特别是肝外的病灶尚未进行任何治疗，说明肿瘤组织的葡萄糖代谢水平有不小的差别。原因之一可能是肿瘤的恶性程度较高，生长迅速，造成局部缺血、缺氧，导致部分肿瘤组织坏死。该病例的肝癌标志物AFP很高，说明肿瘤是低分化的。文献报道，高分化和低恶性度的HCC和正常肝组织较为接近，对FDG摄取较低；AFP显著升高、低分化和高恶性度的、肿瘤直径大于5cm的HCC、CCC对FDG摄取能力较强，PET显示为高代谢病灶。PET－FDG的显像有可能帮助评价HCC的分化程度。

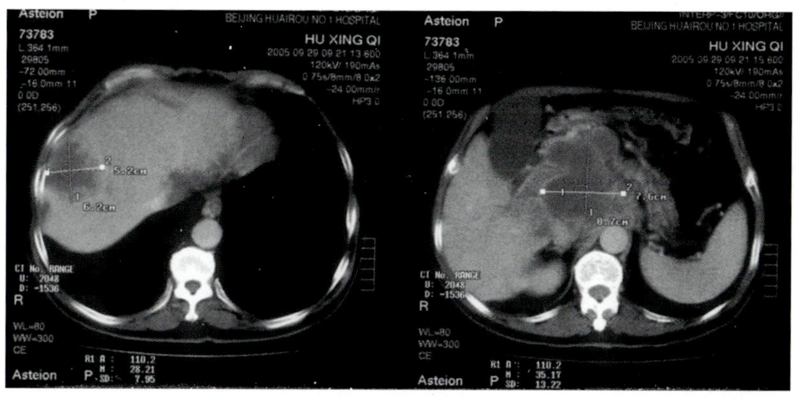

图5－5－31A 肝脏CT检查

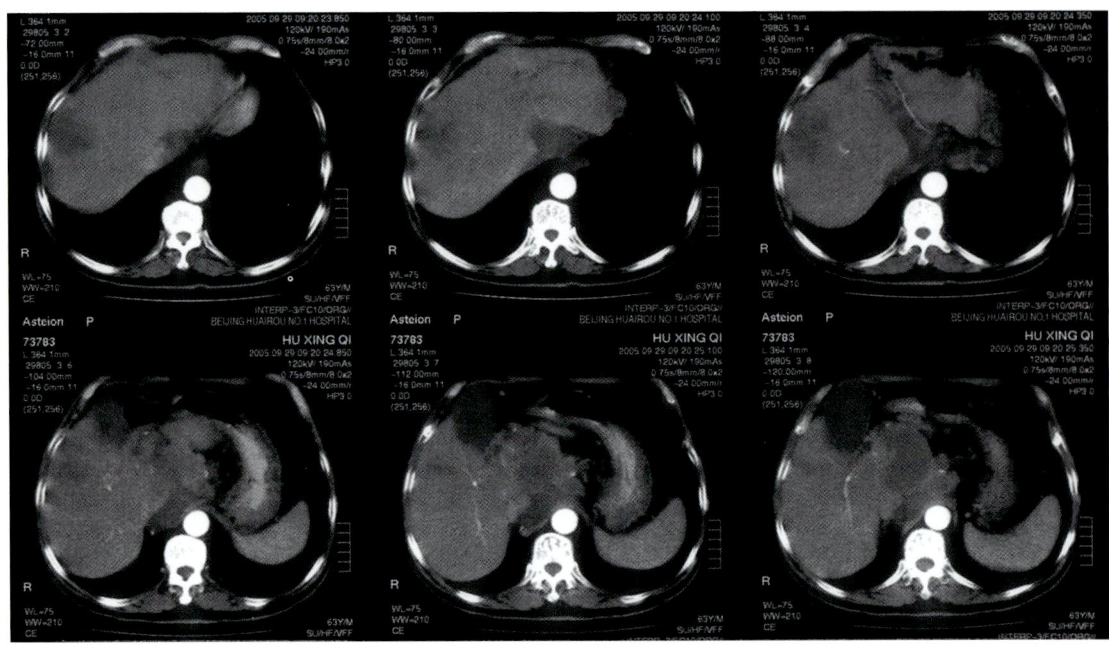

图 5－5－31B　肝脏增强 CT

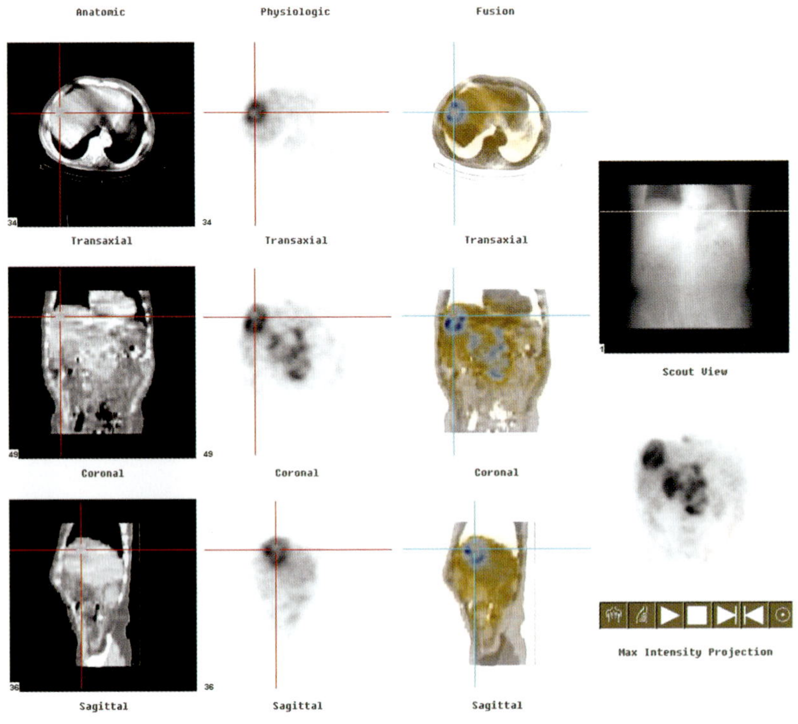

图 5－5－31C　腹部 FDG/CT 融合图像（肝右叶顶部环状放射性浓聚灶）

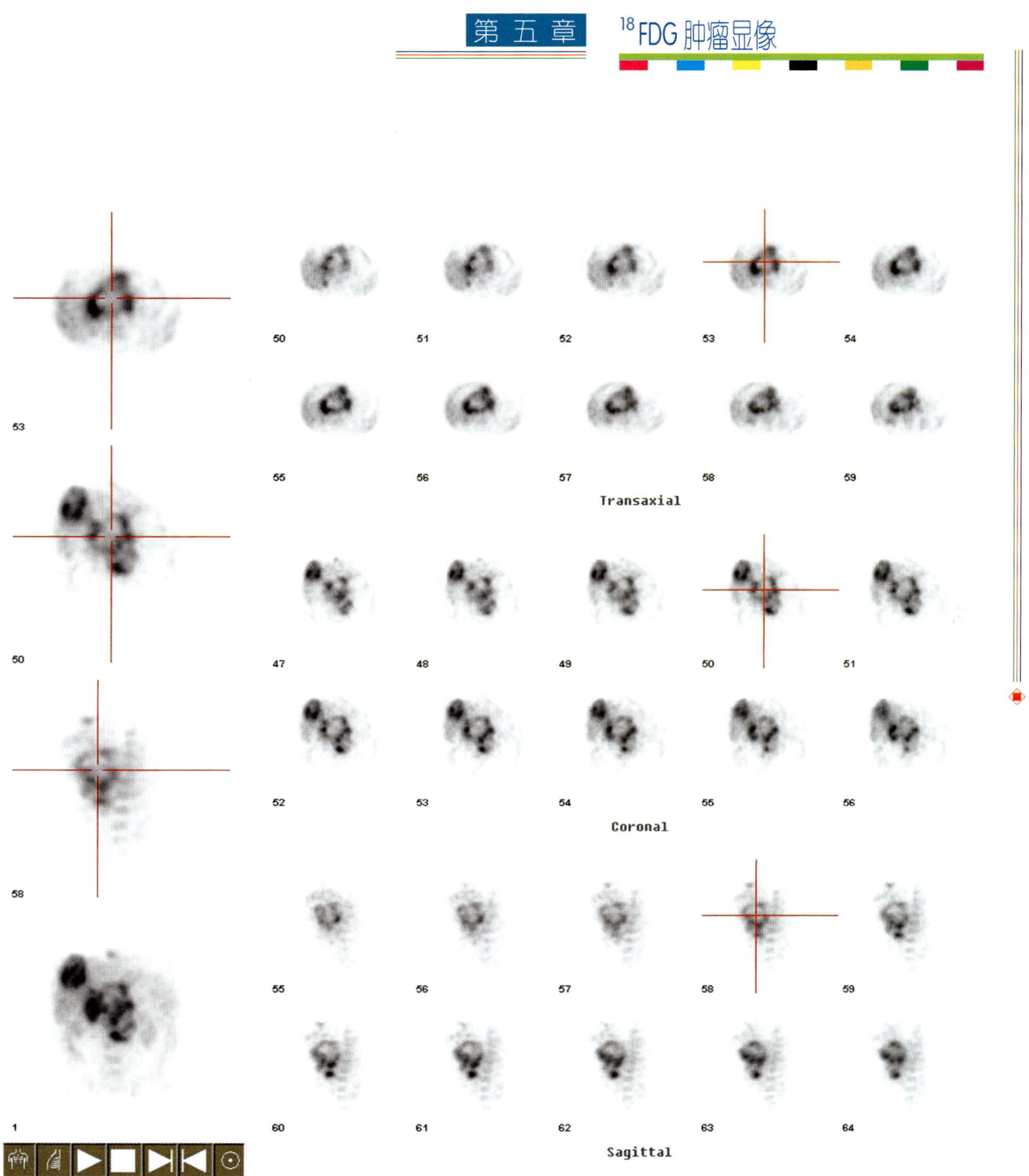

图 5－5－31D 腹部 FDG 断层图像（肝内和腹部中央巨块型不均匀放射性浓聚区）

（朱家瑞）

参考文献

1. Larson SM, Schoder H, Yeung H. Positron emission tomography/computerized tomography functional imaging of esophageal and colorectal cancer. Cancer J, 2004, 10 (4): 243 ~ 250
2. Korst RJ, Altorki NK. Imaging for esophageal tumors. Thorac Surg Clin, 2004, 14 (1): 61 ~ 69
3. Weber WA, Ott K. Imaging of esophageal and gastric cancer. Semin Oncol, 2004, 31 (4): 530 ~ 541
4. Weber WA, Ott K, Becker K. Prediction of response to preoperative chemotherapy in adenocarcinomas of esophagogastric junction by metabolic imaging. J Clin Oncol, 2001, 19: 3058 ~ 3065
5. Downey RJ, Akhurst T, Ilson D. Whole body ^{18}FDG - PET and the response of esophageal cancer to induction therapy: results of a prospective trial. J Clin Oncol, 2003, 21: 428 ~ 432
6. Fukunaga T, Okazumi S, Koide Y. Evaluation of esophageal cancers using fluorine - 18 - fluorodeoxyglucose PET. J Nucl Med, 1998, 39: 1002 ~ 1007
7. Kumbasar B. Carcinoma of esophagus: Radiologic diagnosis and staging. Eur J Radiol, 2002, 42: 170 ~ 180
8. Lemke AJ, Niehues SM, Hosten N, etc. Retrospective digital image fusion of multidetector CT and 18F - FDG PET: clinical value in pancreatic lesions——a prospective study with 104 patients. J Nucl Med, 2004, 45 (8): 1279 ~ 1286
9. Saisho H, Yamaguchi T. Diagnostic imaging for pancreatic cancer: computed tomography, magnetic resonance imaging, and positron emission tomography. Pancreas, 2004, 28 (3): 273 ~ 278
10. Orlando LA, Kulasingam SL, Matchar DB. Meta - analysis: the detection of pancreatic malignancy with positron emission tomography. Aliment Pharmacol Ther, 2004, 20 (10): 1063 ~ 1070
11. Higashi T, Saga T, Nakamoto Y, etc. Diagnosis of pancreatic cancer using fluorine - 18 fluorodeoxyglucose positron emission tomography (FDG PET) ——usefulness and limitations in "clinical reality". Ann Nucl Med, 2003, 17 (4): 261 ~ 279
12. Papos M, Takacs T, Tron L, etc. The possible role of F - 18 FDG positron emission tomography in the differential diagnosis of focal pancreatic lesions. Clin Nucl Med, 2002, 27 (3): 197 ~ 201
13. Yeung HWD, Macapinlac HA, Karpeh M. Accuracy of FDG - PET in gastric cancer: Preliminary experience. Clin Pos Imaging, 1999, 4: 213 ~ 221
14. Stah A, Ott K, Weber WA. FDG - PET imaging of locally advanced gastric carcinomas: correlation with endoscopic and histological findings. Eur J Nucl Med, 2003, 30: 288 ~ 295
15. Berger KL, Nicholson SA, Dehdashti F. FDG - PET evaluation of mucinous neoplasms: Correlation of FDG uptake with histopathologic features. AJR, 2000, 174: 1005 ~ 1008
16. Yoshioka T, Yamaguchi K, Kubota K. Evaluation of ^{18}F - FDG PET in patients with advanced, metastatic, or recurrent gastric cancer. J Nucl Med, 2003, 44: 690 ~ 699
17. De Potter T, Flamen P, Van Cutsem E. Whole - body PET imaging for the diagnosis of recurrent gastric cancer. Eur J Nucl Med, 2002, 29: 525 ~ 529
18. Pierre Y Salaun, Ravinder K Grewal, Indukala Dodamane, etc. An Analysis of the 18F - FDG Uptake Pattern in the Stomach. J Nucl Med, 2005, 46: 48 ~ 51
19. Karen Kinkel, Ying Lu, Marcus Both, etc. Detection of Hepatic Metastases from Cancers of the Gastrointestinal Tract by Using Noninvasive Imaging Methods (US, CT, MR Imaging, PET). A Meta - Analysis Radiology, 2002, 224: 748 ~ 756

20. Lin WY, Tsai SC, Hung GU. Value of delayed ^{18}F－FDG－PET imaging in the detection of hepatocellular carcinoma. Nucl Med Commun, 2005, 26 (4): 315～321

21: Kong YH, Han CJ, Lee SD, etc. Positron Emission Tomography with Fluorine－18－Fluorodeoxyglucose is Useful for Predicting the Prognosis of Patients with Hepatocellular Carcinoma. Korean J Hepatol, 2004, 10 (4): 279－87

22. Sugiyama M, Sakahara H, Torizuka T, etc. ^{18}F－FDG PET in the detection of extrahepatic metastases from hepatocellular carcinoma. J Gastroenterol, 2004, 39 (10): 1017～1018

23. Hustinx R. PET imaging in assessing gastrointestinal tumors. Radiol Clin North Am, 2004, 42 (6): 1123～1139

24. 商健彪，李彦豪，刘云颖等. 肝细胞性肝癌^{18}F－FDG PET 显像与血清甲胎蛋白的相关性研究. 第一军医大学学报，2004，24 (6): 697～699

25. 徐白萱，田嘉禾，何义杰等. FDG PET 在肝脏恶性肿瘤诊断中的应用. 中华核医学杂志，2002，22: 139～140

26. Reinhardt MJ, Strunk H, Gerhardt T, etc. Detection of Klatskin's tumor in extrahepatic bile duct strictures using delayed ^{18}F－FDG PET/CT: preliminary results for 22 patient studies. J Nucl Med, 2005, 46 (7): 1158～1163

27. Hann LE, Winston CB, Brown KT etc. Diagnostic imaging approaches and relationship to hepatobiliary cancer staging and therapy. Semin Surg Oncol, 2000, 19 (2): 94～115

28. Anderson CD, Rice MH, Pinson CW, etc. Fluorodeoxyglucose PET imaging in the evaluation of gallbladder carcinoma and cholangiocarcinoma. J Gastrointest Surg, 2004, 8 (1): 90～77

第六节　女性生殖系统恶性肿瘤

女性生殖系统恶性肿瘤（子宫体癌、宫颈癌、卵巢癌、外阴癌等）是危害妇女健康的主要恶性肿瘤。在美国，根据 2003 年的统计，妇科恶性肿瘤的发病率占全部恶性肿瘤的 10% 以上，死亡率也超过 9%。在排名前 10 位的肿瘤中，妇科肿瘤占了 2 项（子宫体癌和卵巢癌）。国人宫颈癌的发病率较高，占男女两性常见癌症的 7.3%，死亡率占女性全部恶性肿瘤的 18.4%。卵巢恶性肿瘤占妇科恶性肿瘤的 23%～27%，死亡率占妇科恶性肿瘤的 47%。可见妇科肿瘤的危害之大。

FDG－PET 显像在女性生殖系统恶性肿瘤的诊断和分期的作用已经初见端倪，但是由于腹盆腔多见的 FDG 生理性摄取，影响了诊断的准确率。随着 PET/CT 和 SPET/PET/CT 的应用，精确的解剖定位使得假阳性和假阴性结果明显减少，诊断效能明显提高。最新资料显示，对于评估妇科恶性肿瘤患者分期，PET/CT 是较好的方法。与常规方法比较，灵敏度为 0.97 对 0.40，特异性为 0.94 对 0.65，阳性预测率为 0.97 对 0.70，阴性预测率为 0.94 对 0.34。最新研究表明 PET 和 PET/CT 对妇科肿瘤的复发、疗效监测以及预后判断能够提供重要信息。朱家瑞等报告的一组妇科恶性肿瘤病例中，FDG 显像改变了 30.6% 的病人分期和治疗方案。总之，FDG 肿瘤显像在女性生殖系统恶性肿瘤处置过程中的作用越来越重要。

一、卵巢癌

卵巢癌的发病率在生殖道肿瘤中占第五位，国外报导其死亡率高居首位，在国内报导其死亡率仅次于宫颈癌，居第二位。卵巢癌主要特点是局部播散，腹膜腔首当其冲，常见的转移部位是腹膜后、直肠子宫陷窝、网膜和膈下间隙。其次是淋巴转移经腹股沟、骨盆和主动脉旁淋巴结蔓延。有1/3～2/3患者临床症状尚不明显时已经出现了转移。常规解剖显像方式几乎难以为卵巢癌分期，大部分病例是在手术时进行卵巢癌分期的。单纯PET检出复发卵巢癌的灵敏度达到86%，特异性约84%，优于CT。PET对肿瘤标记物升高但是CT未发现异常的患者特别有帮助，PET能够发现转移或复发病灶，这些患者中约50%的外科治疗计划因此被改变。部分卵巢癌患者的转移是粟粒状播散的，因为这些病变太小，可能导致PET和CT都出现假阴性。PET/CT对于识别有可能切除的、肉眼可见的复发卵巢癌有高度敏感性和阳性预测率，因此可能促成外科减瘤术。

二、宫颈癌

宫颈癌是发展中国家妇女最常见的癌症之一，与预后有关的因素是病变范围和诊断时间。MRI因为有出色的软组织分辨率，是诊断局部浸润的理想方法。文献报告MR对宫颈癌分期的准确率为80%～92%。与之相比，CT的准确率仅为58%～88%。然而，CT和MRI在检测淋巴结病变时灵敏性都不高，仅有50%左右。无论是分期还是对怀疑复发的再分期，PET对淋巴结转移的检测结果要优于CT和MR。PET/CT的应用进一步提高了诊断宫颈癌复发的效能。Unger总结了47例PET/CT的结果，准确率达到91.5%。Yen等证明一组宫颈癌病人48/51例有GLUT1的过度表达，正常组织则没有或少有表达。同时GLUT1的表达和SUV正相关，与FDG摄取有关。

三、子宫内膜癌（子宫体癌）

目前有关PET应用于子宫体癌检查的资料还不多。2004年Horowitz报告了一组病例，按照淋巴结统计分析，FDG－PET灵敏度为60%，特异性为98%；按照病例分析则分别是67%和94%。对子宫内膜癌术前预测淋巴结转移，FDG－PET只有中等灵敏度，因此它不能替代淋巴结活检，但是对不能做或没有做淋巴结活检的病人可能有帮助。

四、妇科肿瘤FDG显像的技术问题

妇科肿瘤FDG－PET显像的一个特殊问题是月经和FDG摄取的关系。临床观察到经期妇女正常子宫内膜摄取FDG按周期变化，排卵期和月经期摄取增加。因此对于育龄宫颈癌病人，出现宫体局部FDG摄取时并不一定反映内膜受到浸润。绝经后妇女卵巢摄取增加则应当认为有恶性肿瘤存在，而绝经前卵巢摄取增加可能是生理性的。

妇科肿瘤的解剖学特点是距离膀胱和乙状结肠很近，原发瘤和局部转移或浸润灶往往会受到FDG生理性摄取的干扰。同机CT有排除此类干扰的重要作用，一些简单的临床技术也能够帮助减少这些干扰。清洁肠道，使用丙胺太林（普鲁本辛）减缓肠道蠕动能够减少肠道内放射性的干扰。注射FDG前后，令病人大量饮水，增大尿量，能够加速尿路里FDG的排出。对排尿有困难和已经插有导尿管道病人，显像之前行膀胱冲洗能够直接减少膀胱内的放射性计数。此时用生理盐水充盈膀胱，使之成为一个低放射性计数的解剖标记物也有利于提高 FDG 检出结果的准确性。

FDG 是非特异肿瘤显像剂，检出病灶的灵敏度很高，但是没有能力鉴别病灶的来源，因此对于妇科肿瘤，FDG 的分期作用大于诊断作用。在临床实践中，FDG 显像更重要的意义在于指导放射治疗。长期以来，妇科肿瘤的腔内后装治疗的方案一直是根据临床经验、触诊以及基于解剖结构的影像学结果制定的。FDG－PET 用于制定放疗计划已经有一些报告，它的价值在于提供肿瘤生物学特性、生物学范围和肿瘤与周围器官或组织的空间关系，这些信息能够更加准确地保证肿瘤受到最大的辐射剂量，而使正常组织和器官受到尽可能小的辐射。

五、病例

病例 1，宫颈癌（海军总医院提供）

女，46 岁。阴道不规则流血 3 个月。

2003－12 因阴道不规则流血，在外院诊治。病理为宫颈中分化鳞状细胞癌，子宫内膜单纯性增生。MRI 提示宫颈癌，侵及子宫体、双侧子宫旁组织、阴道下 1/3、盆壁组织；右输尿管扩张，坐骨及周围软组织受侵。

2004－3－10 入院，肺部 CT 发现“右下肺小结节影”。B 超示右肾增大，右肾积水，右侧输尿管扩张。

2004－3－11 宫颈活检：宫颈鳞状细胞癌。

2004－3－16 hPET FDG 肿瘤显像：盆腔及胸腹部多发异常糖代谢活跃病灶（图 5－6－1A、5－6－1B），涉及双肺、骨、盆腔淋巴结及软组织（图 5－6－1C）。诊断为：宫颈癌Ⅳ期，局部软组织浸润、淋巴结转移、肺及骨多发转移。

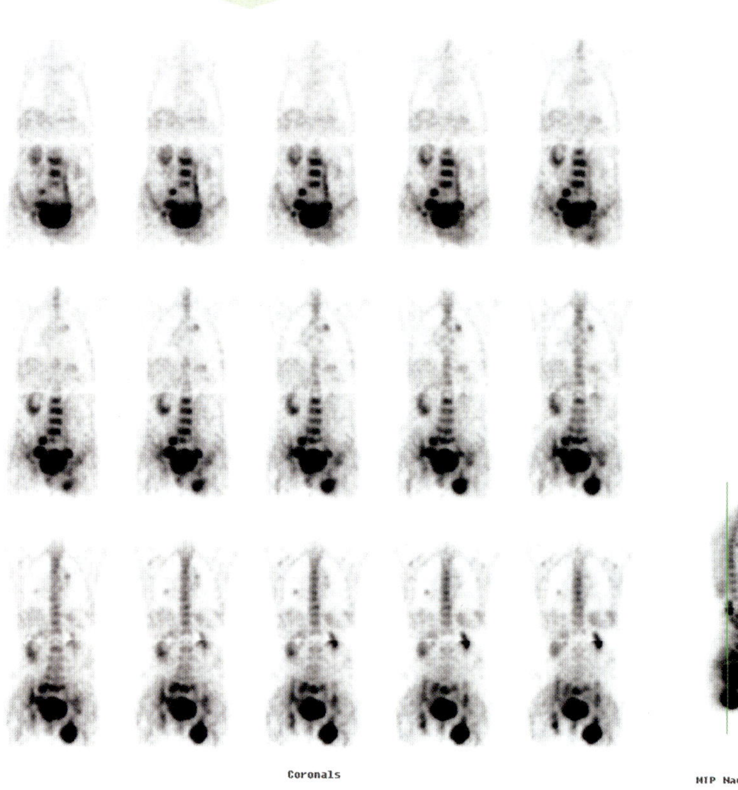

图 5－6－1A FDG 全身断层（冠状面图像 1）

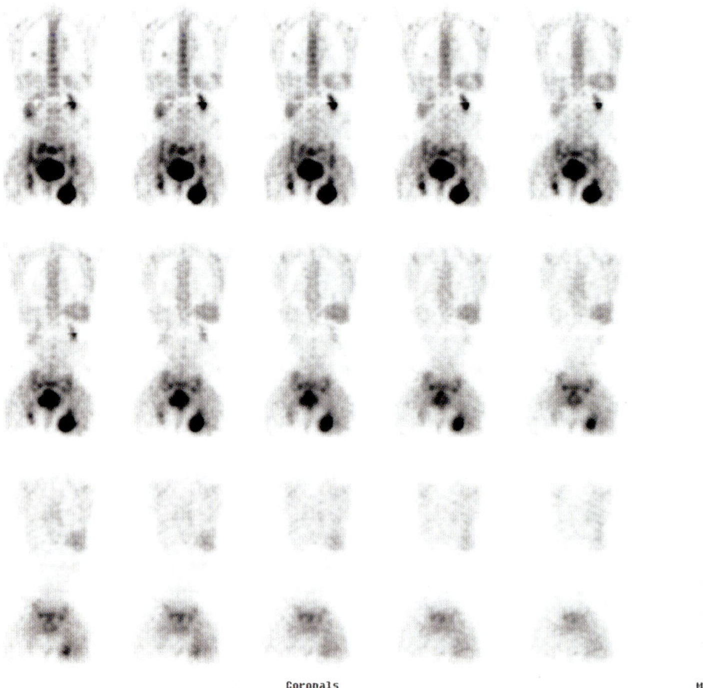

图 5－6－1B FDG 全身断层（冠状面图像 2）

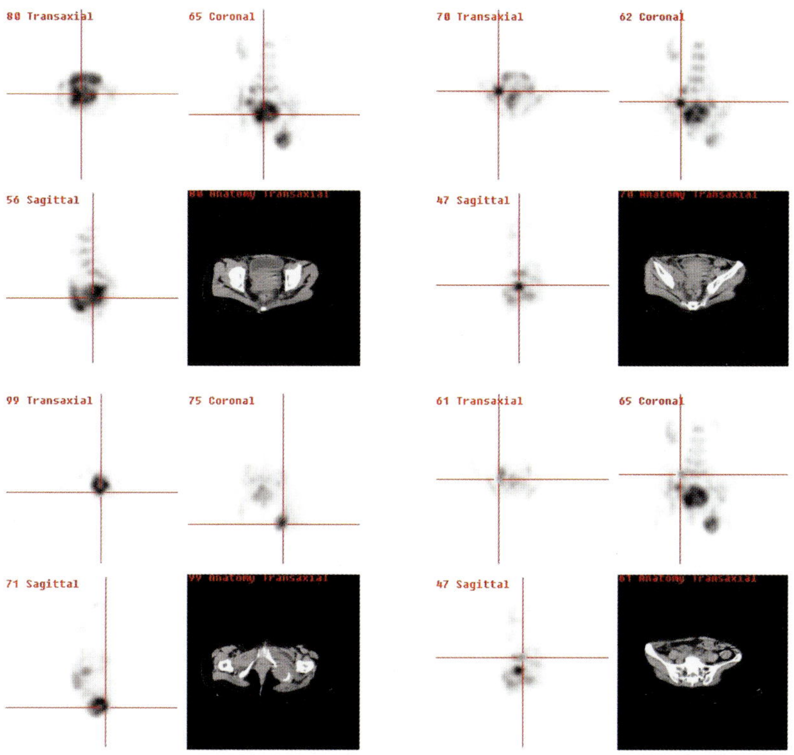

图 5－6－1C　盆腔 FDG/CT 融合图像（盆腔内及左侧腹股沟多处放射性浓聚灶）

病例 2，宫颈癌（海军总医院提供）

女，32 岁，宫颈癌术后 1 年余，发现双肺占位 4 个月。

2002－8 因宫颈癌行外科治疗，术后病理为宫颈中分化鳞癌。术后 CEA 等肿瘤标志物阴性。

2002－11－13 CT：右上叶后段 7.0cm×5.5cm×6.5cm 球形软组织团块影，连向肺门，支气管狭窄、阻断。左下叶背段直径 1cm 的高密度影。腔静脉后及隆突下可见 2.0cm 和 1.5cm 直径的两个淋巴结。右盆腔类圆形软组织密度影。

2002－11－08 静脉肾盂造影：右侧肾盂、肾盏、输尿管均未显影。

2002－12－24 FDG 显像：右上肺（图 5－6－2A）及右侧盆腔（图 5－6－2B）高代谢病灶，诊断为宫颈癌盆腔复发，肺转移。此后行全身化疗和盆腔病灶 γ 刀治疗。

2003－2－20 胸部 CT：双肺散在多发 5～20mm 大小不等的结节影。

2003－3－31 B 超：右颈外动脉前锋靠近下颌角处见直径 1.6cm 的低回声结节；左颈部锁骨上窝见多发低回声结节，淋巴结转移癌可能性大。腹部：肝脏右叶实性占位，符合肝转移癌表现。

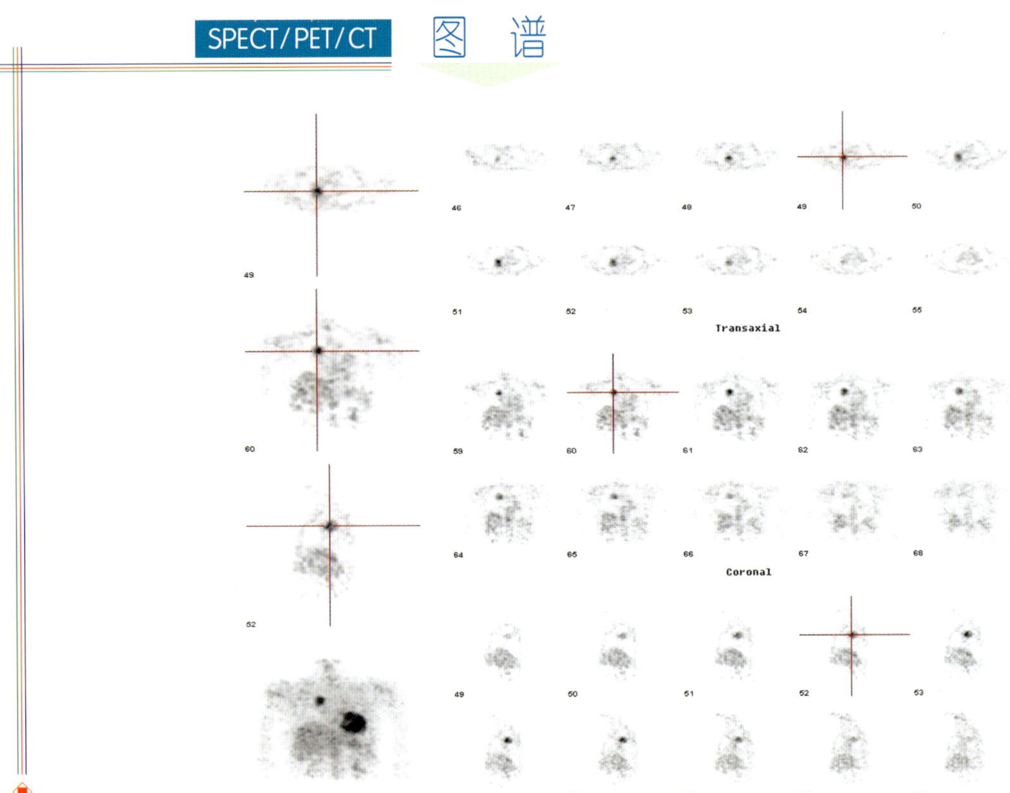

图 5－6－2A　胸及上腹部 FDG 断层图像（右肺上叶异常放射性浓聚病灶）

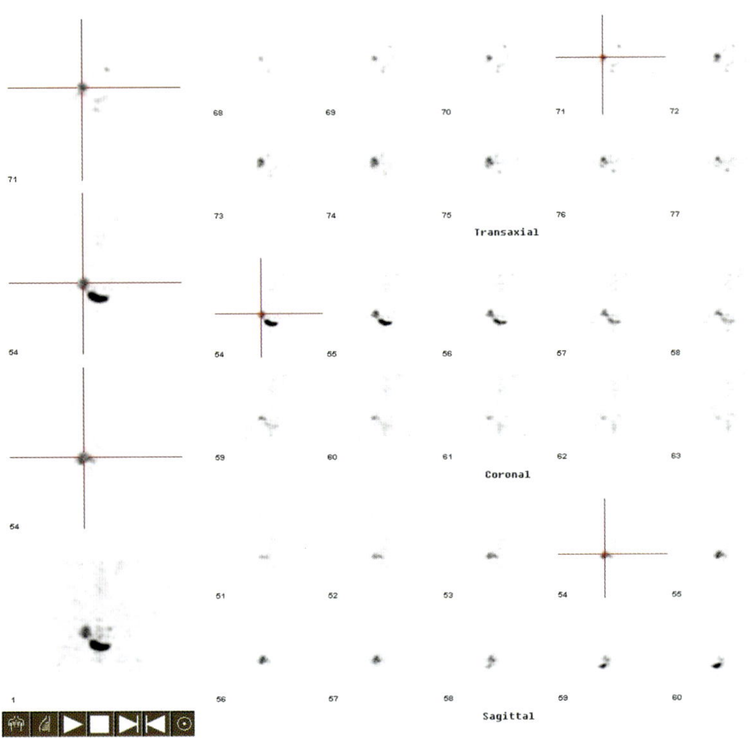

图 5－6－2B　盆腔 FDG 断层图像（盆腔内多个放射性浓聚区）

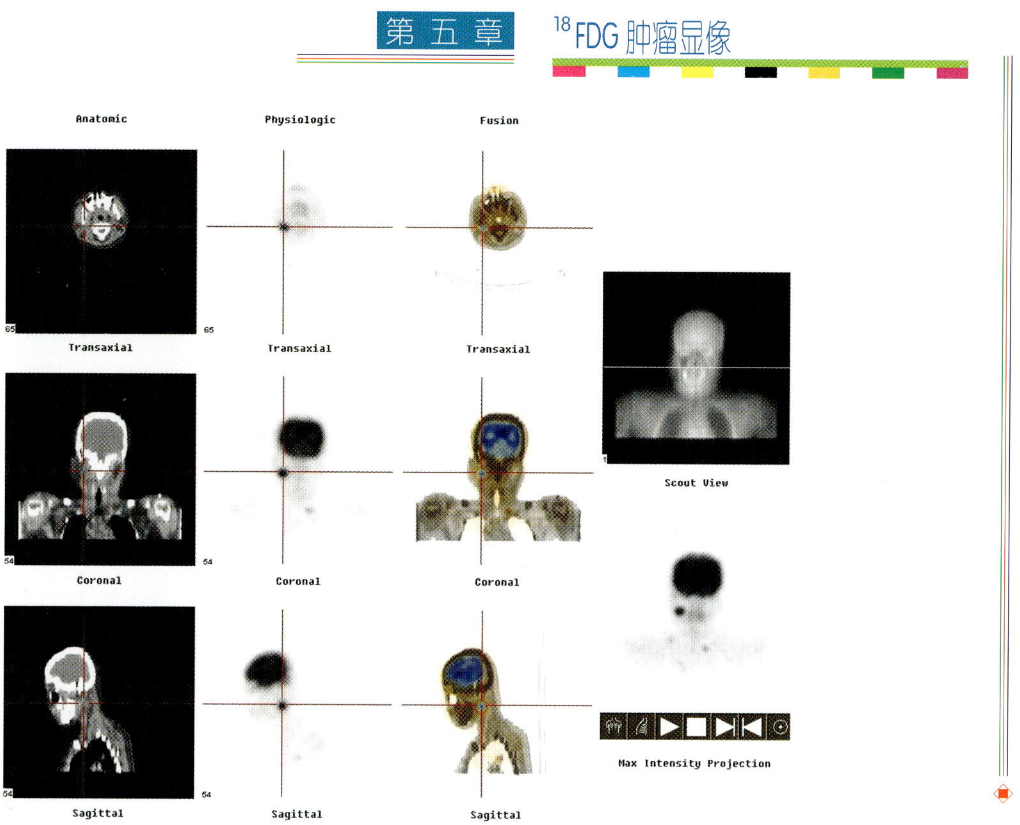

图5－6－2C　头颈部FDG/CT融合图像［右耳后下方肿物内（十字交叉处）有异常放射性浓聚］

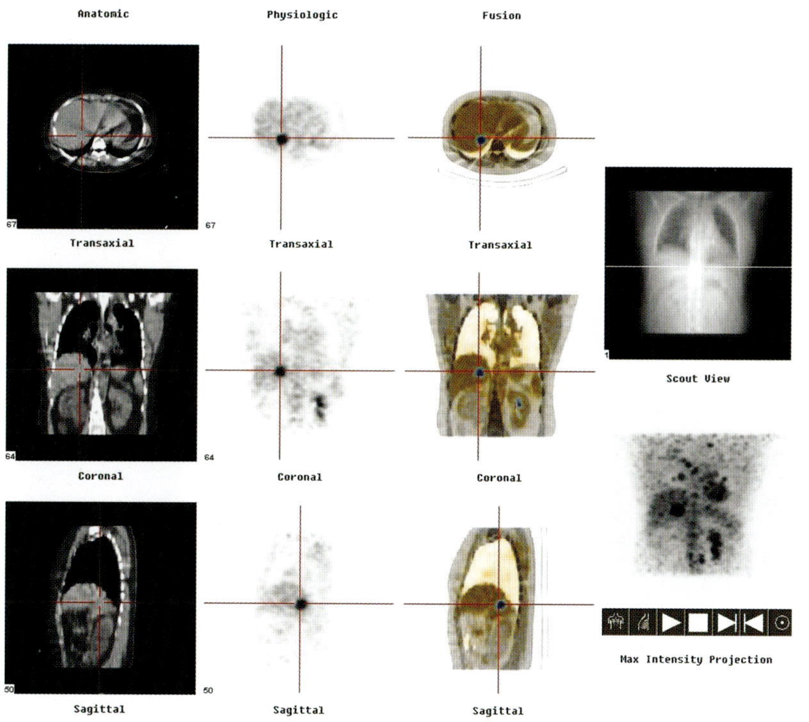

图5－6－2D　腹部FDG/CT融合图像［肝右叶背段（十字交叉处）放射性浓聚灶］

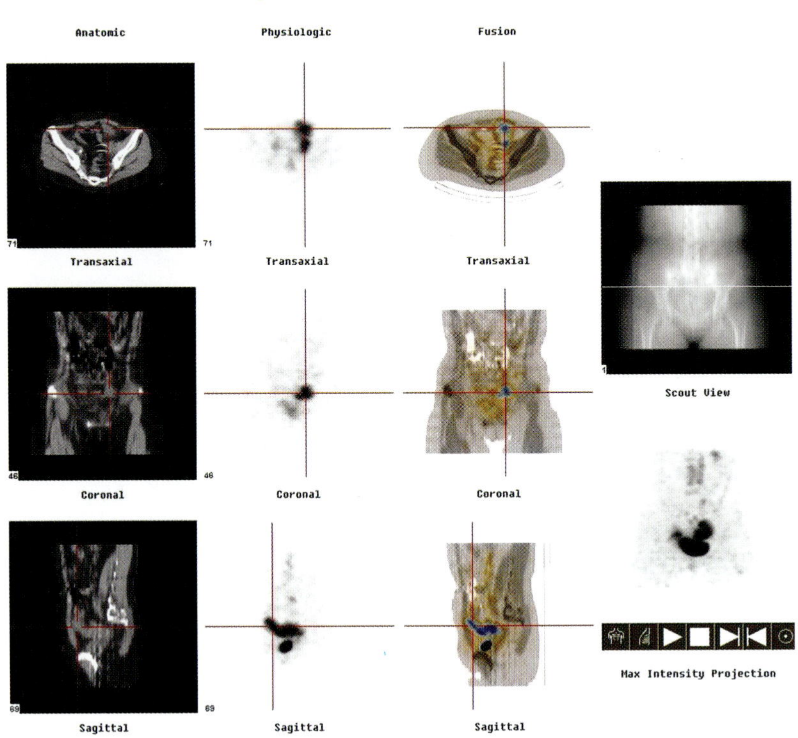

图 5－6－2E　盆腔 FDG/CT 融合图像（盆腔内大片不规则放射性浓聚区）

2003－04－23 FDG 显像：右耳后、右颌下（图 5－6－2C）、双锁骨上窝、纵隔、双肺野（图 5－6－2D）、肝右叶后段、腹主动脉旁、盆腔（图 5－6－2E）等处多个大小不等的放射性浓聚区，T/NT 在 3.4～6.2 之间。提示全身广泛转移。

2003－04－24 增强 CT：肝右叶后段 3.0cm×2.7cm 类圆形低密度病灶，增强扫描阳性。诊断：转移癌可能性大。

临床最后诊断：宫颈鳞癌（术后、放化疗后），双肺转移，盆腔转移，双颈部淋巴结转移，肝转移。

病例 3，宫颈癌（海军总医院提供）

女，68 岁，宫颈鳞状上皮癌单纯放疗后半年。

CT 发现右肾上腺占位。

hPET FDG 显像：右肾上腺区 2.6cm×1.0cm×2.0cm 高代谢灶，T/NT＝3.08（图 5－6－3）。

评述：肾上腺是多种肿瘤转移的好发部位，hPET FDG 显像是该部位病灶定性、定位诊断的最佳方法。

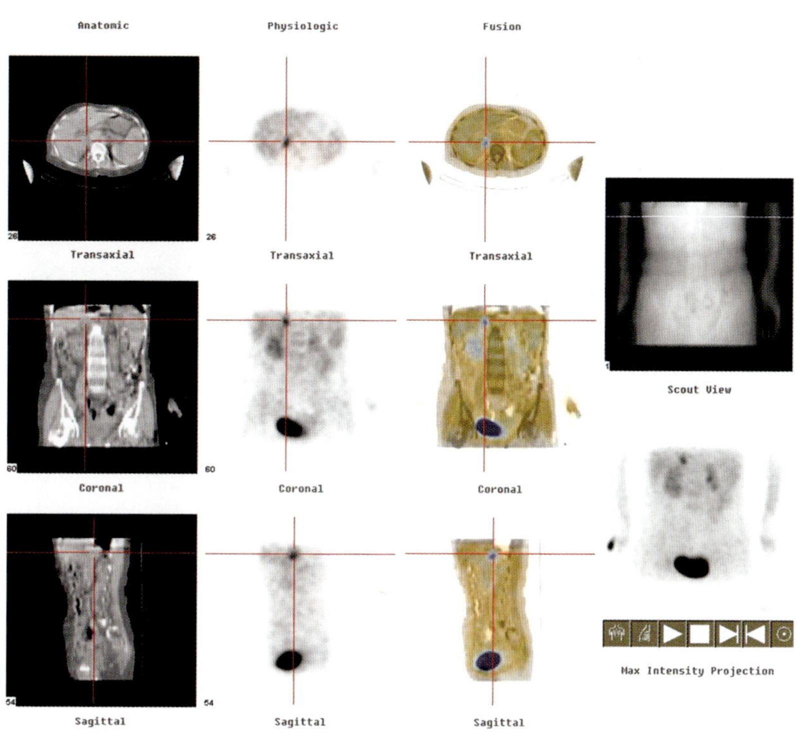

图 5-6-3 腹盆腔 FDG/CT 融合图像［右肾上腺区点状放射性聚集灶（十字交叉处）］

病例 4，宫颈癌（海军总医院提供）

女，37 岁。子宫颈癌，子宫全切、淋巴清扫术后 3 年；右侧输尿管阻塞 1 年；盆腔右侧肿物 2 个月。

触诊：右髂窝可及 4cm×6cm 实性包块，有压痛，不活动。

hPET FDG 显像：膀胱右后方近盆壁 4.7cm×2.2cm×5.1cm 异常放射性浓聚灶，T/NT=4.9（图 5-6-4A），腹腔前中部直径 1.5cm 放射性浓聚灶，T/NT=1.8（图 5-6-4B）。诊断：宫颈癌局部复发，腹腔淋巴结转移。

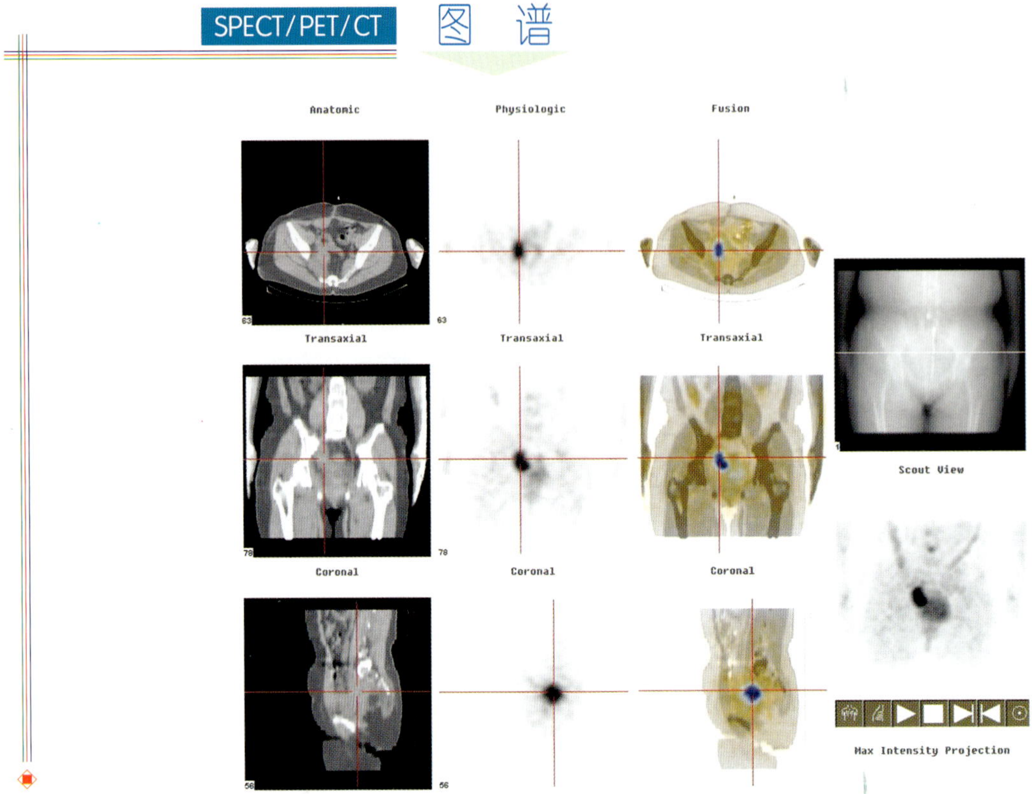

图 5-6-4A　盆腔 FDG/CT 融合图像［膀胱右后上方肿块内（十字交叉处）有异常放射性浓聚］

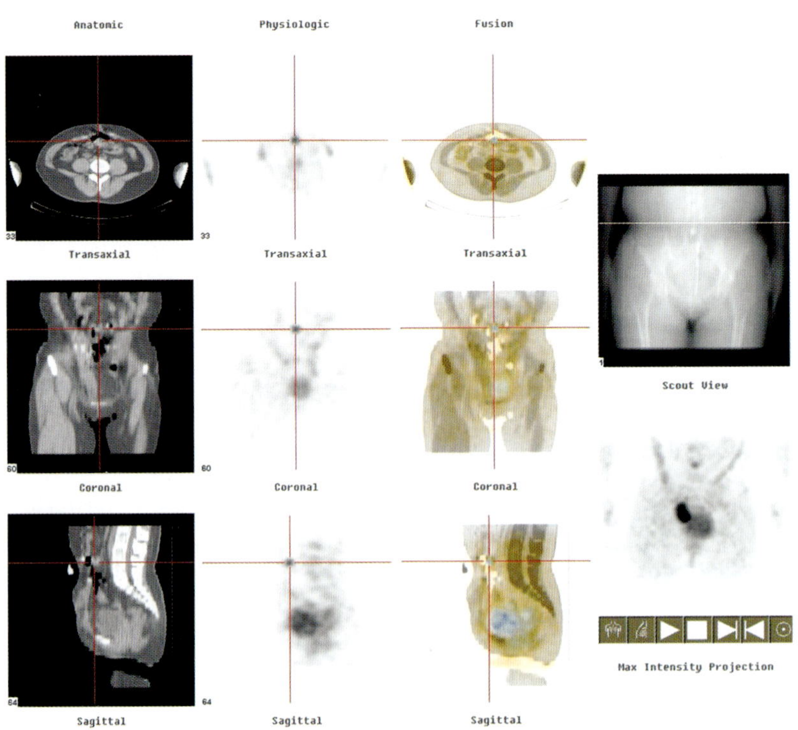

图 5-6-4B　盆腔 FDG/CT 融合图像（腹部中央近前壁点状放射性浓聚灶）

病例5，卵巢囊肿，化脓性输卵管炎，假阳性（海军总医院提供）

女性，33 岁。发现左附件肿物 12 个月，肿物明显长大 1 周。

既往史：左乳房叶状囊肉瘤，2 年前切除。一年前因早孕做 B 超发现左附件包块，无发热、腹痛 、腹泻等不适，未进一步诊治。一周前因经期延长就诊。

B 超示：左附件囊性包块，7.8cm×5.9cm，可见多个分隔，CDFI（彩色多普勒血流成像）示隔上有丰富的血流信号。盆腔有少量积液，子宫及右卵巢未见明显异常。

辅助检查：AFP 25.04ng/ml，CA125 178.22u/ml，乳酸脱氢酶 188u/ml。

FDG - PET：盆腔左侧的巨大肿物内无放射性摄取，其上方可见 2 个左右基本对称的、不规则放射性聚集灶，T/NT 在 4.5 左右（图 5 -6 -5A、5 -6 -5B）。延迟显像病灶的形态、位置无明显变化，T/NT 略有下降在 4.2 左右（图 5 -6 -5C、5 -6 -5D）。诊断：盆腔内 2 个葡萄糖代谢异常增高病灶恶性可能性大，不能完全排除炎症可能。

手术结果：子宫中后位，大小正常，盆腔广泛粘连，左卵巢增大 6cm×5cm×4cm，粘连于子宫左后方。右卵巢稍大，双输卵管积水。分离粘连后行左侧附件切除和右输卵管切除，术中冰冻报告：（左侧卵巢）良性囊肿，（左输卵管）慢性输卵管炎。术后病理检查见双侧输卵管内充满脓液。病理诊断：慢性化脓性输卵管炎，（左卵巢）子宫内膜异位囊肿。

评述：患者有肿瘤（乳腺叶状囊肉瘤）病史，肿瘤标志物 CA125 异常升高，这些明显提高了患恶性肿瘤的“验前概率”，因此对 FDG - PET 的阳性结果判断为恶性病灶是符合诊断标准的。但是病理结果是输卵管炎和子宫内膜异位囊肿（巧克力囊肿），良性病变。本例假阳性是 FDG 作为非特异性肿瘤显像剂在诊断恶性肿瘤时的缺陷（无法排除炎性病灶），目前还没有更好的显像方法或批准使用的放射性药物来解决这个问题。子宫内膜异位囊肿也可以出现 CA125 升高，这个假阳性增加了判断肿物性质的难度。本例可以考虑炎症诊断的征象是对称性的放射性聚集灶和延迟显像中轻度下降的 T/NT。然而，这并非炎症的特异性表现。总而言之，FDG 是迄今为止最好的肿瘤显像剂，但远不是十全十美的。

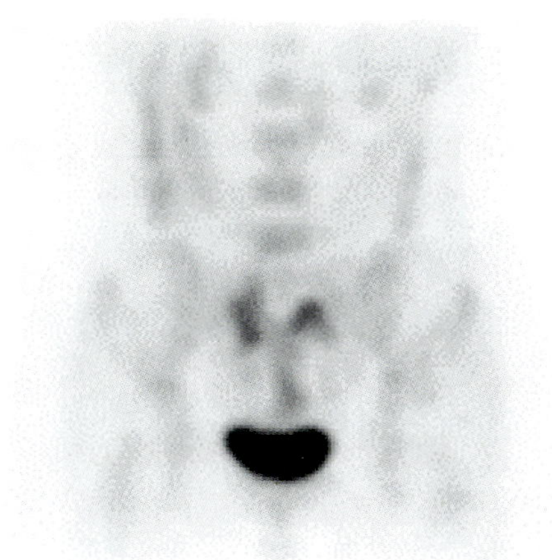

图 5 -6 -5A　FDG 早期显像（正位）

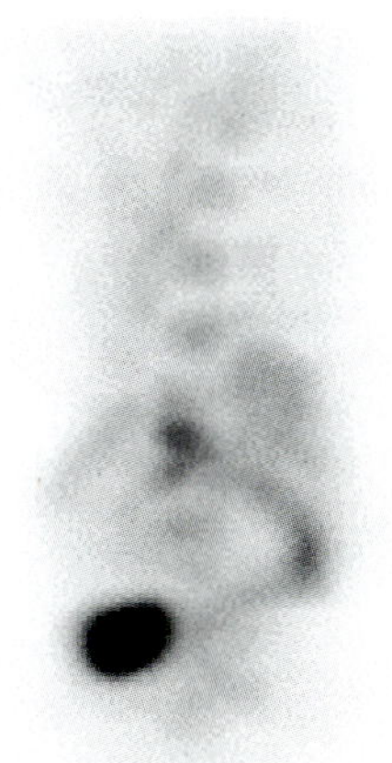

图 5 -6 -5B　FDG 早期显像（左侧位）

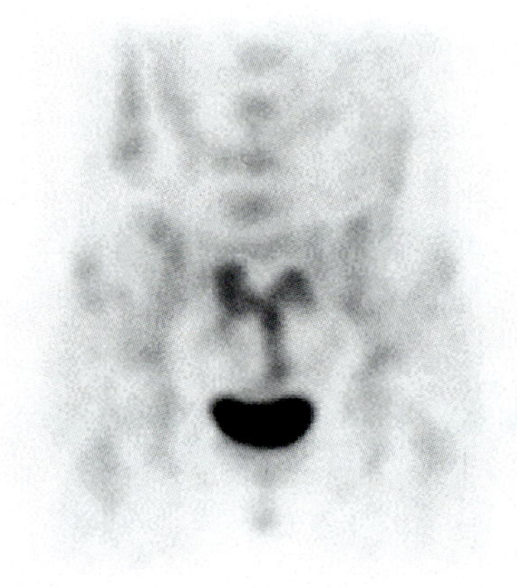

图 5 -6 -5C　FDG 延迟显像（正位）

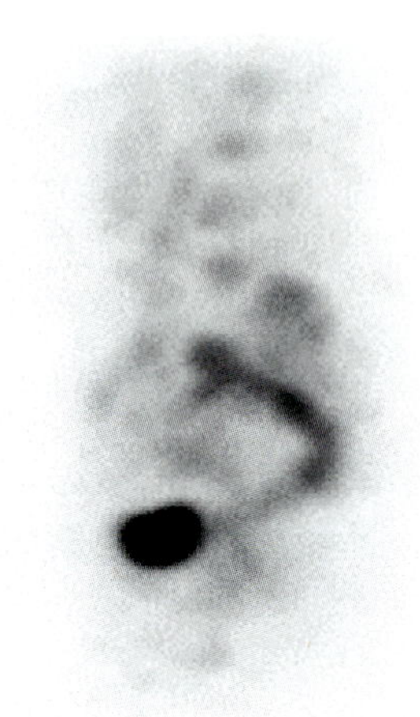

图 5 -6 -5D　FDG 延迟显像（左侧位）

病例 6，卵巢癌（北大三院提供）

女，71 岁，查体发现左卵巢实性肿物。

2004 -2 -19 肿瘤 FDG 代谢显像：检查前夜服甘露醇 250ml（清洁肠道）。静脉注射^{18}F - FDG 10mCi 约 60min 后行下腹部断层显像，于盆腔内膀胱左上方见一不规则的异常放射性浓聚灶，大小约为 4cm×4. 8cm×6cm（图 5 -6 -6A）。盆腔两侧各见一个贴近前腹壁的类圆形异常放射性浓聚灶，直径为 2. 8cm（图 5 -6 -6B）。印象：盆腔内多发异常葡萄糖代谢活跃灶，提示恶性病灶。

2003 -2 -23 手术：左侧卵巢实性肿物，大小约为 7cm×6cm×5cm，无明显包膜，左侧输卵管及右侧卵巢外观未见异常。取左右髂外、腹股沟深、闭孔窝淋巴脂肪组织，双侧腹股沟淋巴结组织直径分别为 3cm、2cm，质糟脆。

病理诊断：左卵巢浆液性囊腺癌（中分化），右侧卵巢、输卵管未见癌。右闭孔、左髂外、左右腹股沟深淋巴结见癌转移。左闭孔、右髂外、右髂总淋巴结未见癌转移。

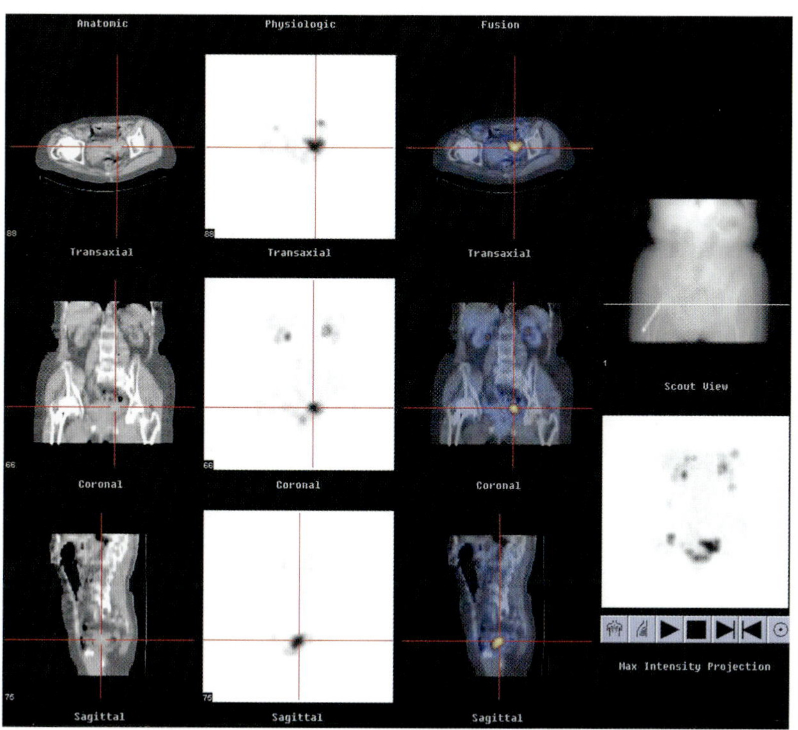

图5－6－6A　十字处显示膀胱左侧上方浓聚灶

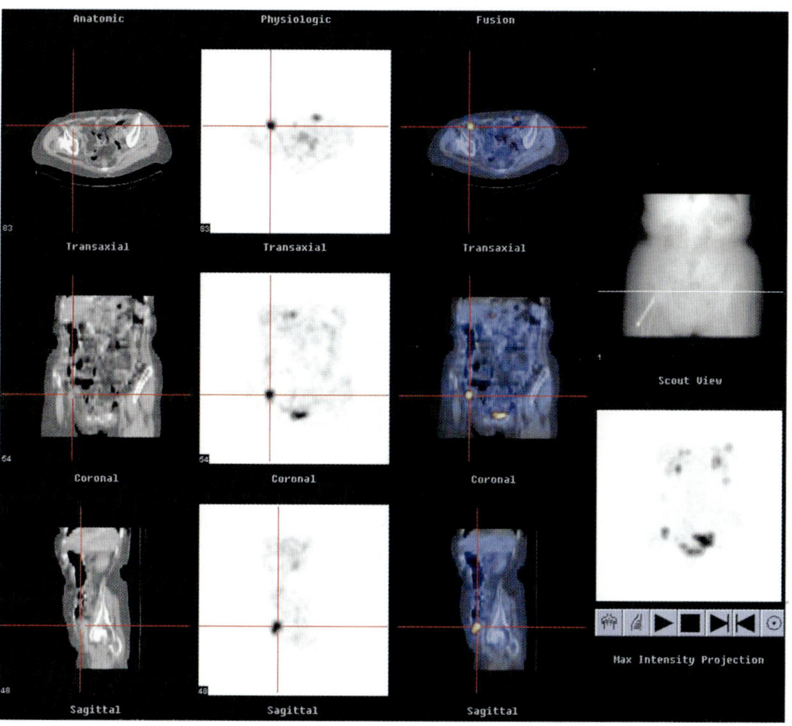

5－6－6B　十字处显示盆腔右前侧边缘浓聚灶

病例7，卵巢癌术后（海军总医院提供）

女，61岁，卵巢癌术后9年，锁骨上淋巴结肿大。

1994年第一次手术，1997年第二次手术，2002年左锁骨上淋巴结活检为转移癌，CT主动脉旁淋巴结肿大，CA125+，B超（-）。

2003-07-03 hPET FDG显像：左锁骨上淋巴结、腹主动脉旁淋巴结、盆腔淋巴结多发高代谢病灶，T/NT=3.15~4.12（图6-6-7）。诊断：卵巢癌术后，多发淋巴结转移。

化疗8个疗程，病情明显缓解。

2005-3 CT发现直肠窝转移，继续化疗。

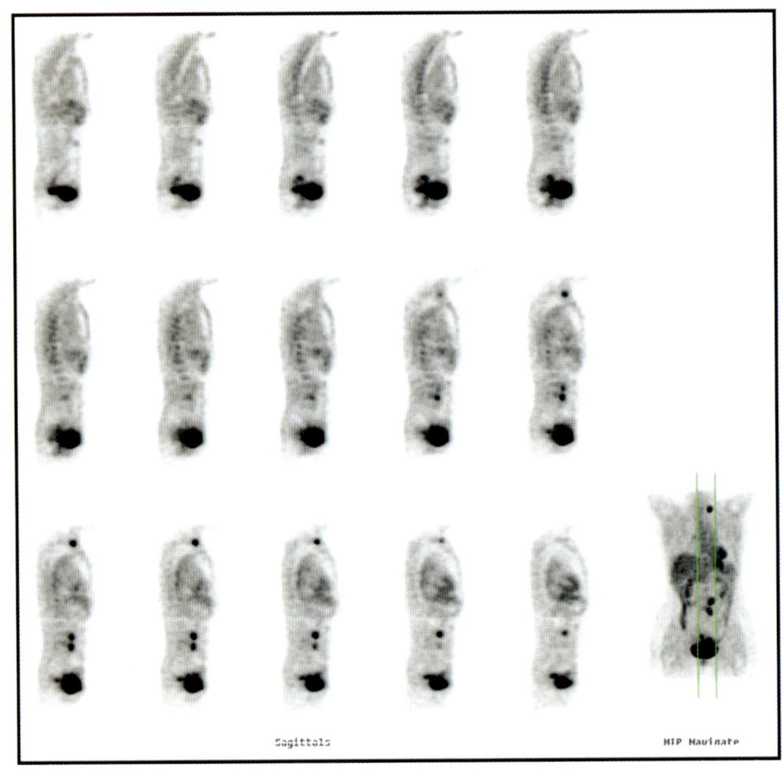

图5-6-7 FDG胸腹盆腔近脊柱矢状面图像

右下角为最大密度投影图（MIP）。

病例 8，卵巢癌（海军总医院提供）

女，57 岁。因发现盆腔包块入院。

2002－1 盆腔 B 超提示：盆腔囊实性混合性肿块，盆腔积液。给予 B 超引导下活检穿刺，病理检查：卵巢中分化腺癌。

2002－2－2 行卵巢癌肿瘤细胞减灭术，术后病理：右卵巢中分化腺癌（图 5－6－8A）。术后腹部 CT 提示：肝内多发转移，腹膜后淋巴结转移。肺部 CT 提示：未见明显转移。此后行化疗，病情缓解。

2004－3－16 FDG 肿瘤显像：盆腔膀胱后上方双侧多发糖代谢异常活跃病灶以卵巢癌复发，盆腔淋巴结转移可能性大（图 5－6－8B）；肺及肝区未见明显代谢异常增高病灶（图 5－6－8C），右肾盂积水、右输尿管中段部分梗阻（图 5－6－8B）。

2004－4－7 盆腔 CT：卵巢癌术后，原子宫及附件区可见软组织密度影，4.2cm × 2cm，CT 值 35～50HU，边界较清。直肠周围脂肪间隙清楚，膀胱壁光滑，充盈良好。盆腔入口（髂脊水平）左右髂总动脉起始段周围可见软组织密度影，可疑为肿大淋巴结。胸部和上腹部 CT 未见肺及肝脏有明显异常征象。

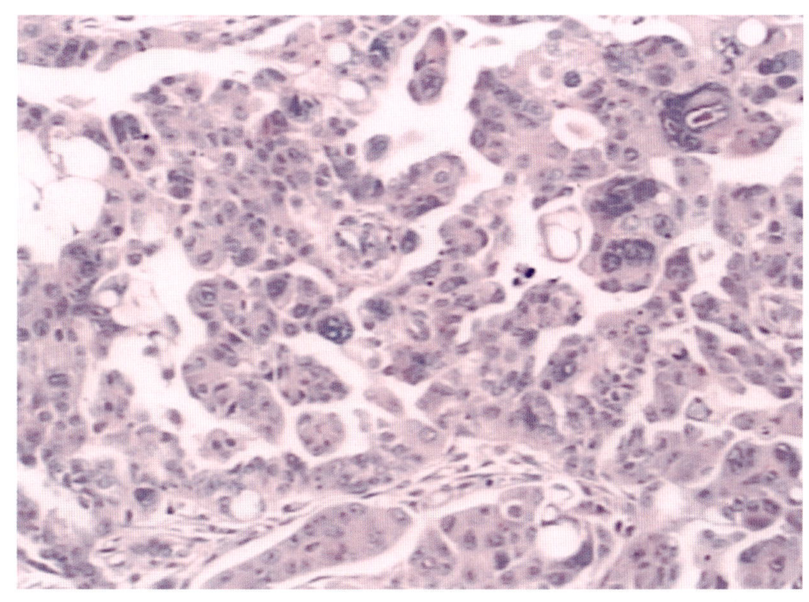

图 5－6－8A　病理切片（HE 染色，×400）

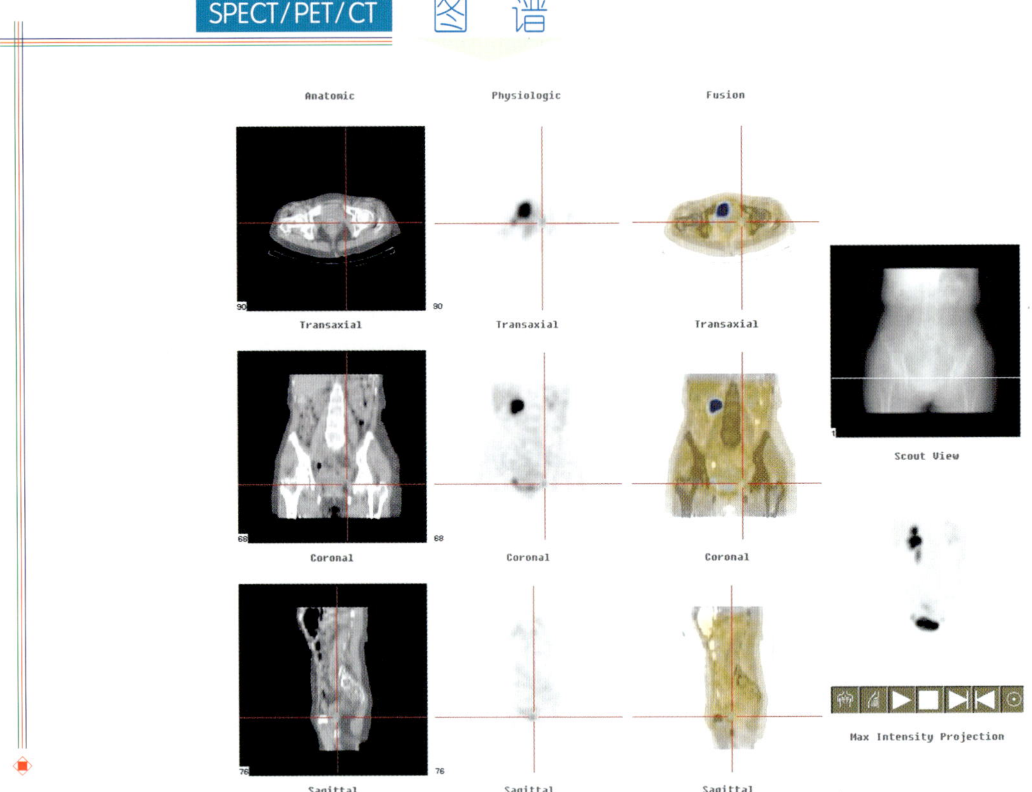

图 5-6-8B　FDG 腹盆腔图像［左侧盆壁（十字处）有轻度放射性聚集软组织灶，右肾盂输尿管积水］

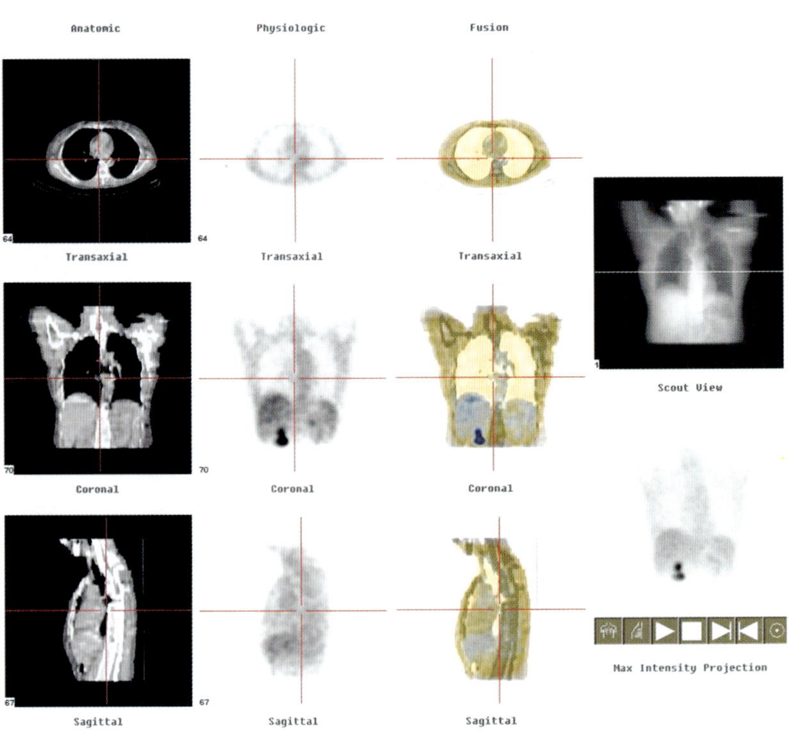

图 5-6-8C　FDG 胸及上腹图像（胸部未见异常放射性浓聚灶）

病例9，平滑肌肉瘤复发（海军总医院提供）

女，57岁。

1997－5 左侧腹膜后盆腔肿块，手术切除，术后病理为平滑肌肉瘤。

2000－6 局部复发再次手术。

2000－10～2001－12 局部放疗、X刀等多种方式治疗。

2003－11 发现阴道残端一个黄豆大小的结节及盆腔原发部位肿块，手术切除阴道残端结节，病理为平滑肌肉瘤。

2003－12－8 CT：阴道残端呈结节样改变，并与直肠壁粘连。直肠两旁局限性软组织结节影。前腹壁手术切口与肠管粘连。右股骨头无菌性坏死。

FDG显像：左侧盆腔壁（图5－6－9A）及左侧腰大肌内下方（图5－6－9B）点状浓聚灶，T/NT＝9.68和2.18。诊断：左盆壁复发及淋巴结转移。

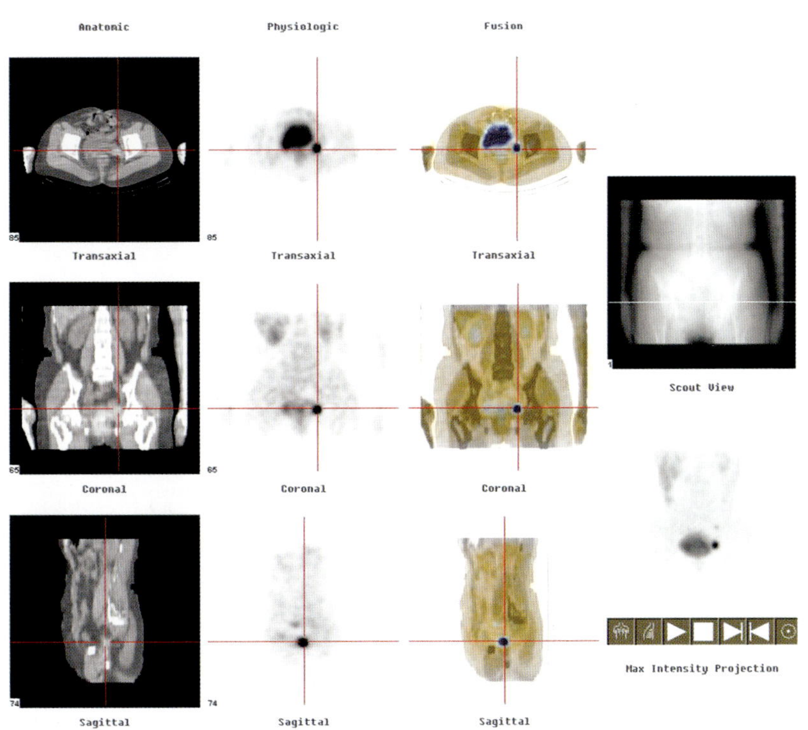

图5－6－9A　FDG盆腔图像（十字处为膀胱左侧近盆壁处病灶）

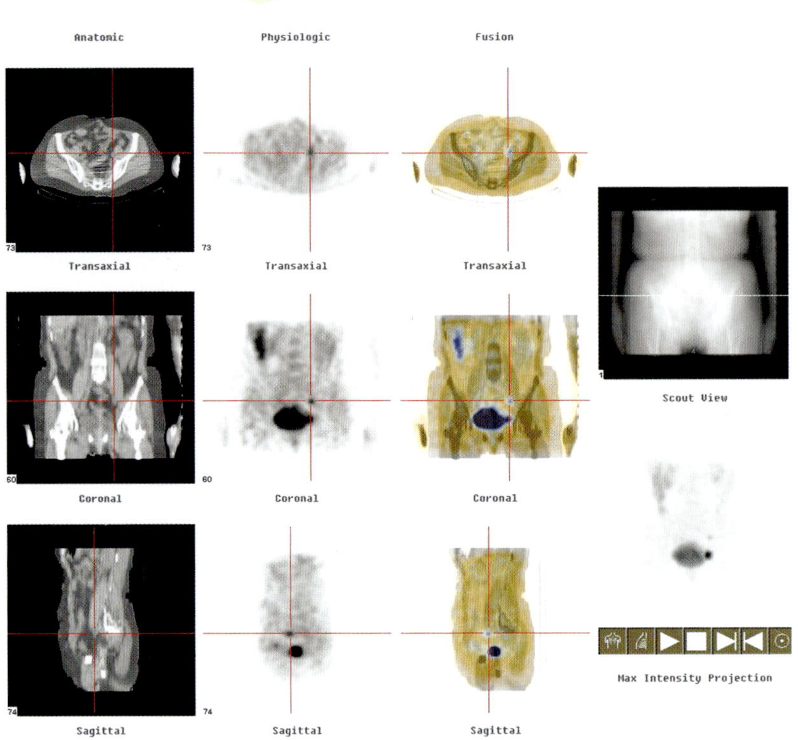

图 5-6-9B FDG 盆腔图像（十字处为左侧腰大肌旁病灶）

病例 10，子宫平滑肌肉瘤（海军总医院提供）

女，57 岁，子宫平滑肌肉瘤术后 12 年。

1992 在外院因子宫肌瘤行子宫全切术及右侧卵巢切除术，术后病理为平滑肌瘤，细胞丰富型。

1998-4 右胸发现肿块，外院胸腔镜检查，病理为多发神经纤维瘤。

1998-11 盆腔左侧发现 6cm 直径的囊性肿物，行卵巢囊肿切除，病理：低度恶性平滑肌肉瘤。

将前三次的病理切片请病理科专家会诊，诊断为"平滑肌瘤，高分化低度恶性平滑肌肉瘤"。

自 1998 至 2002 年用多种方式治疗，包括化疗、中药、聚能刀、伽马刀和放射治疗。

2003-8 因胸闷、心悸、食欲不振在本院查：左胸部肿物增大伴胸腔积液，腹部及盆腔仍有肿块。对左肺占位行 γ 刀治疗。

2003-9 CT：左肺巨大占位性病变伴胸腔积液，右肺软组织块影（图 5-6-10A）。

2003-12 B 超：盆腔肿物，左 3.2cm×2.7cm，右 3.8cm×2.3cm。

2004-2-10 胸腹盆腔 FDG 显像：左胸腔内弥漫性不均匀轻度放射性摄取（图 5-6-

10B)。右上肺前段和右肺门有两个 2.5cm 左右的放射性聚集灶，T/NT 分别为 2.59 和 2.52（图 5－6－10C)。盆腔内有两个 3cm 左右的浓聚区，T/NT 分别为 2.46 和 2.08（图 5－6－10B)。诊断：胸部、盆腔多发中度葡萄糖代谢增高病灶，符合恶性肿瘤多发转移的表现。

2004－3 γ 刀治疗，此后未做其他治疗。

2005－11 因胸痛再次就诊。

2005－11－28 胸部 FDG 显像：纵隔右移，左侧胸腔大量积液，积液内无明显异常放射性浓聚；左肺上部的软组织密度影内有轻度放射性摄取；左侧部分胸膜放射性摄取增高，T/NT＝3.07（图 5－6－10D)；右肺下叶外基底段可见 2.9cm×1.7cm×3.4cm 不规则放射性浓聚灶，T/NT＝2.41（图 5－6－10E)；右肺上叶可见一个轻度放射性浓聚灶，边界不清，T/NT＝1.60；视野内其余部位未见异常放射性浓集。与 2004－02－10 FDG 检查结果比较，胸部的病灶位置和摄取量有明显变化。诊断：①左、右肺多发转移瘤；②左侧胸膜广泛转移；③左胸腔积液。

评述：高分化低度恶性平滑肌肉瘤具有较为特殊的生物学行为，复发和转移很常见，但是病程较缓慢，预后也不像其他肉瘤或癌那样险恶。FDG 的摄取程度似乎也印证了这一点：尽管转移病灶波及到盆腔、胸腔，数量多、范围也很大，但是两次 FDG 显像都显示病灶的代谢水平仅为中度升高，T/NT 在 2～3 之间。

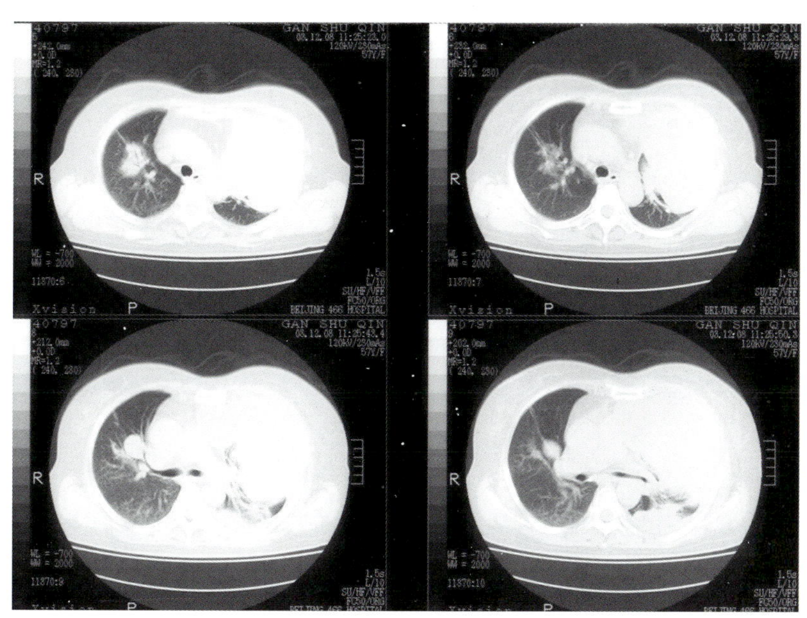

图 5－6－10A　胸腔 CT

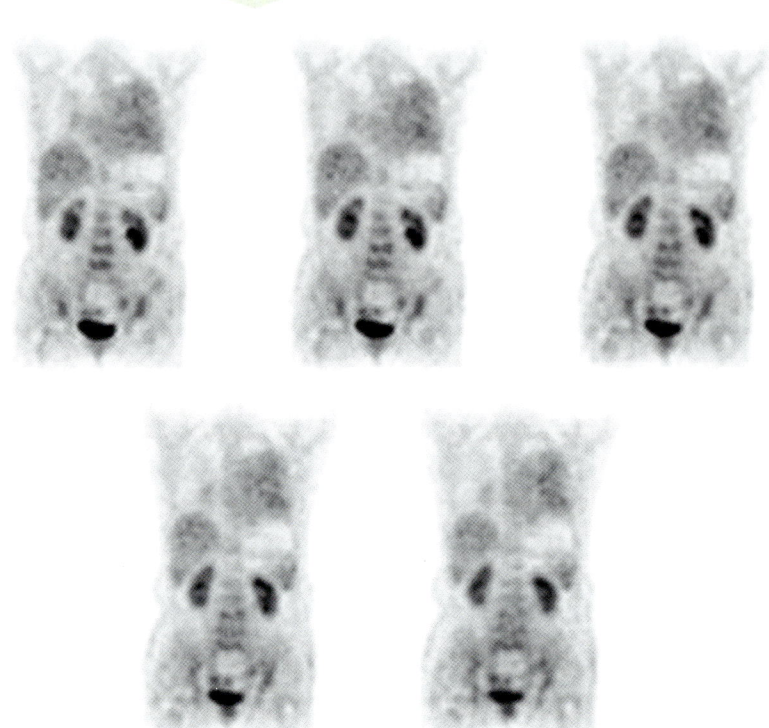

图 5－6－10B　全身 FDG 冠状面图像

可见左侧胸腔内弥漫性放射性聚集，盆腔由可见两个点状放射性浓聚病灶。

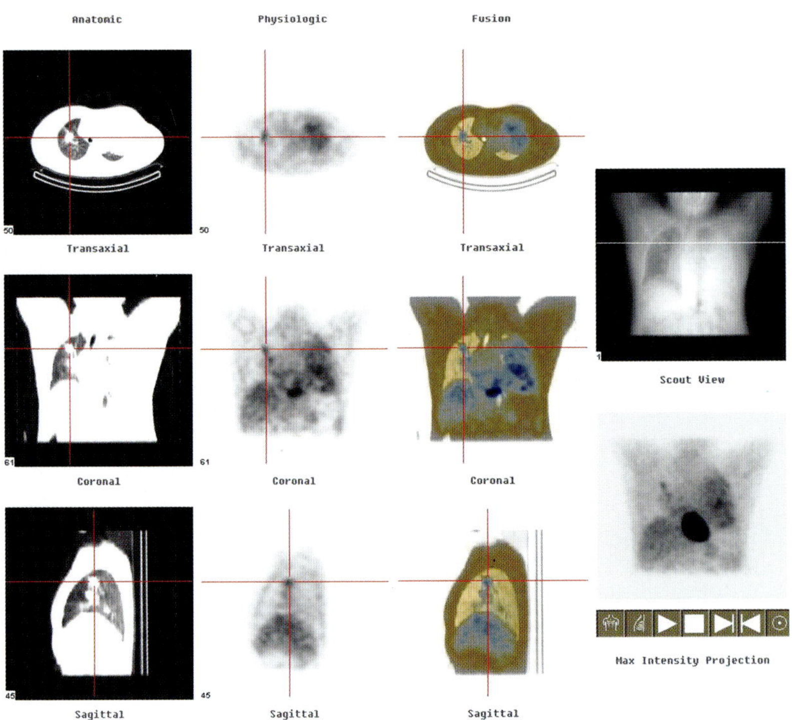

图 5－6－10C　右肺上叶前段（十字处）软组织灶内有明显放射性浓聚

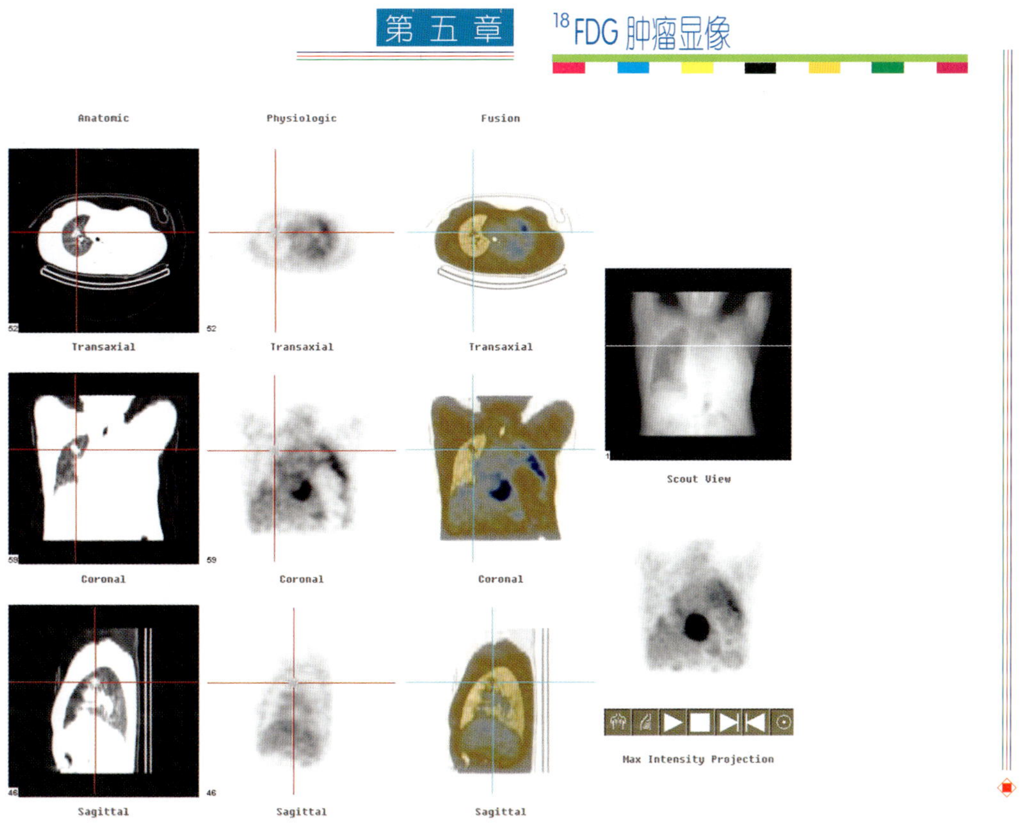

图 5－6－10D γ 刀治疗后右肺病灶放射性摄取明显减低，左侧部分胸膜有放射性异常聚集

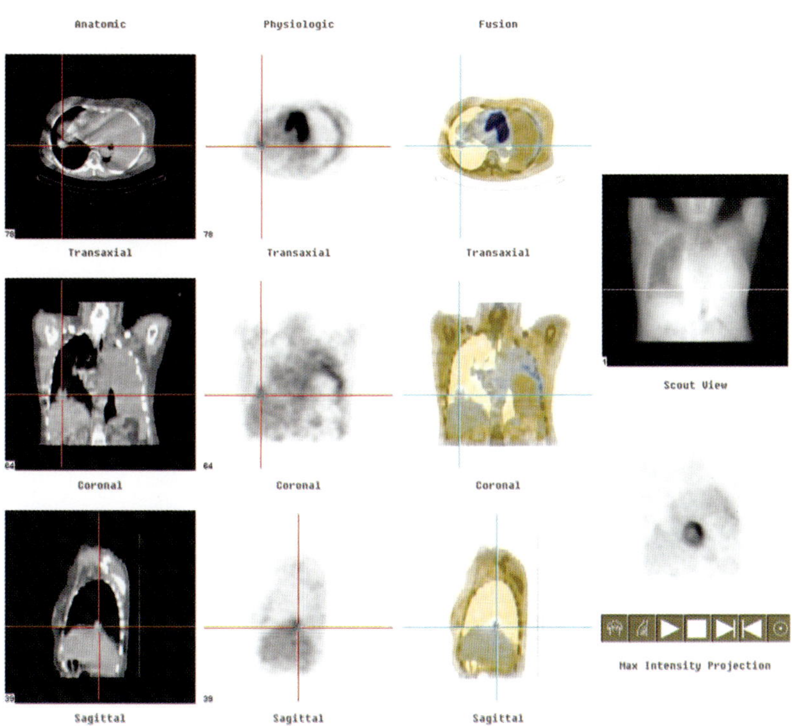

图 5－6－10E 右肺基底段近膈顶部的软组织肿块内有异常放射性聚集

病例 11，子宫内膜癌复发（海军总医院提供）

女，58 岁。7 年前因阴道出血在外院行刮诊术，确诊为子宫内膜高分化癌，行药物治疗缓解。3 年前复发，行放射治疗。1 个月来，阴道有少量出血入院。

MR 示上纵隔增宽，子宫体、底部正常结构消失，代之以等 T1、长 T2 信号。诊断为子宫内膜癌复发可能性大（图 5－6－11A）。

全身骨显像：未见异常。

FDG－PET 显像：纵隔内未见异常放射性浓聚灶。膀胱后、直肠前，于同机 CT 显示的子宫体部有一个点状放射性聚集区，直径 1.2cm，T/NT＝5.2（图 5－6－11B、5－6－11C）。诊断：子宫体部恶性病灶可能性大。

刮诊术后病理：子宫内膜高分化腺癌，伴鳞状上皮化生，雌孕激素受体阳性。

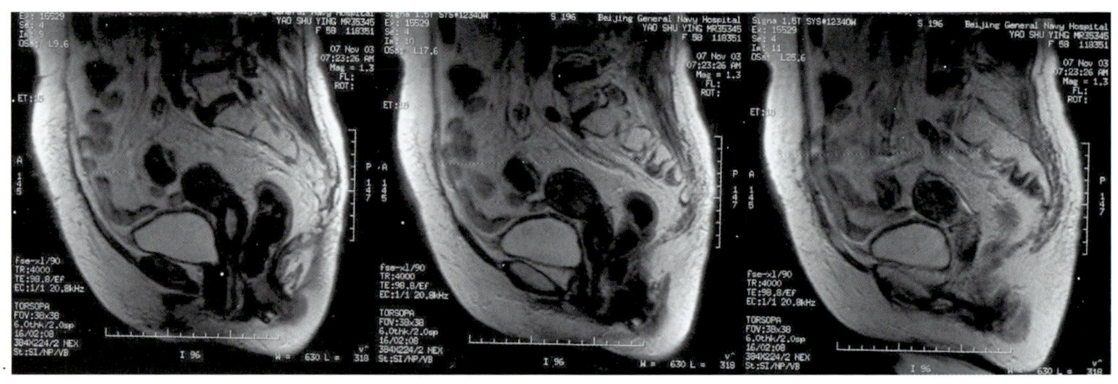

图 5－6－11A　盆腔 MR 矢状面图

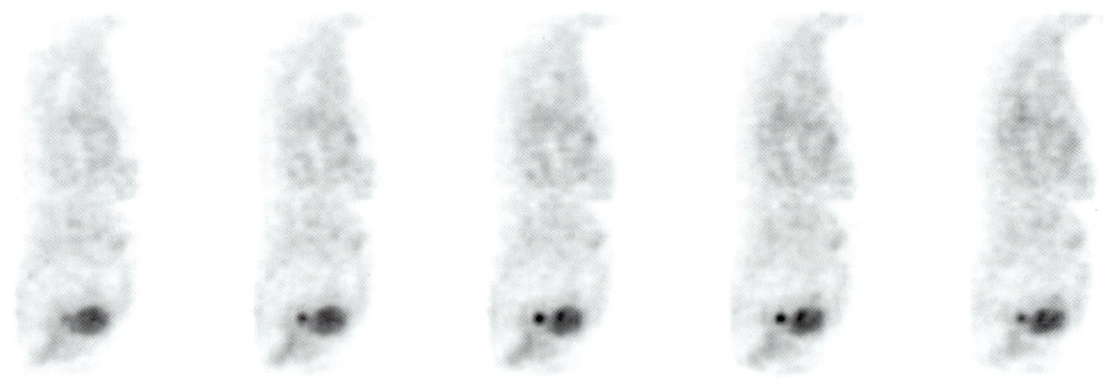

图 5－6－11B　FDG－PET 全身矢状面图

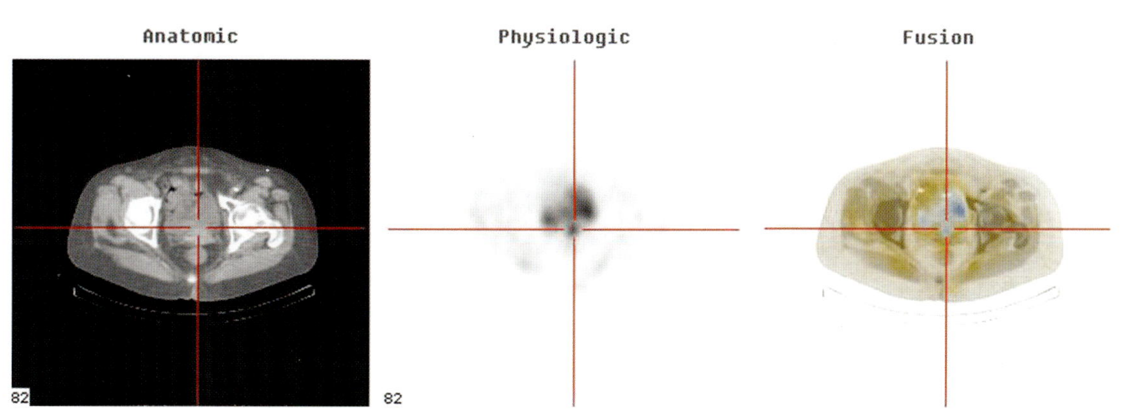

图 5－6－11C　FDG－PET/CT 横断面融合图像

病灶位于膀胱正后方（十字处）。

病例 12，子宫内膜癌（北大三院提供）

女性，62 岁，结肠癌术后 8 个月，膀胱电切术后 2 个月（膀胱转移），化验血癌胚抗原（CEA）升高。

盆腔 CT（图 5－6－12A）提示：子宫壁厚，建议进一步检查

FDG－PET 显像：检查前夜服甘露醇 250ml，静脉注射 10mCi ^{18}F－FDG 约 60min 后行腹部断层显像，子宫区可见异常放射性浓聚灶（图 5－6－12B）。印象：子宫部位异常葡萄糖代谢活跃灶，恶性病灶可能性大。

子宫内膜病理活检：子宫内膜腺癌。

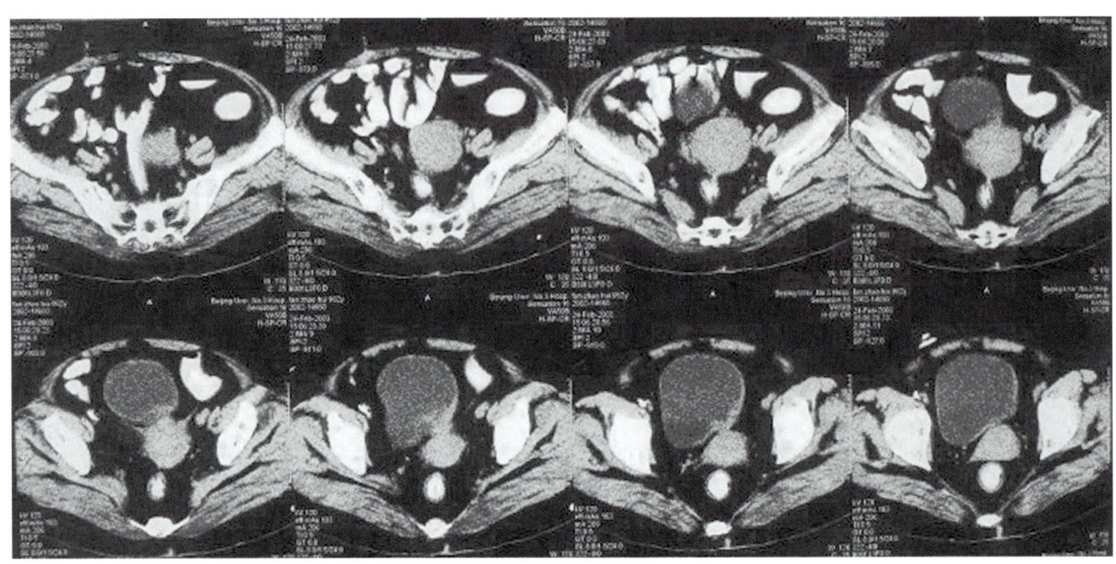

图 5 -6 -12A 盆腔 CT

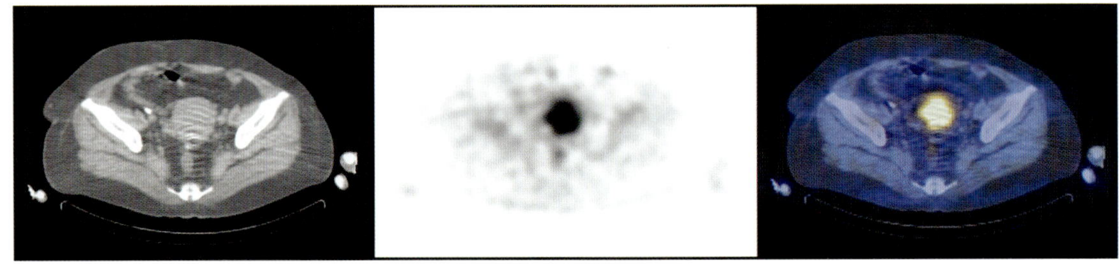

图 5 -6 -12B 盆腔 CT/FDG/融合图像

病例 13，子宫内膜癌术后（海军总医院提供）

女，54 岁，子宫内膜癌术后 3 个月，阴道仍少量出血。

2003 -11 -04 子宫、附件全切，盆腔淋巴结清扫，病理为低分化弥漫型内膜样腺癌，Ⅲc 期。随后行局部放疗。

2003 -12 -26 脑 MR：左内囊后肢类圆形结节，周围有水肿区，累及同侧丘脑、基底核和中脑。

2004 -01 -08 FDG 显像：右颈部甲状腺区条状放射性浓聚区，3.7cm ×2.5cm ×1.8cm，T/NT =12.73（图 5 -6 -13A）。阴道部位 2.4cm ×2.7cm ×1.6cm 高摄取区，T/NT =6.95（图 5 -6 -13B）。诊断：阴道受侵，颈部淋巴结转移?

2004 -12 -01 随访：病人因肿瘤广泛转移，姑息治疗无效，死亡。

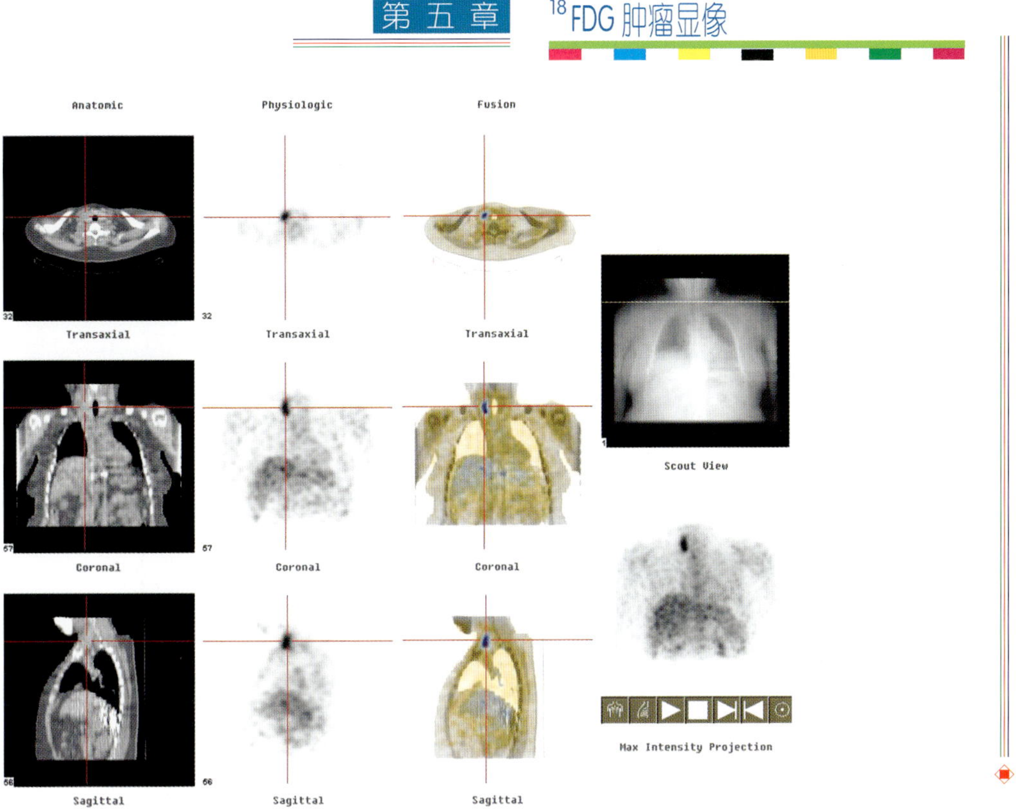

图 5-6-13A　颈、胸部 CT/FDG 图像（十字处显示右颈条状放射性浓聚灶）

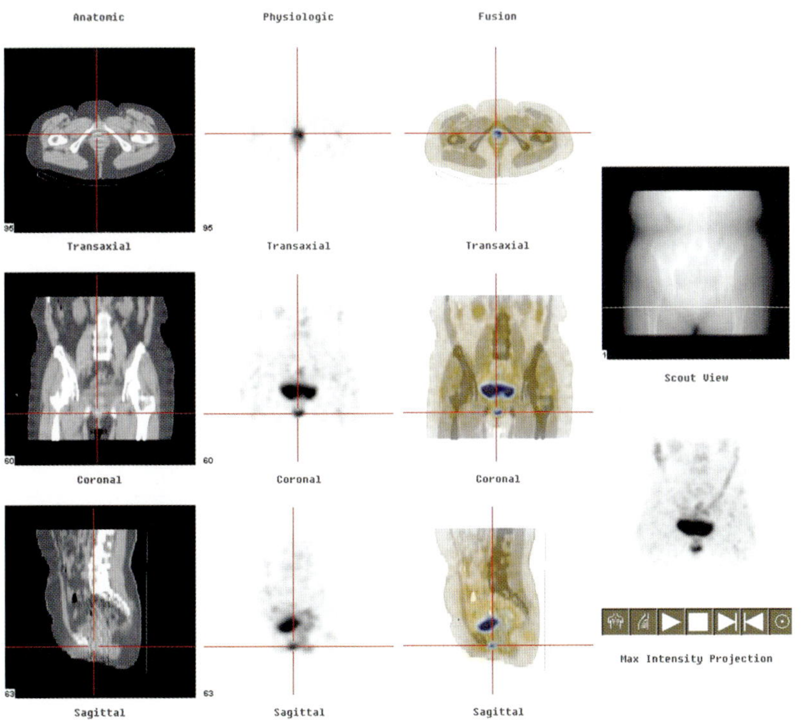

图 5-6-13B　盆腔 CT/FDG 图像（十字处显示阴道部位的病灶）

（朱家瑞）

参 考 文 献

1. Grisaru D, Almog B, Levine C, etc. The diagnostic accuracy of [18]F - fluorodeoxyglucose PET/CT in patients with gynecological malignancies. Gynecol Oncol, 2004, 94 (3):680 ~ 684

2. Unger JB, Ivy JJ, Connor P, etc. Detection of Recurrent Cervical Cancer by Whole - Body FDG PET Scan in Asymptomatic and Symptomatic Women. Obstet Gynecol Surv, 2005, 60 (1):29 ~ 31

3. Yen TC, See LC, Lai CH, Yah - Huei CW, etc. [18]F - FDG uptake in squamous cell carcinoma of the cervix is correlated with glucose transporter 1 expression. J Nucl Med, 2004, 45 (1):22 ~ 29

4. Horowitz NS, Dehdashti F, Herzog TJ, etc. Prospective evaluation of FDG - PET for detecting pelvic and para - aortic lymph node metastasis in uterine corpus cancer. Gynecol Oncol, 2004, 95 (3):546 ~ 551

5. Kumar R, Alavi A. PET imaging in gynecologic malignancies. Radiol Clin North Am, 2004, 42 (6):1155 ~ 1167

6. Lerman H, Metser U, Grisaru D, etc. Normal and abnormal [18]F - FDG endometrial and ovarian uptake in pre - and postmenopausal patients: assessment by PET/CT. J Nucl Med, 2004, 45 (2):266 ~ 271

7. Lai CH, Huang KG, See LC, etc. Restaging of recurrent cervical carcinoma with dual - phase [18F] fluoro - 2 - deoxy - D - glucose positron emission tomography. Cancer, 2004, 100 (3):544 ~ 552

8. Mutic S, Grigsby PW, Low DA, etc. PET - guided three - dimensional treatment planning of intracavitary gynecologic. Int J Radiat Oncol Biol Phys, 2002, 52 (4):1104 ~ 1110

9. 朱家瑞、川玲、赵文锐等. [18]FDG 符合线路/CT 显像对妇科肿瘤治疗方案的影响. 中国医学影像技术, 2005, 21 (1):121 ~ 123

第七节 乳 腺 癌

一、FDG - PET 在乳腺癌诊疗过程中的作用

随着乳腺 X 线照相、超声、磁共振和核医学显像等非侵入性影像诊断技术的发展，乳腺癌影像学检查的临床作用已经越来越突出，在乳腺癌的临床分期、预后因素评估和疗效评价等方面均具有重要的应用价值。FDG - PET 已经用于乳腺癌诊断、分期和监测疗效。^{18}F - FDG 显像的临床应用主要包括两个方面：一方面是通过提供定性和定量的信息，帮助诊断和鉴别诊断乳腺癌原发灶，探测腋窝和远处淋巴结转移，对乳腺癌进行分期；另一个方面就是提供乳腺癌的生物学行为信息，对乳腺癌患者进行预后分析和疗效评价。

乳腺隐性癌是直接影响预后的决定性因素，影响着乳腺癌防治的效果，早期发现是提高乳腺癌治愈率的重要手段。对于原发乳腺病灶，FDG - PET 显像的最终作用尚需大量病例来证实。由于价格因素和全身受到的辐射剂量，FDG 并不适合用于普通人群原发乳癌的筛选检查。对乳腺肿块的鉴别诊断，FDG 的准确率还达不到标准的乳腺照相加超声和影像引导的针吸活检组织学检查。FDG - PET 的阴性预测率低主要是小于 1cm 的原发病灶，微小转移灶检出率低。FDG - PET 对乳腺肿块（ >1cm）的鉴别和提高活检的准确率可能有帮助，因为其

阳性预测率高。但是，对原发肿瘤的作用还需要循证医学的证据确定，因为必须有大量病例证明一种新的诊断方法在准确率和效价比等方面确实优于原有的方法，这种新方法才有可能得到全面的临床应用。

在检出原发瘤和腋窝淋巴结（分期）方面，FDG－PET 有一定的准确性，更重要的临床应用是检出和确定乳癌复发或转移的范围以及监测疗效。探测乳腺癌患者腋窝淋巴结的状态也是很关键的。乳腺癌病灶的大小与腋窝淋巴结转移的危险性呈正相关，早期发现隐匿性转移可直接影响乳腺癌临床预后和治疗策略。FDG 在原发瘤的摄取包含了预后信息，但是其深层的关于葡萄糖代谢增加的生物化学机制尚未完全阐明。多数研究提示肿瘤局部高 FDG 摄取和临床上更具侵犯性有关。无创的 FDG 检查提供的这些信息可以：①根据复发或治疗失败的危险对病人分类；②根据肿瘤的侵犯性采取个性化、针对性的治疗。

2000 年，Hubner 等回顾性研究了 87 例进行过全身^{18}F－FDG PET 扫描的乳房肿块患者，共发现 100 个病灶，与 CT、病理活检、手术结果相对照发现^{18}F－FDG PET 对原发灶探测的敏感性和特异性分别为 96% 和 91%。Crippa 对 72 例确诊为乳腺癌的患者也进行了全身^{18}F－FDG PET 显像评价腋窝淋巴结转移，通过图像分析和计算 SUV 与手术后组化结果比较，发现诊断腋窝淋巴结转移的敏感性、特异性和准确性分别为 85%、91% 和 89%。

PET 在检出淋巴结转移和溶骨性转移灶方面灵敏度更高，是常规分期方法的补充；但是，它还不能替代常规分期方法，如 CT 和骨显像。从这个角度来看，发展 PET/CT 是必要的。功能和解剖的融合显像技术（PET/CT）有助于解决单纯 PET 检查的两个缺陷：FDG 摄取的解剖定位，生理性与病理性 FDG 摄取鉴别 PET/CT 也有助于克服单纯 CT 仅仅根据淋巴结的大小判断有无转移的局限性。

PET/CT 可以减少单独使用时二者的假阴性和假阳性，因此能够进一步改善乳癌病人的分期和再分期。对分期和疑有局部复发的病人，PET/CT 可能影响外科治疗或放射治疗计划。全身 PET/CT 检查程序可能比常规定影像学方法更早确定乳癌波及的范围，从而直接影响治疗决策。

虽然 SPECT/PET/CT 的诊断效能逊于 PET/CT，但是比单纯的符合线路探测系统性能有明显改善。对肿瘤阳性显像来说，靶/非靶比值更加重要，只要靶组织的摄取足够多，它与非靶组织的差别足够大，即使病灶小于系统分辨率也同样能够显示。因此，开发和使用 FDG 以外的更具肿瘤特异性的 PET 药物（如雌二醇）是必要的，它将帮助我们理解乳腺癌的生物学行为，改善检测和预测疗效的能力以及制定个体化治疗计划。

高分辨全身 MR 显像技术有可能成为一种简便、快捷、无辐射的肿瘤检测方法，Schmidt 等在一个最新的报告中比较了高分辨全身 MRI（32－channel whole－body MRI scanner）和 PET/CT 对 20 例病人恶性肿瘤的诊断效能，PET/CT 发现了 140 个恶性病灶，MRI 发现了 124 个。对淋巴结转移 MRI 的准确性约比 PET/CT 低 15%。

总之，FDG－PET 显像对乳腺癌的早期诊断和鉴别诊断、术后残留和复发的探测、治疗效果的预测等均有重要价值。

二、病例

病例1，乳腺癌（海军总医院提供）

女，50岁。左乳腺浸润性小叶原位癌手术及放化疗后4年，右肺转移癌伽马刀治疗后半年。

近期CT发现右肺下叶背段类结节影较前明显增大，纵隔内可见肿大淋巴结。

FDG-PET显像：右肺下叶背段轻度放射性浓聚灶，边界不清，最大径约1.5cm，T/NT=2.14；右肺上叶尖段近纵隔处可见较强放射性浓聚区，范围2.1cm×1.6cm×2.0cm，T/NT=6.48；纵隔内隆突下及右肺门有两个1.5cm左右的中度放射性浓聚区（图5-7-1A、5-7-1B、5-7-1C）。诊断：右肺及纵隔多发异常葡萄糖代谢活跃病灶，符合乳腺癌肺转移表现。

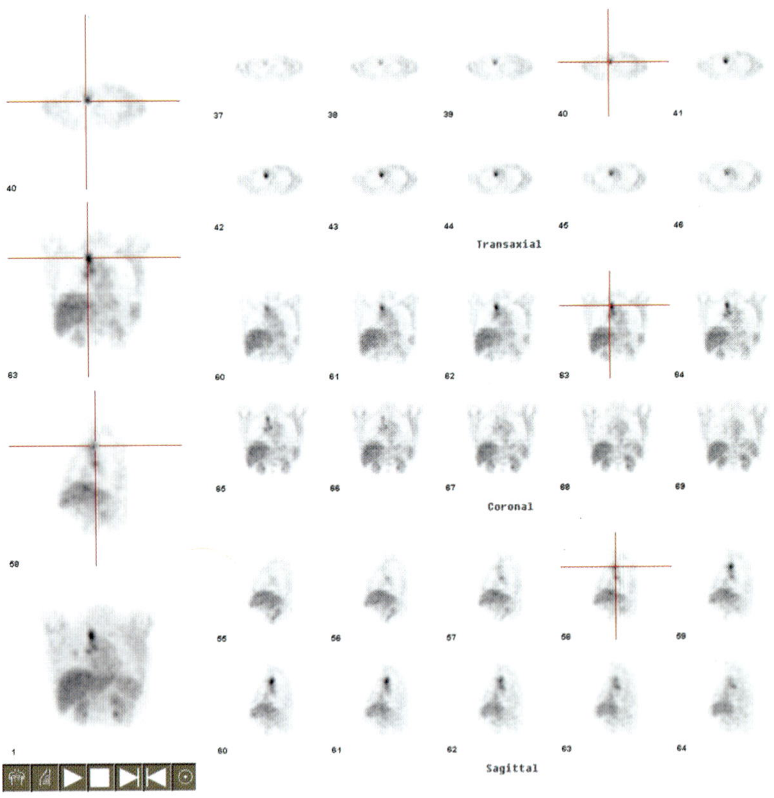

图5-7-1A 胸及上腹部FDG图像（十字处显示右肺上叶近纵隔处病灶）

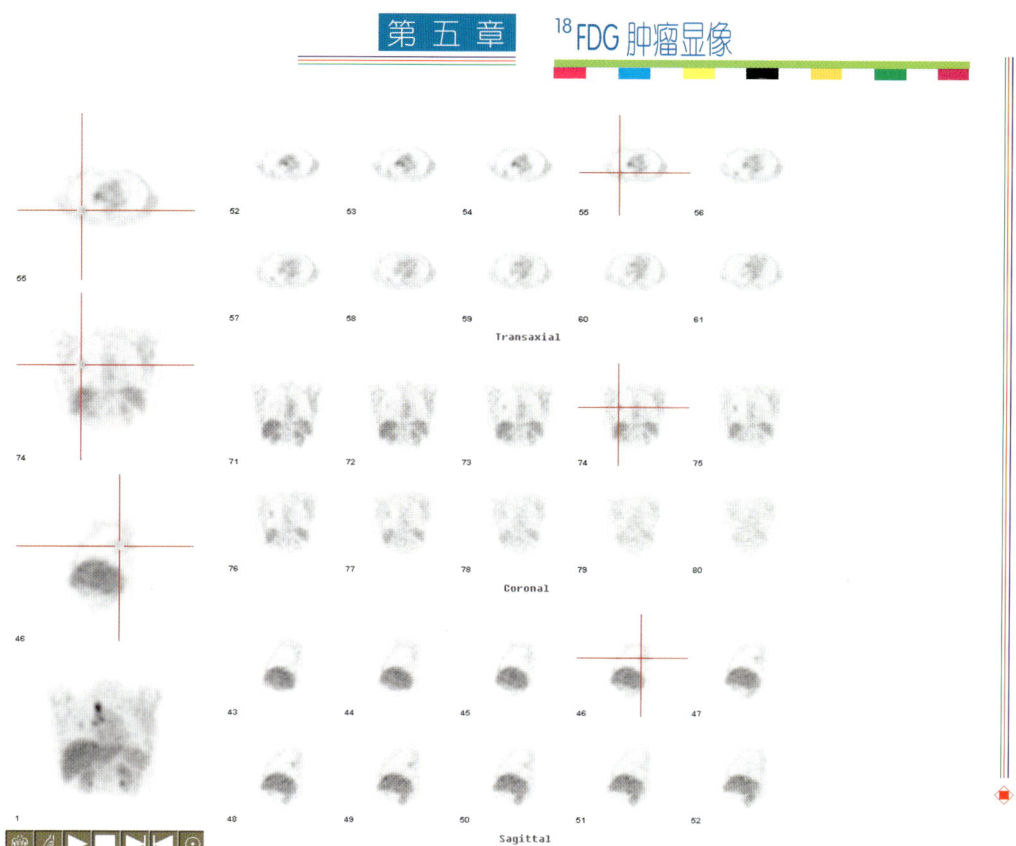

图5-7-1B　十字处为右肺下叶背段病灶

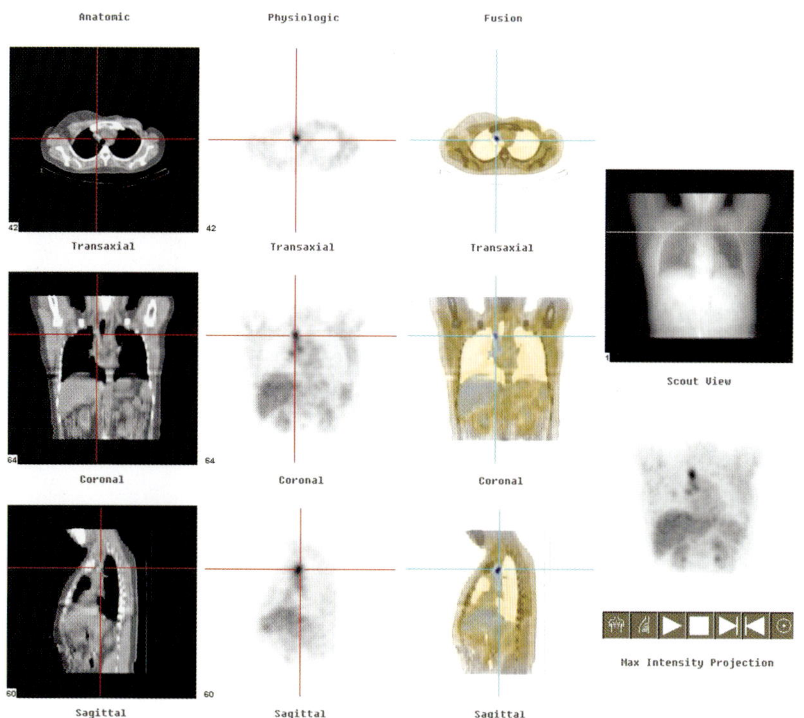

图5-7-1C　CT/FDG融合图像显示右肺上叶近纵隔处病灶

病例2，乳腺癌术后（海军总医院提供）

女，66岁。发现右锁骨上淋巴结肿大1年。

右乳癌术后18年，左乳癌术后4年，病理类型不清，雌激素受体阳性。近期未行化疗，行内分泌治疗。

B超：右锁骨上窝可见多个低回声肿大淋巴结，最大1.7cm×0.8cm。

FDG-PET显像：在同机CT上可见右锁骨上区软组织块影，其中未见明显放射性聚集。颈胸其他部位也未见异常放射性分布。（图5-7-2）诊断：颈胸部视野内未见明显异常葡萄糖代谢增高病灶。

随访6个月，病情稳定，未见明显肿瘤进展的征象。

评述：FDG-PET对较小的淋巴结转移灶灵敏度较低，有假阴性的可能。但是，如果CT和B超已经发现较大淋巴结（临床一般认为是转移），而其内没有放射性聚集，则更倾向于说明淋巴结转移对治疗反应良好；或者即使有转移，也是活跃程度较低、预后较好的转移灶。本例在检查期间正在接受内分泌治疗，因此锁骨上肿大的淋巴结未见摄取FDG增高说明内分泌治疗有效。对这样的病人，临床上将坚持内分泌治疗直至病情进展为止。

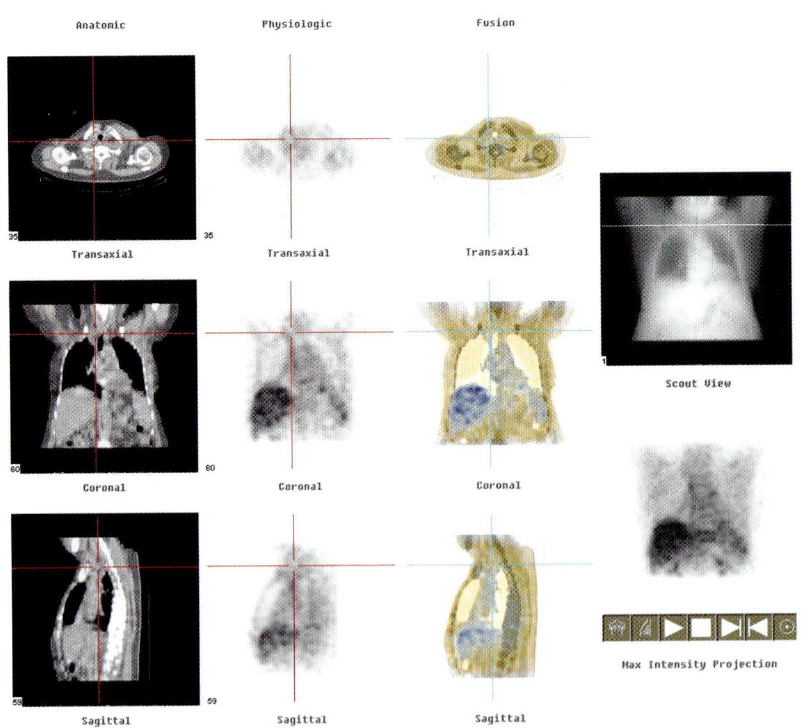

图5-7-2 CT/FDG融合图像显示右锁骨上区的软组织块影内无明显FDG聚集

病例3，乳腺癌（海军总医院提供）

女，60岁。

2002－11 左乳外上象限乳癌，行根治术。病理：单纯癌，胸肌后淋巴结转移2/2，左腋窝淋巴结转移5/7。术后行放化疗。

2003－9 左胸壁复发，再次放疗。

2003－12－17 B超：双侧颈部多个肿大淋巴结。CT：左腋窝区团块样软组织密度影，38mm×40mm。

2003－12－26 FDG肿瘤代谢显像：左侧前上纵隔至左锁骨下区串珠样放射性摄取增高区，T/NT为3.22～3.66；中纵隔左缘还可见2～3个点状放射性浓聚区。胸壁、右颈部和左腋窝区未见异常放射性浓集（图5－7－3A、图5－7－3B、图5－7－3C、图5－7－3D）。

2004－12 随访：病情恶化，去世。

评述：乳腺癌的内乳淋巴链和纵隔淋巴结转移是影像学方法难以发现的，特别是没有肿大的淋巴结。FDG PET/CT对指导内乳淋巴链的放射治疗的意义十分重要，第一，FDG能够判断淋巴结有无转移；第二，运用图像融合技术能够确定转移淋巴结的位置，因此可以根据显像结果制定个性化的放疗计划。

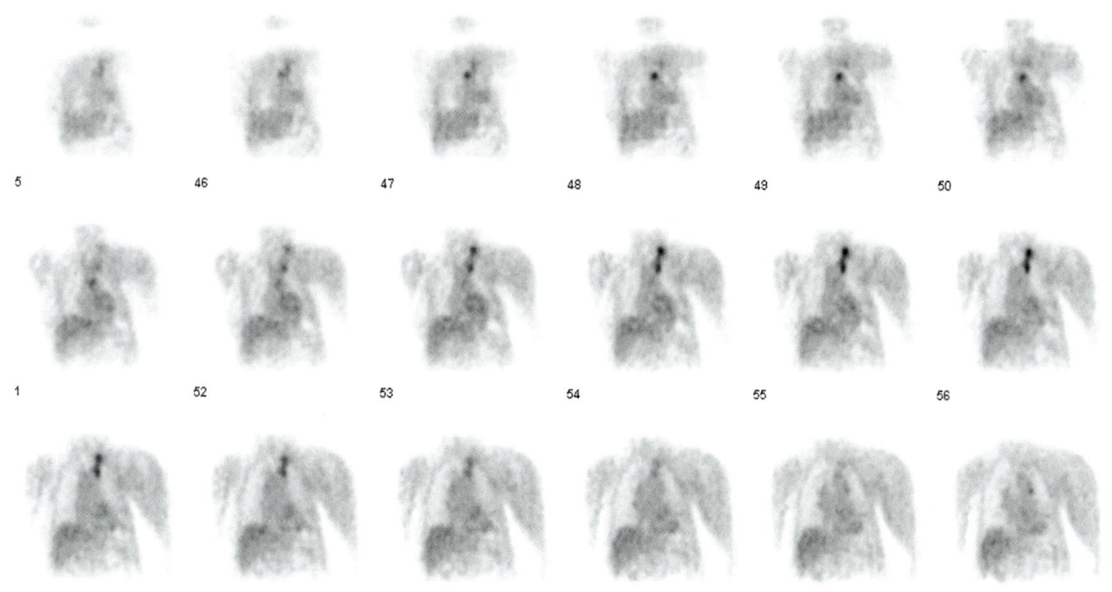

图5－7－3A　FDG冠状面图像

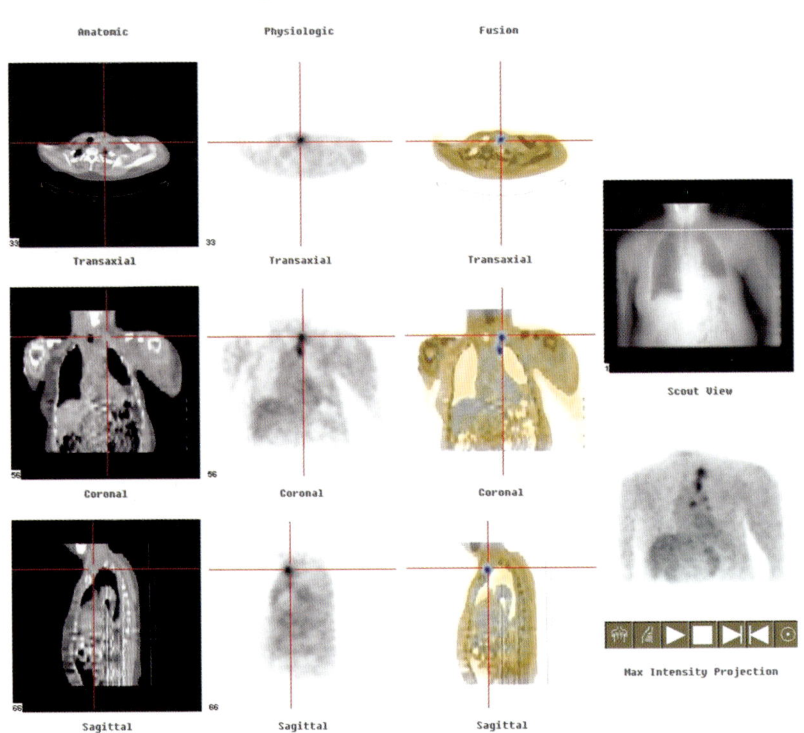

图5－7－3B　CT/FDG 融合图像（十字处显示左锁骨下病灶）

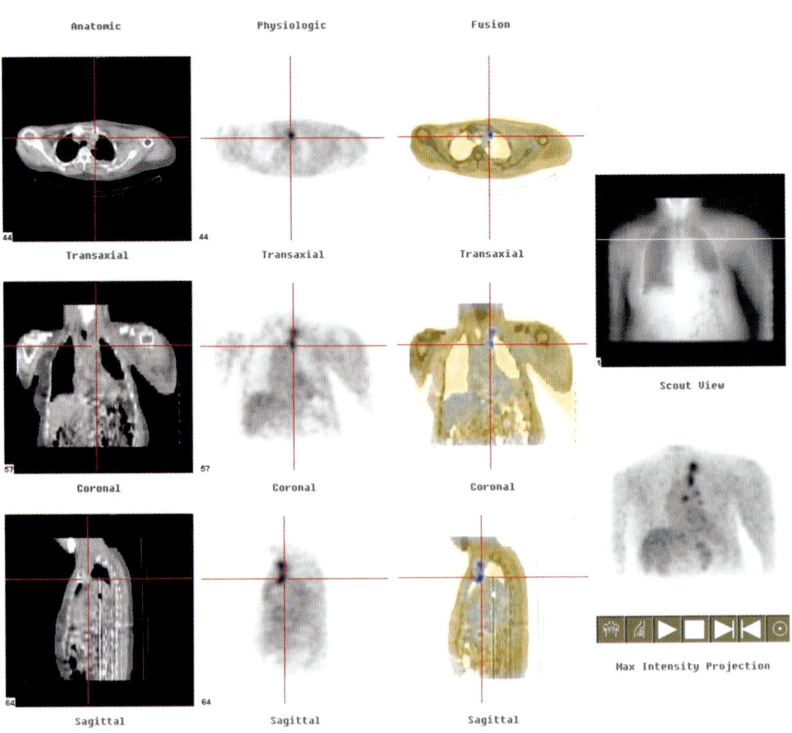

图5－7－3C　十字处显示左上纵隔病灶

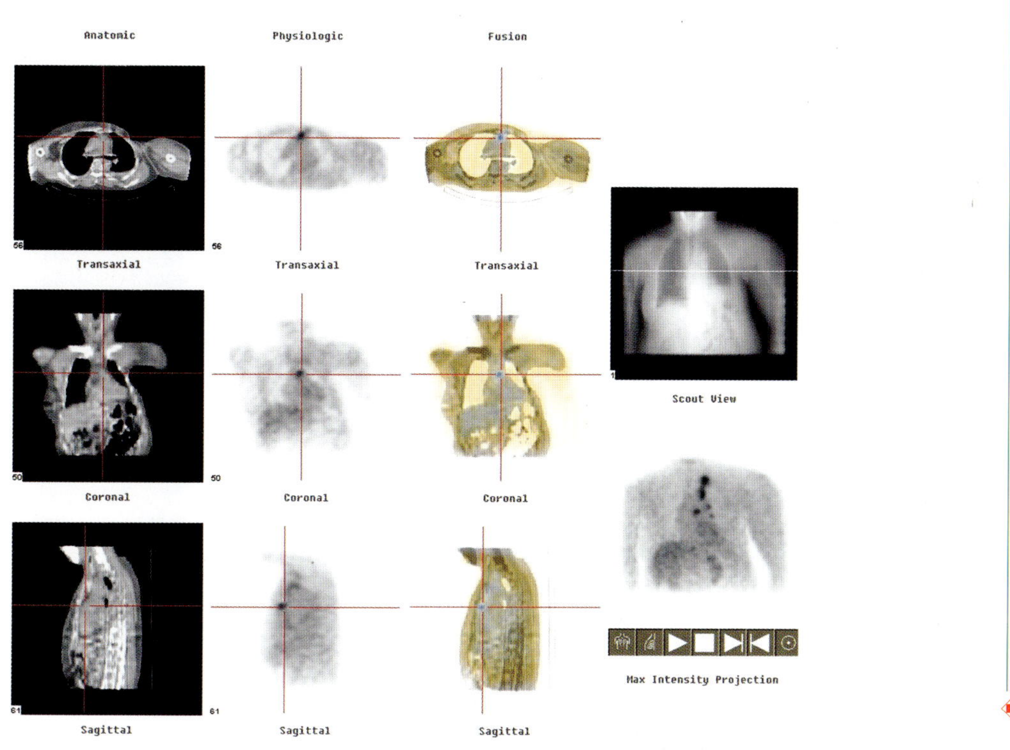

图 5-7-3D 十字处显示胸骨后病灶

病例4，乳腺癌（海军总医院提供）

女，42岁。乳腺癌术后。

1997 无意中发现右乳内上象限结节，直径约2cm，有压痛，右乳皮肤未见红肿、溃烂和外形改变。就诊于美国某肿瘤医院。

1997-10 行右乳癌改良根治术，术后病理：右乳腺浸润导管癌，淋巴结0/19；免疫组化：ER（+），PR（+），C-erb2（+++）。术后给予化疗（CMF方案）8个周期。化疗后长期口服他莫昔芬（三苯氧胺）10毫克/次，2次/日。并且每3~6个月复查，均未见转移。

2005-3 CA-153 升高，达到111.19（N<35kU/L）。

2005-9 在我院行胸部X线片、肺CT、脑MR及骨显像皆正常。

2005-9-22 FDG-PET 显像：剑突右侧胸壁皮下3.2cm×1.2cm×1.0cm放射性聚集影，T/NT=2.73，同机CT可见此局部高密度软组织影（淋巴结?）；左肺门直径1.3cm的点状放射性聚集灶，T/NT=3.25。（图5-7-4A、图5-7-4B）诊断：①剑突右侧胸壁皮下高代谢病灶，疑为胸壁转移，建议活检；②左肺门高代谢病灶炎症可能性大，密切随访。

2005-10 病人在美国行胸壁软组织肿块穿刺活检，病理结果为“腺癌，ER（+），PR（+），C-erb2（+++）”，诊断为乳腺癌术后复发。肺部CT发现“双肺转移”。

2005－12 病人返回我院做进一步治疗。

评述：对疑有乳腺癌复发的病人，FDG－PET/CT 显像有能力检测出正常大小的淋巴结或者说在结构上似乎是正常的淋巴结病变，这是 FDG－PET/CT 的优势之一。尽管 PET－CT 并非完美的检查方法，也可能会漏诊 5～8mm 以下的病变，但是它通过全身显像能够检测出先前不受怀疑的病变，这是 FDG－PET/CT 优势之二。hPET/CT 能够提供复发或转移的定位信息，因此保证了活检位置的准确性，这是 FDG－PET/CT 的优势之三。本例乳癌复发的诊断和治疗的过程说明，如果不使用 PET 扫描，这些复发就可能被漏诊，因此而延误治疗。

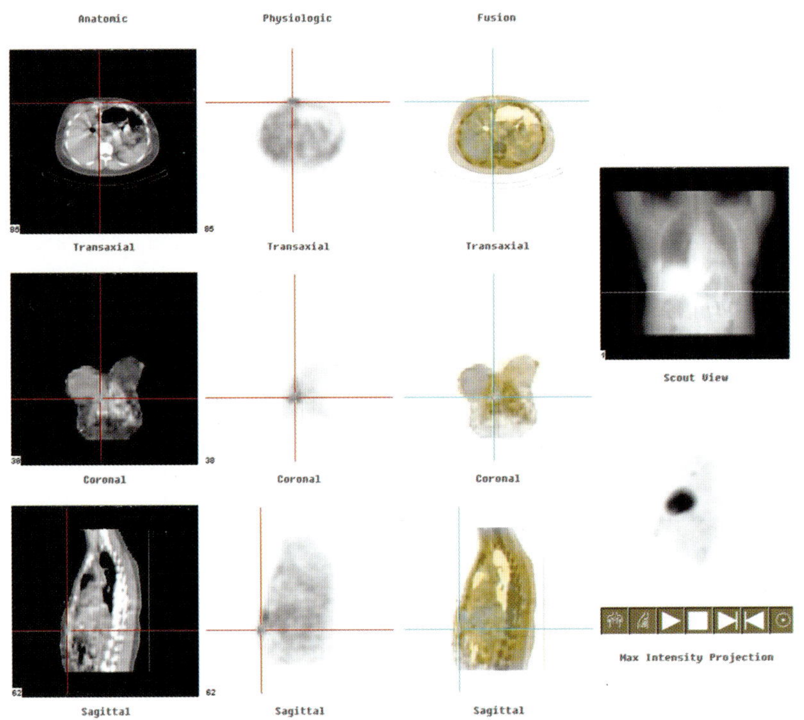

图 5－7－4A　胸部 CT/FDG 融合图像显示胸壁皮下病灶

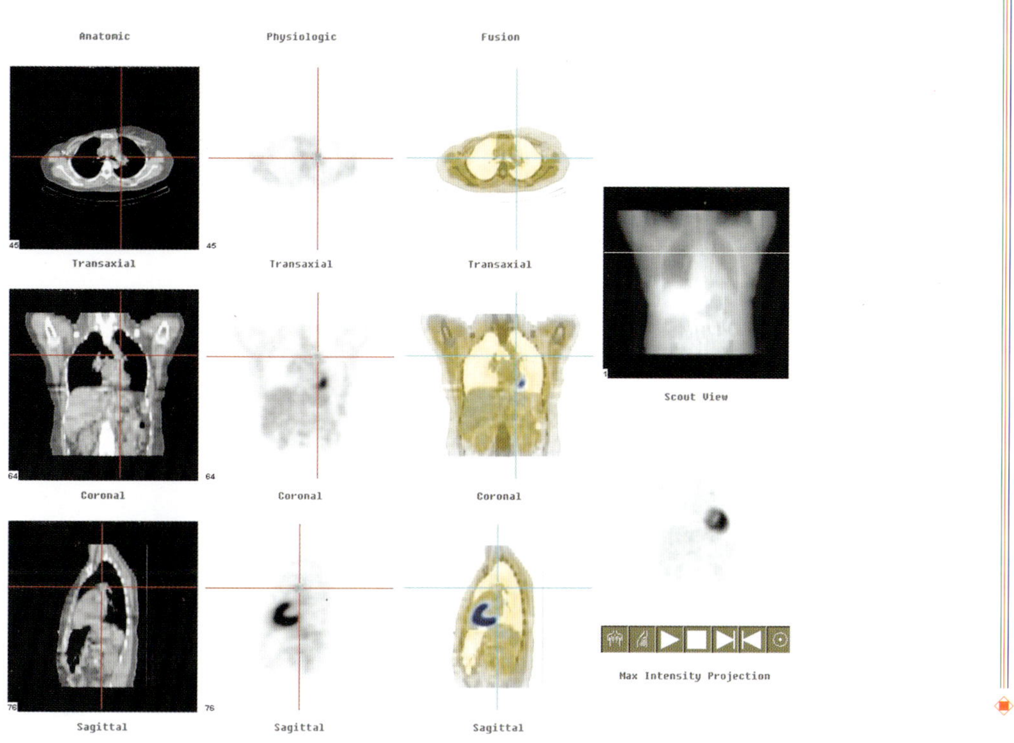

图5－7－4B　十字处为左肺的病灶：误诊为炎性病灶可能性大

随访发现了双肺的转移灶。

病例5，乳腺癌（海军总医院提供）

女，59岁。发现乳腺肿块2周。

无意中发现左侧乳腺乳头内侧1.7cm×1.0cm肿块。

B超：左侧乳房内侧9～10点，距乳头2cm处可探及一个范围约2cm×1.1cm低回声包块。边界欠清晰，形态欠规则，其内可见沙粒样钙化灶，CDFI显示丰富血流信号。诊断：左乳癌待除外。

FDG－PET肿瘤代谢显像：见左乳房乳头内侧软组织处有一个2.4cm×1.0cm×1.9cm中度放射性浓聚区，边界不清，T/NT＝3.0（图5－7－5A）。诊断：左乳房乳头内侧中度葡萄糖代谢增高病灶，恶性病变可能性大。遂行左乳包块切除活检术。术中病理回报：左侧乳腺内上象限实性神经内分泌癌。故改行左乳癌改良根治术。术后标本病理结果：（左乳腺）实性神经内分泌癌（图5－7－5B），肿瘤大小1.5cm×1.5cm×1.0cm，血管内可见癌栓，切缘未见癌。左腋窝淋巴结未见转移（0/18）。免疫组化：ER（＋＋＋＋）、PR（＋＋＋＋）、CK7（＋）、CK20（－）、C－erb－B2（±）。肿瘤分期$T_2N_0M_0$。

评述：PET对小的原发乳腺癌不太灵敏，特别是那些代谢水平不高的肿瘤，有假阴性的危险，因此一般不提倡单独使用 PET 作为原发乳房肿块的定性方法。使用 PET/CT 以后，代谢信息与解剖信息相互补充，有助于增强诊断的准确性。本例乳腺病灶的代谢只有轻度～中度的增加，与周围组织的差别并不特别显著，所以单纯依靠 PET 图像来判断是困难的。但是，与同机 CT 融合图像的结果显示代谢增加的区域与 CT 显示的高密度块影完全重叠，定位帮助了定性，这就是 PET/CT 的临床价值。

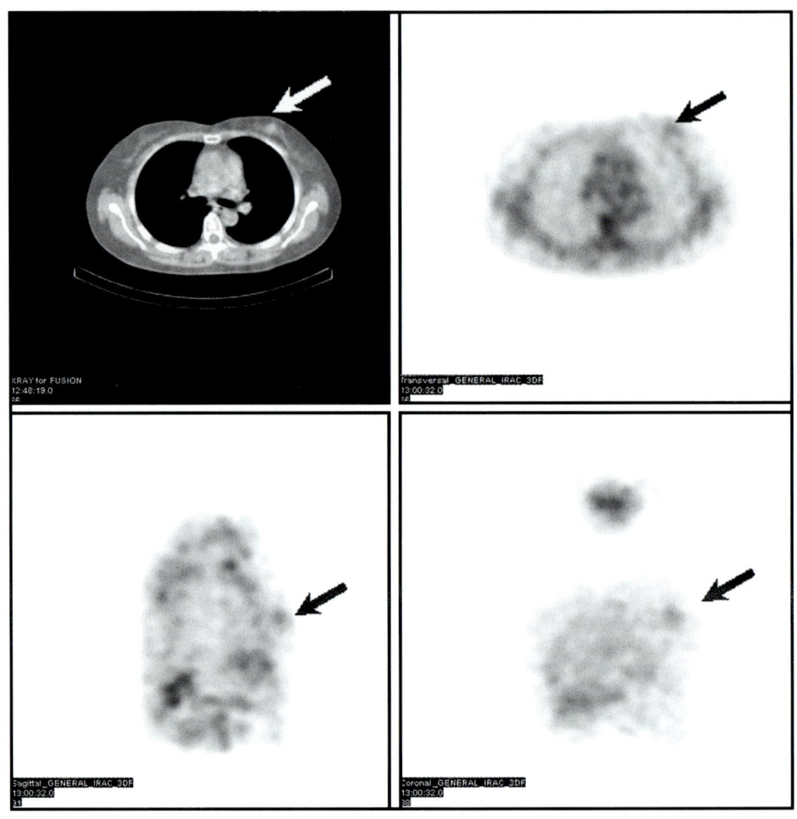

图 5－7－5A

左上 CT：见左乳腺有一个高密度区（白色箭头）。右上 FDG 横断面；左下 FDG 矢状面；右下 FDG 冠状面；左乳腺前内侧、乳头旁可见中等代谢增强病灶（黑色箭头）。

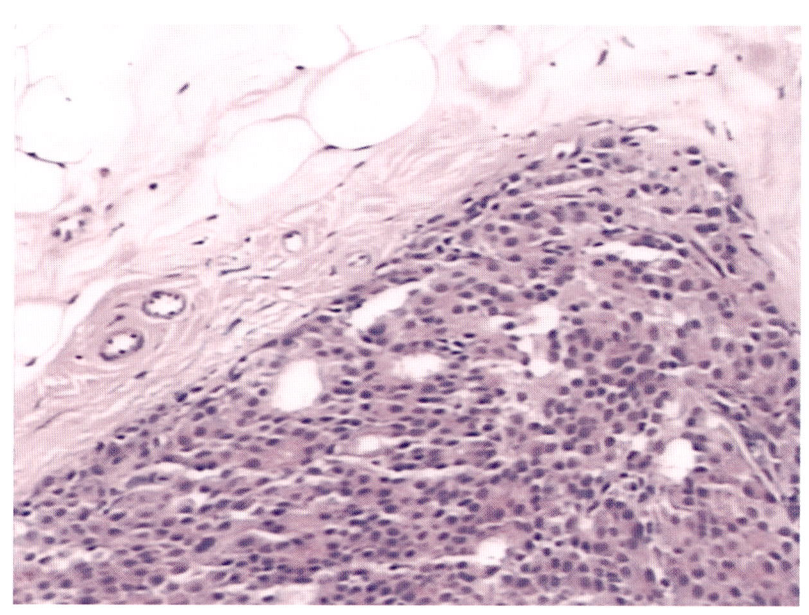

图 5-7-5B 病理切片（HE 染色）

病例 6，乳腺导管癌（海军总医院提供）

女，57 岁。因“左乳腺癌术后 8 年，间断性咳嗽 4 个月”于 2004-2-24 入院。

1996 年偶尔发现左乳腺外上象限局部肿胀，可触及一约 3×2cm 的包块，质地硬，边界清楚，活动度差，无红肿、溃烂，无压痛。在当地医院行乳腺 B 超检查示“左乳腺囊肿”。为进一步诊治，遂就诊于我院，给予左乳腺肿块局部切除，术后病理检查结果为“左乳腺导管癌”。给予左乳改良根治术。术后 2 周开始放疗（10MV-X 线胸壁野切线照射，总剂量 D_T6000cGy/30 次/41 天；左锁骨上淋巴结引流区照射 D_T5000Gy/22 次）。并持续“口服他莫昔芬（三苯氧胺）10 毫克/次，2 次/日”1 年半。未行化疗。

2003-11 出现干咳和胸背部疼痛，抗感染治疗无效。

2003-12-18 胸部 CT：左上肺片状阴影，左胸膜肥厚，左胸腔有少量积液。印象：左肺改变，结合病史考虑为乳腺癌左肺及左侧胸膜转移；肺尖纤维化；左肺阻塞性肺炎。

查体：右锁骨上窝可触及一约 1cm×0.5cm 的淋巴结、质地较硬，活动度较差。

2004-2-28 颈部超声提示：右颈动脉三角区和锁骨上窝肿大淋巴结；双乳腺及肝、胆、胰双肾、膀胱未见异常。

2004-2-25 全身骨扫描：胸骨、脊柱、右股骨颈多处骨盐代谢增高区，诊断为左乳癌术后多发骨转移（图 5-7-6A）。

2004-2-26 胸部 FDG 显像：双肺门（图 5-7-6B）、纵隔及胸骨（图 5-7-6C）、脊柱（图 5-7-6D）多发散在葡萄糖代谢增高病灶。诊断：符合乳腺癌广泛转移表现。

2004-3-1 B超引导下右锁骨上窝淋巴结穿刺：转移性腺癌，结合乳腺癌病史，考虑为乳腺浸润性导管癌之浸润（图5-7-6E），免疫组织化学标记：ER（+），PR（±）。左胸腔穿刺胸腔积液细胞学检查“可见腺癌细胞”。最后诊断：左乳腺导管癌Ⅳ期（术后、放疗后），左肺转移，左侧胸膜转移，多发骨转移，右颈部及右锁骨上窝淋巴结转移。

病人拒绝化疗，给予胸腺素（胸腺肽）增强免疫治疗及对症治疗。

评述：文献报道，PET可以用于乳腺癌骨转移的检测，它比骨扫描灵敏，一般可以比骨扫描发现多出一倍的病变。本例在部分脊柱范围内FDG发现的病灶明显多于骨扫描。FDG-PET也有一些局限，可能会漏诊一些成骨性病变。所以，PET对乳腺癌骨转移的溶骨性病变的检出优于对成骨性病变的检出。从这个角度来说，骨扫描仍然有重要作用，特别是在用于发现成骨性或者硬化性的病灶方面，与FDG有互补作用。

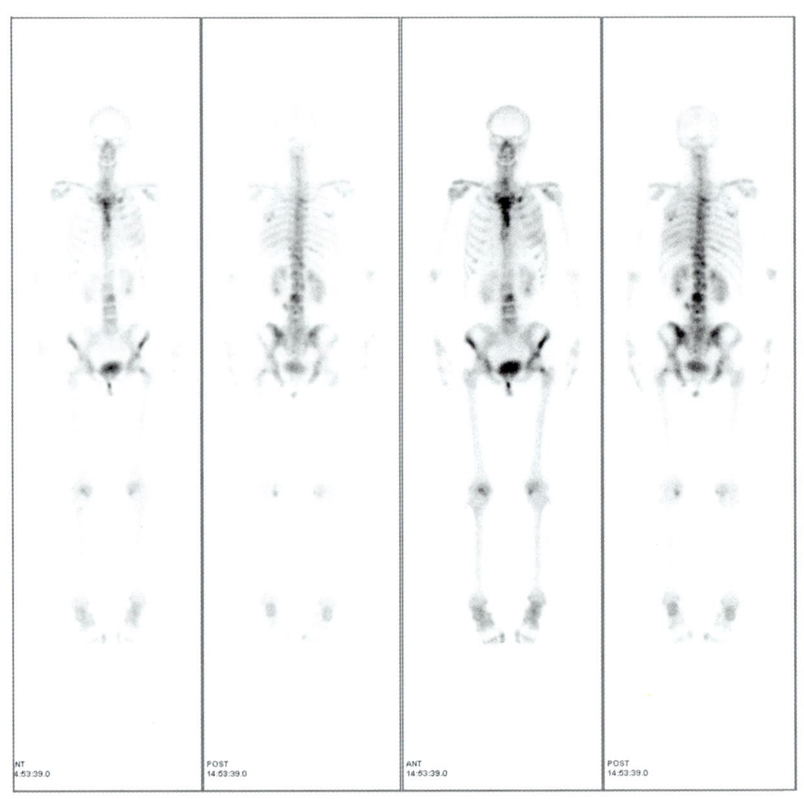

图5-7-6A 全身骨显像

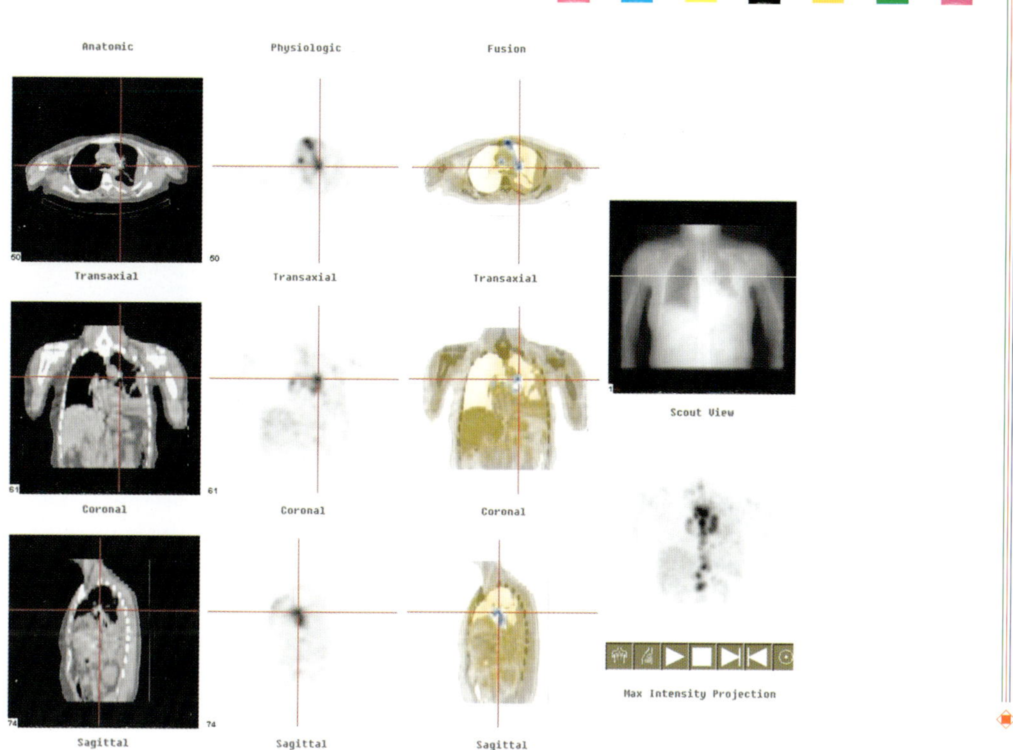

图 5 -7 -6B　CT/FDG 胸部图像显示纵隔、肺门软组织病灶

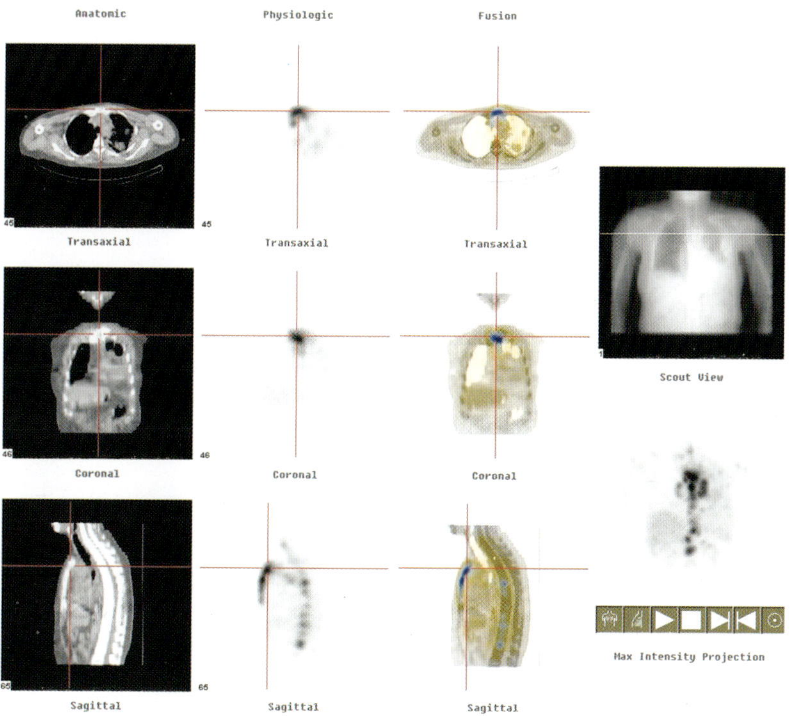

图 5 -7 -6C　CT/FDG 图像显示胸骨高代谢病灶

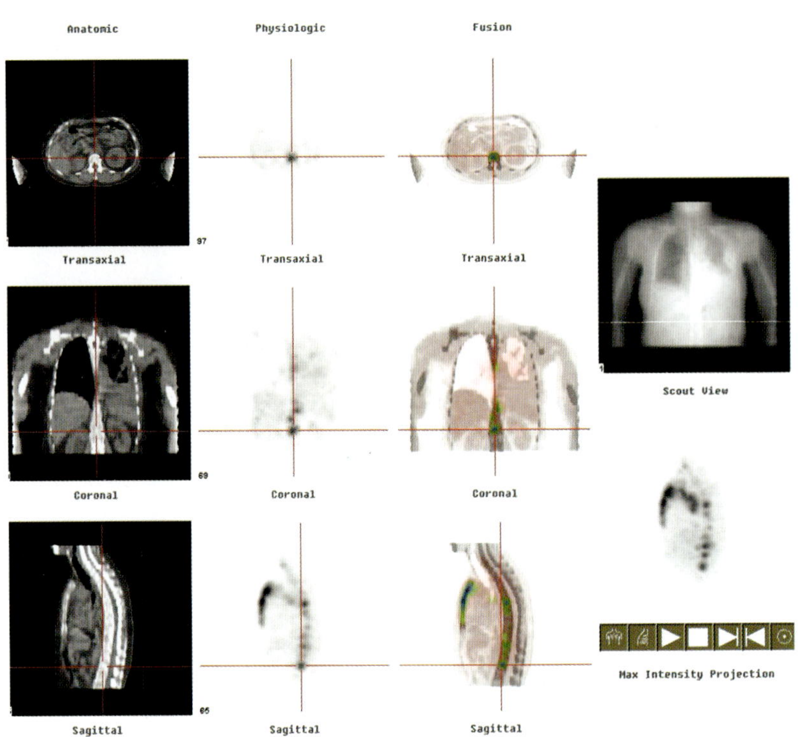

图5-7-6D　CT/FDG 图像显示脊柱多发高代谢病灶

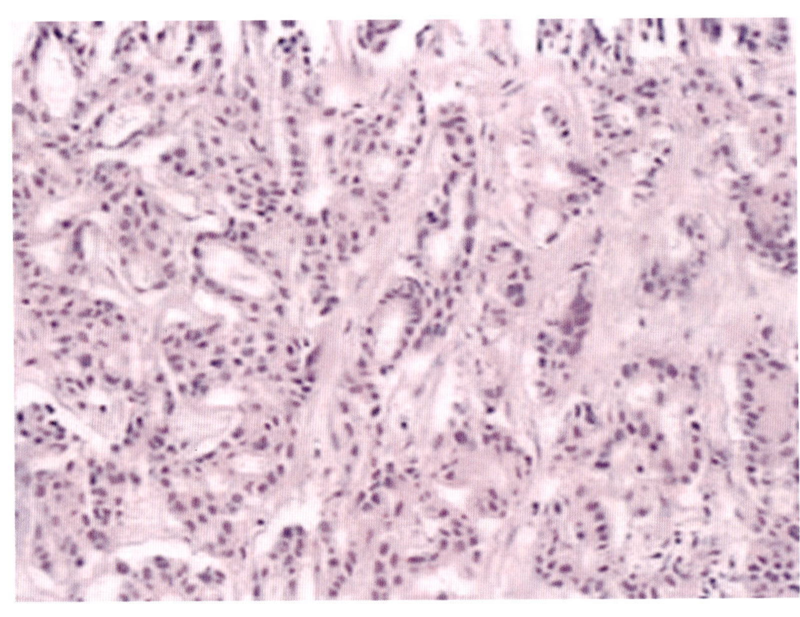

图5-7-6E　病理切片（HE 染色，高倍镜）

病例7，乳腺癌（海军总医院提供）

女，46岁。

2003－11 左乳癌改良根治术，病理为粘液腺癌。常规放化疗。

2004－4－29 外院骨显像：右骶髂关节可见点状放射性浓聚灶。结论：右骶髂关节有血运丰富、代谢旺盛的病灶，建议3～6个月后复查。

2004－10－12 外院骨显像：右骶髂关节可见点状放射性浓聚灶，其余部位未见异常放射性分布。结论：右骶髂关节有血运丰富、代谢旺盛的病灶，与2004－4－29骨显像结果比较无明显变化。多次检查血液肿瘤标志物、腹部B超、CT等均未见明显转移征象。

2005－4－25 CEA，CA15－3 均正常。

2005－5－30 FDG－PET 胸腹部显像：心肌、肝脏可见均匀性放射性摄取，胃底有少许弥漫性摄取，升、降结肠有多量弥漫性放射性摄取。视野内其余部位，包括双侧颈部、双肺野、纵隔、肝脏及双侧骶髂关节等，均无异常放射性浓集（图5－7－7A、5－7－7B）。诊断：①右骶髂关节未见高代谢病灶；②结肠内放射性浓聚符合非特异性生理性摄取表现。

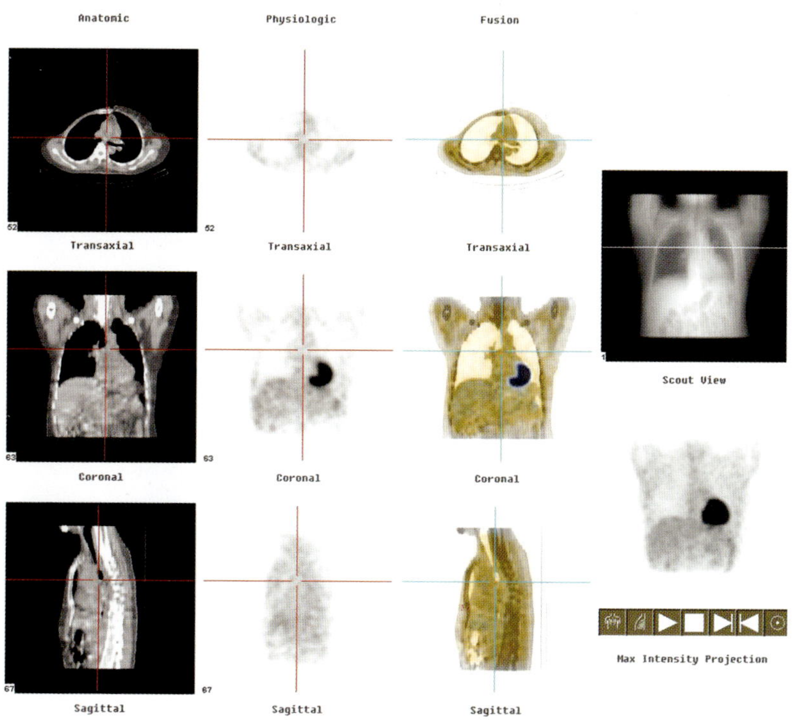

图5－7－7A 胸部及上腹部 CT/FDG 图像

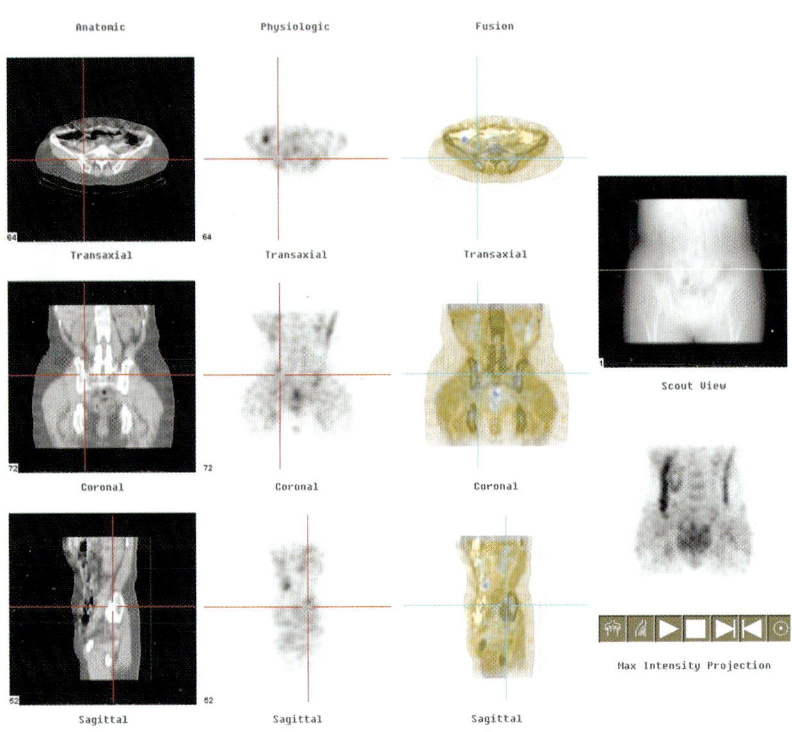

图 5-7-7B 盆腔 CT/FDG 图像

（朱家瑞）

参 考 文 献

1. Zangheri B, Messa C, Picchio M, etc. PET/CT and breast cancer. Eur J Nucl Med Mol Imaging, 2004, 31 Suppl 1: S135 ~ 142
2. Gorres GW, Steinert HC, von Schulthess GK. PET and functional anatomic fusion imaging in lung and breast cancers. Cancer J, 2004, 10 (4): 251 ~ 261
3. Schmidt GP, Baur - Melnyk A, Tiling R, Comparison of high resolution whole - body MRI using parallel imaging and PET - CT. First experiences with a 32 - channel MRI system. Radiologe, 2004, 44 (9): 889 ~ 898

第八节 hPET/CT 和骨转移癌

随着正电子显像设备的推广使用，尤其是带符合线路的 SPECT（hPET/CT）在国内的广泛使用，正电子显像技术在诊断和鉴别诊断骨骼疾病方面的应用也越来越多。其中，受设备安装数量的影响，开展^{18}F－FDG hPET/CT 显像的核医学科最多。但是，和^{18}F－NaF 骨显像可以较为清晰地展示骨骼解剖形态不同，^{18}F－FDG 显像作为阳性显像，其解剖定位标志不清晰，加之符合线路 SPECT 的低空间分辨率和敏感性，病灶和正常组织之间的对比度和分辨比 PET 差，如何在应用广泛的 FDG hPET/CT 显像中克服定位不准确的缺陷，提高诊断准确性，就成为 FDG hPET/CT 显像在诊断骨骼疾病中应用的重要课题。hPET/CT ^{18}F－FDG 显像借助同机定位 CT，通过病灶精确定位、CT 和 hPET 诊断互补等多个途径，在一定程度上能够起到提高 FDG 显像诊断和鉴别诊断骨转移癌的作用。

一、FDG 显像诊断骨转移癌的临床价值

FDG 显像和 MDP 显像探测到的骨转移灶大部分是重叠的。但是，就探测骨转移癌的原理而言，两者的成像原理差异巨大，导致在临床上诊断骨转移各有千秋。和骨显像中显像剂沉积于骨骼中非细胞成分不同，^{18}F－FDG 聚集于骨肿瘤的细胞内，骨肿瘤中异常 FDG 浓集是肿瘤细胞代谢的直接证据，它代表了骨转移癌的活性。因此，在骨转移早期，一旦骨髓受累，FDG 显像就能探及骨转移癌。而骨显像要在骨骼因转移癌损害导致了成骨异常的时候才探及骨转移，这种成骨异常表现是肿瘤的间接表现，出现晚于骨髓受累。FDG 显像比骨显像能更早发现骨转移癌，也比骨显像更早反映骨转移癌对治疗的反应。许多报道证实，FDG 显像诊断骨转移癌的准确性比骨显像高，尤其在诊断脊柱骨等骨髓组织丰富的骨转移癌方面有优势。例如，淋巴瘤的骨转移由于更主要地累及骨髓，FDG 显像阳性率明显高于常规骨显像，有学者甚至提出，FDG 显像可以替代骨髓活检来诊断淋巴瘤有无骨转移。

但是，并非所有的研究都显示 FDG 显像诊断骨转移比 MDP 骨显像的准确性更高。通常 FDG 和 MDP 显像探测的骨转移重叠；而对于成骨性骨转移病灶，FDG 显像可能敏感性较低，FDG 图像上的成骨性骨转移病灶的 SUV 低于溶骨性病灶。治疗对恶性骨病变摄取 FDG 的影响明显，治疗后的骨转移癌可能因为肿瘤细胞代谢受到显著抑制，在 FDG 显像上无阳性表现。治疗后骨转移癌不摄取 FDG 的情况则未尝不是有利于临床的好事。M. Picchio 等就一组骨转移癌随诊研究发现，在未经治疗的病人中，15 个 MDP 骨显像未发现的病灶 FDG PET 显像均为阳性；而在化疗后的病人中，所有 4 例 FDG－PET 显像阴性，骨显像阳性的病人在 14 个月后 MDP 阳性病灶发生退变（degeneration）。因此，在骨转移早期，FDG－PET 已经阳性而 MDP 可能仍是阴性，FDG－PET 显示骨转移治疗效果早于 MDP。

成骨性骨转移中 FDG 摄取低于溶骨性骨转移癌的原因不明。可能的原因有：成骨性骨转移癌的葡萄糖分解代谢率低于溶骨性骨转移；成骨性骨转移癌内的相对无细胞导致存活肿瘤细胞量小，进入肿瘤细胞的 FDG 总量少；溶骨性骨转移癌乏氧更显著，细胞葡萄糖无氧酵解显著增加，从而摄取更多的 FDG。成骨为主的骨转移病灶在骨显像上显示的时间比溶骨性的

长，也使得骨显像有更长时间显示骨转移癌。

二、hPET/CT FDG 显像诊断骨转移癌的优势

和常规 SPECT 相比，hPET/CT FDG 显像中的 X－CT 至少扮演了两个角色：衰减校正和解剖定位。如前面章节所述，由于有更高的信息量，基于 X－CT 的衰减校正图的质量明显好于放射性核素衰减校正图，这有利于获得更好的 FDG 图像质量。而同机 CT 的应用，初步解决了 FDG 显像定位难的问题。在骨转移癌的诊断过程中，对异常 FDG 摄取的定位有重要意义：①单纯依据 FDG 图像，医师只能通过大致的部位概念，初步估计异常 FDG 高摄取是否在骨骼上，有时候很难确定异常的 FDG 高摄取是在骨骼上还是在软组织上；②即使对于较为容易定位的脊椎，如果能够明确地知道高 FDG 摄取确实在椎体的骨髓部分，或椎弓根部分，那么确定椎体骨转移诊断的把握和准确性就要高得多；③对椎体周围的软组织高 FDG 摄取的诊断是要十分小心的，因为非肿瘤性疾病，如结核导致的椎体旁冷脓肿等也可以有很高的 FDG 摄取。

其次，虽然现阶段 hPET/CT 所配备的 CT 的图像质量差于诊断专用 CT，主要用作解剖定位，但是，其骨骼图像的质量还是能够满足大部分病人的诊断要求。FDG 在成骨性骨转移癌上的较低灵敏度，恰好可以通过诊断 CT 图像上有无成骨性骨转移癌表现来加以弥补，实现 hPET/CT 和 X－CT 的诊断互补，提高 FDG 显像对骨转移癌的诊断准确性。

最后，临床探查骨转移癌是肿瘤病人分期诊断的一部分，更主要的目的是了解包括骨骼在内的所有机体组织有无转移癌，以及对治疗的反应。就这个意义而言，FDG 显像高于骨显像的优势是，在探查骨转移癌的同时，也探查软组织转移癌。在诊断骨骼外转移癌时，通过 hPET/CT 定位肿瘤组织，确定高 FDG 摄取具体部位，发现占位性病变，以及了解占位性病变的形态学改变等，提升诊断准确性。MDP 骨显像和 FDG 肿瘤显像对骨转移灶的诊断特点见表 5－8－1

表 5－8－1　MDP 骨显像和 FDG 肿瘤显像对骨转移灶的诊断特点

	FDG	MDP
断层显像	全部	有时
解剖定位	困难	容易
特异性	较高	较低
摄取组织	肿瘤组织	成骨反应活跃区
病理过程	早期骨髓受累	已经发生成骨反应
成骨性破坏	灵敏度较低	灵敏度较高
溶骨性破坏	灵敏度较高	灵敏度较低
骨外肿瘤	可见	大部分不能探及
易漏诊部位	颅骨和四肢	小的溶骨性病变
受治疗的影响	较明显	不明显

三、病例

病例1（北京医院提供）

男性，63 岁，右上肺小细胞肺癌放化疗后。骨显像可见左髂骨翼溶骨性骨转移癌（图 5-8-1A）。FDG hPET/CT 显像除探察到右髂骨翼骨转移外，还探察到左骶髂关节骨转移癌和骨外软组织恶性肿瘤——右肺上叶高代谢恶性肿瘤（图 5-8-1B、图 5-8-1C）。

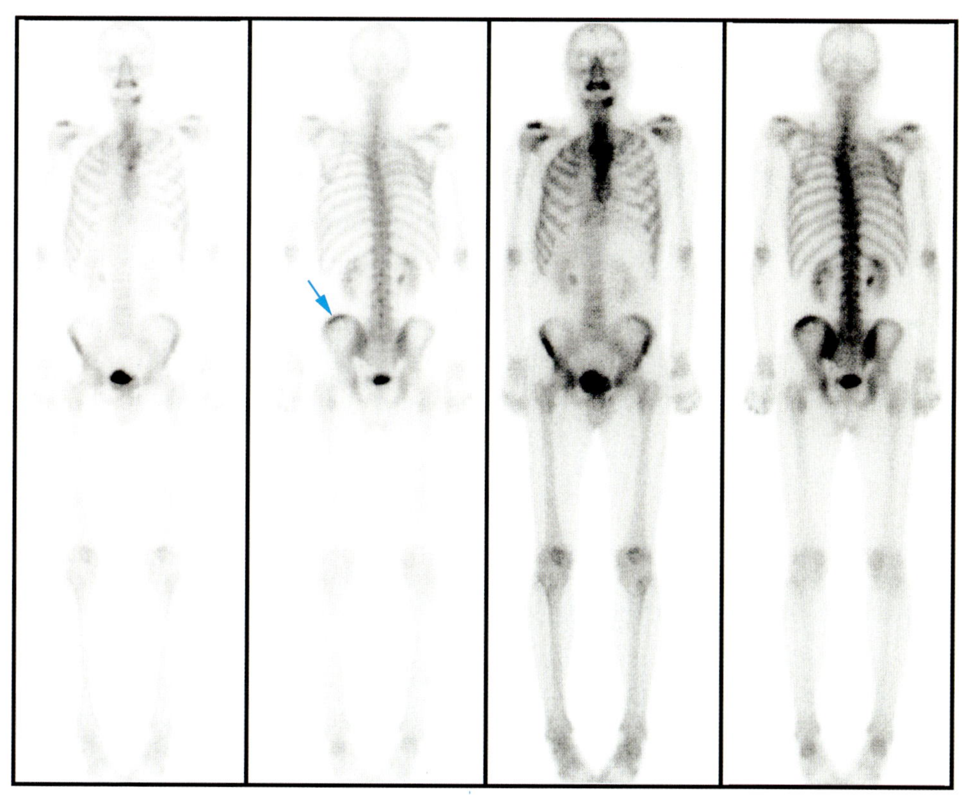

图 5-8-1A 全身骨显像可见右髂骨翼溶骨性骨转移癌（蓝箭头）

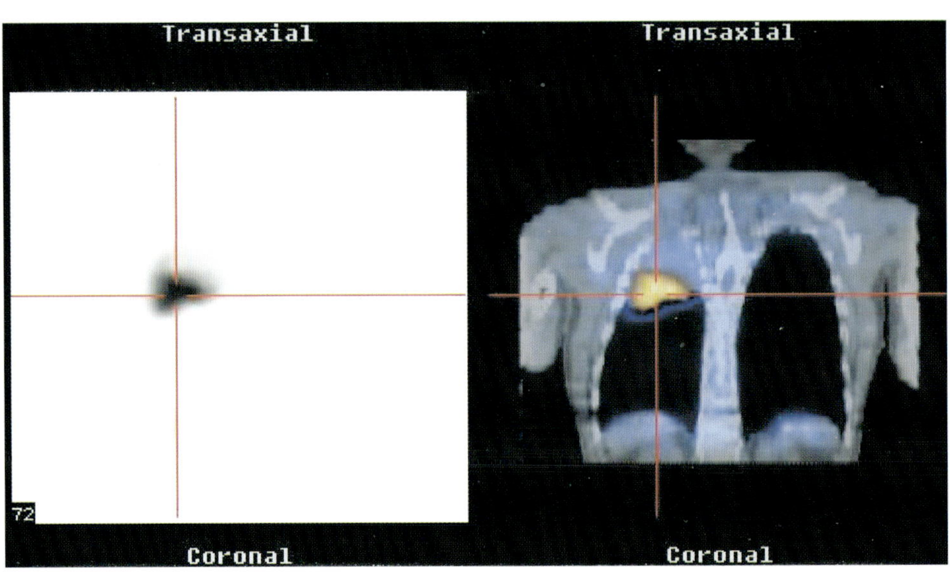

图 5 -8 -1B　胸部 FDG /CT 显像

右肺上叶肿瘤放射性摄取异常增高，为高代谢恶性肿瘤（十字交叉）。

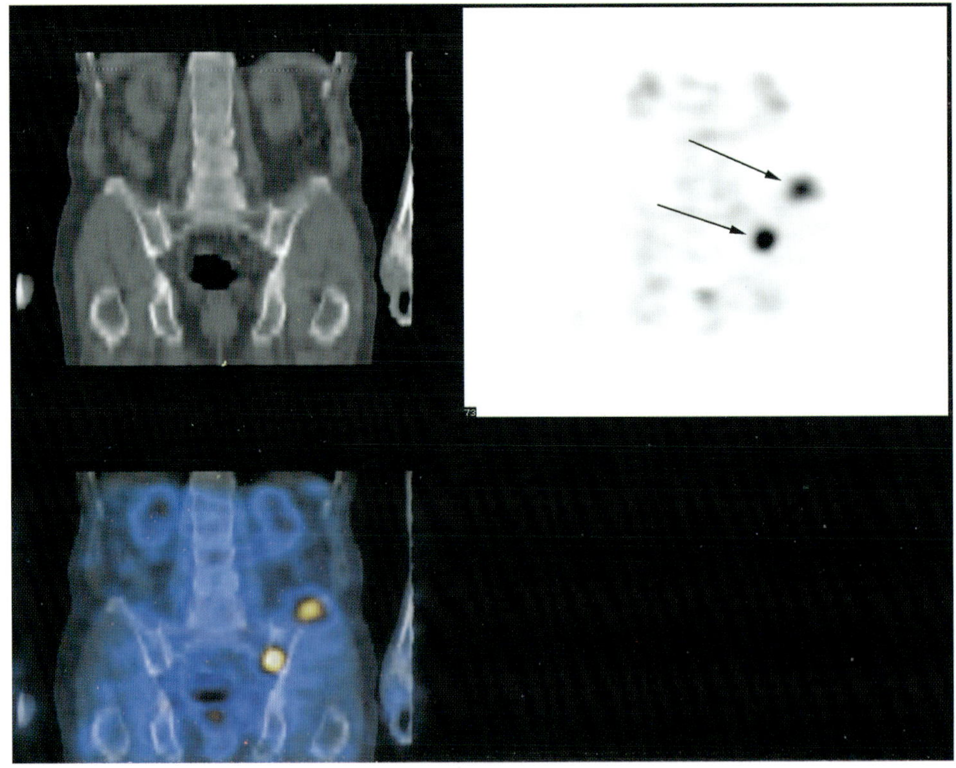

图 5 -8 -1C　腹部和盆腔 FDG /CT 显像

左侧的髂骨翼和骶髂关节骨转移癌呈局灶性放射性增高（箭头）。注意，骶骨病灶在骨显像是阴性。

病例 2（北京医院提供）

男性，47 岁直肠癌术后，其骨显像表现可能为超级影像——中轴骨显影很清晰，股骨、肱骨近段放射性欠均匀，双侧肾影稍淡，但这例骨显像不是非常典型的超级影像，结合临床，仍考虑可能存在广泛骨转移（图 5－8－2A、图 5－8－2B、图 5－8－2C）。这种状况下，最好有第二种影像学证实有无骨转移。本例病人的 FDG hPET/CT 显像证实了多发骨转移。

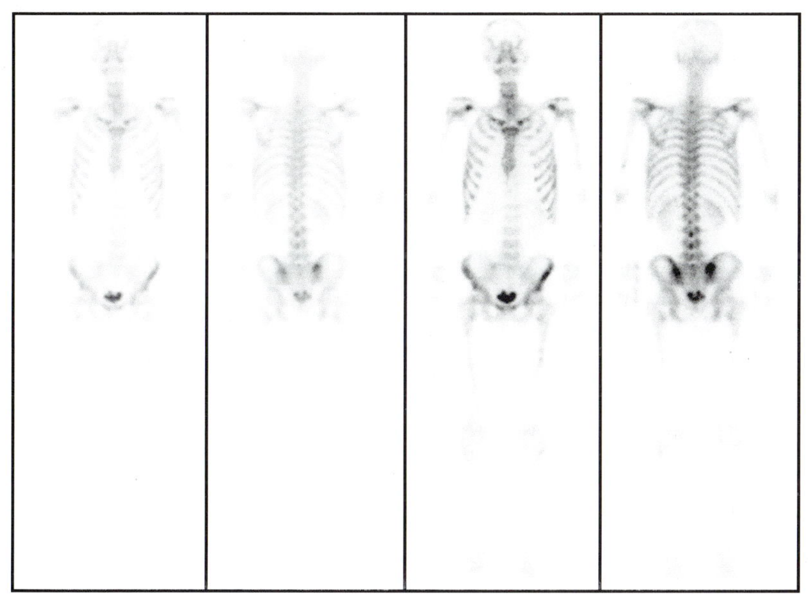

图 5－8－2A　骨显像
表现考虑为超级影像，提示广泛骨转移可能

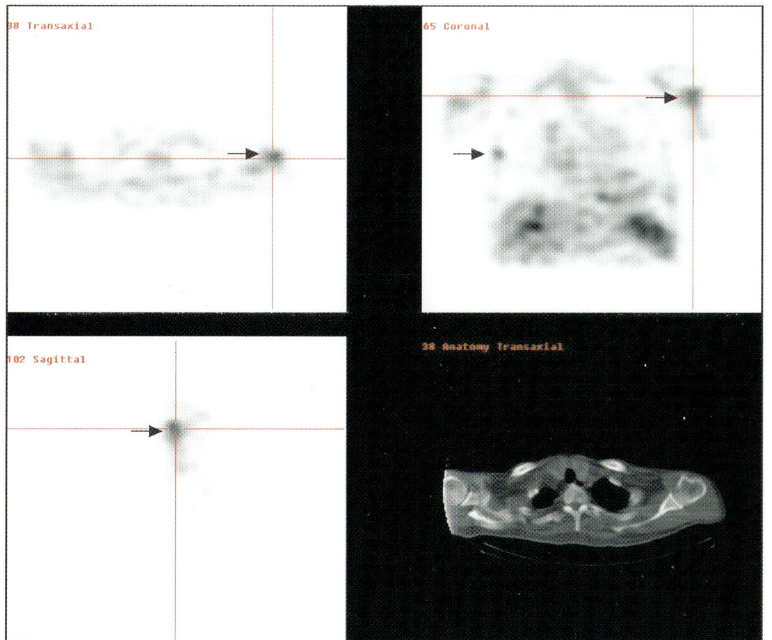

图 5－8－2B　胸部 FDG 显像和同机 CT

多发代谢增高的骨转移癌，累及肋骨、肱骨（箭头）。同机 CT 表现为肱骨密度减低的溶骨性骨转移癌。

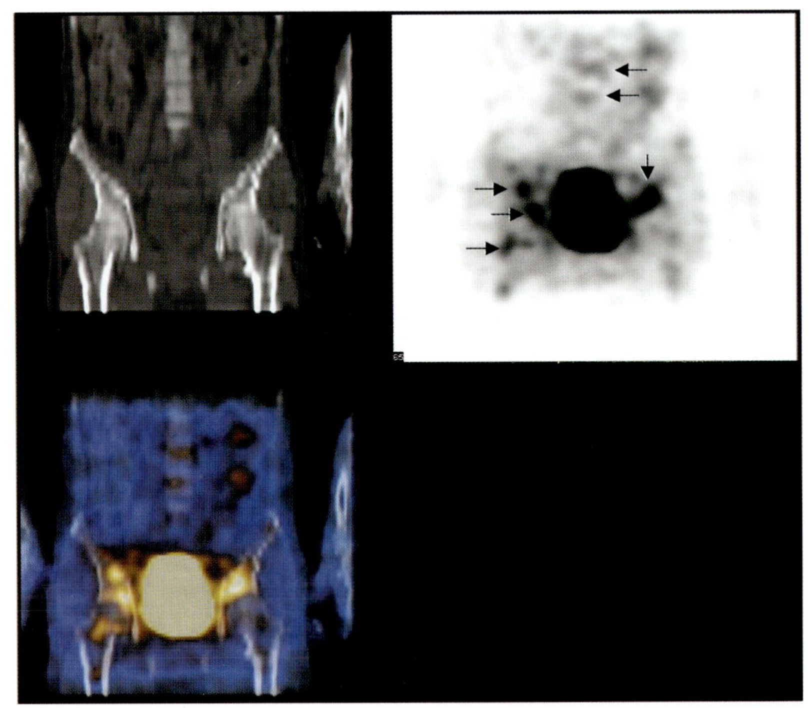

图 5-8-2C　hPET/CT 腹部和盆腔显像

多发高代谢骨转移癌累及骨盆、股骨和腰椎（箭头）。

病例 3（北京医院提供）

男性，58 岁。因腰痛 2 个月行全身骨显像。既往无外伤史。右后第 5 肋条状和 L_3 条状放射性浓聚，考虑为骨转移癌，但腰椎病变需除外压缩性骨折（图 5-8-3A、图 5-8-3B）。后病人行椎弓根内固定术，病人 L_3 椎体肿瘤切除病检，病理结果：L_3 椎体转移性鳞癌。术后行 FDG hPET/CT 显像（图 5-8-3C、图 5-8-3D）。

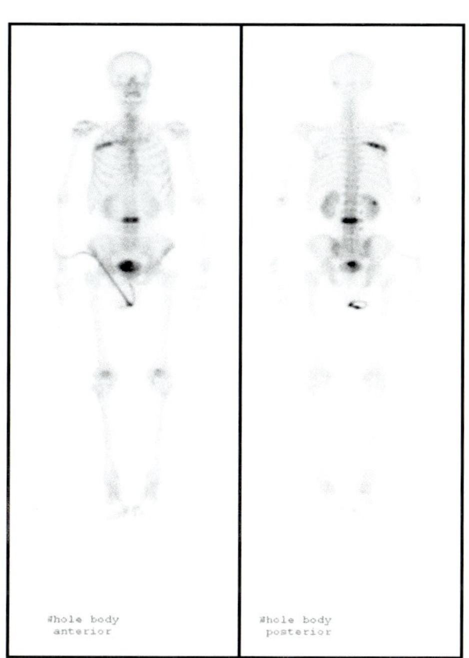

图 5-8-3A 右后肋$_5$ 和 L_3 条状放射性浓聚

考虑为骨转移癌，腰椎病变需除外压缩性骨折。

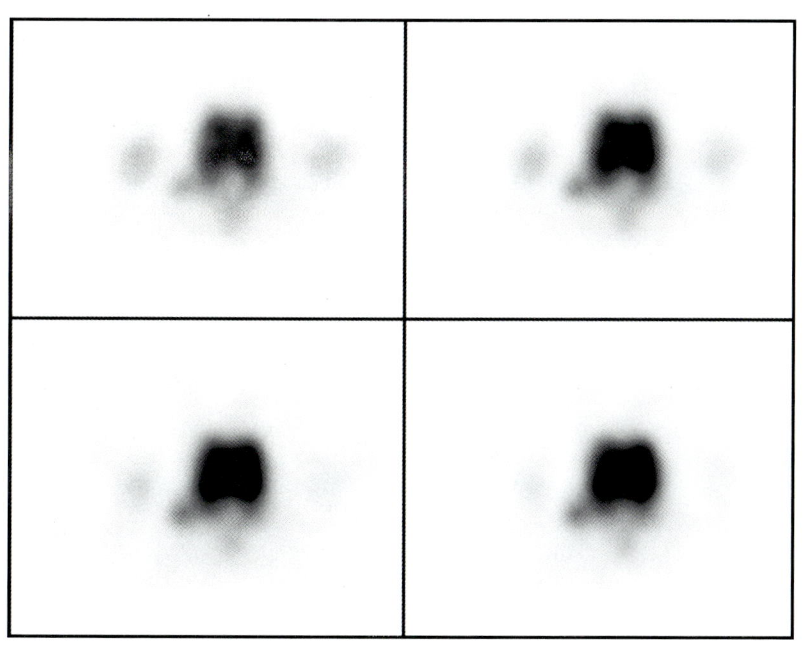

图 5-8-3B MDP 断层见 L_3 椎体不均匀放射性浓聚，但未累及椎弓根

这种以整个椎体受累、平面显像呈条状放射性增高的表现，在椎体骨转移癌和压缩性骨折都常见。在椎体单发病变的病人中出现这种情况，就很难鉴别病变是椎体骨转移癌，还是压缩性骨折。FDG 显像有助于鉴别诊断。

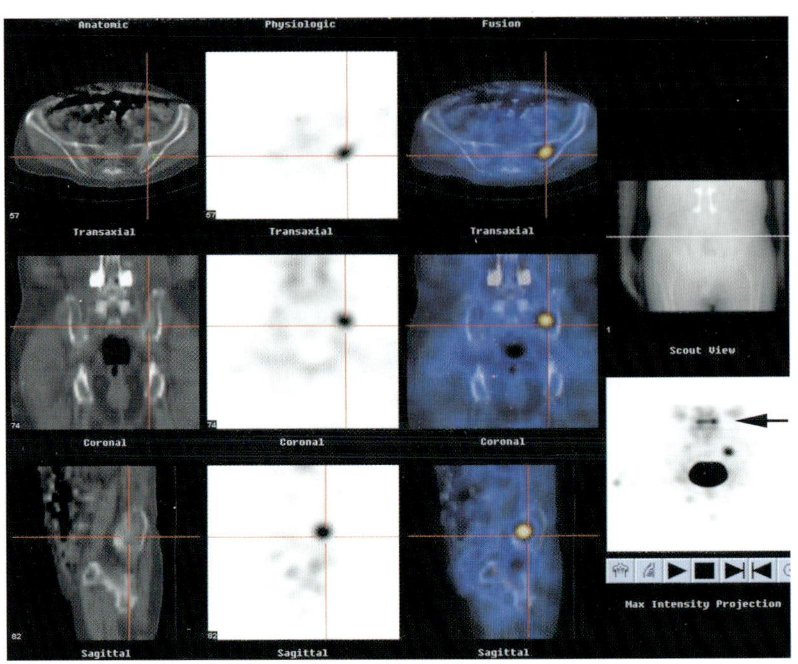

图 5－8－3C　FDG hPET/CT 显像

髂骨近骶髂关节处局灶性放射性浓聚（十字交叉），为骨转移表现，同机 CT 显示病变局部为骨皮质受到破坏的高密度转移病灶。L_3 不均匀放射性条状增高（箭头），系残存肿瘤表现。

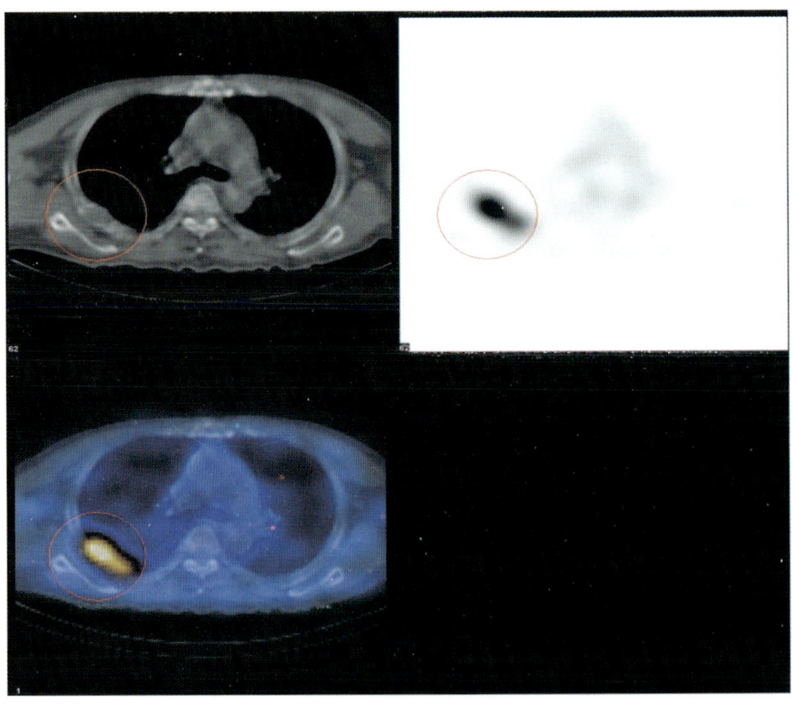

图 5－8－3D　FDG hPET/CT 显像

右后肋$_5$ 可见高代谢骨转移病变（圆圈），同机 CT 见局部肋骨皮质破坏，病变部位呈膨胀溶骨改变。

病例4（北京医院提供）

男性，62岁。CEA显著增高，右腿、右髋痛1个月余。这例病人的骨显像提示多发骨转移，FDG hPET/CT显像除探及多发骨转移外，还发现高代谢恶性肿瘤在纵隔、肺、腹腔骨外软组织的广泛累及。但是，FDG hPET/CT显像和MDP显像所探测到的骨转移灶是有差异的：骨显像所探查到的右前第7肋转移灶在FDG显像上放射性是正常的，而FDG显像还探查到未能被骨显像发现的耻骨联合骨转移灶（图5－8－4A、图5－8－4B、图5－8－4C、图5－8－4D）。

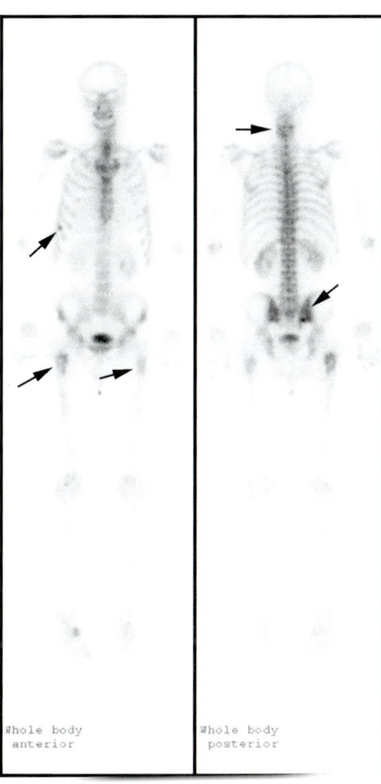

图5－8－4A　全身骨显像

多发骨转移（箭头所示），累及颈椎、右前第7肋、右骶髂关节和双侧大转子以下的股骨。

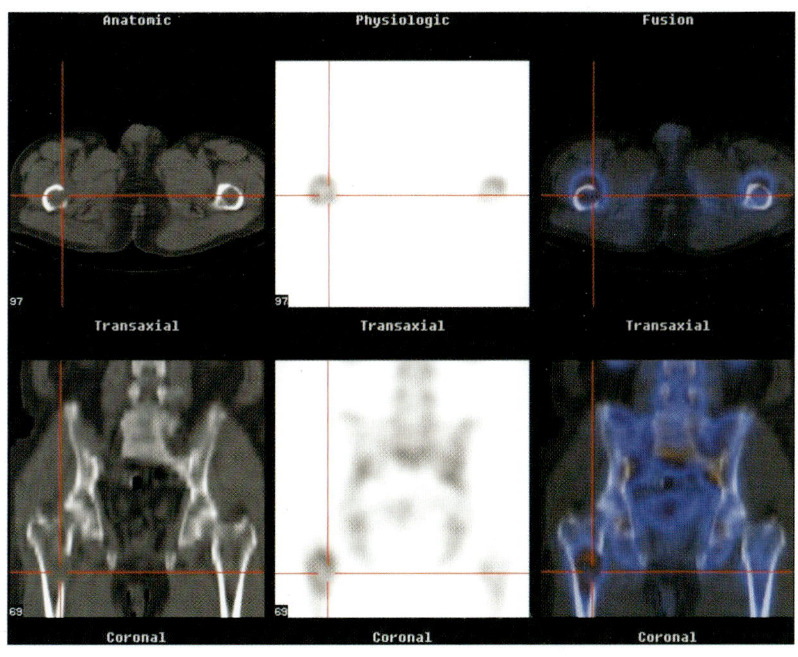

图5－8－4B　盆腔hPET/CT显像

双侧股骨大转子以下股骨不均匀高代谢摄取，同机CT可见右侧股骨皮质不完整（十字交叉），有溶骨性损害，这些表现均提示骨骼的恶性病变。左侧股骨CT片未见明显异常。

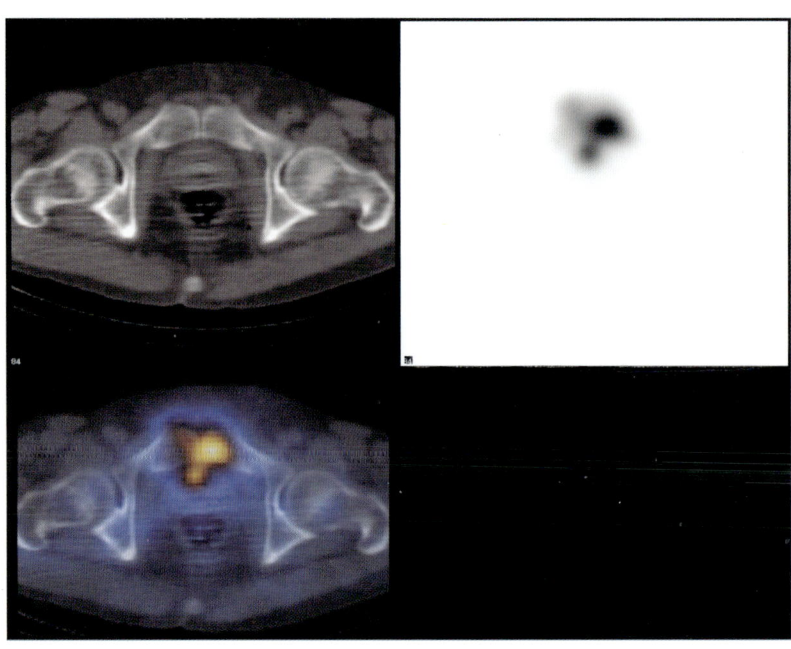

图 5 -8 -4C　hPET/CT 显像可见耻骨联合处的放射性不均匀增高，以左侧放射性增高显著，但全身骨显像该部位的放射性分布是正常的，同机 CT 也未见明显的骨密度和形态异常

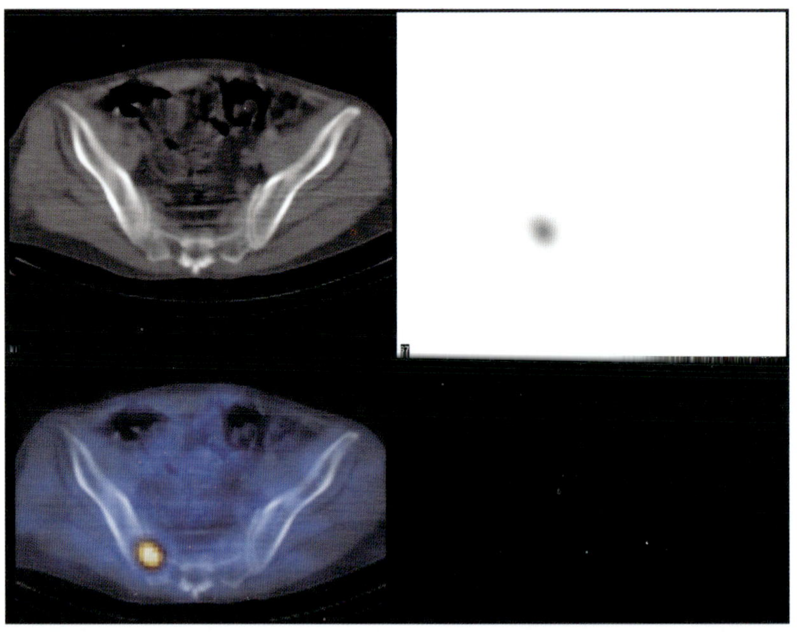

图 5 -8 -4D　FDG /CT 显像可见右骶髂关节局灶性放射性增高，和全身骨显像结果相吻合，但同机 CT 未见明显的骨密度和形态异常

（姚稚明）

第九节 重 复 癌

一、概况

根据 WHO 统计，目前有 55% 的恶性肿瘤病例仍然难以治愈。其中主要的原因是恶性肿瘤对正常组织和器官的侵袭、浸润和转移，导致复发率和转移率高。例如，宫颈癌治疗后约 25% 复发；口腔癌治疗的失败率达到 40% ~50%，其中局部复发占治疗失败总病例数的 79% ~88%，远路转移及其他原因占 10% ~20%；60% 以上的恶性肿瘤病人在初诊时已经出现了转移。肿瘤难以治愈的另一个原因是部分肿瘤病人可能发生第二原发瘤（Second primary tumor，SPTs），或称重复癌。两种或两种以上肿瘤发生于同一患者的现象近几十年来有所增加，随着诊断技术的提高以及临床医生对重复癌认识的深化，多发性原发肿瘤正在越来越多地得到诊断，临床上已不鲜见。由于肿瘤诊断和治疗水平的不断提高，肿瘤病人的生存期普遍延长，而且对第二原发癌往往有较好的治疗效果，所以应当重视重复癌的发生和治疗。

文献报道，肿瘤病人患第二原发癌的机会比正常人患第一原发癌的机会要高 11 倍。国外报道的重复癌发生率在 1% ~10% 之间（平均年发病率约 2% ~3%）。重复癌的好发部位以同一器官最多，其次为成对器官，再次为同一系统的器官。流行病学分析发现，非小细胞肺癌、淋巴瘤、头颈部鳞癌和乳腺癌等的第二原发癌发病率较高。在恶性肿瘤治疗后的随访中，若出现新的病灶，不能一概认为都是原发肿瘤的复发或转移，而应仔细鉴别，除外重复癌。重复癌的预后要比有复发和转移的原发癌好得多，因此对重复癌的治疗应持积极态度。

二、诊断标准

重复癌也称为“多原发癌”，是指一个患者同时或先后发生两种以上的原发性恶性肿瘤。诊断重复癌，需要具备以下三个条件：①每一个肿瘤都是恶性的，肿瘤彼此分离，无直接浸润的征象；②每个肿瘤有各自的组织病理学特点，包括免疫组化、亚细胞结构特点；③肿瘤一方不是另一方的转移病灶。

同时性重复癌：肿瘤出现在同一时间，各自独立，且组织病理学各不相同。若两个肿瘤的组织学表现相同，肿瘤位于不同侧肺、肺叶或肺段，并且没有共同的淋巴引流，没有远隔转移，也可被认为是两个独立的原发性肿瘤。一般认为两个肿瘤发生在 6 个月以内者称为同时发生。如果不符合这些标准，则认为这两个肿瘤是伴有转移的原发性肿瘤（Ⅳ期）。

异时性重复癌：组织学相同的肿瘤发生时间间隔超过 6 个月者称为异时发生，且起源于原位癌或没有共同的淋巴引流。刘复生等报道 3 年内发生率为 57%，且间隔时间越短预后越差。这个时间间隔和肿瘤最易复发或转移的时间间隔类似。因此，必须对这个时间段出现的新病灶慎重鉴别：是转移、复发？还是重复癌？避免误诊。

三、病因

概括而言，由于对肿瘤及其他疾病，如心血管疾病治疗方法的改善，人类平均寿命延长造成恶性肿瘤的整体分布的改变，重复癌的发病几率也有所增加；其次，对第一肿瘤放化疗使用的增加也会导致重复癌数量增多。另外，常用于解释多发恶性肿瘤的一个重要学说——“区域性癌变效应理论”指出，暴露于相同致癌物质的器官系统转化为恶性肿瘤的机会增加了。

重复癌的病因仍不清楚，可能与下列因素有关：

1. 宿主易患性　当一个人第一次得癌而被治愈后，基因的突变依然存在，患者对肿瘤的易患性仍然存在。

2. 机体免疫功能的缺陷　肿瘤患者免疫功能低下，重复癌的发生增多。

3. 放疗、化疗成为新的致癌因素　放疗的辐射对正常组织有致癌作用。化疗药物也有致癌的远期毒性作用。例如，长期存活的恶性淋巴瘤病人，先进的化疗和放疗方法的建立意味着多数淋巴瘤病人是可治愈的，但是抗肿瘤治疗的远期毒副作用之一是增加发生第二种恶性肿瘤的危险性。

4. 不良的生活方式、有害的理化因素长期刺激　如有致癌作用的吸烟、酗酒、脂肪摄入过多，纤维素摄入过少等均对重复癌的发生有一定的影响。

Mellemkjaer 等调查了 50 余万原发乳腺癌的妇女，和未患乳腺癌的妇女比较，有原发乳腺癌的妇女发生非乳腺第二原发癌的危险性增加 25%。他们认为，第二原发癌的发生可以解释为乳腺癌治疗的副作用，以及基因和环境等共同危险因素的作用，尽管一般对第二原发癌有其他的解释，例如更加密切的随访以及肿瘤的易患性。有关治疗副作用和一般肿瘤危险因素的知识还不足以解释第二原发癌过多的原因，这些因素的更深层次的作用，以及来自对病人随访的增加和对一般肿瘤的易患性增加的潜在影响可能对这种现象给出进一步解释。

迄今为止，临床医生是根据头颈部鳞癌组织病理学的结果和肿瘤边缘的状态来决定是否做辅助治疗以及判断病人的预后。在头颈部肿瘤发生学方面有重要作用的分子生物学技术可能开发出更加可靠的肿瘤标志物和更加适合病人情况的治疗方法，从而改善生存率。对原发的头颈部肿瘤在外科治疗后原位和邻近部位继发肿瘤或复发肿瘤的发生机制的研究表明：用于临床的确定局部复发和 SPT 的方法有缺陷，因此提出了新的考虑到这些病灶分子起源的方法。头颈部鳞癌常常有大量癌前病变，大部分其他类型的肿瘤也有这种现象。一旦肿瘤被切除，存在含有大量的癌前病变细胞的特殊区域（有时候这个范围的直径达到 7cm）是发生第二区域癌（second field tumor，SFT）的最大隐患。检出或监视这些区域，并建立靶向分子介入技术对肿瘤的预防将有意义深远的影响，现有的 PET 药物还无法显示这些区域。

四、治疗和预后

随着诊疗水平的提高，癌症患者生存期延长，重复癌的发生率增多。重复癌的治疗及预后与转移癌有原则上的不同，转移癌预后极差，多以姑息治疗为主。而重复癌有根治的可能，应按该器官原发癌的治疗，依病理类型、分期采用治疗手段。如治疗得当，疗效与非重复癌相同。因此我们应该提高对重复癌的认识，及时、正确地做出诊断，采取积极的，有别于转移癌的治疗方案，提高重复癌患者的生存率。

Christianne S. J. 等认为重复癌最常发生的部位是肺、头颈区域和泌尿上皮。非小细胞肺癌为第一肿瘤的患者的第二原发性肿瘤之间的间隔时间显著短于非小细胞肺癌为第二肿瘤的患者。非小细胞肺癌为单一肿瘤的患者预后最差，而随访期间出现重复癌的患者以及伴有两种以上原发性肿瘤的患者预后较好。这组病例的结果提示，伴有两种或两种以上原发性癌患者发生的肿瘤具有生长比较缓慢的特点。

五、PET/CT 的作用

PET/CT 对检出恶性肿瘤高度的敏感性，使之成为检出重复癌的首选方法。实际上，仅仅根据 PET/CT 显示出的病灶并不能区别是重复癌，还是原发癌的转移灶或复发灶，应当参考病灶的部位、原发癌发生转移的特点等来推测，最后的诊断必须有组织学证据。Choi 等对 547 例癌症患者使用 FDG PET/CT 进行分期（如果在 PET/CT 或常规分期检查提示有第二原发瘤的异常表现时还要做其他检查，以确定第二原发瘤的诊断）。在 547 例病人中 PET/CT 检出第二原发瘤 26 例（4.8%），常规分期检查未能检出 16 例第二原发癌和 1 例转移灶，PET/CT 检出第二原发瘤或转移灶的灵敏度分别为 91%（31/34）和 69%（31/45）。

据流行病学调查，头颈部鳞癌初诊时的第二原发癌的发病率约为 3%。Stokkel 等对 54 例口咽腔鳞癌未治疗的病人，在手术前 3 周内用临床检查、胸部 X 线、CT、超声引导下的针吸活检和 FDG - PET 进行分期。FDG - PET 不仅在检出淋巴结转移方面有最高的准确率（灵敏度 96%，特异性 90%），并且其组织学分级的相关性最好，检出了 9 例（17%）组织学证实的第二原发癌，大大降低了常规 N 分期（胸部 X 线、CT、超声）的错误率，为头颈部肿瘤的正确治疗提供了准确的信息。

六、病例

病例 1，乳腺癌、肺癌（海军总医院提供）

女性，64 岁。乳腺癌术后 3 年。

1960 因右下肺炎症性改变和胸膜肥厚诊断为结核性胸膜炎。

1980 腰椎骨质增生。

1999 - 1 因右乳腺内下侧肿块，行右乳腺癌改良根治术，病理诊断为化生癌（有梭形细胞和鳞状细胞成分），激素受体试验阳性，腋窝淋巴结 0/23。随后，常规化疗和放疗。

1999 - 3 胸部 X 线片发现左肺上叶形态不规则、呈分叶状的低密度影，诊断为炎症性病变，行抗炎治疗。患者术后一般状况良好，体重无变化。无明显发热、盗汗等自觉症状。继续常规化疗和放疗。未行抗结核治疗。

1999 - 10 全身骨显像见双侧腰椎外缘不规则点状放射性浓集，结合 X 线平片表现，诊断为腰椎退行性变，未见明显骨转移征象。

2001 - 10 骨显像与 1999 年比较无明显变化。

2002 - 4 胸部 X 线片发现左肺上叶阴影密度增加，CT 见（图 5 - 9 - 1A、图 5 - 9 - 1B）：①右侧后胸壁包裹性积液伴机化、钙化；②左肺上叶 1.5cm × 2.0cm 分叶状结节影，考虑为结核可能性大，不除外恶性病变。皮肤结核菌素试验为强阳性。

2002-4-29 ^{18}FDG-PET 胸部显像：病人禁食 6h 以上，血糖 5.9mmol/L（试纸法），在安静状态下注射^{18}FDG 6mCi，1.5h 后显像。仪器：GE HAWKEYE（5/8 英寸晶体）。检查结果：CT 清楚显示了右肺下叶和左肺上叶的病灶。^{18}FDG 图像见左肺上叶相当于 CT 病灶的位置上有一个放射性浓聚，直径约 1.7cm，靶/本底 =4.55（图 5-9-1C）。右肺下叶的病灶内未见明显放射性浓聚（图 5-9-1D）。心影清晰，纵隔内未见明显异常放射性浓聚。诊断：左肺上叶高代谢病灶，提示恶性肿瘤，不能除外结核活动期。

2002 年 5 月 16 日开胸手术，行楔形切除左肺上叶病灶。病理结果：左肺上叶 1.2cm 结节，肺腺癌。免疫组化：激素受体阴性，考虑为第二原发癌。

评述：由于关系到分期和治疗，FDG 显像的临床价值显得更加重要。FDG 为非特异性广谱肿瘤显像剂，准确率可达 90%，是迄今最好的肿瘤显像剂。但是，FDG 无法鉴别恶性肿瘤的组织来源。因此，在肿瘤病人的随诊检查中 FDG 显示出阳性病灶时，在诊断复发或转移之前，不但需要排除某些良性疾病的可能，还需要排除第二原发癌的可能。本例左上肺孤立病灶排除良性病灶的依据是：①高度摄取 FDG，边界清楚；②已知的结核性包裹性胸膜病灶（右肺后下）没有 FDG 聚集，所以左上肺病灶为结核灶的可能性不大；③患者有乳腺癌病史，出现新的恶性病灶（转移癌或重复癌）的几率显著增高。此例并不能依据 FDG 的结果来诊断重复癌，但是能够从 FDG 的图像里发现一些不符合第一原发癌转移或复发规律的征象。例如，乳腺癌淋巴转移较多见，转移灶常为多发，肺内病灶在术后两个月已经发现等。应当注意到以上 3 条都不是特异性指标，只有组织病理学的结果才是转移癌或第二原发瘤的诊断依据。一般认为第二原发癌发病率高的原因是：对肿瘤病人更加密切的随访以及肿瘤的易患性。乳腺癌患者第二原发癌的发生还可以解释为乳腺癌治疗的副作用，以及基因和环境等共同危险因素所致。

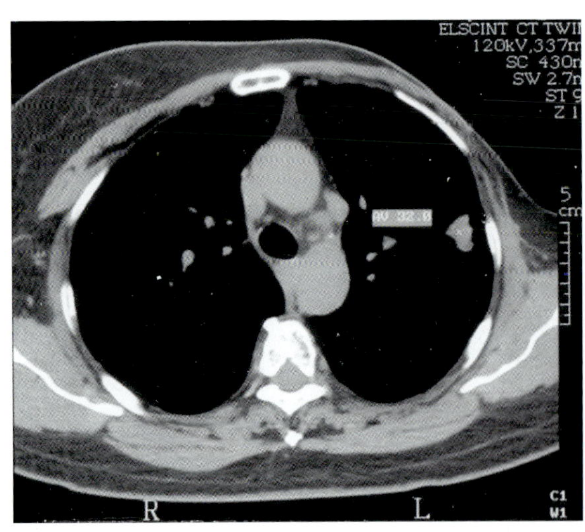

图 5-9-1A 胸部 CT 纵隔窗

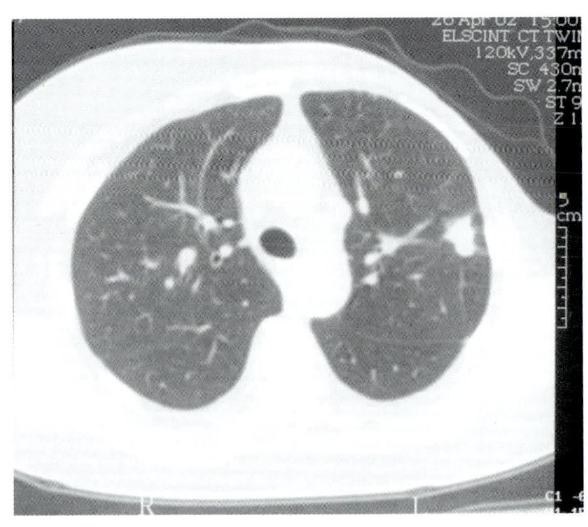

图 5-9-1B 肺窗

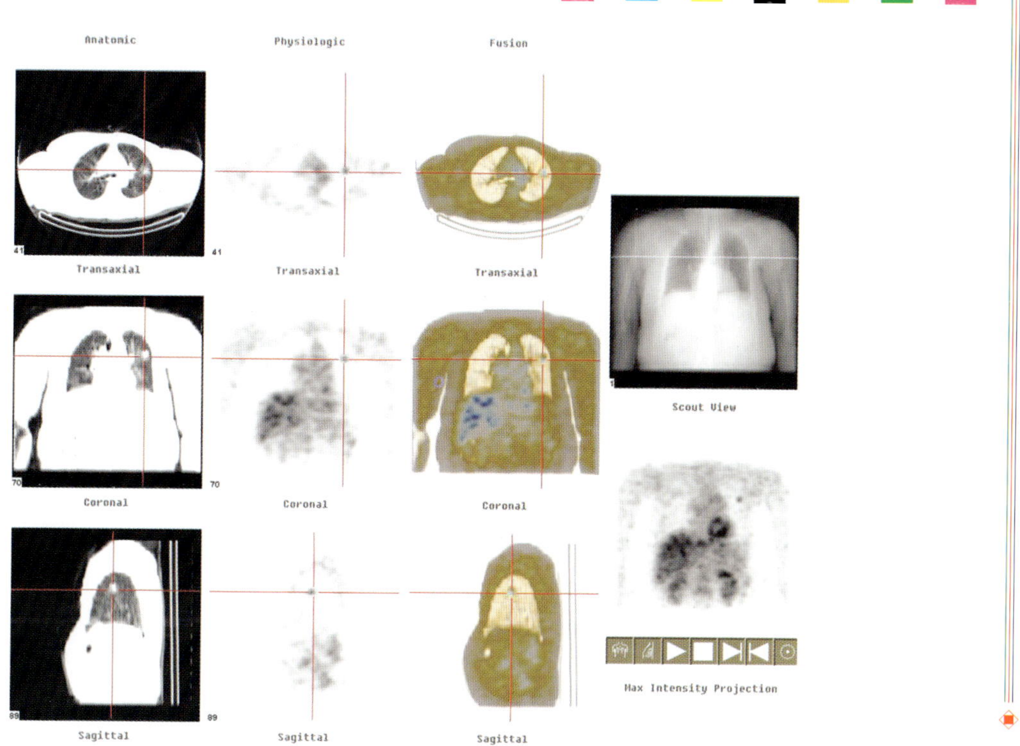

图5－9－1C　CT/FDG 胸部图像左肺上叶的软组织块影内有放射性浓聚

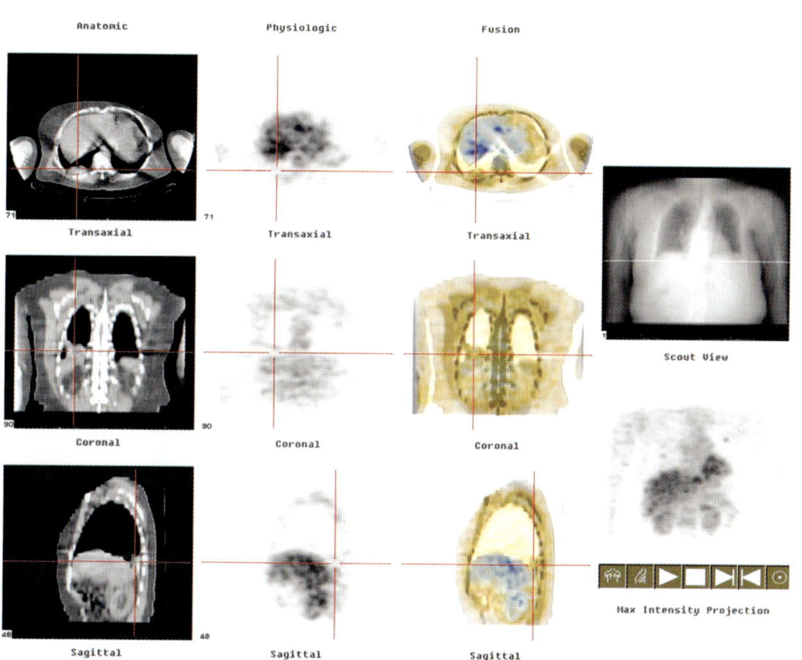

图5－9－1D　右肺下叶基底段近后壁处的软组织影内无放射性聚集

病例 2，乳腺癌、甲状腺癌（海军总医院提供）

女，62 岁。患者于 1996 年因“右乳癌”在外院行右乳癌根治术，术后放疗 52Gy，化疗 5 个疗程，口服他莫昔芬（三苯氧胺）3.5 年。

2003－2 无明显诱因出现咳嗽、呛水，伴有声嘶、咽部不适，无咯血、咳痰。右锁骨上窝及左腋窝各触及肿大淋巴结，直径约 1.0cm，无压痛，质硬，活动度差。

2003－10－10 外院 CT：甲状腺右叶下极及左叶病变，左侧累及气管食管旁沟，考虑甲状腺恶性肿瘤；C_7、T_1 椎体破坏，考虑转移瘤。

2003－10－22 甲状腺 B 超：甲状腺右叶下极及左叶病变，考虑恶性肿瘤。

2003－11－3 骨显像：C_T、T_1、T_6，多发骨代谢旺盛的骨病灶，转移癌可能性大（图 5－9－2A）。

2003－11－4 hPET－FDG 显像：甲状腺右叶后外侧软组织（图 5－9－2B）和左叶（图 5－9－2C）、纵隔、C_T、T_1、T_6（图 5－9－2D）骨结构多处代谢增高病灶，乳腺转移癌可能性大。不能除外甲状腺癌，淋巴结和骨转移。

评述：本例因患者拒绝手术和活检而出院，未能得到病理结果，也未能得到^{131}I 全身扫描的结果。临床按照“一元化”原则考虑为乳腺癌多器官转移。根据 CT 和核医学等影像学检查结果，不能排除甲状腺癌的可能性。虽然本例的最后诊断对肿瘤分期影响不大，进而对治疗方案和病人的转归影响不大，但是如果能够明确第二原发癌——甲状腺癌的诊断，临床医生还是多了一种治疗手段（^{131}I），病人的生存机会因此也可能增加。

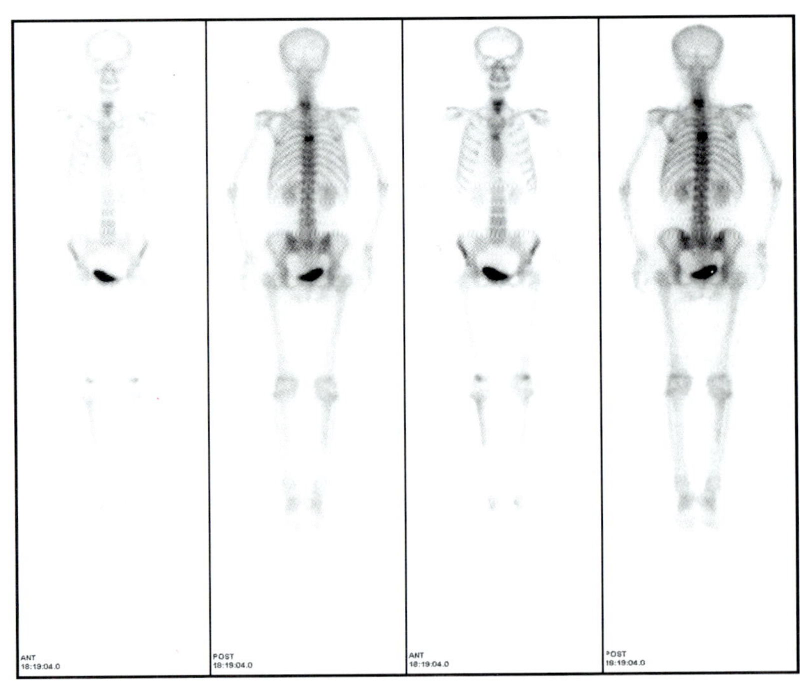

图 5－9－2A　全身骨显像显示脊柱多发骨病灶

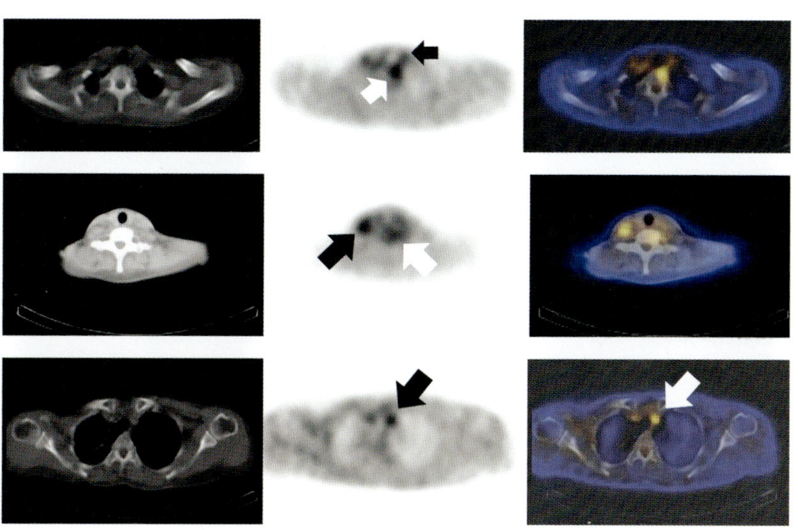

图5－9－2B　hPET FDG 显像（甲状腺右叶后外侧软组织代谢增高病灶）

上排图，黑色箭头示右颈部 CT 软组织影区域有异常^{18}F－FDG 聚集，白色箭头示颈椎锥体左侧中度异常放射性聚集提示骨转移。

中间图白色箭头示颈椎锥体左侧中度异常放射性聚集提示骨转移；黑色箭头示左颈前甲状腺部位有轻度异常^{18}F－FDG 聚集，不能排除甲状腺恶性病灶。

下排图黑色箭头示上纵隔气管旁放射性浓聚影与 CT 软组织结节影重叠，符合淋巴结转移表现，但是不能完全确定来自乳腺。

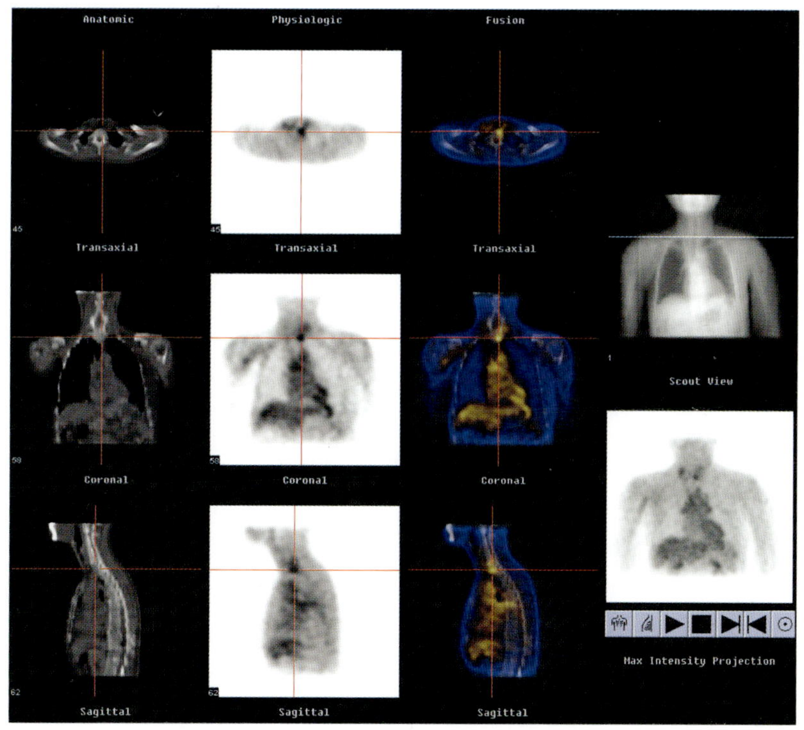

图5－9－2C　根据 FDG 图像下颈部浓聚灶似位于气管旁的软组织里，经过与 CT 图像融合可判断这是一个侵及胸椎锥体的恶性病灶，从位置来看，与甲状腺左叶关系密切

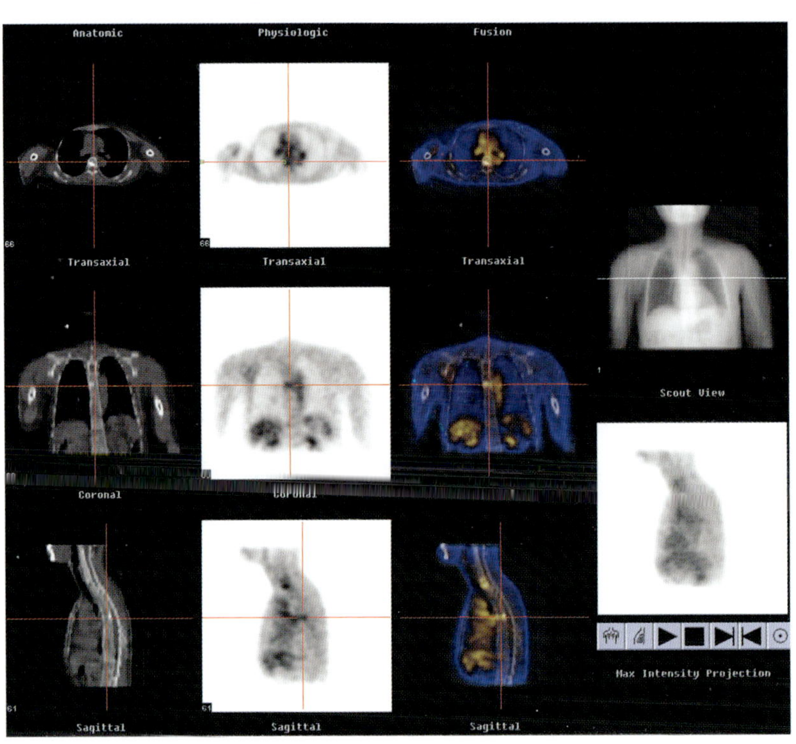

图 5-9-2D　hPET FDG 显像（C_7、T_1、T_6 骨结构代谢增高病灶）

病例 3，结肠癌、乳腺癌、胰腺癌（海军总医院提供）

女，66 岁。

1985 年结肠癌手术切除。

1999 年左乳腺癌手术切除。

2001-10-30 因外伤在外院做骨扫描：肋骨、坐骨、腰椎多处骨盐代谢旺盛的骨病灶，考虑为外伤所致良性病变。

2001-11-14 FDG 肿瘤显像：未见明显恶性病灶征象（图 5-9-3A）。

2004-12 因上腹胀痛 2 个月就诊。

2004-12-9 B 超：胰腺体尾部弥漫性低回声改变，范围 4.5cm×1.5cm，边界不清。

2004-12-14 FDG 肿瘤显像：左上腹胰尾部 1.4cm×2.3cm×2.1cm 高代谢灶，T/NT=2.81（图 5-9-3B），延迟显像病灶位置未变，T/NT=2.83（图 5-9-3C）。结论：胰腺尾部恶性肿瘤可能性大。

2004-12-20 开腹探查：切除胰腺尾部的肿块，探查腹腔内其他部位（包括右半结肠）未见明显异常。术后病理证明为胰腺（尾部）癌。

评述：严格地说，没有病理学甚至免疫组化的证据，难以明确是原发癌的复发、转移，抑或重复癌。本例未获得前两次手术的病理切片，所以无法比较。但是，从三次肿瘤发病时间的间隔、病变部位，以及临床表现和预后可以推测乳腺癌和胰腺癌或结肠癌为重复癌的可能性更大。重复癌的治疗及预后与转移癌有所不同，随诊疗水平的提高，癌症患者生存期延长，重复癌的发生率增加。PET/CT 是一种对恶性病灶检出率很高的技术，我们应当提高对重复癌的认识，当 PET/CT 发现病灶时应当考虑到重复癌的可能，及时、正确地作出诊断。采取积极的，有别于转移癌的治疗方案，提高重复癌患者的生存率。

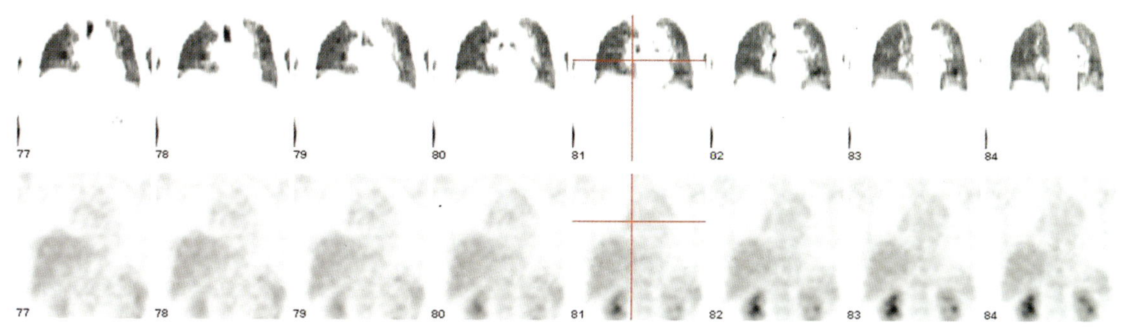

图 5-9-3A FDG hPET/CT 图像（2001-11-14）

胸部及上腹部未见异常放射性浓聚区。

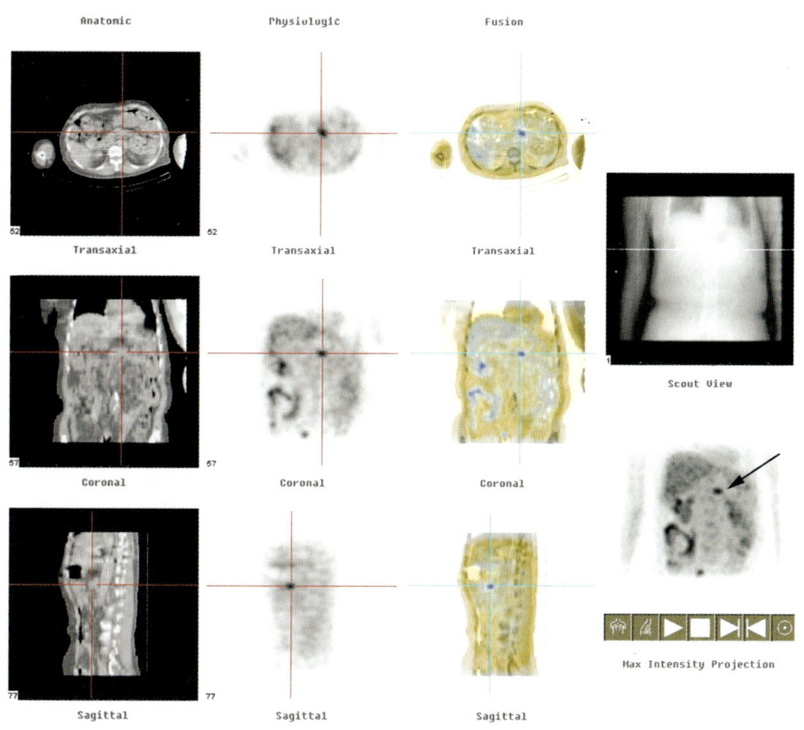

图 5-9-3B FDG hPET/CT 图像（2004-12-14）

上腹胰腺尾部放射性浓聚灶，最大径 2.3cm，T/NT = 2.81。腹部右侧的放射性聚集为结肠的生理性摄取。其他部位未见异常放射性浓聚区。

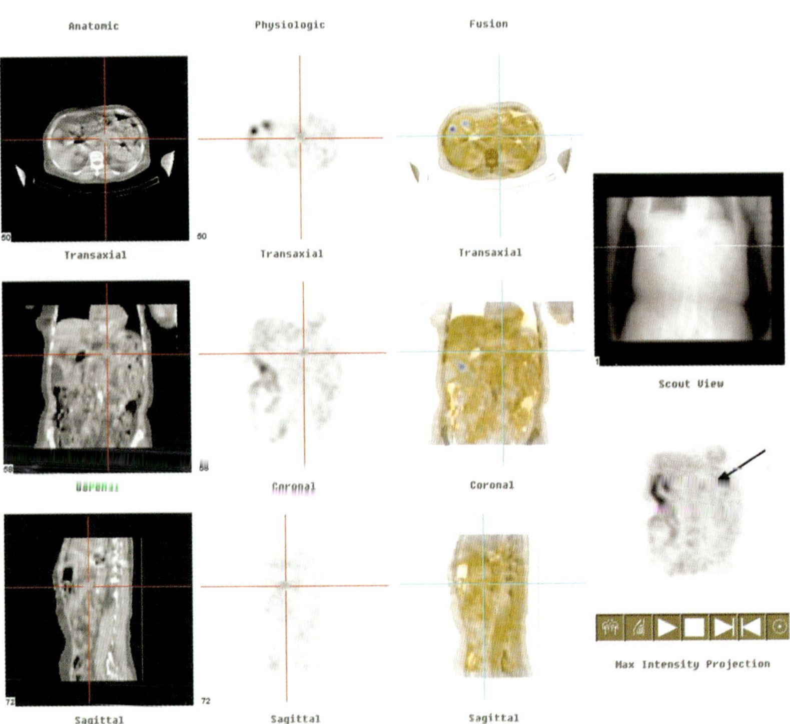

图 5－9－3C　延迟 2h 后 FDG 显像

胰尾部的放射性浓聚区仍然清晰可见，右侧腹部的放射性聚集区形态改变或者消失。

（朱家瑞）

参 考 文 献

1. Joon Young Choi, Kyung Soo Lee, O. Jung Kwon, etc. Improved Detection of Second Primary Cancer Using Integrated [18F] Fluorodeoxyglucose Positron Emission Tomography and Computed Tomography for Initial Tumor Staging. Journal of Clinical Oncology, 2005, 23 (30): 7654 ~ 7659

2. Boudewijn J. M. Braakhuis, Ruud H Second Field Tumors: A New Opportunity for Cancer Prevention? The Oncologist, 2005, 10 (7): 493 ~ 500

3. Mellemkjaer L, Friis S, Olsen JH, etc. Risk of second cancer among women with breast cancer. Int J Cancer, 2006, 118 (9) 2285 ~ 2292

4. Lorigan P, Radford J, Howell A, etc. Lung cancer after treatment for Hodgkin's lymphoma: a systematic review. Lancet Oncol, 2005, 6 (10): 773 ~ 779

5. Brown JR, Yeckes H, Friedberg JW, etc. Increasing incidence of late second malignancies after conditioning with cyclophosphamide and total – body irradiation and autologous bone marrow transplantation for non – Hodgkin's lymphoma. J Clin Oncol, 2005, 23 (10): 2208 ~ 2214

6. Stokkel MP, ten Broek FW, Hordijk GJ, etc. Preoperative evaluation of patients with primary head and neck cancer using dual – head ^{18}fluorodeoxyglucose positron emission tomography. Ann Surg, 2000, 231 (2): 229 ~ 234

第十节 其他肿瘤病例

病例 1，恶性神经鞘瘤（成都军区昆明总医院提供）

男性，65 岁。患者于半月前无明显诱因出现上腹饱胀，餐后加重，伴嗳气，轻度恶心，无呕吐，夜间有时感觉左上腹疼痛，弯腰前屈时可缓解，平卧床略加重，偶尔向腹背部放射，今日上述症状加重，伴全身乏力。

B 超示：胰腺低回声占位。

CT 示：腹膜后淋巴结肿大，下腔静脉变异，胰腺无异常（图 5－10－1A）。

查体：腹软，左中上腹可触及一包快，边界不清，有压痛，无反跳痛。肝脾肋下未触及，移动性浊音未闻及。肠鸣音正常，双下肢不肿。

FDG 检查提示：腹盆部多处肿大淋巴结、双侧肿大髂腰肌区以及右侧髂骨翼葡萄糖代谢明显活跃（图 5－10－1B），考虑为转移性肿瘤。淋巴瘤待除外。精囊肿大及膀胱壁葡萄糖代谢欠均匀，建议膀胱充盈像局部薄层高分辨 CT 扫描或 B 超检查。

病理诊断：（腹膜后）灰色组织 3 块。小细胞恶性肿瘤，恶性外周神经鞘瘤可能性大（图 5－10－1C）。

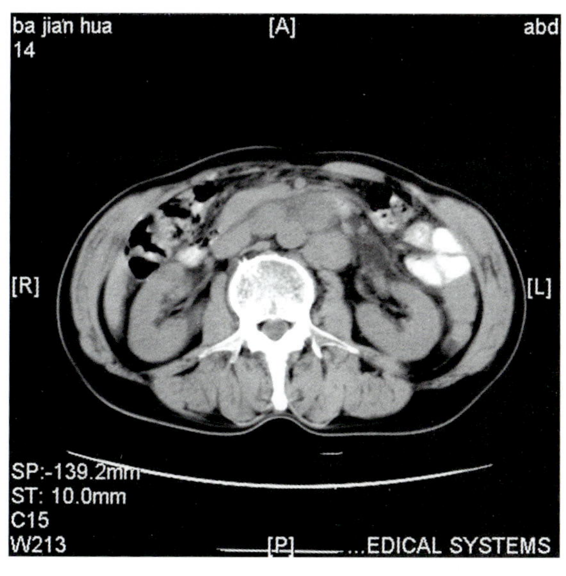

图 5－10－1A 腹部 CT：脊柱前方多发软组织块影

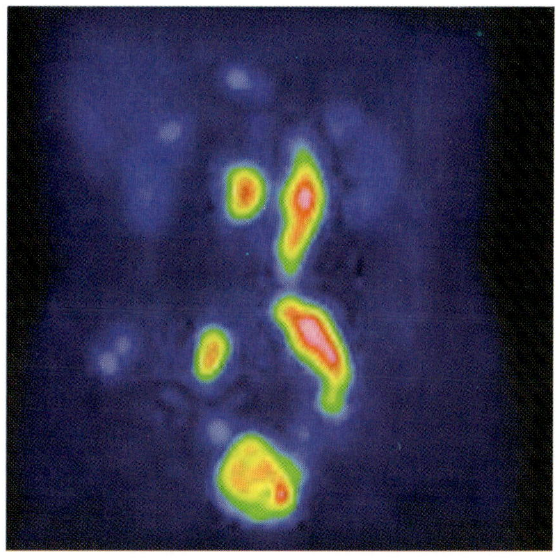

图 5－10－1B 腹盆腔 FDG 冠状面图像显示腹膜后多发放射性浓聚灶

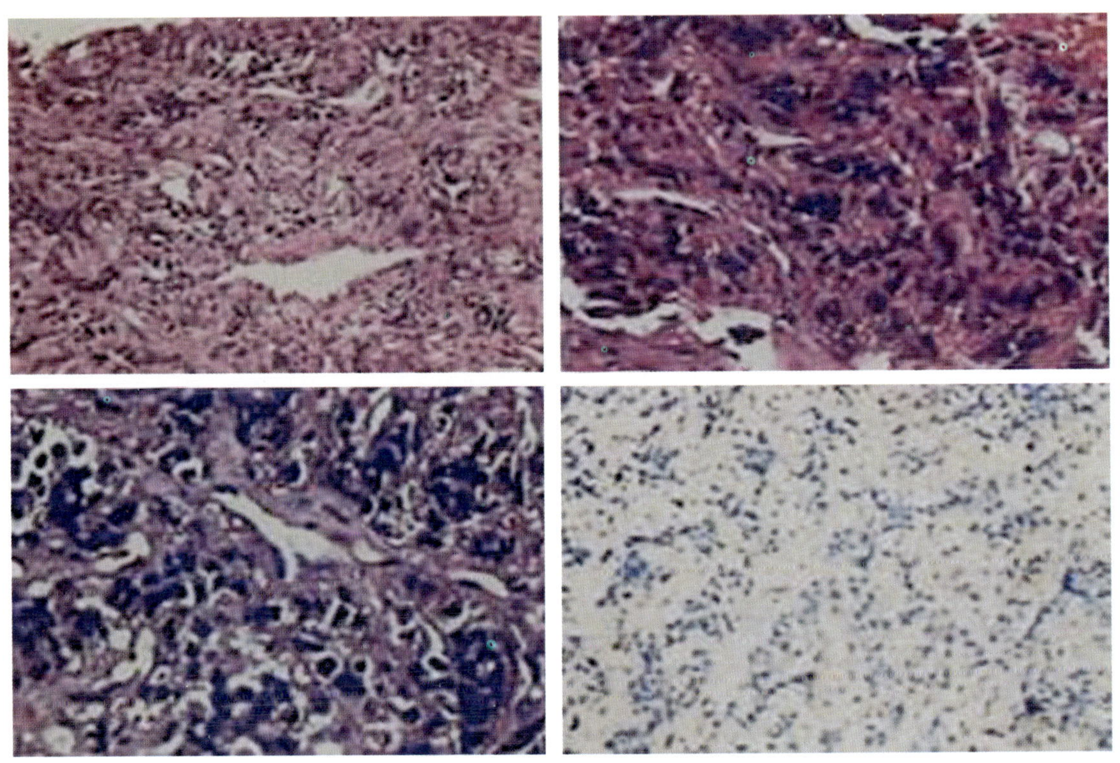

图 5－10－1C　免疫组化

免疫组化：左下 S－100（＋），神经纤维标记。右上 NSE（弱阳性），神经内分泌标记。左下 CgA（－），神经内分泌标记。Actin（－），肌源性标记。右下 LCA（－），淋巴细胞标记。

病例 2，骨巨细胞瘤（北大三院提供）

男，26 岁。因“右颈背部不适伴双上肢麻木半年。双下肢无力 20 余天”入院，查体：C_6～T_2 椎体棘突旁压痛（＋）。前臂针刺觉减退。躯干自胸骨角向下双下肢针刺觉减弱。为明确诊断行 ^{18}F－FDG 肿瘤代谢显像。

检查前夜服甘露醇 250ml。静脉注射 10mCi 的 ^{18}F－FDG 约 60min 后行 1 床位肿瘤断层显像。于各个轴向及各个层面图像上，可见各部位显影清晰，于约 T_1 部位可见明显异常放射性浓聚灶，且与气管后壁紧密相邻。大小约 3.2cm×4.2cm×5.2cm（图 5－10－2）。

印象：T_1 部位恶性病变可能性大。

病理诊断：T_1 椎体骨巨细胞瘤。

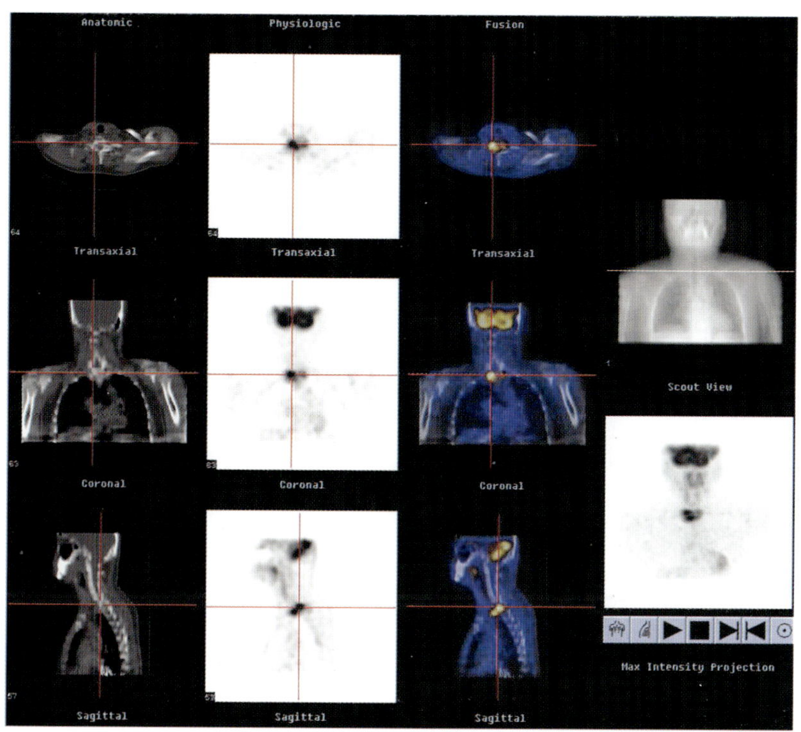

图 5－10－2　CT/FDG 颈胸部图像显示 T_1 高代谢病灶

病例 3，黑色素瘤（海军总医院提供）

女，36 岁。

1997 年因左肩前部皮肤黑痣，手术切除，未作病理。现在局部皮肤表面光滑，无明显瘢痕。

2004－7－15：左腋下疼痛，并发现肿物，抗炎治疗 2 周无效，疑为乳腺转移癌。

2004－8－13：B 超检查发现左腋下肿大淋巴结 2.2cm×1.8cm，疑为转移癌，建议活检。

2004－8－16：手术切除左腋下淋巴结，病理诊断：转移性恶性肿瘤，分化差，疑为乳腺癌。

2004－8－23：B 超：左腋下多发肿大淋巴结；双乳腺增生，左乳晕后方可疑低回声区；腹腔和盆腔未见明显异常。

2004－8－24：CT：肺部未见明显异常。左腋下肿大淋巴结，符合转移癌表现；纵隔内小淋巴结，转移待除外。

2004－8－30：左乳腺活检，病理报告：乳腺增生。

2004－9－2：FDG 肿瘤代谢显像：左腋窝异常葡萄糖代谢增高病灶，范围 2.6cm×1.3cm×2.4cm，T/NT＝3.98，同机 CT 可见软组织块影，符合恶性病变表现（图 5－10－3）。

2004－9－10　腋窝肿块切除，病理切片经多方专家会诊证实为恶性黑色素瘤。

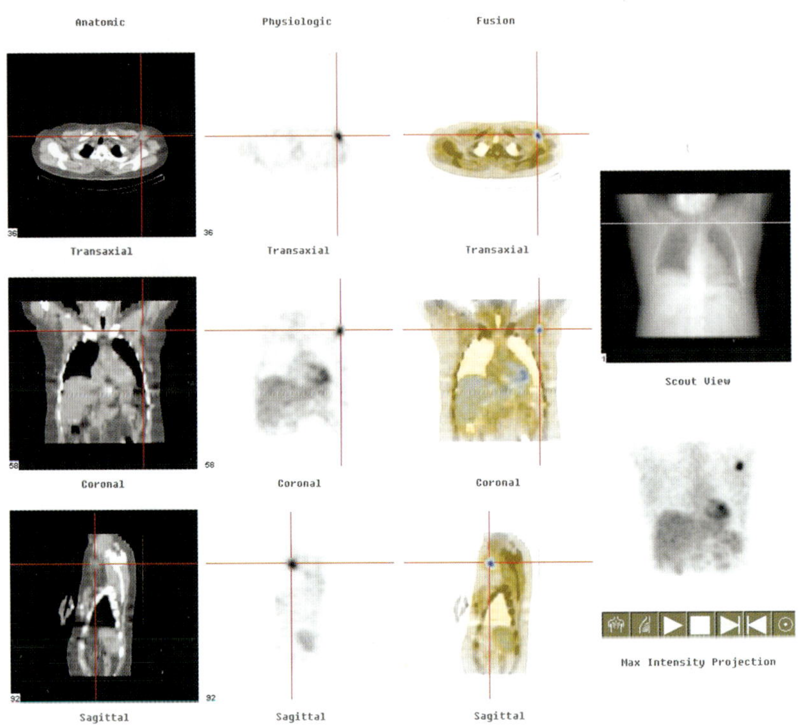

图 5－10－3　胸部 CT/FDG 图像显示左腋下高代谢病灶

病例 4，空肠恶性间质肉瘤（唐山人民医院提供）

女，60 岁。空肠部分切除术后 7 个月。

2004－1－无意中发现腹部肿块，遂到医院手术治疗。术后病理为空肠恶性间质肉瘤，侵及肌层及浆膜层。子宫前壁及左宫旁可见瘤组织，腹膜、肠系膜淋巴结组织中可见瘤结节。

FDG 检查：上腹部近腹壁处可见两个异常放射性浓聚灶大小分别为 2.3cm×1.6cm×1.2cm，T/NT＝3.4（图 5－10－4A）；1.8cm×1.8cm×1.7cm，T/NT＝4.0（图 5－10－4B）。诊断为空肠恶性间质肉瘤术后复发。

经腹壁穿刺活检，病理结果为恶性间质肉瘤。

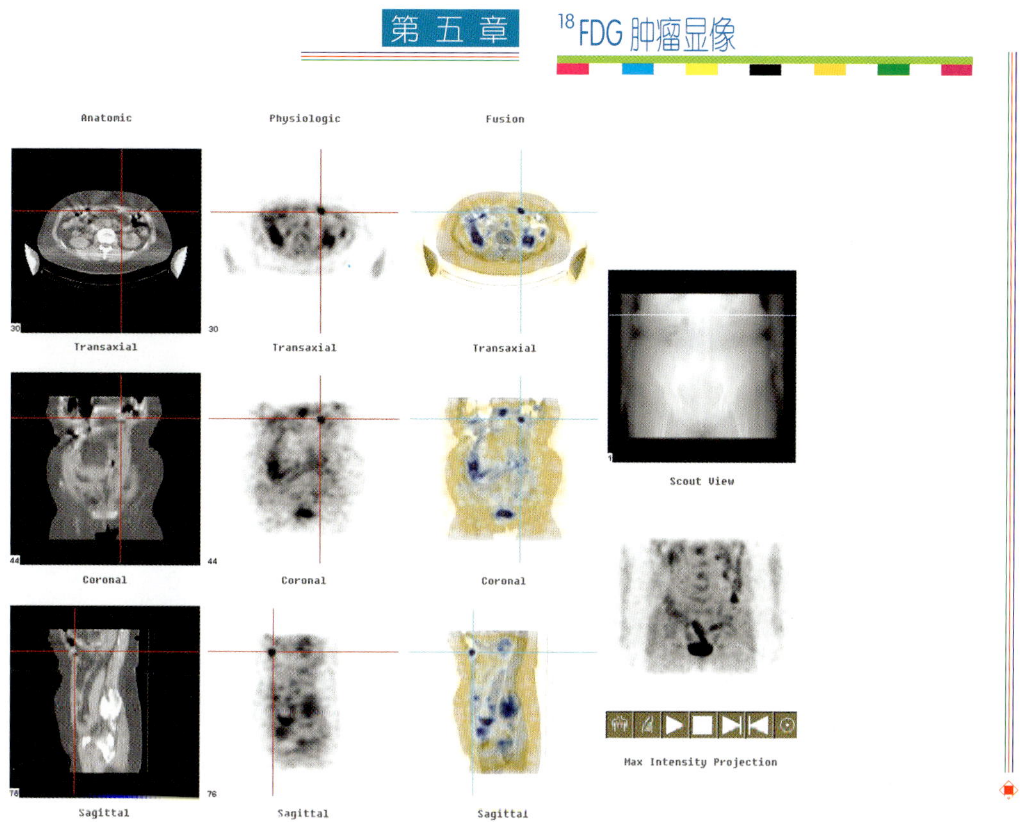

图5－10－4A　CT/FDG 腹部图像显示腹盆腔多发高代谢病灶（十字处为腹膜病灶）

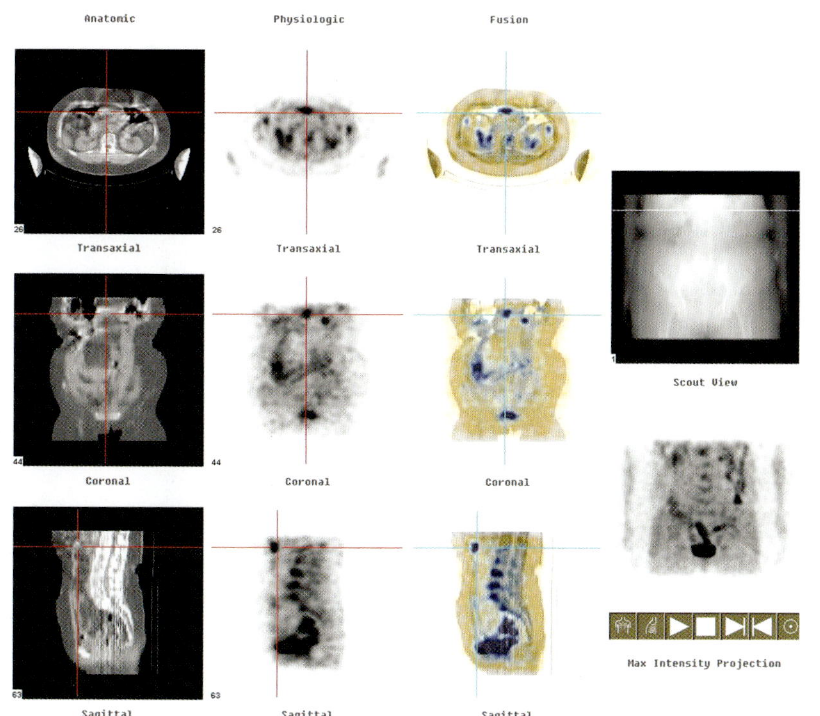

图5－10－4B　CT/FDG 腹部图像显示腹盆腔多发高代谢病灶（十字处为腹腔内病灶）

病例5，前列腺癌（海军总医院提供）

男性，64岁。患者右季肋区持续性疼痛3个月，难以耐受。既往曾于外院诊断“前列腺增生”，未予治疗。因碱性磷酸酶升高，且骨盆正位片、胸腰椎正侧位片提示肿瘤骨转移可能性大，为排除血液系统肿瘤行骨髓穿刺未见异常。

查血：CEA阳性，PSA阴性。建议除外消化道肿瘤。全消化道造影提示十二指肠降段憩室。腹部CT未检出异常。

ECT全身骨扫描示：双侧肋骨、脊柱、骨盆处多发大小不一、强度不等的异常放射性浓聚灶（图5－10－5A）。诊断为骨转移癌。

^{18}F－FDG PET胸腹部显像：膀胱下方前列腺部位异常放射性摄取浓聚灶，大小约2.1cm×1.8cm×3.1cm，其内放射性分布不均匀，T/NT＝3.4（图5－10－5B）；左侧股骨颈处大小约2.4cm×1.9cm×2.4cm异常浓聚灶，靶/本底比值6.7。多处胸椎异常高摄取灶；胸部（包括双侧颈部、腋窝、双侧肺野、纵隔及肝脏等部位）无明显放射性浓聚（图5－10－5C）。诊断意见：前列腺部位、及多处胸椎、左股骨颈有葡萄糖代谢异常增高病灶，前列腺恶性病变并多发骨转移的可能性大。

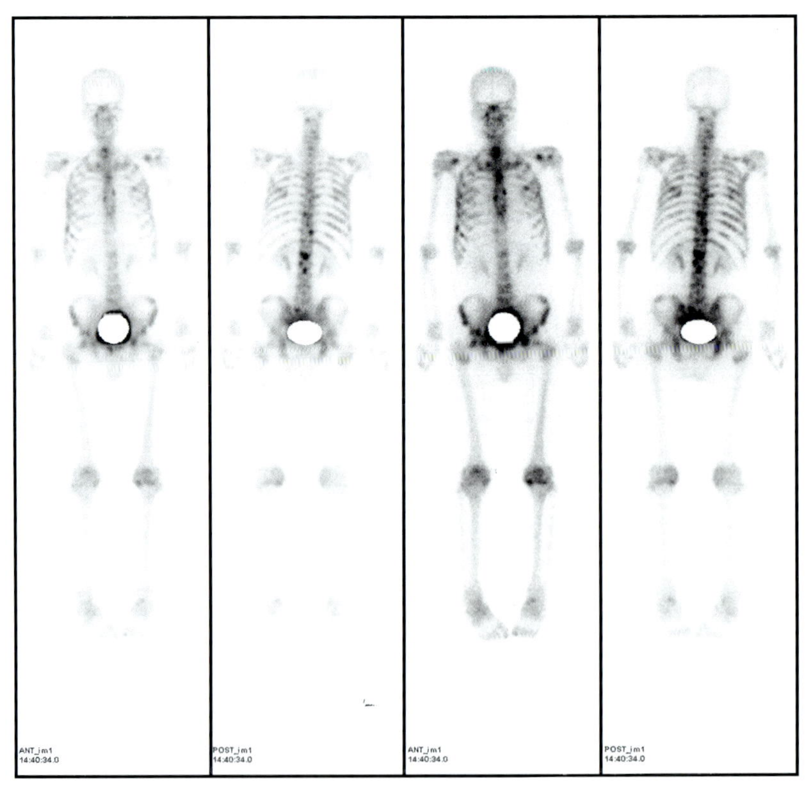

图5－10－5A　全身骨显像：脊柱、胸廓、骨盆等部位多发骨转移灶

患者转入泌尿外科，行B超引导下前列腺穿刺活检，病理示：腺癌（图5－10－5D）。

评述：①该患者临床症状、CT检查及ECT骨扫描提示肿瘤转移灶存在，但在其他多项检查后原发灶仍不明确，最终FDG－PET发现前列腺病灶，解决了诊断问题；② ^{18}F－FDG PET检查显示前列腺区放射性浓聚，根据放射性浓聚位置穿刺活检，病理证实为前列腺癌。以上两点是 ^{18}F－FDG－PET检查对于临床怀疑肿瘤而病灶不明确患者的作用，尽早地采用FDG－PET显像可能缩短诊断时间，避免不必要的检查，减少诊断费用。

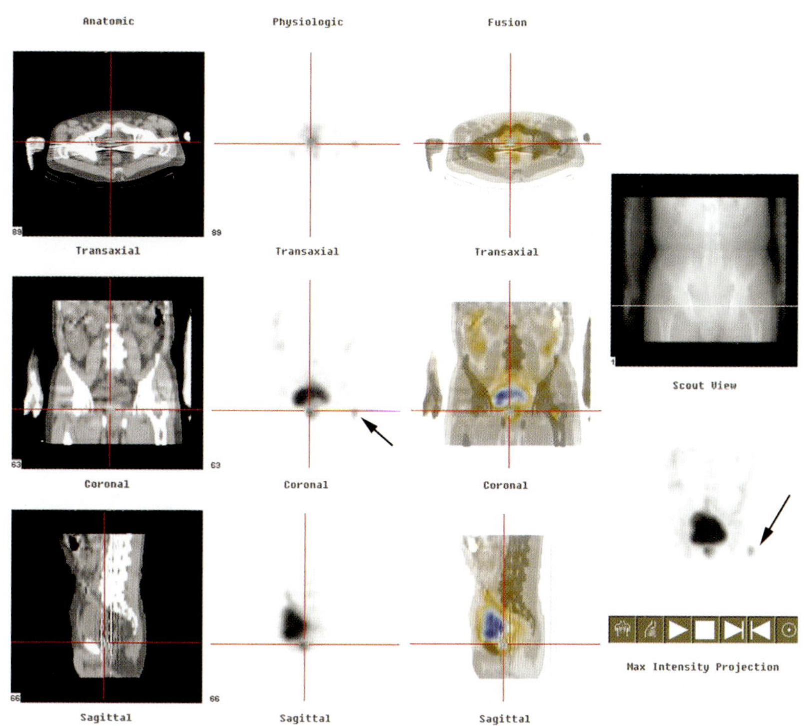

图5－10－5B FDG/CT融合图像：膀胱正下方（十字处）和左股骨颈（箭头所指）放射性异常浓集灶。

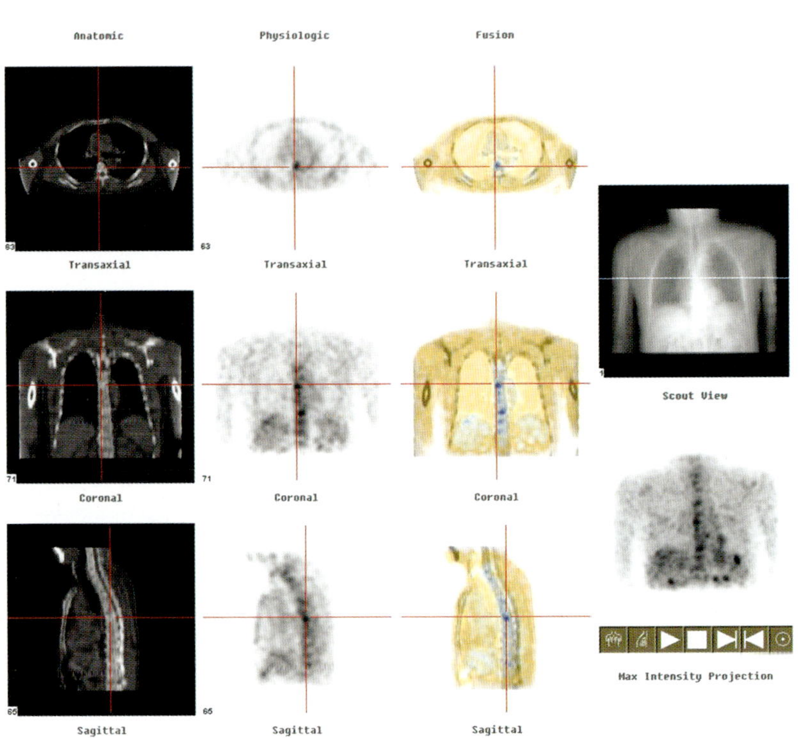

图 5－10－5C　FDG/CT 融合图像：脊柱多个 FDG 摄取增高灶

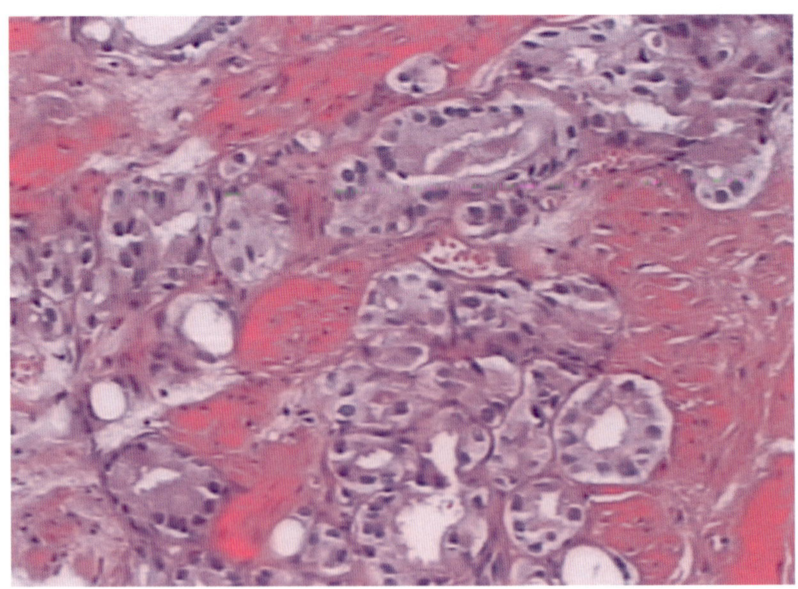

图 5－10－5D　病理切片（高倍镜，HE 染色）

病例6，小细胞恶性肿瘤（孤立性浆细胞瘤？海军总医院提供）

女性，66岁。

2003－4 无明显诱因右侧胸骨旁阵发性隐痛，继而出现右上肢无力，以远端明显，持物受碍。头颅 CT 示左顶叶约 11mm 占位，伴明显增强效应及其周边水肿带，考虑“转移瘤”。胸片、腹部 B 超等未发现异常。

2003－7－2 骨扫描：左髋臼有一局限性放射性异常浓聚灶（图 5－10－6A），同机 CT 见有骨质破坏，骨转移瘤可能性大。

2003－7－7 双髋关节 CT：左侧髋臼可见骨质破坏，主要是累及前部；骨皮质破坏，骨松质内可见小片低密度影；骨性关节面（月状面）有破坏，髋臼窝亦可见破坏；关节间隙尚正常。左股骨头内可见小片状低密度影。关节周围软组织未见肿胀。右髋关节未见明确破坏征象。诊断：左侧髋关节病变以转移瘤可能大。

骨盆正位片，左髋臼局部骨破坏性病变，累及髋臼、股骨头及坐骨降支，考虑转移癌；对症治疗。颅内占位行 γ－刀治疗。8 月感胸骨旁疼痛加重，以夜间明显。

2003－8－29 胸部 CT＋髋关节检查示：胸骨角下方胸骨右旁可见软组织肿块，中心层面约 1.5cm×3cm 大小，病变上下约 5cm 长。左侧髋臼前上缘可见不规则溶骨性骨质破坏，结论为胸骨旁淋巴结转移，左髋臼前缘骨转移瘤。查体胸骨右侧第 2 肋间可触及一大小约 2cm×3cm 肿块，表面光滑，有压痛，边界不清，质软。

2003－9－11 FDG PET 全身肿瘤代谢显像：两侧肋骨、肱骨、肩胛骨、骨盆、脊柱、胸骨等处骨结构可见多处放射性异常浓聚区，颅内未见明显异常放射性分布。降结肠轻度显影，两肾盂及上段输尿管显影（图 5－10－6B、5－10－6C）。诊断：全身多发葡萄糖代谢增高病灶，主要累及骨骼，考虑为恶性病灶，骨髓瘤与转移瘤待鉴别。

2003－9－15 行胸骨旁肿物切除术，胸骨旁软组织病理提示小细胞恶性肿瘤伴大片灶状坏死，头颅平片及免疫球蛋白检查均未见明显异常，骨髓检查大致正常。综合考虑不排除“孤立性浆细胞瘤”。给予化疗及对症止痛治疗。

2003－10－8 胸骨 CT：扫描层面示胸骨体上缘右侧可见局部缺损，可见轻度软组织肿胀，边缘略模糊，术区周围骨质结构未见明显破坏。诊断：双肺未见明确病变，胸骨体上缘术后改变。

评述：根据 FDG 发现大量高代谢病灶主要涉及骨骼系统，诊断为恶性病灶是准确的，但是无法鉴别转移瘤和骨髓瘤，手术后的病理检查也没有确定肿瘤来源。根据病理学检查仍然难以明确肿瘤来源的病例并不少见，因此对 FDG－PET 的诊断能力不应当有过高的要求，实际上任何一种体外的影像技术都不可能达到病理诊断的水平。影像技术的改进、新技术的发明只是为了缩小这个差距，并不是要替代、也不可能替代病理诊断。

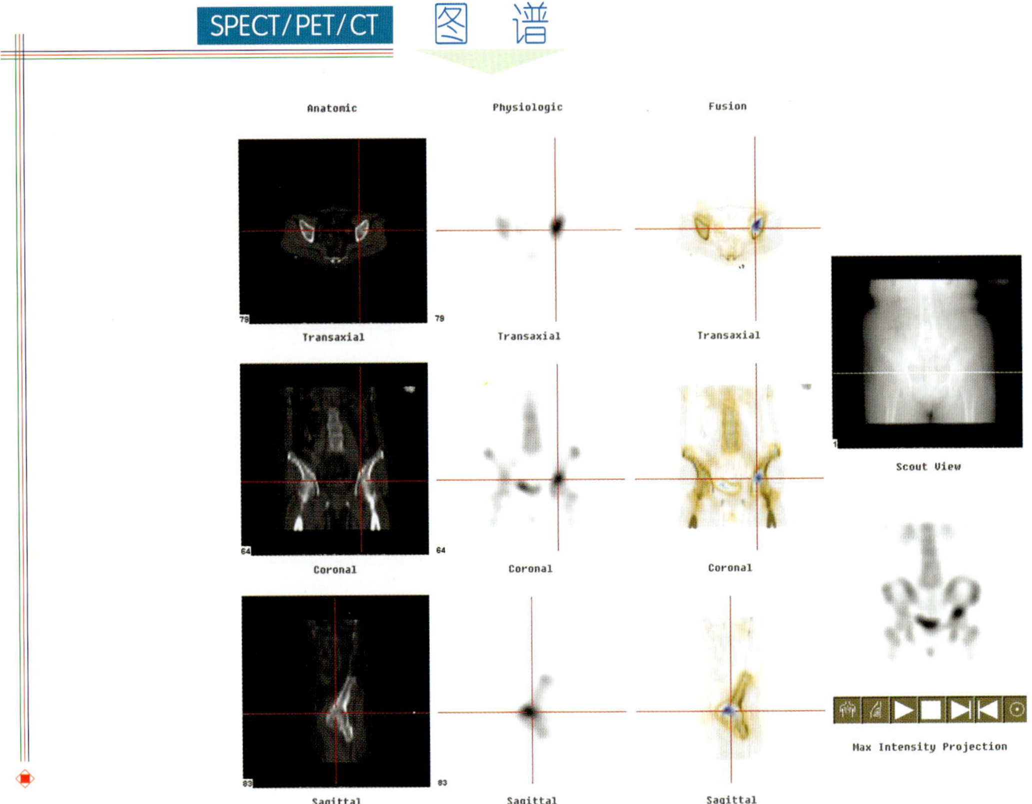

图 5-10-6A ^{99m}Tc-MDP 骨断层显像+CT 左侧髋臼孤立性高代谢灶，CT 见有骨质破坏

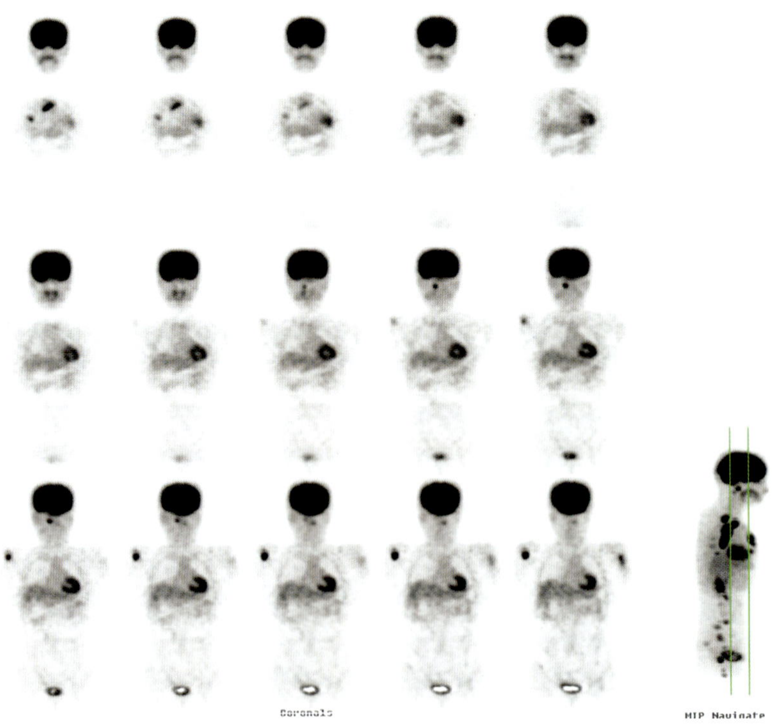

图 5-10-6B FDG-PET 全身冠状面（1）：全身多发 FDG 摄取增高病灶，主要涉及骨骼系统

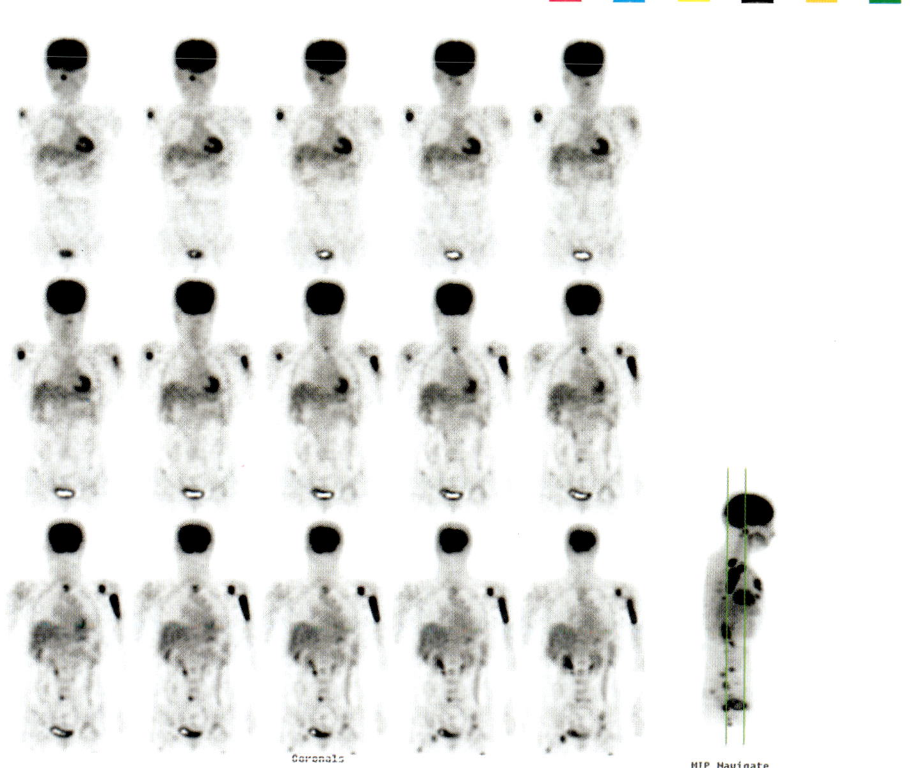

图 5 - 10 - 6C　FDG - PET 全身冠状面（2）

病例 7，移行细胞癌（海军总医院提供）

女，76 岁。

2003 - 8 因血尿 1 个月，诊断为右肾盂占位，在外地行右肾、输尿管切除及膀胱部分切除术，术后病理：膀胱、右肾移行细胞癌 2 级，术后行膀胱灌注化疗 1 次。此后多次复查未发现复发和转移征象。

2004 - 12 因下腹疼痛，并进行性加重，外院 CT：右肾缺如，腹膜后多组淋巴结转移（图 5 - 10 - 7A），左肾囊肿，右侧腰髂肌前方融合成团块状淋巴结影（图 5 - 10 - 7B），考虑转移。

2004 - 12 - 1 FDG - PET：（右肾癌术后）右中上腹、腹主动脉旁淋巴链、盆腔、双上肺及纵隔多发异常葡萄糖代谢活跃灶（图 5 - 10 - 7C、5 - 10 - 7D），T/NT 4.7 ~ 12.65，符合肾癌术后并发双肺及胸腹部淋巴结转移。

病人家属拒绝活检和化疗，遂出院。

评述：本例虽然没有转移灶的病理学证实，根据临床表现及 FDG - PET 和 CT 的结果可以确定转移癌的诊断。PET 检查不仅充分显示了肿瘤波及的范围，而且转移灶对 FDG 的高度摄取表明病人预后不良。

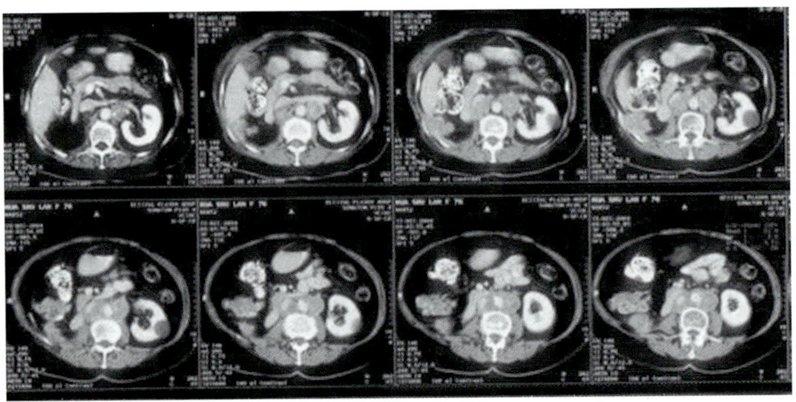

图 5－10－7A　腹部 CT

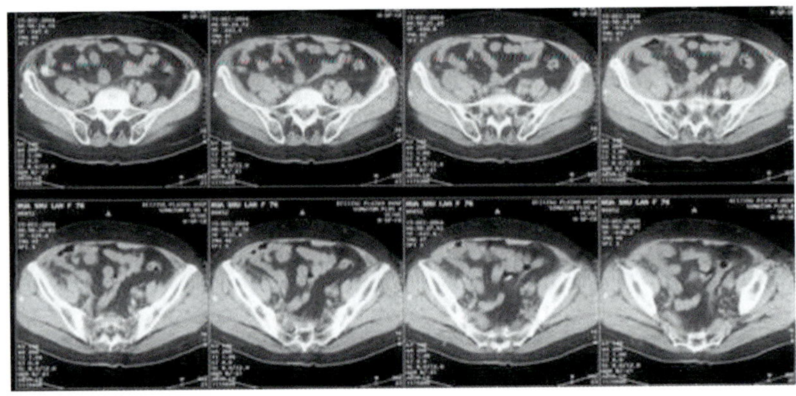

图 5－10－7B　盆腔 CT

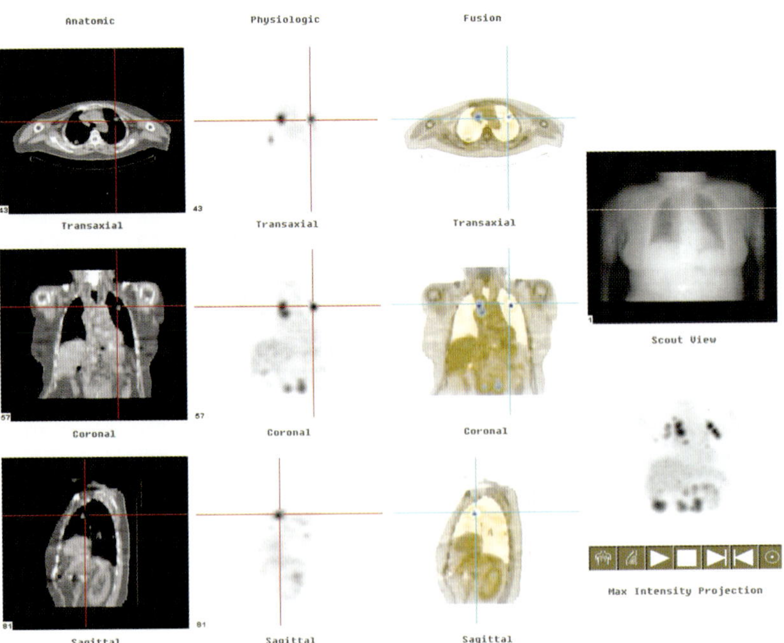

图 5－10－7C　胸及上腹部 FDG/CT 融合图像：肺、纵隔、腹腔内多发 FDG 摄取增高病灶

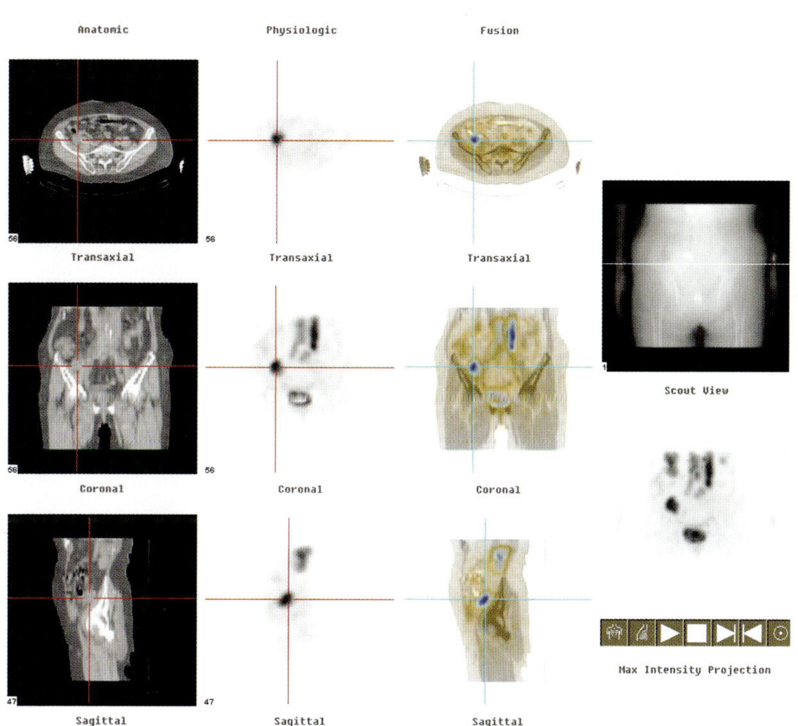

图 5－10－7D　腹、盆腔 FDG/CT 融合图像：腹膜后淋巴链和盆腔内多发 FDG 摄取增高病灶

病例 8，纵隔粘液性腺癌（海军总医院提供）

男，36 岁。于一年前无明显诱因出现左肩背疼痛，未予治疗，3 个月前出现胸闷伴声音嘶哑。在外院行 CT 示“中上纵隔内软组织肿块影，边缘不清，密度不均匀，其中可见点状钙化；纵隔结构不清，心包少量积液”。2004－6－7 以“前上纵隔占位”入院。

2004－6 胸部增强 CT 示：主动脉弓上方 2cm 至心脏上缘前纵隔可见不规则软组织密度影，肿块把头臂血管、主动脉弓、升主动脉及肺动脉压迫向后，左肺动脉受压明显。

2004－6－14 全麻下行纵劈胸骨、纵隔肿物切除术，术中见：肿物位于前上纵隔，上至无名动脉，下至左肺动脉，左右紧贴心包，肿瘤大小约 6cm×7cm×8cm。术后病理示：前纵隔腺癌，肿瘤大部分为粘液性腺癌，少部分呈管状腺癌（图 5－10－8A）。临床怀疑肿瘤系消化道系统转移癌，行胃镜检查未见原发灶。

2004－7－13 胸腹部 FDG 肿瘤显像示：右骶髂关节和右侧髂嵴局灶性异常葡萄糖代谢活跃，提示骨转移（图 5－10－8B）；胸骨中央（手术部位）沿手术切口有一条状放射性浓集区，考虑为术后炎性及恢复期改变（图 5 -10 -8C）。未见其他异常葡萄糖代谢活跃区。此后予以化疗、放疗。

2004 -9 -8 骨显像：颅骨、肋骨、肩胛骨、脊柱、骨盆和两股骨上段多发骨盐代谢旺盛的骨病灶，符合肿瘤骨转移的表现（图 5 -10 -8D）。在手术部位（胸骨）未见明显异常放射性分布。在 FDG 摄取的部位（右侧骶髂关节上端和右髂骨翼）可见 MDP 分布异常，有放射性浓集，也有放射性减低表现。

评述：本例虽然未能获得骨转移的病理结果，但是骨显像的表现证实了两个月前 FDG 发现的骨病灶为恶性病灶。FDG 摄取增加的两个病灶都显示有 MDP 的分布异常，并且全身出现了更多的骨盐代谢活跃的病灶。FDG 和 MDP 检出骨转移瘤的原理完全不同：骨显像时，MDP 吸附于骨骼新鲜的羟基磷灰石晶体上，反映的是成骨细胞的活性；而 FDG 聚集于肿瘤细胞内，骨病灶中异常 FDG 浓集是肿瘤细胞代谢增强的直接证据，它代表了骨转移瘤的活性。二者的原理有本质的差别。在检出骨转移方面，骨显像敏感性较高，但是可能有假阳性；FDG 代谢显像则特异性更强，但是可能有假阴性。

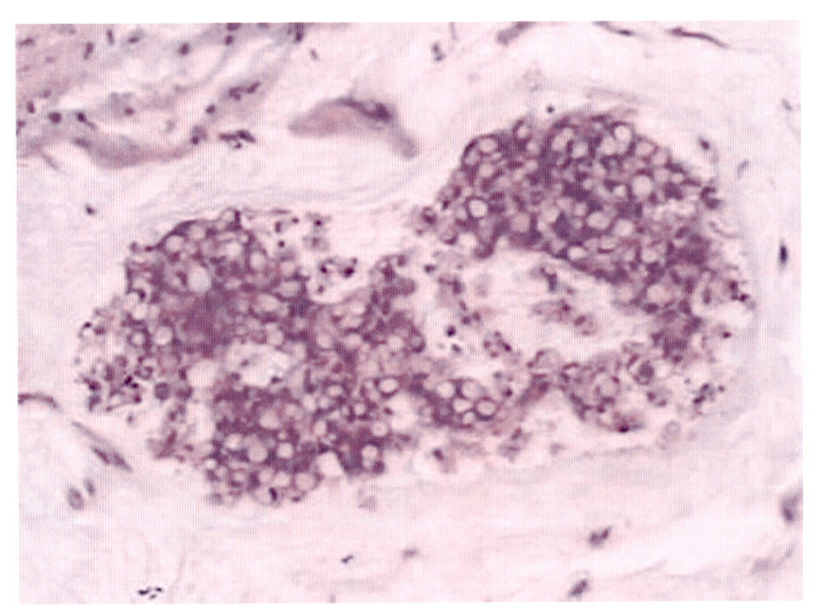

图 5 -10 -8A 病理切片（高倍镜，HE 染色）

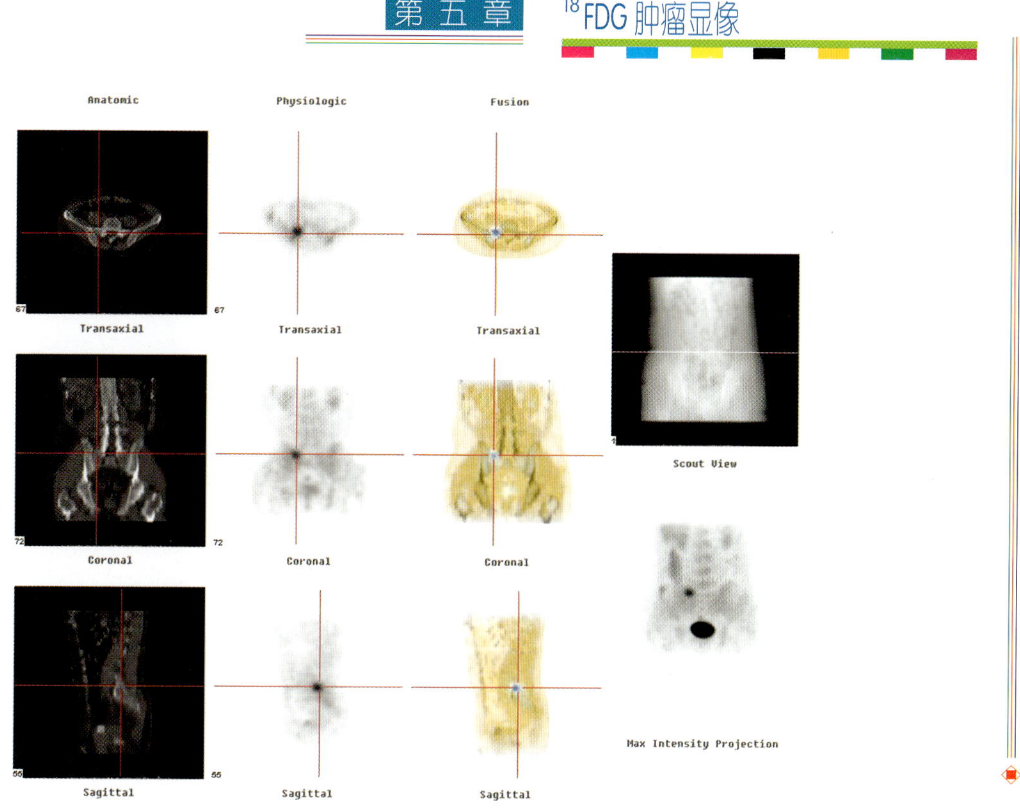

图 5－10－8B　盆腔 FDG/CT 融合图像：2 个点状 FDG 浓集灶均在骨结构上

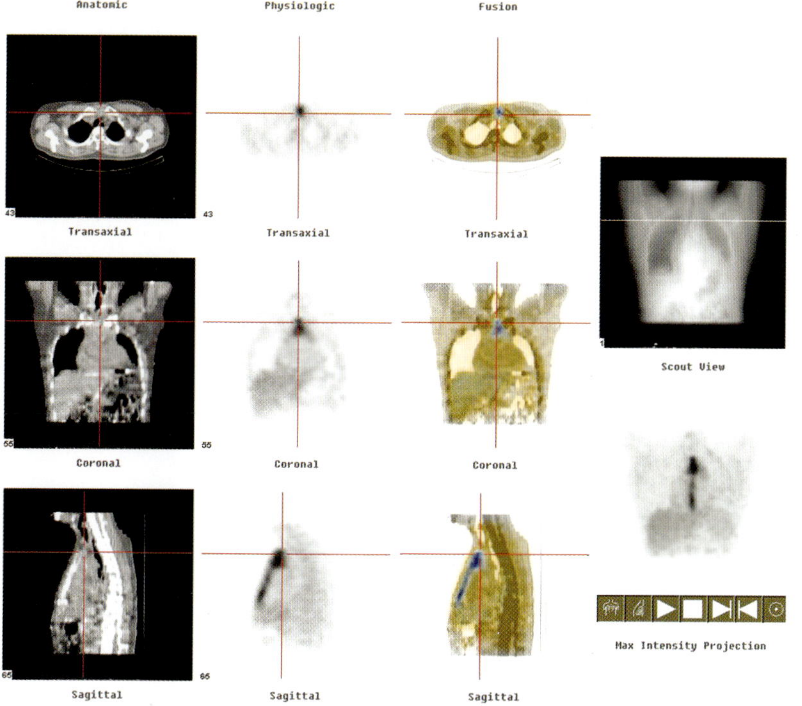

图 5－10－8C　胸部 FDG/CT 融合图像：纵贯胸骨上下的条状 FDG 摄取增高灶，考虑为胸骨劈开的术后改变（术后 1 个月）

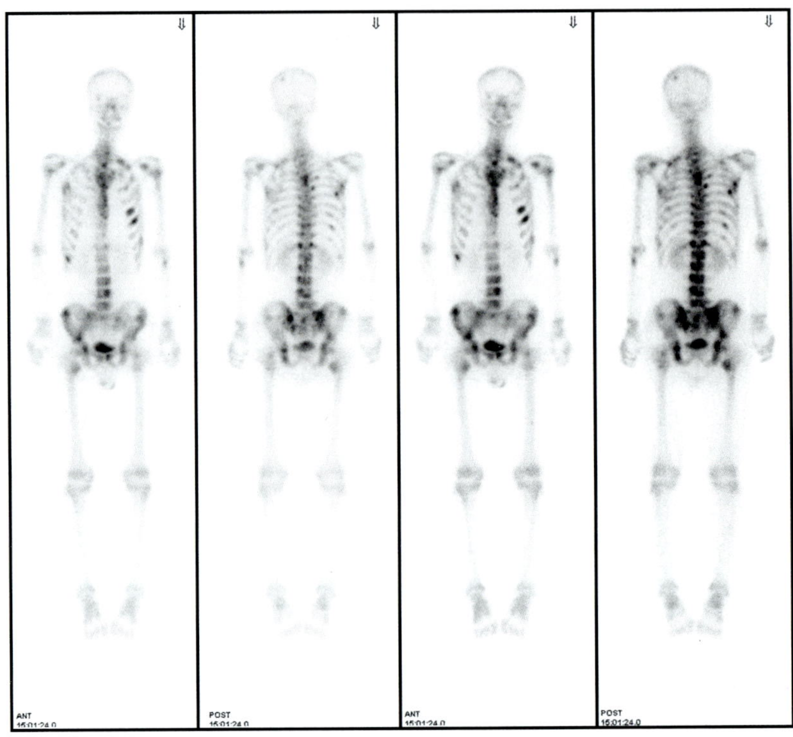

图 5－10－8D　MDP 全身骨显像：脊柱、肋骨和骨盆多发代谢旺盛的骨病灶提示骨转移

（朱家瑞）

第 6 章

心肺核素显像

一、心肌灌注显像在心肌缺血中的应用

近年来，冠心病的发病率及死亡率明显增高。世界卫生组织（WHO）26 个国家 40 个协作中心的调查研究显示：中国人群冠心病每年的死亡率已上升达 20/10 万～40/10 万。尤其值得注意的是，40 岁以下年轻患者明显增加，年龄已不再是排除冠心病诊断的依据。冠状动脉造影一直被作为诊断冠心病的“金标准”，它是从解剖形态上对冠状动脉进行检查，但冠状动脉造影是一项创伤性检查技术，有一定的适应证和禁忌证。虽然它能提供可靠的解剖诊断信息，但不能反映心肌血流的供应情况以及心肌细胞的功能状态等。冠状动脉造影正常，表明该患者没有明显的大的冠状动脉及其分支的狭窄或异常，至于小血管、微血管的病变，冠状动脉内皮细胞功能障碍所引起的血管舒缩的异常反应，冠脉造影难以显示，因此，它不能代替其他检查，亦不能作为普通人群的一项常规检查。心电图及超声心动图也是筛选冠心病最常见、最方便的无创伤性检查方法，对冠心病的诊断确实起到了重要的作用，但诊断冠心病的敏感性及特异性均不够高，且定位诊断难以精确。核素心肌灌注显像，自 20 世纪 70 年代中期以来，已在临床应用 20 多年，显像剂及显像技术均有明显改进与发展，目前已积累了丰富的经验，成为筛选冠脉造影最有价值的无创伤性检查方法。中国医学科学院中国协和医科大学阜外心血管病医院自 1983 年应用于临床以来，已有将近 5 万病例患者接受了此项检查，技术已日臻成熟，并已成为临床上诊断冠心病的一项重要的无创性检查技术。本节主要讨论心肌灌注显像在冠心病心肌缺血方面的临床应用，主要有①采用运动/静息心肌显像或药物/静息心肌显像诊断心肌缺血，显像可显示心肌缺血的部位、范围以及程度；②心肌灌注显像可对临床治疗决策的选择、危险度分层及预后估价提供重要的参考信息；③心肌灌注显像评价血管重建术后治疗效果。

病例 1，运动/静息心肌灌注显像诊断心肌缺血（阜外心血管病医院提供）

病例摘要：患者，男，49 岁，发作性胸痛 20 天，走路、夜间睡眠或晨起时均可诱发，含硝酸甘油 2～3min 后缓解。无高血压、高血脂及糖尿病史。心电图：V_1-V_5 ST－T 改变。超声心动图：左室增大，室间隔、前壁中下段及心尖部节段性室壁运动异常，左室整体收缩功能异常。

图像分析：运动＋静息心肌灌注显像：运动心肌灌注显像显示左室前壁近心尖部、心尖部、间隔放射性分布明显稀疏，静息心肌灌注显像以上部位完全充填，提示左心室前壁近心尖部、心尖部、间隔部心肌缺血（图 6－1－1）。

冠状动脉造影及左室造影：冠状动脉左前降支（LAD）近端 100% 阻塞，左室前侧壁、心尖室壁运动明显减弱（图 6－1－2）。

评述：正常人冠状动脉血流的储备能力很强，最大冠状动脉血流与休息状态冠状动脉血流之比可达 4～5 倍，以适应人体最活跃器官——心脏的需要。冠状动脉血流量与心肌氧耗密切相关，心脏活动所需要的能量几乎完全依靠有氧代谢来提供，静息时心肌对血流中氧的摄取

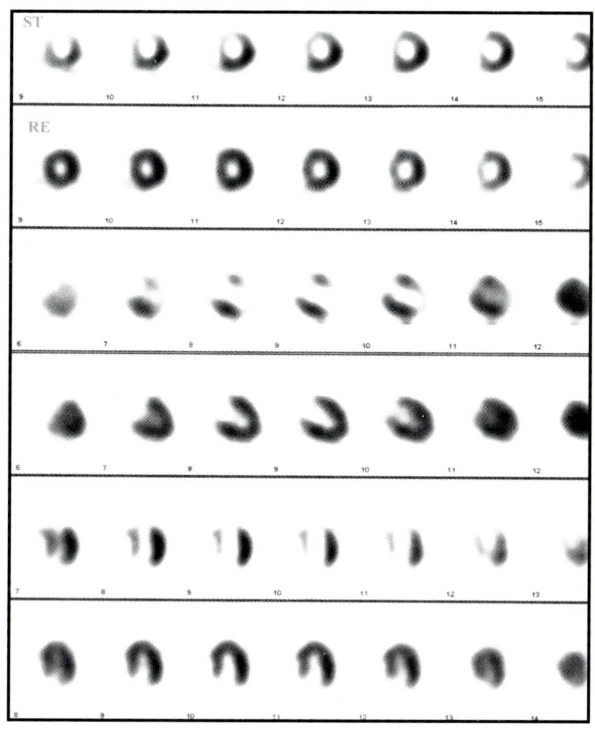

图6－1－1　运动/静息心肌灌注显像：左心室前壁近心尖部、心尖部、间隔部心肌缺血

ST：运动心肌灌注显像；RE：静息心肌灌注显像。

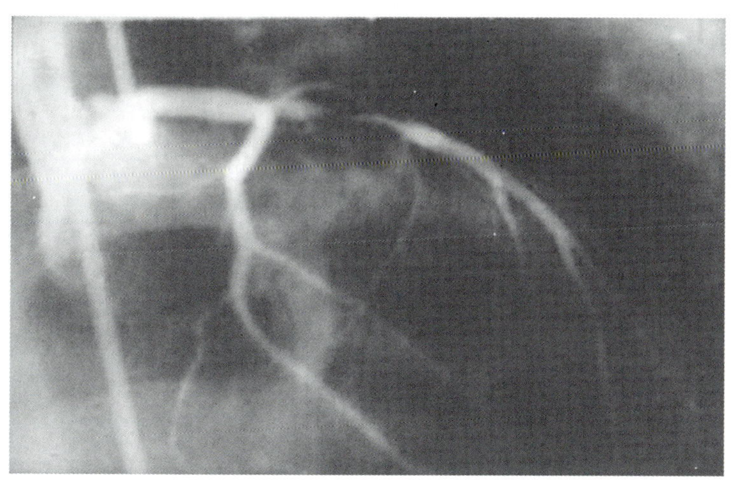

图6－1－2　冠状动脉造影：LAD近端100%阻塞

已达最大量，当运动或其他应激使心肌需氧量进一步增加时，只能通过增加冠状动脉血流来增加供氧。当冠状动脉狭窄等于50%时，心肌血流灌注在静息或负荷心肌灌注显像图上可以完全正常。而当冠状动脉狭窄在50%～80%之间时，静息心肌显像多为阴性，但在运动或药物负荷试验时，由于狭窄的冠状动脉不能满足心肌做功时所需的血流量，导致“供－需”矛盾，这时在心肌显像图上可见到缺血心肌节段放射性分别呈稀疏或缺损区，而静息心肌灌注显像稀疏与缺损区完全或部分充填，即能明确判断心肌缺血的部位和程度。

病例2，药物负荷/静息心肌灌注显像诊断心肌缺血（阜外心血管病医院提供）

病例摘要：患者男，57岁，发作性心前区疼痛10个月，多于情绪激动、劳累时发生，持续3～5min，休息后可缓解。既往有糖尿病史3年。心电图（ECG）大致正常。心脏超声波检查法（UCG）：左室舒张功能减低，二、三尖瓣少量反流。

图像分析：双嘧达莫（潘生丁）负荷＋静息心肌灌注显像：双嘧达莫药物负荷灌注显像可见左室下壁基底段放射性分布缺损；静息心肌灌注显像可见下壁基底段完全充填，提示左心室下壁基底段心肌缺血（图6－2－1）。

冠状动脉造影：RCA（右冠状动脉）远端分叉前呈80%～90%管状狭窄（图6－2－2）。

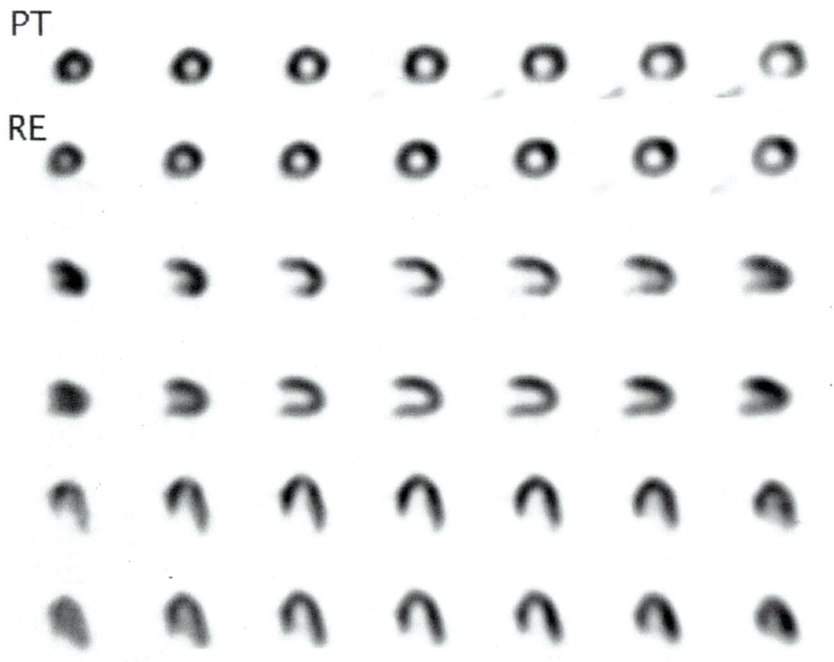

图6－2－1　双嘧达莫药物负荷/静息心肌灌注显像诊断心肌缺血

PT：双嘧达莫负荷心肌灌注显像；RE：静息心肌灌注显像

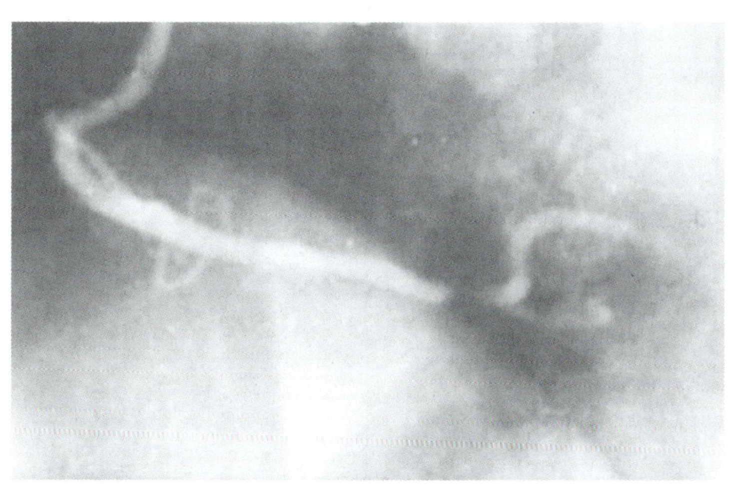

图6-2-2 冠状动脉造影：RCA远端分叉前呈80%～90%管状狭窄

评述：尽管运动试验是首选的负荷方法，但有些患者可能无法行运动试验或无法达到满意的运动量，需要用药物试验来代替运动负荷，即药物负荷显像适用于不能行运动试验的患者，如年老体弱不能运动或不能达到次极量运动，外周动脉硬化性血管疾病，下肢骨关节疾病，神经与肌肉疾患，慢性肺部疾患，脑卒中等。常用的药物负荷有双嘧达莫、腺苷、多巴酚丁胺。高血压和严重心律失常患者不宜采用多巴酚丁胺；支气管哮喘、低血压、心力衰竭和重度房室传导阻滞患者不宜采用双嘧达莫、腺苷。

腺苷、双嘧达莫负荷显像机制是基于冠脉血流储备的概念。即在最大扩张冠状动脉作用下，冠脉血流可较静息时增加数倍。双嘧达莫和腺苷等血管扩张剂可使正常无狭窄的冠状动脉血流量增加4～5倍，但有狭窄病变的冠状动脉不能进一步扩张，因此导致狭窄血管供血区心肌与正常血管心肌供血区之间血流分布的差异，这种差异就造成了心肌显像时心肌缺血的表现。多巴酚丁胺、腺苷、双嘧达莫药物负荷心肌灌注显像对冠心病诊断评价已有许多研究报道，与运动负荷心肌显像比较，诊断冠心病的敏感性、特异性及准确性无明显差别。

病例3，腺苷负荷/静息心肌灌注显像诊断心肌缺血（阜外心血管病医院提供）

病例摘要：男性，70岁，发作性胸痛3年，加重1月。活动后诱发，休息后缓解。高血压4年，高血脂1年。

图像分析：腺苷负荷+静息心肌灌注显像：腺苷药物负荷灌注显像左室下后壁放射性分布缺损，外侧壁放射性稀疏；静息心肌灌注显像完全充填，提示左心室下后壁、外侧壁心肌缺血（图6-3）。

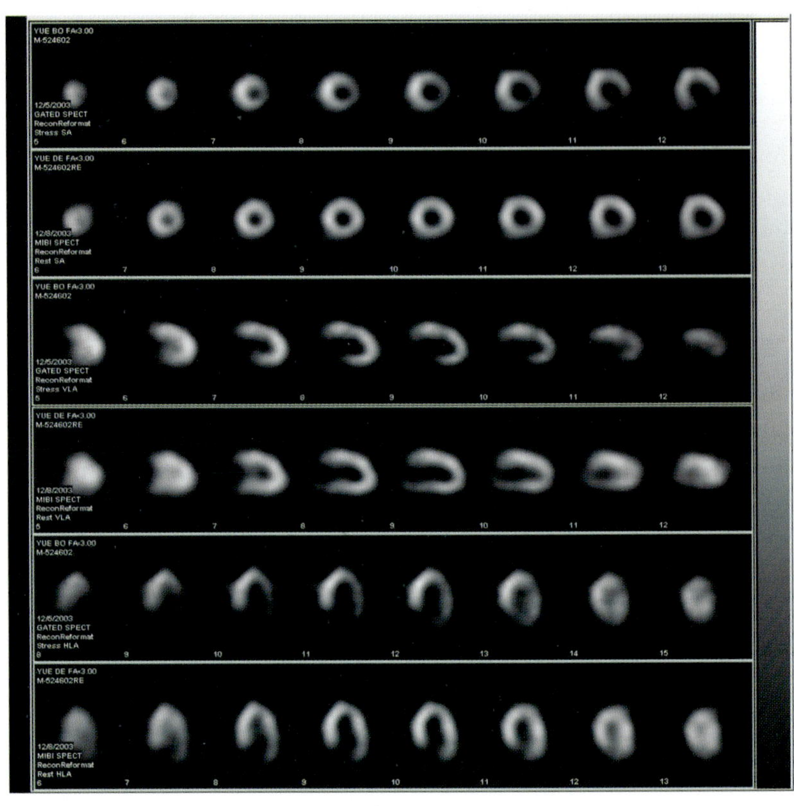

图 6－3 腺苷负荷＋静息心肌灌注显像

冠状动脉造影：LAD 全程散在斑块，第二对角支近端 100% 闭塞，左旋支（LCX）中段于钝缘支发出后 100% 闭塞，右冠状动脉（RCA）细小，弥漫狭窄最重 95%。

评述：腺苷的扩张冠状动脉作用是其用于核素负荷心肌灌注显像的基础，窃血导致狭窄血管供血区心肌与正常血管心肌供血区之间血流分布的差异，造成了心肌显像时缺血区心肌核素分布的稀疏或缺损。核素腺苷负荷心肌灌注显像在国外已被广泛应用于冠心病的诊断及其对预后的评价，成为运动负荷心肌灌注显像的替代方法之一，对冠心病的诊断有较高的敏感性和特异性。腺苷试验的不良反应主要有胸闷痛、心悸、气短、头痛、头晕等；其优势在于简便可行，半衰期短，药物的不良反应在停止注射后 1～2min 之内即消失，且多数症状轻微。

病例 4，心肌灌注显像明确心肌缺血但冠状脉动脉造影无狭窄病变（阜外心血管病医院提供）

病例摘要：患者男，53 岁，阵发性胸痛半年，加重 2 个月。胸痛无明显规律，持续 10min 左右可缓解。2 个月前行冠状动脉造影检查未见异常（图 6－4－5），近日仍有胸痛发作，为进一步诊断行运动核素心肌灌注显像，患者运动至4级，心率132次/分，出现胸痛，压榨感。心电图Ⅱ、Ⅲ、aVF、V_4-V_6 ST压低（图6－4－1），立即含服硝酸甘油0.6mg，约2min胸痛缓解，心电图分钟恢复正常。

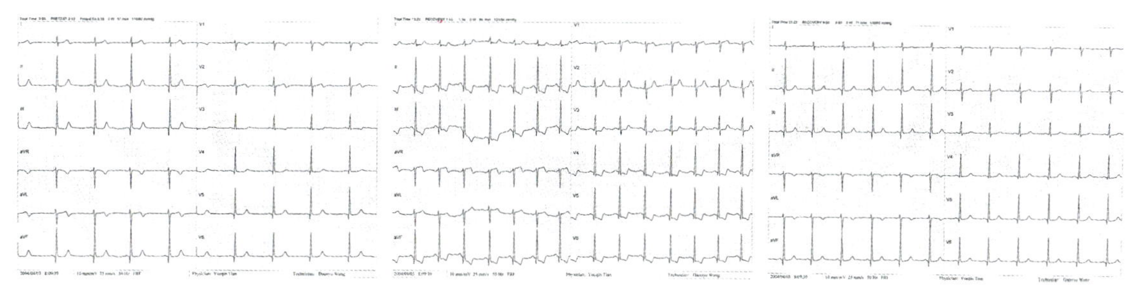

图6－4－1　第一次运动试验心电图（未服用钙离子阻滞剂）

图像分析：运动/静息核素心肌灌注显像结果：运动显像示左室心尖放射性缺损，前壁、间壁放射性稀疏，静息心肌灌注显像以上部位完全填充，提示左室心尖、前壁、间壁心肌缺血（图6－4－2）。

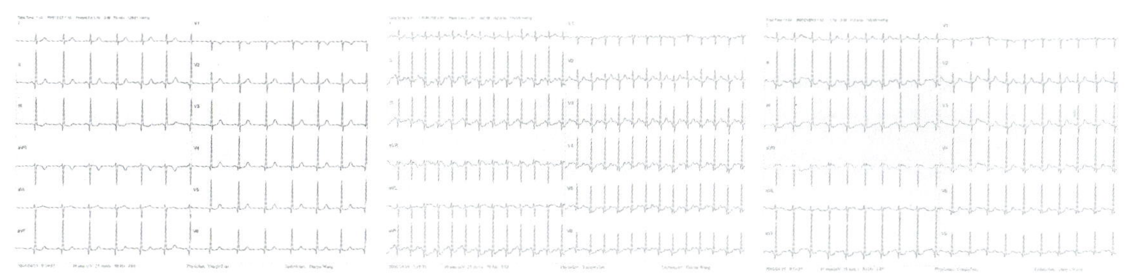

图6－4－2　第二次运动试验心电图（服用钙离子阻滞剂）

诊治经过：3天后医院内联合会诊讨论，尽管患者冠状动脉造影正常，无狭窄性病变，但核素心肌显像有明确的心肌缺血证据，考虑患者可能为冠状动脉痉挛引起的心肌缺血。治疗上加用抗冠状动脉痉挛药物钙离子阻滞剂硝苯地平（拜心同）。用药3天后重复行运动核素心肌灌注显像，患者运动至5级，心率158次/分，达目标心率，无胸痛发作，运动心电图无ST－T改变（图6－4－3）。运动心肌灌注显像：各室壁节段心肌放射性分布均匀，无异常改变（图6－4－4）。患者出院后一直服用拜心同，无再发胸痛，5个月后患者再次复查运动心肌灌注显像，运动至5级，心率160次/分，无不适，运动心肌显像仍为正常。

评述：心肌灌注显像是从病理生理学上反映心肌细胞的血流供应情况和心肌细胞的功能状态，它与冠状动脉造影结果有密切的关联，即心肌显像异常的部位、程度、范围与冠脉异常狭窄程度有关，但核素心肌显像与冠状动脉造影不能完全等同。如冠状动脉微血管功能异常、X综合征患者、冠状动脉痉挛患者等，这类患者冠脉造影常常无狭窄病变，而核素心肌显像可提供患者是否有心肌缺血的存在。反之，当冠脉狭窄程度较轻，远端分叉病变，或有明显的侧支循环形成时，可能完全不出现心肌缺血的表现，心肌灌注显像可能显示正常。只有正确认识心肌灌注显像和冠状动脉造影之间的关系，正确解释心肌显像有时出现的假阳性和假阴性，才能在临床上正确理解心肌灌注显像和冠状动脉造影之间的异同，以此进一步正确地诊断和治疗。

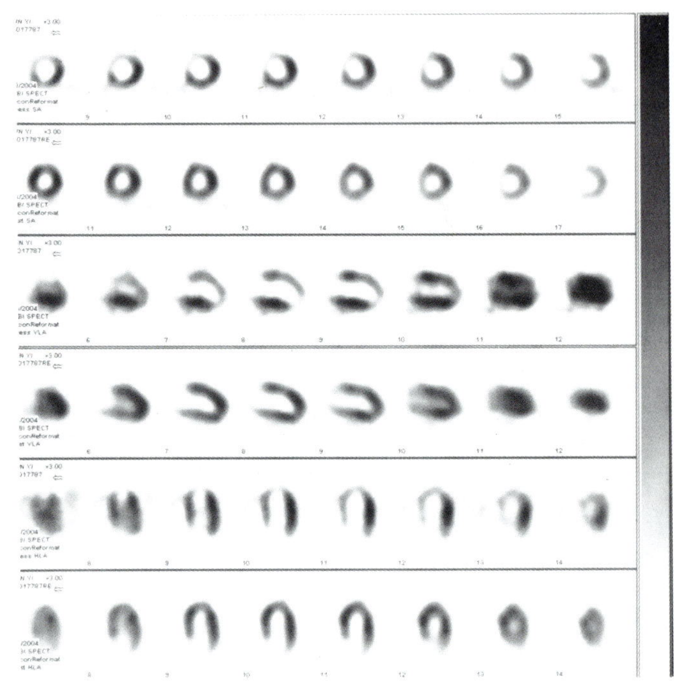

图6－4－3　第一次运动/静息心肌灌注显像（未服用钙离子阻滞剂）

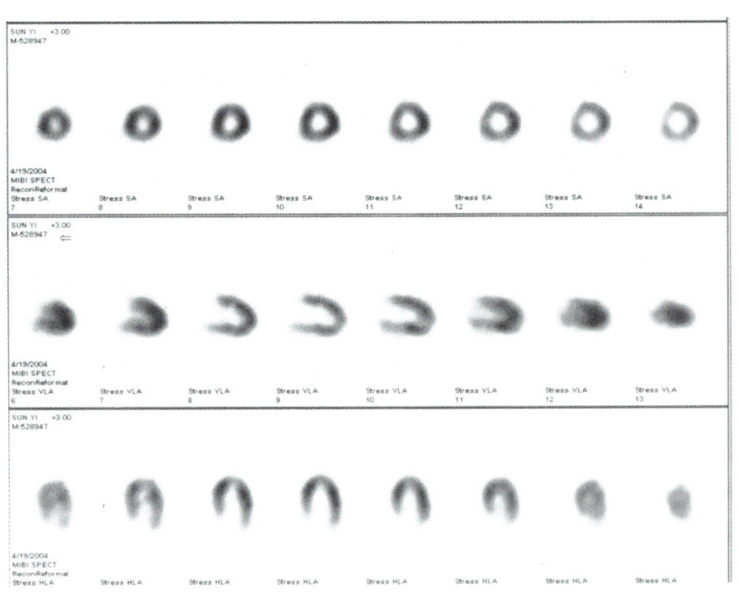

图6－4－4　第二次运动心肌灌注显像（服用钙离子阻滞剂）

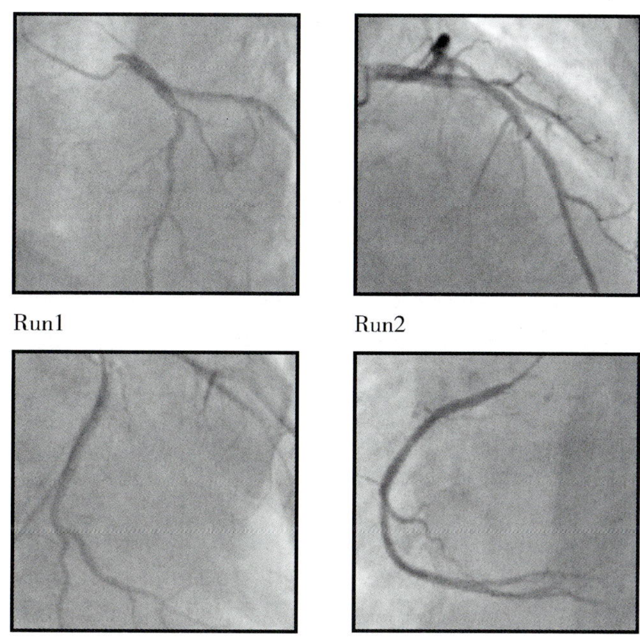

图 6－4－5 冠状动脉造影正常

病例 5，心肌灌注显像在冠状动脉血管重建术中的作用（阜外心血管病医院提供）

病例摘要：患者男，66 岁。劳累后感胸闷、气短 6 年，加重半年。既往高血脂病史 10 年。心电图：ST－T 改变；X 线胸片：主动脉结宽，肺动脉段凸，左心室增大，心胸比例 0.56；超声心动图：左室扩大，左室前侧壁运动减低，左室舒张功能降低，左心室射血分数（LVEF）＝54%。

图像分析：运动＋静息心肌灌注显像：运动心肌灌注显像显示左心室轮廓完整，前壁近心尖、心尖、间隔明显稀疏，静息心肌灌注显像以上部位有放射性充填，提示左心室前壁近心尖、心尖、间隔呈心肌缺血改变（图 6－5－1）。

冠状动脉造影及左室造影：冠状动脉前降支第二间隔支发出后 90% 狭窄，第二对角支开口 90% 狭窄，回旋支未见狭窄；右冠状动脉右室支 50% 狭窄。左心室明显增大，左室前侧壁运动轻度减低（图 6－5－3）。

诊治经过：冠状动脉前降支经皮腔内冠状动脉成形术（PTCA）＋Stent，治疗后无不适症状。介入治疗 3 月后复诊，再次行运动心肌显像观察疗效。

复查运动心肌灌注显像：左心室轮廓完整，各室壁放射性分布均匀，未见异常；与 PTCA 术前显像比较，左室血流灌注改善（图 6－5－2）。

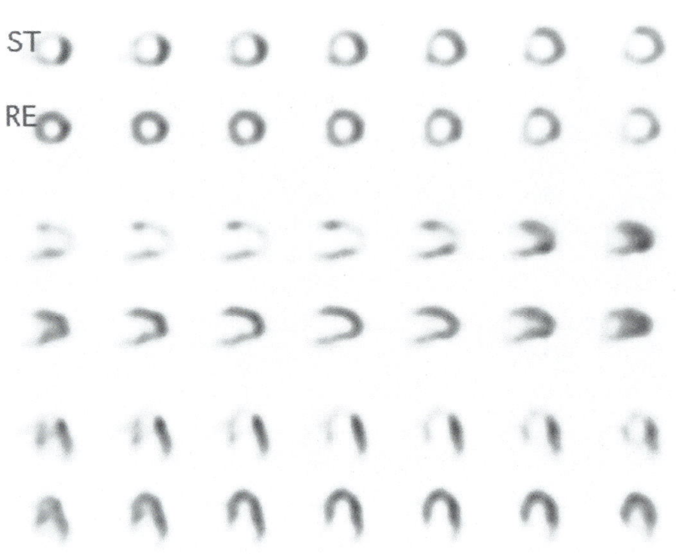

图 6－5－1　PTCA 术前运动/静息心肌灌注显像

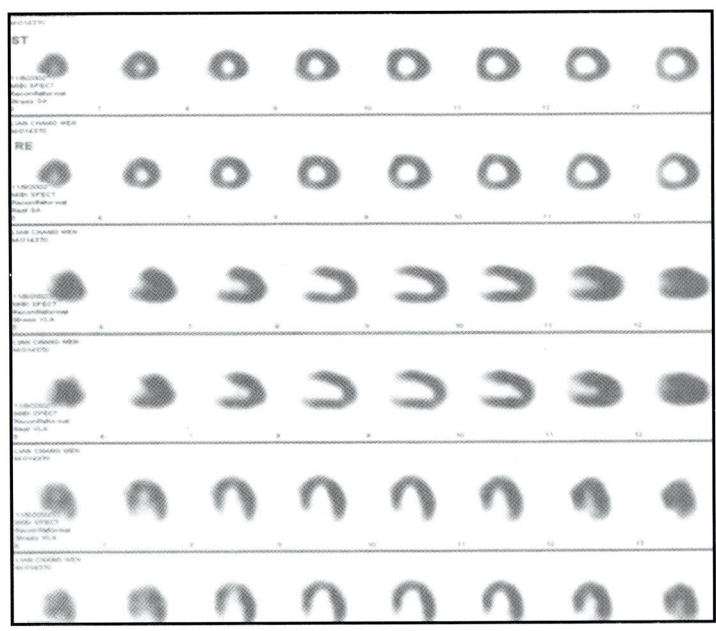

图 6－5－2　PTCA 术后 3 个月运动/静息心肌灌注显像

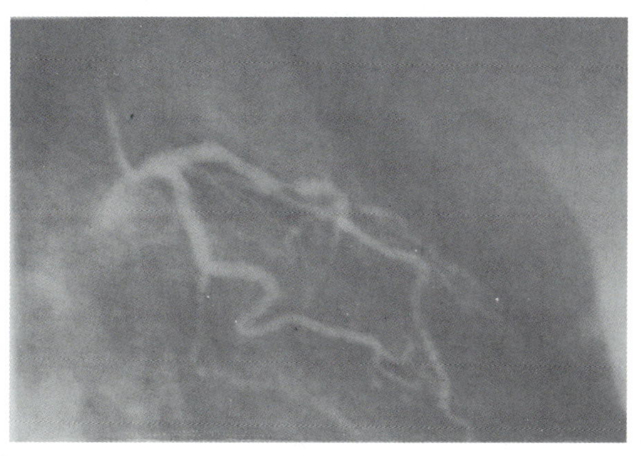

图 6－5－3　PTCA 前冠状动脉造影

前降支第二间隔支发出后 90% 狭窄，第二对角支开口 90% 狭窄，回旋支未见狭窄；右冠状动脉右室支 50% 狭窄。

评述：在冠状动脉血管重建术前，心肌灌注显像可以检测冠状动脉狭窄有无心肌缺血，筛选适合 PTCA 的患者。冠状动脉狭窄患者在心肌显像时出现可逆性的灌注缺损，是 PTCA 的适应证。核素显像可确定心肌缺血的存在、部位、范围及程度，可判断是那一支冠脉心肌缺血最为严重，确定罪犯血管，为冠状动脉血管重建术术式提供帮助。对冠脉狭窄不严重的患者，如狭窄程度为 50% ~70%，是否需要接受 PTCA 治疗，可参考心肌灌注显像有无心肌缺血。在术前还可进行危险度分层，当冠状动脉狭窄存在，但心肌灌注显像正常时，其预后应该良好，年心脏事件率 <1%，与正常人群一致，可选择药物治疗。多个研究证明：心肌灌注显像显示的心肌灌注缺损的节段数或范围、程度是心脏事件的独立预测因子。在冠状动脉血管重建术后或药物治疗后，心肌灌注显像同样可用于疗效的随访。在冠状动脉血管重建术后，当症状复发或出现新的症状时，运动心肌显像可以判断症状是否由于心肌缺血所致；根据心肌血流灌注异常的部位，可以判断心肌缺血是由于接受了血管重建的冠状动脉的病变，还是由于未接受血管重建的冠状动脉的病变所致。

二、核素显像在心肌梗死中的应用

心肌梗死是冠心病的严重类型，是在冠状动脉病变的基础上发生冠状动脉血供急剧减少或中断，以致相应心肌发生持久而严重的心肌缺血，引起部分心肌缺血性坏死。核素心肌显像可以客观地反映这一病理生理的变化，因而可被应用于急性及陈旧性心肌梗死及室壁瘤形成的诊断。尤其当患者心肌梗死病史不明确，心电图不典型时，可用核素心肌显像判断梗死的部位、范围和程度。核素显像在心肌梗死中更为重要的应用是对存活心肌的检测，尤其是在冠状动脉病变患者同时有左心功能严重受损时。临床研究已经证明：有存活心肌的患者经血管重建术后，可改善心功能，消除心衰症状，提高生存率，因此正确地判断冠心病患者有无存活心肌，对于患者治疗方案的选择，对预后的估价有非常重要的意义。检测存活心肌的方法有很多，PET 心肌 ^{18}F－FDG 代谢显像是目前公认的检测冠心病心肌梗死患者有无存活心肌的最准确的方法。除此之外，核素^{18}F－FDG 心肌 SPECT 显像、^{201}Tl 再注射显像、硝酸酯心肌灌注显像都能在不同程度上提高存活心肌的检出率。

病例6，大面积心肌梗死（海军总医院提供）

男，33岁。

2005－1－3 无明显诱因突发心前区疼痛，出大汗、面色苍白、四肢厥冷、双上肢疼痛、颤抖，有濒死感。外院心电图检查提示 V_2-V_6 导联 ST 段广泛抬高。12h 后心肌酶升高（CK 1160U/L），第二天出现高热（最高39.5℃）。超声心动图检查提示心脏前间壁无运动，EF 为43%。诊断为“急性前壁、前间壁、下壁心肌梗死”。

2005－3－22 双核素心肌灌注代谢显像：左室轻度扩大，心尖、前壁、间壁及下后壁心肌血流灌注及代谢广泛减低或缺如，符合大面积心肌梗死表现（图6－6－1）。

2005－07－29 冠状动脉造影术＋PTCA＋骨髓细胞移植术：术中见心室前壁及心尖部室壁运动明显减弱或不运动，呈功能性室壁瘤。右冠正常，前降支近段斑块形成致30%左右狭窄，旋支正常。在前降支中段，行扩张球囊，从球囊中间腔分8次给予骨髓细胞（每次2ml）。

2005－11－29 复查双核素心肌灌注代谢显像：左室轻度扩大，心尖、前壁、间壁及下壁心肌大面积梗死，与05－3－22检查比较，侧壁和部分下壁血流和代谢有部分改善（图6－6－2）。

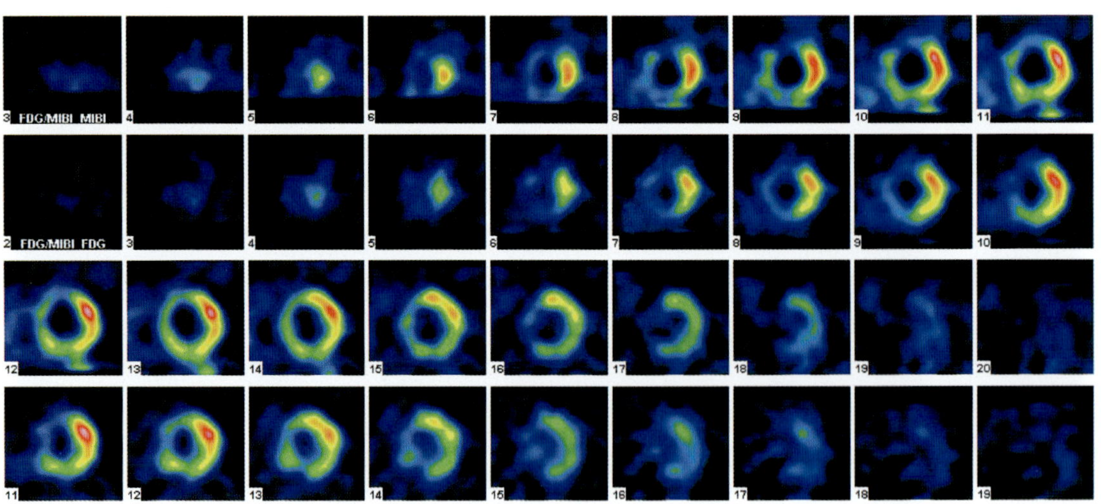

图6－6－1 术前 MIBI/FDG 对核素心肌灌注代谢显像（左室短轴断面）

1、3行为灌注图像，2、4行为代谢图像。

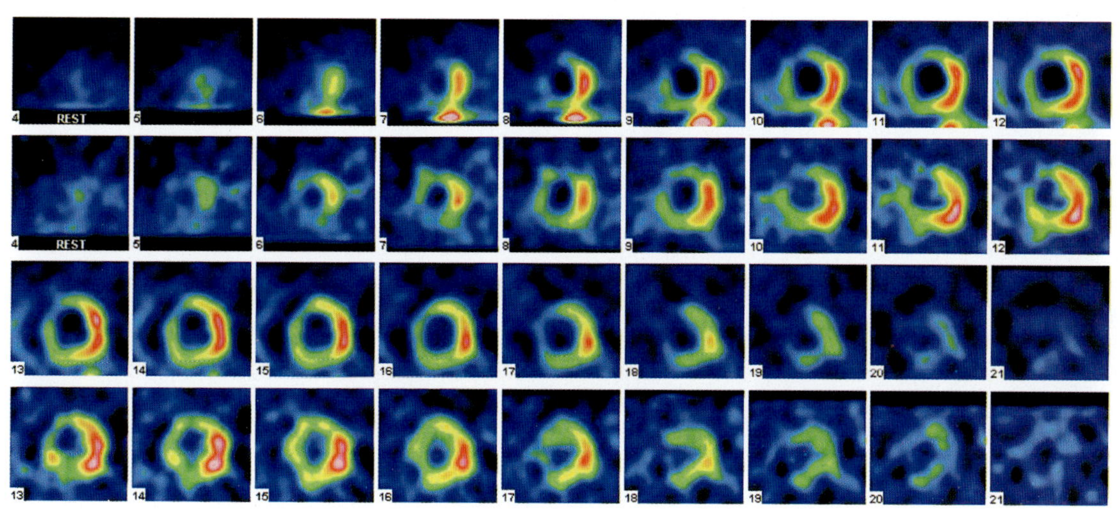

图 6-6-2 术后 MIBI/FDG 显像（左室短轴断面）
1、3 行为灌注图像，2、4 行为代谢图像。

病例 7，急性心肌梗死（海军总医院提供）

女，63 岁。患者于 2002-12-5 21 时无明显诱因出现心前区及胸骨后疼痛，呈持续性，无放射。急诊心电图异常，诊断“冠心病、心绞痛”，入院。

既往史：1997 年突发脑出血，后治愈。否认高血压，慢支等慢性病史。

家族史：父母均因冠心病、脑梗死去世，爱人及子女体健。否认糖尿病、精神病等遗传病史。

2002-12-6　04:32 心肌酶：谷草转氨酶 76U/L，CK-MB 21U/L，CK 35U/L。

心电图：窦性心律，Ⅲ、AVF QS 型，V5-V9 ST 段上移 0.075~0.1mv，室性期前收缩。

2002-12-6　7:30 心肌酶，CK 443U/L，CK-MB 151U/L；复查心电图示Ⅱ、Ⅲ、AVF 的 ST 段抬高，胸导 V2~V6 ST 段抬高、T 波高尖，心律不齐，频发室早，且仍有疼痛。给予静脉溶栓治疗。

2002-12-7　00:00 心肌酶达到高峰 CK 1552U/L，CK-MB 516U/L，心肌酶高峰时间未提前，进一步证明溶栓未通。

2002-12-11 查体后分析病情如下：①老年女性；②持续疼痛 >6h；③心电图 ST 段抬高，R 波下降，Q 波形成；④血酶抬高下降曲线。考虑诊断：急性冠脉综合征，ST 段抬高型心肌梗死。通过心电图表现此次发病的罪犯血管可能有三种情况：①左旋支病变；②左冠右冠均有病变（二元说）；③大右冠病变（此种可能性比较小）。

2002-12-24 心肌 FDG 代谢显像：左心室腔不大，心尖、侧壁、下后壁放射性分布缺损。符合左室心尖、侧壁、下后壁心肌梗死表现（图 6-7-1）。

2002-12-25 在局麻下行冠状动脉造影术 + PTCA + 支架植入术，术中见旋支远段完全闭塞。球囊导管至回旋闭塞部位两次扩张，造影见血流恢复。由球囊导管向回旋支远端注入单个核骨髓细胞，每次 10×10^{6}/ml，共计6次。造影见原病变部位仍有狭窄，再次用球囊扩张，造影见血流TIMI Ⅱ级。因病变血管较细，血流较慢，未放置支架。

2003-03-27 心肌FDG代谢显像：心尖、侧壁、下后壁放射性分布缺损（图6-7-2），和2002-12-24显像结果比较无明显改善。

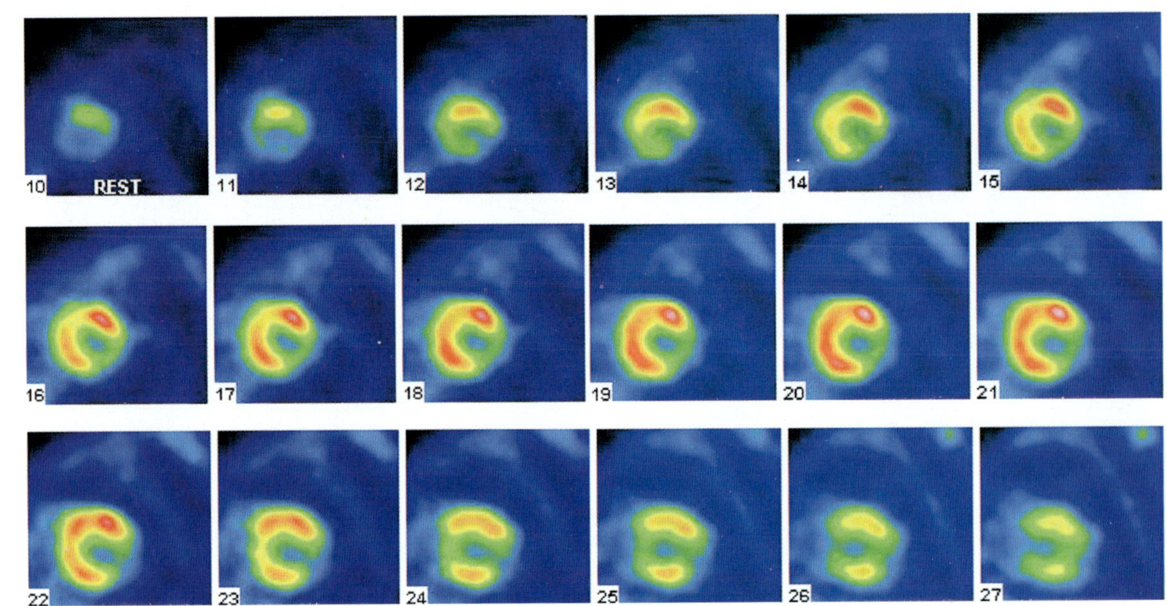

图6-7-1　术前心肌FDG代谢显像（短轴层面）

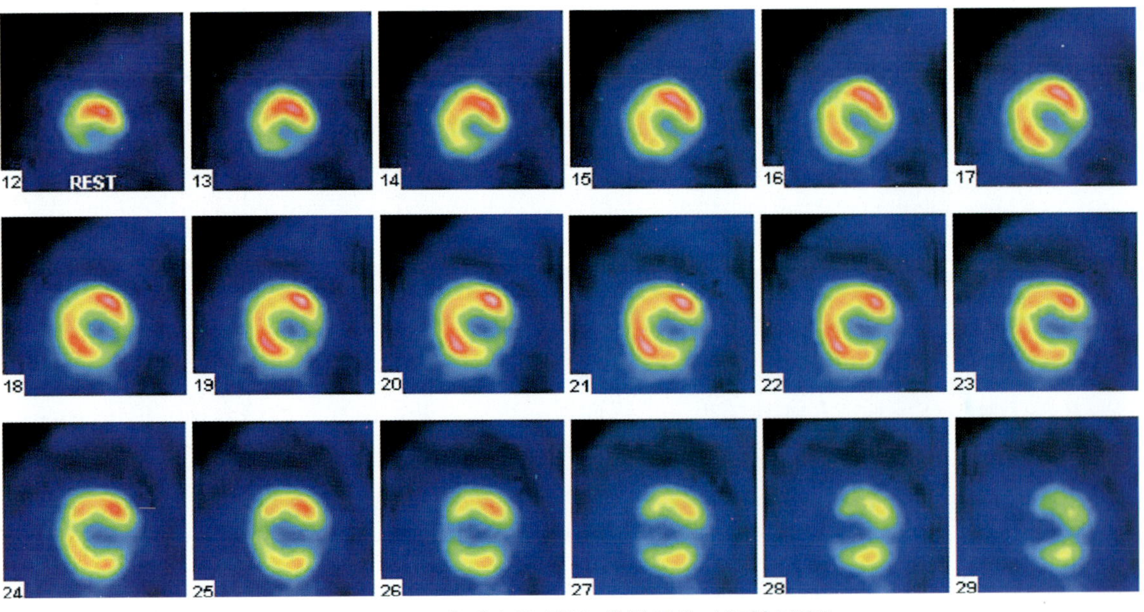

图6-7-2　术后心肌FDG代谢显像（短轴层面）

病例8，不稳定心绞痛，急性非Q波心梗（海军总医院提供）

男，60岁。凌晨突然出现心前区闷痛，向背部放射，较以往加重，伴有大汗、心悸，面色苍白，休息20min后自行缓解。当日上午急诊入院，心电图示：窦性心律，异常U波，血压180/110mmHg。诊断：冠心病，不稳定心绞痛，急性前间壁心梗。

半年来，多次在睡眠中出现心前区闷痛、憋气，持续10min左右，伴有背部疼痛，不伴心悸、头晕、恶心、呕吐，无意识障碍，经休息自行缓解，未予特殊治疗。

术前核素心肌灌注代谢显像示：左室腔无扩大，心尖、部分下壁及部分室间隔血流灌注及代谢减低，符合心肌梗死表现（图6－8－1）。

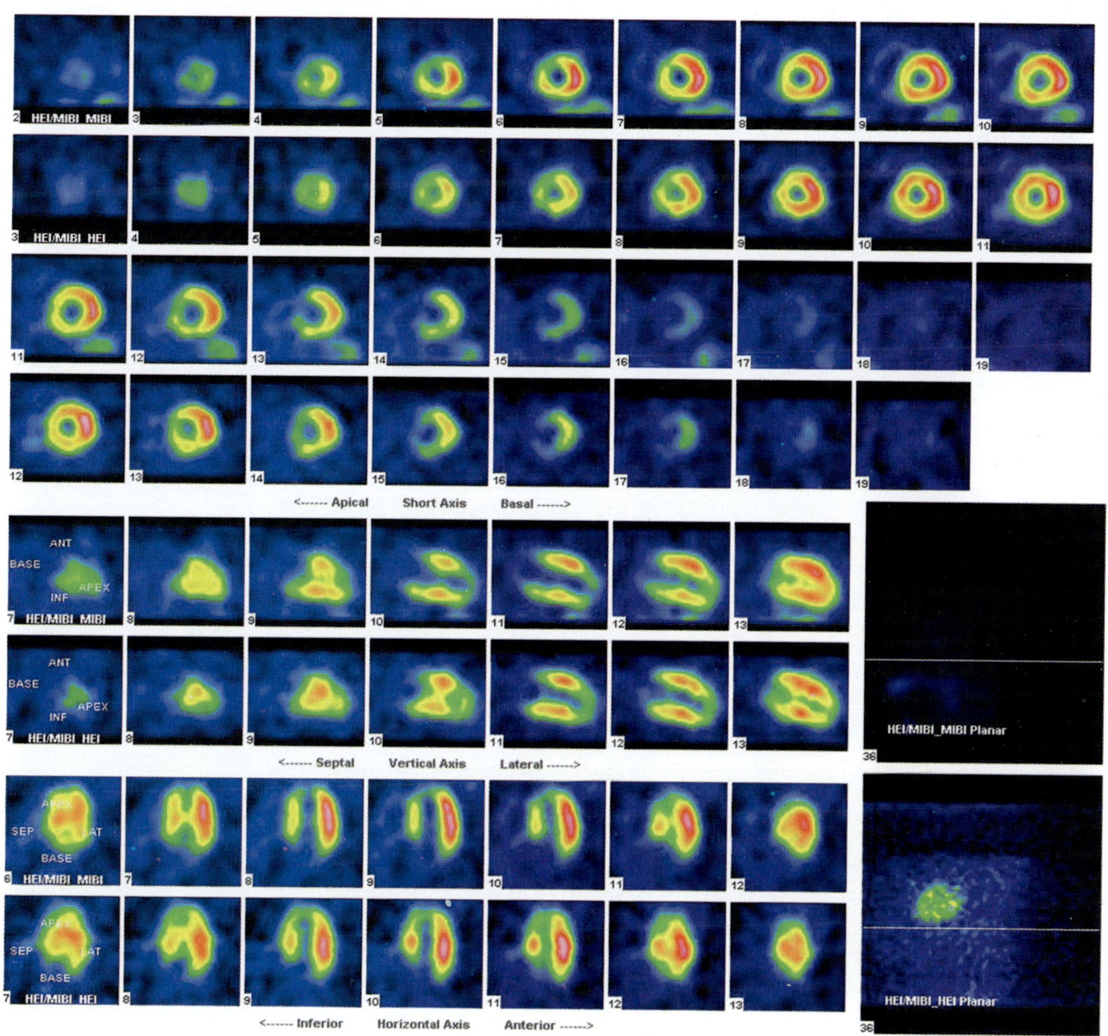

图6－8－1　术前双核素显像

1、3、5、7行为^{99m}Tc－MIBI灌注显像，2、4、6、8行为^{18}FDG代谢显像。1～4行为短轴断面，5～6行垂直长轴断面，7～8行为水平长轴断面。

病人在局麻下行冠状动脉造影术 + PTCA + 支架植入骨髓细胞移植术，冠造示：LAD 狭窄 90%，对角支狭窄 80%。球囊导管至前降支闭塞部位扩张，造影见前降支血流恢复，于狭窄部位用 3 ~4atm 扩张球囊，分 6 次给予骨髓细胞（8.03×10^{7}）。沿导引钢丝置入支架，并释放支架。造影见前降支血流满意达 TIMI Ⅲ级，术毕。

术后 3 个月双核素心肌显像：MIBI 灌注显像见左室心尖、下壁及间隔部呈局灶性轻度稀疏不均表现；FDG 代谢显像见仅左室间隔有局灶性稀疏区，其余各壁放射性分布大致均匀。提示：左室各壁心肌代谢大致正常，与术前检查结果比较有显著改善（图 6 -8 -2）。

出院诊断：①冠心病，不稳定心绞痛，急性非 Q 波心梗；②高血压 1 级，高危。

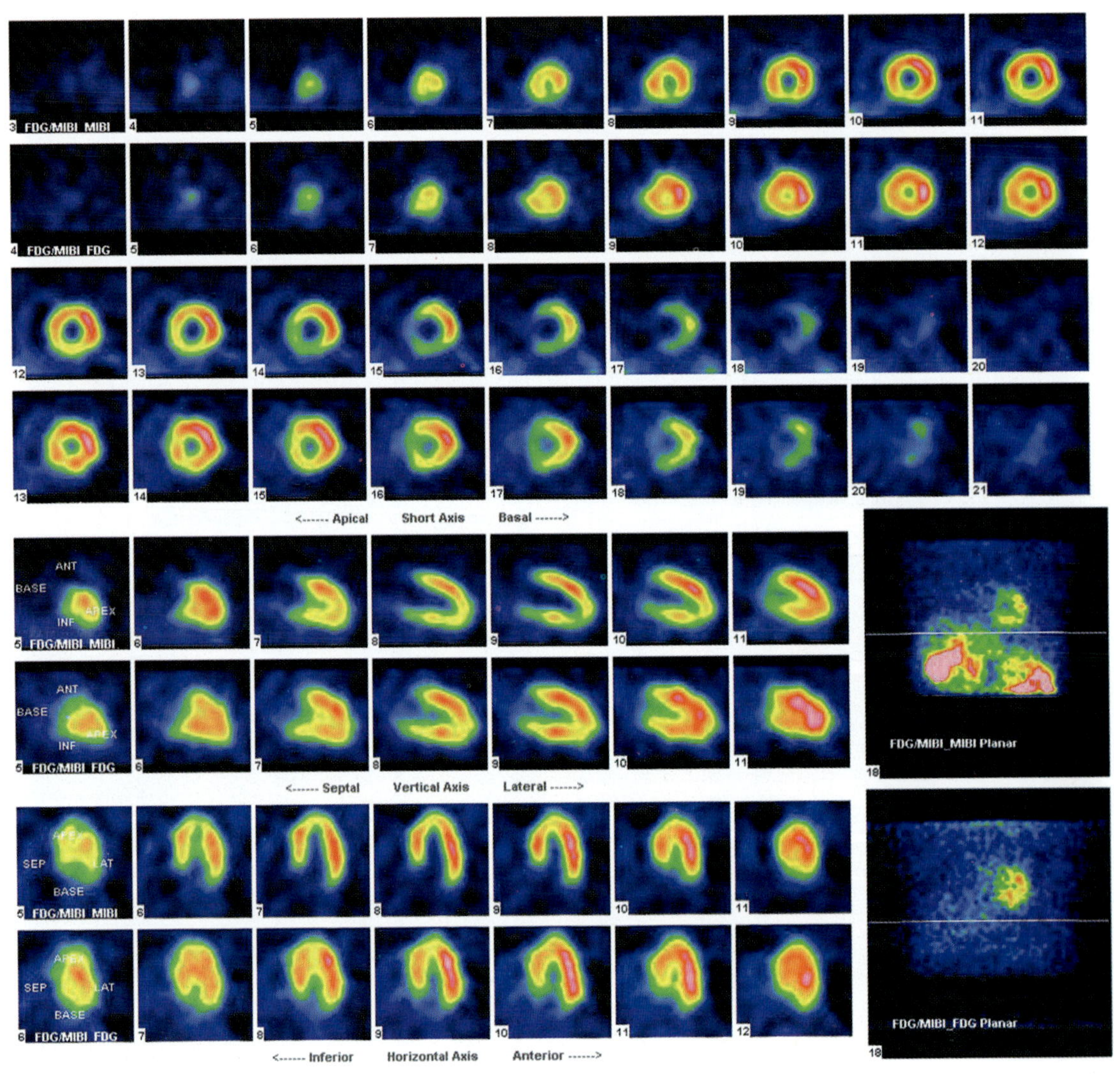

图 6 -8 -2　术后 3 个月双核素显像

1、3、5、7 行为 ^{99m}Tc - MIBI 灌注显像，2、4、6、8 行为 ^{18}FDG 代谢显像。1 ~4 行为短轴断面，5 ~6 行垂直长轴断面，7 ~8 行为水平长轴断面。

病例 9，陈旧性心梗（海军总医院提供）

女，67 岁。冠心病，陈旧性前间壁心肌梗死已 18 年，心功能Ⅳ级，房颤，拟行介入治疗入院。

术前^{18}FDG 心肌代谢显像：左室心尖近前间壁、侧壁、前壁及下壁可见多处低代谢区。

行冠状动脉造影术 + 骨髓细胞移植术，术中见右冠开口以下完全闭塞，左冠脉前降支近段严重钙化，远端呈线形显影，左旋支中远端弥漫性病变。于左主干开口处，分次注入骨髓干系胞悬液。

术后 3 个月心肌代谢显像：除下壁葡萄糖代谢水平仍然较低以外（由于右冠完全闭塞，未能进行任何介入治疗），其余各壁心肌的代谢均有明显恢复（图 6－9）。

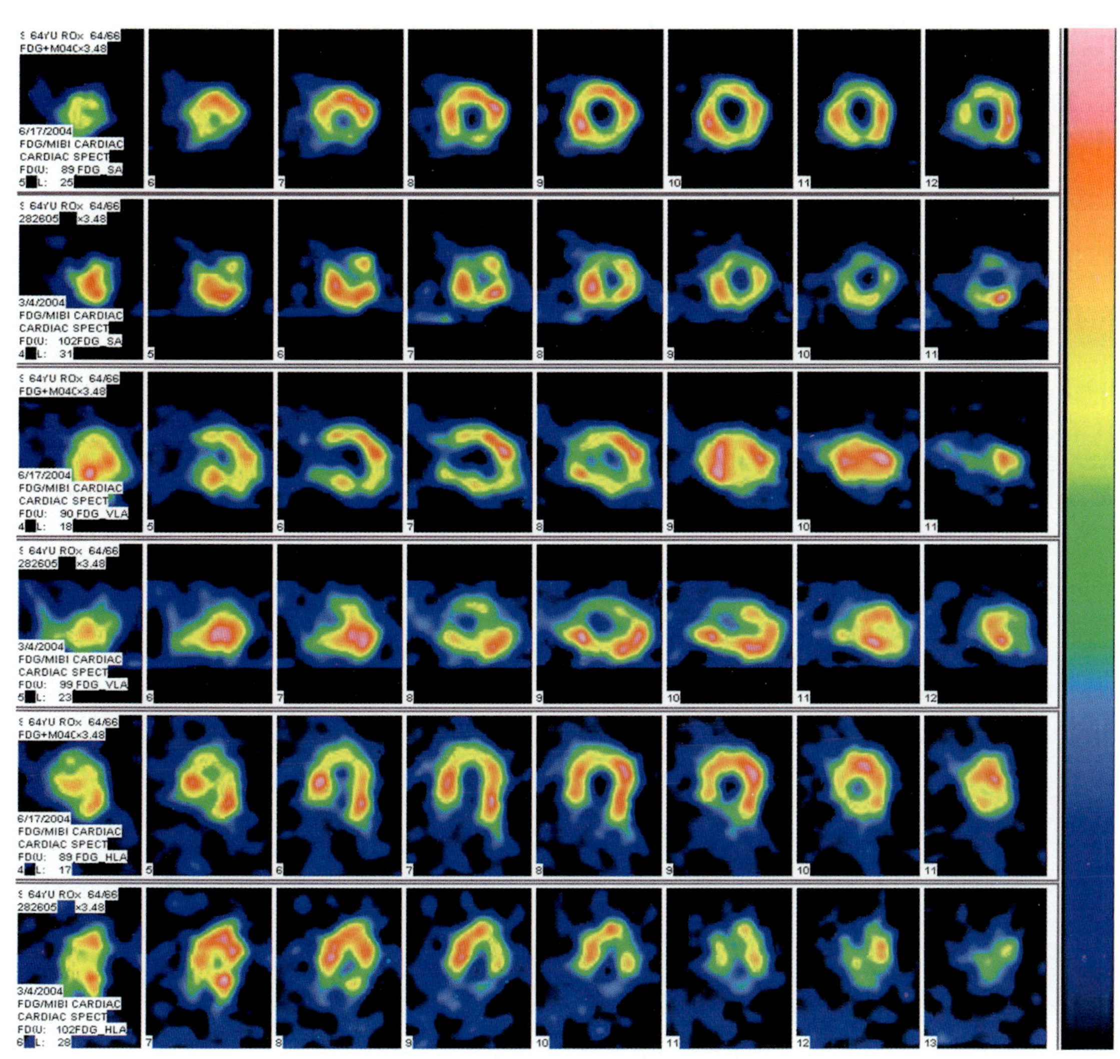

图 6－9　术后 3 个月心肌代谢显像

1、3、5 行（短轴、垂直长轴、水平长轴）为术后心肌代谢显像，2、4、6 行为术前代谢显像。

病例10，陈旧性心肌梗死（海军总医院提供）

女性，55岁。因“胸痛2年，加重伴胸闷，喘息1月余”于2004－1－30入院。

2002－3因急性前间壁、下壁心梗行“冠脉造影＋PTCA＋支架植入术”，支架置于前降支。术后给予扩冠、抗血小板、抗凝治疗，两年来患者心功能下降明显。

2004－1超声心动图提示“心尖部室壁瘤形成，心肌舒张收缩功能下降，全心扩大”。

2004－2－6心肌代谢显像：左室腔扩大，心尖部及部分下壁可见无血流、无代谢区，提示陈旧性心梗（图6－10　2、4行）。

2004－2－10行冠状动脉造影＋骨髓细胞移植术，手术顺利。术中于前降支远端，做2.5mm×15mm球囊扩张，并分5次注入骨髓单个核细胞；再于第1、2对角支远端，分5次分别注入骨髓单个核细胞至第1、2对角支。术后，病人恢复良好，心脏功能明显改善，可平地行走200m无明显不适。

2004－5－27复查心肌代谢显像：左室腔扩大。和术前显像结果比较，心尖部有点状代谢恢复区，前壁和下壁代谢明显改善，侧壁和间壁未见显著变化（图6－10　1、3行）。

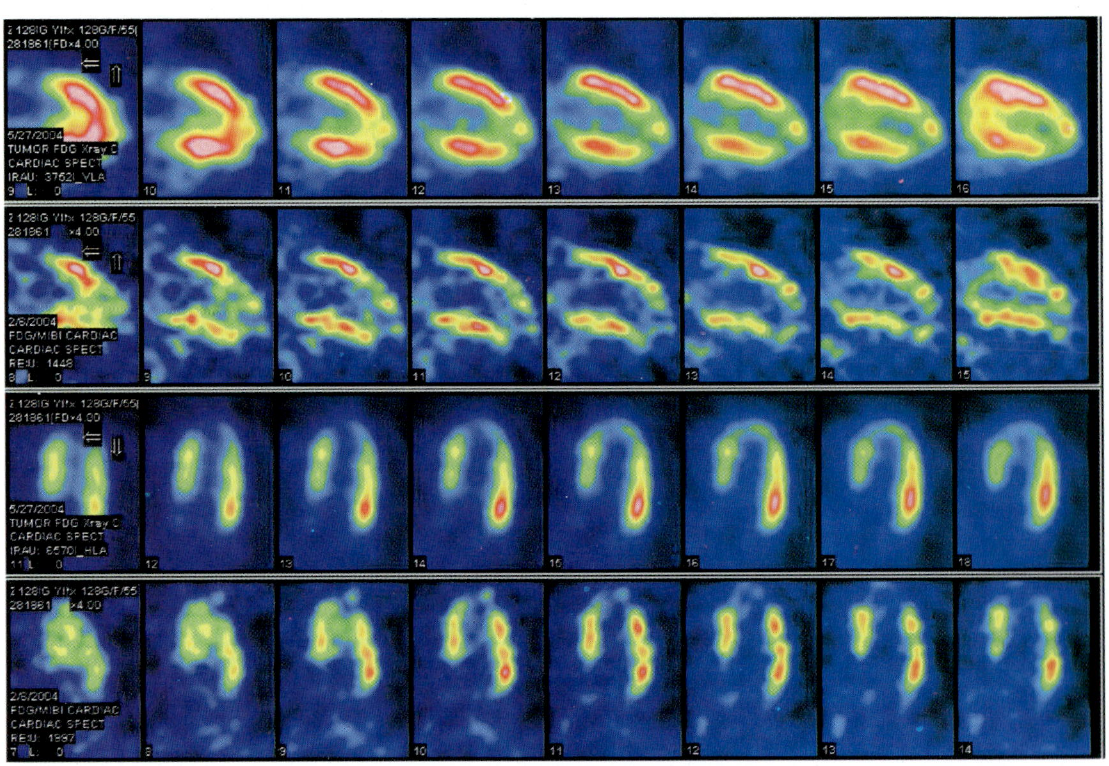

图6－10　介入前后两次代谢显像比较

1、2行为垂直长轴切面，3、4为水平长轴切面。1、3为介入后，2、4为介入前。

病例 11，核素心肌灌注显像诊断心肌梗死（阜外心血管病医院提供）

病例摘要：患者男，63 岁，活动时突感胸骨后压榨样疼痛 10 年，伴心悸、出汗，持续 15min，当地医院诊断为急性下后壁、外侧壁心肌梗死，溶栓治疗后好转。既往有高脂血症 14 年。心电图：Ⅱ、Ⅲ、aVF 导联可见 Q 波。超声心动图：左心室增大，左室下壁、前壁运动减弱。

图像分析：运动/静息心肌灌注显像：运动心肌灌注显像显示左室下后壁、外侧壁放射性分布缺损，静息心肌灌注显像下后壁、外侧壁放射性分布仍为缺损。为固定性缺损，提示左心室下后壁、外侧壁心肌梗死（图 6－11－1）。

冠状动脉造影：RCA 起始 100% 狭窄，回旋支第二钝缘支以远 100% 闭塞（图 6－11－2）。

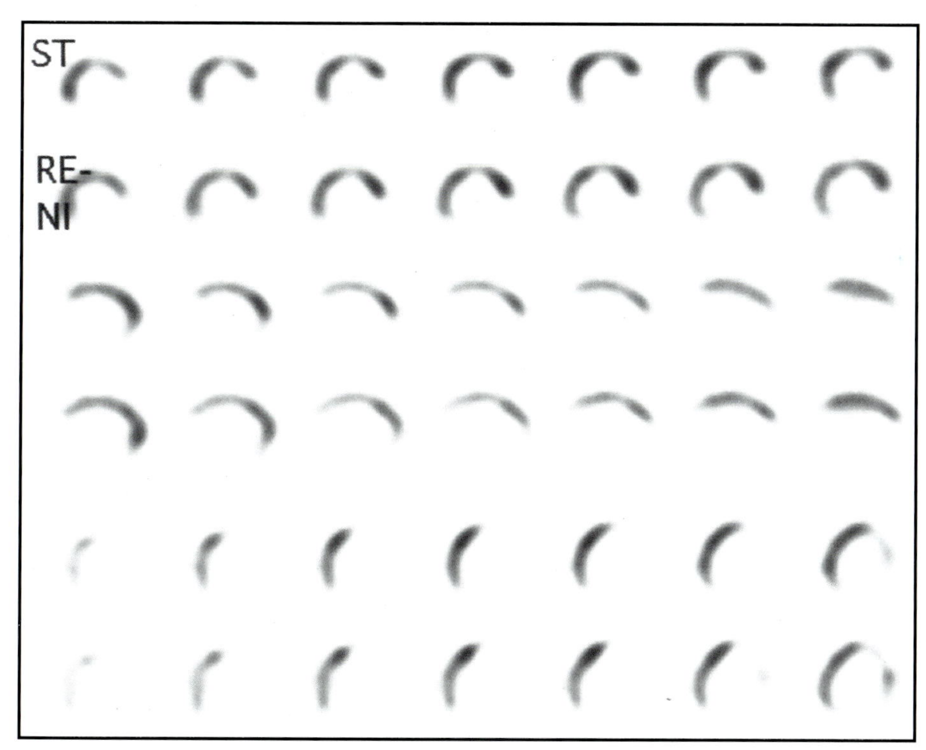

图 6－11－1 运动/静息心肌灌注显像诊断下后壁、外侧壁心肌梗死

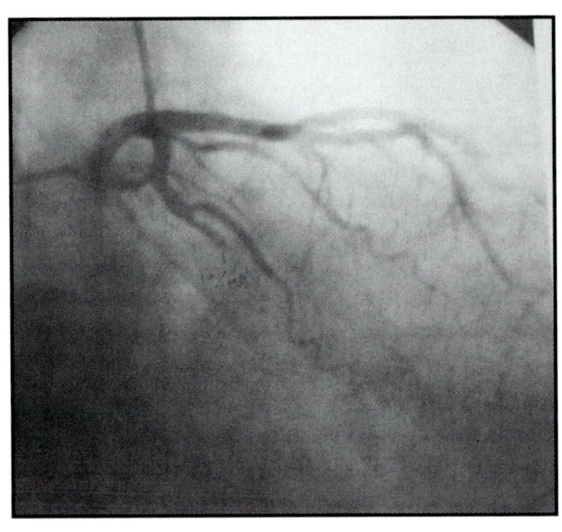
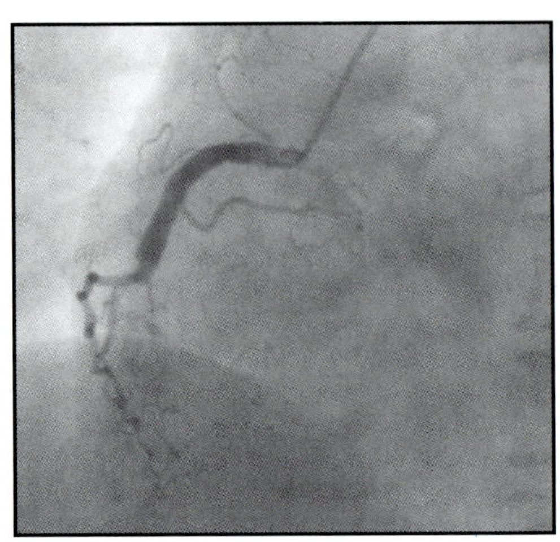

图 6－11－2 冠状动脉造影

评述：陈旧性心肌梗死在核素心肌灌注显像的典型表现为固定性放射性缺损区，显像能明确心肌梗死的部位和范围。心肌灌注显像对透壁性心肌梗死的诊断灵敏度和特异性均很高。心肌灌注显像还可用来评价冠脉造影正常的心肌梗死患者的心肌损伤程度，尤其是年龄小于 40 岁的，在未做冠脉造影前，症状又不典型者，往往易被临床忽略。一般说来，心梗后 4～6 周可行次极量运动心肌显像，这样不仅能明确心肌梗死的存在，还可确定是否有梗死以外的心肌缺血，进一步对临床治疗提供帮助，并可进行危险度分层、预测预后。但应注意，一些患者病情危重不能耐受负荷试验。心肌梗死灶的大小及梗死部位与预后直接相关，前壁梗死范围大，预后差；而下壁梗死且范围小，预后较好。

病例 12，核素显像诊断心肌梗死＋左室室壁瘤（阜外心血管病医院提供）

病例摘要：患者男，55 岁，突发心前区闷痛 1 个月，持续 1h 缓解。高血压、高血脂症 20 余年。心电图：陈旧性下壁、广泛前壁心肌梗死，偶发室性期前收缩。X 线胸片：肺淤血，主动脉结宽，心胸比例 0.51。超声心动图：左室内径增大，左室功能降低。

图像分析：静息心肌灌注显像：左室室壁不完整，形态失常呈“倒八字形”，左心室明显增大，前壁、心尖、间隔、下后壁心肌灌注缺损（图 6－12－1）。

核素心室显像：左心室增大，收缩、舒张功能降低，LVEF＝30%，心尖、前壁、下壁、室壁运动明显降低，心尖部可见呈反向运动，位相直方图可见相角程增宽，位相延迟 180°，右心房、室增大，右室功能略受损，RVEF＝37%（图 6－12－2）。

冠状动脉造影及左室造影：前降支起始 90% 狭窄，远端 100% 闭塞。左室室壁瘤形成（图 6－12－3）。

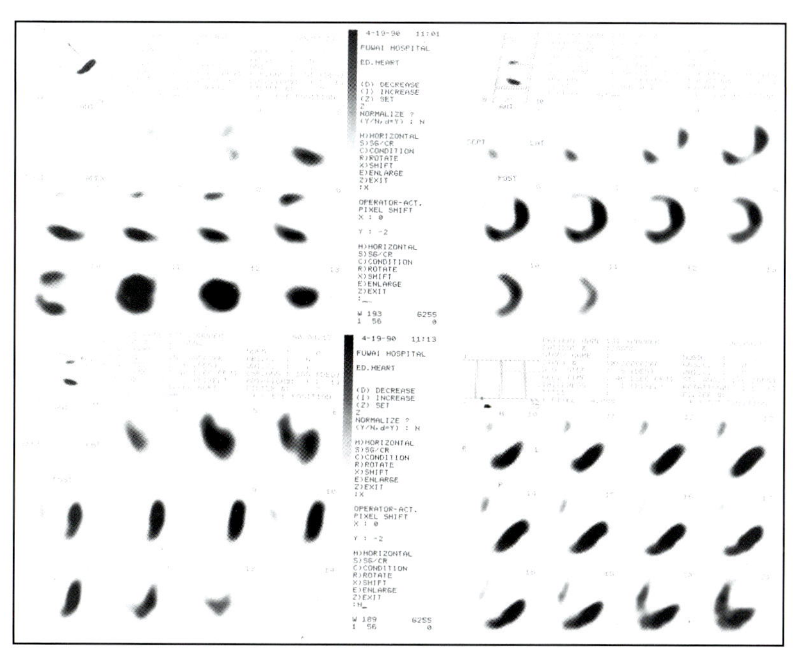

图 6－12－1　心肌灌注显像诊断心肌梗死＋室壁瘤

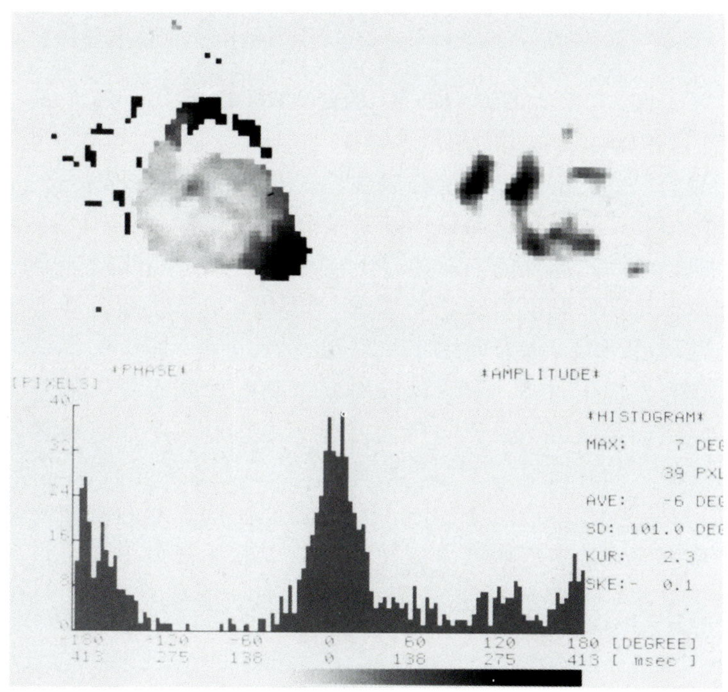

图 6－12－2　核素心室显像诊断室壁瘤

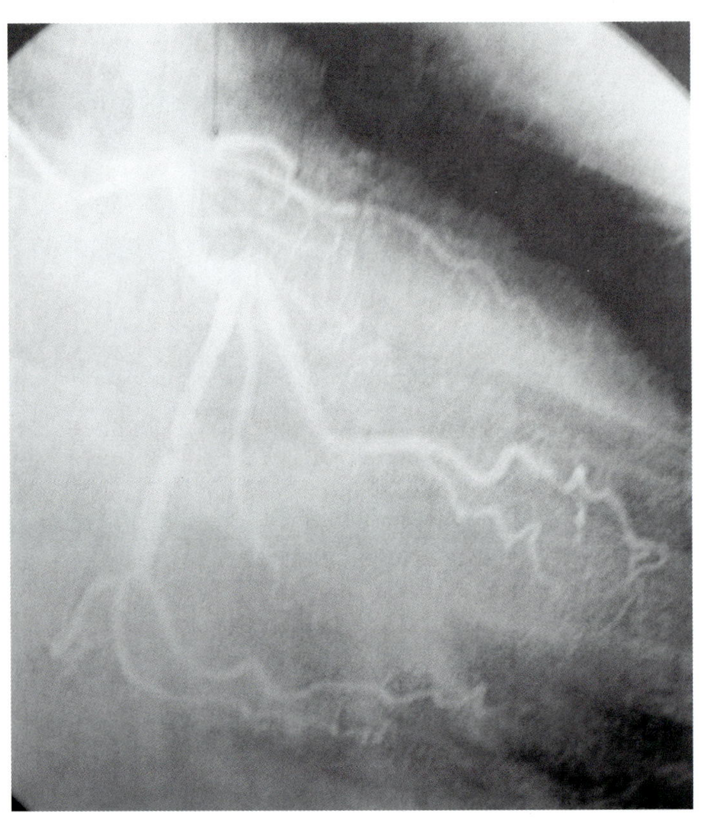

图 6 – 12 – 3 冠状动脉造影

临床诊断：冠心病、广泛前壁、下壁心肌梗死、左室室壁瘤形成。

诊治经过：住院治疗，行冠脉旁路移植及室壁瘤切除手术。

评述：急性心肌梗死后，坏死的心肌愈合形成瘢痕组织，心肌壁变薄，失去收缩力，由于受心室内压的作用，这部分瘢痕组织向外膨出，形成室壁膨胀瘤，即真性室壁瘤。心肌梗死后合并室壁瘤，其预后严峻，需及时手术才可改善预后。一般室壁瘤好发于左室前壁、侧壁、心尖及下壁，偶有发生于后壁。核素检查对室壁瘤的诊断有较大的意义。核素心室显像显示室壁瘤特征：室壁瘤部位运动呈反向搏动或局部无运动，可能有位相延迟，在位相直方图上于心室峰与心房峰之间有较宽的“室壁瘤附加峰”，心室相角程明显增宽 $>90°$。左心室整体功能明显降低，其受损程度取决于瘤体占左心室的比例。左心室室壁瘤患者的右心室大多在正常范围内。室壁瘤在静息心肌灌注显像的表现为瘤体部位呈大片放射性缺损区，其缺损范围与瘤体基底部大小一致。如室壁瘤发生于心尖部，在垂直长轴、水平长轴显像图上，心肌显像呈“倒八字”形。

病例13，核素显像在心肌梗死检测存活心肌中的应用（阜外心血管病医院提供）

病例摘要：患者男，56岁，发作性牙痛5年，快步行走或受冷风刺激可诱发，休息后好转，无胸痛。一周前上述症状加重，并出现气喘，睡眠中憋醒。既往有高血压7年。心电图：Ⅱ、Ⅲ、aVF有Q波。X线胸片：双肺纹理重，主动脉结宽，迂曲，肺动脉段平，心胸比例0.59。超声心动图：左房、左室增大，左心室普遍收缩性减低，左心室收缩及舒张功能减低，LVEF = 47%。

图像分析：静息心肌灌注/代谢显像：心肌灌注显像显示左心室扩大，左室下后壁放射性分布缺损，外侧壁放射性分布稀疏，心肌代谢显像示下后壁、外侧壁有放射性充填，提示左室下后壁，外侧壁心肌大部分存活（图6-13-1）。

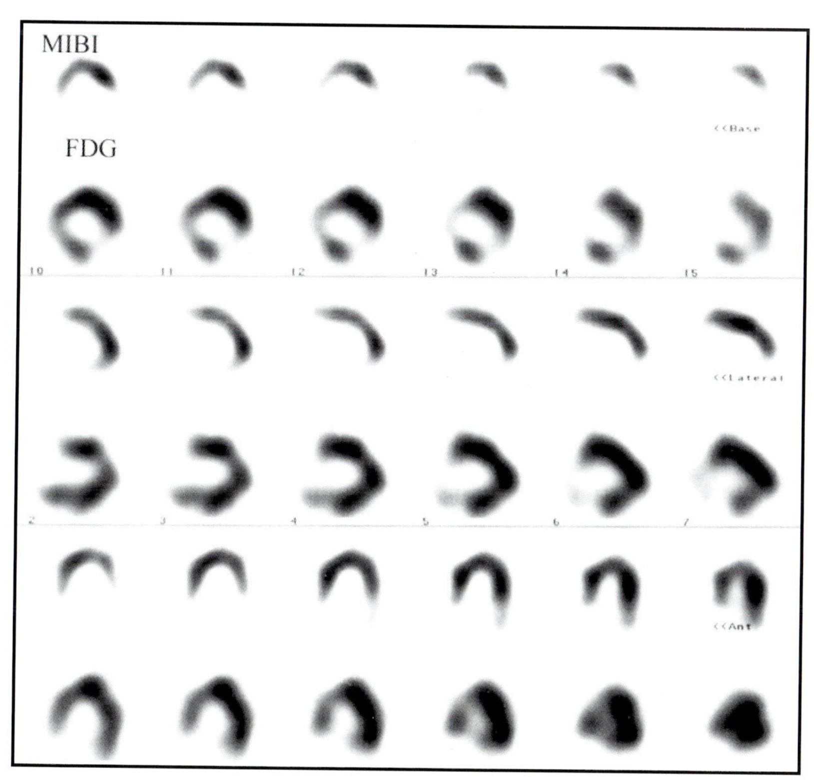

图6-13-1 静息心肌灌注/代谢显像

冠状动脉造影+左室造影：右冠状动脉中段第一锐缘支发出后90%狭窄，第一锐缘支以远100%闭塞，近端第一转折处90%狭窄，左前降支第二对角支发出处95%狭窄，主间隔支起始90%狭窄，左回旋支第二钝缘支近端95%狭窄。左室明显增大，前侧壁、膈面及后基底段运动减低，LVEF = 32%（图6-13-2）。

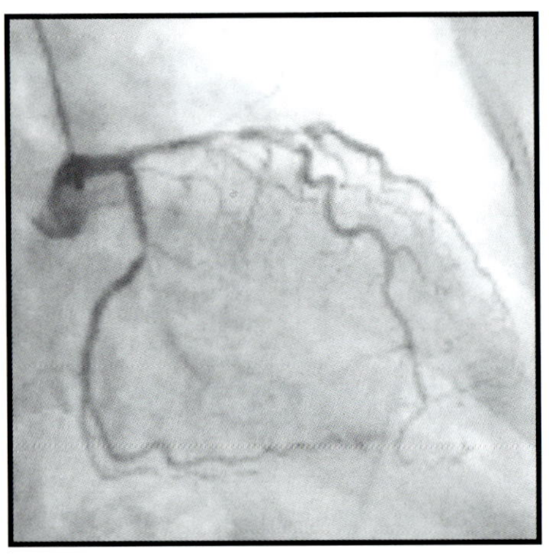

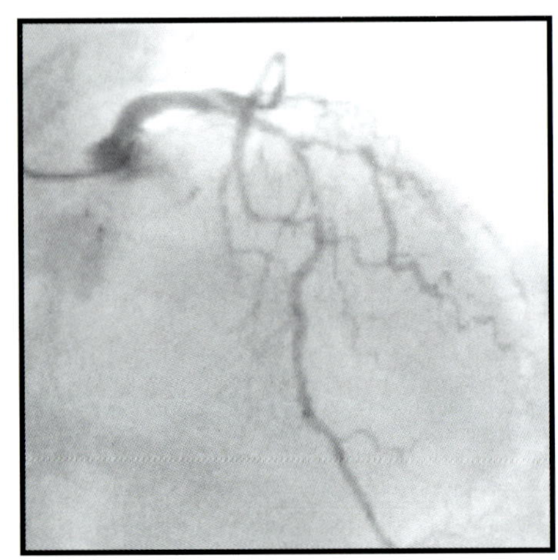

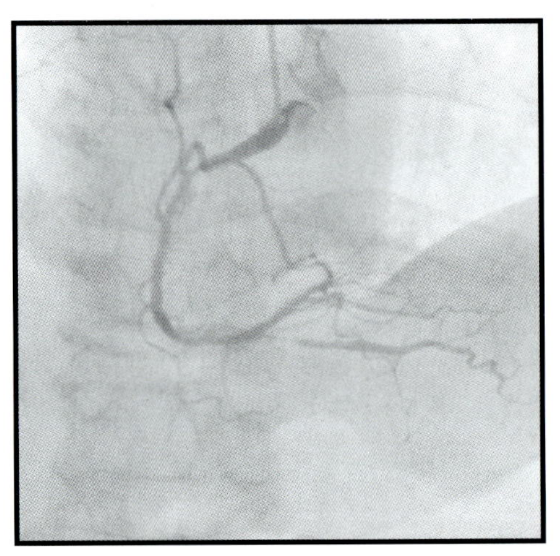

图 6－13－2　冠状动脉造影

临床诊断：冠状动脉粥样硬化性心脏病，陈旧下壁心肌梗死，心脏扩大，高血压。

评述：^{18}F－FDG 心肌代谢显像是检测心肌存活的可靠的方法。临床上，对心肌梗死患者存活心肌的判断有重要的意义。在心肌灌注减低的心肌节段，FDG 心肌代谢显像摄取增加，为灌注/代谢不匹配，表明有存活心肌；反之，在心肌灌注降低的节段，FDG 心肌代谢显像摄取仍为降低，为灌注/代谢匹配，为心肌梗死改变，无存活心肌。文献报道，术前 FDG 心肌 PET 显像预测冠状动脉血管重建术后左心室节段功能改善的灵敏度为 88%，特异性为 73%。有研究证明，FDG 代谢显像判断有存活心肌的冠心病患者，行冠状动脉血管重建术，与内科治疗相比，使心脏事件的年发生率减少 79.6%。冠心病有存活心肌患者能够得益于血管重建术。反之，没有存活心肌的患者，经冠状动脉血管重建术或内科治疗的心脏事件发生率是相似的。

病例14，核素显像在心肌梗死存活心肌治疗决策及随访中的应用（阜外心血管病医院提供）

病例摘要：患者男，61 岁，突发胸骨后疼痛 10 年，无明显诱因呈压迫感，持续约 10min 左右，以后间断发作。既往高脂血症。心电图：下壁、下后壁心梗。X 片胸片：两肺清晰，主动脉结不宽，肺动脉段平，心胸比 0.40。

图像分析：心肌灌注/代谢 DISA 显像：心肌灌注显像显示左心腔扩大，左室前壁近心尖部放射性分布缺损，间隔放射性分布稀疏，心肌代谢显像上述部位有放射性改善，提示左室前壁近心尖部，间隔心肌大部分存活（图 6－14－1）。

冠状动脉造影：前降支开口处 95% 狭窄，回旋支 40% ～50% 狭窄（图 6－14－4，6－14－5）。

诊治经过：2002 年 5 月行 PTCA，术后患者症状改善无不适感。术后 3 个月随访检查，行运动负荷心肌灌注显像，患者运动 3 级，心率 140 次/分，心电图无变化，显像未见心肌缺血改变（图 6－14－2）。术后 2 年随访复查运动心肌灌注显像仍为正常（图 6－14－3）。

评述：检测存活心肌不仅能为临床治疗决策提供重要信息，同时还是评价疗效和预后的有价值的方法。随访一组冠心病心肌梗死患者的结果，其中心肌存活组经血管重建术后，发生心脏事件者仅占 2%，而药物治疗组，心脏事件的发生率高达 50%。非存活组（OMI）中，手术与药物治疗之间无明显差异（8% 与 4%）。比较心肌存活组与非存活组之间的累积生存率，结果表明，心肌存活组经血管重建术后明显高于药物治疗组。本例陈旧性心肌梗死患者经双核素心肌灌注 ^{99m}Tc－MIBI/代谢 ^{18}F－FDG 同时显像（DISA 显像），检测有存活心肌，在经血管重建

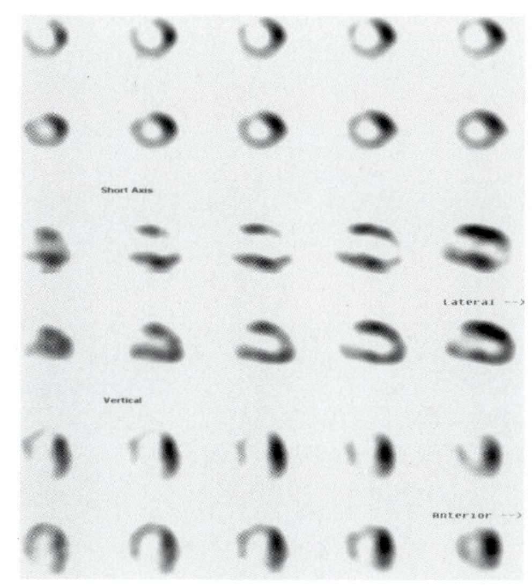

图 6－14－1　术前心肌灌注/代谢显像

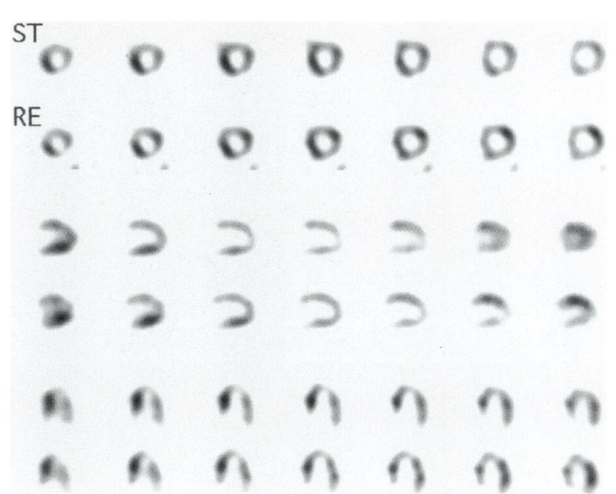

图 6－14－2　PTCA 术后 3 月行运动/静息心肌显像

术后，患者临床症状得到改善心肌血流灌注得到很好改善。由此可见，在核素心肌代谢显像明确冠心病心肌梗死患者梗死区有存活心肌的情况下及时行血管重建术，可提高生存率。

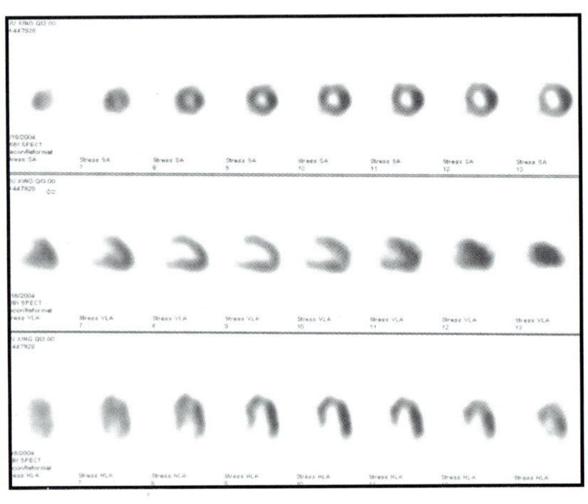

图6－14－3　PTCA术后2年运动心肌灌注显像

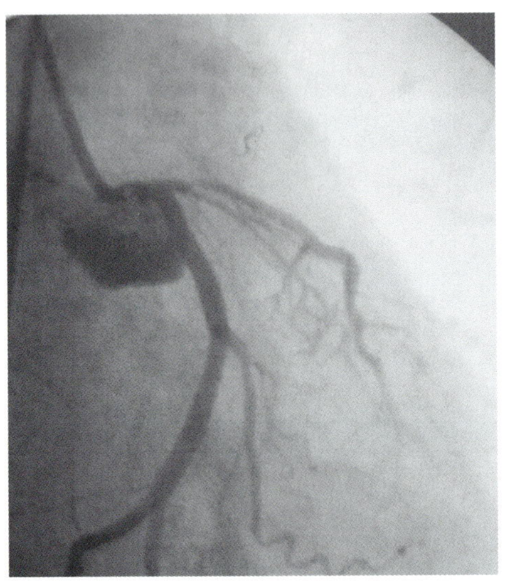

图6－14－4　冠状动脉造影（PTCA术前）

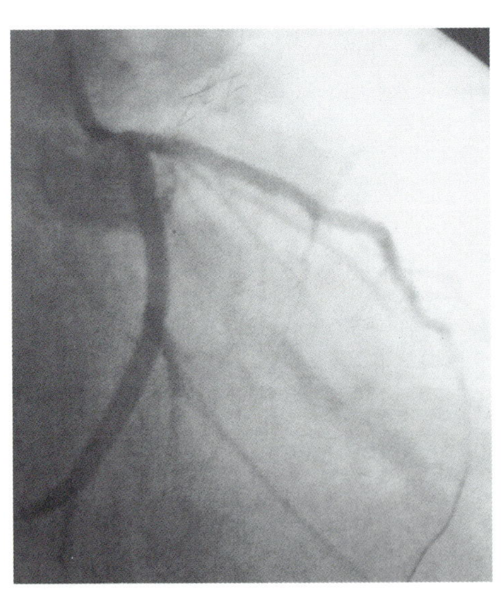

图6－14－5　冠状动脉造影（PTCA术后）

前降支开口处及回旋支未见明显狭窄。

病例15，核素显像在心肌梗死无存活心肌中的应用（阜外心血管病医院提供）

病例摘要：患者男，75岁，发作性上腹部不适6年，在外院诊为“急性心梗”。1年前上述症状反复出现，近1月每天发作5~6次。心电图：Ⅱ、Ⅲ、aVF ST段压低0.1，V_1~V_3呈QS型，V_4~V_6 T波倒置。X线胸片：主动脉结宽，肺动脉段平，心胸比例0.52。

超声心动图：左室增大，室壁运动普遍降低。左室整体功能降低，LVEF=48%。

图像分析：静息心肌灌注+心肌代谢心肌显像：心肌灌注显像显示左心室扩大，左室心尖部、前壁近心尖部、下壁近心尖部放射性分布缺损，代谢心肌显像示心尖部、前壁近心尖部、下壁近心尖部放射性分布仍为缺损，以上心肌节段心肌灌注、代谢匹配，提示左室心尖部、前壁近心尖部、下壁近心尖部心肌梗死无存活心肌（图6-15-1）。

冠状动脉+左室造影：右冠斑块第一转折前60%狭窄，前降支近端100%狭窄，回旋支于第二钝缘支发出有40%~50%狭窄；左室前间壁、心尖运动减低至消失，膈面及前基底段运动减低，左室收缩功能下降（图6-15-2）。

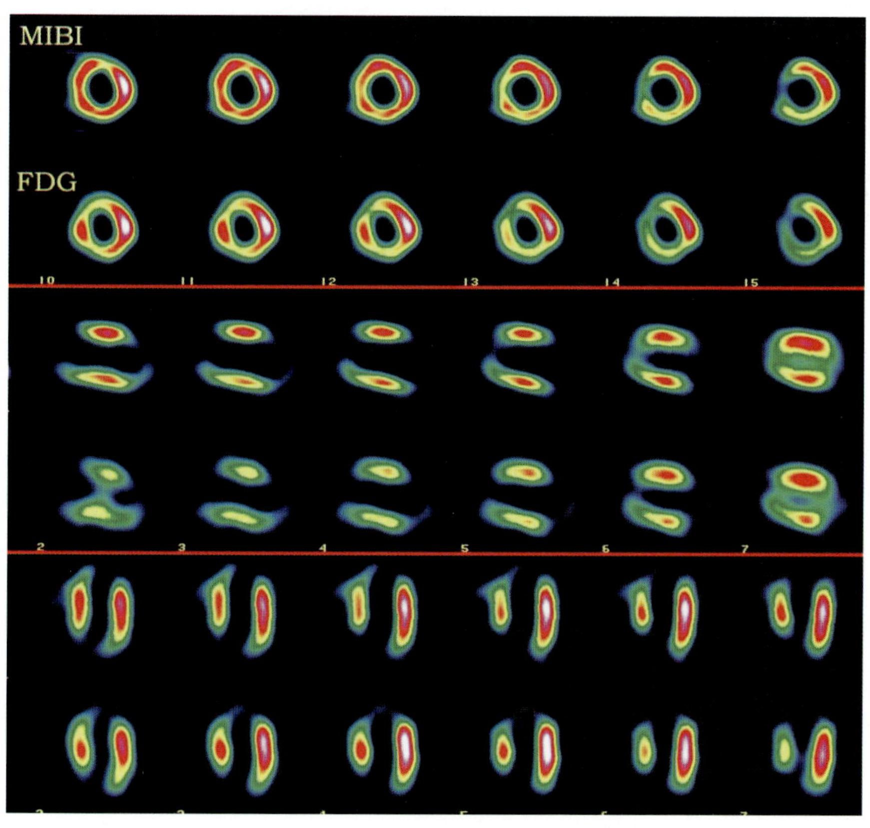

图6-15-1 静息灌注+代谢心肌显像

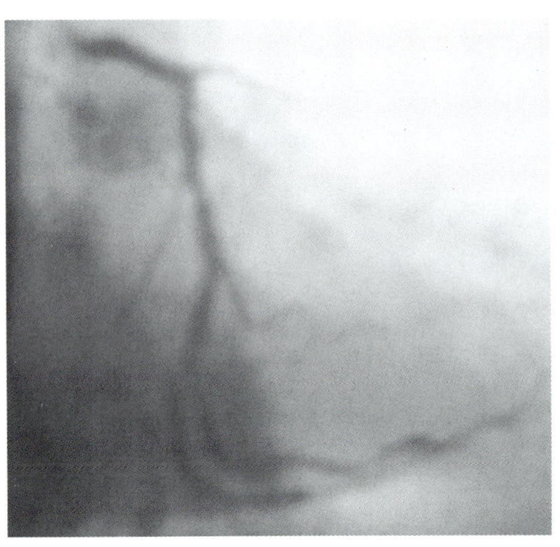
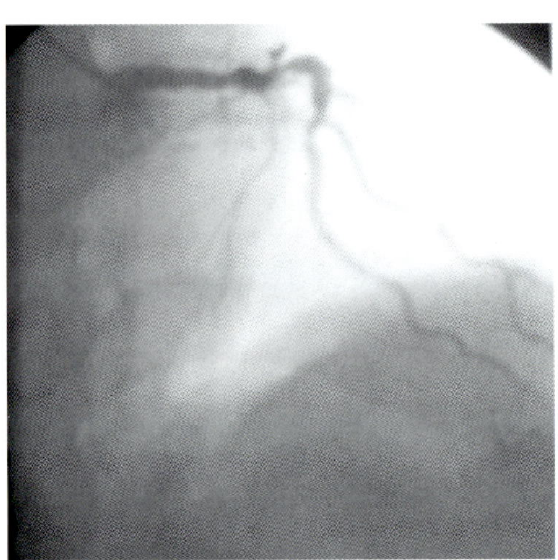
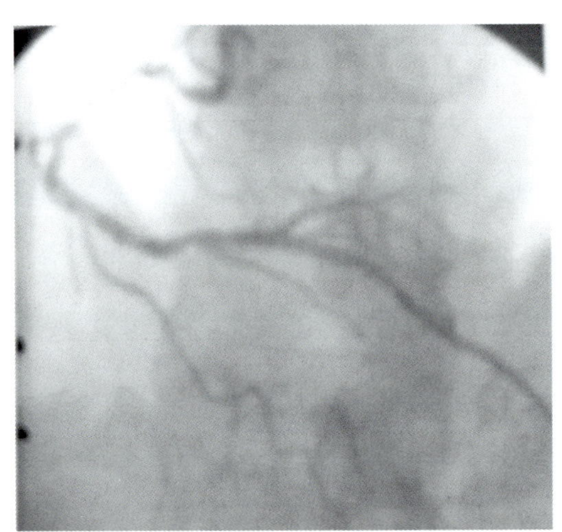

图 6－15－2 冠状动脉造影

评述：近年来随着核医学仪器的不断改进和发展，实现了用 SPECT 进行心肌 ^{18}F－FDG 代谢显像，加用超高能准直器还可进行心肌灌注和代谢双核素同时显像（DISA），可同时采集 ^{99m}Tc－MIBI 和 ^{18}F－FDG 两种核素的信息，比较灌注和代谢显像结果，判断存活心肌。试验表明，DISA 显像与 ^{18}F－FDG PET 检出存活心肌的符合率为 91%，成像质量完全可以满足临床需要。此外，DISA 既缩短了患者的检查时间，又节省了费用。有研究显示，此类患者的灌注及功能受损为不可逆性改变，血管重建术与药物治疗在预后上无明显差异。对于冠心病存活心肌的诊断，心肌 FDG－PET 代谢显像的灵敏度、特异性、准确性均高于 SPECT。从临床应用的角度出发，SPECT ^{18}F－FDG 显像，硝酸酯 ^{201}Tl 或 ^{99m}Tc－MIBI 心肌 SPECT 显像是比较常用的，费用相对较低。

三、核素显像在心肌病中的应用

根据世界卫生组织和国际心脏病学会联合会（WHO/ISFC）报告的心肌病命名和分类标准，心肌病定义为原因未明的以心肌病变为主的疾病，可按照病因学和病理生理学将心肌病分类。根据病因心肌病分为两大类：①原发性心肌病，即原因不明的心肌病；②特异性心肌病或继发性心肌病，由已知病因引起或并发于其他系统疾患的心肌疾病。按照病理生理学将心肌病分为三型：扩张型心肌病、肥厚型心肌病、限制型心肌病，近年来又增加了第四型心肌病即致心律失常型右室心肌病。

核素显像技术包括核素心肌灌注显像、心肌代谢显像和核素心室显像。核素显像对于心肌病的诊断不是特异的，但可以提供许多线索，对于心肌病的诊断及心肌病分类，对估价心脏功能和预测预后可提供帮助。

病例16，核素显像在扩张型心肌病的应用（阜外心血管病医院提供）

病史摘要：患者，男，35岁，活动后气喘、乏力8年，近1年加重，不能平卧休息。查体：心界扩大，胸骨右缘2~3肋间可闻及Ⅱ级收缩期杂音。心电图：左心室肥厚，Ⅱ、Ⅲ、aVF、$V_1 \sim V_5$ ST段下移0.05mV，T波倒置。X线胸片：双肺淤血，左心室扩大，心胸比例0.69。超声心动图：左心室明显增大，运动幅度低平，室间隔增厚，主动脉钙化增厚。

图像分析：静息核素心肌灌注显像：左心室显著扩大呈球形，心肌壁薄，放射性分布不均匀，普遍稀疏，心尖部稀疏更明显，右心室增大（图6-16-1）。首次通过法核素心室显像：左、右心室明显扩大，收缩功能下降（图6-16-2）。核素心室显像平衡法：左心室显著扩大呈球型，室壁运动弥漫性降低，左室整体收缩功能明显降低，LVEF=19%，右心室增大，收缩功能降低，RVEF=16%（图6-16-3，6-16-4）。

临床诊断：扩张型心肌病。

评述：大多数的扩张型心肌病临床诊断并不困难，一般根据临床表现、心电图及超声心动图等检查就可做出明确诊断，但约有10%的患者诊断较困难，特别需要与缺血性心肌病鉴别诊断。扩张型心肌病心肌灌注显像特点：典型者为放射性分布不均匀，呈散在的、小斑块状稀疏，正常区与异常区相互交叉，不呈心肌节段性分布，少数患者有放射性缺损，但缺损范围小。扩张型心肌病核素心室显像的主要特点为①心脏明显扩大，左右心室均可增大，以左心室增大为显著；②左心室整体功能受损，收缩、舒张功能均降低，以收缩功能降低更为明显，左室射血分数显著降低，室壁运动为弥漫性运动降低；③多数患者出现右心射血分数降低。

扩张型心肌病与缺血性心肌病临床鉴别要点为缺血性心肌病心肌灌注显像表现为放射性分布异常，呈心肌节段性分布，多数患者有放射性缺损，且缺损范围大。核素心室显像为左心室增大，左室射血分数降低，室壁运动降低。有时也有右心射血分数降低，室壁运动减低，常呈节段性运动低下。

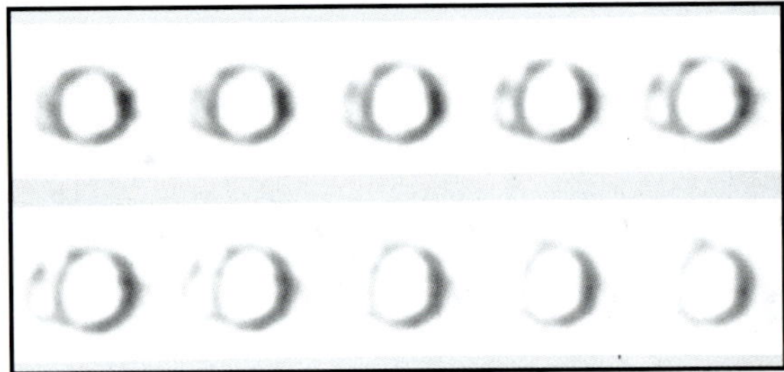
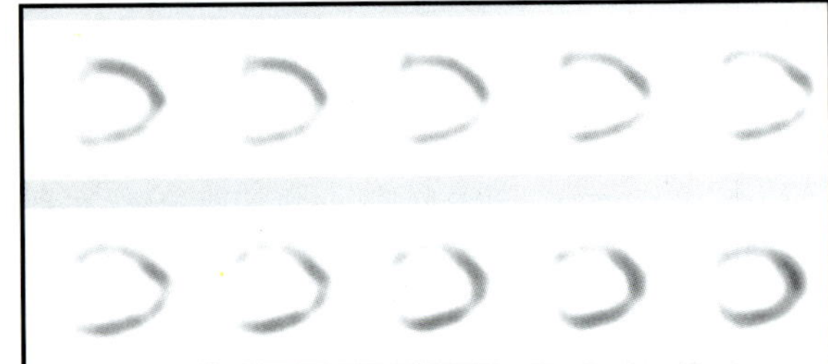
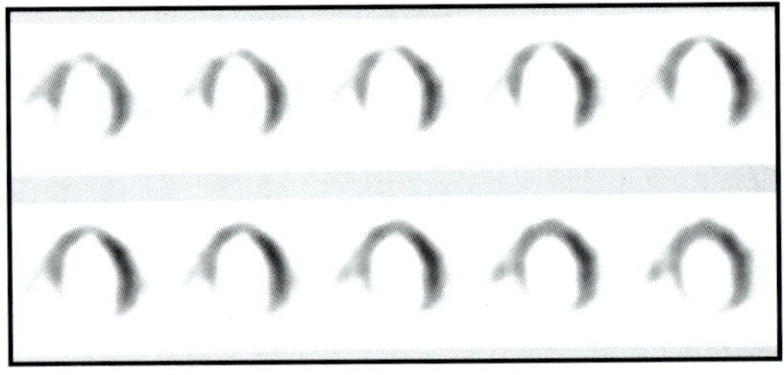

图 6－16－1　静息心肌显像在扩张型心肌病中的应用

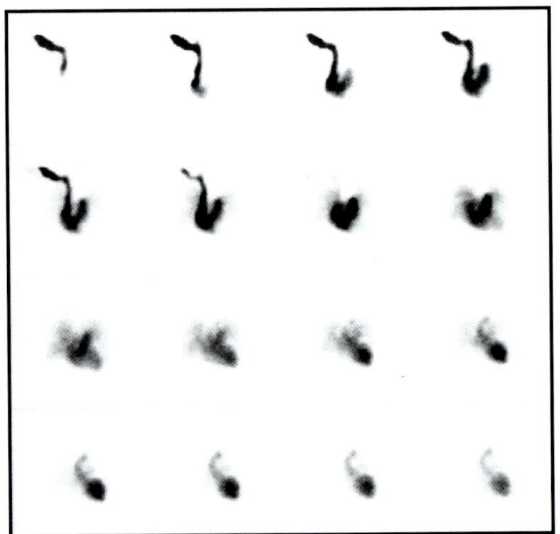

图 6－16－2　首次通过法核素心室显像在扩张型心肌病中的应用

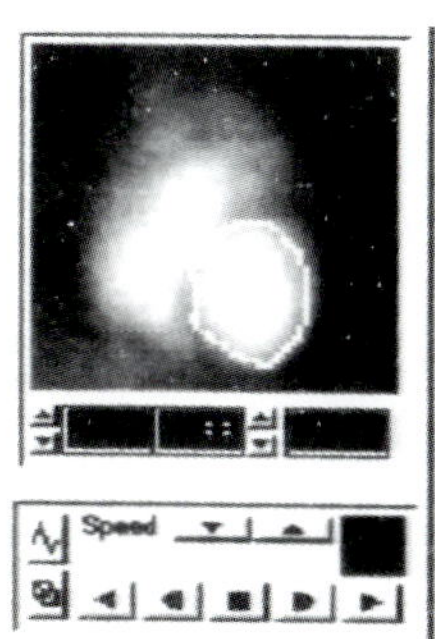

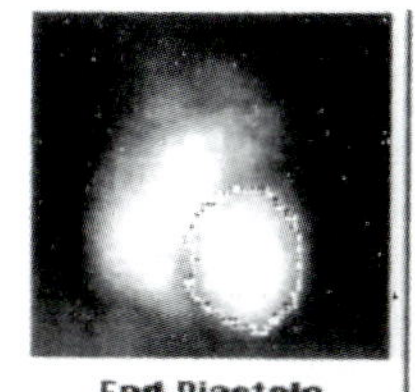

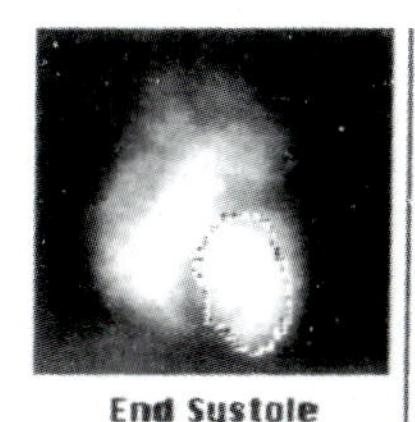

图6－16－3　核素心室显像左右室功能

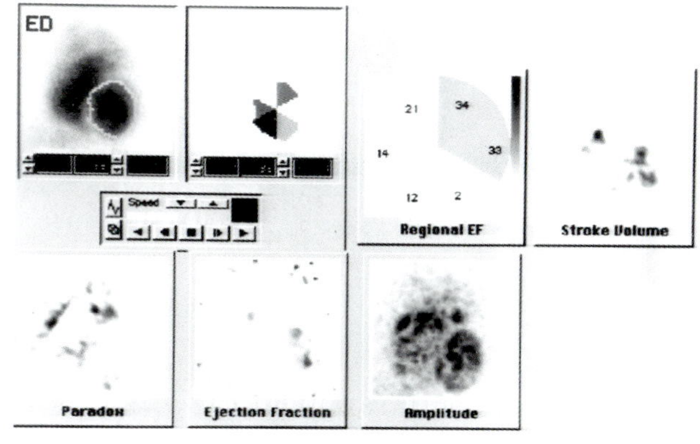

图6－16－4　核素心室显像左室局部功能

病例17，核素显像在缺血性心肌病的应用（阜外心血管病医院提供）

病例摘要：患者，男，64 岁 心前区闷痛 4 月，不能平卧 1 月。既往有高血压史 7 年。心电图：Ⅱ、Ⅲ、aVF 呈 ST－T 改变。X 线胸片：双肺淤血，主动脉结宽，肺动脉段平，心胸比例 0.65。超声提示：心脏扩大，以左室为主，室壁运动普遍降低。

图像分析：静息灌注＋代谢心肌显像：左心室明显扩大，左室心尖部、下后壁、间隔心肌灌注明显降低，代谢显像有部分改善，灌注代谢部分不匹配，提示左室心尖部、下后壁、间隔梗死部位有部分存活心肌（图 6－17－1）。首次通过法核素心室显像：左室显著扩大，收缩功能明显减低，右室不大，收缩功能正常（图 6－17－2）。平衡法核素心室显像：左室显著扩大，心尖部、下后壁及间壁室壁运动明显减低，整体收缩功能显著下降。LVEF＝20%，右室无明显扩大，RVEF＝50% 收缩功能良好（图 6－17－3）。

冠状动脉造影及左室造影：右冠状动脉中段 70% 狭窄，近端第二转折处 90% 狭窄，后侧支 90% 狭窄，前降支近第一间隔支发出后 100% 闭塞，左回旋支近段左房支 70% ～80%，钝缘支 60% ～70%，中间动脉 70% ～80%。左室前侧壁、心尖运动减低至消失，膈面及前基底段运动减低，左室收缩功能下降（图 6－17－4）。

临床诊断：冠状动脉性心脏病，劳力性＋自发性心绞痛，缺血性心肌病。

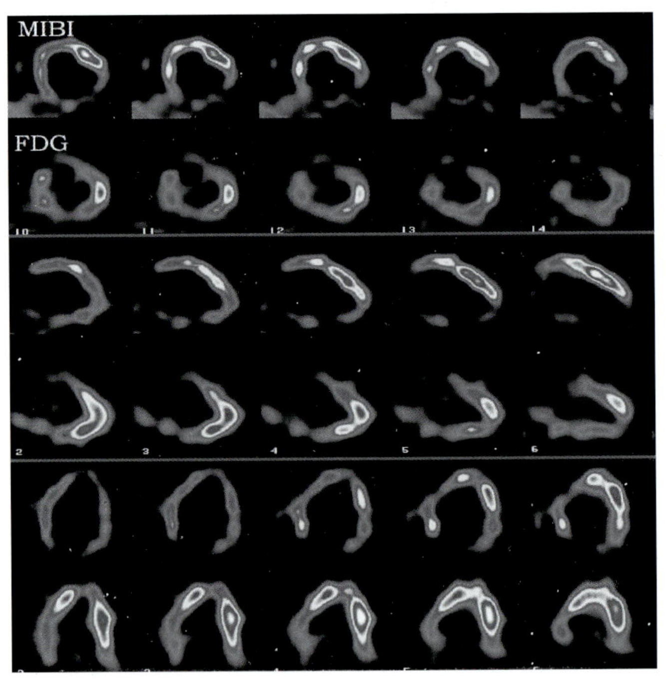

图 6－17－1　静息心肌灌注＋代谢显像

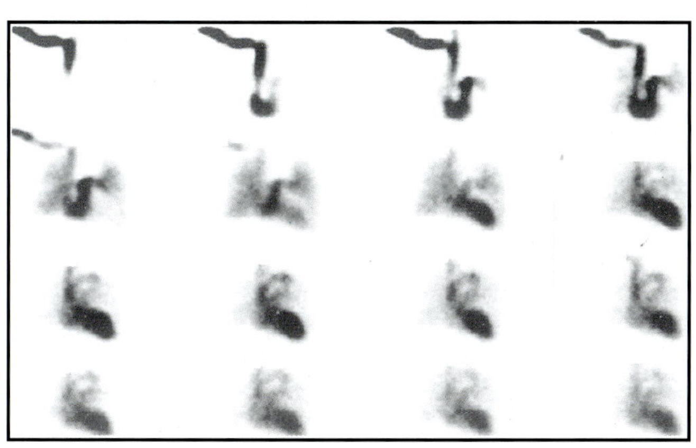

图 6－17－2　首次通过法核素心室显像

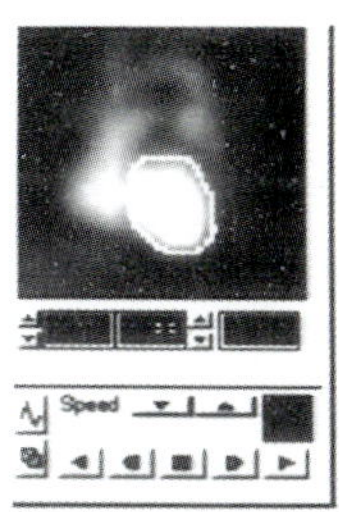

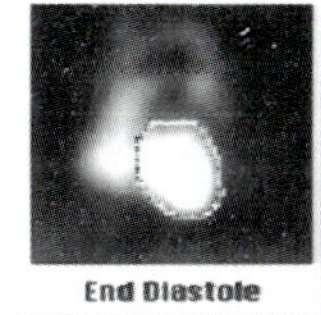

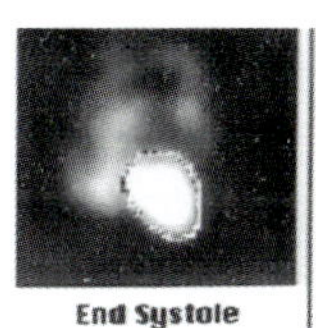

LVEF=23% RVEF=50% GBP-381252 M.64YRS

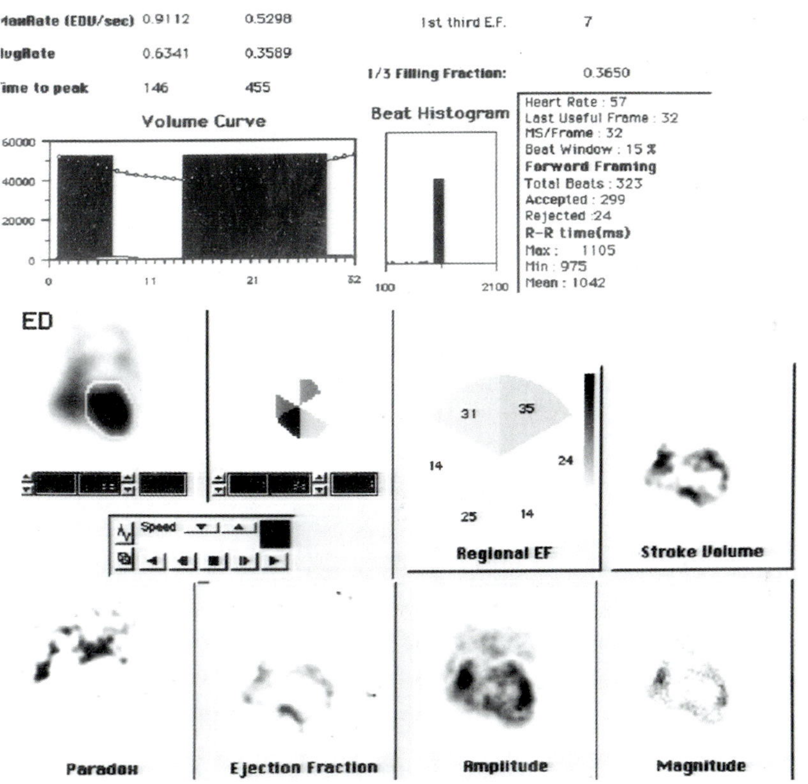

图 6－17－3　平衡法核素心室显像局部室壁运动

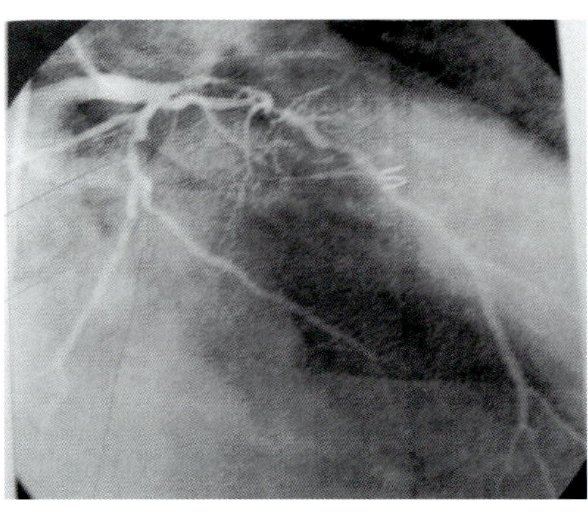

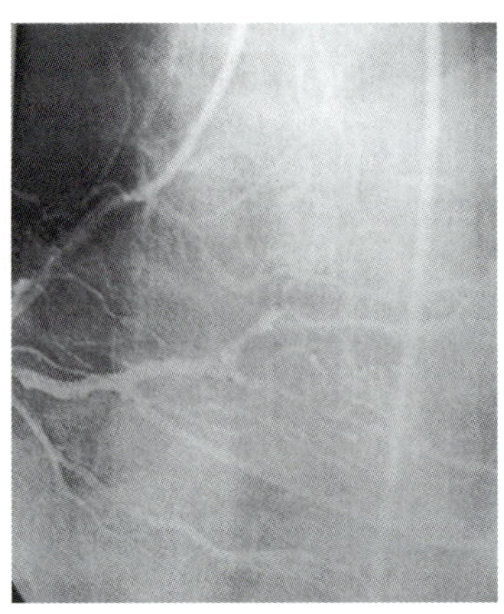

图 6－17－4　冠状动脉造影

病例 18，肥厚型心肌病心肌灌注显像和核素心室显像（阜外心血管病医院提供）

病史摘要：患者，男，36 岁，发现心脏杂音及心电图异常 8 年，活动后心悸，胸闷 3 年，发作性晕厥两次。家族史：患者的母亲及舅父患有肥厚型心肌病。查体心尖部Ⅳ级收缩期杂音，胸骨左缘 3～4 肋间闻及Ⅳ级粗糙喷射性收缩中、晚期杂音，蹲位时杂音减轻。心电图：Ⅱ、Ⅲ、aVF、aVL、V_1～V_5 异常 Q 波，左前分支传导阻滞。X 线胸片：双肺淤血，左心房、室轻度扩大 心胸比例 0.42。超声心动图：各房室内径正常，室间隔明显增厚。

图像分析：心肌显像：左心室壁普遍增厚，以间隔部放射性浓聚增厚明显，符合肥厚型心肌病改变（图 6－18－1）。

核素心血池显像：首次通过法显像：左心室显像延迟，左心室腔变小变形，流出道明显狭窄，肺动脉段突出，围绕左室外缘可见一圈放射性空白区。平衡法显像：左室腔不大，左室收缩功能呈高动力状态，LVEF＝90%，局部室壁运动增高，右室无明显增大，右室整体功能正常，RVEF＝32%（图 6－18－2）。

心脏磁共振：左心腔变小，室间隔及左室心底部心肌显著肥厚，肺动脉根部受压，左室流出道狭窄。

病理结果：心肌细胞肥大，心肌细胞空泡变性，间质纤维化，心内膜纤维化。

治疗经过：在体外循环下行外科手术，室间隔增厚部肌肉部分切除（长 3.0cm，宽 1.5cm，深 1.0cm）。

术后复查：术后 13 天复查核素心室显像，LVEF＝80%，RVEF＝42%（图 6－18－3）。

临床诊断：肥厚型心肌病。

评述：肥厚型心肌病是以心肌的非对称性肥厚，心室腔变小为特征，以左心室血液充盈受阻，舒张期顺应性下降为基本病态的心肌病。病因不明，常有家族史。根据左室流出道有无梗阻分为梗阻性肥厚型心肌病及非梗阻性肥厚型心肌病。病理特征为不均等的心室间隔肥厚，也有心肌均匀肥厚及心尖部肥厚的类型。病理生理变化主要是心脏收缩时，肥厚的心肌使心室流出道狭窄，心脏舒张功能异常，肥厚心肌壁内的冠状动脉受压，导致冠状动脉供血不足。临床上可有类似心绞痛样发作，头晕、晕厥，主要的死亡原因为猝死与心力衰竭。肥厚型心肌病患者的心肌肥厚不伴有心室腔的扩大，这有别于慢性压力负荷增高，如高血压和主动脉瓣狭窄等疾病引起的心肌肥厚。

核素心室显像特点：①左心室腔变小变形，放射性浓度降低，围绕左心室血池可见有一圈放射性空白区，此系肥厚的心肌壁影，由于增厚的室间隔突入心腔，二尖瓣前移，流出道狭窄造成放射性减低；②左室射血分数增高，但射血间期延长，舒张充盈障碍，顺应性降低，异常参数有左室高峰充盈率降低，左室高峰充盈时间延长，等容舒张时间延长，左房射血时间延长。

心肌灌注显像特点：室间隔与左室游离壁的不对称增厚表现在心肌灌注显像上可见室间隔部位局限性增厚，放射性浓聚。此种改变容易误诊为外侧壁稀疏，鉴别要点是将负荷心肌灌注显像与静息心肌灌注显像对比。如果是肥厚型心肌病，则运动显像与静息显像无明显改变，均可见室间隔放射性增厚增浓；如为外侧壁缺血，则可见运动显像外侧壁稀疏，间隔相对增厚，但在静息显像，外侧壁原稀疏区充填，室间隔也就不相对增厚了。局限性心肌肥厚还常见于心尖部，表现为局限性的心尖部增厚增浓，其他室壁相对较薄，这不同于原发性高血压患者的左室壁均匀性增厚。

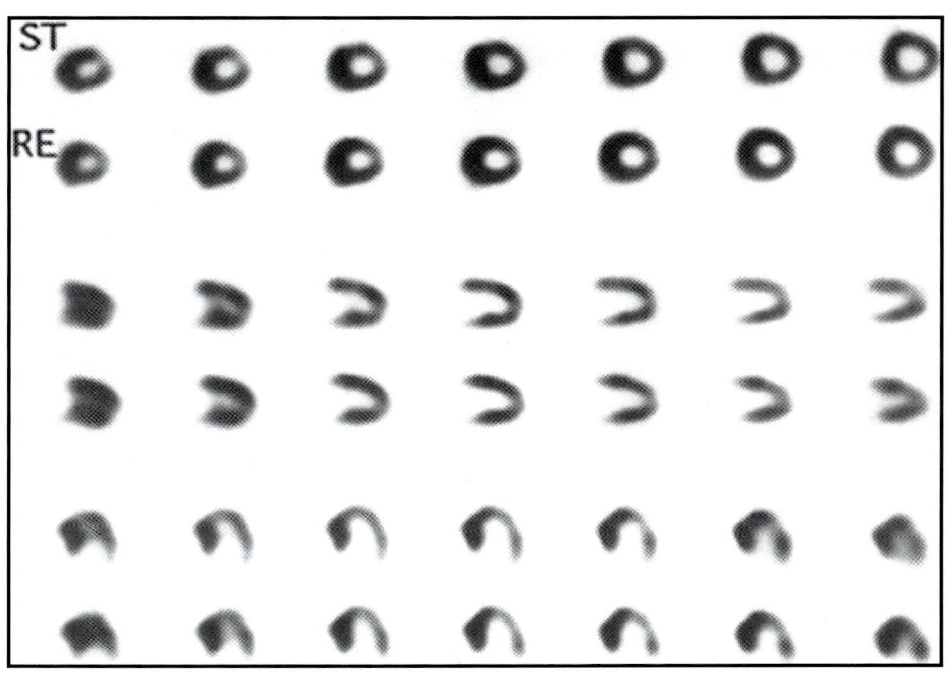

图 6－18－1　肥厚型心肌病运动/静息心肌显像

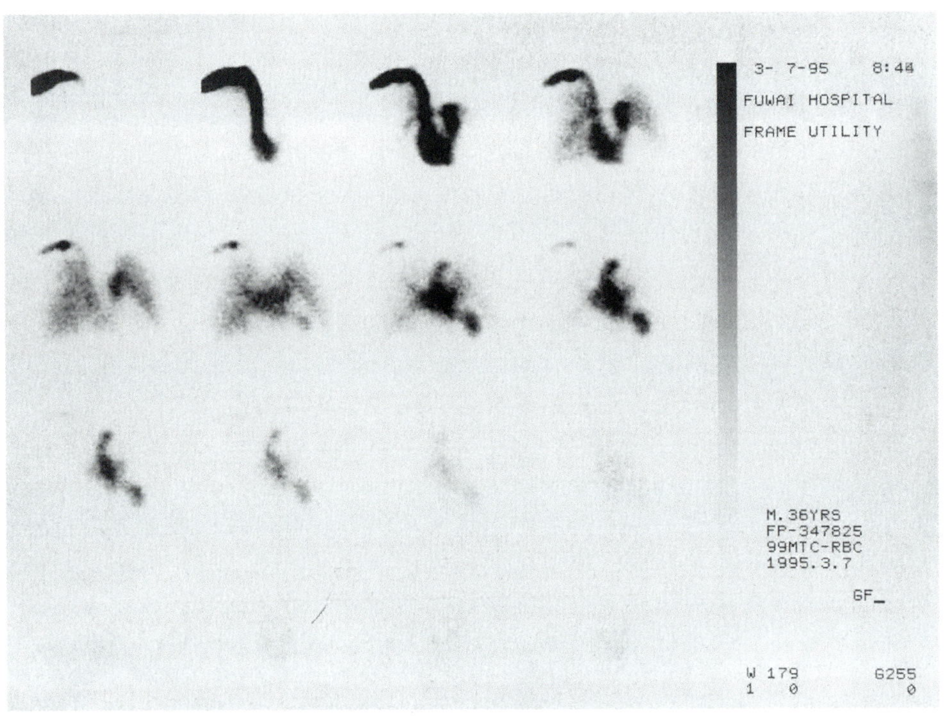

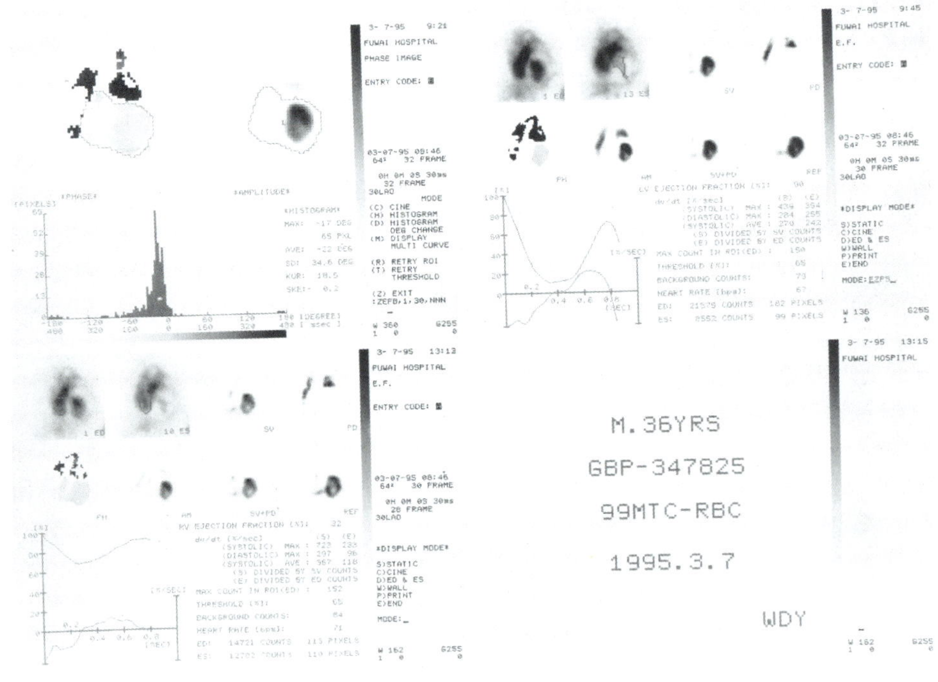

图6－18－2 术前核素心室显像

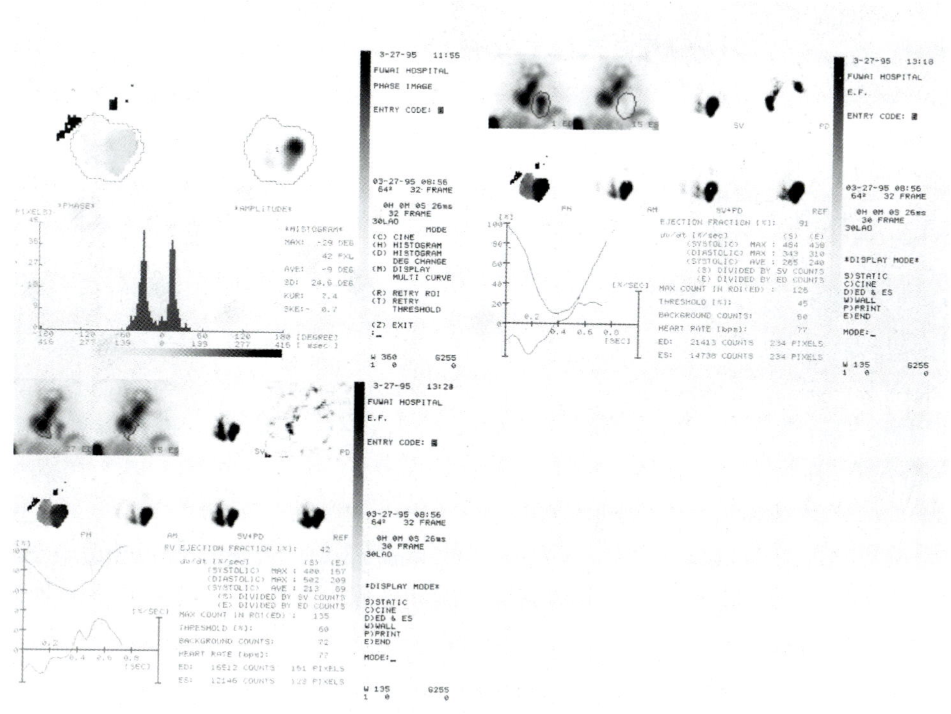

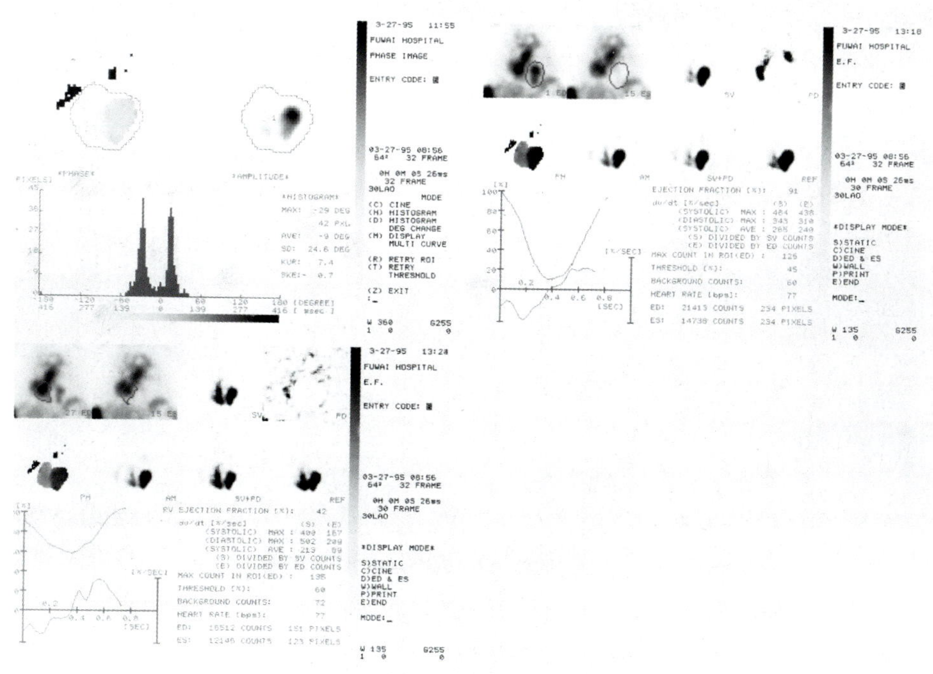

图6－18－3 术后13天复查核素心室显像

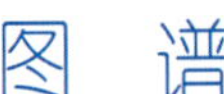

四、放射性核素显像在肺动脉血栓栓塞症上的应用

肺栓塞是发病率高、误诊率高、病死率高、医疗纠纷多、涉及的学科多且治疗及时完全可以治愈的疾病。传统观念认为肺栓塞是少见病，但近年来，国内外的流行病学资料逐渐否定了这一观点。国外调查资料发现：西方国家总人群深静脉血栓形成（DVT）和肺栓塞的年发生率分别约为1‰和0.5‰。美国每年有新发病例65万~70万，其死亡率仅次于冠心病和肿瘤，居第三位。75%~90%肺栓塞的栓子来源于下肢静脉系统，50%~60%的下肢深静脉血栓形成的患者可并发肺栓塞，特别是急性血栓性静脉炎患者。因此，下肢深静脉血栓形成（DVT）是肺栓塞的标志。从下肢深静脉病变的发病率，大致可推测出肺栓塞的发病情况。肺栓塞临床表现多种多样，症状主要决定于堵塞的肺段数目（从轻症患者的2~3个到严重患者15~16个肺段不等），所以临床上肺栓塞的误诊率高达70%~80%，严重影响患者的预后。因而，及早准确诊断是非常重要的。虽然肺栓塞诊断的金标准是肺动脉造影，就应用的普遍和无创性来说，它远不如放射性核素肺显像及增强CT。对肺栓塞的诊断不仅要明确肺栓塞的存在，估计栓子的性质、年龄、来源，还要明确栓塞的部位、范围以及血流动力学状态等，因此对肺栓塞患者的检查应力求全面反映上述情况。放射性核素肺显像包括肺灌注显像和肺通气显像，前者通过放射性蛋白颗粒在肺内的分布反映肺血流灌注的分布情况；后者通过吸入放射性惰性气体或放射性气溶胶，反映气道的通畅情况和局部肺通气功能。正确判断肺血流灌注和通气功能状况，对于肺部疾病的正确诊断及疗效判断均有非常重要的临床意义。

病例19．肺灌注/通气显像诊断肺栓塞（阜外心血管病医院提供）

病例摘要：患者男，38岁，右下肢肿胀、疼痛1月余，胸闷、气短3天，伴右下胸部疼痛，咳嗽。心电图：未见异常。X片胸片：右上及左下肺纹理纤细，肺透亮度增加，右肺血管扩张。电子束CT：多发性肺栓塞累及左右肺动脉及各叶、段分支动脉（图6-19-1）。

图像分析：核素肺通气/灌注显像+下肢深静脉显像：肺灌注显像双肺形态均不完整，累及右肺尖、前、后段、背段及外侧段，左肺基底段（图6-19-2）。肺通气显像大致正常（图6-19-3）。通气/灌注不匹配，为肺栓塞改变。双下肢深静脉：双下肢腘静脉上端显影不清，形态纤细，有侧支循环形成。由于深静脉回流不畅，示踪剂主要经浅静脉回流。延迟显像可见明显的放射性滞留（图6-19-4）。

肺动脉造影：多发肺栓塞累及左右肺动脉及各叶段（图6-19-5）。

评述：肺灌注显像是确诊肺栓塞的重要影像学方法之一。肺栓塞早期，肺灌注显像即可早于其他形态学诊断出现异常，而X线胸片24~48h后才会有异常表现。由于血栓阻塞血管，肺血管供应的肺叶、肺段和亚肺段灌注显像呈放射性缺损改变，缺损范围与解剖结构肺叶、段分布相一致。肺动脉栓塞虽然引起肺循环血流动力学改变，但肺通气功能正常。因此，肺栓塞的主要影像学特征是：肺段性或亚肺段性灌注缺损和肺通气/灌注不匹配。灌注缺损区为多发性也是诊断要点之一，单个肺段或亚肺段的病例相对较少。

急性肺栓塞患者要求迅速诊断和接受治疗，常常需要单独依靠肺灌注显像做出明确诊断，而肺通气显像往往来不及进行。灌注缺损的肺段数目和范围对肺栓塞有不同的诊断价值，单个亚肺段缺损，肺栓塞的可能性仅33%，而多个亚肺段缺损，肺栓塞的可能性上升为88%，多个肺段缺损则肺栓塞的可能性接近100%。因此，多肺段的灌注缺损，特别是大的缺损区在一个肺段以上，有明确的肺栓塞诊断意义。同时还必须密切结合临床情况、心电图和X线胸片。

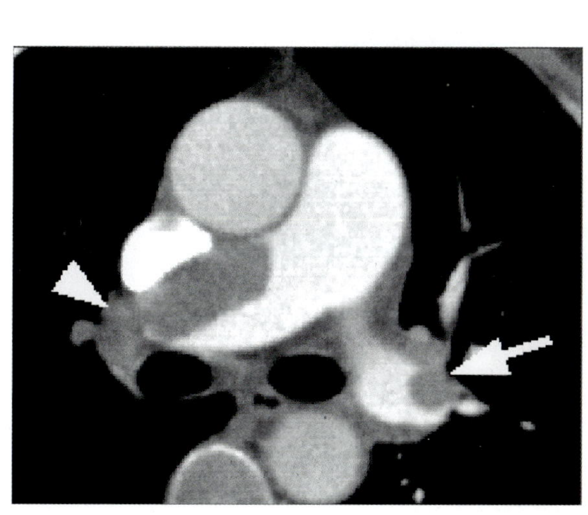

图6－19－1　电子束CT

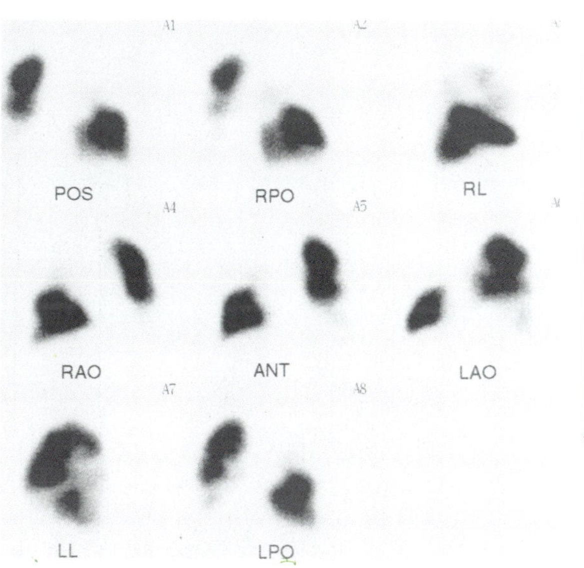

图6－19－2　肺灌注显像

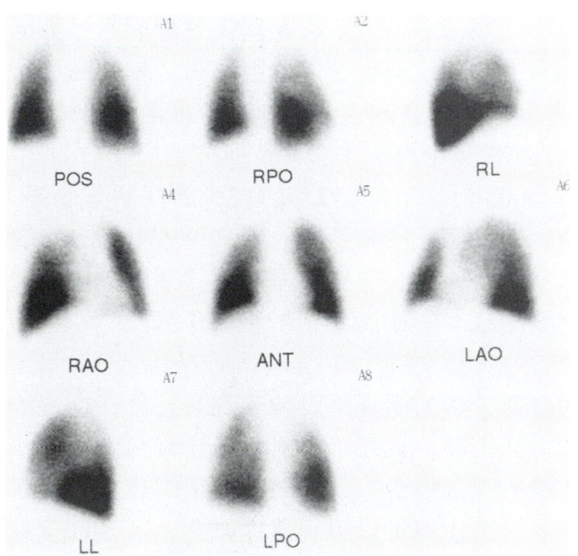

图6－19－3　肺通气显像

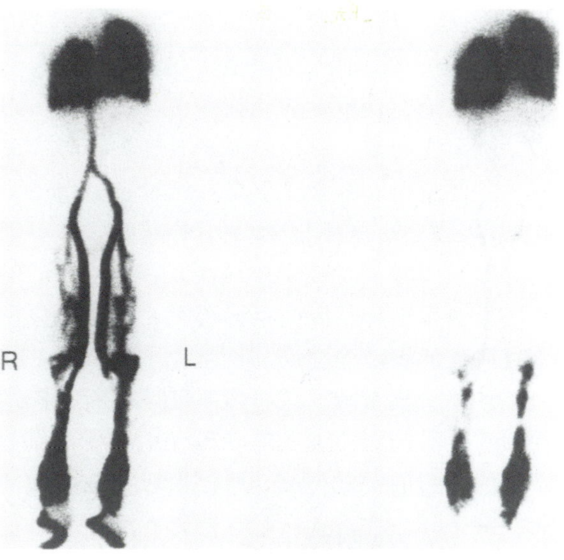

图6－19－4　双下肢深静脉显像

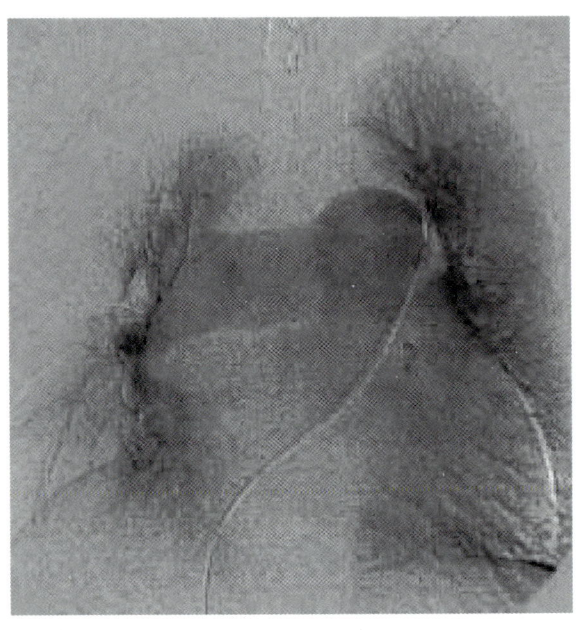

图 6-19-5　肺动脉造影

病例 20，肺灌注显像对溶栓及溶栓后抗凝治疗效果的观察（阜外心血管病医院提供）

病例摘要：患者女，29 岁。胸闷、气短 1 个月，并逐渐加重，3 天前突发晕厥，呼吸困难。PO_2 62.9mmHg。心电图：T 波改变。X 线胸片：双肺纹理稀少。心脏超声：三尖瓣少量至中量反流，伴重度肺动脉高压。电子束 CT：多发性肺栓塞改变，右肺动脉近段及两肺叶、段动脉多支受累。溶栓治疗 8 天复查肺灌注显像，出院后继续服华法林长期抗凝治疗。

图像分析：肺灌注显像：溶栓前，肺灌注显像双肺形态不完整，肺血流灌注明显受损，主要累及右肺，右肺上叶及下叶基底段呈放射性缺损改变，左肺舌段、基底段放射性分布缺损，提示双肺多发肺栓塞（图 6-20-1）。溶栓 8 天后肺灌注显像：血流灌注明显改善，肺灌注显像仅右肺基底尚存稀疏区，其余部位血流灌注基本恢复正常（图 6-20-2），溶栓 10 个月后血流灌注完全恢复正常（图 6-20-3）。

评述：核素肺灌注显像不仅是诊断肺栓塞的重要方法，而且可以准确观察急性肺栓塞溶栓治疗前后肺血流灌注的动态变化过程，其显像方法简便、无创、及时，是评价疗效和随诊观察的理想的常规方法。溶栓治疗是急性肺栓塞最为有效的治疗方法之一，能够迅速溶解血栓，降低死亡率。急性肺栓塞患者溶栓后早期肺血流灌注即可以得到迅速改善，甚至部分病例数天内可以完全恢复正常。对于急性肺栓塞溶栓治疗后的肺血流灌注改善的评价，放射性核素肺灌注显像是首选的方法，它通过显示血流在双肺的分布状况反映肺动脉的供血情况，从而反映治疗前后动态变化过程，可以准确地观察到溶栓治疗过程中肺血流灌注的变化，对疗效评价有着重要的应用价值。除此之外，抗凝治疗也是肺栓塞治疗的有效方法之一。抗凝药物虽然不能直接溶解血栓，但却能防止血栓栓塞的复发，使血栓部分或全部溶解。即使是慢性栓塞性肺动脉高压，经过长期的抗凝治疗，血流灌注仍可能得到一定程度的改善。慢性栓塞性肺动脉高压抗凝治疗过程长达6个月至数年，肺灌注显像适用于肺血流灌注变化的定期观察。

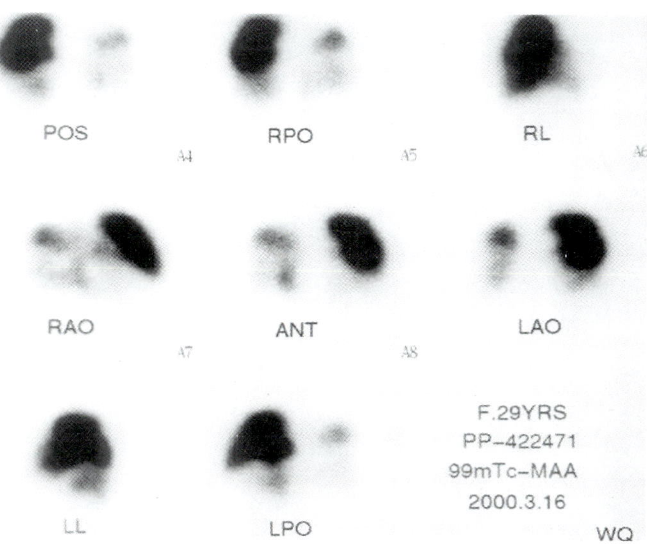

图 6-20-1　溶栓前肺灌注显像

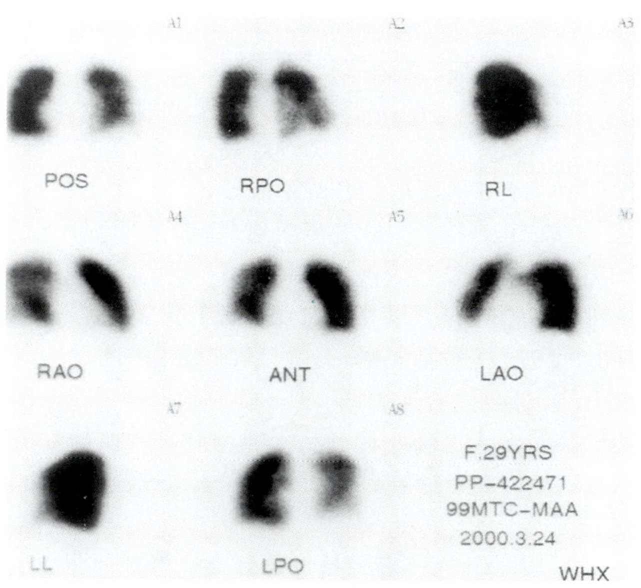

图 6-20-2　溶栓后8天肺灌注显像

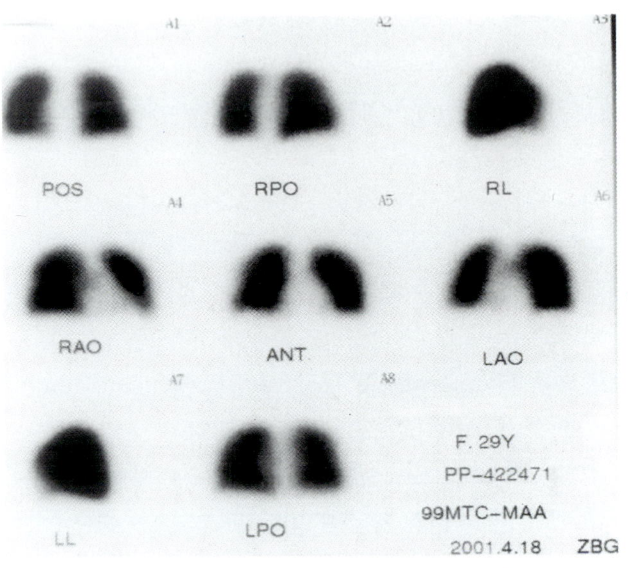

图 6-20-3 溶栓后 10 个月肺灌注显像

病例 21，下肢深静脉疾病与肺栓塞的关系（阜外心血管病医院提供）

病例摘要：女性、39 岁，2 个月前开始出现活动后胸闷、气短，以后逐渐加重，活动耐力不断下降。下肢静脉炎病史 2 年。

心电图：$S_{Ⅰ}Q_{Ⅲ}T_{Ⅲ}$型，右室肥厚，V1-V4 T 波倒置。

X 线胸片：双上肺纹理不对称，右上肺纹理稀少，左下肺动脉干增宽，肺动脉段突出。

心脏超声：右心扩大，肺动脉扩张，中度肺动脉高压，轻度肺动脉瓣关闭不全。

图像分析：肺灌注显像显示右肺背段、左肺基底段、舌段呈放射性缺损（图 6-21-1）；肺通气显像大致正常（图 6-21-2）。上述肺段通气/灌注明显不匹配，呈典型的肺栓塞改变。

双下肢深静脉显像可见右侧股静脉阻塞性改变，股静脉显影不清，形态纤细，侧支循环形成（图 6-21-3）。由于深静脉回流不畅，示踪剂主要经内侧浅静脉回流。延迟显像可见明显的放射性滞留。

评述：目前认为肺栓塞的栓子主要来自下肢深静脉。下肢血栓性静脉炎、静脉曲张和下肢外伤，骨折等是最常见的原因。下肢静脉造影属于创伤性检查，不宜常规应用。而核素下肢深静脉显像与肺灌注显像可一次完成，简便易行。临床研究发现：肺栓塞患者中，有下肢静脉阻塞病变的占 87%，其中 83% 有下肢血栓性静脉炎、静脉曲张或下肢外伤病史。下肢深静脉病变与肺栓塞的关系十分密切。对于有下肢静脉病史的肺栓塞疑诊患者，下肢深静脉显像是十分必要的。

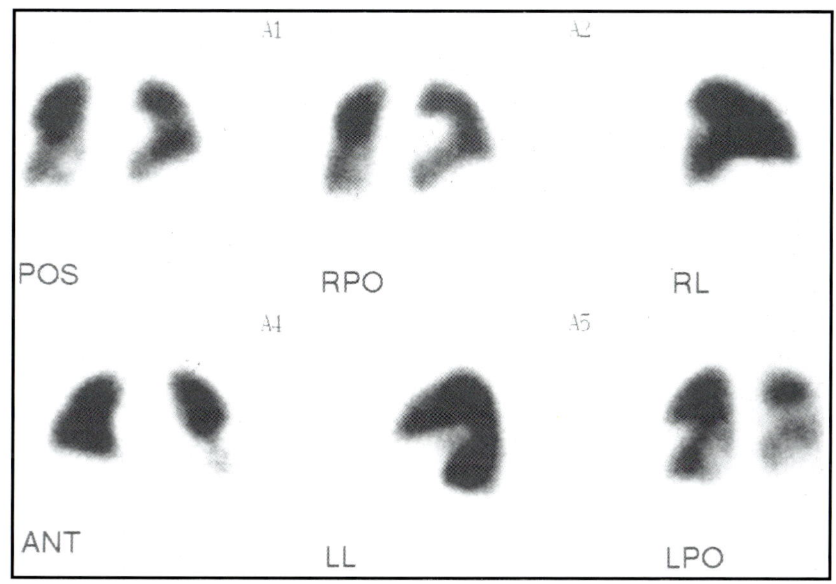

图6－21－1 肺灌注显像

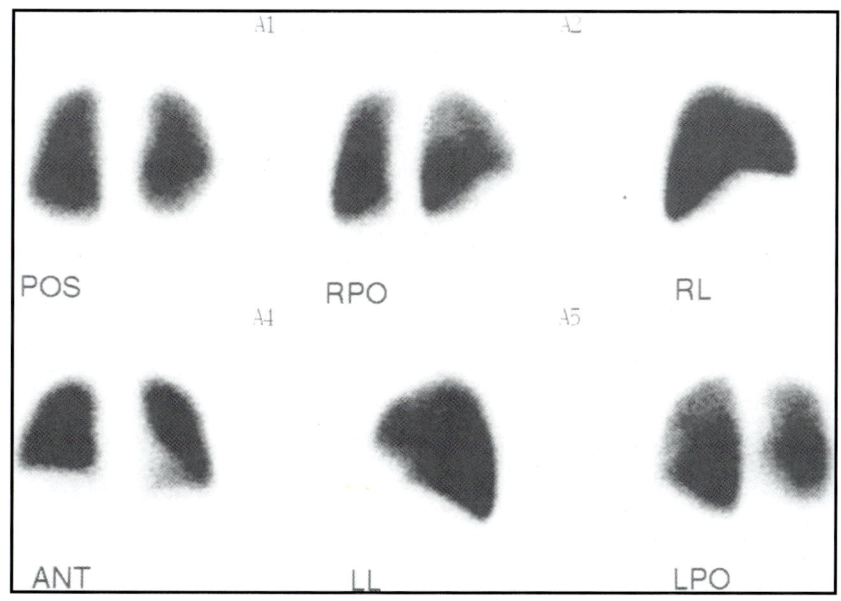

图6－21－2 肺通气显像

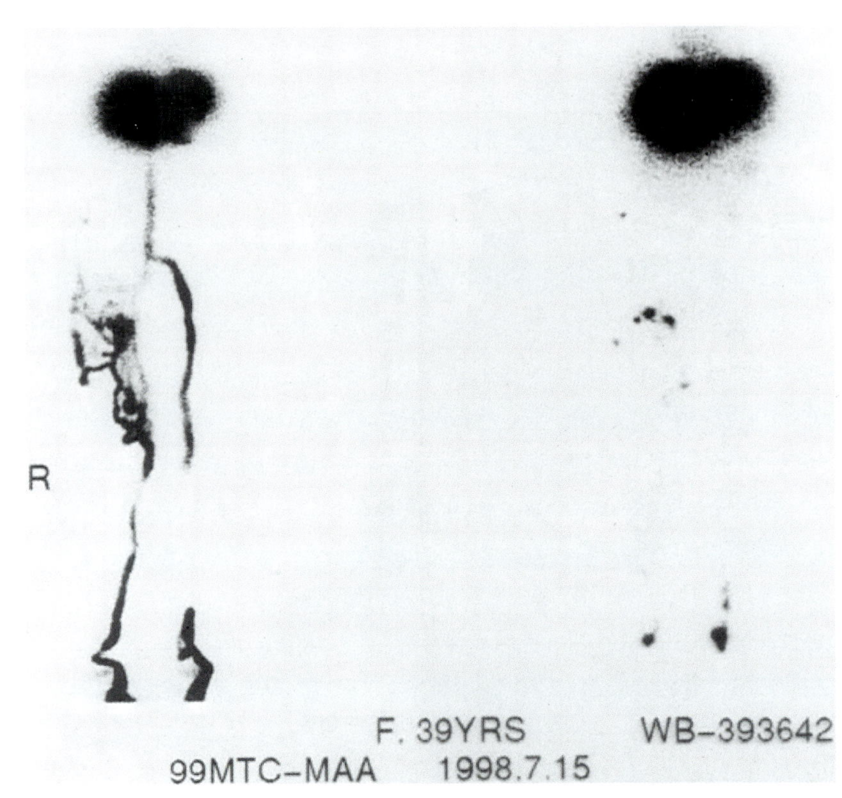

图6－21－3　下肢深静脉显像

（田月琴　王雪梅）

第 7 章

甲状腺和甲状旁腺核素显像

一、概况

甲状腺肿瘤是常见病、多发病，其中大部分是良性腺瘤，少部分是来源于上皮的癌，极少数为肉瘤。在头颈部肿瘤中，甲状腺肿瘤占第一位。WHO 对甲状腺肿瘤的分类见表 7－1。

表 7－1　甲状腺肿瘤的组织学分类

上皮瘤	良性	滤泡样腺瘤、腺脂瘤、透明柱状腺瘤
	恶性	滤泡癌、乳头状癌
		髓样癌
		未分化癌
		其他：粘液癌、粘液表皮样癌、鳞状上皮癌、
非上皮瘤		间充质瘤
恶性淋巴瘤		
其他恶性肿瘤		畸胎瘤、胸腺瘤、副神经节瘤、梭形细胞瘤
继发性		转移瘤

甲状腺肿瘤的最大特点是肿瘤的多形性和组织类型可能随时间发生变化，临床上则以甲状腺区和颈部的肿块或结节为主要症状。实际上，甲状腺结节的发病率很高。据文献报告，美国居民约 3% 有可以触及的单个甲状腺结节，欧洲成人达到 4% ～8%。单个甲状腺结节的恶变率平均为 10%。

近年来甲状腺癌的发病率有所增长，特别是在年轻人中，可能是诊断技术提高所致。根据天津市肿瘤医院的统计，1960 年甲状腺癌在全部收治的肿瘤病例中占第九位，1980 年上升到第七位，年平均发病率为 1.49/10 万，男性 0.9/10 万，女性 2.0/10 万。

已经证明，青少年时期甲状腺受到的外照射是甲状腺癌的致病原因。核爆炸和核事故中高剂量放射性核素的急性摄入也可能增加甲状腺癌的发病率。但是，对大剂量（80～150Gy）^{131}I 治疗毒性甲状腺肿病人的流行病调查表明这些病人甲状腺癌的发病率远低于普通人群。遗传因素对甲状腺癌的发生有重要作用，特别是髓样癌、乳头状癌和 Hurtle 氏瘤。同时，遗传因素和甲状腺癌病人的预后有关。食物中碘的含量不仅和甲状腺癌的发病有关，而且和死亡率有关。摄碘高的地区和国家甲状腺癌的发病率高，且多为高分化类型（如乳头状癌）；缺碘的地区由于未分化癌和滤泡癌的发病率高，死亡率也高。乳头状癌和滤泡状癌均来自甲状腺的滤泡细胞。乳头状癌在女性中的发病率是男性的 2～3 倍。但是男性病情常较严重，死亡率也高。乳头状癌占甲状腺癌的 70% 左右，它生长较缓慢，最初常以甲状腺无症状结节或颈部肿块为主要表现。病变局限而无包膜受侵犯，寿命同正常人；在发生甲状腺外扩散时寿命可能受影响。如果肿瘤局限在颈部，经过适当的治疗，预后较好，死亡率约为 1% ～4%。肿瘤直径大于 1.5cm 并侵犯或穿透甲状腺包膜者预后较差。有淋巴结转移时对预后影响不大，生存期也较长。发生骨和脑转移时，预后较差，且死亡率较高。

滤泡状癌的发病率占甲状腺癌的 10% ～40%。滤泡状癌较乳头状癌预后差，远隔转移较多且死亡率高。滤泡状癌也分为高分化或低分化两种类型。低分化常发生在老年人，有明显血管受侵倾向。

甲状腺癌的临床分期是用 TNM 分期描述的（表 7－2），从表中可见二者的对应关系，病人的年龄及组织类型对甲状腺癌的临床结局有重要影响。

表 7－2 甲状腺癌的临床分期

肿瘤类型	≤45 岁	>45 岁
乳头状癌		
Ⅰ	任何 T，任何 N，M_0	任何 T，N_0，M_0；T，N_1，M_0
Ⅱ	任何 T 和 N，M_1	$T_{2\sim4}$，N_1，M_0
Ⅲ	无	无
Ⅳ	无	任何 T 和 N，M_1
滤泡癌		
Ⅰ	任何 T，N，M_0	T_1，N_0，M_0
Ⅱ	任何 T，N，M_1	$T_{2\sim4}$，N_0，M_0
Ⅲ	无	任何 T，N_1，M_0
Ⅳ	无	任何 T 和 N，M_1
髓样癌		
Ⅰ	无	无
Ⅱ	任何 T 和 N_1，M_0	无
Ⅲ	无	任何 T 和 N，M_0
Ⅳ	任何 T 和 N，M_1	任何 T 和 N，M_1
未分化癌		
Ⅰ	无	无
Ⅱ	无	无
Ⅲ	无	无
Ⅳ	任何 T 和 N，M	任何 T，N 和 M

二、甲状腺结节的检查策略

（一）概述

甲状腺结节的发病率很高，其中相当部分是病人自己发现的。随着体检制度的普及和医疗技术的发展，这个比例在下降。

临床检查是检出甲状腺结节最简单和最直接到方法，经验丰富的临床医生能够通过触诊，扪及 5～8mm 的靠近皮肤的甲状腺结节。当然，更加可靠的，较为简便、安全的方法是 B 型超声。B 超是依据组织结构对声波的吸收和反射（回声）的强弱来鉴定结节的存在和范围，分辨率可以达到数毫米，尤其可以识别囊性结节。彩色多普勒技术能够反映血流的强弱，增加结节的血流、血供信息，提高诊断准确率。B 超最重要的作用是指导针吸活检的部位。核医学显像是利用放射性碘或^{99m}Tc－高锝酸钠确定甲状腺结节的功能状态，完全不同于形态学的检查。尽管其分辨率有限（平行孔准直器＞10mm，针孔准直器＞8mm），但是有更重要的临床意义。CT 和 MR 对甲状腺结节诊断作用不大。一般而言，临床对较小的结节采取“等待和观察”的策略，许多医院仅仅对 1cm 以上的结节采取进一步的诊治措施。

许多化验指标对甲状腺结节性质的判断有帮助，如甲状腺激素、促甲状腺激素（TSH）、降钙素、甲状旁腺素等。细针活检（FNA）是确定结节性质的可靠方法，阳性预测率很高，但是阴性预测率低，即阴性的组织学结果不能排除诊断。超声或核素显像引导、多点针吸可能改善 FNA 的准确性。随着超声技术的提高，国内应用 FNA 诊断甲状腺结节的工作已经得到重视，但是病人接受有创检查的顾虑是主要障碍。

在甲状腺结节的诊断程序中，了解病人的病史及家族史、相关危险因素、流行病学资料等也是十分重要的。

（二）核医学诊断程序

1. 放射性碘甲状腺显像和全身扫描　放射性碘用于甲状腺显像始于 1942 年。甲状腺从血液中转运和浓聚碘的能力直接关系到甲状腺素的合成。目前已经明确，在摄取碘的过程中，存在于甲状腺上皮细胞基底膜的一种膜蛋白起着决定性作用，这就是钠－碘转运体（Na－I symporter）。钠－碘转运体功能表达异常可能引起甲状腺疾病，例如先天性甲减和桥本病。钠－碘转运体不能区别普通碘和放射性碘，因此被用于诊断和治疗某些甲状腺疾病。在分化型甲状腺癌和它的转移灶组织里含有钠－碘转运体，所以保留了摄碘功能；而未分化癌组织中则没有钠－碘转运体，因此没有摄碘功能。在分化型甲状腺癌的发展过程中有失分化的现象，失分化的肿瘤没有摄碘功能。初步的研究资料提示，维 A 酸（维甲酸）能够促进再分化，因此可能改善放射性碘显像或治疗的效果。用于诊断的放射性碘有：

（1）^{131}I　^{131}I 为反应堆生产，价格便宜；半衰期较长（8.1 天），边远地区也可使用；有 γ 辐射（364keV）和 β 辐射，既可以用于诊断，也可以用于治疗。由于其半衰期长，还有 γ 辐射，不主张在初诊时用较大的剂量。另外，其 β 辐射能量较高，影响单光子显像的质量，目前基本被^{99m}Tc－高锝酸钠取代。当分化型甲状腺癌确诊以后并决定用^{131}I 治疗时，可以用较大剂量的^{131}I（例如 10mCi）做全身显像，以便显示转移灶。小剂量^{131}I 在做全身显像时，由于计数率低，图像质量差，很难显示转移灶。

（2）^{123}I　^{123}I 是加速器生产的碘的同位素，价格昂贵；半衰期为 13h，纯 γ 辐射（160keV），十分适合 SPECT 显像，从辐射剂量考虑也适合青少年的检查。综合其优缺点，其性能价格比还没有超过^{131}I 和^{99m}Tc－高锝酸钠，所以即使在发达国家，^{123}I 的使用也没有普及。从理论上说，^{123}I 发射的俄歇电子可以用于治疗，但是目前还没有这方面的研究报告。

（3）^{124}I　^{124}I 是加速器生产的正电子辐射体，半衰期为 4.2 天，可长途运输，因此可以不受地域限制，广泛使用。^{124}I 是具有细胞靶向性的正电子药物，可以进行甲状腺摄取的定量分析，因此有可能改变甲亢和甲状腺癌的诊断和治疗策略。在诊断方面，^{124}I 可用于 PET/CT 或 hPET/CT，同时获得解剖和功能的断层图像，也可以进行全身扫描。正电子显像的灵敏度高，定量分析更加准确，因此^{124}I 的图像提供的个人剂量学的证据将保证^{131}I 治疗剂量更加客观和合理。

2. ^{99m}Tc－高锝酸钠　^{99m}Tc－高锝酸根（$^{99m}TcO_4^-$）具有和碘离子相同的离子半径和化学价，因此有与碘类似的化学性质，是碘的生物学类似物。$^{99m}TcO_4^-$ 在体内同样可以被甲状腺摄取，只是不参与有机化过程。^{99m}Tc 的物理性能很好，半衰期为 6h，γ 辐射（140keV），适合 SPECT 显像。^{99m}Tc 由钼－锝发生器生产，母体（^{99}钼）半衰期为 2.8 天，方便边远地区使用。由于以上特点，目前$^{99m}TcO_4^-$ 是甲状腺结节显像的首选药物。对于甲状腺结节，$^{99m}TcO_4^-$ 和^{131}I 一样有 3 种表现：低于周围组织摄取的“冷”结节；等于周围组织摄取的“温”结节；高于周围组织摄取的“热”结节。$^{99m}TcO_4^-$ 的缺点是难以显示甲状腺以外，如颈部、肺部结节的功能状态，也不能用于分化型甲状腺癌的随访手段。

3. 甲状腺结节的性质　没有摄碘或摄锝功能的“冷”结节里主要仍然是良性病变，如囊肿、炎性病灶、无功能腺瘤等。根据国外的统计，冷结节中癌的发生率随碘的摄入量增加而增加，总的发生率在 10% 左右。放射性核素肿瘤显像剂能够帮助判断“冷”结节的性质，进一步提高诊断的准确率。“温”和“热”结节，癌的发生率更低，但不能完全排除甲状腺癌。T_3 或 TSH 抑制试验能够鉴别出功能自主性结节（良性）。诊断实性甲状腺结节性质的最好方法是超声引导下的细针活检（FNA）。

4. 其他肿瘤显像剂　临床用于甲状腺癌诊断和随访的肿瘤显像剂有^{18}F－FDG、^{201}Tl、^{99m}Tc－MIBI、^{111}In－somatostatin 等。

（1）^{18}F－FDG　已经有不少临床研究证明了 FDG 在原发的甲状腺癌病灶和转移灶聚积。FDG 摄取反映肿瘤病灶的代谢水平。对甲状腺癌而言，FDG 的摄取浓度与不良的预后因素以及未分化或去分化的病灶有关。由于 FDG 的摄取和低水平 TSH 无关（有报告说高水平 TSH 能够增加 FDG 在病灶内的浓度），FDG 显像适合没有停用甲状腺素的病人；也适用于病灶对 TSH 没有反应，可能是未分化癌或去分化癌的病人；当然也适用于停服甲状腺素片 4 周可能造成危险的病人。对甲状腺球蛋白（Tg）升高但^{131}I 全身扫描未显示摄取的病人可以使用 FDG 显像寻找甲状腺癌病灶，但是必须注意排除炎症和第二原发瘤的可能。Tg 升高、FDG 阳性，^{131}I 全身扫描阴性，说明有分化好的甲状腺癌病灶存在，可以使用^{131}I 治疗。在观察某些能够促进肿瘤组织再分化药物的效果时，FDG 显像和^{131}I 全身扫描对比分析也是有意义的。

（2）^{201}Tl 和^{99m}Tc－MIBI　为鉴别甲状腺“冷”结节的性质，可以使用一些单光子药物替代 FDG，这样不仅经济而且方便。良性结节一般对这类药物的摄取少、洗出快，恶性结节恰恰相反，摄取多、洗出慢。但是功能自主性腺瘤和嗜酸细胞瘤也可能摄取多、洗出慢，造成假阳性。欧阳巧洪等统计了 50 例^{99m}Tc－MIBI 对冷结节的良恶性进行判断的作用，阴性预测率很高，而阳性预测率仅有 39.2%。实际上，^{99m}Tc－MIBI、^{201}Tl 等示踪剂没有能力特异地鉴别甲状腺恶性肿瘤，它们只是间接地反映组织代谢活跃的程度，因此不能在诊断癌症的过程中独立使用，确诊还需要其他程序，如活检。

（3）^{111}In－或^{99m}Tc－somatostatin　奥曲肽主要用于甲状腺髓样癌（TMC）的诊断、分期和随访。TMC 为神经内分泌肿瘤之一，其细胞的生长激素抑素受体表达增加，能够与奥曲肽等特异性结合。与奥曲肽类似的配体有甲氧苄胍（mIBG）。^{123}I－mIBG 及^{131}I－mIBG 也可用于 TMC 的诊断，它们更多地用于嗜铬细胞瘤和神经母细胞瘤的诊断和治疗。

三、分化型甲状腺癌的^{131}I治疗

（一）^{131}I治疗的临床价值

分化型甲状腺癌手术后用^{131}I治疗已经成为广泛应用的处置方法，其作用主要是破坏甲状腺内的多中心灶、颈部淋巴结和远处微小的转移灶。87%病例在甲状腺峡部及对侧腺体的实质内或包膜周围淋巴组织中有甲状腺癌转移灶，术后^{131}I治疗可直接作用到这些病灶。^{131}I治疗的临床价值是：

1. 外科手术很难完全、彻底地切除甲状腺，甲状腺癌术后常残留甲状腺组织，用^{131}I治疗去除全部甲状腺组织，可减少肿瘤的复发，提高生存率。

2. 残留的甲状腺组织对^{131}I的摄取，影响对功能性转移灶的显示和治疗。^{131}I治疗首先去除了正常或增生的残留甲状腺组织，复发或转移的甲状腺癌成为体内惟一有摄^{131}I功能的组织，这样才有可能摄取足量的^{131}I达到抑制复发或转移灶生长的目的；

3. 大剂量^{131}I治疗以后的全身显像往往显示出较小的功能性转移灶，有可能较早发现这些病灶的存在，而诊断剂量（2～5mCi）扫描却很难显示这些病灶。

4. ^{131}I治疗破坏了产生Tg的正常甲状腺组织，如果血液中Tg继续升高，其来源只能是分化型甲状腺癌组织。因此，在正常甲状腺组织被去除的前提下，Tg成为特异性甲状腺癌复发的标记物，Tg升高时常预示甲状腺癌复发。

（二）^{131}I治疗的适应证

1. 分化型甲状腺癌手术治疗后，探测到有残留的甲状腺组织者。

2. 除单发的、直径小于1.5cm、无周围侵犯的甲状腺癌以外，甲状腺癌手术后残留的甲状腺组织吸^{131}I率大于0.5%者。

3. 甲状腺癌不能手术切除或有远隔转移者。

4. 具有复发的危险因素者。

5. 原发肿瘤不能切除；原发肿瘤大于1.5cm者；有淋巴、血管或甲状腺包膜的侵犯或甲状腺内存在多发肿瘤病灶；甲状腺乳头状癌患者在40岁以上（此年龄组隐藏的转移病灶和复发的危险性较高）。

6. 分化程度较差的滤泡状癌（不论肿瘤大小）。

（三）^{131}I治疗甲状腺癌的剂量

目前首次^{131}I治疗的活度通常为75～100mCi，目的是去除残留的甲状腺组织，为以后的^{131}I治疗做准备。有85%以上的病例一次治疗可完全去除术后残留的有功能的甲状腺组织。随后于3个月及6个月后再次给药，一般的治疗剂量为100～200mCi。颈部残留的甲状腺组织用100～150mCi；颈部淋巴结转移用150～175mCi；肺转移用175～200mCi；骨转移用200mCi。根据经验，如果再增加治疗的活度，治疗效果不会再提高。

（四）^{131}I治疗甲状腺癌的效果和治疗后的显像

分化的甲状腺癌仅仅手术治疗，复发率为32%，手术后加用甲状腺激素再加^{131}I治疗，复发率仅为2.7%。甲状腺癌术后加用^{131}I治疗明显降低了死亡率，如乳头状癌的死亡率由

12.5%降低到2.4%；滤泡状癌死亡率由11.7%降低到3.1%。

目前大多数医院在甲状腺癌^{131}I治疗5~7天后进行^{131}I显像，从显像结果中了解到甲状腺手术切除后残留甲状腺组织的数量、颈部淋巴结转移的情况、颈部其他组织（如气管、食道及咽喉部等部位）的受累情况以及有无肺部、颅内及骨的转移、比较此次治疗与前次治疗的效果等等。应用SPECT/CT作^{131}I显像的融合图像，能够使摄碘的病灶准确定位，从而得到关于分期、预后以及下一次治疗剂量等许多有用的信息。

四、甲状旁腺功能亢进

甲状旁腺和甲状腺的解剖关系非常密切，但是生理功能却完全不同。由于甲状旁腺的体积很小（5mm×3mm×1mm），所以用解剖影像学方法显示有难度。虽然目前还没有找到特异性甲状旁腺显像剂，但是核医学功能显像能够进行定位诊断，这对于甲状旁腺功能亢进（甲旁亢）惟一有效的外科治疗而言，结果也还令人满意。

（一）原发性甲状旁腺功能亢进的生理及病理

原发性甲状旁腺功能亢进是由位于颈部甲状腺上下极的两对甲状旁腺释放过多的甲状旁腺激素导致的一系列症状。甲状旁腺激素通过一系列不同机制维持血液中钙的最佳水平。它促进钙从骨的释放，增加钙自小肠的吸收以及增加肾小管对钙的重吸收，同时也促进肾脏对磷的分泌。当负反馈机制的功能正常时，甲状腺旁腺激素的分泌增加降低体内钙的水平。这个机制被甲状旁腺细胞表面的识别受体介导。过多的甲状旁腺激素造成了血液中钙的增加和磷的降低，产生一系列的症状。

（二）原发性甲状旁腺功能亢进的原因及发病率

大约85%的原发性甲状旁腺功能亢进病例是由单发的甲状旁腺腺瘤引起的。其余病例是由于单个或多个甲状旁腺的增生导致过多的甲状旁腺素的分泌所致的。由甲状旁腺癌所致的原发性甲状旁腺功能亢进十分罕见（<1%）。

原发性甲状旁腺功能亢进在人群中的发病率大约是（25~40）/10万。某些人群更易患此病，例如60岁以上妇女中的患病率是140/10万。其他危险因素包括颈部的外照射、锂治疗。遗传所致的病例大约占总病例数的20%。

（三）甲状旁腺功能亢进的影像学定位

甲状旁腺功能亢进的定性诊断主要依靠临床症状和血液内甲状旁腺激素的测量，影像学技术对此帮助不大。但是，甲状旁腺手术之前的定位对于治疗的成功是至关重要的。各种显像技术在定位方面有各自的优劣之处。用CT对增大的甲状旁腺定位比较困难，这是因为甲状旁腺周围的软组织结构密度与甲状旁腺相似。MRI显示甲状旁腺也十分困难，作为诊断显像方法，临床价值不大。冠状位的MRI在鉴别甲状旁腺腺瘤方面有一定帮助，用T2加权法可以获得一些有用信息，灵敏度仅有50%。超声波是可选择的方法之一。B超仍然是利用解剖的方法定位腺瘤，但是它需要较高的技术，如果操作者没有经验可能会误诊或漏诊。另外，B超对异位甲状旁腺腺瘤（位于颈部外侧、纵隔、气管或食管之后）以及甲状腺内的甲状旁腺增生有一定困难。B超难以区别是增大的甲状旁腺还是淋巴结，也难以区别甲状腺结节与甲状腺内的甲状旁腺组织。甲状腺含有大量的内源性碘，因此能够用^{131}I或^{123}I显像。它有助

于显示没有碘摄取的肿大甲状旁腺，结合甲状旁腺非特异阳性显像剂，能够对80%左右的甲旁亢病人做出术前的定位诊断。

（四）甲状旁腺功能亢进的核医学诊断

甲旁亢的三个主要非特异阳性显像剂是^{201}TL、^{99m}Tc－MIBI和^{99m}Tc－tetrofosmin。这些都是心肌显像药物，在临床应用中发现，甲状旁腺腺瘤、甲状旁腺增生和少见的甲状旁腺腺癌都能摄取这类药物。在20世纪80年代，^{201}TL最常用，但是由于^{201}TL半衰期较长，对患者辐射剂量较大，以及γ射线能量较低，影响图像质量等原因逐渐被^{99m}Tc标记药物取代。严格地说，核医学影像技术不能进行甲状旁腺功能亢进的定性诊断，因为这些显像剂不是甲旁亢的特异性显像剂，甲状腺腺瘤、甲状腺癌等都可能表现为阳性摄取。只是在有明确临床症状、高钙血症和甲状旁腺激素（PTH）升高时，起到甲旁亢病灶定位诊断的作用，对外科医生准确、快速切除甲旁亢病灶有帮助。

1．减影技术　甲旁亢患者进行$^{99m}TcO_4^-$甲状腺显像的意义在于排除甲状腺结节，及进行MIBI－$^{99m}TcO_4^-$图像减影。减影的方法是^{99m}Tc－MIBI延迟显像结束后立即予床边静脉注入$^{99m}TcO_4^-$，继续保持相同显像体位，15min后作甲状腺显像，以延迟图像减去$^{99m}TcO_4^-$图像，获得MIBI－$^{99m}TcO_4^-$相减图。甲状腺结节，尤其是热结节和冷结节，也可表现为对MIBI的摄取，所以应结合甲状腺显像及其他临床资料加以鉴别。也有人采用^{123}I和^{99m}Tc－MIBI减影，取得类似效果。但缺点是，如果患者新近服了甲状腺素片或抗甲状腺的药物，或最近用了含碘的造影剂，可能影响用这两种显像剂显像的结果。因此又发展出用^{99m}Tc－MIBI双时相法显影技术。

2．双时相显影技术　本法是用动态和延迟显像技术联合观察甲状腺与甲状旁腺的变化。这种方法对于定位诊断是有效的，因此主要用于已经明确诊断为甲状旁腺腺瘤或者增生的病人，术前或术后对甲旁亢病灶的探查。

双时相法（洗脱法）的基础是甲状腺和甲状旁腺对的^{99m}Tc－MIBI摄取率相似，但是甲状腺的洗脱速度较快，甲旁亢病灶的洗脱速度较慢，因此在延时图像里有明显差别。方法是：首先静脉注射^{99m}Tc－MIBI 20mCi，即刻作前位动态显像，15min后作延迟显像，2h后再作静态显像。如果有甲状旁腺腺瘤，在此位置将有高于周围组织的残留放射性，并且随时间延长甲状腺区放射性逐渐减淡，甲旁亢病灶位置的放射性相对增强。应当注意的是，甲状腺癌病灶也可能有类似表现。

3．甲状腺旁腺^{99m}Tc－MIBI和CT的图像融合技术　在经过动态显像后，于20min和60min时行甲状腺旁腺断层显像，与同机CT的融合图像能够清楚显示甲状旁腺位置有异常放射性摄取增高灶，结合临床对于定位定性有很大帮助。使用该技术的前提是，甲旁亢病灶的体积要足够大，达到CT能够显示的大小。

五、病例

病例1，甲状腺癌（海军总医院提供）

女，31岁。左侧颈部不适就诊。甲状腺左叶可触及直径约2cm的结节。

B超：双侧甲状腺稍大，右叶内放射性分布尚均匀，左叶下极可见1.5cm×1.5cm混合回声包块，边界尚清，内可见数个强光斑，后方伴慧尾征。

$^{99m}TcO_4^-$ 甲状腺显像：右叶形态、大小无明显异常，左叶下外部"凉"结节（图7－1－1）。

^{99m}Tc－MIBI显像：静态和延时相可见甲状腺左叶下外部一个直径2cm以上的异常放射性浓聚灶，随时间病灶影增强（图7－1－2，7－1－3）。诊断甲状腺左叶的结节代谢活跃，不除外恶性病灶。

手术后病理：①甲状腺乳头状癌（左）；②桥本病。

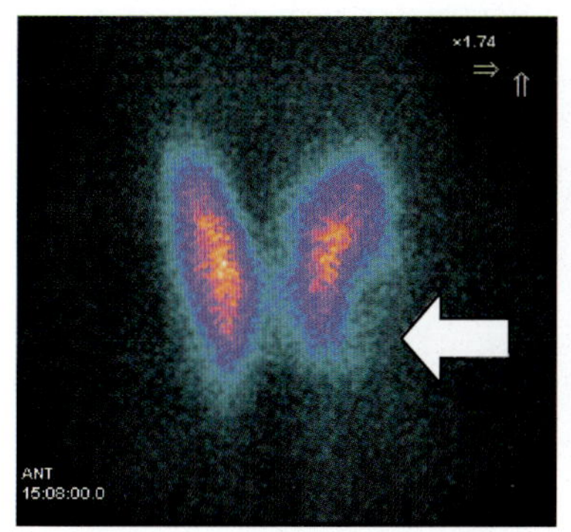

图7－1－1 $^{99m}TcO_4^-$ 甲状腺静态显像

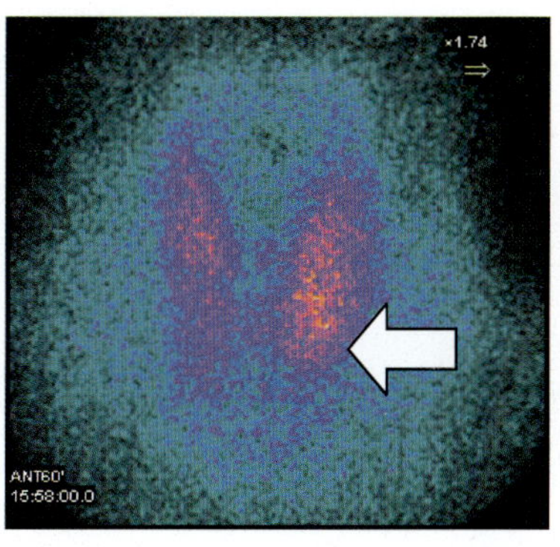

图7－1－2 ^{99m}Tc－MIBI显像（20min）

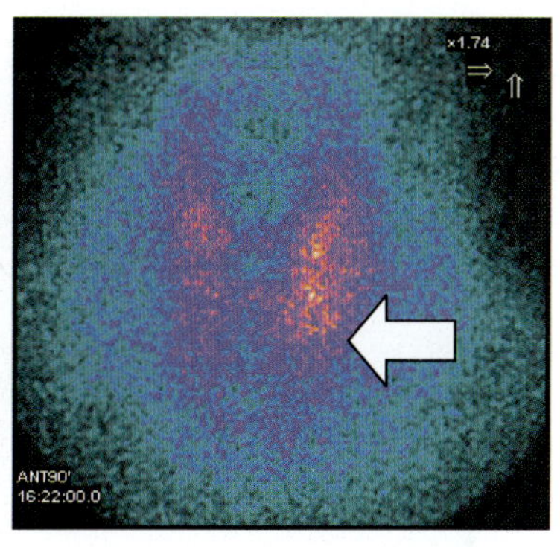

图7－1－3 ^{99m}Tc－MIBI显像（60min）

病例2，甲状腺瘤（海军总医院提供）

女，34岁。3年前右颈前出现随吞咽上下移动的肿物，B超检查提示为腺瘤，核素显像为"凉"结节。近1年肿物增大明显。

右叶甲状腺下极可触及2.0cm×3.0cm表面光滑、质中、边界清、随吞咽上下活动的肿块。右锁骨上凹可触及直径为0.8cm的淋巴结，质软、活动、无触痛。

$^{99m}TcO_4^-$ 甲状腺显像：甲状腺位置、大小未见明显异常（图7－2－1）；摄锝功能（2.15%，20min）在正常范围。左叶放射性分布大致均匀，右叶中下部可见直径约3cm的稀疏区。诊断：甲状腺右叶"凉"结节。

^{99m}Tc－MIBI甲状旁腺显像：血管相可见颈动脉影出现的同时甲状腺右叶结节部位有放射

性分布，并且逐渐增强（图 7－2－2）。静态和延时相可见甲状腺右叶中下部一个直径约 3cm 的异常放射性浓聚灶，随时间延长病灶影增强（图 7－2－3，7－2－4）。诊断意见：甲状腺右叶的结节血供丰富、代谢活跃。①恶性病灶可能性大；②化验血钙和甲状旁腺素以除外甲状旁腺腺瘤。

手术和病理结果：甲状腺内可见一个包膜完整的肿瘤，与周围正常甲状腺组织有明显界限。病理切片：甲状腺腺瘤（右），伴增生。

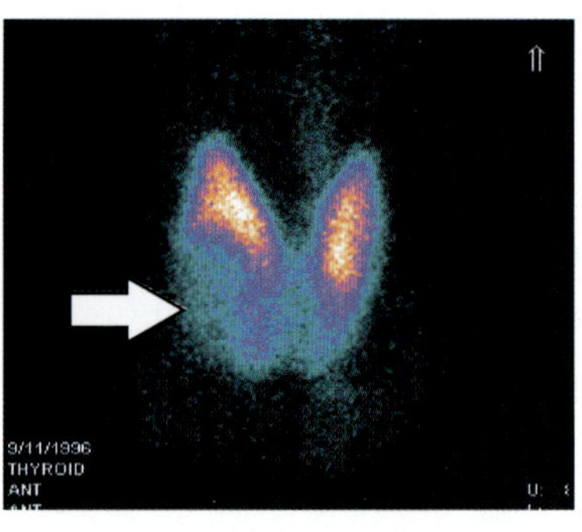

图 7－2－1　$^{99m}TcO_4^-$ 甲状腺静态显像

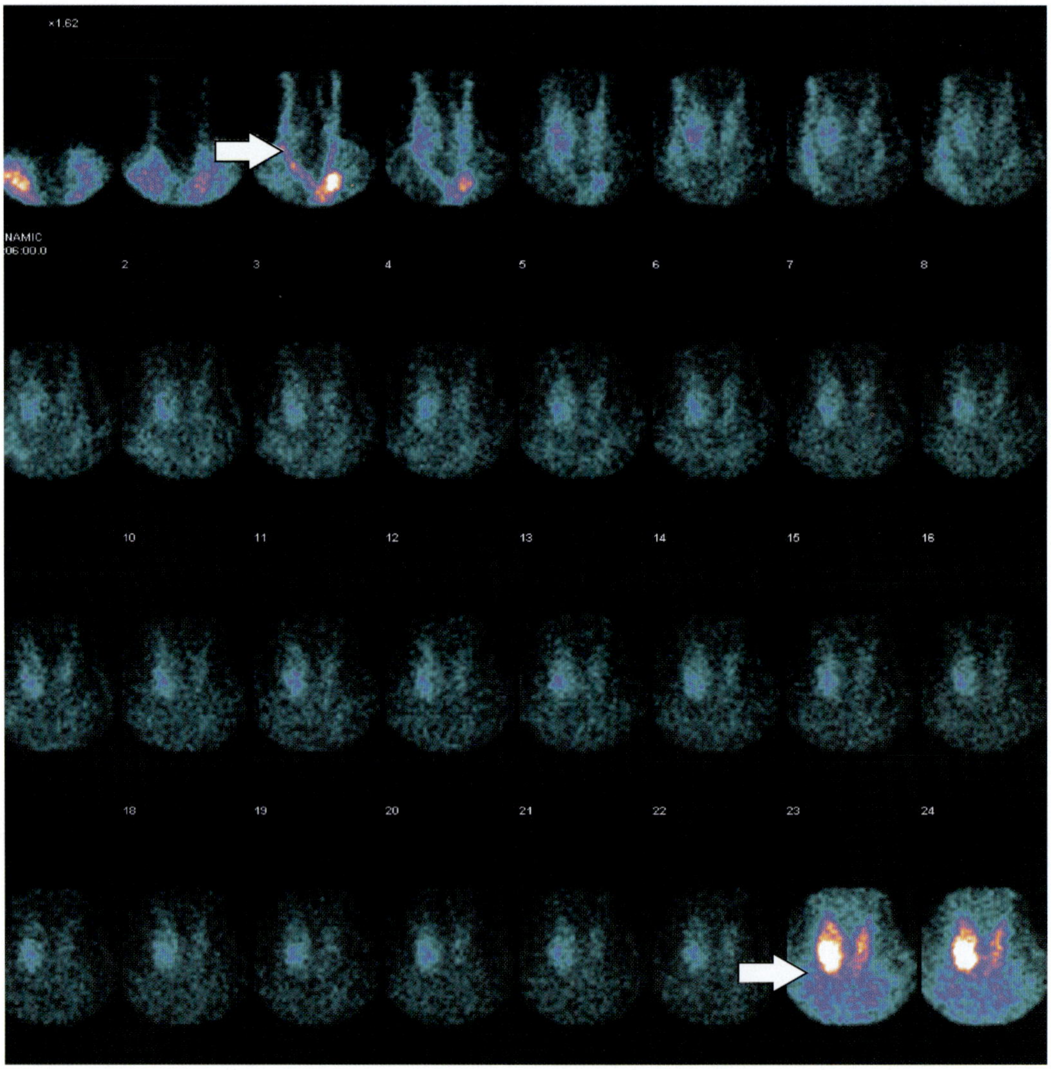

评述：^{99m}Tc－MIBI 属非特异性肿瘤显像剂，血供丰

图 7－2－2　^{99m}Tc－MIBI 甲状腺血流显像

富、代谢活跃的组织都有可能摄取。在鉴别甲状腺区的结节时必须结合临床考虑，甲状腺癌、甲状旁腺腺瘤，甲状腺瘤、甚至甲状腺炎都可能摄取 MIBI。即便如此，仍有误诊的可能。因为从病理切片上看，有些甲状腺瘤和甲状腺癌的区别仅仅是瘤体的包膜是否完整，包膜完整者为腺瘤，包膜被破坏者为甲状腺癌。有文献报道（欧阳巧洪等，放射性核素显像鉴别甲状腺结节性质，中国医学影像学杂志，1998，6: 184 ~ 186），^{99m}Tc－MIBI 对于甲状腺结节的鉴别有较高的阴性预测率和较低的阳性预测率（40%），即不摄取 MIBI 的结节良性可能性很大，但是摄取 MIBI 的结节不一定是恶性的。

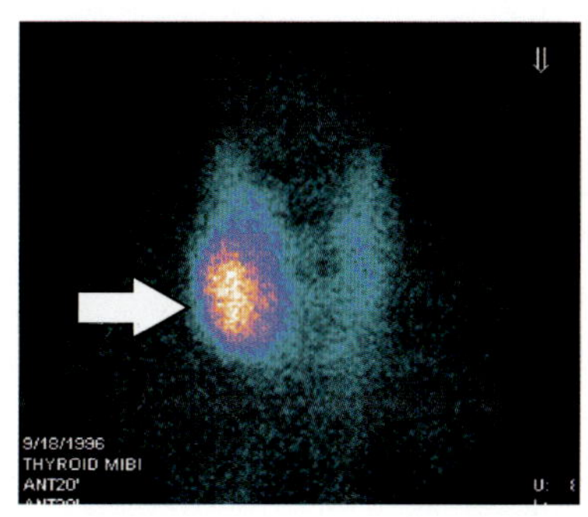

图 7－2－3 ^{99m}Tc－MIBI 显像（20min）

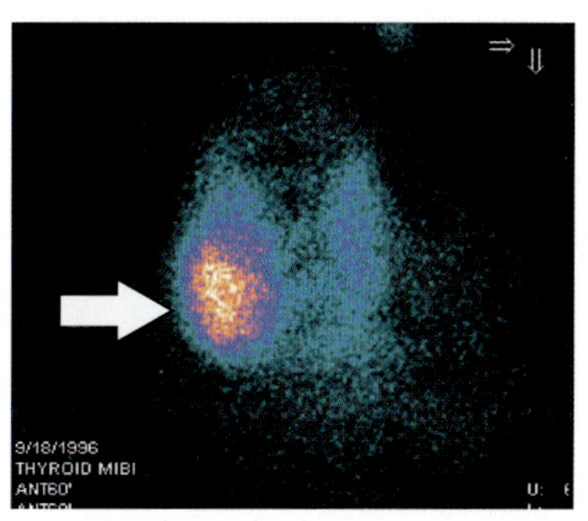

图 7－2－4 ^{99m}Tc－MIBI 显像（60min）

病例 3，甲状旁腺囊肿伴腺瘤（天津医科大学总医院提供）

女，37 岁，颈部肿大 11 个月，双下肢疼痛伴口渴、多饮 2 个月余，加重伴食欲不振 20 余天。在外院查血钙 5.66mmol/L↑，血钾 2.54mmol/L↓，血 T_3↑，T_4↑，TSH↓，血 BUN↑，Cr↑，诊为“甲亢，甲旁亢，肾功能不全”。查体：面色潮红。颈软，气管右偏，甲状腺左叶Ⅱ°肿大，质软，未闻及血管杂音。心率 84 次/分，律齐，未闻及杂音。手颤阴性。脊柱四肢无畸形，各椎体无压痛。双下肢肌力Ⅱ级，双膝腱反射迟钝。

入院后查血钙 3.69mmol/L↑（2.15 ~ 2.55mmol/L），磷 1.13mmol/L（0.8 ~ 1.6mmol/L），碱性磷酸酶 171U/L↑（39 ~ 117U/L），钾 4.5mmol/L（3.6 ~ 5.5mmol/L）。甲状旁腺素 ＞263pmol/L↑（0.1 ~ 5.6pmol/L）。甲功 FT_3 3.81pmol/L（3.5 ~ 6.5 pmol/L），FT_4 15.3pmol/L（11.5 ~ 23.5pmol/L），sTSH 0.02μU/ml（0.03 ~ 5μU/ml），TGAb、TMAb、TRAb 及 TSI 均阴性。血 BUN 17.0mmol/L↑（1.7 ~ 7.2 mmol/L），Cr 168.50μmol/L↑（40 ~ 132.6μmol/L）。尿 pH 7.0。

X－Ray 检查：肋骨、头颅骨、腰椎、双手、左股骨、骨盆骨质疏松，耻骨联合面显示毛糙，气管受压移位，椎体小梁结构不清，建议进一步检查。

颈部 B 超：①甲状腺左叶囊肿伴囊内出血；②左甲状旁腺实性肿物伴出血？

临床医师考虑该患者有甲状旁腺功能亢进的表现，为进一步明确甲状旁腺高功能腺瘤（或腺癌?）的诊断，申请行甲状旁腺显像检查。静脉注射$^{99m}TcO_4^-$ 111MBq 后约 30min 后行甲状腺静态显像，结果显示：甲状腺位置正常，形态不完整。左叶示踪剂分布不均匀，于中下部偏外侧可见一异常示踪剂分布缺损区；右叶示踪剂分布大致均匀（图 7－3－1）。隔日静脉注射^{99m}Tc－MIBI 370MBq 后 5min 行甲状旁腺静态显像，与$^{99m}TcO_4^-$ 结果相比较，甲状腺左叶示踪剂缺损区未见填充；于左叶（缺损区）下方可见一异常示踪剂分布浓集区，形态不规则，经床旁定位，该浓集区位于胸骨后（图 7－3－2）。注药后 40min 行延迟显像，于甲状腺左叶下方仍可见该浓集区，其浓集范围及程度未见明显变化（图 7－3－3）。印象：①符合左侧甲状旁腺高功能病变图像；②甲状腺左叶冷结节。

该患者在上述检查之后，颈部 CT 及强化 CT 检查见：左侧颈部囊实性肿物，考虑起源于左甲状旁腺，甲状旁腺癌可能性大。

该患者经补液，利尿；应用降钙素、二磷酸盐、糖皮质激素等对症支持治疗后症状好转，行手术切除左颈部肿物，病理回报：甲状旁腺囊肿伴主细胞腺瘤。

评述：甲状旁腺功能亢进多数由甲状旁腺腺瘤（约 80%）或主细胞增生（1.5%）引起，极少部分由甲状旁腺癌引起。该病例经术后病理证实为甲状旁腺腺瘤，但由于含有巨大囊肿，故显像可见一个大的缺损区，并推挤甲状腺左叶向右移位，而腺瘤部位则表现为浓集区。其印象诊断与最终证实的临床诊断有一些出入，主要是由于只通过核医学影像很难确定示踪剂缺损区与甲状腺左叶的关系，所以结合颈部 B 超检查结果作出诊断。而颈部 CT 检查则可以清晰地观察到左颈部肿物与甲状腺左叶有明确的分界，并可见左叶受压切迹的间接征象。结合 CT 检查结果，再次分析核医学影像，可见甲状腺左叶虽位置明显偏移，但形态大致完整，示踪剂分布大致均匀，符合肿物位于甲状腺外的诊断。

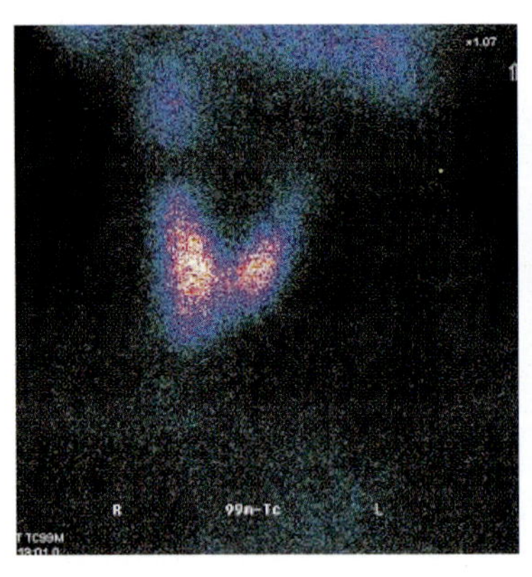

图 7－3－1 $^{99m}TcO_4^-$ 甲状腺显像

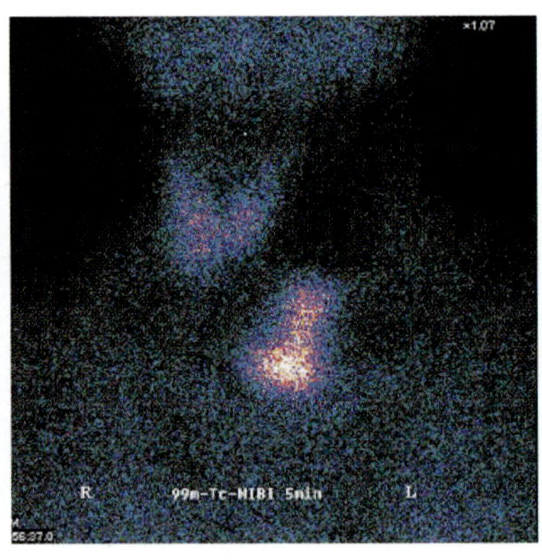

图 7－3－2 ^{99m}Tc－MIBI 显像（5min）

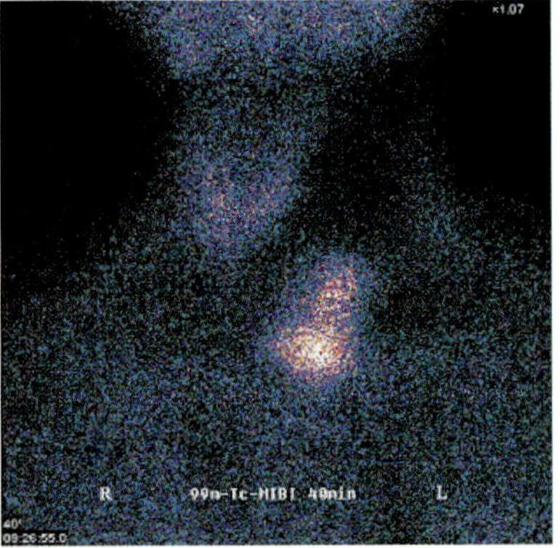

图 7－3－3 ^{99m}Tc－MIBI 显像（40min）

病例4，甲状旁腺腺瘤（海军总医院提供）

男，54岁。因全身无力，高钙血症入院，有骨折史。

生化指标：血钙：3.2mmol/L（2.25～2.75mmol/L）血磷：0.59mmol/L（0.97～1.62mmol/L）甲状旁腺素：1302pg/ml（12～72pg/ml）。

CT示：左甲状腺后下方气管旁见1个软组织密度影，界限清楚，增强后明显不均匀（图7－4－1，白色箭头）。右甲状腺未见异常。

超声波示：左甲状旁腺实性占位，约3.2cm×0.9cm大小，界限清晰，内部回声尚均匀。颈部未发现肿大淋巴结。

^{99m}Tc－MIBI甲状旁腺显像：甲状腺两叶轻度显影，位置正常。左叶下方可见一长条形异常放射性浓聚区，并延伸到甲状腺外（图7－4－2）。同机CT显示左叶下极的软组织块影与放射性浓聚区完全重合（图7－4－3）。结合临床考虑为左叶下极甲状旁腺瘤。

手术病理证实：左侧甲状旁腺瘤。

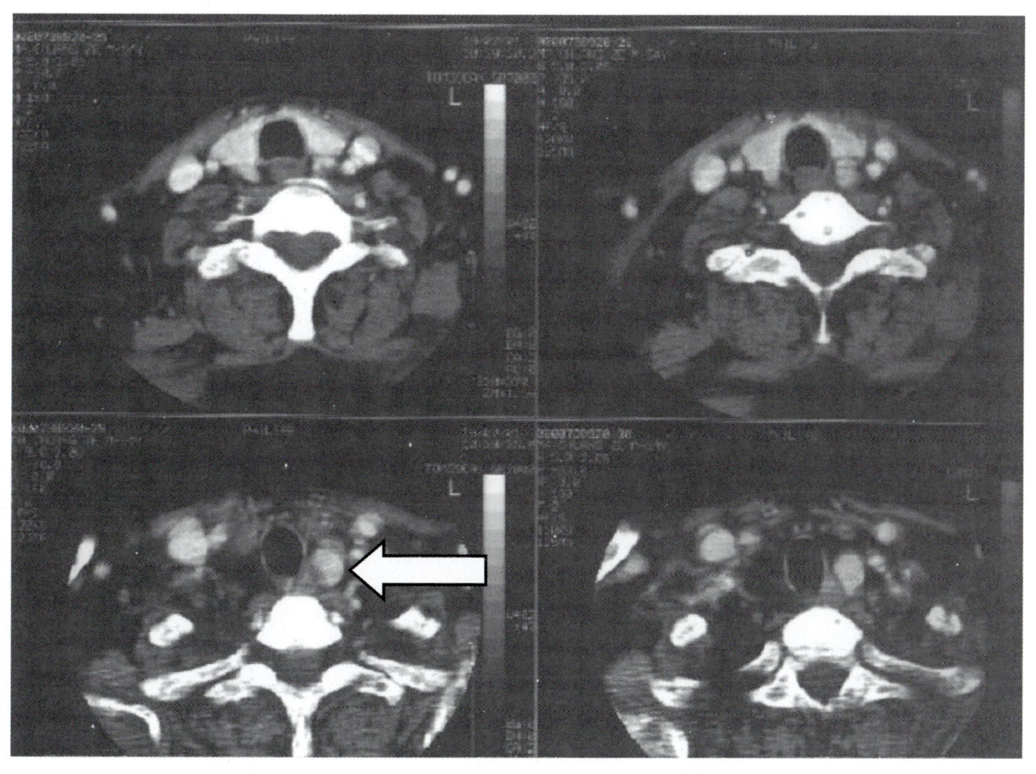

图7－4－1　颈部CT

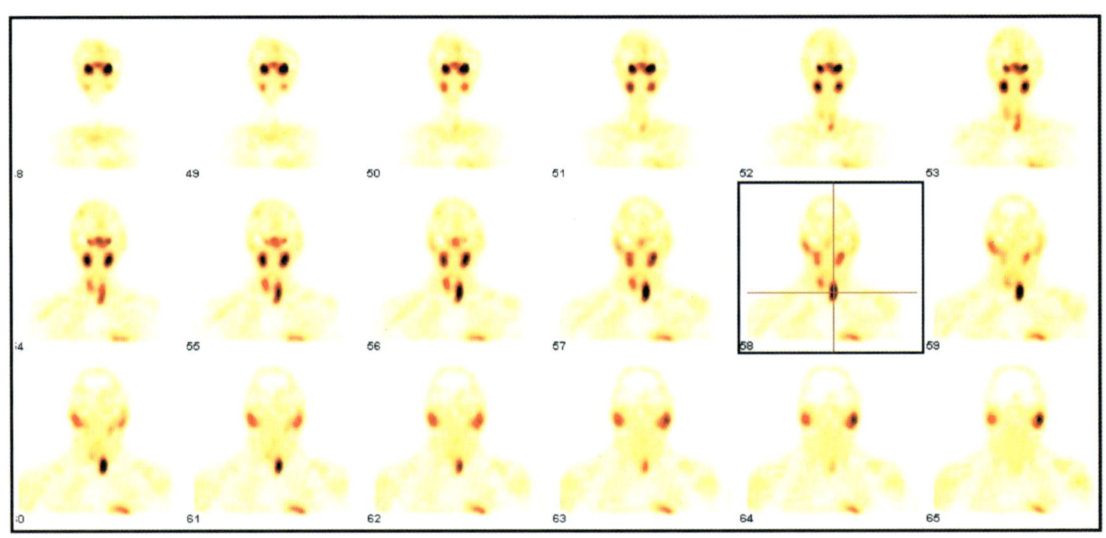

图 7 −4 −2　MIBI 颈部断层（冠状面）图像

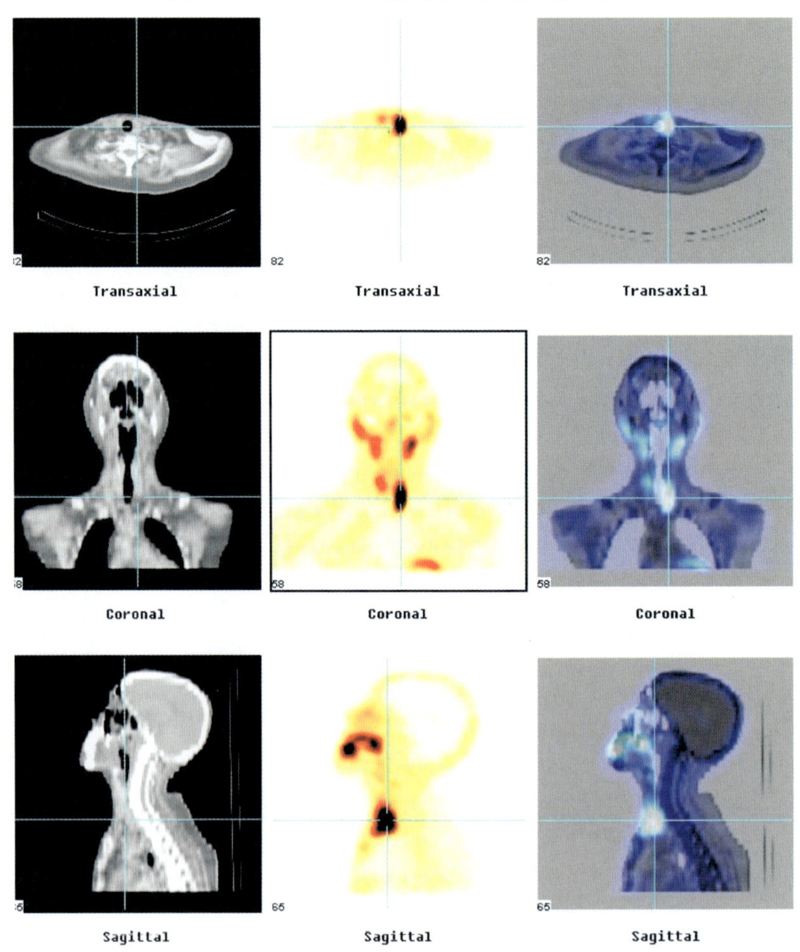

图 7 −4 −3　MIBI/CT 融合图像

病例5，甲状腺癌（海军总医院提供）

女性，33岁。2003－7因甲状腺癌行双侧甲状腺全切＋右颈部淋巴结清扫术。
术中病理：左甲状腺滤泡型乳头状腺癌（多发性结节样）。淋巴结4/9转移。
术后化疗1个疗程并口服甲状腺素片。
X线胸片：双肺弥漫性粟粒样病变。B超显示左颈部低回声结节。
体检：一般情况可，颈前及右颈部愈合伤口，颈部皮肤较硬。未及明显肿大结节。
按常规停服甲状腺素片1个月后给予^{131}I胶囊100.5mCi。给药5天后行^{131}I显像。

显像结果：右甲状腺未见显影，左甲状腺显影清晰，形态完整。右颈、左锁骨上、右上纵隔多发灶性放射性聚积，双肺弥漫性放射性摄取增高，以肺底为著（图7－5）。诊断：甲状腺癌术后颈部淋巴结、纵隔淋巴结及肺多发转移。

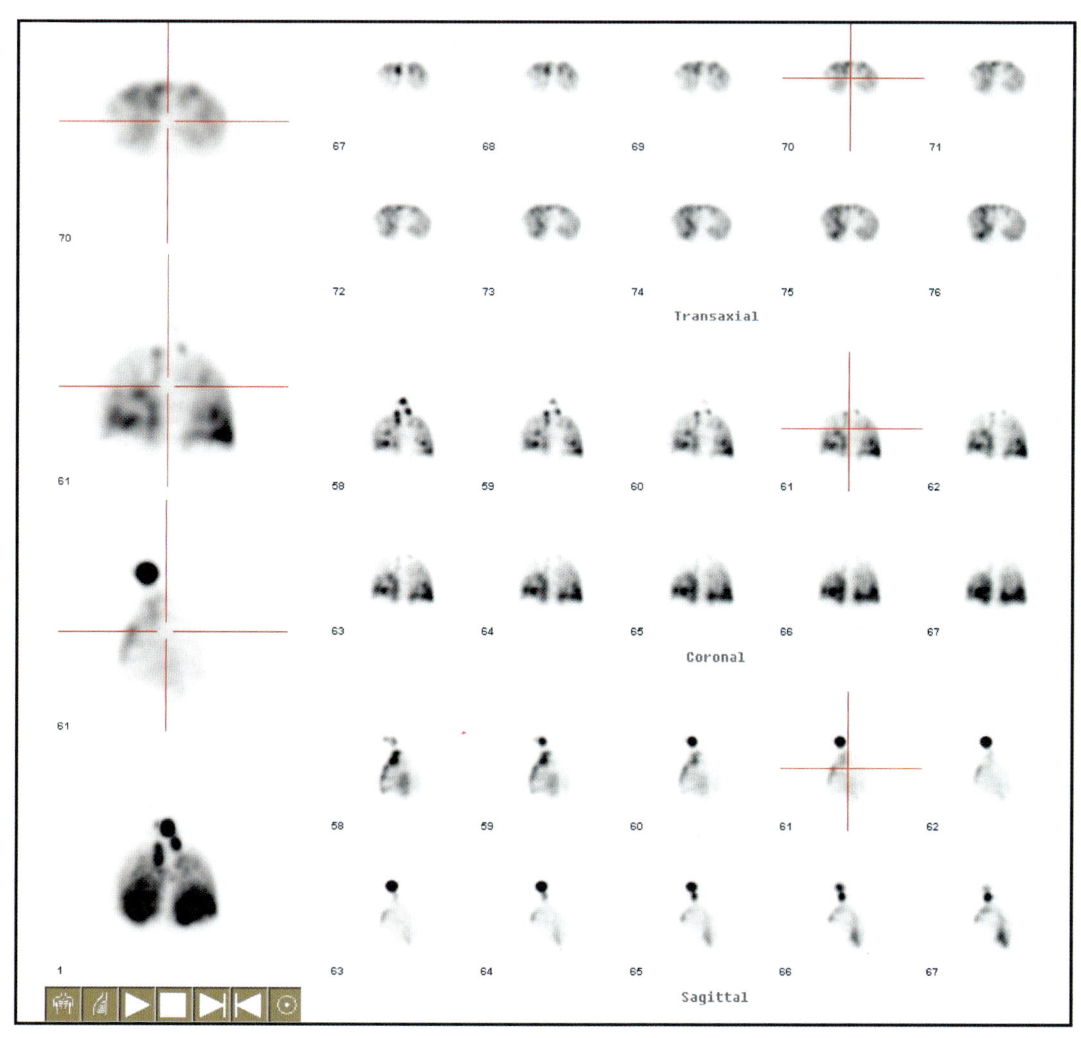

图7－5　^{131}I颈胸部断层图像

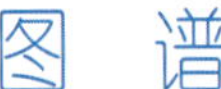

病例6，甲状腺癌（海军总医院提供）

男，55岁。患者因右叶甲状腺乳头状癌分别行右叶甲状腺全切术、左叶甲状腺全切术和周围颈部淋巴结清扫术。术后经服甲状腺素片等治疗。

随后第一次服^{131}I胶囊100mCi。服药5天后显像：颈部残余甲状腺组织、多发结节及双肺弥漫性放射性摄取（图7－6－1、7－6－2）。

6个月后再次服用^{131}I胶囊150mCi，服药5天后显像：颈部未见异常放射性分布，仅双肺轻度弥漫性病灶（图7－6－3）。

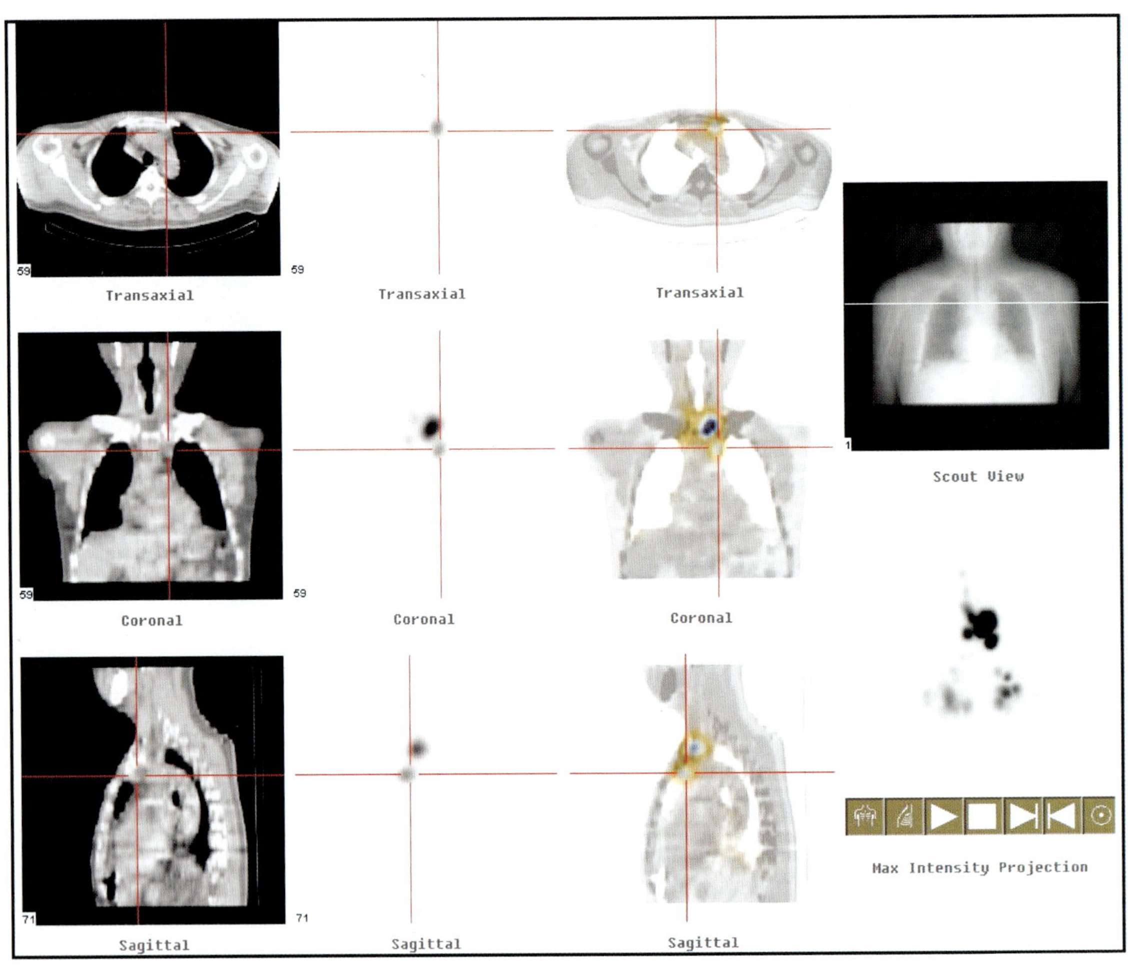

图7－6－1　^{131}I/CT 颈胸部融合图像

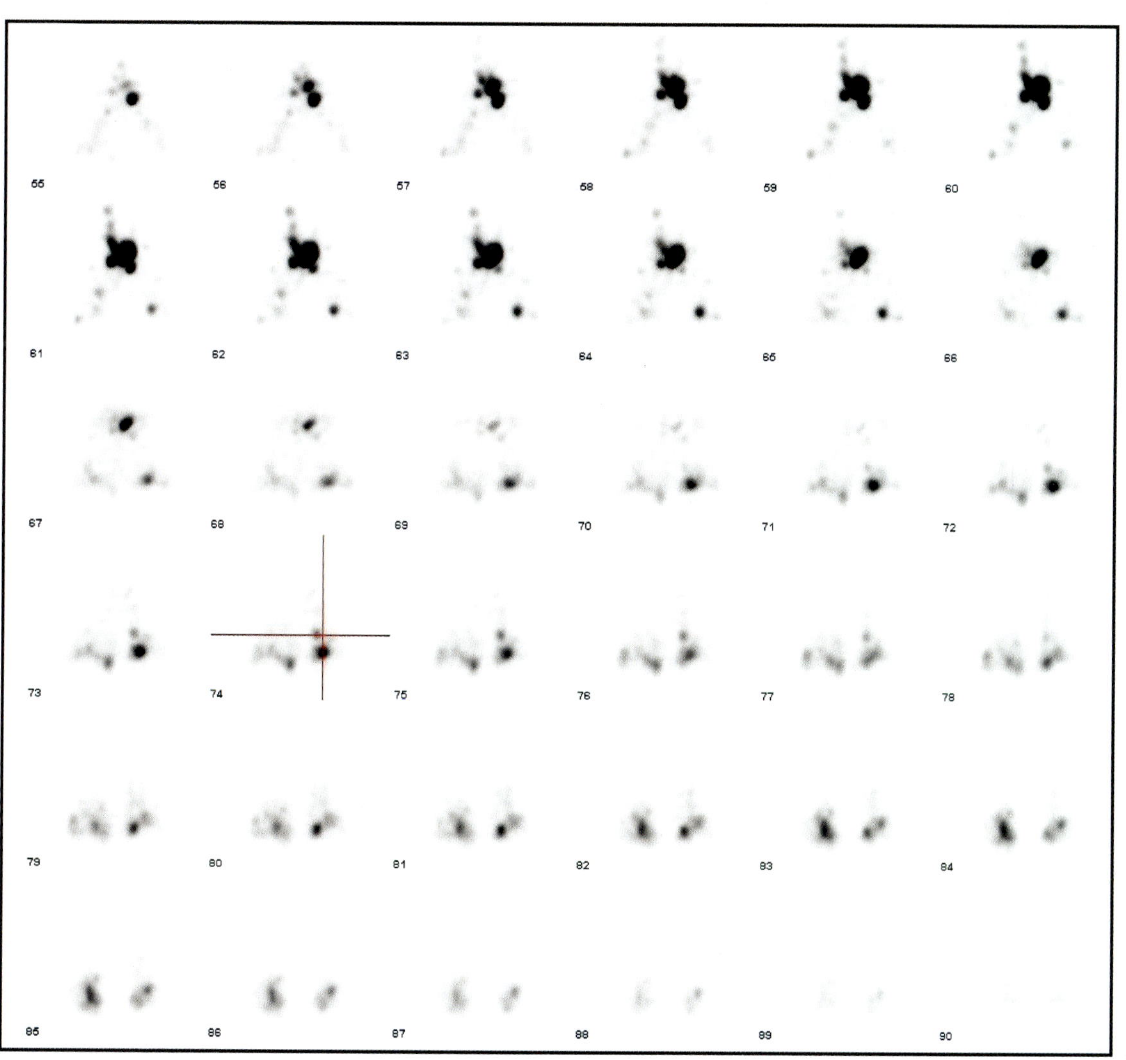

图 7-6-2 ^{131}I 颈胸部断层图像（冠状面）

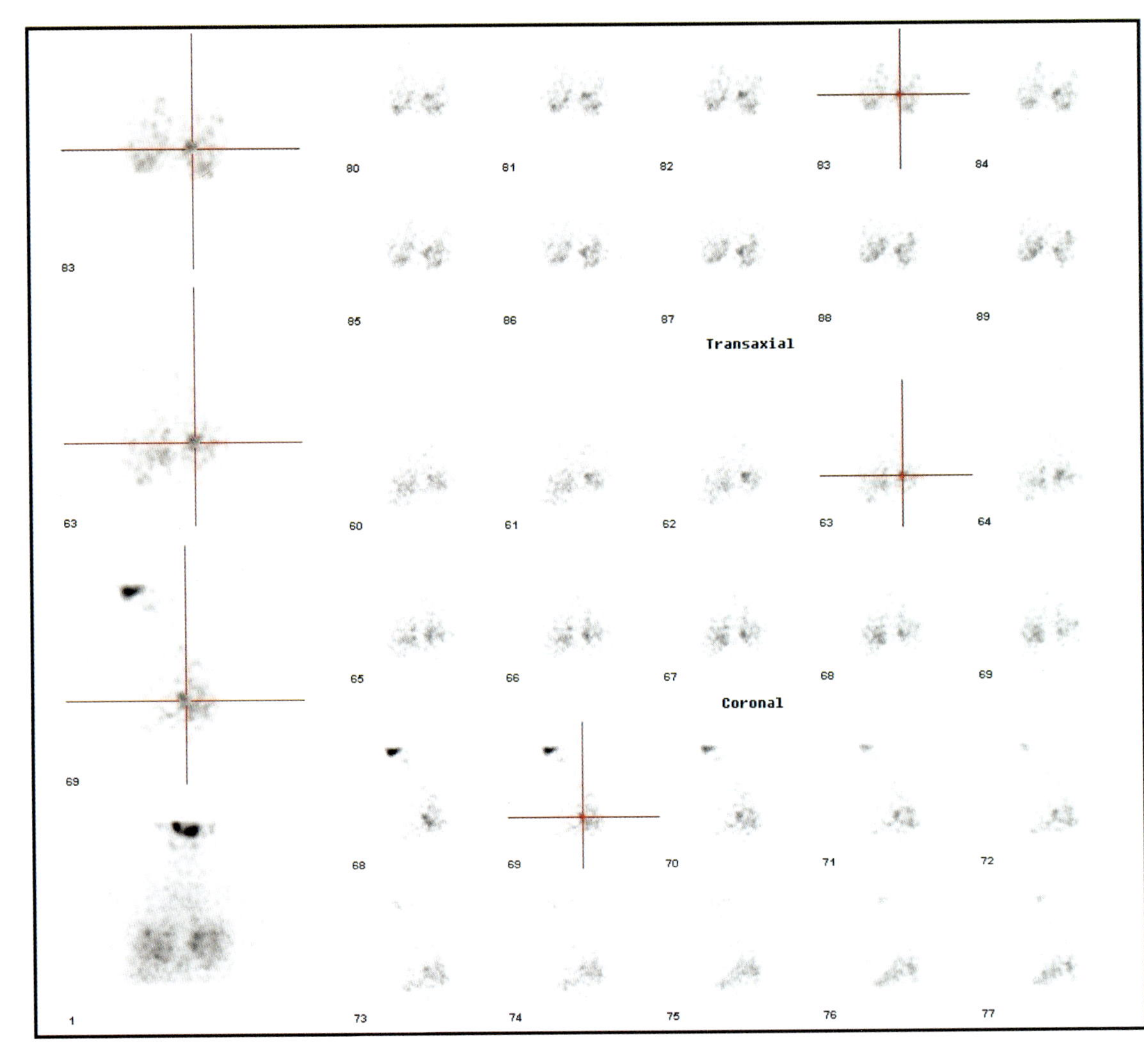

图 7－6－3 ^{131}I 颈胸部断层图像

病例 7，甲状腺癌（海军总医院提供）

男，42 岁。因声带麻痹在外院手术，病理证明为甲状腺乳头状癌，现要求做^{131}I 治疗。

B 超：左甲状腺实性结节约 1.0cm×0.6cm。手术切除左叶甲状腺。术后病理：乳头状癌伴纤维化。1 个月后又行右叶甲状腺切除及双侧颈部淋巴结清扫术。病理：乳头状癌淋巴结转移，右侧淋巴结 0/12，左侧淋巴结 1/7。术后服用甲状腺素片 2 个月。复查甲状腺球蛋白（Tg）36.48ng/ml（0～50ng/ml）。B 超：右颈部多个低回声结节，部分融合，最大直径为 0.8cm，左颈部及左锁骨上多个低回声结节，最大直径为 0.9cm。

停用甲状腺素片，改口服三碘甲原氨酸（T_3）15 天，停 T_3 15 天后，行^{131}I 治疗。

口服^{131}I 胶囊 100mCi，5 天后显像。结果显示右甲状腺床残余甲状腺组织，其余部位未见明显摄取^{131}I 的组织（图 7－7）。

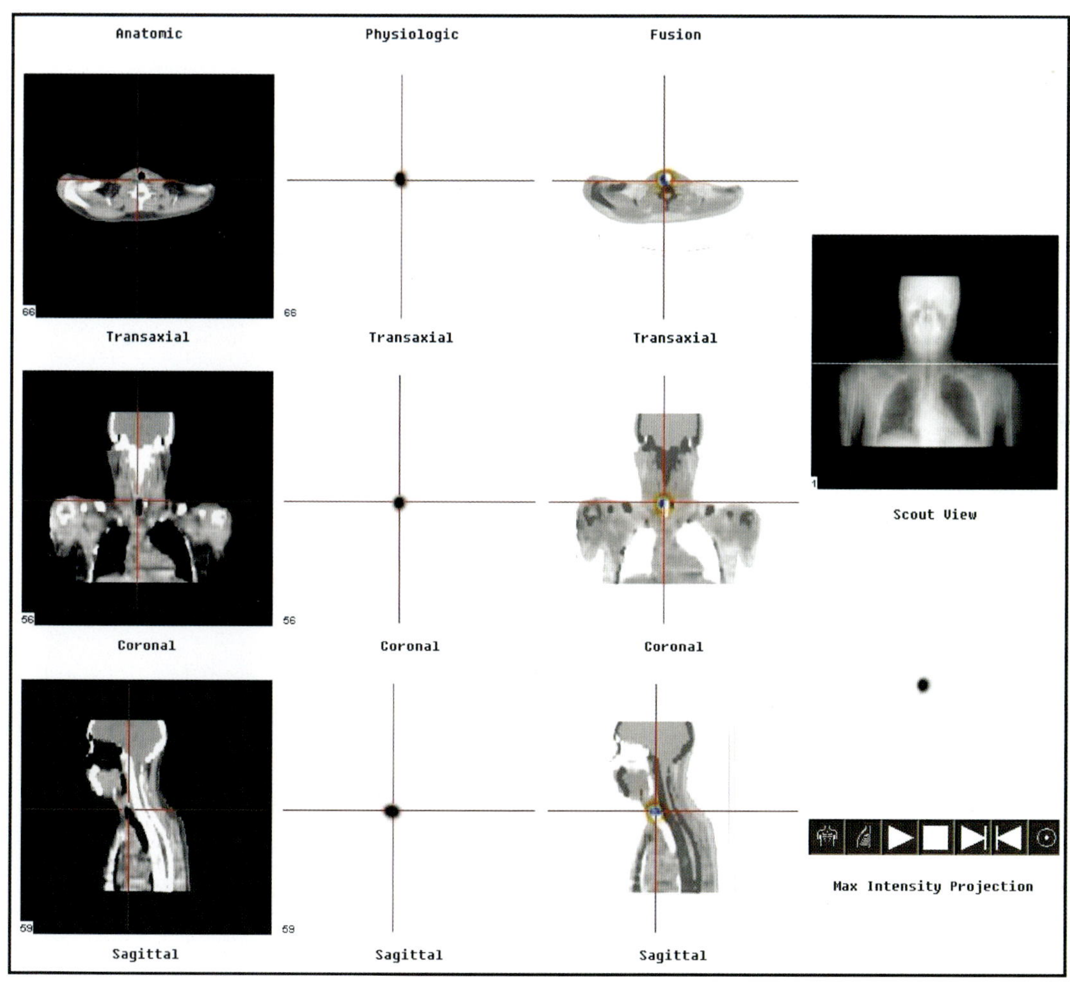

图 7－7 ^{131}I/CT 颈部融合图像

评述：^{131}I 治疗分化型甲状腺癌的前提是，此前的手术应当尽可能做甲状腺两叶全切，特别是对具有不良预后因素者。即使如此，^{131}I 显像往往仍然可以发现残留的甲状腺组织。如果术中保留了部分甲状腺，往往需要多次^{131}I 内切除方能够彻底去除残留的腺体。由于残留的甲状腺具有对^{131}I 的强有力的竞争，大部分^{131}I 被残留的甲状腺摄取，这对转移灶的治疗十分不利。

病例 8（海军总医院提供）

女，79 岁。患者 10 年前诊断左甲状腺滤泡状低分化癌。曾行双侧甲状腺切除术和双侧颈部淋巴结清扫术。后出现纵隔及双肺转移，行 3 次^{131}I 治疗。此次为第 4 次^{131}I 治疗。治疗前甲状腺球蛋白（Tg）451.8ng/ml（0～50ng/ml），给予^{131}I 150mCi 之后第 5 天显像，^{131}I 胸部断层 + CT 结果示：左颈部、右锁骨上窝、纵隔及双肺多发异常放射性浓聚灶（图 7－8－1，7－8－2）。

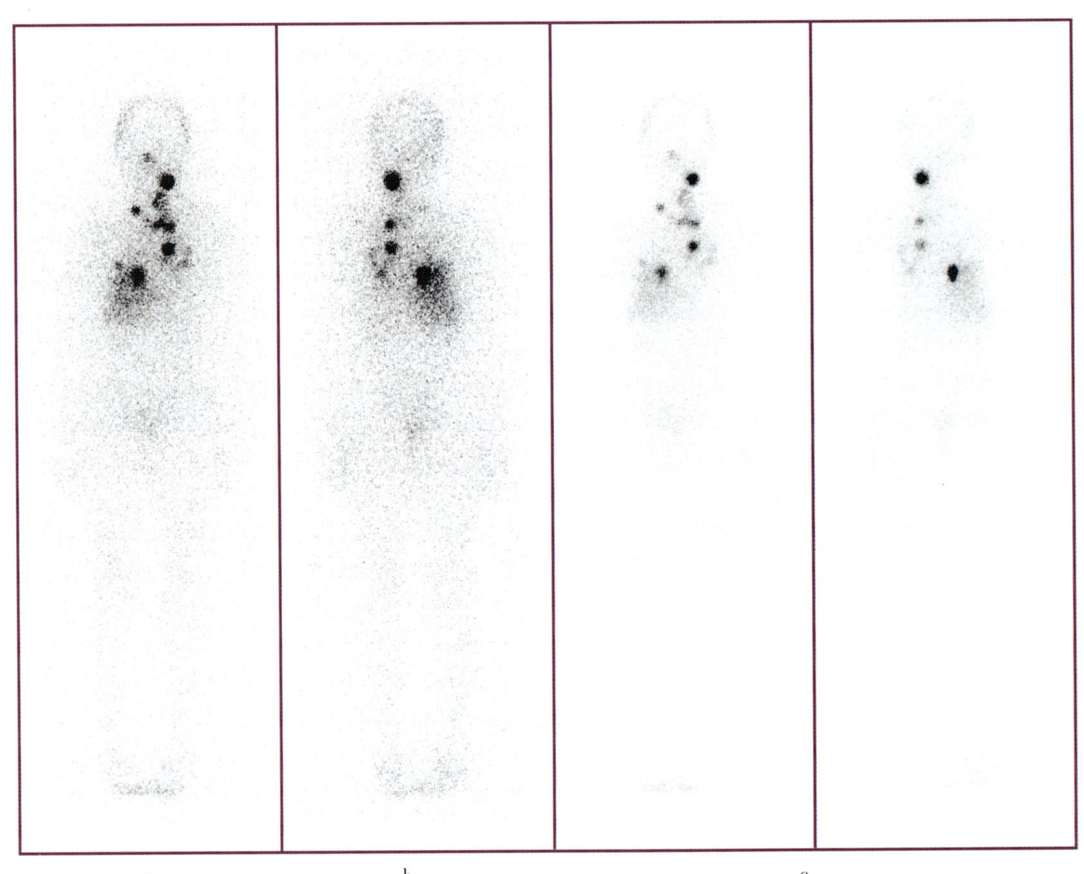

图 7－8－1 ^{131}I 全身扫描

a：左颈部，b：左锁骨上窝；c：纵隔及双肺

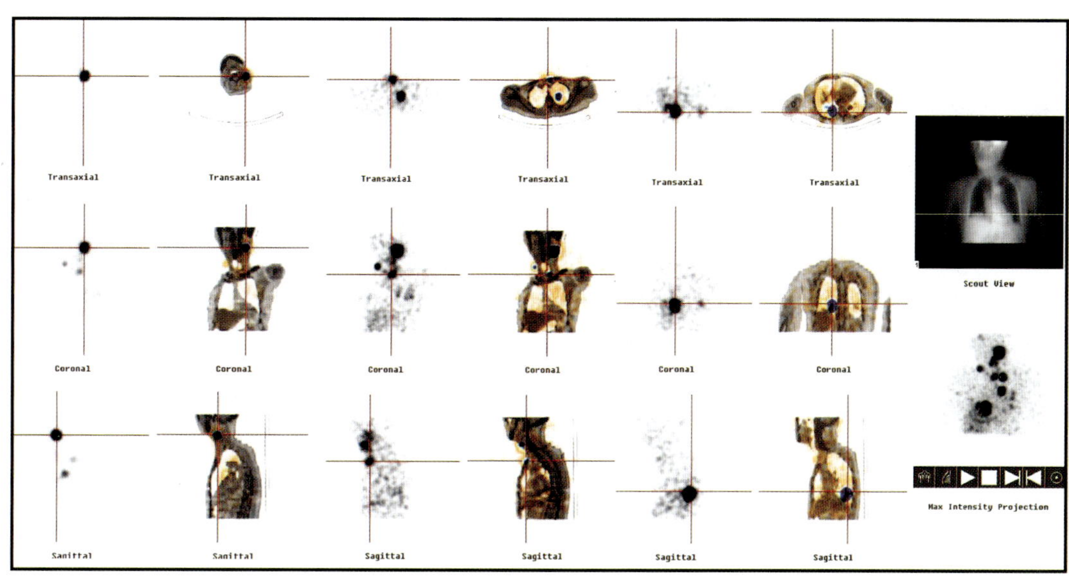

图 7-8-2 ^{131}I/CT 颈及胸部融合图像

病例 9，甲状腺癌（海军总医院提供）

男，67 岁，因甲状腺癌术后双肺转移，欲行^{131}I 治疗就诊。

10 年（1994 年）前因甲状腺肿物在外院行甲状腺次全切除（左叶全切、右叶次全切）。手术病理为：左甲状腺乳头、滤泡混合癌，部分呈嗜酸性细胞癌，可见局部血管内癌栓形成。右侧未见特殊病变。

1997 X 线胸片和 CT：发现右肺结节。

1999-5 发现颈前正中及左侧肿物。CT：左甲状腺及峡部团块型占位，明显强化，未见明确肿大淋巴结。B 超：甲状腺峡部实性结节，中低回声，边界清，内部血流不丰富。

1999-8 复查胸部 CT 并与 1997 年的 CT 结果比较示结节无变化，不排除血管畸形。

1999-11-22 行甲状腺癌复发结节切除，颈部淋巴结清扫术。手术病理为：嗜酸细胞癌，局部肌肉组织浸润。

2004-2-18 CT：肺内多发结节。诊断：甲状腺癌肺转移（图 7-9-1）。

2004-3 外院^{99m}Tc-MIBI 显像发现肺内及咽喉部多发异常放射性浓聚灶，诊断为甲状腺癌肺转移（图 7-9-2）。

2004-5-11 停服甲状腺素片后 1 个月，拟行^{131}I 治疗甲状腺癌双肺转移。

TT_3 0.65ng/ml（N=0.79～1.73ng/ml），TT_4 8.4ng/ml（52～127ng/ml），TSH 48.16μU/ml（0.6～4.89μU/ml）。

2004-5-12 口服^{131}I 100mCi，内切除残余甲状腺组织。

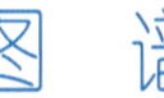

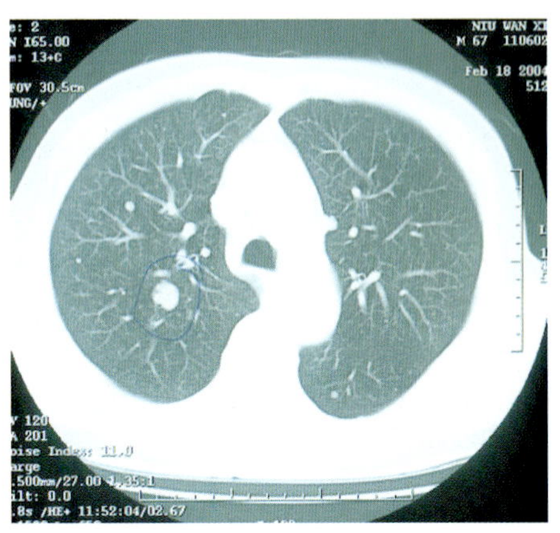

图 7-9-1 胸部 CT

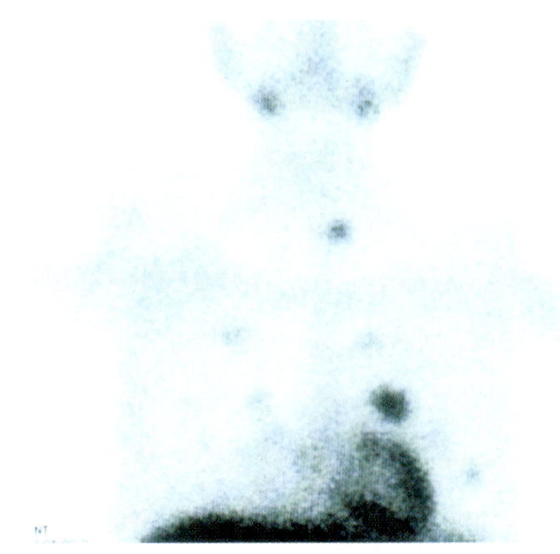

图 7-9-2 胸部 MIBI 最大密度投影（MIP）图

2004-5-18 ^{131}I 治疗后显像：仅见甲状腺区有放射性聚积，以右叶为著，左叶下部为点状聚积。颈部其他区域及双肺未见明显放射性聚积（图 7-9-3A、7-9-3B）。

2004-8-31 第一次^{131}I 治疗后继续口服优甲乐（125μg/d），病人一般情况良好，无明显不适。甲功：TT_3 2.02ng/ml（0.79～73ng/ml），TT_4 126ng/ml（52～127ng/ml），TSH 0.03μU/ml（0.6～4.89μU/ml）。Tg 66.60 ng/ml（0～55 ng/ml）。

2004-10-12 第二次^{131}I 治疗，口服^{131}I 150mCi。

2004-10-18 ^{131}I 治疗后显像：甲状腺局部仍有大量放射性聚积，但是与第一次比较分布发生变化，右叶仅有少量聚积，左侧甲状腺区摄取明显增多，双肺未见放射性浓集（图 7-9-3C、7-9-3D、7-9-4）。

2005-4-8 复查：hPET/CT ^{18}FDG 显像（图 7-9-5、7-9-6）：双侧肺门、右肺上叶后段及气管左前甲状腺区下方可见多个 1.5～3cm 的放射性浓聚区，T/NT 为 2.66～18.3，提示恶性病灶可能性大。同机 CT 显示双肺其他区域还有多个小于 1cm 的高密度影，其内无明显放射性聚积。

评述：和大多数恶性肿瘤比较，分化型甲状腺癌，也称功能性甲状腺癌，恶性程度低、发展缓慢、预后较好。但是影响甲状腺癌预后的因素很多，造成病人之间的预后差异很大。影响存活率最敏感的因素可归纳为病人和肿瘤两方面，包括：性别、诊断时的年龄、肿瘤细胞的类型、肿瘤大小、侵及范围以及有无转移等。治疗方式对预后也有重要影响。虽然许多学者认为分化型甲状腺癌具有良性特征，但也有专家提出它仍属潜在的致死性疾病，且认为甲状腺全切除对多数病人是切实治愈的必需手段。根据近期的文献，对分化型甲状腺癌的死亡率和/或复发率有负面影响的因素如下：①年龄 >40 岁；②男性；③有转移和局部侵犯；④未做^{131}I 治疗；⑤未做甲状腺激素治疗；⑥不彻底的初次甲状腺切除；⑦初次治疗拖延；⑧存在组织学变异（tall cell，有岛状和弥漫性硬化成分）。

本例 10 年来甲状腺癌多次复发、两次手术、两次^{131}I 治疗的过程提示：①对于老年男性初次手术应当尽可能做甲状腺全切，这不仅为良好的预后创造前提，而且在出现复发的情况下有利于^{131}I 治疗；②10 年的病程表明该病人的甲状腺癌发展缓慢；③甲状腺癌的发展过程中可能出现病理变化，也可能出现退分化现象。本例手术病理为甲状腺乳头、滤泡混合癌，部分呈噬酸性细胞癌。复发后由混合型为主变化为嗜酸细胞癌，胸部的转移病灶对 MIBI 和 FDG 有明显摄取，而对^{131}I 没有摄取，提示这些转移病灶可能来自嗜酸细胞癌，具有高代谢和低分化的性质，是^{131}I 治疗无效的预示。在甲状腺区 FDG 与^{131}I 摄取的不匹配显像，提示聚积^{131}I 的是甲状腺组织，^{131}I 内切除治疗是有效的。

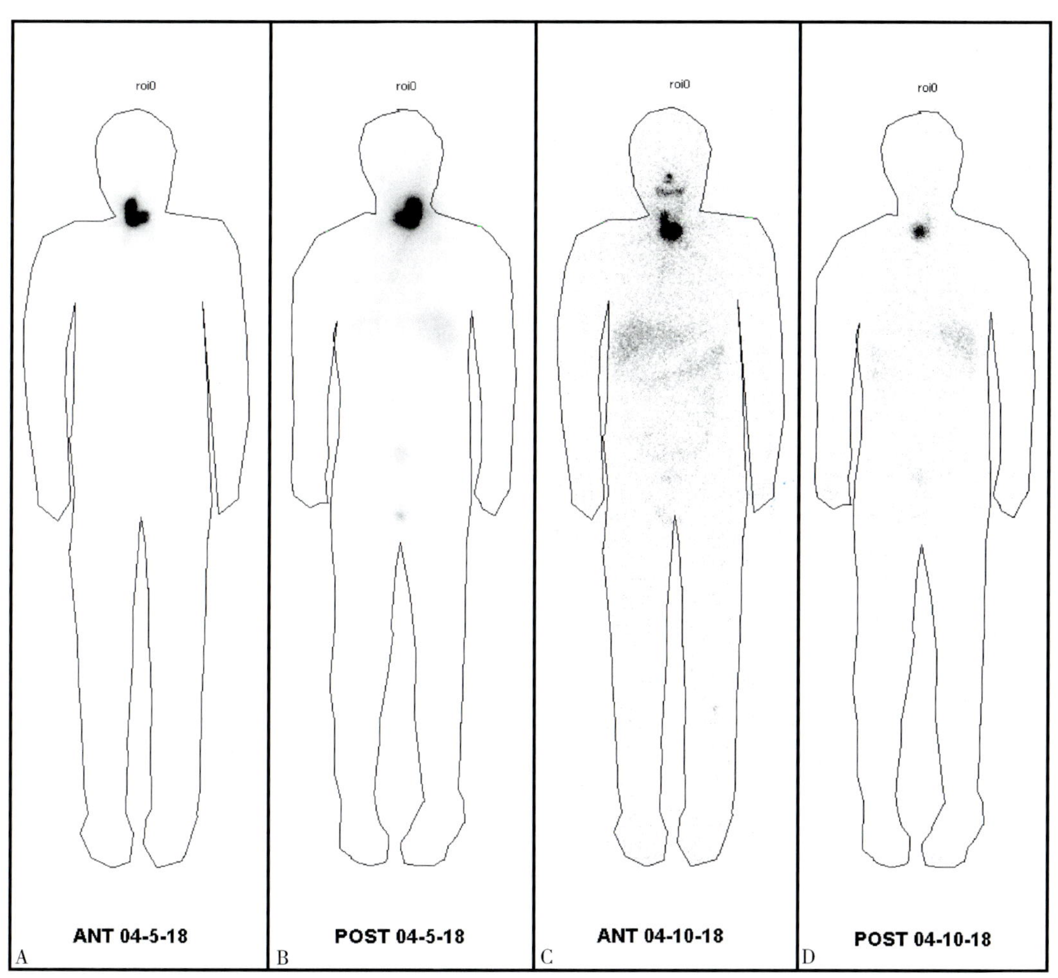

图 7－9－3　两次^{131}I 治疗后全身扫描图

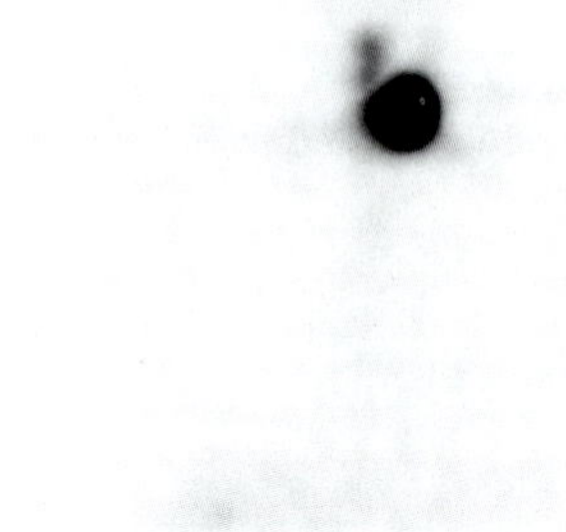

图 7－9－4　^{131}I 颈部断层 MIP 图

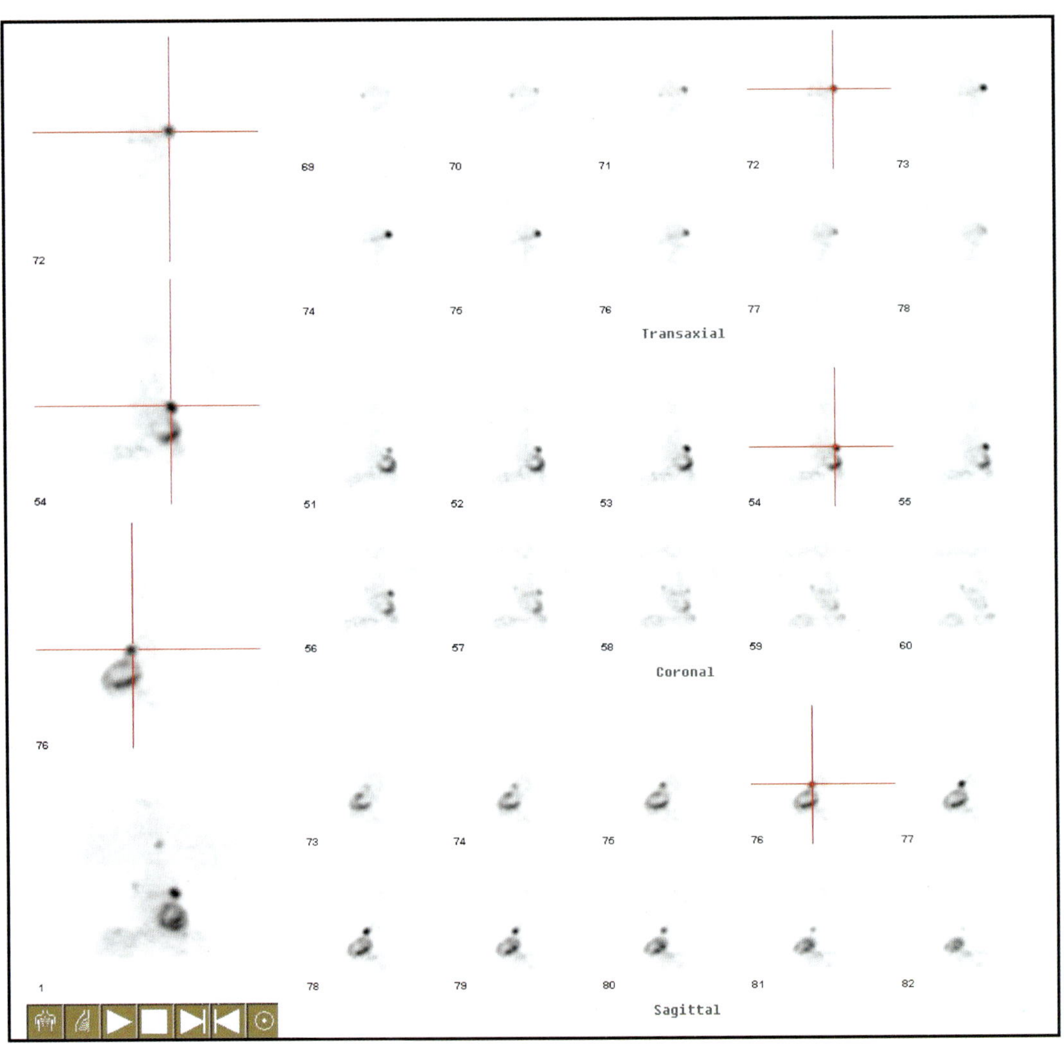

图 7－9－5　FDG 颈胸部断层图

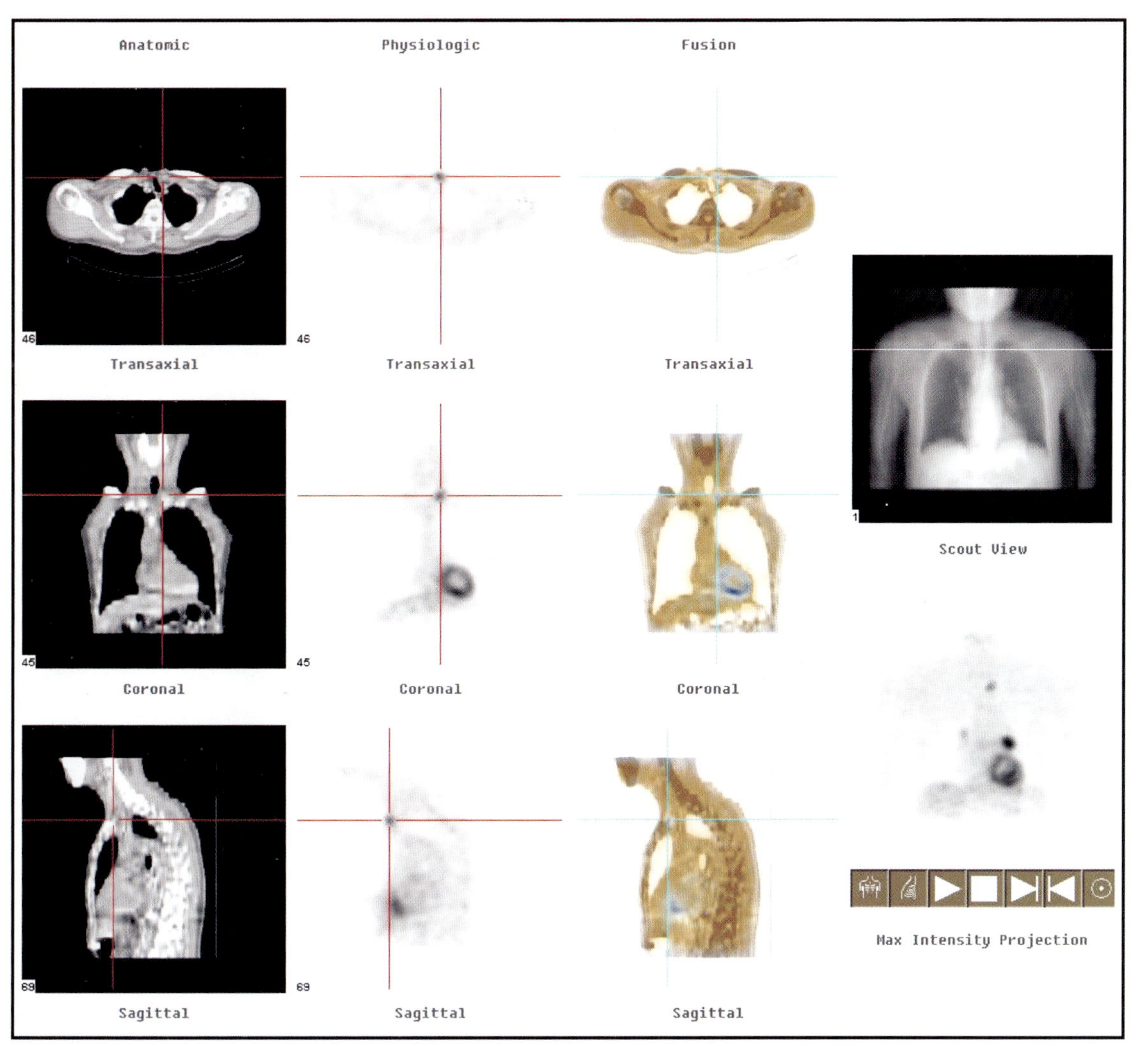

图 7－9－6 FDG/CT 颈胸部融合图像

病例 10，甲状腺癌（海军总医院提供）

男，34 岁，甲状腺乳头状癌术后 5 年，颈部淋巴结和肺转移。

1996－5－15 因右颈部包块、针吸活检为乳头状腺癌行右甲状腺根治术，病理诊断为甲状腺癌颈部淋巴结转移。术后 1 年，发现肺结节，诊断为甲状腺癌肺转移，行放化疗。随后甲状腺区和颈部多次发现肿物，手术难以彻底切除，外科医生建议行 ^{131}I 治疗。

2001－4 第一次 ^{131}I 治疗，口服 100mCi ^{131}I 胶囊。

2001－4 ～2003－9 共行 ^{131}I 治疗 5 次，总量 800mCi。

2003－4－21 ^{131}I 治疗后显像左甲状腺仍有单个摄 ^{131}I 灶。CT 见肺内转移灶密度和体积变化不明显（图 7－10－1）。

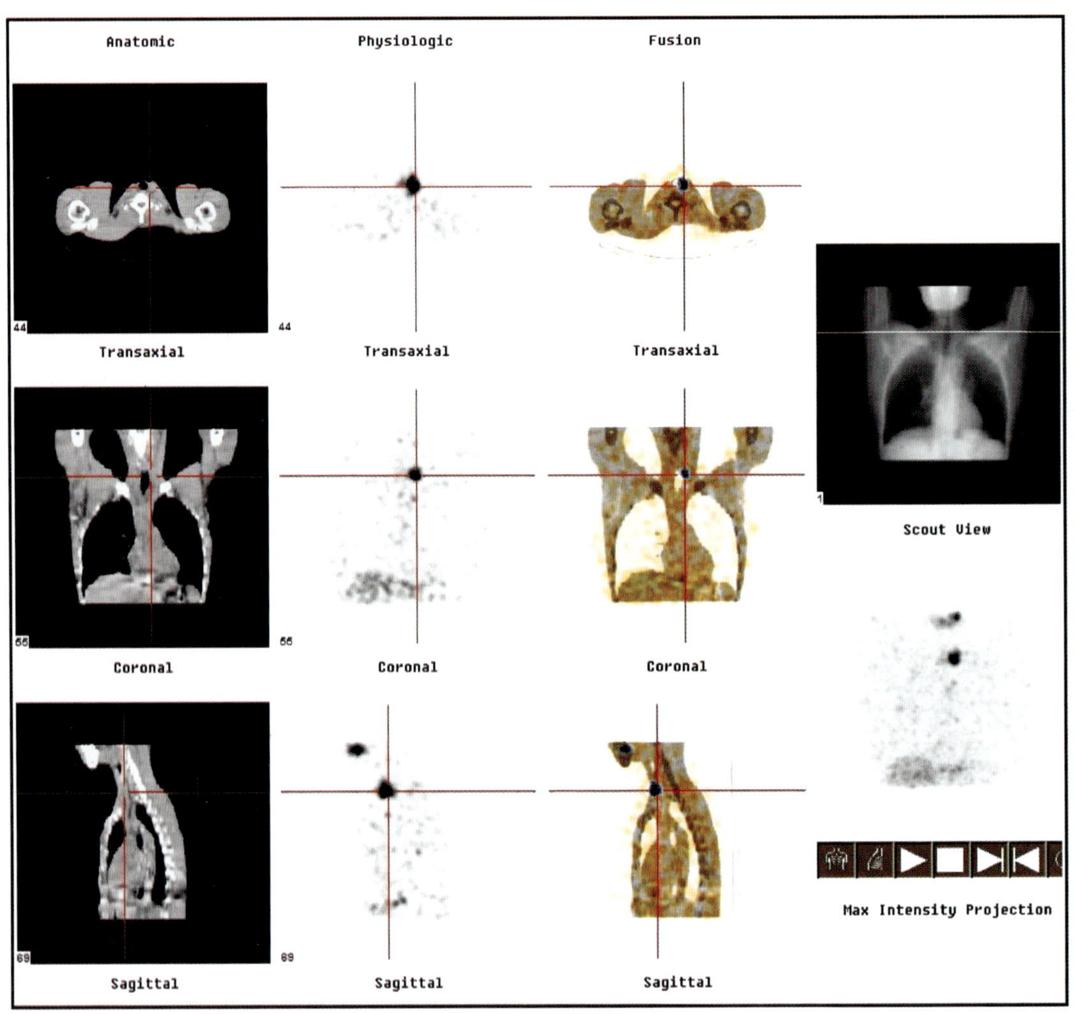

图 7－10－1 ^{131}I/CT 颈胸部融合图像

2003－9－25 FDG 显像（图 7－10－2）：右甲状腺床、左上纵隔、右肺门及双肺下叶有多个形态不同、大小不等、放射性强度不一的代谢增高灶，以右肺门区病灶最大为 2. 1cm × 2. 1cm × 3. 2cm，T/NT＝33. 12。提示右甲状腺床、左上纵隔、右肺门及双肺下叶多发高代谢病灶，以甲状腺癌转移可能性大。

2003－9－25 第五次口服 ^{131}I 196mCi。

2003－9－30 ^{131}I 显像（图 7－10－3）：颈前甲状腺区及颌下区可见多个点状放射性浓集灶。双肺无明显放射性聚积，全身其他部位未见摄碘病灶。

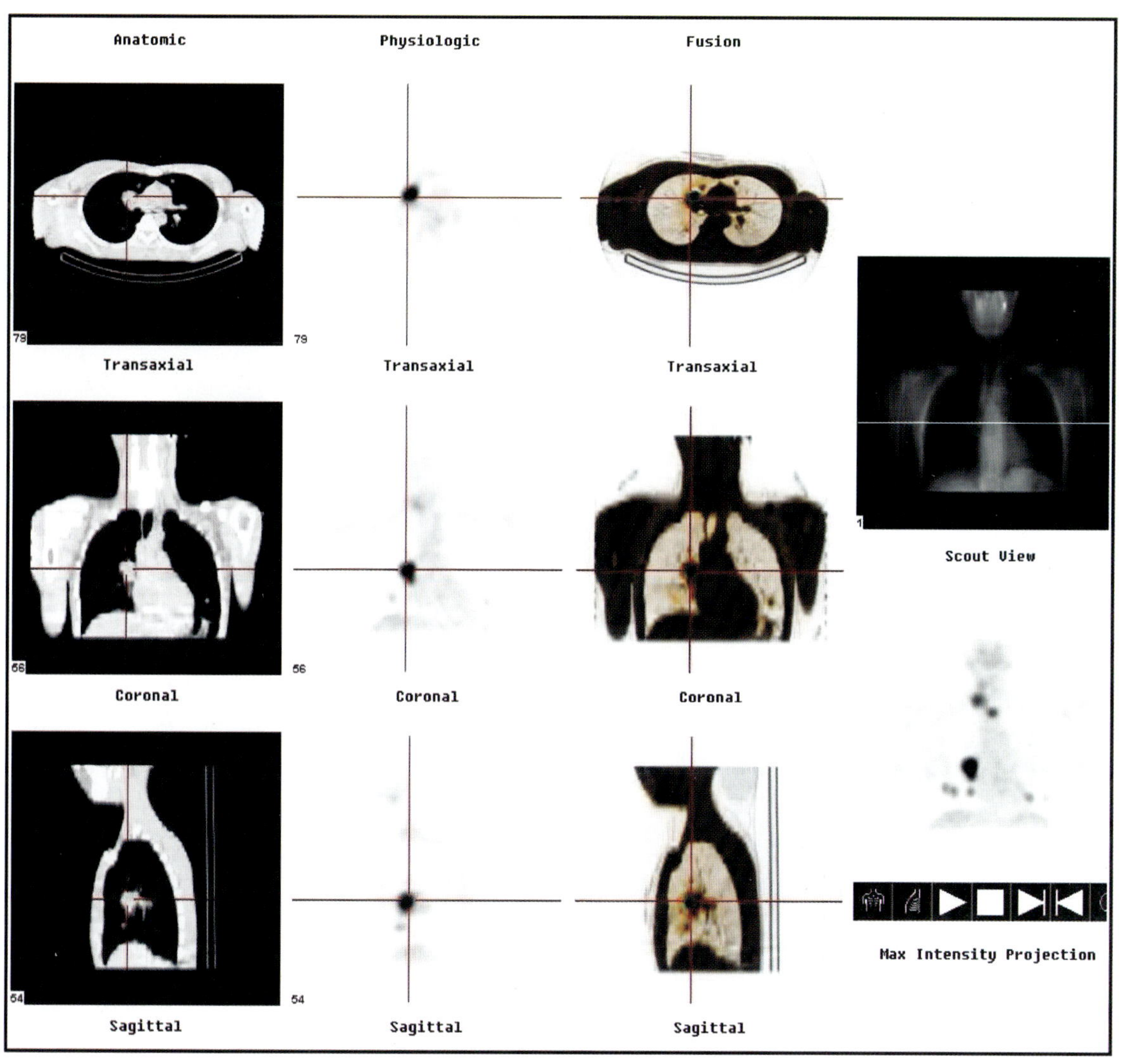

图 7－10－2　FDG/CT 颈胸部融合图像

因肺和纵隔部位的甲状腺癌转移灶出现无摄碘功能的退分化表现，提示碘治疗效果不佳。而且^{131}I治疗总量已经达到800mCi，遂停止^{131}I治疗，改为其他姑息疗法。

2004－4随访：一般情况日趋恶化，消瘦、声音嘶哑，颈部甲状腺区可触到2个直径约2cm、质硬结节。CT：肺及纵隔的病灶增大、增多。

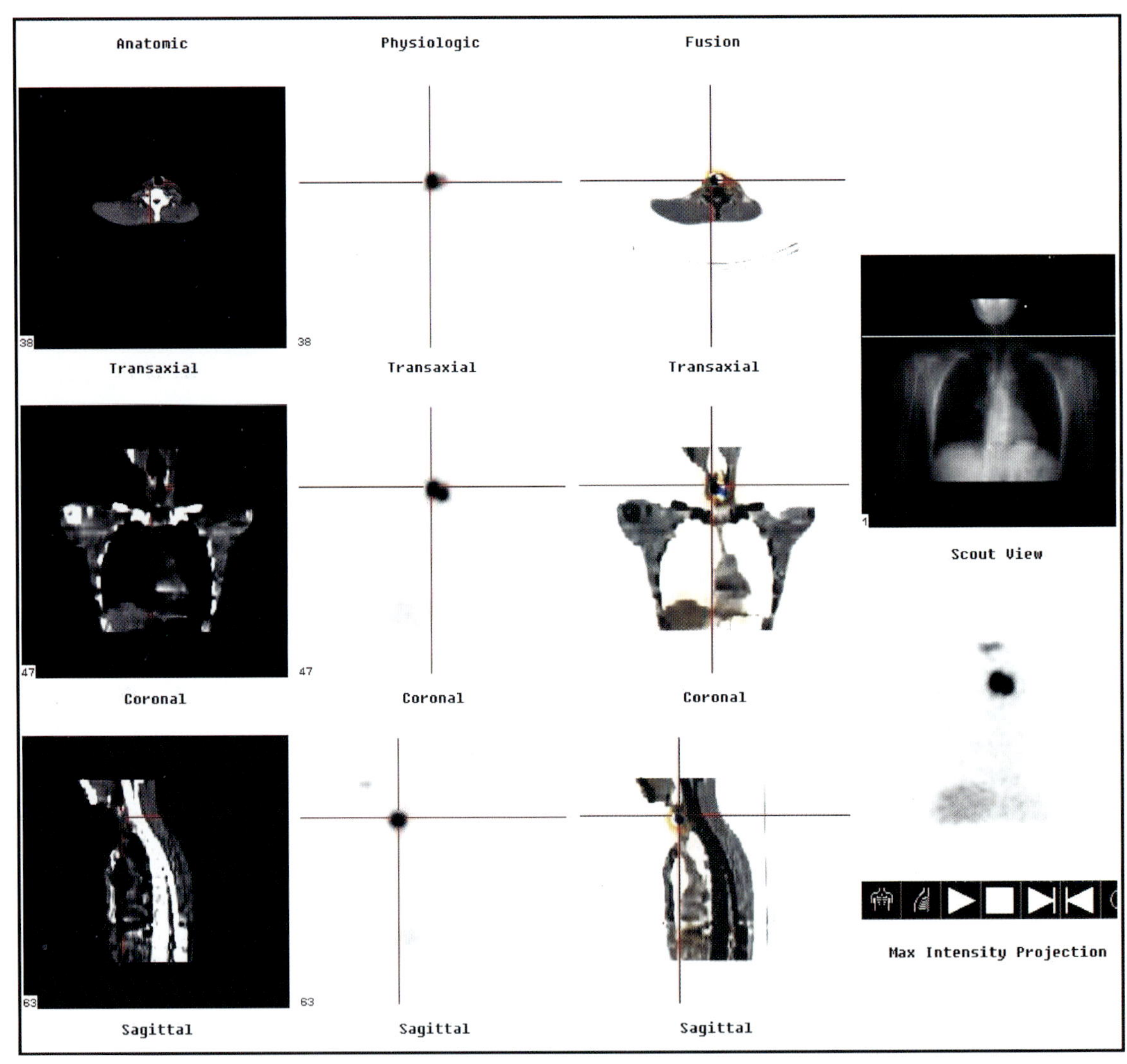

图7－10－3　^{131}I/CT颈胸部融合图像（十字处为聚集^{131}I的病灶，与摄取FDG的软组织灶位置不匹配）

病例11，异位甲状腺（海军总医院提供）

女，9岁。发现舌根肿物2月余，疑为异位甲状腺。

CT：于会厌的基底部有一个16mm×20mm的高密度占位，CT值为115Hu。

$^{99m}TcO_4^-$ 甲状腺静态断层显像加同机CT：在颈前正常甲状腺的位置未见放射性聚集区（图7-11-1），口咽部右侧舌根处有一个22mm×21mm×17mm的放射性浓聚灶（图7-11-2），同机CT可见此局部有一个高密度影（图7-11-3），融合图像见浓聚灶与高密度影完

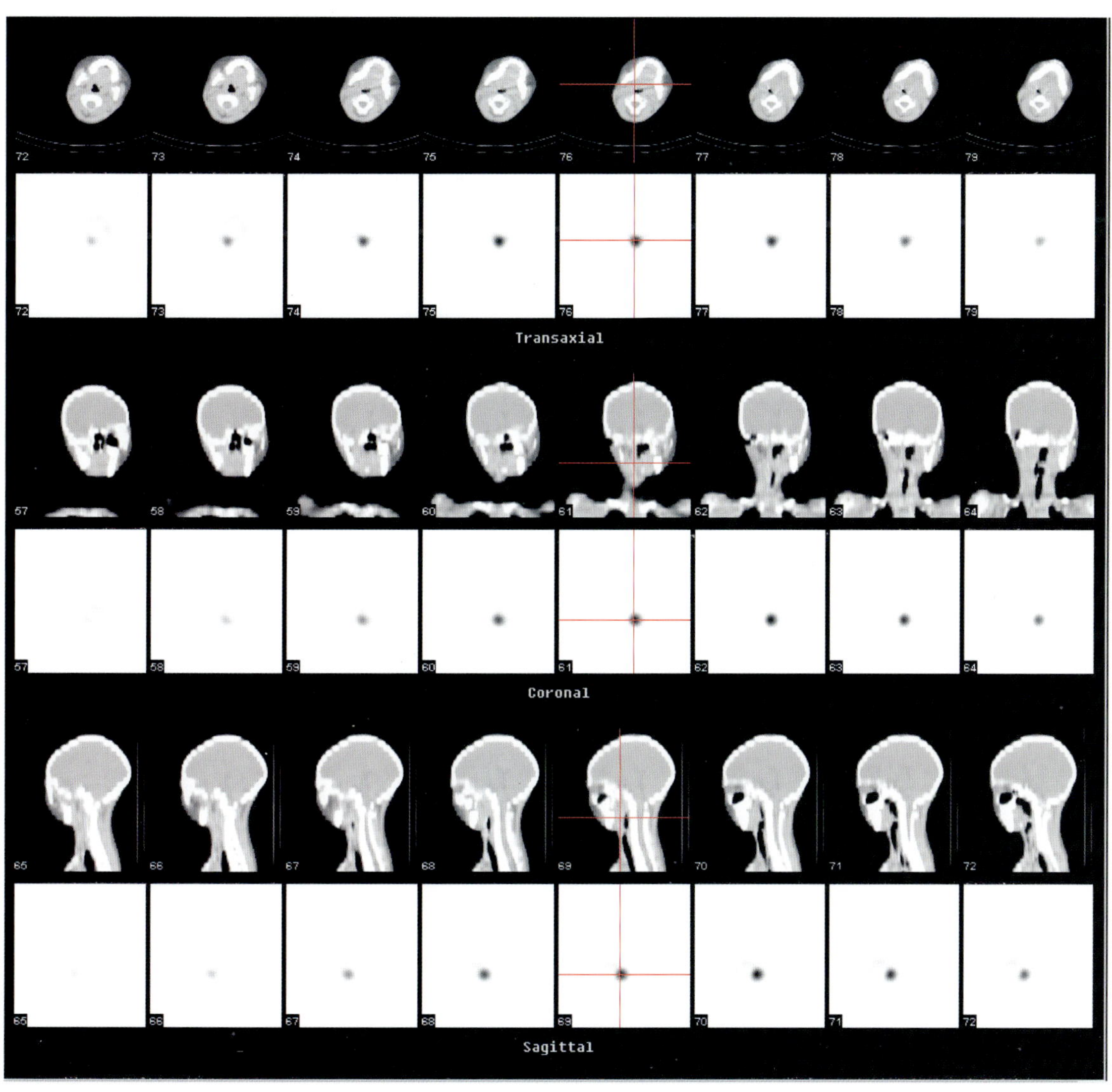

图7-11-1 $^{99m}TcO^-$/CT断层图像

1.2排为横断面；3.4排为冠状面；5.6排为矢状面。

全重合（图 7－11－4）。两侧腮腺轻度显影，口腔内有少量放射性分布。诊断：口咽部右侧近舌根处具有高度摄锝能力的病灶，异位甲状腺可能性大。

评述：舌根部是异位甲状腺好发部位。由于示踪剂仅仅在甲状腺组织聚积，周边组织几乎没有摄取，以致无论是平面显像还是断层显像都难以描述有药物聚积的准确解剖位置。其他具有高度特异性的核素显像（例如，^{131}I 甲状腺癌及转移灶显像、^{131}I－mIBG 显像、受体或放射免疫显像等）也存在类似的问题，能够显示有特异性摄取的病灶，但是无法提供病灶周围的解剖信息，这给判读和定位带来困难。有了同机 CT 提供的解剖信息的帮助，定位能力大大提高，进而也提高了诊断的准确性。常规诊断异位甲状腺应当使用^{131}I，考虑到病人年龄幼小适合用辐射剂量较低的药物，所以采用$^{99m}TcO_4^-$。

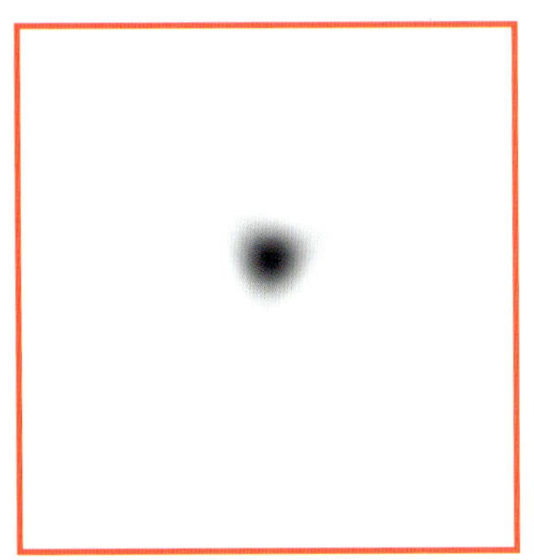
图 7－11－2 $^{99m}TcO_4^-$

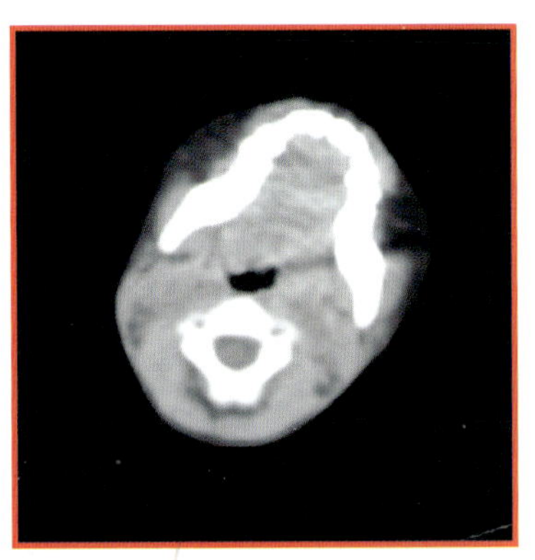
图 7－11－3 CT

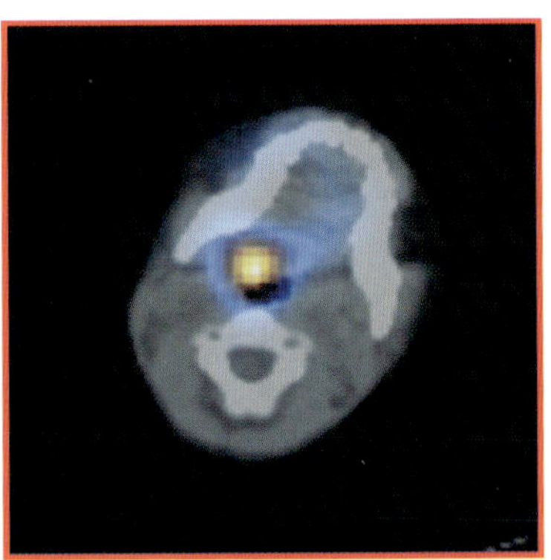
图 7－11－4 同机融合图像

（川玲 朱家瑞）

参 考 文 献

1. Yamamoto Y, Nishiyama Y, Monden T, etc. Clinical usefulness of fusion of ^{131}I SPECT and CT images in patients with differentiated thyroid carcinoma. J Nucl Med, 2003, 44 (12): 1905～1910
2. Ruf J, Lehmkuhl L, Bertram H, etc. Impact of SPECT and integrated low－dose CT after radioiodine therapy on the management of patients with thyroid carcinoma. Nucl Med Commun, 2004, 25 (12): 1177～1182
3. Nahas Z, Goldenberg D, Fakhry C, etc. The role of positron emission tomography/computed tomography in the management of recurrent papillary thyroid carcinoma. Laryngoscope, 2005, 115 (2): 237～243
4. Mansi L, Moncayo R, Cuccurullo V, etc. Nuclear medicine in diagnosis, staging and follow－up of thyroid cancer. Q J Nucl Med Mol Imaging. 2004, 48 (2): 82～95
5. Kim TY, Kim WB, Ryu JS, etc. ^{18}F－fluorodeoxyglucose uptake in thyroid from positron emission tomogram (PET) for evaluation in cancer patients: high prevalence of malignancy in thyroid PET incidentaloma. Laryngoscope, 2005, 115 (6): 1074～1078

6. Mazzeo S, Caramella D, Lencioni R, etc. Comparision among sonography, double - tracer subtraction scintigraphy, and double - phase scintigraphy in the detection of parathyriod lesions. Am J Roentgenol, 1996, 166: 1465 ~1470
7. 朱家瑞 等. 甲状旁腺功能亢进的定位诊断. 中国医学影像学杂志 , 1994, 2 (4): 233 ~235
8. 高硕, 谭建, 徐家骅等. 原发性甲状旁腺机能亢进影像诊断的评价. 中华核医学杂志, 1998, 18 (2): 38 ~40
9. 欧阳巧洪, 朱家瑞, 许根祥等. 放射性核素显像鉴别甲状腺结节性质 (附 112 例分析). 中国医学影像学杂志, 1998, 6 (3): 184 ~186
10. Wei JP, Burke GJ, Mansberger AR Jr. Preoperative imaging of abnormal glands in patients with hyperparathyroid disease using combination of Tc - 99m - pertechnetate and Tc - 99m - sestamibi nuclide scans. Ann Surg, 1994, 219: 568 ~572

第 8 章

脑灌注及代谢显像

在过去20多年间，放射性核素中枢神经系统（central nervous system，CNS）显像的作用已经有了明显的变化。在20世纪六、七十年代，放射性核素脑显像经常用于对血脑屏障异常的评价，是最早的用于检查脑内肿瘤、脓肿、脑卒中、动静脉畸形和血肿的无创性成像技术。随后，X线计算机断层技术（CT），很快取代了放射性核素在这方面的应用。但是很显然，为了更好地认识和治疗脑疾患，临床医生不仅需要了解解剖结构异常，而且有必要了解脑的局部神经生理异常情况。因此，人们一直致力于发展能评价脑的功能状况的放射性药物和脑显像技术。

单光子发射型计算机断层（Single photon emission computed tomography，SPECT）神经显像是一种能提供有关脑局部血流灌注信息的显像方法。该方法已经应用于对一系列神经精神疾病的研究，如脑血管疾病、痴呆和抑郁症等。尽管临床现有的放射性药物主要仅限于对神经血流灌注的评价。但是，目前正在研究的其他显像剂可以提供有关大脑生理和病理生理的其他许多方面，特别是神经受体功能方面的信息。同时，研究的重点也放在将功能性的SPECT图像与相应的解剖图像，如CT或磁共振成像（magnetic resonance imaging，MRI）进行融合的技术能力方面。这种图像融合必将极大地提高将异常生理改变定位于大脑内特定部位的能力。

一、脑灌注显像

（一）脑灌注放射性药物

经美国食品和药物管理局（U. S. Food and Drug Administration，FDA）批准临床应用的放射性药物有三种：^{99m}Tc－六甲基丙烯胺肟（Tc－99m d，l－hexamethylpropyleneamine oxime；^{99m}Tc－HMPAO，exametazine），^{123}I－安非他明（^{123}I－N－isopropyl p－iodoamphetamine；^{123}I－IMP，iofetamine），和^{99m}Tc－双胱乙酯（Tc－99m ethylcysteinate dimer；^{99m}Tc－ECD，bicisate）。尽管IMP的商业前景尚不能确定，但是与IMP和HMPAO相比，ECD（FDA于1995年批准）在性能上占有一些优势。三者都具有高度的脂溶性，因此可以很容易地通过被动扩散透过完整的血脑屏障，分布在脑组织中。三者在正常脑组织中的初始聚集量与局部脑血流量（rCBF）直接相关。

1. HMPAO（Exametazine）　静脉注射后的数小时内，HMPAO在脑组织内基本没有变化。尽管在初始摄取后立即有一部分从脑组织反渗回血液中，由于反向弥散和较低（有节制）的首次通过摄取分数，一般认为HMPAO在脑血流量较高时会低估rCBF。研究已经证实，在脑灌注量较高时，HMPAO和rCBF不再呈线性关系，在脑血流量较高时，根据HMPAO的浓度会低估rCBF。有学者发现对HMPAO的反向弥散作用进行矫正后，就可以保持HMPAO的脑内摄取活性与rCBF的线性关系。这一点在利用HMPAO和SPECT进行大脑激活试验时非常重要，因为激活试验增加了rCBF。在脑血流量较高时，局部脑示踪剂活性与rCBF至少在一定程度上失去线性关系。在另外两种放射性药物也可以观察到这种现象。

HMPAO的血液清除率相当慢。因此在静脉注射HMPAO后至少需要延迟1h才可进行SPECT采集。即使采取延迟显像的方式，HMPAO的脑/本底（主要是血液）比值也几乎比ECD低10倍。为了保证足够的标记率，使用锝发生器的新鲜淋洗液标记HMPAO也是关键因素之一。

HMPAO 的脑内滞留机制尚不十分清楚。但是，很可能与其转化为极性分子，如 TcO4 有关，而后者不能反向弥散通过血脑屏障（BBB）。HMPAO 分子与脑细胞内的谷胱甘肽之间的相互作用似乎强化了这一过程。已有证据表明，HMPAO 可能与脑细胞胞浆中的一些蛋白质结合。

2. IMP（Iofetamine） Winchel 等人于 1980 年首先报道了 IMP 可作为脑灌注显像剂的性质。尽管生产厂商已不再生产，但 IMP 是 FDA 批准的第一个用于脑灌注显像的放射性药物。IMP 在许多方面与 HMPAO 相似，但也有一些明显的不同点。首先，IMP 的脑内摄取峰在静脉注射约 20min 后。其峰时后延在一定程度上与肺组织的初始快速摄取有关，在血液浓度下降后，肺组织作为储存池向外释放 IMP。脑内浓度在注射后 20～60min 保持相对恒定。随后发生再分布，IMP 从大脑灰质向大脑白质转移。再分布过程使 IMP 在脑内的分布发生变化，IMP 的分布不再依赖脑血流，而主要由胺受体的分布位点所决定。在血脑屏障完整的情况下，再分布现象的发生主要是 IMP 从身体的其他部位（主要是肺）洗入（wash－in）和 IMP 的代谢物从脑内洗出（wash－out），两者共同作用的结果。IMP 脑内的滞留机制与 ^{99m}Tc 标记的化合物完全不同，它是以 IMP 或其代谢物与活体脑内突触的各种不同的胺受体位点结合为基础的。

3. ECD（Bicisate） 与 HMPAO 相比，ECD 静脉注射后从血液中清除的速度很快。有少部分以双指数形式从脑内洗出（反向扩散）。初始洗出量明显较 HMPAO 为低，随后脑内浓度保持恒定可达 1h 以上。注射后 4h 时，脑内存留活性仍达初始量的 2/3 以上。^{99m}Tc ECD 相对稳定，在制备后 4～6h 仍可使用。

两种 ^{99m}Tc 标记化合物在脑内的滞留机制基本相似。ECD 在脑内的滞留基础是形成极性锝络合物，极性物质不能穿过完整的血脑屏障。极性络合物的形成是一个酶依赖的反应。

（二）SPECT 脑灌注显像检查程序

使注射显像剂时的环境条件保持标准非常关键。最好将病人置于光线较弱声音较低的室内，但并不建议遮蔽双眼和耳朵，因为这会造成大脑皮质的代谢不对称。在注射任何一种放射性药物前，控制环境条件应至少维持 3～5min；在注射后控制环境条件，HMPAO 和 ECD 应至少维持 4min，IMP 应至少 15min。图像采集期间，应固定病人头部避免移动。

根据所用显像剂的不同，开始图像采集的时间也十分关键。使用 HMPAO 时，应在注射至少 1h 后再开始采集，以便清除血液中的显像剂。Hayashida 等人发现，在脑血管病患者，SPECT 显像时有“膨胀”（filling out）现象，即注射后随着时间的延长，缺损病变的对比度明显增高。这可能是由于血液中的 HMPAO 的活性逐渐降低所造成的。ECD 可以在注射后 15～20min 开始采集。如果需要，ECD 和 HMPAO 都可以延迟数小时后再开始采集，以便选择一个对病人和科室都合适的时间。使用 IMP 时，灌注显像应当在注射后 20～60min 间进行。在此时间之后，由于再分布，脑内 IMP 活性不再反映 rCBF。已有许多研究试图探讨 IMP 的再分布特性是否具有临床应用价值，但是到目前为止未发现有任何意义，因此常规采集不建议进行延迟显像。

1. 采集参数 根据经验，脑 SPECT 检查采集时，采样大小（像素大小）通常应当是系统分辨率的1/3左右。因此，如果系统分辨率为1cm，像素大小应当为3mm左右。矩阵大小和放大倍数（zoom）也应相应调整。同样，采样的角度间隔也应当根据系统的分辨率来决定。在360°上各角度的投照面总数应当等于以像素为单位的脑的直径乘以3.14。以3 mm大小像素和12cm直径的脑为例，预期的投照面总数应当为120左右（40乘以3.14），即每3°一个投照面。

2. 图像重建　如果可能，图像重建使用的滤波器应当尽量根据使用SPECT图像所要进行的任务来确定。例如，如果想要观察脑的细微结构，则要求滤波较轻以便产生较高分辨率的图像。可以利用SPECT模型试验系统确定不同滤波器，为特定目的服务。建议采集的模型既要有模拟的放射性缺损区，也要有放射性强度均匀分布区。通过此种方法，可以观察使用各个滤波器时的一些重要的因素，例如图像对比度、空间分辨率以及图像噪音等。重建滤波器（如Butterworth、Parzen、Hann等）允许用户调整滤波器的参数，如截止频率，选择平滑程度。一般来说，滤波器在增加图像平滑度的同时，也降低了图像的分辨率。相反，平滑度较小时产生的噪音较高的脑图像，却有较高的分辨率。

脑的横断层图像的方向通常应当与眼外眦角和外耳孔中心点的连线（the canthomeatal line，简称CML；也称眶耳线，the orbito－meatal line，即OM线）相平行，因为发表的文献结果多数采用此种方式。在采集前使用激光定位设备可以非常方便地设定此方向。如果没有激光定位设备，也可以选择使用采集后方法使显示的横断层图像的平面与CML近似平行，即使用软件，沿着额叶下级和小脑中线划一条直线，随后生成与这条直线相平行的横断层图像。

衰减校正有助于更清楚地显示皮层下的灰质结构，如丘脑和基底核。商业软件通常允许用户使用Chang氏法进行衰减校正。Chang氏法假定脑内为均匀的衰减矩阵。这种衰减校正是否能提高SPECT的诊断效能尚无定论。

3. 正常脑灌注影像　三种药物在正常脑内的分布十分相似。相互垂直的三个标准断面的正常ECD的分布图像见图8－1和图8－2。如果注射药物时病人睁眼，摄取最强的部位是位于距状裂的视皮质区。左右两侧正常大脑皮质放射性强度的差值应小于10%。差值的这种不同主要是由于用于比较的皮质区域的大小不同，面积大时，由于像素的平均作用使两侧皮质的不对称性变小。重建和滤波方法也会影响不对称的程度。Matsuda等人对正常高分辨SPECT图像与相应的CT图像进行了非常好的比较，并对脑断层解剖加以详细注释，建议读者参考。

（三）临床应用

1. 急性脑血管疾病　SPECT神经显像在急性脑梗死病程的早期即可发现异常，灵敏度远高于CT。在SPECT图像上，放射性药物浓度减低区域的面积也明显较CT所示病灶范围为大。这很可能是由于SPECT不仅能显示脑梗死病人的梗死组织，而且可以显示梗死区域以外的缺血组织，以及大脑半球内的神经失联络组织。另外，也可能是由于系统分辨率有限造成的部分容积效应所致。与慢性脑血管疾病不同，IMP显示的缺损范围最大，其次为ECD，最后为HMPAO。HMPAO的对比度较低的其中一个原因可能是注射后至开始显像的时间不足1h，而1h后是显像的理想时间。

有急性神经系统症状的病人，SPECT还可以确定病人的哪些症状是可以恢复的。在SPECT发现灌注异常的病人中，有一小部分最终诊断为短暂性脑缺血发作（transient ischemic attack，TIA）或为可逆性缺血性神经损害（reversible ischemic neurologic deficit，RIND）。TIA临床发作持续时间小于24h，而RIND发作的持续时间在1～3d。Bogousslavky等人发现，在TIA发作24h后，SPECT仍有低灌注者，在随后数天内发生脑梗死的危险性很高。

2. 亚急性脑血管疾病　在脑梗死后3～15d的亚急性期，SPECT显像偶尔可发现梗死区内的放射性浓度并无减低，有时反而有所增加。这是过度灌注所造成的。它表示局部的血流和代谢不匹配，即灌注量超过了受损或梗死组织有限的代谢需求。这一现象在使用HMPAO时经常可见，IMP偶见，理论上ECD也可出现。在亚急性期，在梗死区域的HMPAO浓度有时高估了实际的大脑灌注量，造成HMPAO浓度的增加和过度灌注之间的关系无法明确。由于过度灌注，使得SPECT显像对亚急性期的脑梗死诊断的灵敏度降低，特别是使用HMPAO时。

神经功能失联络这种现象是指向脑内某一部位的传入信号减少（通常是梗死所引起）造成该部位的代谢减低，随之灌注减低。在SPECT图像上经常可以看到小脑功能失联络这种特殊的失联络情况，其表现是大脑皮质梗死的对侧小脑半球放射性减低。在由于过度灌注使皮质梗死难以观察时，小脑失联络可能是一个有用的指征。在椎基底病变伴有小脑缺血或梗死时，SPECT图像上也可以看到小脑放射性减低。

3. 脑血管疾病的预后　许多研究证实，SPECT显像有助于对急性脑血管病患者的预后判断，而且在发作病程早期效果最好。SPECT神经灌注缺损范围较大和程度较重者预后不良。在发病6h内行SPECT检查的患者，HMPAO图像缺损的严重度与远期结果相关良好。如果HMPAO缺损区大于X线CT所见低密度区，则随后的恢复可能较好。病变所在的部位也是预后的重要因素。

也有研究提示，IMP的延迟分布代表了存活脑组织的情况，可能与神经功能的恢复有关。有研究发现，在慢性梗死时，IMP摄取减低的中心区与CT的低密度区相对应。而环绕的外周边缘区域CT密度正常。中心区域在IMP的早期和延迟图像上均为严重减低，而外周区域在早期图像上为中度减低，延迟图像放射性正常。外周区域可能反映了低灌注后缺血组织所在的半影区，在通过介入治疗提高病损部位的血流后可能受益。尽管IMP的再分布是一个有趣的现象，但其在预测脑卒中转归中的作用仍无定论。

4. 脑血管的储备功能　颈动脉狭窄的严重程度与病灶血流动力学改变严重度的相关性并不好。由于脑血流量的自动调节作用，颈动脉狭窄引起的压力降低，使远端动脉扩张。因此，动脉血管的扩张程度反映了颈动脉狭窄的血流动力学改变的严重度，而且受到侧支循环的有无及其程度的影响。

测量动脉血管扩张的程度，可推断颈动脉狭窄患者发生血流动力学或低血流脑缺血发作的危险性。评价局部脑血管扩张程度的其中一个方法是给予外源性脑血管扩张剂，然后观察脑血流量（CBF）的反应。rCBF增加的程度，反应了远端血管扩张的储备能力，有可能成为反映大血管狭窄后血流动力学改变严重度的一个指标。

二氧化碳（CO_2）和乙酰唑胺（Diamox）都已用作血管扩张剂与SPECT联合使用，成功地用于脑灌注（扩张）储备功能的评价。在某些方面，乙酰唑胺使用更加容易。乙酰唑胺是一种碳酸酐酶抑制剂，可引起脑血管扩张，很可能是通过降低脑组织中的pH发挥作用。正常人在静脉注射乙酰唑胺约20min后，rCBF一般增加30%～50%。颈动脉狭窄患者在许多情况下，“静息”（resting）rCBF正常，只有在给予血管扩张剂后灌注的不对称才能表现出来。

在临床实践中，进行Diamox试验一般先静脉注射Diamox 1g，20min后注射放射性药物。必须进行一次基础脑灌注检查，以便比较。尽管也可以在同一天完成两次检查，但一般是在不同一天分别进行。同一天检查时，先给予小剂量（5～15mCi，即185～555MBq）HMPAO进行首次（基础）检查，然后给予较大剂量（20～25mCi，即740～925MBq）进行第二次（Diamox）检查。两次图像相减得到使用Diamox后的HMPAO分布图像。

也可以使用双核素技术来取代同一天两次HMPAO显像检查。在基础期和Diamox刺激期分别注射^{99m}Tc HMPAO和^{123}I IMP，然后使用两种条件利用SPECT同时采集两者的放射性分布信息。该实验首先在静息状态时注射HMPAO，5～10min后静脉注射Diamox，20min后给以IMP。这种技术的主要优点是，整个检查可以在2h内完成，两套SPECT数据的解剖对位精确，后一点对判定较小和不明显的非对称性改变非常有用。为了判定脑灌注储备的两侧对称性病变，定量比较基础和Diamox的灌注变化，要求使用同一种放射性药物。

当使用能量分辨率较高（FWHM＜10%）的较新SPECT系统时，双核素技术有很高的可靠性。Devous等人利用一套三探头系统，^{99m}Tc使用窗宽15%、能峰140keV，^{123}I使用非对称性窗宽10%、能峰偏向159keV，进行采集，发现目标计数占总计数的95%左右。此发现说明，不必对两个能窗中的交叉计数进行校正就可成功地进行双核素显像。

5. 颅脑血管旁路移植（搭桥）术的评价　在颅内外血管旁路移植术前后行Diamox显像检查，可以看到旁路移植术后灌注储备由异常转为正常。亦有人提出，颈动脉狭窄可以按照血流动力学改变的严重度分类，以便选择那些有可能从旁路移植术受益的患者。使用HMPAO和CO_2吸入介入显像发现，一侧颈动脉严重狭窄的患者，有时双侧灌注储备受损。另一项研究也发现，用HMPAO和Diamox测得的灌注储备程度与用其他技术测得的相应的血流相关良好。尽管阐明SPECT灌注储备显像在闭塞性脑血管病患者处理中的确切作用仍然需要进一步研究，但是这项技术在预测低血流缺血性发作方面的前景是非常好的。

6. 蛛网膜下腔出血后的血管痉挛　蛛网膜下腔出血后血管痉挛引起的缺血是影响发病率和死亡率的一个主要因素。可以用SPECT确定脑血流灌注减低而诊断痉挛，许多研究已经表明了SPECT在这方面的价值。Soucy等人发现，蛛网膜下腔出血患者血管造影所见的痉挛与HMPAO表现的灌注缺损相关极佳。SPECT鉴别早期痉挛和再出血，解释神经系统症状，直接有助于正确的治疗。

7. 颈动脉阻塞的评价　欲行颈动脉结扎术的患者，主要是有局部浸润的头颈部肿瘤切除术的患者，预测其缺血性神经系统并发症的危险性十分重要。术前颈动脉球囊阻塞试验对危险性评价有一定作用。一般认为，球囊阻塞期间有神经系统症状的患者，因为缺血性并发症的危险性很高，不适宜做颈动脉结扎术。但是，球囊阻塞试验无神经系统症状的患者，也有可能有较高的危险性。许多研究已经证实，在颈动脉阻塞试验期间注射HMPAO分析颈动脉区域的灌注情况，对危险性评价是有效的。

一般认为，阻塞部位远端SPECT显像rCBF正常者，颈动脉永久结扎后缺血性并发症的危险性很低。但是，阻塞期间无神经系统症状而脑血流灌注减低的患者，其危险性仍不十分明确。尽管有人认为这种情况增加了结扎术后缺血性神经系统症状的危险性，但并不是所有病人都是如此。球囊阻塞后 HMPAO 所示灌注减低的程度，或者受累半球神经活动减低的其他指标（如交叉性小脑失联络等）可能有助于判定高危险性的患者。应当强调的是，在评价球囊阻塞试验 SPECT 结果时，基础显像对排除试验前已有的 rCBF 异常至关重要。为此目的，前述双核素方法可能是一种理想手段。

8. 精神疾病的应用　各种精神疾病在神经灌注 SPECT 图像上均可有异常表现。一般来说，SPECT 所见似乎证实了 PET 的早期结果。人们期望，这些发现最终会有助于加深对精神疾病的理解，促进特殊治疗方法的发展。

（1）抑郁症　鉴别痴呆引起的继发性抑郁与抑郁引起的假性痴呆是精神病学家经常遇到的问题。因为 Alzheimer's 病 SPECT 所见的异常类型与抑郁症所见明显不同，因此使用 SPECT 可以很容易地解决这个问题。迟发性抑郁症表现为整个大脑明显的血流灌注减低，而单相型抑郁表现为左侧额叶局部灌注减低和颞叶灌注异常。这些结果提示，抑郁症患者 SPECT 灌注的改变与 Alzheimer's 病的典型改变，即双侧颞顶部灌注缺损有明显区别。

（2）精神分裂症　精神病患者的额叶、颞叶和基底神经节有灌注异常。某些精神病患者双侧额叶灌注和代谢降低，有些患者额叶灌注正常。活动期精神分裂症患者额叶前部脑皮质灌注增加。一些精神分裂症患者不能激活额叶对认知的反应，如 Wisconsin 卡片分类作业做出反应。额叶低灌注异常似乎主要与“消极”症状，如主动性言语表达减少有关。而基底核局部高灌注的精神分裂症患者主要表现为“积极”症状，如妄想或幻觉。同时也有研究发现，在幻听期注射 HMPAO 时，左侧颞叶海马区有局灶性高灌注。

9. 脑创伤　尽管在评价头部外伤患者时，CT 仍然是标准的显像方法。但是在 CT 无阳性发现的患者，特别是轻微头部创伤患者中，许多人在 SPECT 影像上有异常表现。SPECT 低灌注病灶一般较相应的 CT 解剖学异常范围为大，并且出现更早。有报告显示，SPECT 发现在 CT 病灶部位的 rCBF 与周围未受损组织相似，这一情况与脑梗死时的过度灌注类似。到目前为止，仍未确定这一发现的临床意义。有初步的证据表明，SPECT 缺损的严重度可以预测头部创伤病人的临床转归，在此情况下，SPECT 可能在对头部创伤病人的处理方面起到重要的作用。

10. 激活显像　因为 SPECT 可以测定 rCBF 并间接反映脑代谢程度，因此在评价大脑对各种外部刺激的反应方面有很大的应用前景。Woods 等人证实，在对正常志愿者用频闪白光刺激时，视皮质血流灌注增加了 37%。正常人手部主动运动时，对侧运动皮质区血流灌注较基础时增加了 26%。其他研究者用 SPECT 也证明，正常人的大脑对声音刺激有局部激活。

用 SPECT 对脑梗死病人也成功地进行了激活研究，证明梗死病灶内的组织仍保留有对适宜刺激做出反应的能力。Chollet 等人最近的研究特别强调了脑激活显像的潜在的重要临床应用价值。他们用 PET 测量了脑梗死并轻偏瘫患者的 rCBF。发现，预后良好的患者在手部运动试验时，同侧运动皮质区被激活。此类研究提示，测量脑激活的能力最终可能成为打开未来脑 SPECT 临床应用之门的钥匙。尽管大多数研究没有将基础和激活显像安排在同一天进行，但是使用双核素技术，利用 IMP 和 HMPAO 可以同时进行激活和基础状态显像。数据显示，只要激活灶足够大，局部皮质活动增加 10% 时，使用此技术就可以观察到。

11. 癫痫　发作性疾患是临床常见病。1965 年的一个研究报告，Minnesota 州 Rochester 市癫痫的流行率为 5.7‰。尽管大多数发作可以用药物控制，但是每年新发癫痫患者中的

10% ~20%为“难治性癫痫”。对这些患者进行检查的其中一个重要内容就是确定癫痫发作的类型，并定位发作灶，因为其中相当一部分患者可以从外科切除病灶中受益。这些检查包括CT和MRI，以确定发作的解剖学病因；而生理学成像检查包括评价CBF的SPECT，以及显示血流和代谢的PET。

对癫痫患者的脑血流灌注显像，大多数是在患者的发作间期进行的，此时与正常脑组织比较，发作灶为低灌注。Rowe等人对HMPAO的SPECT脑灌注检查进行了眼观及定量分析。使用视觉分析，在单侧单个病灶的46个患者中有18人（39%）发作间期在同侧颞叶低灌注；在全部51例颞叶癫痫中发现在对侧颞叶低灌注者有3人（6%）。颞叶非对称性定量分析正确定位了其中22例（48%）单侧发作灶，从而提高了结果在准确性；但是在全部51例患者中错误定位到对侧者有5例（10%）。有报道使用一种类似IMP的示踪剂，即羟基甲基碘苯基丙二胺（hydroxymethyliodobenzylproprane diamine，HIPDM），可以提高发作间期结果的准确性。其中一个研究发现，在33例患者中有24例（73%）在同侧颞叶有局部脑灌注减低，随之进行了外科治疗。

为了进一步提高定位发作灶的准确性，有些研究者在发作期对患者进行检查。在发作期，发作灶的灌注和代谢明显增加，SPECT显像可以发现这些高灌注区域从而确定发作灶。通过发作期检查可以获得许多有关发作灶的非常有用的信息，而这些信息仅靠发作间期是无法获得的。Lee及其同事对16例难治性复杂部分性发作患者进行了发作间期和发作期SPECT扫描。发作间期检查定位发作灶的正确率为56%，而发作期检查的正确率为87%，进一步证实了发作期检查优于间期检查。

除发作间期检查之外再进行发作后的检查（平均在发作后5min左右注射显像剂）也可以进一步提高诊断的准确性。在一组难治性复杂部分性发作的32例患者中，发作间期扫描定位了53%的病灶。发作间期和发作后的联合扫描将定位发作病灶的正确率提高到了72%。Adams等人也报告，发作后扫描较发作间期检查能得到更多的信息，两者联合应用才能得到最佳的定位效果。

进行发作期检查较发作间期检查的技术难度更高。使操作人员和显像剂相互协调以便在癫痫发作即刻注射显像剂是十分困难的。Newton及其同事在准备HMPAO时使用了快速制备和质量控制的方法，在一定程度上克服了发作期SPECT扫描的困难，使得发作期SPECT扫描达到最佳：发作期扫描（n=51），准确率97%；发作后扫描（n=77），准确率71%；发作间期扫描（n=119），准确率48%。

亦有研究提示，SPECT灌注扫描可以提供有关儿童特发性癫痫大脑发育和成熟的有用信息，以及有关难治性癫痫患者和继发于半侧巨脑症的偏侧不全麻痹患者的远期预后信息。此方法很可能也有助于解释交叉性偏瘫，其病因可能是一种不典型的癫痫发作。

12. 痴呆　痴呆患者的鉴别诊断包括以下多种神经系统疾病：Alzheimer's病、Pick's病、多发梗死性痴呆、Parkinson's病、进行性核上性麻痹、Huntington's病、正压性脑积水、Creutzfeldt-Jakob病。

因为这些疾病没有特异的临床表现，所以在患者活着时，特别是在疾病早期，很难对痴呆的病因做出准确的诊断。对这些患者的初步检查项目包括可以治疗的病因学检查，如甲状腺功能低下症、维生素B_{12}缺乏、硫胺缺乏、进行性多发性脑白质病，以及肿瘤等。在排除了各种可能治疗的痴呆病因之后，应当考虑各种神经变性疾病。下一步的检查项目应当包括脑的解剖学成像（CT 或 MRI），以便除外肿瘤或硬膜下血肿并且评价脑室大小。尽管 SPECT 脑灌注显像的临床作用仍不十分明确，但是已有研究显示各种不同的神经疾病有其特有的异常 CBF 类型。Bonte 及其同事分析了 247 例有痴呆病史的患者的 rCBF 类型，发现在 18 个患者中，SPECT 扫描结果与临床和病理组织学诊断相关良好。对扫描结果的视觉判读诊断了 13 例 Alzheimer's 病中的 11 例，在 18 例患者中总的正确数为 13 例。

（1）Alzheimer's 病　Alzheimer's 病是痴呆的最常见病因之一，也是近来学者关注的重点。据文献报道，双侧颞叶后部和顶叶局部 CBF 减低是其最常见的异常类型。病变一般是双侧性的，受累大脑可以是对称或非对称性改变。许多患者额叶灌注也有减低。

许多作者使用 SPECT 均发现了在 Alzheimer's 病患者的顶叶和颞顶叶有相似的灌注缺损区，但灵敏度和特异性有所不同。Gemmell 等人报道，Alzheimer 型的老年性痴呆（senile dementia of the Alzheimer type，SDAT）患者有双侧颞顶部灌注缺损，但在 35 例患者仅有 10 例有此特征性异常表现（29%），几乎半数患者（46%）同时伴有额叶灌注缺损，有 26% 的患者没有双侧颞顶部灌注缺损，但这些似乎是病损最轻的患者。这些表现并没有特异性，因为类似表现也可以在多发梗死性痴呆（n = 2）和 Parkinson's 病（n = 2）患者中看到。

Holman 及其同事使用 HMPAO 对有记忆和认知障碍的 132 例续贯患者（52 例为 Alzheimer's 病）的 SPECT 脑灌注进行了前瞻性研究。在各种皮质扫描类型中，Alzheimer's 病的可能性如下：仅有双侧颞叶后部或顶叶的缺损区时为 82%；双侧颞叶后部或顶叶的缺损，并伴有其他缺损区时为 77%；单侧颞叶后部或顶叶的皮质缺损，并伴有或不伴有其他缺损区时为 57%。需要特别注意的是，他们报道有痴呆症状的 Parkinson's 病患者也有类似的大脑灌注缺损区。

为了更加客观地评价 SPECT 的扫描结果，Hellman 等人建立了一种半定量的图像分析方法，将视觉判读结果与人工放置和半自动放置感兴趣区的结果进行比较。在这一小组 SDAT 患者中，半定量技术证实颞顶灌注减低。而视觉分析时，这些患者额叶放射性明显减低，颞顶部区域为可疑减低。

（2）其他痴呆　有关 rCBF 在其他病因引起的痴呆方面的重要作用也有报道。这些初步的研究结果已经显示出灌注缺损的类型可能有其特殊性。在多发梗死性痴呆患者，CBF 图像可以表现为多发的局灶性 rCBF 减低。在 Huntington's 病患者，发现尾状核头部 CBF 减低。进行性核上性麻痹时，额叶灌注减低。而 Pick's 病时，额叶灌注减低更加严重。

（3）痴呆的其他显像剂　使用 ^{123}I 3 - quinuclidinyl - 4 - iodobenzilate（QNB）进行大脑蕈毒碱受体显像是另一种非常有前途的诊断痴呆患者的方法。初步的研究发现，临床诊断 Alzheimer's 病患者的额叶和颞顶部脑皮质 QNB 摄取减低；而认为患有 Pick's 病的患者为额叶摄取 QNB 减低。其他研究也有相似的发现，即 Alzheimer's 病患者为双侧额叶或颞叶后部皮质缺损；而临床诊断的 Pick's 病患者为额叶和颞叶前部缺损。

利用 SPECT 技术进行大脑的生理成像在准确鉴别痴呆病因方面很可能会发挥重要的作用。设备软硬件的改进和新的放射性药物的开发，必定会进一步提高这一诊断方法的准确性。

二、脑代谢显像

脑是人体中最重要和最精密的生命器官，功能复杂，不但存在生命中枢，而且控制和调节全身各系统使之成为一个有机整体，因此其代谢十分旺盛，在任何环境和情况下都需要丰富的能量。成人脑重 1400 g 左右，占体重的 2% ~3%，而脑血流量却占全身血流量的 15% ~20%，全脑每分钟需动脉供血 800 ~1200 ml [54ml/ (min · 100g)]，每分钟需氧量为 500 ~600ml [3.3 ~3.5ml/ (min · 100g)]，整个脑组织的耗氧量约占全身耗氧量的 20%，为安静时肌肉耗氧量的 20 倍以上。儿童的脑代谢率比成人明显为高，需氧量亦高。灰质需氧量高于白质 5 ~7 倍。脑功能活动时耗氧量比安静或睡眠时为高。葡萄糖是脑组织惟一的能源，每分钟需供应脑组织 75 ~100mg，即每 100g 脑组织每分钟平均耗糖约 5mg [5mg/ (min · 100g)] 或流经脑的 100ml 血液中有 10mg 葡萄糖被脑组织摄取，约占全身总耗糖量的 25%，脑组织的主要能量来源是氧和葡萄糖，而脑组织几乎没有能量贮存，如动脉血中葡萄糖浓度降至 2.8mmol/L (50mg%) 以下，即可出现头昏、乏力、出冷汗、反应迟钝、精神障碍，严重时可昏迷，甚至死亡。

FDG 是葡萄糖的类似物，在血液中葡萄糖含量稳定的状态下，利用 PET 可以准确地测定体内外源性葡萄糖的利用速率。静脉注射 FDG 后 30 ~40min 时，采集所得静态影像与之前 30 ~40min 期间的葡萄糖代谢量直接相关。定量分析这些影像时所需的输入函数可以通过在 FDG 摄取期连续采取动脉血样或动脉化后的静脉血样而获得；也可以将 LV 动态放射性曲线用作输入函数。根据输入函数生成的曲线和速率常数，即可获得定量数据。这样，使用相对简单和无创的方法，即可测量活体内的葡萄糖代谢率。尽管现有大多数 PET 扫描仪均可进行此种定量分析，但是 PET 临床实际应用时，多数并不使用定量技术，而是采取更简单的视觉判读分析。

（一） FDG 检查程序

一般情况下，在注射 FDG 前应至少禁食 4 小时，以防止高血糖，使脑组织更好地摄取显像剂。对可能为高血糖的患者，注射 FDG 前应测量血糖。可以采取指血，利用小型血糖仪快速廉价地测量血糖。如果有高血糖，可以推迟检查，等待血糖浓度降低，或者给予少量胰岛素使血糖维持在正常范围。如在高血糖时注射 FDG，通常脑摄取 FDG 会相对较差。定量分析时，保持一个稳定的血糖浓度非常关键，因此有些 PET 中心建议的禁食时间远大于 4 小时。

注射时病人应当在相对安静、光线暗淡的房间内，并且在随后 40 分钟的 FDG 摄取期仍然保持不变。鼓励病人排尿，以降低射线对膀胱和周围器官的照射量。随后病人进入 PET 扫描仪进行影像采集。成像参数因仪器不同而不同，应根据系统的灵敏度、轴向视野大小、使用的衰减校正方法（计算或实测）进行选择。

发射扫描参数依注射剂量、器官的摄取量和扫描仪的灵敏度而定。FDG 脑发射扫描约需 30 分钟左右。使用扫描仪的轴向视野较小时，应确保将全部感兴趣区域包括在视野内，否则需要采集多个轴向视野（床位）。

现在的 PET 扫描仪在发射扫描后可接着进行透射扫描，因此在 FDG 摄取期，病人不需要躺在扫描床上。这一点在技术上是一个很大的进步。早先的 PET 仪需要首先进行透射扫描，随后在透射扫描开始前的40分钟FDG摄取期间必须完全保持体位不动。如在摄取期体位移动，就会使透射和发射数据匹配不良，造成衰减影像匹配错误。对于不需要定量分析的临床脑显像，在影像采集后，使用计算法对发射数据进行衰减校正效果很好，多数情况可以得到满意的结果。但应注意在衰减情况异常时，如两侧颅骨厚度差别很大时不能使用计算法。

可以将解剖学成像方法（CT，MR）得到的信息与PET等生理学成像方法得到的数据结合起来，以比较解剖学和生理学信息之间的关系。但这种比较存在很大的困难，其中部分原因是CT、MR和PET在采集其平面影像时的方式不同。利用软件以另一组图像数据为标准重新调整一组图像数据的方向和坐标，进行图像配准或融合，是该领域的一个重要进展。最后显示的图像是代谢和结构信息的结合体，有助于更精确地判定FDG摄取的部位。例如，融合图像有助于判定代谢的区域是肿瘤复发还是正常移位的脑灰质结构。利用图像融合可以对CT、MR、和PET影像进行追溯性对比分析。也可以对同一患者不同时间进行的序列检查进行配准，更仔细地追踪观察病灶大小和形状的变化情况。该方法的一个主要优点是不需要在病人身体上设置特殊的对位标志，也可以对过去已有的图像进行融合配准。

（二）临床应用

1．原发性脑肿瘤　PET－FDG摄取的程度可以提供有关肿瘤代谢特性的重要信息。对原发性脑胶质瘤的早期研究显示，PET－FDG所示的葡萄糖利用率与肿瘤的恶性等级相关很好。进一步的研究发现，FDG－PET显像在判断肿瘤复发方面有很高的精确性。

原发性脑肿瘤治疗一般包括放射和手术治疗两种方法。治疗后的患者出现新的症状，既可能是由于放射性坏死所致，也可能是由肿瘤复发所引起，两者在表现症状上没有区别。如果有肿瘤复发，病人需要进行放射治疗、化疗或手术；但如果临床症状是由于放射性坏死所致，那么，继续放射治疗不仅多余，而且有可能加重患者的病情。由于放射性坏死和肿瘤复发均可能伴随有水肿、对比增强和肿块复发等表现，CT和MR均难以鉴别。放射性坏死表现为极少或者无FDG摄取，而肿瘤复发表现为FDG摄取增加，因此PET常常是能够显示这种虽然细微但是是十分关键的临床差异的惟一手段。

PET扫描也可以用于低分级胶质瘤生物学特性的评价，因为穿刺活检的结果几乎完全取决于取材位点的选择。尽管解剖学成像方法能确定可疑肿瘤的解剖学特征，但是这些方法常常难以指导穿刺活检的位点。而PET脑显像可以指导穿刺活检位点定位到代谢活性最高的区域，从而明显提高活检的准确性。

FDG－PET显像也可以提供预后信息。有人对放疗前的恶性脑胶质瘤患者，分别于化疗前、及化疗后1、7和30天显像。发现化疗后第一天FDG摄取增加的患者，生存期较短。作者认为这与肿瘤重新赋能一致，意味着肿瘤可以修复先前的损伤，继续生长。高分级肿瘤患者中，PET扫描肿瘤代谢较高者的中位生存期明显短于肿瘤代谢较低者。如肿瘤部位FDG摄取高于对侧正常脑组织，则生存期缩短至1/4。

在临床工作中，一般不需要定量处理就可以获得准确的PET数据。只要简单地计算肿瘤与全脑或对侧正常脑局部的比值，加上简单的视觉分析，其临床价值就非常大。采用半定量方法（SUV，DUR，DAR）对图像进行分析，甚至简单的视觉分析即可满足多数临床检查对图像判读的要求，执行起来也远好于葡萄糖代谢率定量法，后者需要进行多次创伤性的动脉取血。

2. 癫痫　美国每年的癫痫发病数约150 000人，其中约10% ~20%为难治性癫痫。对发作性疾病的全面检查包括：通过诊断性检查对发作类型进行分类，确定是结构性病因还是代谢性病因，选择适宜的抗癫痫药物进行足够的实验性治疗。在完成上述工作后，如果仍然不能满意地控制患者的发作（称为难治性癫痫），则应考虑外科手术治疗。

要对这些患者进行各种类型的脑电图检查（electroencephalographicy，EEG），包括蝶骨导连、硬膜下或硬膜外电极、深部电极，并且经常同时进行录像监测。用CT和MR进行解剖成像，由SPECT和PET获得血流和代谢信息。对难治性癫痫的许多工作多数集中在原自颞叶的复杂部分性发作患者。FDG显像对确定发作灶非常有用。随着PET扫描仪分辨率的提高，发作间期PET扫描确定颞叶低代谢灶的准确率已增加到85%。头皮EEG和PET扫描的联合应用，明显减少了需要进行昂贵而有创的深部EEG检查的病人数。有研究报道，因为进行了FDG显像，行手术治疗的77（92%）名癫痫患儿无需行长时间的、有创的深部EEG监测。这一点是非常重要的，因为放置硬膜下或硬膜外电极，进行长时间颅内EEG监测，需要专门进行一次费用昂贵的手术。

PET检查一般在患者的发作间期状态下进行。有些人建议，如果在12小时内出现过发作，应推后PET扫描的时间，这样可确保脑代谢率处于基础状态。在发作期时，PET扫描表现为"热"的发作灶。但是，癫痫的发作时间无法预测，而且FDG的摄取需要一段时间，因此难以进行发作期PET扫描。为了得到最佳的扫描结果，需要知道FDG摄取之前和摄取期间患者的发作状态。在此期间可能有必要进行EEG监测。

尽管颞叶的病理组织学异常可能局限于颞叶的近中线部位（比如颞叶近中线部位的硬化），但PET扫描所见的代谢改变在颞叶近中线处和外侧面均可见，有时颞叶外侧面局部代谢减低更明显。甚至在病理学改变较为局限时，PET扫描的代谢紊乱仍然可以非常显著。

在难治性复杂部分性发作的患者，PET扫描是手术后发作控制情况的一个重要指标。在颞叶低代谢的同侧行颞叶切除术的患者术后发作控制较好；而低代谢位于颞叶以外时，行颞叶切除术的患者手术预后较差。双侧颞叶均有发作灶的患者，双侧颞叶可能均有代谢减低，有时视觉判断一侧受损更明显。在PET显示异常更明显的一侧行颞叶切除术的患者，术后发作频率多明显减低。有时，尽管双侧均有发作灶，但行一侧颞叶切除术后，发作可以完全停止。对婴儿期痉挛，Lennox - Gastaut综合征和Sturge - Weber综合征，PET显像也有作用。

3. 痴呆　随着人类预期寿命的延长，痴呆的发病率也明显增加。患者大脑功能减退的病因学鉴别诊断在本章第一部分中已有描述。尽管有时通过仔细地询问病史，体格检查，实验室检查，和解剖学成像可以确定痴呆的病因，但相当一部分患者通过以上方法仍然无法明确痴呆的病因。在这部分患者中，功能性成像正发挥着越来越大的作用。尽管目前痴呆的治疗方法仍无法满足要求，但对痴呆进行准确的分类，是病人处置过程中的首要步骤。

在老年人中最常见的痴呆原因是Alzheimer's病（Alzheimer's disease，AD），解剖学成像方法既不敏感也无特异性。已经证明，AD在PET的血流和代谢成像上有典型的影像学表现。一般使用FDG进行临床PET显像。简单的视觉判读，或者感兴趣区（ROI）分析，即可确定大脑代谢的改变情况。AD患者顶叶、颞叶和额叶的血流量、氧代谢率和葡萄糖代谢率均减低，而很少累及感觉运动和视皮质区。PET的这些影像特征是AD早期相关皮质部位突触功能障碍的明显证据。

在一个持续到现在的较大的系列研究中，Salmon 及其同事研究了 129 名痴呆患者，其中 65 人被认为是 AD 患者。在很可能为 AD 的患者中，PET 扫描异常为 97%，扫描的异常表现有各种类型。多数有双侧或单侧颞顶部的代谢减低，或者额叶减低较颞顶部为著。

许多痴呆患者有明显的皮质萎缩，为了计算大脑的葡萄糖代谢率，有必要对测定萎缩部位的葡萄糖代谢率公式进行矫正。对 AD 患者进行绝对定量分析时，可能分析全脑的葡萄糖较单位重量的脑葡萄糖代谢率测定更为重要。发现这一点的研究小组报道，与对照组比较，在鉴别 AD 患者的脑代谢异常时，(结合了代谢和体积测量的) 萎缩权重全脑代谢率较绝对全脑或平均大脑代谢率为好。

多发梗死性痴呆患者有多发的局灶性 FDG 低代谢区散布在整个大脑。在少见的痴呆类型中，不同的痴呆类型似乎其脑代谢异常的表现也各不相同。尽管病例数较少，但也发现，Pick 病患者的额叶代谢减低，扩展到颞叶前部。Huntington 病时，在出现明显萎缩前，尾状核和壳核代谢减低。已经证明，无症状的有常染色体显性异常基因的患者，可能有尾状核代谢减低。Parkinson 病痴呆患者的额叶、颞叶、顶叶、枕叶，以及感觉运动区和纹状体部位可见 FDG 代谢减低。Creutzfeldt - Jakob 病代谢减低区则遍布全脑。其他痴呆类型也有各种有趣的葡萄糖代谢减低类型，如进行性核上麻痹、Wilson's 病、正常压力性脑积水等。Mazziotta 及其同事对痴呆的 PET 显像有详细的讨论。

三、SPECT 脑肿瘤显像

对疑为脑肿瘤患者的诊断通常使用解剖学成像方法。生理学成像主要用于治疗后有复发症状的患者。因为无论是脑瘤复发还是放射性坏死所引起的神经系统反应，患者常表现为相似的症状和体征。解剖学成像方法，如 CT 和 MRI，常常不能鉴别这些结构改变是由于先前的手术或放射治疗还是肿瘤复发所致。生理学成像方法，如 SPECT 和 PET，已经成为鉴别这些患者肿瘤是否复发的最准确方法。

(一) 铊-201 (^{201}Tl)

在用于评价脑瘤复发的放射性示踪剂中，^{201}Tl - 氯化亚铊是其中研究较多的示踪剂之一。^{201}Tl 是钾的类似物，常规用作心肌灌注显像剂。它在肿瘤细胞内的浓度与 CBF、BBB 的破坏程度，以及细胞膜上的钠 - 钾 ATP 酶的活性有关。成像的技术要求相对简单，一般在静脉注射 4mCi (108MBq) ^{201}Tl 后 5min 开始 SPECT 显像。

为了观察放射性核素是否能准确地诊断原发性脑肿瘤患者体内生存的肿瘤，Kaplan 等人用^{201}Tl、^{99m}Tc - 葡庚糖酸盐和^{67}Ga - 枸橼酸盐检查了 29 例Ⅲ级和Ⅳ级的恶性胶质瘤患者。其中 7 例患者有尸检结果参考，证实^{201}Tl 活性与是否存在肿瘤密切相关。其他人也证实，在随访期间，肿瘤 - 心脏的^{201}Tl 比值较 CT 扫描能更加准确地反应患者的临床状况。

1. 肿瘤的分级　^{201}Tl 显像可用于病变的分级。在一组 25 例胶质瘤患者中，分为低度恶性 (Ⅰ和Ⅱ级) 和高度恶性 (Ⅲ和Ⅳ级) 两组，计算其^{201}Tl 摄取指数。当^{201}Tl 摄取指数以 1.5 为判断低度和高度恶性的界限时，准确率为 89%。在病灶^{201}Tl 摄取量与肿瘤组织增殖活性关系的研究中发现，代表肿瘤组织增殖活性的溴化脱氧嘧啶核苷含量与^{201}Tl 摄取量显著相

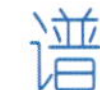

关，表明^{201}Tl 摄取与肿瘤的增殖活性有一定关系并受肿瘤恶性程度的影响。

2. 肿瘤复发与治疗后坏死的鉴别　存活的恶性肿瘤^{201}Tl 摄取增加，但放射性坏死的病人并不增加。^{201}Tl 高摄取常见于肿瘤复发，但是放射性坏死可见高于本底的轻度或不明显的摄取。但是，对脑瘤放射治疗后的区域^{201}Tl 有中度摄取时如何判断，仍有待进一步研究。

3. ^{99m}Tc HMPAO 和^{201}Tl SPECT　有人对症状进行性恶化的 15 例高度恶性胶质瘤患者进行^{99m}Tc HMPAO 和^{201}Tl SPECT 检查，以鉴别肿瘤复发。在 8 例^{201}Tl 摄取中度增加（与对侧头皮的最高活性相比）的患者中，与正常脑组织相比，4 例患者 HMPAO 灌注增加或相似，4 例灌注减少。在这些低灌注的患者中，表现为反应性改变，没有肿瘤复发的征象；而 4 例灌注正常或增加的患者中有 3 例为肿瘤复发。这些发现提示，脑灌注显像剂可能有助于对^{201}Tl 摄取中度增加患者的评价。

（二）^{99m}Tc，Sestamibi

为了提高对脑瘤存活判别的准确性，已经建议用^{99m}Tc 甲氧基异丁基异腈（Tc - 99m - methoxyisobutylisonitril，MIBI，商品名 Sestamibi）取代^{201}Tl。^{99m}Tc Sestamibi 已制备成药盒，有^{99m}Tc 标记的放射性药物的优势：使用更方便，注射剂量可以更大，光子的能量更适合伽玛相机的成像特点。对 19 例儿童脑肿瘤的系列研究中，^{201}Tl 和^{99m}Tc Sestamibi SPECT 的灵敏度均为 67%，而特异性^{201}Tl 为 91%，^{99m}Tc Sestamibi 为 100%。但是，使用^{99m}Tc Sestamibi 似乎可以更清晰地确定肿瘤的“生长边缘”。正常脑组织对两者均不摄取，但是正常脑脉络丛对^{99m}Tc Sestamibi 有较多摄取，而且注药前按 6mg/kg 口服过氯酸钾仍然如此。脉络丛对^{201}Tl 亦有摄取，但明显少于^{99m}Tc Sestamibi。

使用^{201}Tl 和^{99m}Tc Sestamibi 对脑肿瘤进行生理学成像，可以为临床提供有关肿瘤存活、病人预后，以及肿瘤分级等多方面的有用信息。如果需要活检确定是否有肿瘤存活，上述检查可以指导活检，为活检提供最有可能得到阳性结果的部位。

四、病例

病例 1（海军总医院提供）

男，38 岁。患者于 3 个月前出现间断性头晕不适，以工作紧张或疲劳后明显，1 个月前体检时发现血压 150/90mmHg，经口服药物治疗后，血压降至 130/80mmHg，但有时仍感头晕不适。查四肢肌力正常，皮肤感觉无异常。头颅 CT 检查无异常发现。

脑血流灌注显像：静脉注射^{99m}Tc - ECD 25mCi 后 1h 行断层显像。见双侧大脑各叶脑皮质显影清晰，对比良好，放射性分别左右基本对称，无明显异常放射性减低或增高区；双侧基底核、丘脑及小脑清晰对称（图 8 - 1）。诊断意见：双侧脑血流灌注无明显异常。

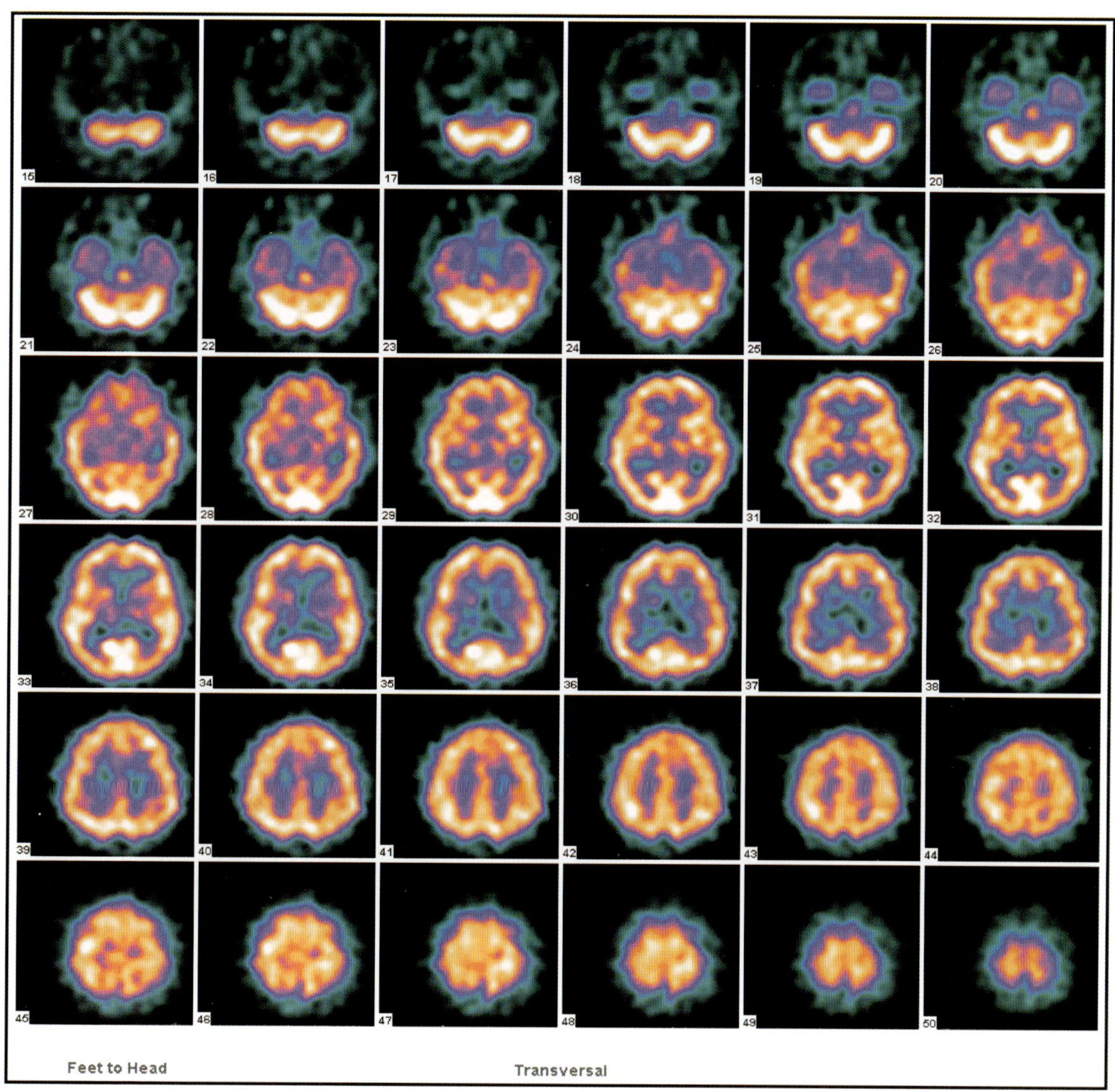

图 8-1 ^{99m}Tc-ECD 脑显像：横断面图

病例 2，正常脑显像（海军总医院提供）

男，55 岁，因发现糖尿病 2 个月，有时感双侧上肢麻木而行脑血流灌注显像。患者于 2 个月前体检时发现血糖增高达 8.6 mmol/L，经口服药物治疗后，血糖降至 6.2 mmol/L；无多饮、多食、多尿等症状，体重无明显变化，但有时感双侧上肢麻木。查血压 120/80mmHg，双侧上肢肌力正常，皮肤感觉无异常。头颅 CT 检查无异常发现。

脑血流灌注显像：静脉注射 ^{99m}Tc-ECD 25mCi 后 1h 行断层显像。见双侧大脑各叶脑皮质显影清晰，对比良好，放射性分别左右基本对称，无明显异常放射性减低或增高区；双侧基底核、丘脑及小脑清晰对称（图 8－2）。诊断意见：双侧脑血流灌注无明显异常。

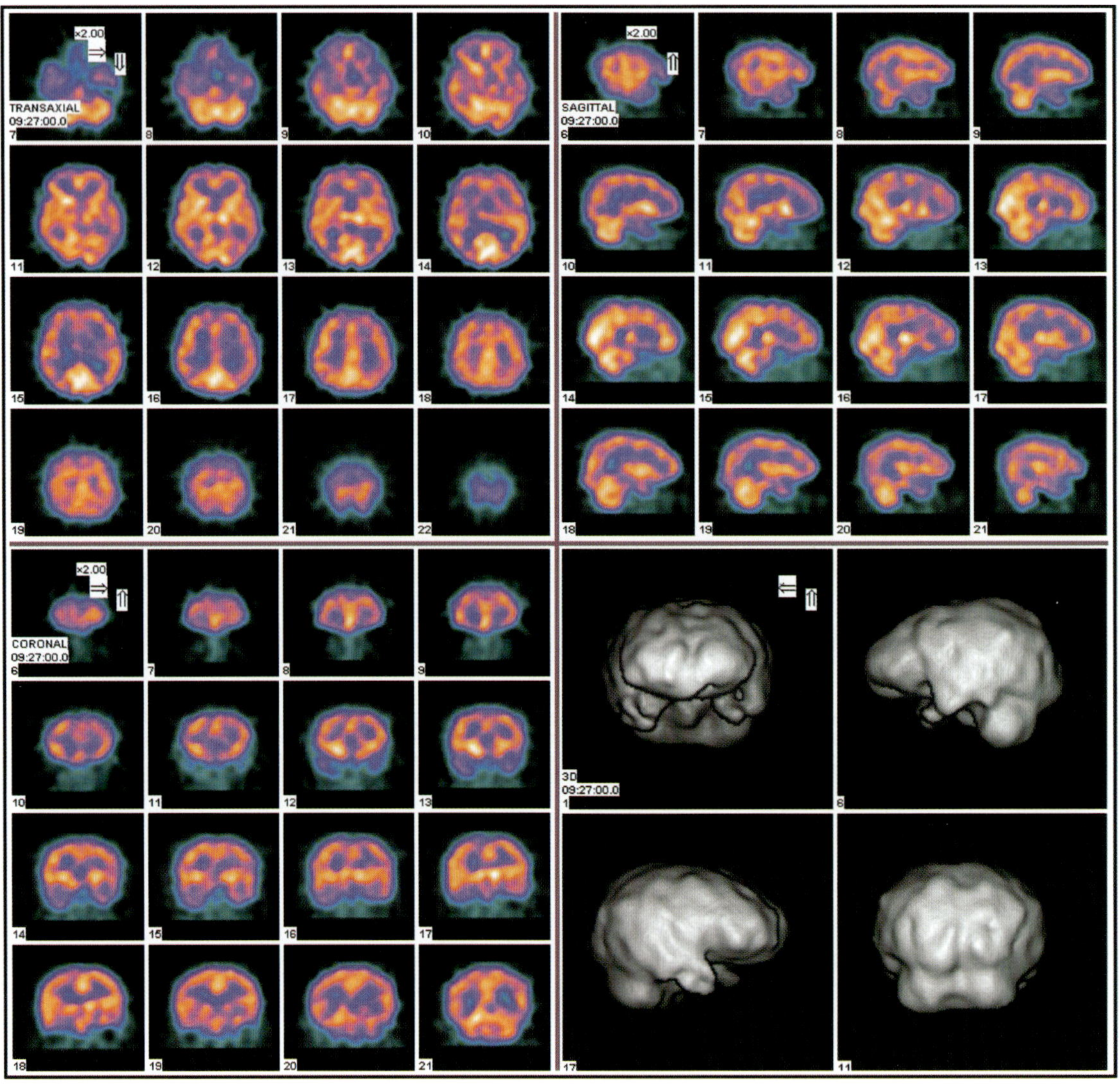

图 8－2　正常脑血流灌注显像（右上横断面，右上矢状面，右下冠状面，右下三维图）

病例 3，颅内静脉－静脉窦血栓形成（海军总医院提供）

女，41 岁，因头痛、恶心、呕吐 7 天，淡漠、言语混乱 3 天，突发意识模糊 2 小时，以“急性一氧化碳中毒后迟发性脑病”入院。

一周前患者在生有煤炉的厨房工作，出现头痛，非喷射性呕吐，头晕、乏力，不伴视物旋转及黑蒙，无单侧肢体活动障碍，无腹痛、腹泻。当地医院头颅 CT 检查“未见异常”，诊断为“急性一氧化碳中毒”。

病人患“下肢静脉炎”已 5 年。

MRI（平扫 + 增强）：见双侧丘脑及左侧侧脑室三角旁脑白质内可见稍长 T1 稍长 T2 信号；病变边缘模糊，累及胼胝体压部及左侧四叠体，左侧侧脑室三角变窄，第三脑室受压，向后移位；大脑大静脉内信号增高；右侧顶叶一不规则信号，中心呈长 T1 和长 T2 信号；周围呈低信号；双侧丘脑及左侧侧脑室三角旁、胼胝体压部等处异常信号增强扫描可见不均匀的斑片状强化，边缘模糊不清，受累区域脑表面及脑沟内可见线样、蚓状强化（图 8－3－1、图 8－3－2）。印象：①双侧丘脑、胼胝体、侧脑室三角旁脑白质异常信号，考虑为占位，胶质瘤可能性大，并怀疑大脑大静脉、直窦近段血栓形成；②右侧顶叶陈旧性出血及软化灶，考虑海绵状血管瘤可能性大。

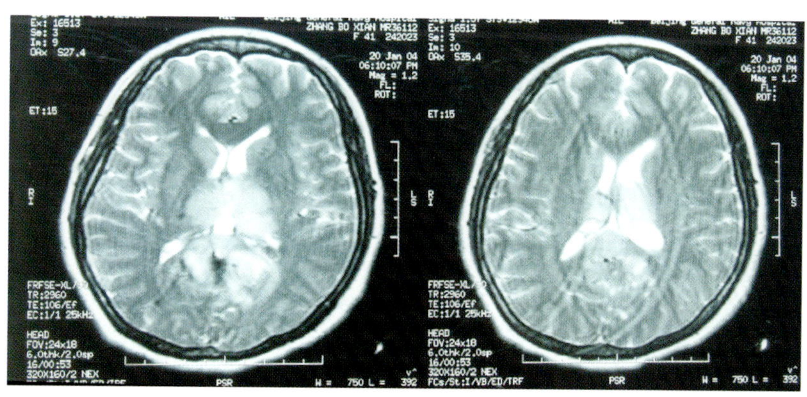

图 8－3－1　MR

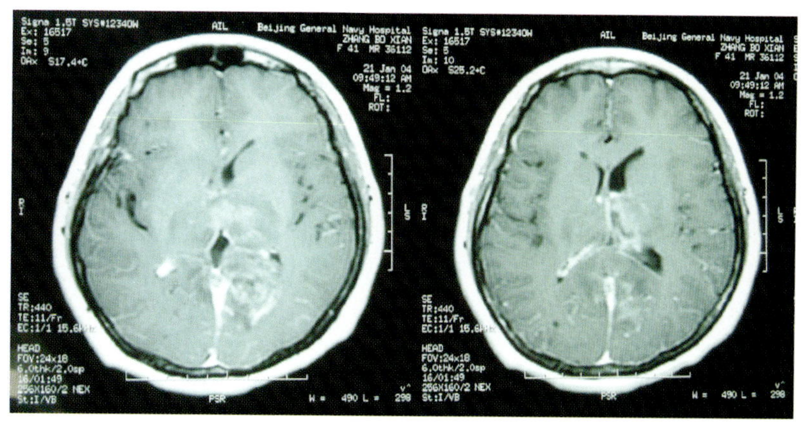

图 8－3－2　MR

临床为鉴别一氧化碳中毒性脑炎和脑胶质瘤等肿瘤占位性病变，申请 FDG 葡萄糖代谢显像。

FDG－hPET 脑显像：见双叶大脑各叶显影清晰，对比良好。左侧半球放射性普遍低于右侧，以左侧丘脑、左侧侧脑室后角及其周围白质区 、左侧顶枕叶放射性减低明显（图 8－3－3、8－3－4）。双侧脑内无明显异常放射性浓聚灶。诊断意见：左侧脑半球普遍葡萄糖代谢减低，以左侧丘脑、左侧侧脑室后角及左顶枕叶葡萄糖代谢减低为著，不能除外脑血管病改变。

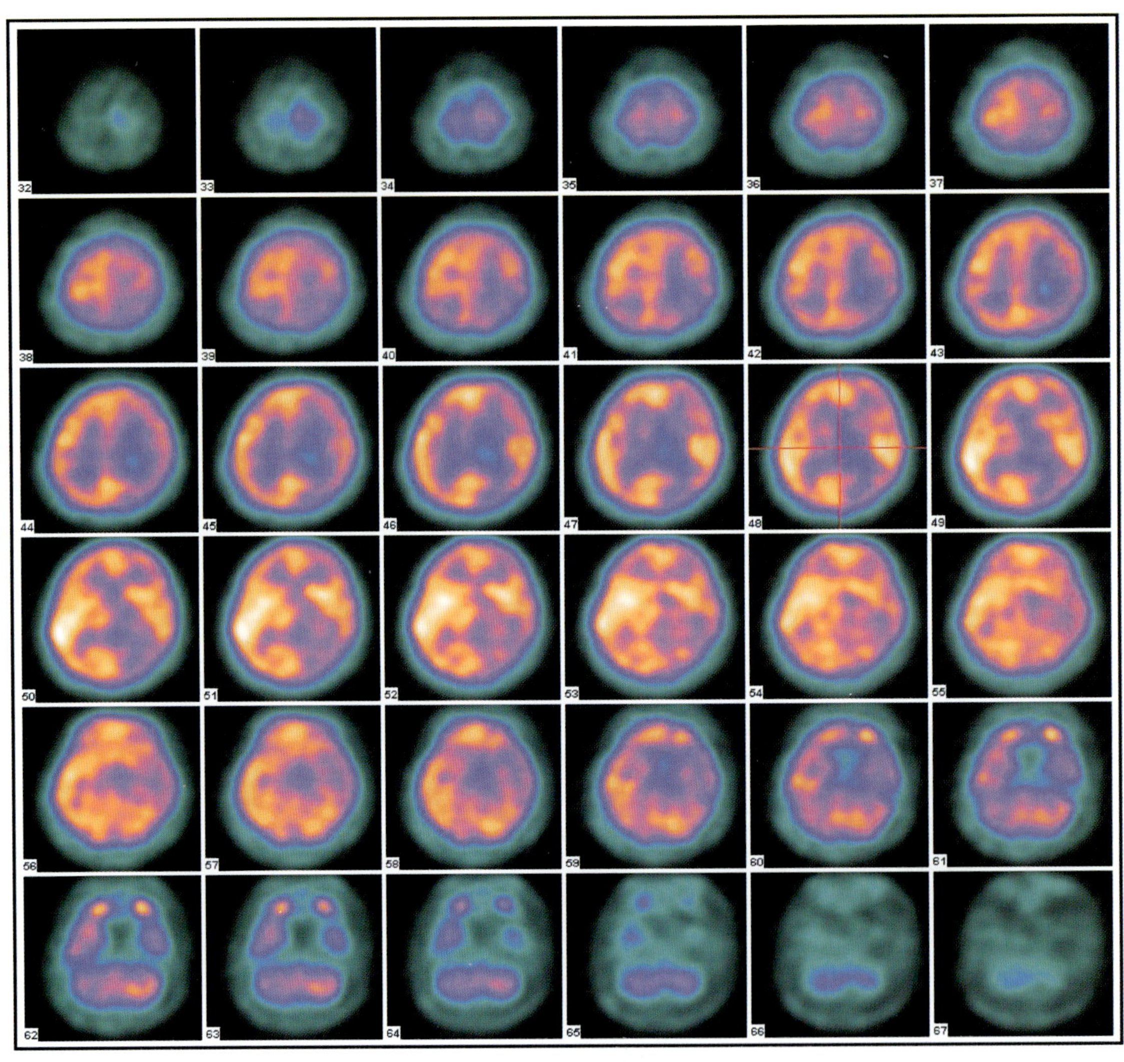

图 8－3－3　FDG 脑横断面图

DSA（双侧颈内动脉＋左侧椎动脉造影）：颅内动脉分支、走行正常，双侧血管对称，未见明显受压移位。未见明显新生、异常血管及异常染色区。脑浅静脉显影延迟，左侧浅静脉（上、中、下）逆向显影，引入海绵窦。大脑大静脉、直窦近端血栓形成外，另见上矢状窦中后段、下矢状窦血栓形成（图 8－3－5）。

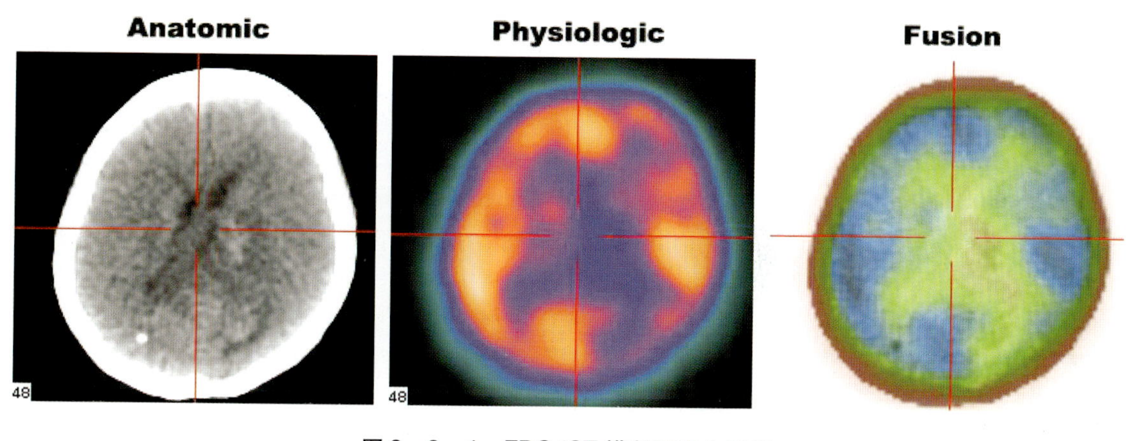

图 8－3－4　FDG/CT 横断面融合图像

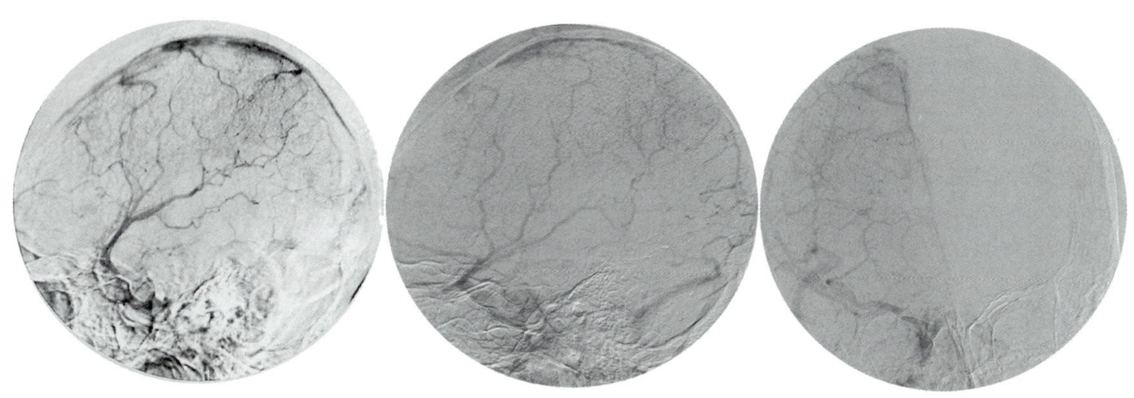

图 8－3－5　脑血管造影图

住院期间患者先后出现双下肢深静脉血栓形成，范围涉及双侧髂外、股深、股浅等静脉。给予抗炎、抗凝、高压氧及血液磁化疗法治疗后患者意识、神经状态以及记忆力均恢复正常，超声波证实下肢深静脉部分再通。

复查 MR：右丘脑长 T1 长 T2 信号基本消失，双侧丘脑、双侧枕叶及胼胝体压部局灶性出血信号，病变范围缩小。1 个月后 2 次复查 MR，见病灶右侧消失，左侧较前有明显减轻。

最终诊断：①颅内静脉－静脉窦血栓形成；②全身血栓性静脉炎。

评述：最终诊断仍然是依靠 DSA，FDG 脑代谢显像仅仅是根据放射性分布减低的范围推测血管性病变可能性大。

病例4，烟雾病（Moyamoya病，海淀医院提供）

男，38岁。患者因双侧肢体（上肢远端）麻木、无力半年余就诊。发病早期左手症状较重，现在双侧无明显区别。发病以来病情进展不显著。为查找病因而行ECT检查。

脑血流灌注显像：静脉注射^{99m}Tc－ECD 25 mCi约1h后行断层显像。见右侧额叶、颞叶及顶叶脑皮质血流灌注弥漫性减低，左侧大脑半球及右侧枕叶脑皮质血流灌注无明显异常（图8－4－1）。

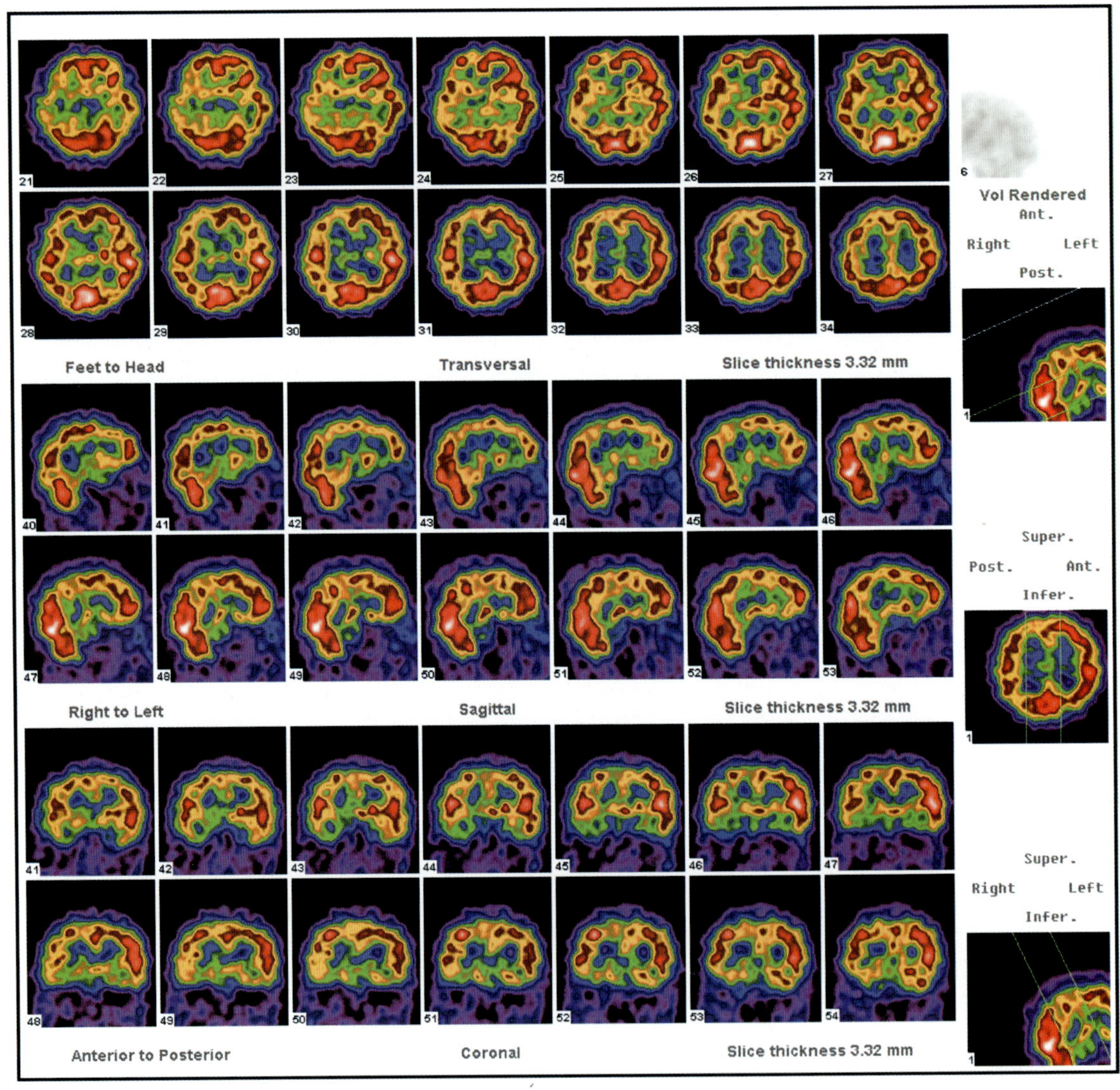

图8－4－1　^{99m}Tc－ECD脑灌注显像

核素脑血管造影：见颈总动脉和颈内动脉显影良好，但放射性阻断在脑基底部，随后大脑前动脉和左侧大脑中动脉显影，右侧大脑中动脉显影不清，随后毛细血管相和静脉相正常（图 8－4－2）。诊断意见：Moyamoya 病可能；右侧大脑中动脉受累较重。

MR＋MRA：WRI：颅脑结构对称，脑实质内未见异常信号，脑室系统对称、不大，脑沟、裂不宽，中线结构居中（图 8－4－3）。MRA：双侧大脑前、中、后动脉起始部管腔变窄，血流信号不连续，以双侧大脑中动脉为著，各血管远端显示尚可，狭窄区周围见杂乱的异常血管网（图 8－4－4）。双侧颈内动脉、椎动脉未见异常。印象：双侧大脑前、中、后动脉狭窄并异常血管网形成，符合 Moyamoya 病。

评述：Moyamoya 病（烟雾病）又称颅底动脉环闭塞征。是一组以颈内动脉狭窄或闭塞，脑底出现异常毛细血管网为特点的脑血管病，病因至今不明。单纯的 CT 和 MR 检查只能检出继发病变，无法直接显示血管本身的改变，血管造影是确诊烟雾病的可靠检查手段。近年来 CTA 和 MRA 可用来代替常规血管造影来确诊烟雾病。核素脑血流灌注显像所见脑皮质受累情况一般与临床症状相一致。核素脑血管造影可以了解脑血管的形态及血流动力学变化，虽然显示的脑血管不如 X 线脑血管造影清晰，但有简便、迅速和安全的优点，故对于烟雾病的诊断有一定的参考价值。

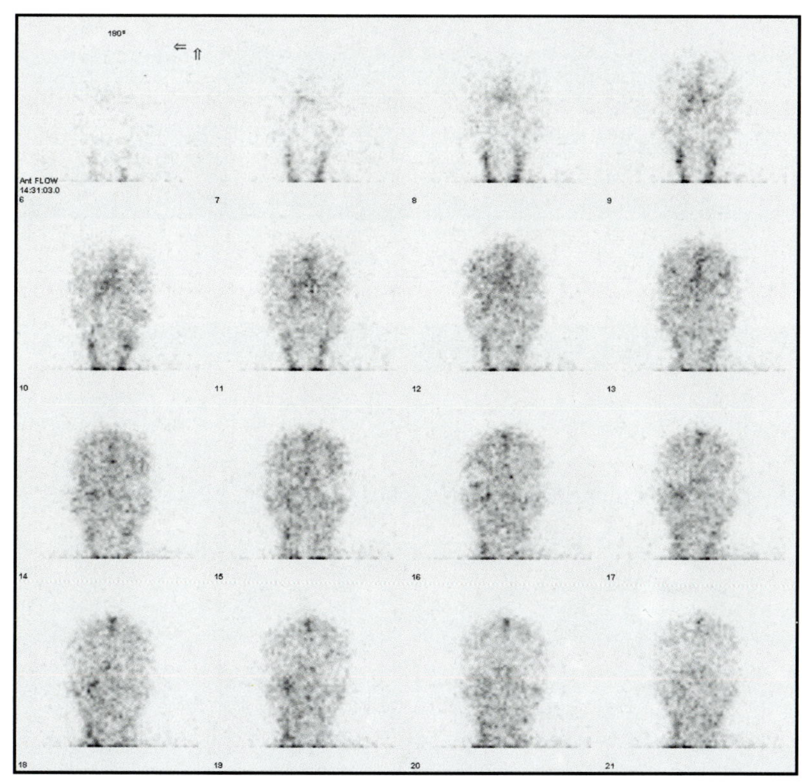

图 8－4－2 $^{99m}TcO_4^-$ 脑血管造影

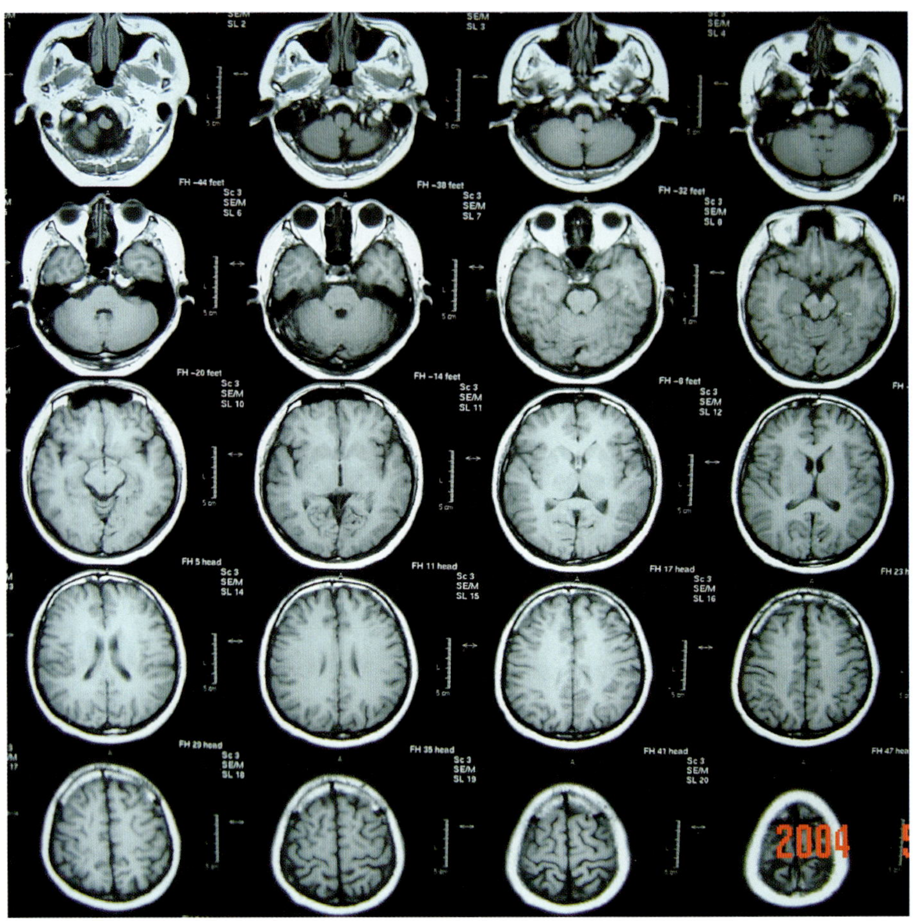

图 8 -4 -3　MR

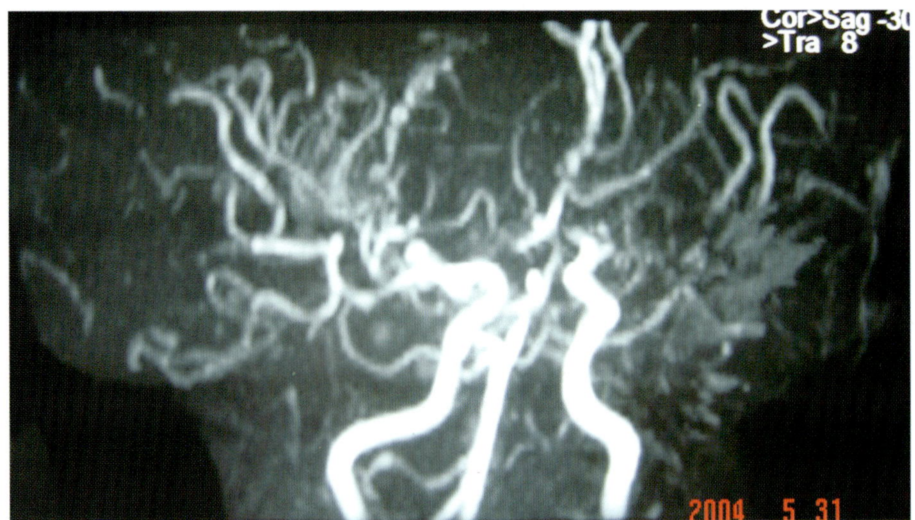

图 8 -4 -4　MRA

病例5，左颈内动脉不完全闭塞（海淀医院提供）

男，55岁。因右侧肢体活动不便伴左侧面部麻木3月余就诊。1个月前曾有右侧肢体抽搐一次。发作时神志清楚。

脑血流灌注显像：静脉注射^{99m}Tc－ECD 925 MBq约1h后行断层显像，见左侧额、颞及顶叶交界部脑皮质血流灌注明显减低至缺损；左侧基底核和丘脑血流灌注减低；右侧大脑半球及左侧枕叶脑皮质血流灌注无明显异常（图8－5－1）。

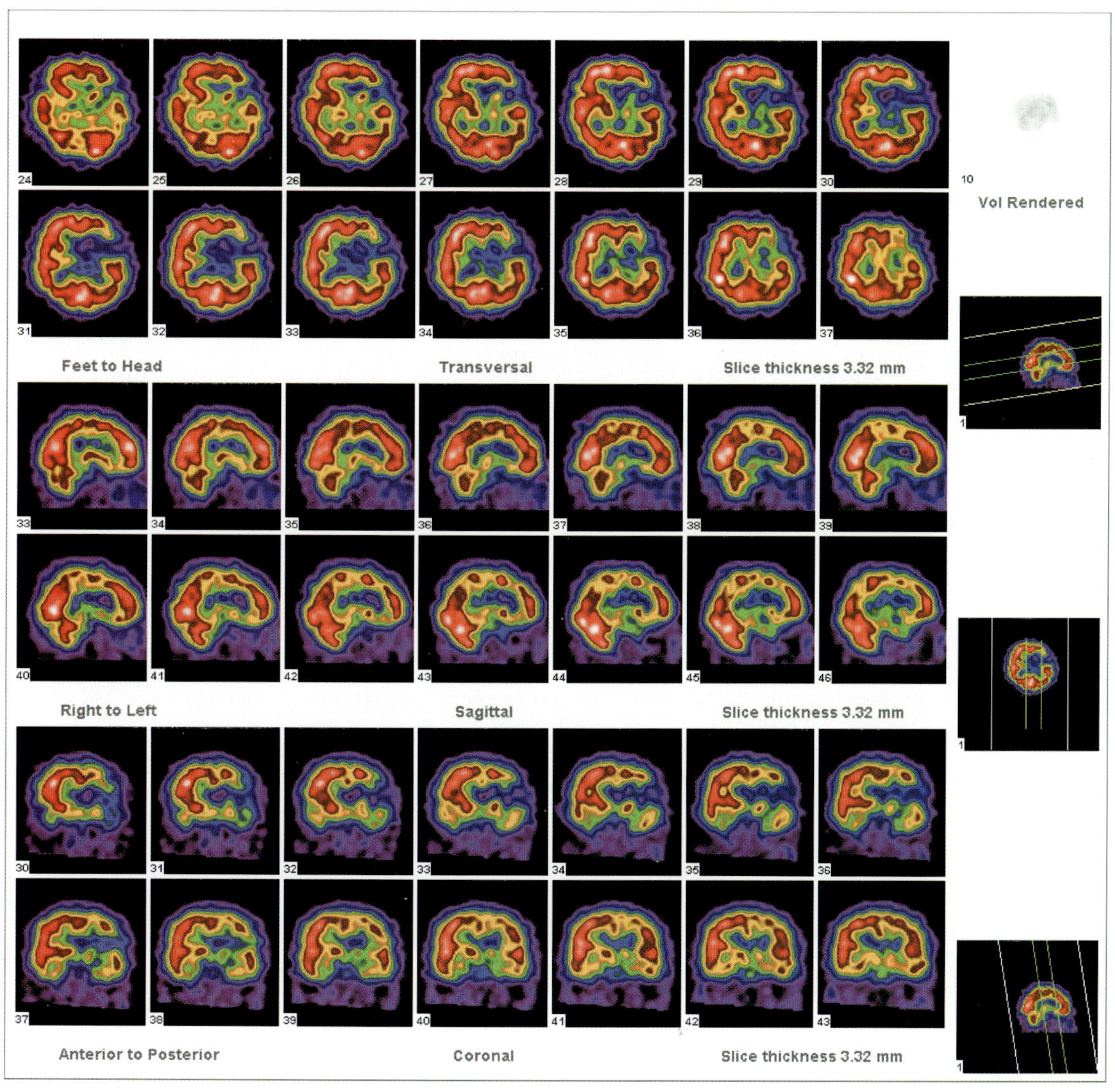

图8－5－1 ^{99m}Tc－ECD脑灌注显像

1、2行为横断面，3、4行为矢状面，5、6行为冠状面。

脑葡萄糖代谢显像：静脉注射^{18}F－FDG 370 MBq 约 1h 后行断层显像。见左侧额、颞及顶叶交界部脑皮质葡萄糖代谢明显减低至缺损。左侧基底核和丘脑葡萄糖代谢减低。右侧大脑半球及左侧侧枕叶脑皮质葡萄糖代谢无明显异常。葡萄糖代谢减低范围较血流灌注减低区为大（图 8－5－2、8－5－3）。

CT：左侧侧脑室体部旁颞叶内可见轴面上呈“L”形的脑脊液样低密度区，并贯通至颅骨内板下，考虑为左颞叶陈旧性脑梗死软化灶（图 8－5－4）。

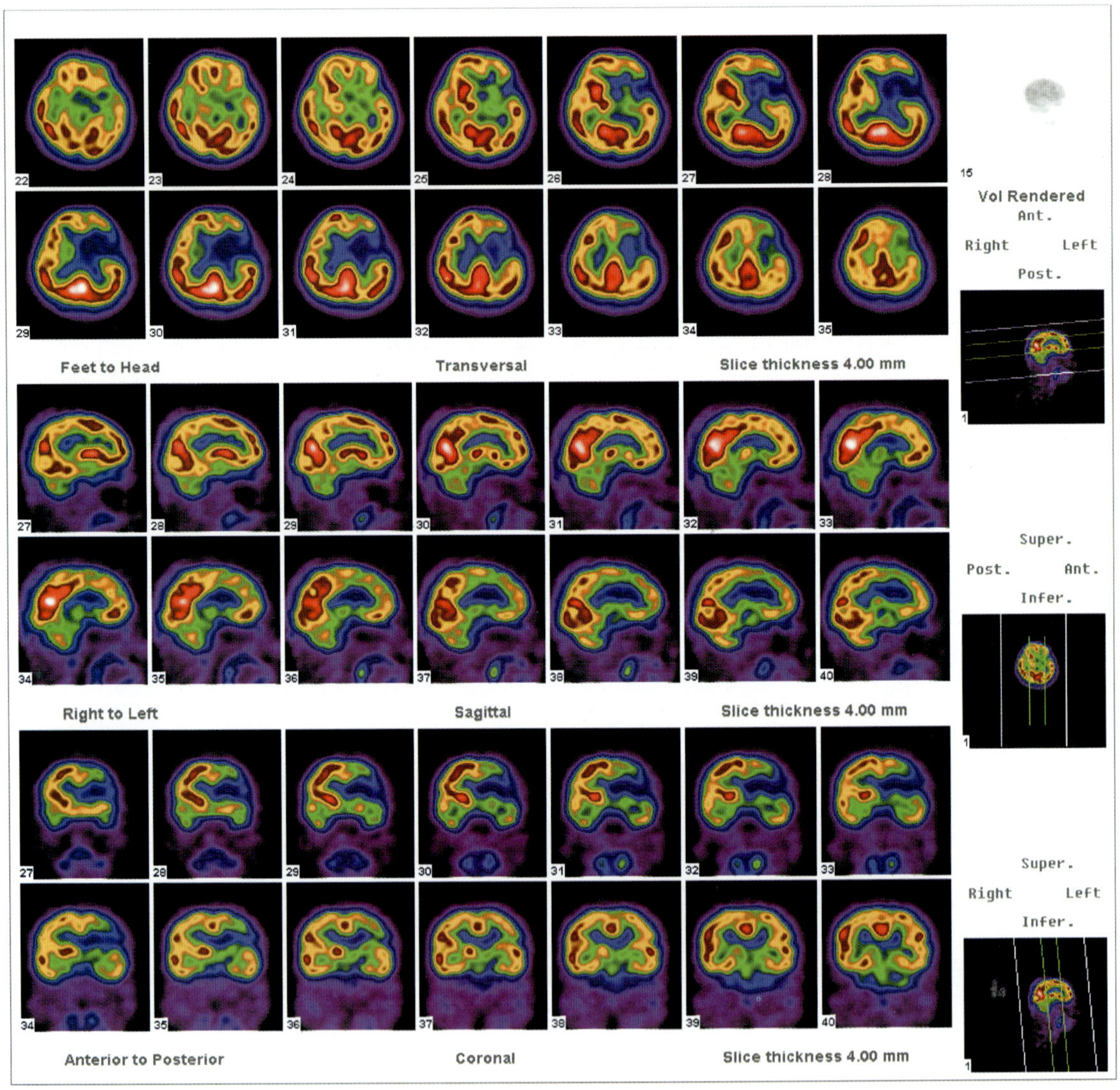

图 8－5－2　^{18}FDG hPET 脑代谢显像

1、2 行为横断面，3、4 行为矢状面，5、6 行为冠状面。

MR：T2 加权相上左侧侧脑室体部旁颞叶内可见轴面上呈“L”形的脑脊液样高信号区。考虑为左颞叶陈旧性脑梗死软化灶（图 8－8－5）。

DSA：左侧颈内动脉起始部闭塞（图 8－5－6）。

TCD（经颅超声多普勒检查）：左侧颈动脉病变，颅内前交通支开放，左颈内－颈外侧支循环形成，左侧大脑前动脉狭窄。

随访：在外院重新做 DSA，发现左颈内动脉原血管闭合处还有一条小缝隙，没有完全闭合，遂行病变处血管手术，去除栓子。术后 10 天，症状明显减轻。

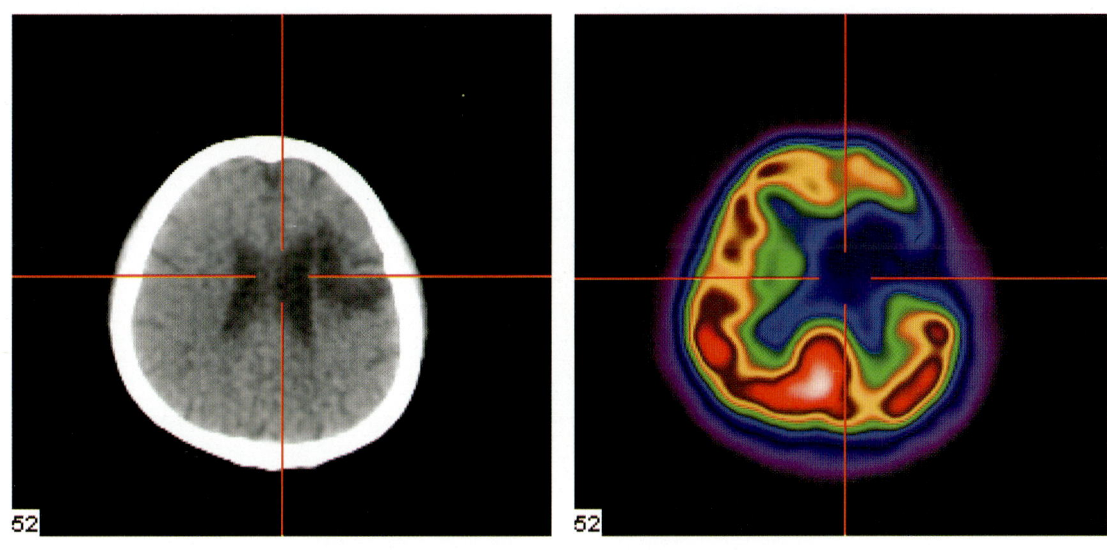

图 8－5－3 ^{18}FDG hPET/CT 脑代谢横断面图

左为同机 CT 图像，右为 FDG 图像。在左额颞顶交界部 CT 的低密度区，未见明显 FDG 的放射性分布，为低代谢区。

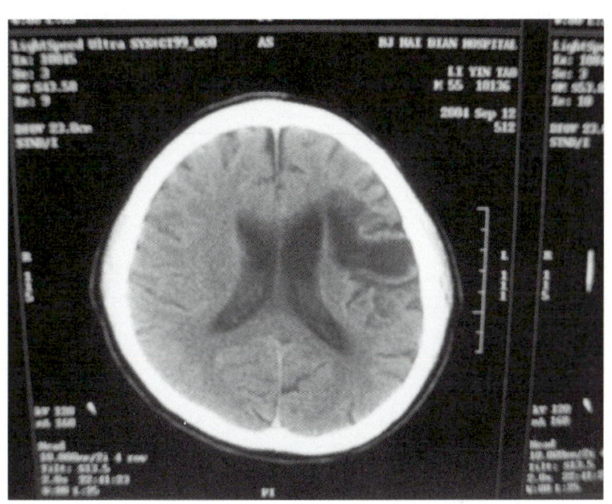

图 8－5－4 诊断 CT

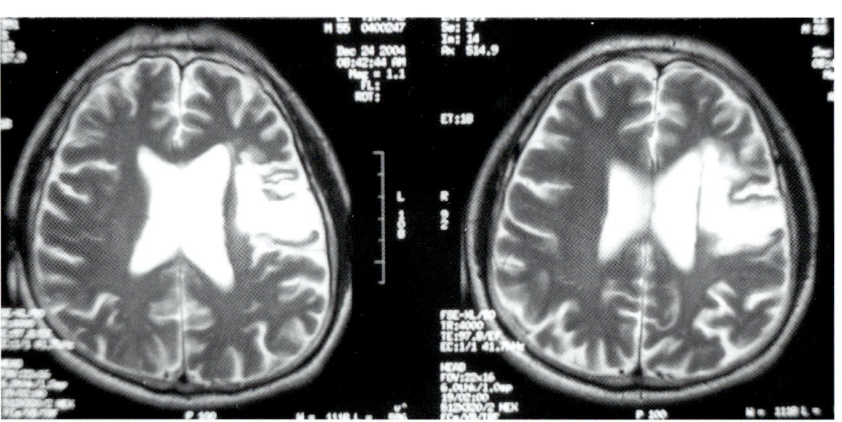

图8-5-5 MR

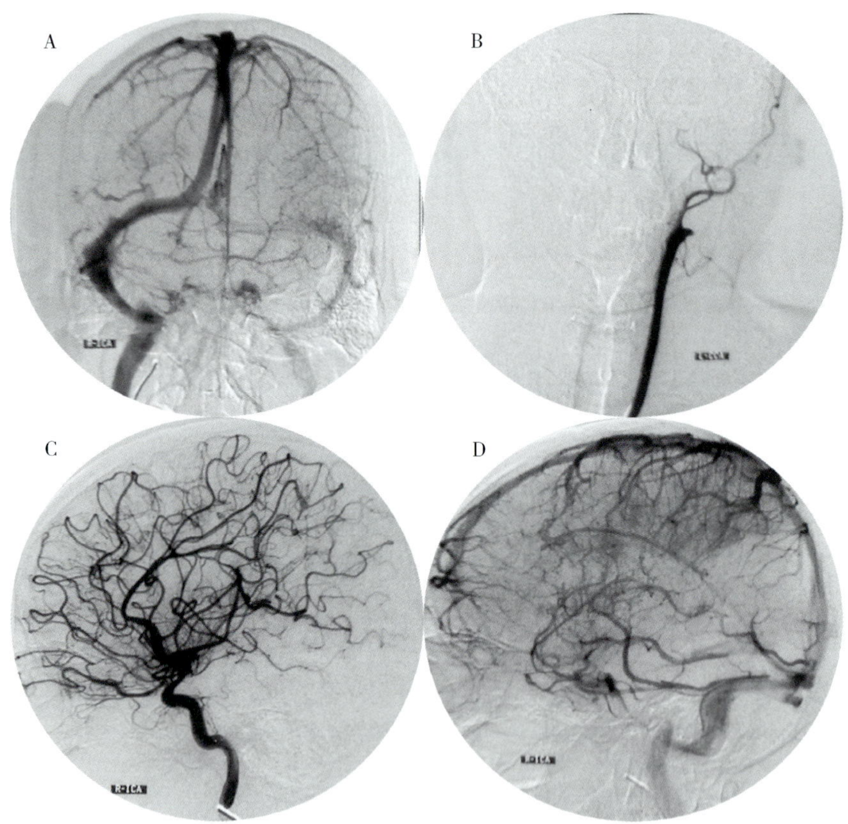

图8-5-6 DSA：左颈总动脉造影提示左颈内动脉起始部闭塞；右颈内动脉造影提示未见狭窄、闭塞，血流连续

病例6，脑外伤后意识障碍（海军总医院提供）

男，53岁，患者1年前因车祸致头部外伤。伤后出现昏迷，伴恶心、呕吐，急诊行血肿清除、骨瓣减压术，术中清除双侧额部血肿约50ml。患者目前呈不全植物状态，呼之可睁眼，有睡眠觉醒周期，眼球可随人转动，左上肢有自主抓握动作，右侧肢体运动不能，完全性失语。

头颅CT平扫：左侧颞顶部、枕部及右侧额顶部颅板缺损。颅板缺损区可见脑组织略膨出。左侧小脑半球、左侧大脑半球及右颞、额叶均可见大片低密度影。双侧基底核及双侧侧脑室可见片状低密度影。脑室系统变形增宽，透明隔腔形成。中线结构大致居中。环池周围结构拥挤，环池消失。印象：脑外伤术后改变，广泛脑挫裂伤、脑积水。

脑血流灌注断层显像：静脉注射^{99m}Tc－ECD 30mCi后1h行断层显像。见双侧大脑各叶脑皮质影像明显失常（图8－6－1）；左侧大脑各叶脑皮质放射性弥漫性减低，以额顶叶为著；

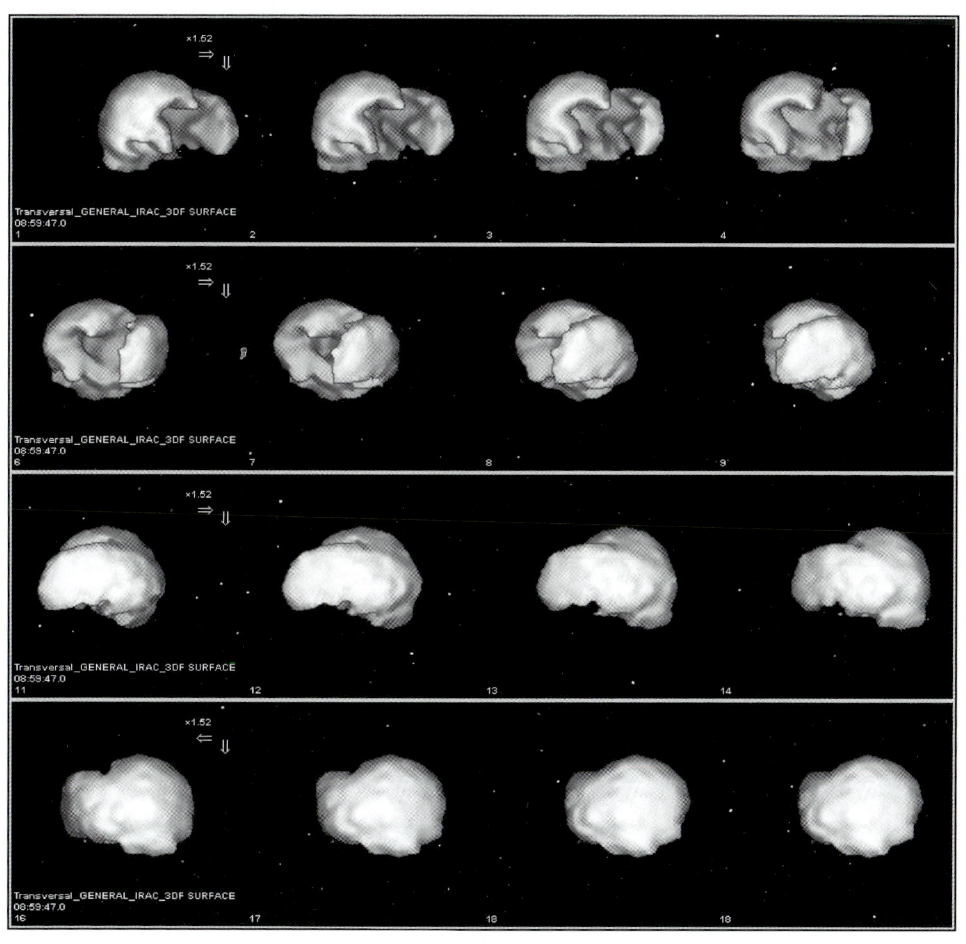

图8－6－1 ^{99m}Tc－ECD脑灌注表面3D图像

右侧大脑额叶及部分颞叶脑皮质放射性明显减低或缺损；右侧顶枕叶脑皮质放射性摄取正常；双侧脑室及白质放射性分布淡区扩大；双侧基底核、丘脑及小脑显影较淡，但基本对称（图8－6－2）。

诊断意见：双侧大脑皮质血流灌注不同程度减低，以右侧额颞部及左侧额顶部为著。

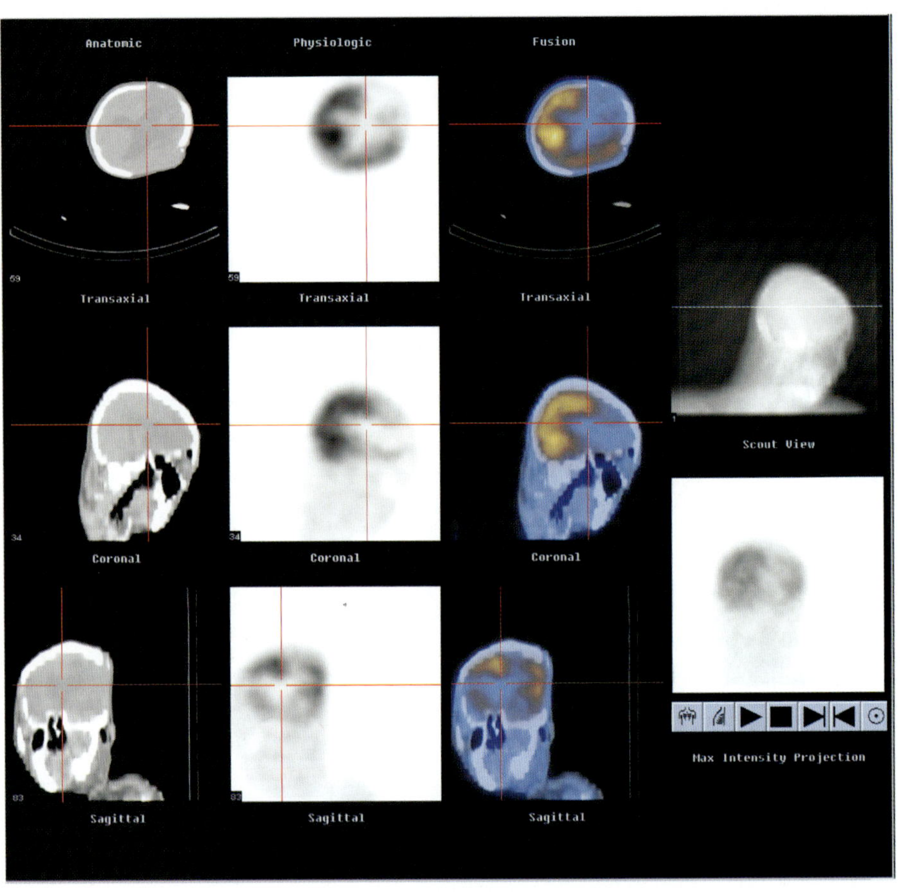

图8－6－2 ^{99m}Tc－ECD脑灌注/CT融合图像

病例7，一氧化碳中毒，智力障碍（海军总医院提供）

男，66岁，一氧化碳中毒后智力障碍。

2002－11－29因一氧化碳中毒而昏迷，急诊抢救3天后完全清醒，意识恢复。2002－12－18出现智力障碍，进行性加重，遂行高压氧治疗。

2003－2头颅CT：双侧大脑半球白质广泛对称性密度减低，灰质变薄，幕上脑室明显扩大，脑沟、脑裂增宽，中线结构无移位。

2003－2－26 ^{99m}Tc－ECD 脑灌注显像：静脉注射^{99m}Tc－ECD 25mCi 后 1h 行断层显像，从水平、垂直、冠状面和 3D 图像见双侧大脑各叶脑皮质显影均较淡，放射性弥漫性减低，以左侧为著；双侧额顶叶、颞叶脑皮质放射性弥漫性明显减低；双侧枕叶放射性局灶性减低；双侧基底核、丘脑及小脑尚清晰对称（图 8－7－1 上）。诊断意见：双侧大脑皮质血流灌注弥漫性显著减低。

2003－4－24 FDG 脑代谢显像：静脉注射^{18}F－FDG 5.8mCi 后 1h 行断层显像。见双侧大脑各叶脑皮质显影均较淡，结构模糊不清，放射性弥漫性减低，以双侧额叶、颞叶为著；与 2－26 血流灌注影像比较，大脑皮质葡萄糖代谢减低更加明显。双侧基底核、丘脑显影不清；小脑影尚清晰对称（图 8－7－2）。诊断意见：双侧大脑皮质葡萄糖代谢弥漫性显著减低，以双侧额叶、颞叶为著。

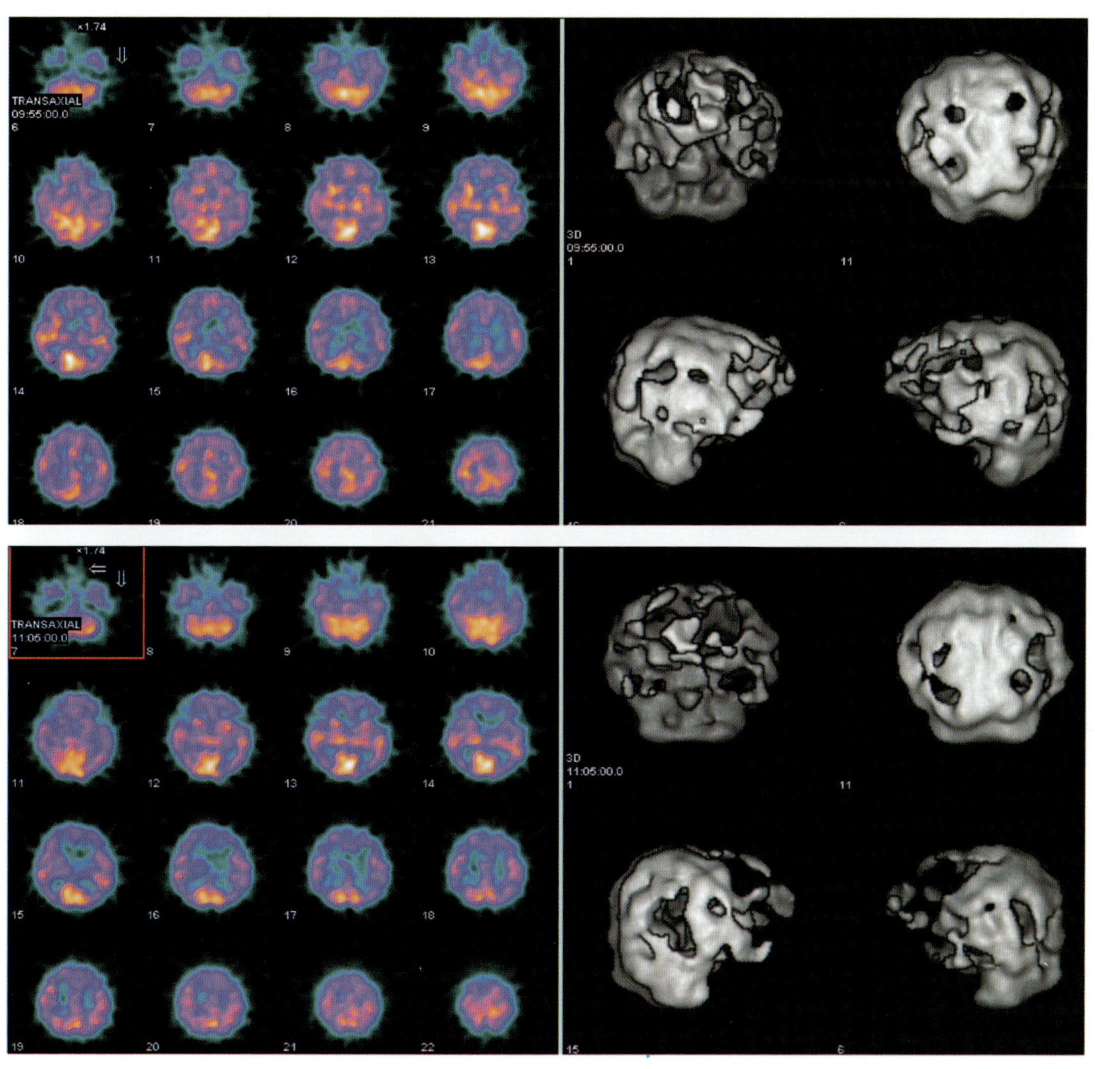

图 8－7－1 ^{99m}Tc－ECD 脑灌注显像横断面和 3D 图像（上排检查时间 2003－2－26，下排检查时间 2003－7－18）

经过3个月高压氧治疗，病人一般情况无显著变化：缄默不语，呼之不应，大小便失禁，记忆力、定向力、计算力丧失。

2003-7-18脑血流灌注显像：见双侧大脑各叶脑皮质显影均较淡，结构模糊不清，放射性弥漫性减低，以双侧额叶为著；双侧枕叶放射性局灶性减低；双侧基底核、丘脑模糊不清，小脑影尚清晰对称（图8-7-1下）。与2-26灌注显像结果比较未见明显好转表现。诊断意见：双侧大脑皮质血流灌注弥漫性显著减低。

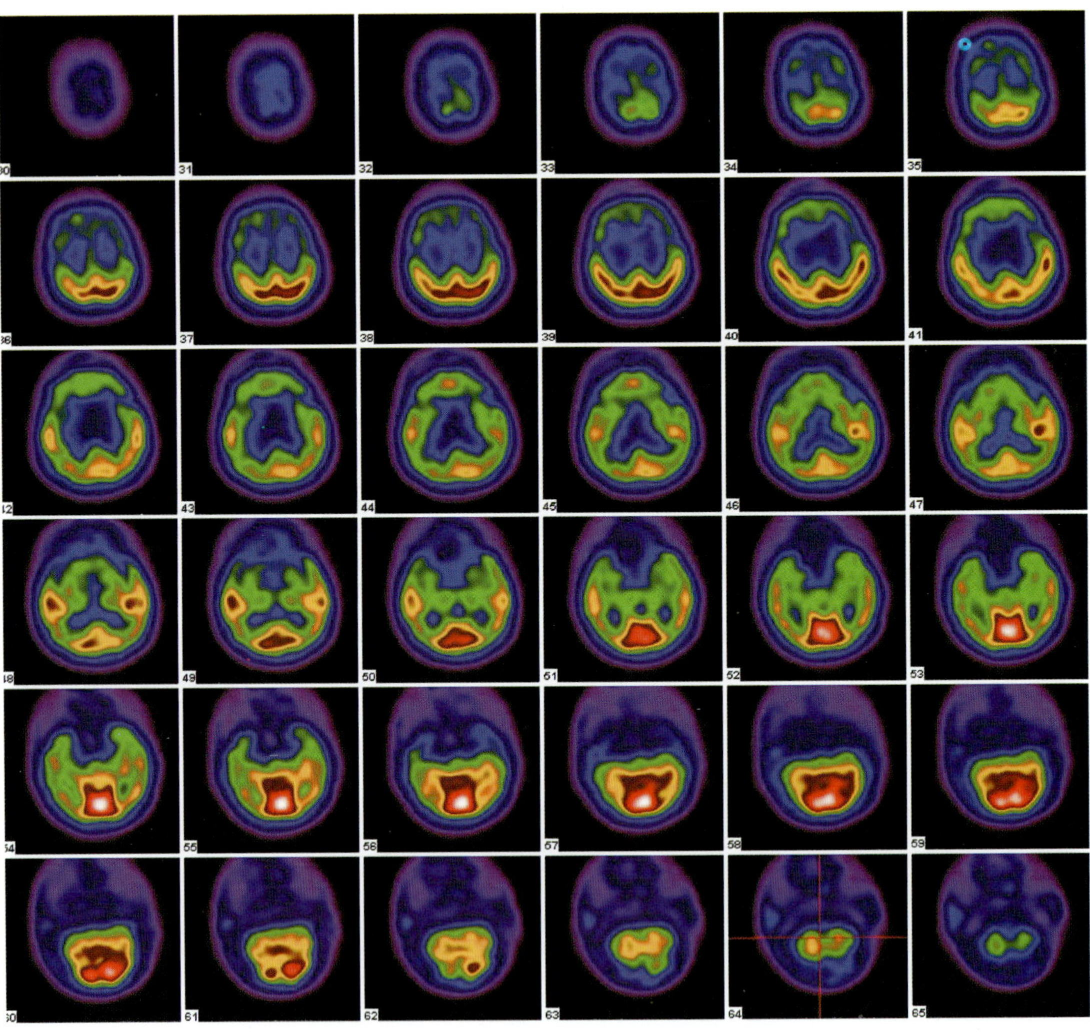

图8-7-2 FDG hPET脑代谢显像

病例8，有害气体中毒性脑病（海军总医院提供）

女性，46岁。

2004－6－2因吸入有害气体昏迷5h，急诊入院。病人昏迷，时有躁动，查体不合作，四肢腱反射活跃。经脱水、抗感染、高压氧治疗，生命体征平稳。

2004－6－3头颅MR检查：未见异常。

2004－6－23脑灌注显像：静脉注射^{99m}Tc－ECD 25mCi后1h行断层显像，从水平、垂直、冠状面和3D图像见：双侧大脑皮质放射性摄取弥漫性中度减低，结构不清，未见明显局灶性异常分布；双侧基底核、丘脑、小脑影像欠清晰（图8－8左）。诊断意见：全脑血流灌注弥漫性中度减低。

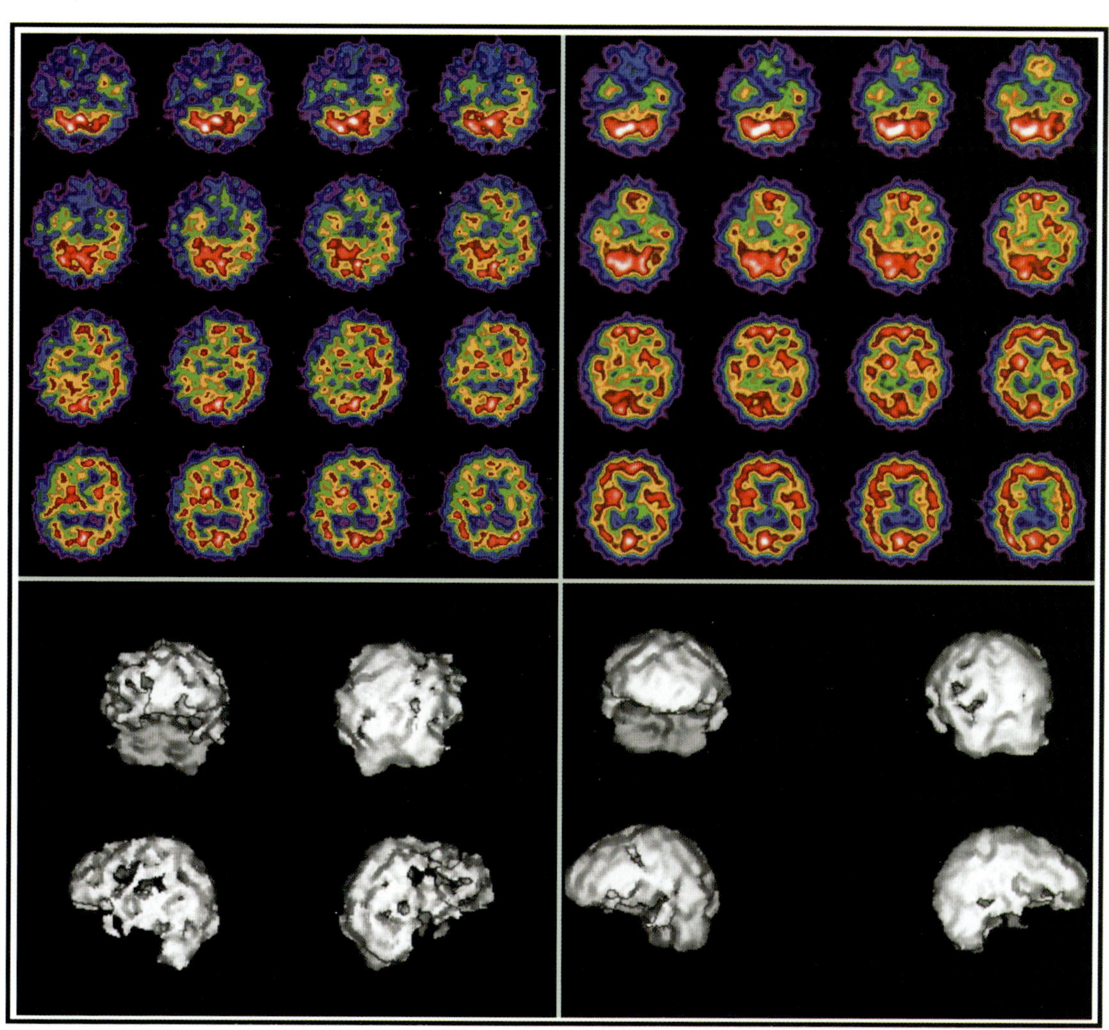

图8－8 脑灌注显像横断面和3D图像

左图2004－6－23，右图2005－3－4。

继续高压氧等综合治疗。

2004－7 睁眼昏迷，不全植物状态。

2004－8 苏醒，呼之能应，痴呆状，不认人，不能按指令动作，临床诊断已脱离植物状态。

2004－9 能够下地行走。

2005－3 意识障碍未恢复，表情淡漠，理解力、定向力检查不配合。

2005－3－4 脑灌注显像：静脉注射^{99m}Tc－ECD 25mCi 后 1h 行断层显像，从水平、垂直、冠状面和 3D 图像见：双侧大脑皮质放射性摄取弥漫性轻度减低，以双侧颞叶皮质为著；大脑各叶结构尚清晰，左右基本对称，未见明显局灶性异常分布；双侧基底核、丘脑、小脑影像尚清晰，左右基本对称。与 2004－6－23 结果比较有明显改善（图 8－8 右）。诊断意见：全脑血流灌注弥漫性轻度减低，以颞叶为著。

病例 9，顽固性癫痫（海军总医院提供）

男，10 岁。因发作性失神 10 年就诊。患儿从出生后 3 天即开始出现发作性双眼发直，短暂意识丧失，持续约数秒钟至 10 余秒钟。开始每年发作 7～8 次。以后逐渐加重。现在每天均发作数次，有时伴右侧肢体抽搐，持续 1～2min。

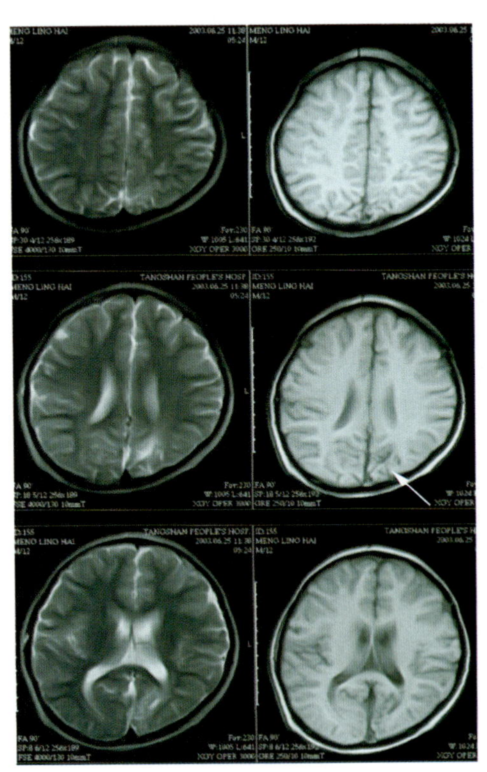

图 8－9－1 MR

脑电图检查：左侧顶枕区及颞区有棘波和棘慢波综合，以左颞后为著。

MR 检查：左侧枕叶接近前纵裂皮质内可见一与临近脑沟走行一致、短条状的长 T1 长 T2 异常信号影，大小约 1.0cm × 3.0cm，考虑为血管畸形，动静脉畸形可能大（图 8－9－1）。

为术前定位致痫灶而行脑葡萄糖代谢显像。

脑 FDG 代谢显像：左侧顶枕部 MR 所见异常信号区为葡萄糖代谢低的组织（黄色箭头），符合良性病变表现（图 8－9－2、图 8－9－3）；（癫痫发作间期）左侧颞叶脑叶脑皮质葡萄糖代谢弥漫性减低。

手术切除左侧枕叶脑组织病理为神经细胞变性，胶质细胞增生。

术后 3 个月随访，患儿发作性右侧肢体抽搐消失，失神发作减少到每月 1～2 次。

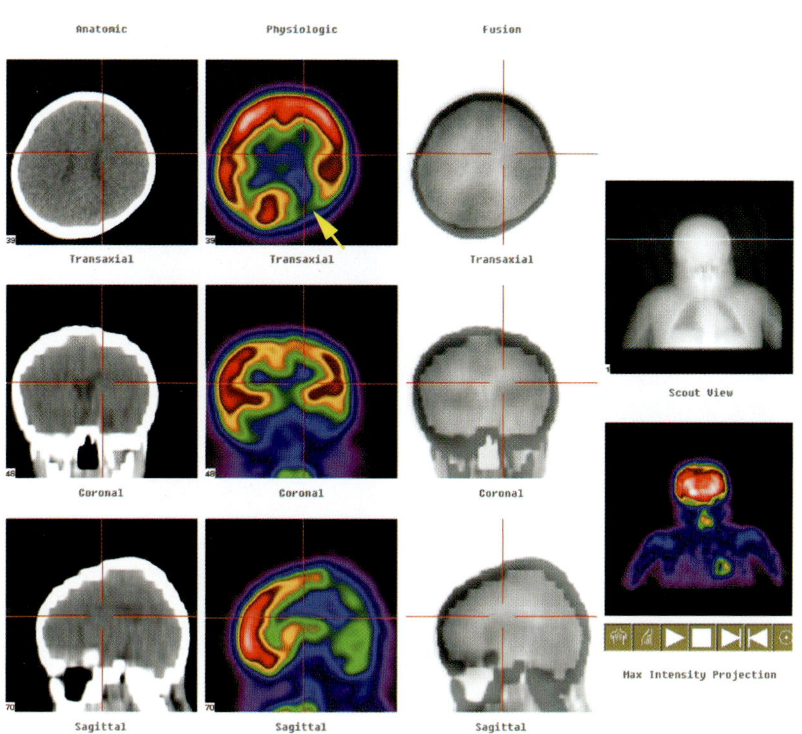

图 8－9－2　FDG/CT 脑部融合图像

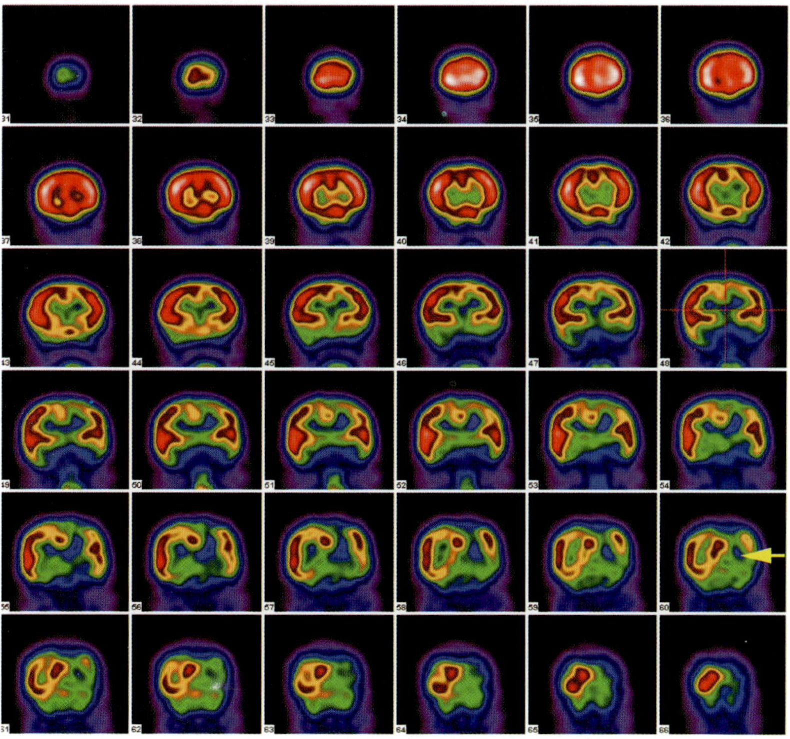

图 8－9－3　FDG 脑断层图像（冠状面）

病例10，癫痫（海军总医院提供）

男，27岁，因发作性意识丧失伴四肢抽搐3年而就诊。发作时以右侧肢体抽搐多见。长期抗癫痫药物治疗无效。现每日发作1～5次。

查体无阳性体征。1周前MRI发现左颞叶深部约（2.5×2.0）cm^2 异常信号区，考虑为动静脉畸形。

脑电图左侧各导联可见阵发性棘波，以左颞为著。

DSA脑血管造影：脑内未见肿瘤血管及肿瘤染色，无动静脉畸形征象。左侧额顶升支轻度向前移位，考虑左颞部病变，肿瘤？炎性病变（包括寄生虫性病变）？

脑血流灌注显像：分别于癫痫发作期及发作间期静脉注射^{99m}Tc－ECD 25mCi后1h行断层显像。见双侧大脑各叶脑皮质显影清晰，对比良好。见发作期及发作间期左侧颞叶脑皮质放射性均较右侧弥漫性增高，以发作期稍显著（图8－10白色箭头）；发作期见右侧颞叶脑皮质近表面有两个局限性放射性浓聚灶；左侧基底核及丘脑显影均较右侧为浓。双侧小脑清晰对称。诊断意见：结合MRI表现，考虑左侧颞叶为致痫主灶，右颞为泛化灶。

3天后患者在全麻下行左颞开颅病灶切除术，术中见颞叶深部相当于海马及杏仁核部位有一约（2×2×2）cm^3 大小的暗灰色肿物。术中冰冻切片为星形细胞瘤Ⅲ级。术后行放化疗。未再出现癫痫发作。

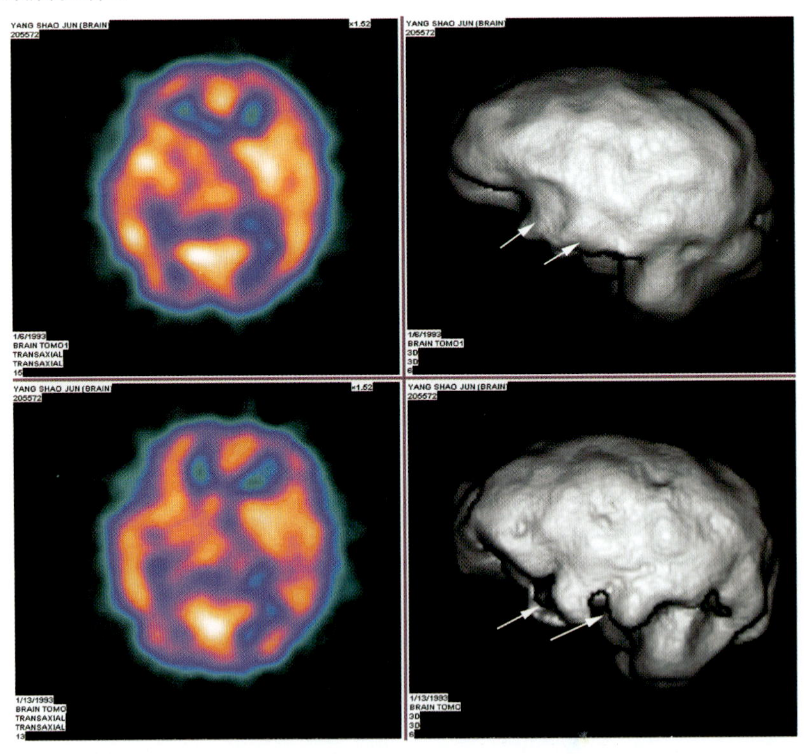

图8－10 ^{99m}Tc－ECD 脑灌注显像

上排为发作期，下排为发作间期。

病例11，癫痫（海军总医院提供）

男，15岁，因发作性四肢抽搐伴意识丧失4年而就诊。发作时头、眼及四肢均向以右侧扭转多见。但有时也向左侧扭转。长期抗癫痫药物治疗无效。现每日发作1～5次。患者为早产儿，生后2个月有窒息史。查体无阳性体征。头颅CT及MRI均未见异常。脑电图各导联见广泛弥漫性高幅1～3c/sδ节律，左顶枕区见持续高幅棘波，棘－慢波。

脑血流灌注显像：分别于癫痫发作期及发作间期静脉注射^{99m}Tc－ECD 25mCi后1h行断层显像。见双侧大脑各叶脑皮质放射性弥漫性轻度减低，对比尚可。但发作期大脑各叶脑皮质放射性较发作间期均弥漫性轻度增加。发作间期左侧枕叶脑皮质有一局限性放射性减低区，发作期时减低灶基本消失（图8－11白色箭头）。双侧基底核、丘脑及小脑影基本对称。诊断意见：考虑左侧枕叶脑皮质为致痫主灶。

1个月后患者在全麻下行左颞顶枕开颅术，术中见软脑膜无粘连，脑表光滑，脑沟裂正常。皮层电极示枕部有阵发性棘慢波，颞后及枕后皮层电图正常。遂对左枕棘波灶行广泛多软膜下横切术。横切完毕后复查皮层电极，棘波消失。术后四肢活动良好，癫痫发作停止。

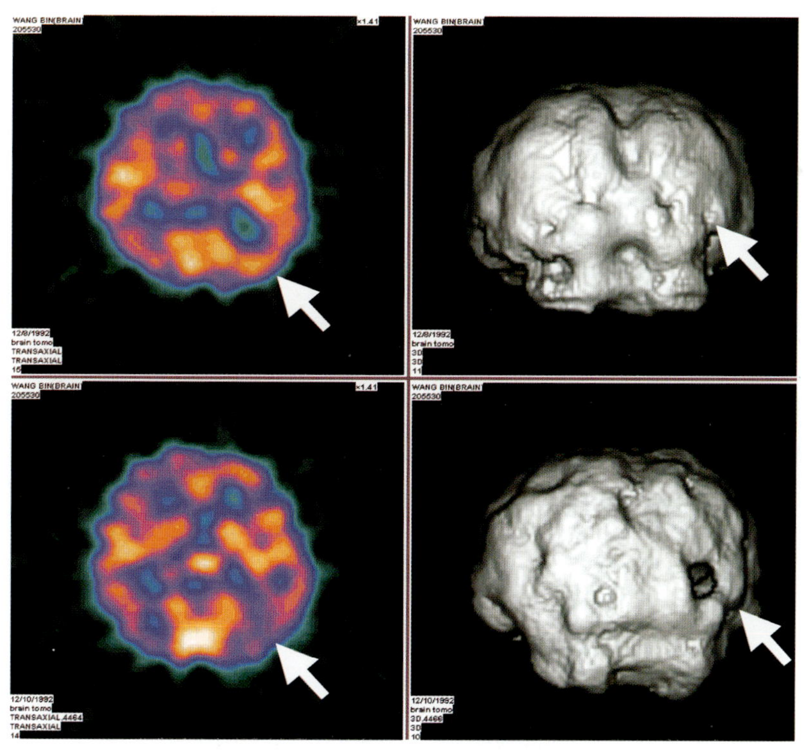

图8－11 ^{99m}Tc－ECD脑灌注显像

上排为发作期，下排为发作间期。

病例12，胶质瘤（海军总医院提供）

女，54岁。右脑胶质瘤术后4年余，头痛、恶心、呕吐1个月而就诊。

2000-1 右枕胶质瘤切除术，术后行放化疗。

2002-3 结束放疗后，未行其他治疗。

2004-4 出现头痛、恶心、呕吐。

2004-4-28 MR：右侧大脑半球顶枕叶内可见较大面积不规则、不均匀的长T2信号，周围环绕较长T2指示水肿信号带，右侧侧脑室体部轻度扩张，三角部明显扩大，中线结构无明显移位；增强后病变呈高度不规则强化，散在无强化区，病变前部可见两个囊样变，壁强化，病变约3.1cm×4.0cm×3.2cm。结论：右侧枕顶部异常信号影，胶质瘤术后复发可能（图8-12-1）。

2004-5-11 脑FDG代谢显像：右侧顶叶异常葡萄糖代谢增高病灶，符合胶质瘤术后复发表现（图8-12-2，红色十字交叉）；右侧额顶枕叶大片葡萄糖代谢减低区，考虑为术后及放疗后改变（图8-12-3，白色箭头）。

评述：胶质瘤的FDG摄取程度和肿瘤的分化程度及预后有直接关系。该例顶叶的复发灶T/NT（瘤/脑）达到4以上，提示预后不良。

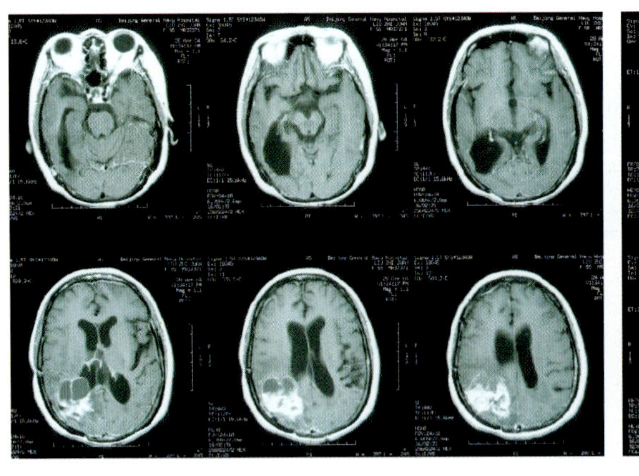
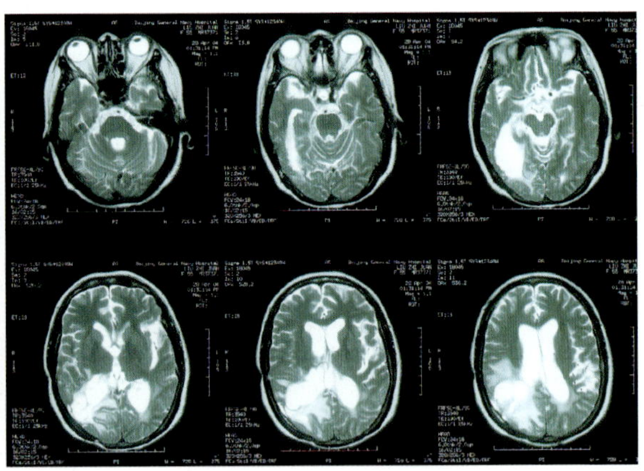

图8-12-1 MR

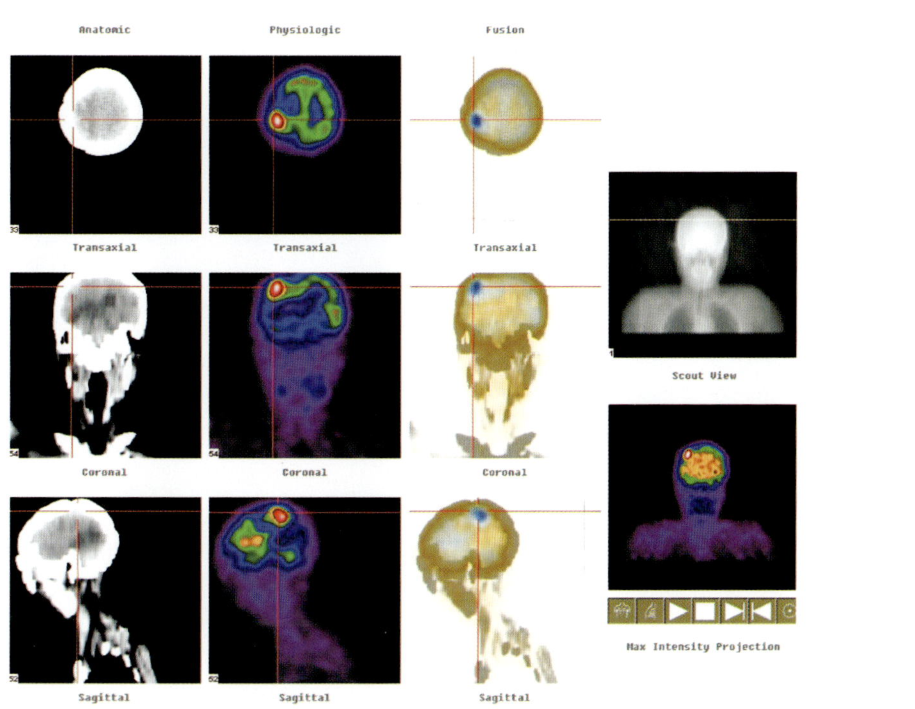

图 8－12－2　FDG/CT 脑融合图像

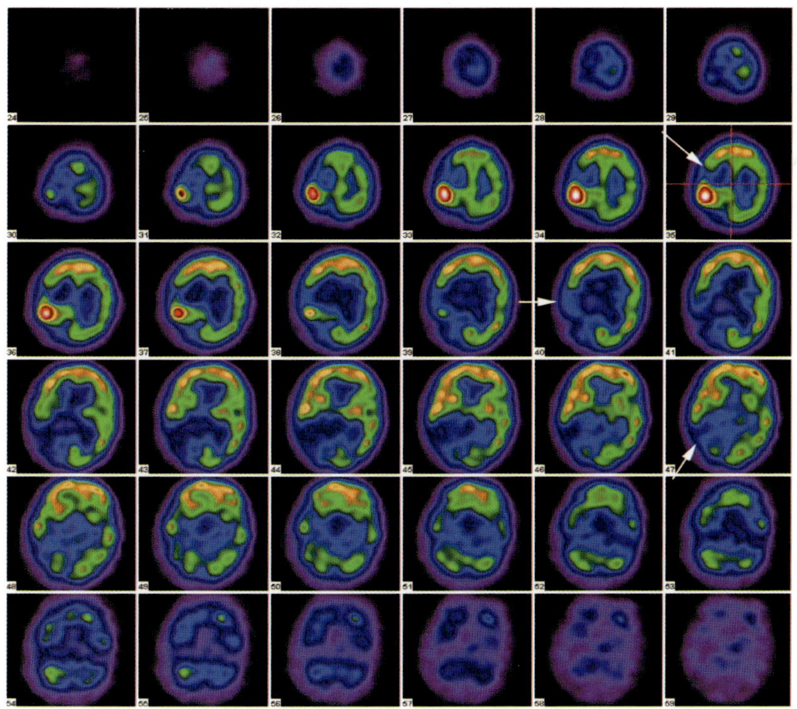

图 8－12－3　FDG 脑代谢横断面图像

（赵文锐）

第 9 章

^{99m}Tc-MDP 骨显像与图像融合

^{99m}Tc－MDP骨显像以探测成骨病变的高灵敏度、全身骨显像的能力、无绝对禁忌证、相对低的辐射剂量和较低的价格成为核医学诊断检查的优势项目之一。在综合医院中，骨显像约占影像核医学检查人次的1/3～1/2。骨显像优点明显，缺点也比较突出。同病异像、异病同像（也就是说特异性差）和对溶骨性病变探测能力差等缺点部分地影响了骨显像在临床上的应用。应用多体位局部骨显像和断层骨显像可以提高骨病灶的检出及鉴别部分良恶性病变。而骨显像和CT融合骨显像的应用不仅可以鉴别良恶性病变，还可以确定骨良恶性病变的种类，发现平面骨显像易忽略的小的溶骨性病变。这就大大地降低了骨显像的假阳性率和假阴性率，提高了骨显像的特异性。

一、融合骨显像分类

融合骨显像可分为三种：一是利用临床分别得到的SPECT骨显像、X线片、CT和MR片，以及解剖学、放射学知识，通过视觉在脑海中融合、定位，也可称为“想像”融合。这种融合方法简便易得，受限制因素少，但严格地说这仅仅是广泛采用的读片方式，其结果依赖于读片者的临床知识和经验，有相当大的主观性。二是利用不同来源的SPECT骨显像、CT、MR图像，通过电脑融合软件的配准和对位得到比较接近真实情况的融合图像，称为异机融合。这种融合要求显像设备有DICOM接口或PACS系统，以及相应的图像融合软件，图像处理程序繁琐、耗时，容易受操作者人为因素的影响。三是利用SPECT/CT一体机同时得到的骨功能断层图和解剖断层图，通过电脑融合软件，得到融合图像，称为同机融合。这种医学图像融合技术具有受外界因素影响小，对位和配准的准确性较高，以及融合结果更加接近真实情况等优点，因此得到广泛的应用和普及。

SPECT/CT一体机所配置的CT原定目标是改善核医学图像的解剖定位和做核医学图像的衰减校正。现已发现，利用SPECT/CT完成骨显像，可通过一次检查同时获得骨功能断层图像和解剖断层图像，不仅能达到通过图像融合，使核医学所发现的病变有更精确的解剖定位，而且骨CT图也能提供部分病变的诊断信息，明显地降低了对骨转移诊断的假阳性率和假阴性率，提高了对骨良恶性病变诊断的准确率。同机CT能够诊断骨病变的依据是：①SPECT/CT一体机中的低分辨率CT好于第二代CT；②骨的皮质、髓质密度差别大，一体机中的低分辨率CT能够区分二者。

早期的SPECT/CT一体机中的低分辨率CT对软组织和脑的分辨较差，另外，由于扫描时间长对移动的脏器病灶的检出有明显影响。最近市场上出现了SPECT和多排螺旋CT（诊断CT）的组合。

二、融合骨显像的适应证

同机融合骨显像是在全身、平面骨显像之后进行，主要针对骨显像发现的可疑病灶进行鉴别诊断，其适应证是：①脊柱少量或单个“热区”的鉴别诊断；②可疑“冷区”的鉴别诊断；③肋骨血行转移与局部侵犯的鉴别诊断；④“超级扫描”的鉴别诊断；⑤骨外“热区”的定位；⑥骨转移类型的区分；⑦结合三相骨显像，鉴别原发骨肿瘤。

融合骨显像的主要临床价值有两个方面：一是定位，包括热区定位、冷区定位和骨外热区的定位；二是鉴别病灶的性质，即利用一体机中的CT得到的密度图、SPECT得到的骨断层图和临床知识对病灶性质进行分析、鉴别。

三、融合骨显像的方法学

融合骨显像的读片方法：先读骨断层图，再读 CT 图，最后读骨融合图。分析判断读图信息，得出诊断印象。有时诊断印象不是惟一的，须将病灶性质按可能性大小排列给临床医生。

融合骨显像和断层骨显像一样，适用于结构复杂的骨。骨断层图因提高了图像的分辨率，改善了图像的对比度，提供了三维定位，所以可获得平面图无法显示的诊断信息。骨断层图像的功能信息与 CT 图像的解剖信息的融合能够进一步提高骨显像的诊断效能。融合骨显像适用于脊柱、骶髂关节、颅骨、面骨、髋部和膝部等多部位骨病变，而腰骶部是应用融合骨显像最多的部位。颞下颌关节显像常用于检查颞下颌关节紊乱的儿童关节发育情况。

CT 扫描是骨关节疾病常用的检查方法，经常作为诊断骨转移的检查手段。CT 扫描可避免骨质重叠及肠气的影响，区分病灶位于髓质或皮质，可明确显示病灶的位置和有无骨质破坏。CT 是融合骨显像一个重要组成部分。

（一）脊柱少量或单个“热区”的鉴别诊断

在骨显像诊断中，单个或少量（少于或等于 3 个）“热区”的诊断及鉴别诊断最难。位于肋骨、四肢骨等结构相对简单的骨，可根据热区的形态、位置、放射性强度以及排列方式判断病灶的性质。诊断位于脊柱、骶髂关节和髋部等结构复杂的骨，“热区”的形态、位置、放射性强度以及排列方式等方面提供的信息还不够，主要是仅有骨显像提供的位置信息不够准确。CT 图可以准确的提供病灶的部位，并且还可以证实是否有溶骨性病变。病变性质与病灶的部位有关。当病变累及椎弓根或椎体和椎弓根，常提示为骨转移；若病变只累及椎小关节或椎体皮质时，则考虑为良性病变。融合骨显像对病灶的解剖定位非常有价值：它可以清楚地分辨出椎弓根和椎小关节。虽然融合骨显像对单个椎体的压缩性骨折鉴别效果不好，但是利用 CT 诊断其他椎体是否有骨质疏松，可以间接的判断此椎体是否有由椎体骨质疏松所致的可能性。

（二）可疑“冷区”的鉴别诊断

对产生纯溶骨性转移（骨转移灶主要为溶骨性病灶）的肿瘤，如肾癌、子宫癌、Ewing 氏肉瘤、肾上腺癌、Wilm 氏瘤、恶性嗜铬细胞瘤、肝癌、皮肤鳞状细胞癌和头颈部鳞状细胞癌等要特别注意有无“冷区”；对多发性骨髓瘤要格外关照；骨某些部位（如胸骨剑突处和 L_5/S_1 处）的生理变异可以表现为放射性减低或缺损，一定要做融合骨显像加以鉴别。

（三）肋骨血行转移与局部侵犯的鉴别诊断

借助于 CT，融合骨显像可得到受累及肋骨周围软组织的图像，从而判断是肋骨血行转移还是局部侵犯。区分两者，对临床的诊断、治疗很有帮助。

（四）“超级扫描”的鉴别诊断

一些恶性肿瘤，如前列腺癌、乳腺癌和胃癌等，在其他器官系统被累及之前有先播散到骨的倾向，由于广泛的骨转移引起高度的成骨性反应，弥漫且相当均匀地累及全身骨骼，易误认为是正常图像，称之为超级影像（Superscan）。在这种情况下，有一些线索可提示骨转移的诊断，包括骨与软组织本底的高对比度，肾不显影或呈淡影，中轴骨对四肢骨放射性摄取比值增加。为了避免误诊，可结合至少一个部位的 X 线检查判断。此时应用融合骨显像，一举两得。

（五）骨外“热区”的定位

许多常见的软组织肿瘤在原发病灶处和软组织转移处表现为有不同程度的对亲骨性示踪剂的摄取。最常见的显影的肿瘤除乳腺癌外，还有肺癌、结肠肝转移灶、黑色素瘤和成神经细胞瘤。此时应用融合骨显像，增加了定位的准确性。另外，一些良性的软组织钙化，如转移性钙盐沉积症和髋关节钙化，融合骨显像也有帮助。

（六）骨转移灶类型的区分

仅凭骨显像不能完全确定转移灶是成骨性、溶骨性还是混合性，CT 能做到这种鉴别。因此融合骨显像可以区分骨转移灶的类型。对不明原发肿瘤，可以推断原发肿瘤的大致范围。以往的知识表明：产生在以成骨性变化为主的恶性肿瘤有前列腺癌、成神经管细胞瘤、甲状腺髓样癌和支气管类癌瘤等；产生溶骨性反应和成骨性变化同时存在（即混合性）的恶性肿瘤有肺癌、乳腺癌、结肠直肠癌、胃癌、胰腺癌和鼻咽癌等。产生纯溶骨性转移肿瘤的有肾癌、甲状腺癌、子宫癌、Ewing 氏肉瘤、肾上腺癌、Wilm 氏瘤、恶性嗜铬细胞瘤、肝癌、皮肤鳞状细胞癌和头颈部鳞状细胞癌等。

（七）结合三相骨显像鉴别原发骨肿瘤

三相骨显像可以提示该区域的血流、血液量，病灶的大小、位置、范围和成骨活性；CT 对确定骨肿瘤的组织学类型、肿瘤骨与软组织的界限范围、确定肿瘤与较大神经血管结构和邻近关节的关系是有价值的。融合骨显像的价值不仅是这两种影像学价值的相加，还能起到一加一大于二的作用。

四、病例

病例 1，耻骨骨软骨炎（北京医院提供）

女，29 岁，经产妇。会阴部疼痛 1 个月，加重 2 周；X 光片显示局部骨质不完整，临床要求除外骨转移瘤所致。

骨显像：耻骨联合处放射性增高（图 9－1－1：前后位，图 9－1－2：耻骨下方位）；全身其余骨结构未见异常放射性分布。

X 线平片：示耻骨联合两侧骨密度增高（图 9－1－3）。

CT：示耻骨下端虫蚀样骨破坏（图 9－1－4）。

通过“想象融合”，耻骨联合处放射性增高区，双侧耻骨软骨炎所致可能性大。

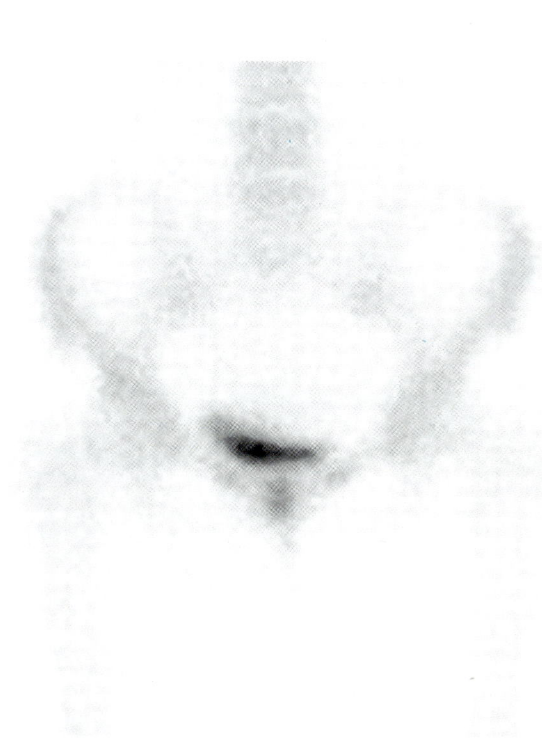

图 9－1－1　骨显像（前后位）

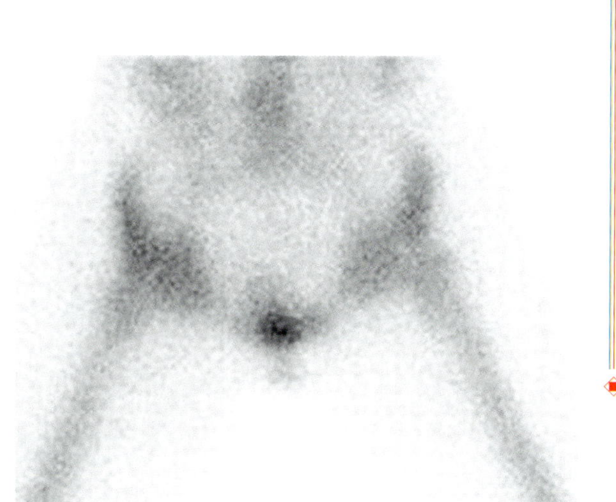

图 9－1－2　骨显像（耻骨下方位）

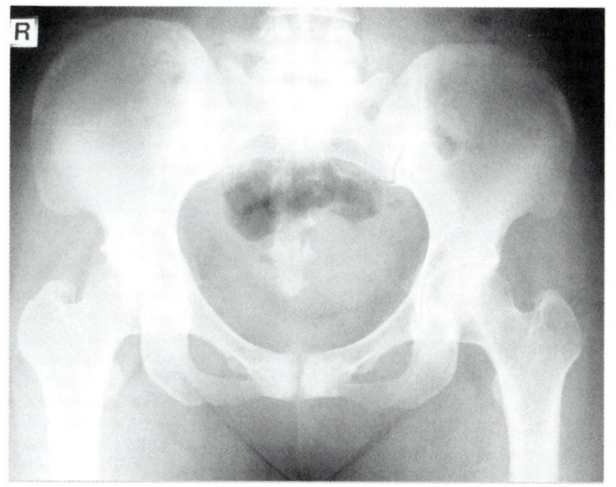

图 9－1－3　X 光片（前后位）

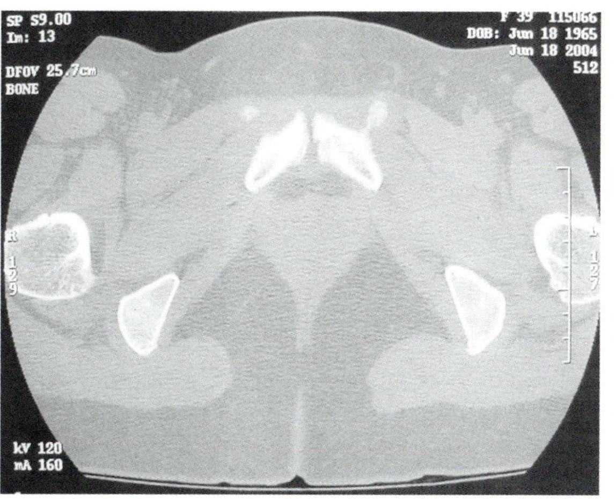

图 9－1－4　耻骨联合处 CT

病例2，乳腺癌术后，排除骨转移（北京医院提供）

女，46岁。双侧乳腺癌（中、低分化浸润性导管癌，$T_2N_1M_0$）术后3年，腰痛1个月。

^{99m}Tc－MDP SPECT/CT 骨显像：后位相示 L_3 右侧见一局灶性放射性增高区（图9－2－1，红箭头所指）。融合图示放射性增高灶位于 L_3 右侧椎小关节（图9－2－2）。诊断印象：未见骨转移，L_3 右侧椎小关节硬化。

评述：单个放射性增高区的部位对诊断至关重要：病灶位于椎小关节、椎体前侧缘皮质，通常为良性病变；病灶位于椎弓根，通常为恶性病变。

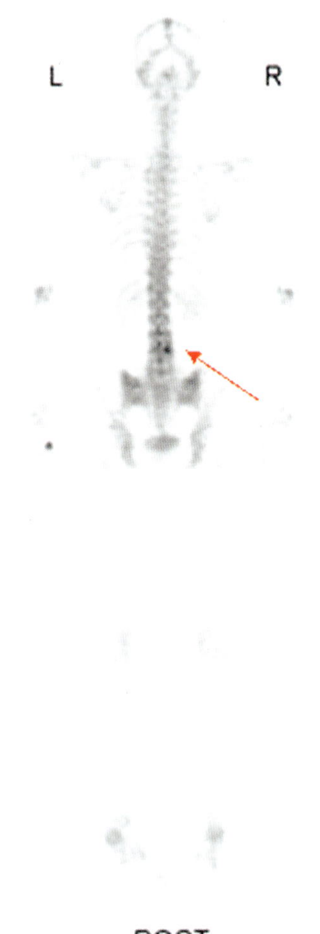

图9－2－1　全身后位相

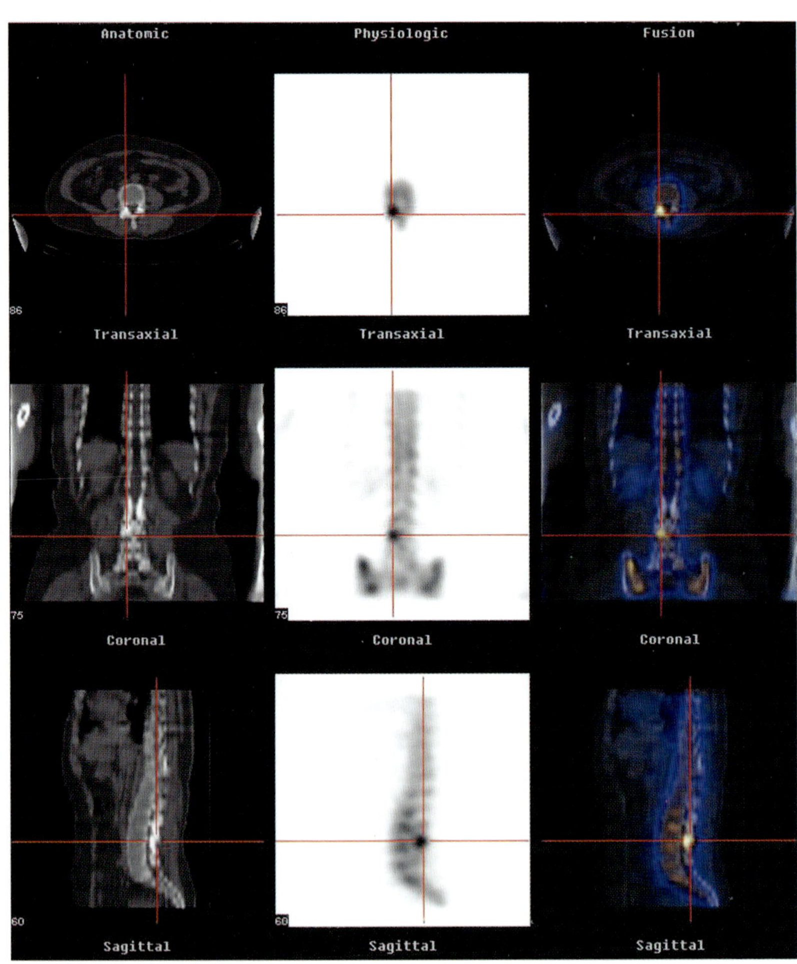

图9－2－2　腰部融合图

左列为CT，中列为骨断层，右列为融合图；上行为横断面，中行为冠状面，下行为矢状面。

病例 3，前列腺癌排除骨转移（北京医院提供）

男，71 岁，前列腺癌电切术后 3 年，PSA 升高 2 个月，腰痛 1 个月。

^{99m}Tc－MDP SPECT/CT 骨显像：全身后位图示 L_4 右侧见一局灶性放射性浓聚区（图 9－3－1 红箭头所指）。融合图示放射性浓聚灶位于 $L_{4、5}$ 椎体缘和 L_4 右侧椎小关节（图 9－3－2）。诊断印象：未见骨转移，L_4 椎体下缘、右侧椎小关节和 L_5 椎体上缘退行性骨关节病。

评述：病灶的放射性强度并不能反映病灶的性质，准确的病灶定位有助于病灶的定性。

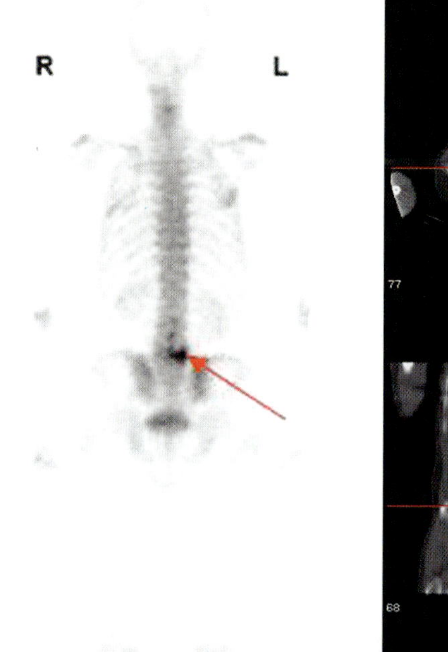

图 9－3－1　全身后位相

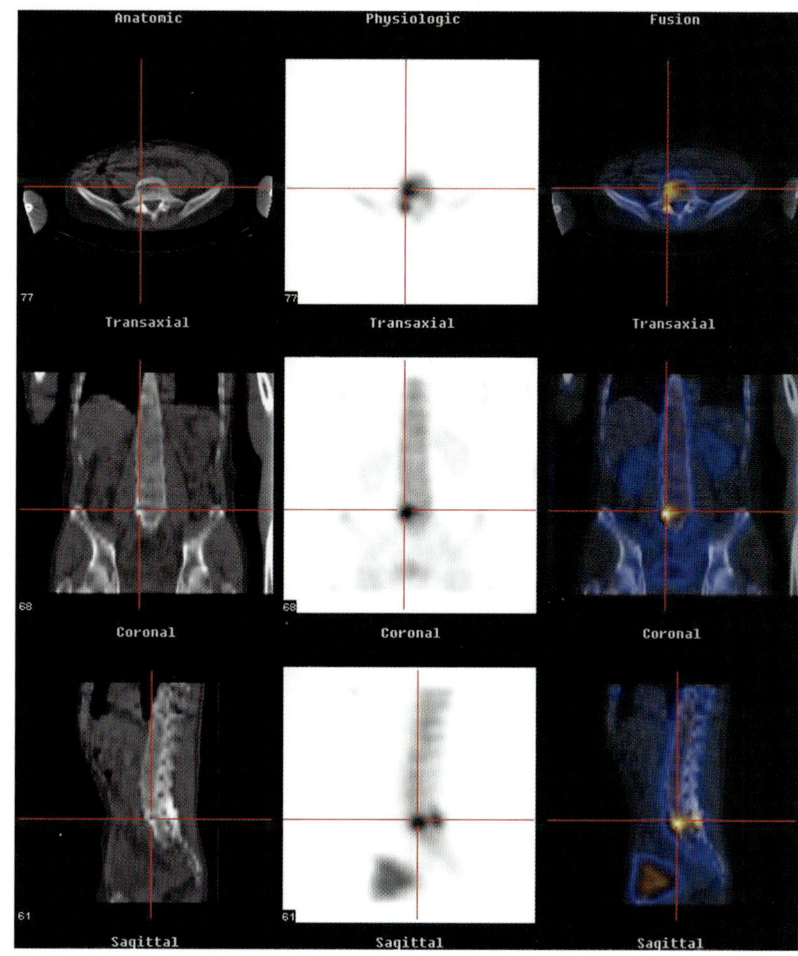

图 9－3－2　腰部融合图

左列为 CT，中列为骨断层，右列为融合图；上行为横断面，中行为冠状面，下行为矢状面。

病例 4，前列腺癌，排除骨转移（北京医院提供）

男，77 岁，前列腺癌内分泌治疗 4 年，贫血待查。

^{99m}Tc - MDP SPECT/CT 骨显像：全身后位图示 T_8 见一局灶性大致横向型放射性浓聚区（图 9 -4 -1 红箭头所指）。融合图示放射性浓聚灶位于 T_8 椎体（图 9 -4 -2）。诊断印象：未见骨转移，T_8 压缩性骨折。

评述：病灶的形态在一定程度上反映病灶的性质，准确的病灶定位有助于病灶的定性。

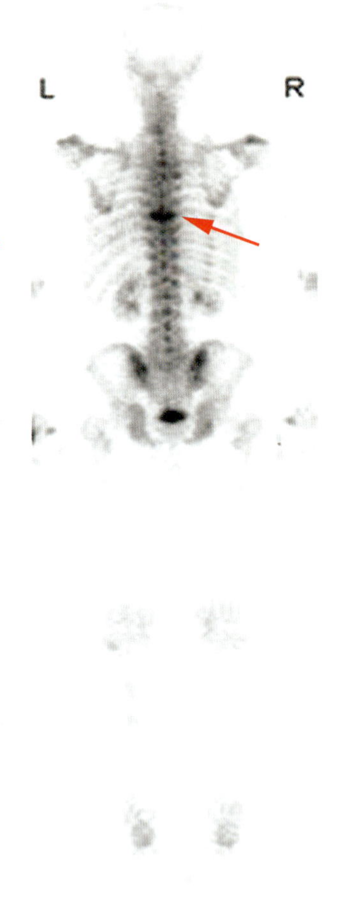

图 9 -4 -1　全身后位相

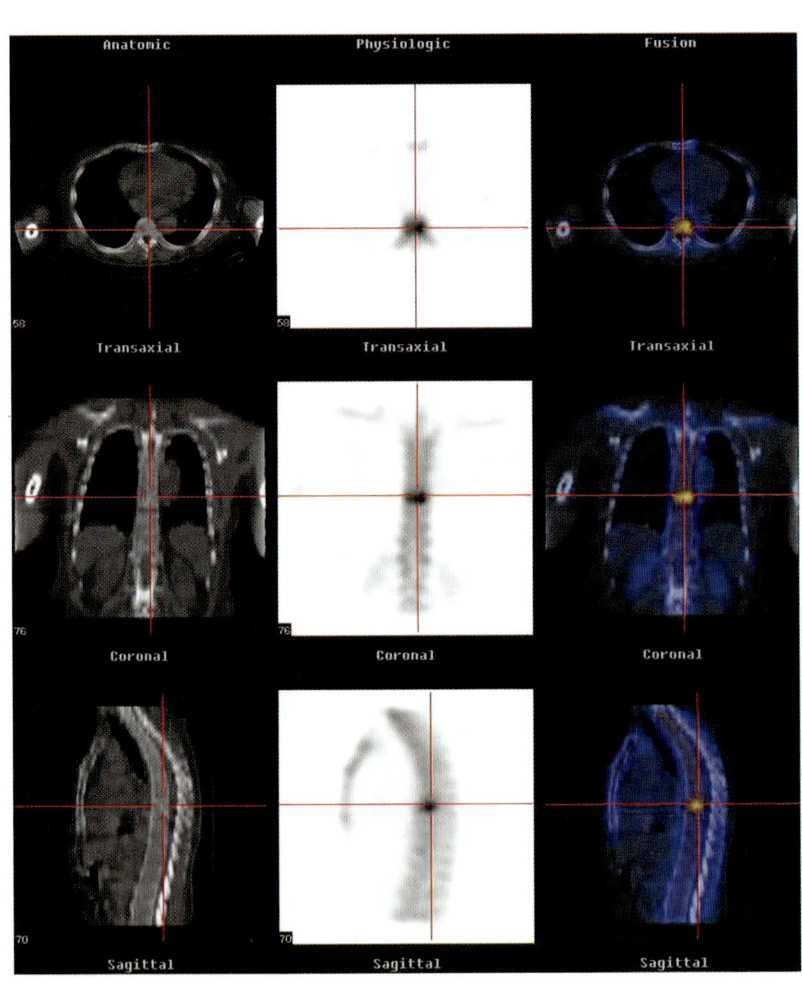

图 9 -4 -2　胸部融合图

左列为 CT，中列为骨断层，右列为融合图；上行为横断面，中行为冠状面，下行为矢状面。

病例5，肺癌骨转移（北京医院提供）

患者女，43岁。查体发现左上肺肿物1个月，后背痛2个月。

^{99m}Tc－MDP SPECT/CT 骨显像：全身后位图见 T_6 放射性浓聚灶。同机 CT 见 T_6 溶骨性骨破坏（图9－5－1、图9－5－2、图9－5－3）。诊断印象：T_6 骨转移。

评述：放射性浓聚、增高灶相应部位的骨密度对鉴别诊断同样重要。溶骨性病变一般为恶性；成骨性病变需要根据病变位置判断病变性质。

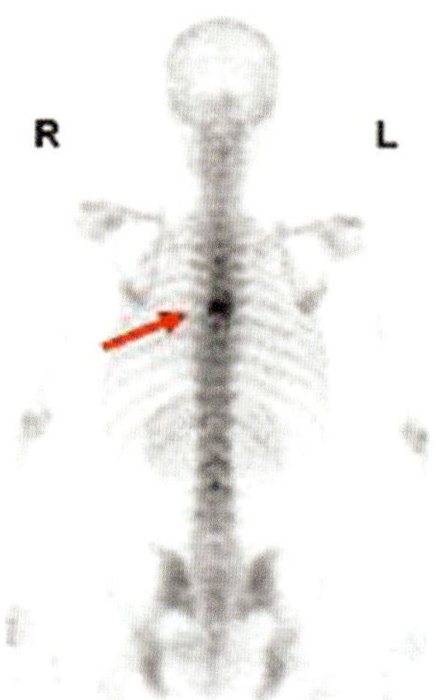

图9－5－1 全身后位图（箭头所指部位为 T_6）

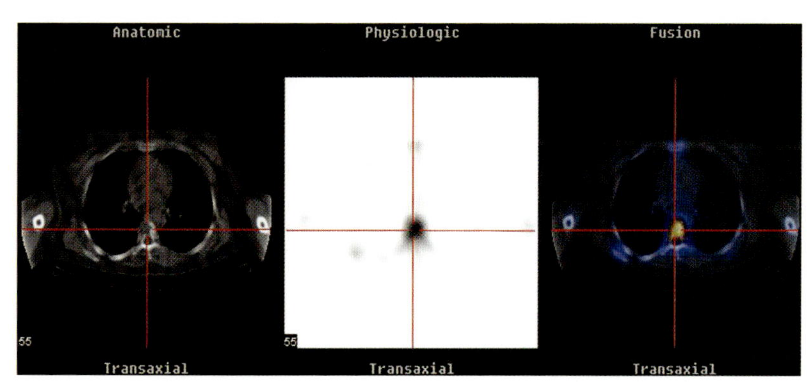

图9－5－2 T_6（红十字所指部位）横断面融合图

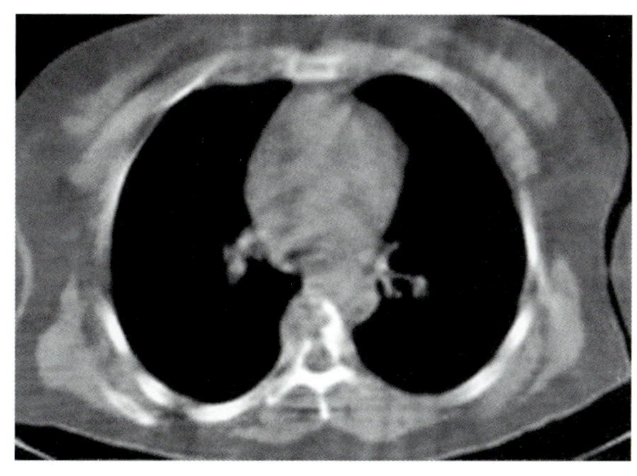

图9－5－3 T_6 同机 CT 横断图

病例6，肺小细胞未分化癌，多发骨病灶（北京医院提供）

男，78岁。发现右侧胸壁肿块1个月，穿刺活检病理为小细胞未分化癌，来源于肺。

^{99m}Tc－MDP SPECT/CT骨显像：全身图像见右后第7、8肋条状（黑箭头）和L_4左侧缘、L_5双侧缘（红箭头）多发放射性增高灶（图9－6－1）；融合图见L_4左侧缘、L_5双侧缘骨质增生（图9－6－2），同机CT横断图见右后第7、8肋邻近肺部肿块，肋骨溶骨破坏（图9－6－3）。诊断印象：右后第7、8肋局部骨累及，L_4、L_5退行性骨关节病。

评述：多发性骨病灶不能一概而论，要逐个分析。

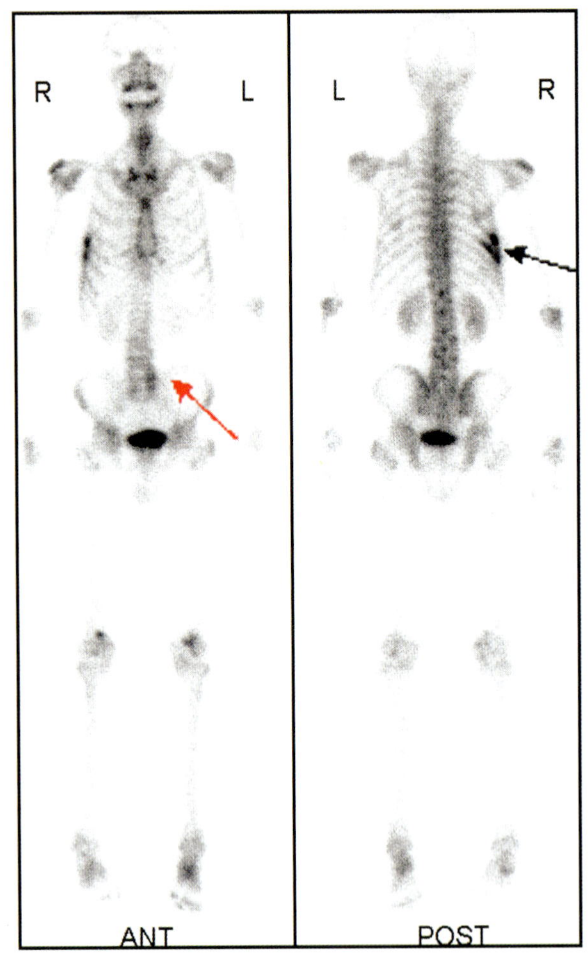

图9－6－1 全身骨显像

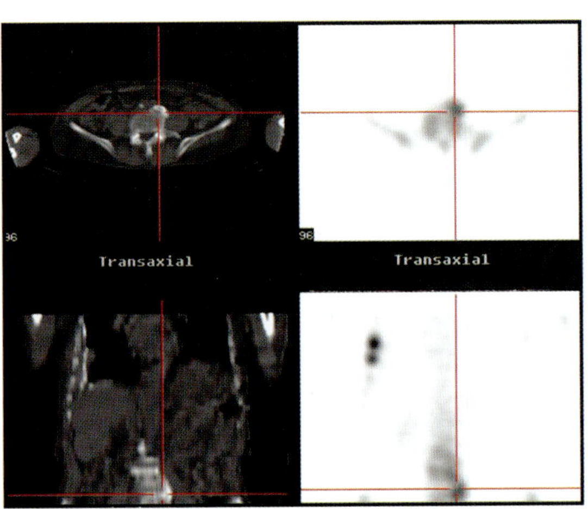

图9－6－2 $L_{4,5}$椎间隙（红十字所指部位）融合图

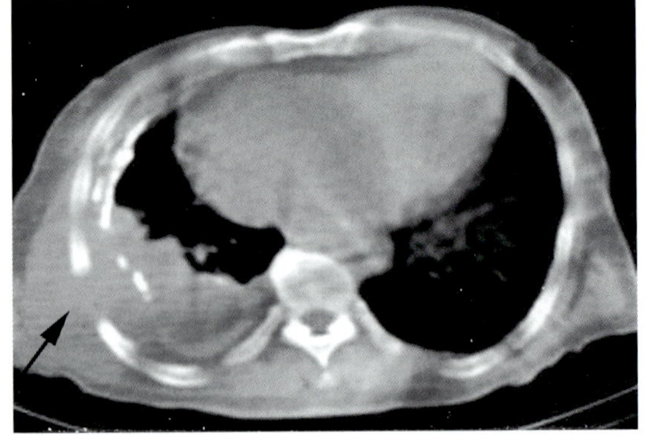

图9－6－3 右后第7、8肋（黑箭头所指部位）同机CT横断图

病例 7，前列腺癌骨转移（北京医院提供）

男，69 岁，因糖尿病入院，入院查体发现贫血，血糖调整至适当水平后诉全身骨痛。

^{99m}Tc－MDP SPECT/CT 骨显像：全身图像可疑为“超级扫描”（图 9－7－1、图 9－7－2），同机 CT 见多发椎体皮质、髓质影像模糊，呈高密度改变，部分锥体有溶骨性改变（图 9－7－3）。诊断印象：全身广泛骨转移，建议查前列腺。后病理证实为前列腺癌。

评述：超级骨显像的鉴别诊断受多种因素影响，应用同机 CT，可以获得骨骼结构和密度的信息，有助于及早确诊。

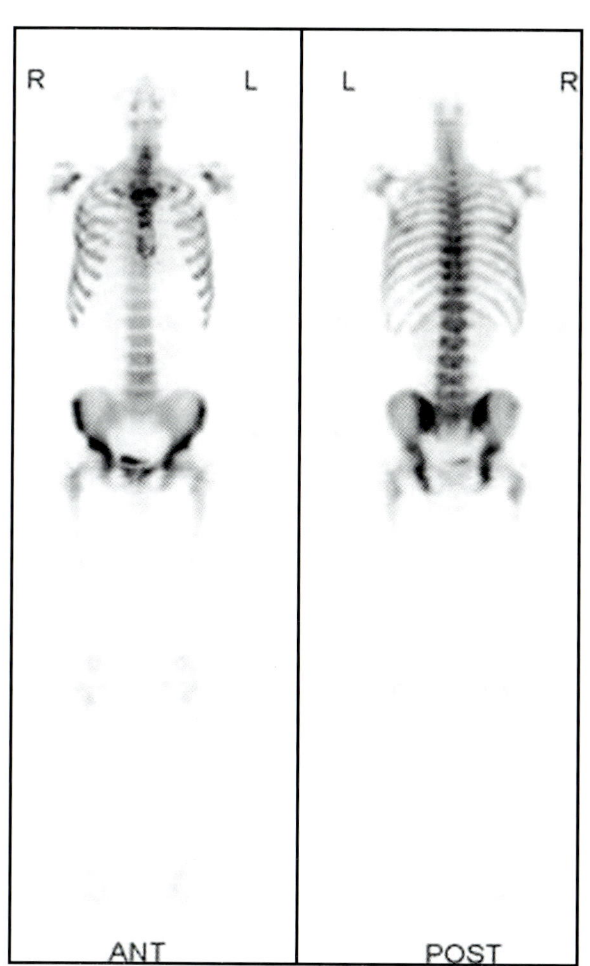

图 9－7－1　全身骨显像

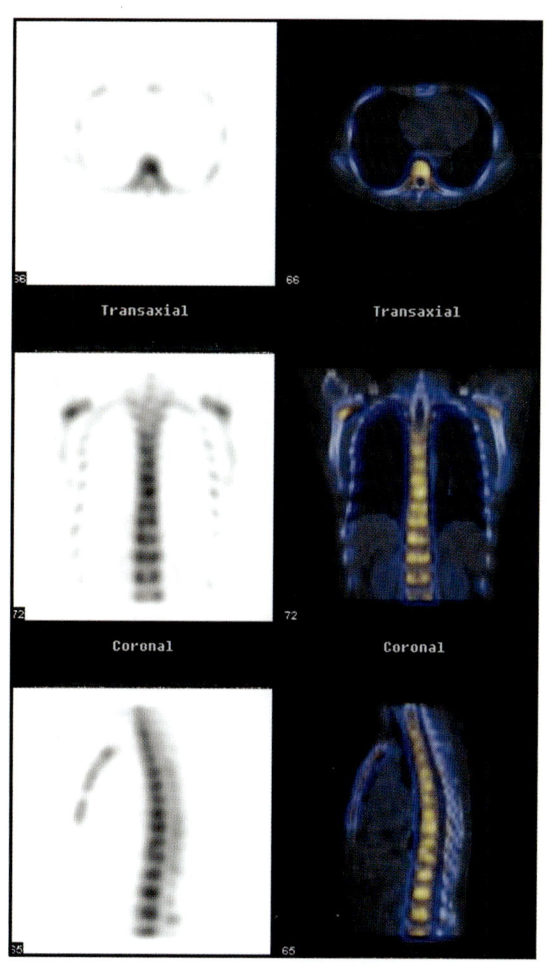

图 9－7－2　胸部融合图

左列为骨断层，右列为融合图；上行为横断面，中行为冠状面，下行为矢状面。

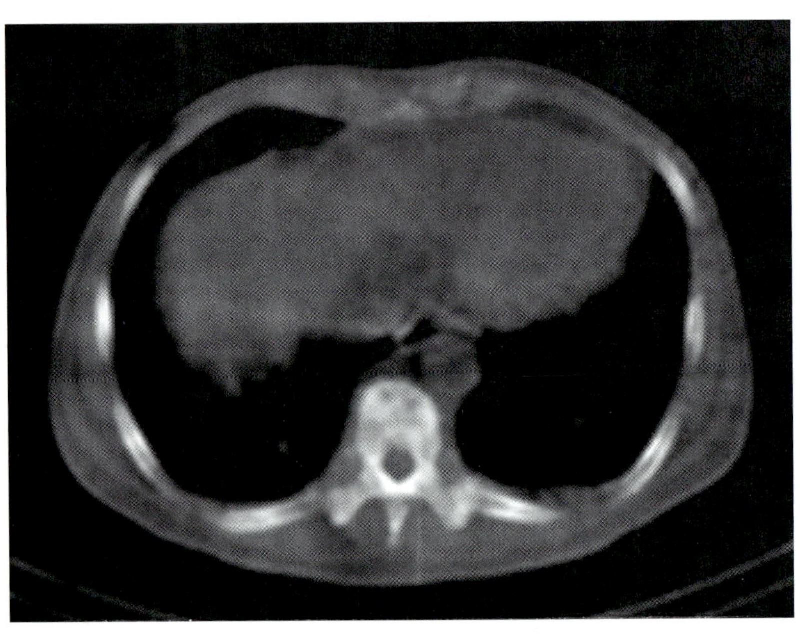

图 9-7-3 胸椎同机 CT 横断图

病例 8，Paget 病，又称变〈畸〉形性骨炎（天津医科大学总医院提供）

男，73 岁，听力下降 6 年，视力减退 3 个月。

外院诊断为“神经性耳聋”，服药治疗无效。6 个月前外院头部 MRI：颅骨板障明显增厚，板障内异常信号，考虑畸形性骨炎可能性大。

查体：头颅不对称，右侧畸形肿大。粗测听力和视力下降。脊柱四肢无畸形，各椎体无压痛，各关节无红肿及功能障碍。

生化：血钙 2.39mmol/L（2.15～2.55mmol/L），磷 1.20mmol/L（0.8～1.6mmol/L），碱性磷酸酶 879U/L ↑（39～117U/L）。降钙素 33.93pg/ml（<100U/L）。尿本周氏蛋白：阴性。

X 线平片：胸腰椎退行性病变，脊椎、骨盆、双胫骨骨质疏松。（颅骨平片未做）。

为进一步确诊行全身骨显像检查，结果显示：脑颅骨及面颅骨（除下颌骨）示踪剂分布明显异常浓集，提示该部位摄取核素能力明显增强；右侧髋臼亦可见异常异常示踪剂分布浓集区（图 9-8）。印象：颅骨及右侧髋臼异常示踪剂浓集，符合 Paget 病表现。

患者经二磷酸盐（帕米磷酸钠）治疗 1 个月后复查血钙 2.63mmol/L，磷 0.61mmol/L，碱性磷酸酶 539U/L。

评述：Paget 病是一种原因不明的慢性进行性骨病，导致骨吸收和骨生成增加。有人在活检标本的破骨细胞里发现了病毒；因此认为与病毒感染有关。X 线表现分两类：以骨破坏为主的海绵型和以修复为主的硬化型。MDP 骨显像的特征是病变部位摄取显像剂明显增高，而且示踪剂分布均匀。病变部位一般保留正常骨骼的形态或略为增大，正常与病变骨骼的边界清楚。好发部位以骨盆最常见，其次分别为脊柱、颅骨、股骨、肩胛骨、胫骨和肱骨。

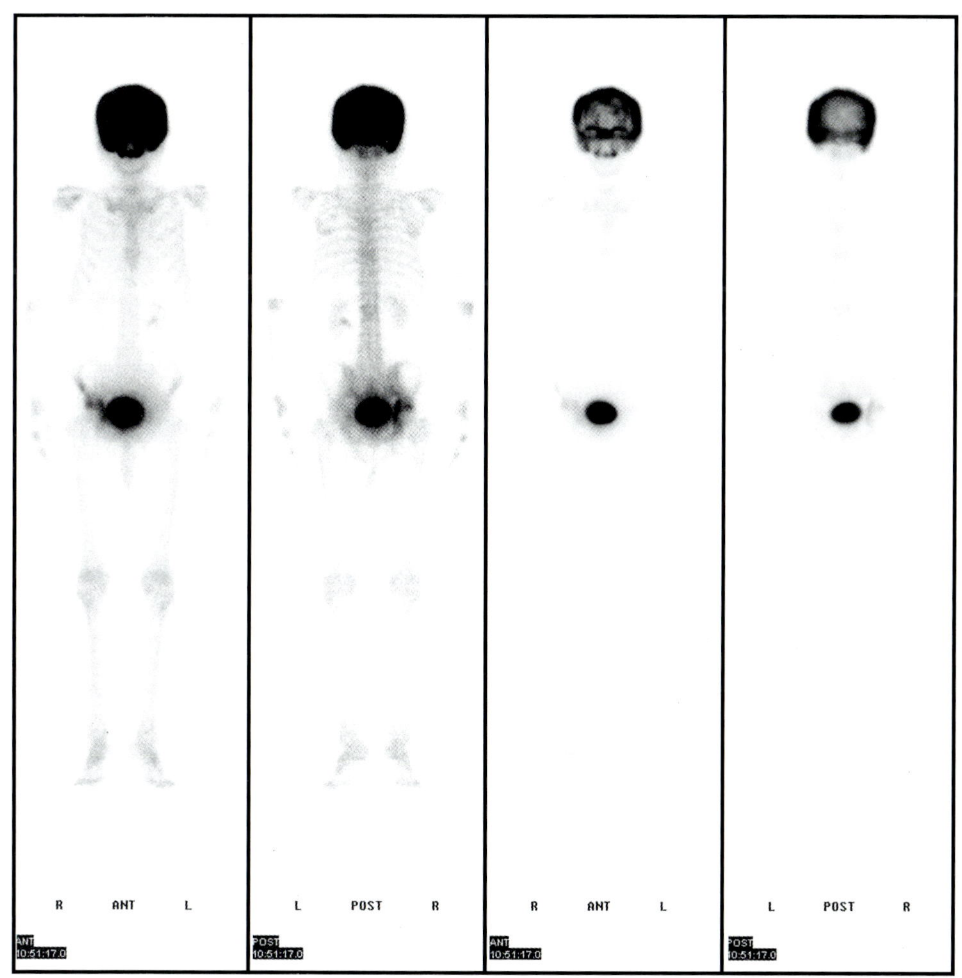

图 9 –8 MDP 全身骨显像

病例9，范可尼综合征（Fanconi syndrome，天津医科大学总医院提供）

男，55岁，骨关节疼痛7年，加重2年。患者7年前出现运动后足跟痛；5年前出现双膝关节疼痛；4年前出现腰部及髋关节剧烈疼痛，双下肢活动受限，行走困难；3年前行左髋关节置换术，术后无明显改善，并逐渐出现全身关节疼痛，不伴有关节红、肿、热，无关节变形，无发热及肌肉疼痛。患者既往糖尿病史3年。

生化：血钙2.26mmol/L（2.15～2.55mmol/L），磷0.54mmol/L↓（0.8～1.6mmol/L），钾3.0mmol/L↓（3.6～5.5mmol/L）。甲状旁腺素11.2pmol/L↑（0.1～5.6pmol/L）。24h尿钙正常，尿磷、尿钾升高，尿门冬氨酸、谷氨酸、甘氨酸、胱氨酸、酪氨酸、苯丙氨酸及脯氨酸等多种氨基酸水平均明显高于正常，尿糖及尿蛋白均为阳性。

X－Ray检查：两侧肋骨、腰椎及骨盆骨密度普遍减低，骨小梁显示模糊。两侧多根肋骨骨质不连续，部分断端周围见骨痂形成。L_1、L_2、L_4、L_5椎体高度变矮，椎体上缘显示凹陷，椎间隙增宽。右股骨颈、颈干角明显减小。结合临床提示肾性骨病。

临床医师考虑范可尼综合征的诊断。

^{99m}Tc－MDP全身骨平面及断层显像，结果显示：双侧肩、肘、腕、髋、膝、踝等关节及第$L_{1\sim5}$腰椎均可见异常示踪剂分布浓集区，双侧多处肋椎关节、多处肋骨、肋骨与肋软骨结合处及胸锁关节可见多发异常示踪剂分布浓集点，部分呈串珠状排列。四肢长骨骨皮质显像清晰，呈现“双轨征”，提示骨代谢明显增强（图9－9－1）。左侧股骨近端可见异常示踪剂分布缺损区，其边缘可见异常示踪剂浓集，结合病史考虑为人工假体所致；右侧股骨头、颈部可见异常示踪剂浓集。断层及CT融合图像显示，双侧多处肋骨示踪剂浓集部位可见骨密度不均匀增高，腰椎椎体骨皮质变薄（图9－9－2、9－9－3）。印象诊断：全身骨多发性异常示踪剂浓集区，骨代谢异常增强，呈代谢性骨病图像，结合临床考虑符合范可尼综合征图像。

患者经补充中性磷酸盐溶液、钙剂、维生素D和枸橼酸盐合剂，并经对症治疗后，病情缓解出院。

评述：范可尼综合征（Fanconi syndrome，FS）是以肾近曲小管功能受损为主要特征的内科疾病，主要表现为肾近曲小管对钠、钾、钙、磷、葡萄糖、氨基酸、碳酸氢盐及低分子蛋白（分子量<50 000）的重吸收障碍，因此上述物质经尿排出量明显增加。由于肾小管受损程度不同，患者临床表现各异，其中佝偻病或骨软化症是范可尼综合征的重要表现。本例患者的骨显像特点为：①病变为全身性、多发性异常示踪剂分布浓集区（点），且呈双侧对称性分布；②示踪剂浓集部位以腰椎、肋骨及骨盆等部位更为明显，可见“串珠肋”表现；③双侧肩、肘、腕、髋、膝、踝等大关节均受累，双下肢长骨骨皮质显像清晰，提示全身骨代谢明显增强，故符合范可尼综合征的诊断。

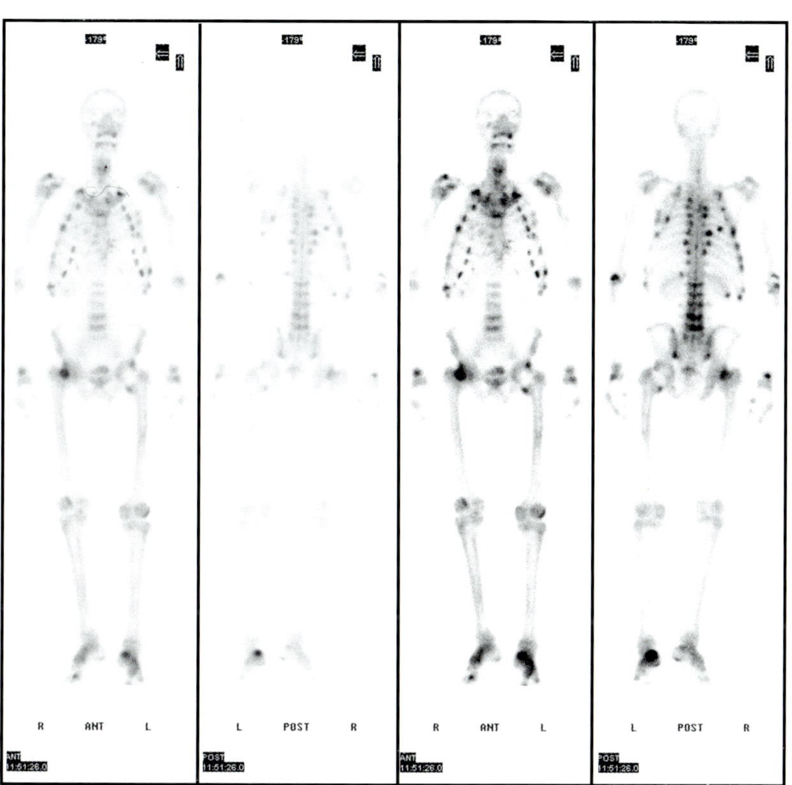

图 9－9－1 全身骨显像

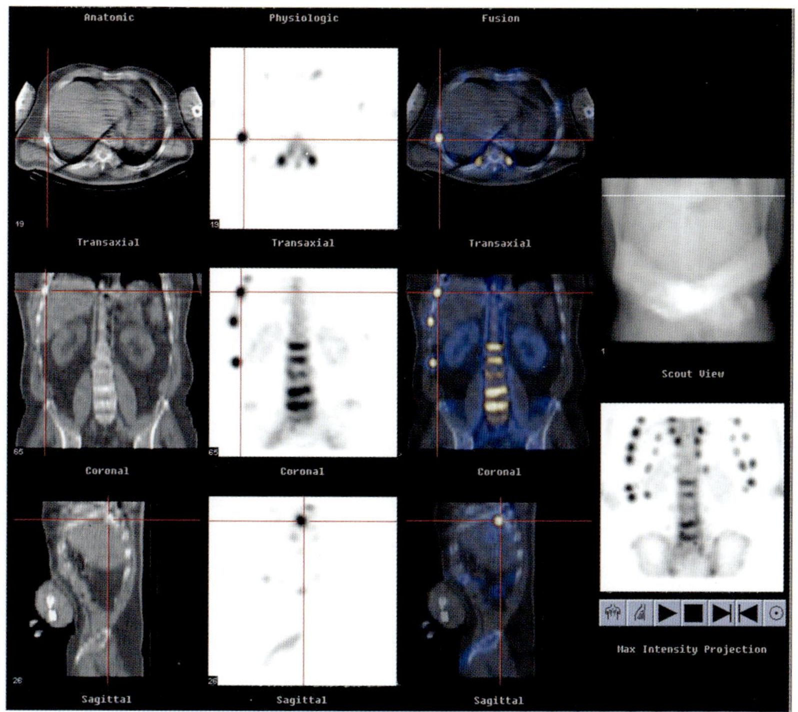

图 9－9－2 胸部 MDP/CT 融合图像

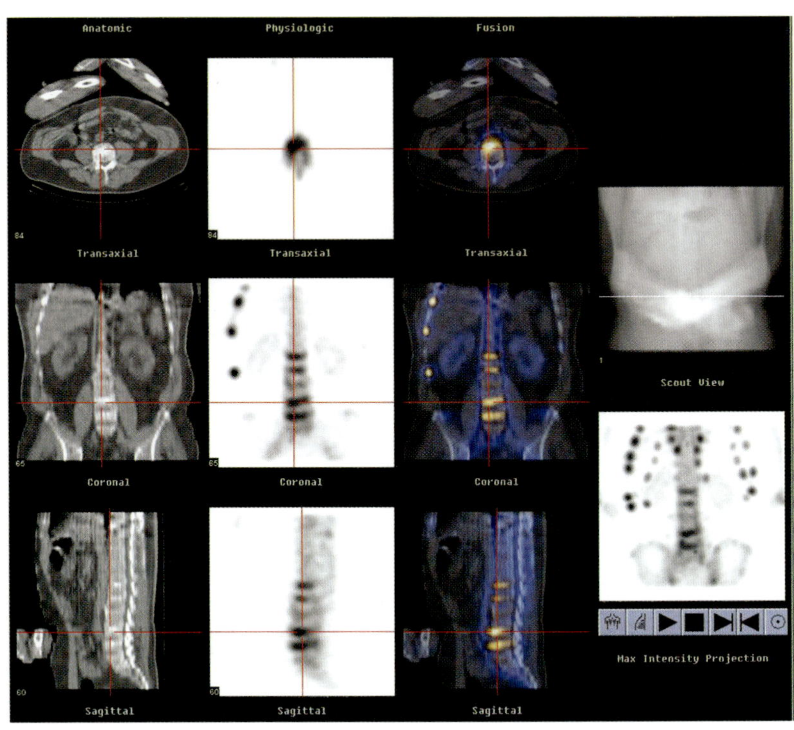

图 9-9-3 腰部 MDP/CT 融合图像

病例 10，骨巨细胞瘤（北大三院提供）

男，26 岁。因“右颈背部不适伴双上肢麻木半年，双下肢无力 20 余天”入院，查体：C_6 ~ T_2 椎体棘突旁压痛（+）。前臂针刺觉减退。躯干自胸骨角向下双下肢针刺觉减弱。为明确诊断行 ^{18}F – FDG 肿瘤代谢显像。

检查前夜服甘露醇 250ml。静脉注射 10mCi 的 ^{18}F – FDG 约 60min 后行 1 床位肿瘤断层显像。于各个轴相及各个层面图像上，可见各部位显影清晰，于约 T_1 部位可见明显异常放射性浓聚灶，且与气管后壁紧密相邻，大小约 3.2cm × 4.2cm × 5.2cm（图 9 – 10）。印象：T_1 部位恶性病变可能性大。

病理诊断：T_1 椎体骨巨细胞瘤。

评述：骨巨细胞瘤是一种具有侵袭性的低度恶性骨肿瘤，可能来源于非成骨性结缔组织或未分化的结缔组织细胞，肿瘤的主要成分是多核巨细胞和单核基质细胞。电镜下这些细胞的胞浆内有大量的线粒体，说明其能量代谢十分旺盛、生长活跃，这可能是摄取 FDG 的基础。

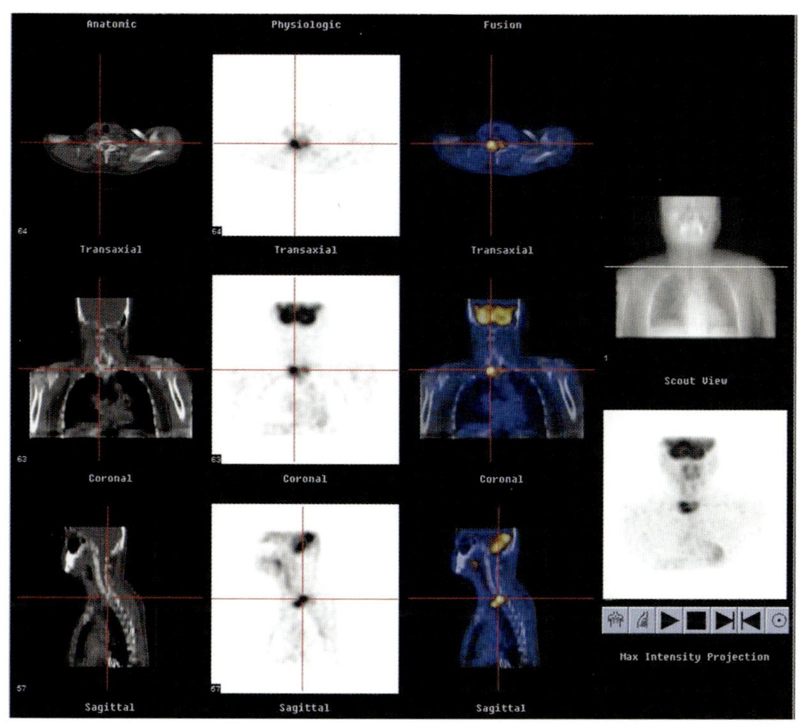

图 9-10 颈胸部 FDG/CT 融合图像

病例 11，骨纤维异常增殖症（fibrous dysplasia，天津医科大学总医院提供）

男，46 岁，因“颈椎病”来院复查。

颈椎 X-Ray 片：左锁骨上区软组织密度增高，左侧第 1、2 肋骨及锁骨密度增高，骨小梁显示不清。

颈部 B 超：左锁骨上窝及颈动脉旁多发淋巴结肿大。

既往无肿瘤病史。临床医师考虑可疑锁骨上淋巴结及骨转移性病变，为明确诊断申请行全身骨显像检查。

^{99m}Tc-MDP 全身骨平面及胸部骨断层显像，结果显示：胸骨、左侧锁骨、左侧第 1～5 肋骨呈不均匀性异常示踪剂浓集，以胸骨、左侧锁骨及第 5 肋更为明显（图 9-11-1）。其余部位未见明显异常示踪剂分布浓集区或缺损区。断层及 CT 融合图像可见，上述示踪剂浓集部位骨质密度不均匀增高，同时伴有骨骼膨胀性改变，部分骨质密度增高影中可见囊状透亮区（图 9-11-2、图 9-11-3、图 9-11-4）。印象诊断：胸骨、左侧锁骨及左侧第 1～5 肋骨异常示踪剂浓集，考虑良性骨病可能性大，建议进一步检查。

胸部 X-Ray 检查显示：左侧锁骨、左侧 1～5 肋骨横径加宽，骨皮质变薄，骨小梁模糊，可见毛玻璃样透亮区与骨密度增高区。考虑骨纤维异常增殖症。

评述：骨纤维异常增殖症（fibrous dysplasia）是一种病因不明，以骨小梁被纤维组织逐渐取代为特点的自限性良性骨纤维组织疾病。好发部位为颅面骨、股骨、胫骨，其次为骨盆、腓骨、肱骨、桡骨和尺骨等，可累及单一骨骼或多处骨骼。临床表现为缓慢进行性局部肿块，由于肿块压迫邻近器官组织，从而出现不同临床症状。本病一般结合病史、病变部位、体征及影像学检查即可确诊。核素骨显像上出现单一骨骼或多骨多发性以局限于一侧肢体骨骼为主的明显的放射性浓聚，且异常浓聚区与受累长骨横径一致，为本病的典型表现。X - Ray 片与核素骨显像对本病的诊断均很有价值，骨显像在确定病变范围上比 X - Ray 片更为准确。本例患者的骨显像特点为：①病变骨骼彼此邻近，缺乏典型骨转移性病变散在无规律分布的特点；②病变只限于一侧肢体，范围不超过中线；③相邻多根肋骨出现病变，在单一肋骨上又表现为多处病变；④病变骨骼呈膨胀性生长，浓集影与受累骨横径一致，骨皮质连续性好；⑤病变处无骨痛。根据以上特点即可排除骨转移性病变的诊断。

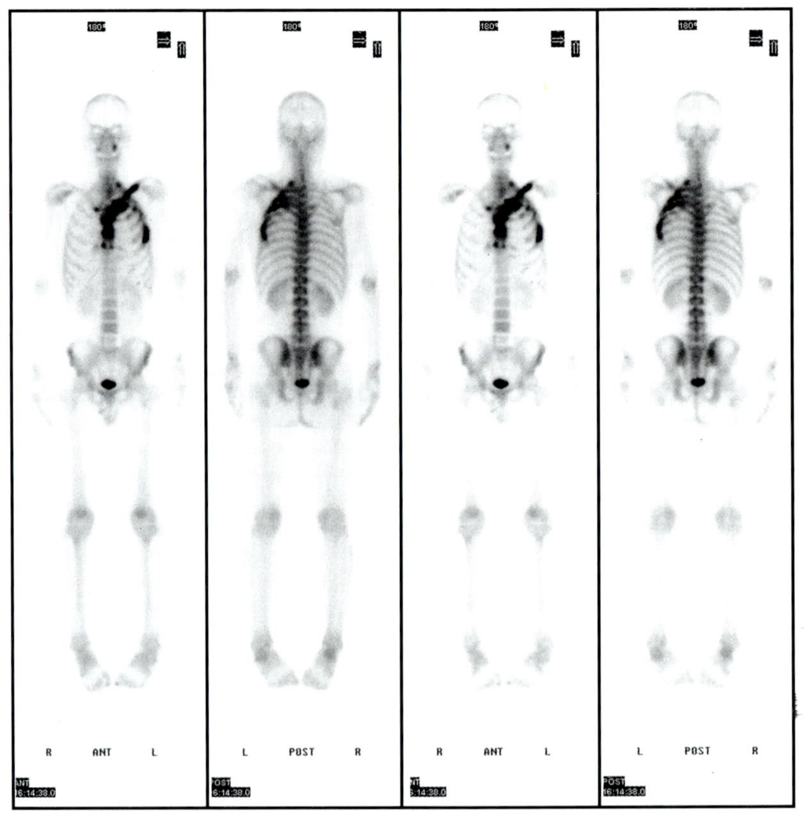

图 9 - 11 - 1　全身骨显像

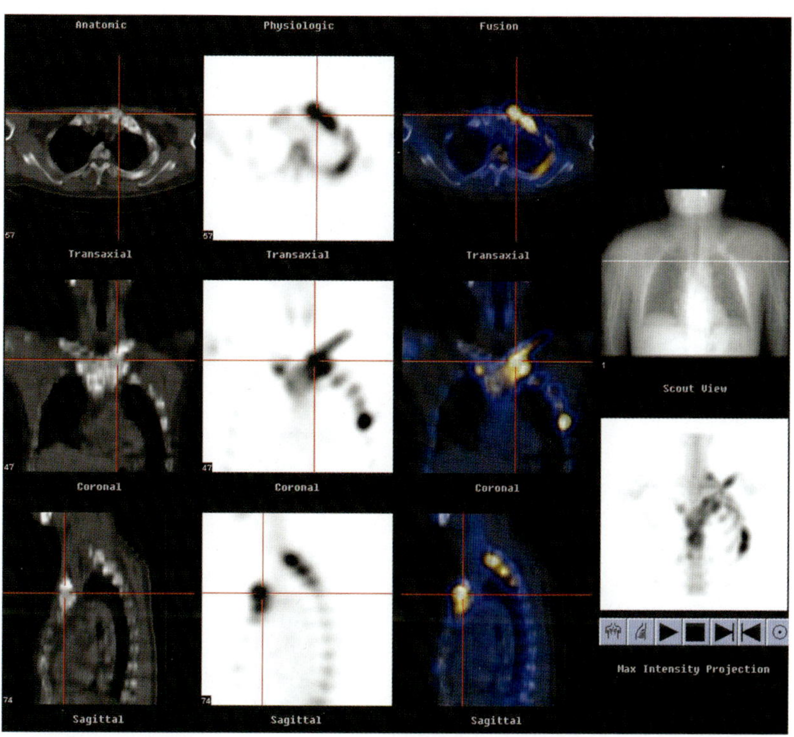

图 9－11－2 胸部 MDP/CT 融合图像（十字处为左胸锁关节病灶）

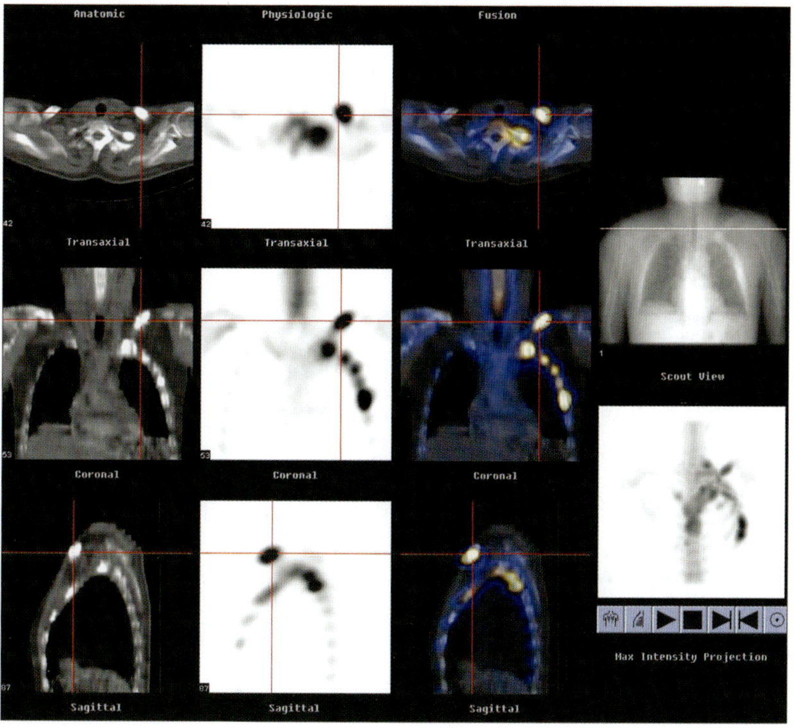

图 9－11－3 胸部 MDP/CT 融合图像（十字处为左锁骨病灶）

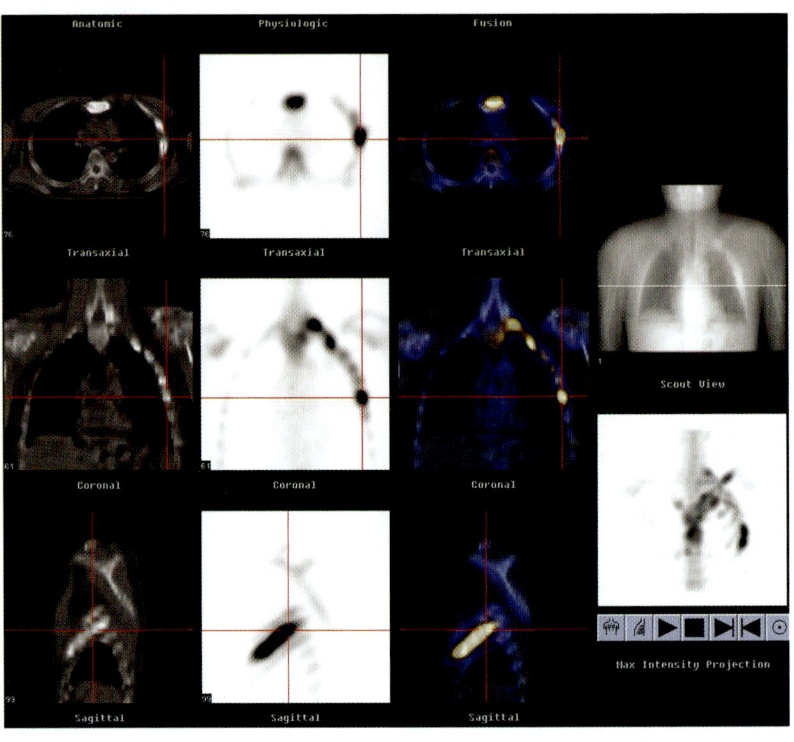

图 9－11－4　胸部 MDP/CT 融合图像（十字处为左第 5 肋骨病灶）

病例 12，疲劳性骨折（海军总医院提供）

男，20 岁。1 个月前参加新兵入伍训练后感左股部，内侧钝痛，经休息后疼痛可缓解，每遇风寒又加重。无发热、无夜间盗汗，食欲正常，无消瘦，体重未减轻。半月前门诊查 CT、MRI 提示左股骨干中段病变。遂入院治疗。

CT 提示：左股骨干中上 1/3 处，股骨内侧皮质外缘可见层状骨膜反应，外周可见低密度影，部分骨质突入髓腔。怀疑疲劳骨折合并慢性渗血，不除外感染（图 9－13－1）。

MRI 提示：左股骨干中上 1/3 处呈长 T1 长 T2 信号，该段股骨内侧皮质外缘可见层状骨膜反应及条状长 T1 长 T2 信号。怀疑低度感染，不除外恶性肿瘤（图 9－12－2）。

入院后患者一般状况好。查体：左股部内侧局部皮肤无发红，皮温正常，未触及包块，无压痛。双下肢等长，股周径等长。拟诊疲劳骨折？恶性肿瘤？感染？

^{99m}Tc－MDP 全身骨扫描及局部断层可见：左侧股骨中上段内缘骨膜处沿胫骨走行一长条状放射性分布增高灶；此外右股骨中下段、双侧胫骨中段均可见条形不均匀性异常放射性增高灶；T_{10}左缘异常点状放射性浓聚（图 9－12－3，黑色箭头）。同机 CT 显示，股骨和胫骨的放射性聚集区全部在骨皮质，未进入骨髓和骨髓腔（图 9－12－4），T_{10}左缘的放射性聚集位于肋椎关节部（图 9－12－5A、图 9－12－5B、图 9－12－5C 白色箭头）。诊断：疲劳性骨

折（股夹板、胫夹板），T_{10}左侧肋椎关节损伤。

临床最终诊断为疲劳性骨折，对症治疗后出院休息。

随访：2 个月后，经过休息和对症治疗病人疼痛逐渐减轻，病情已明显好转。半年后，病人康复并参加连队正常勤务及训练。

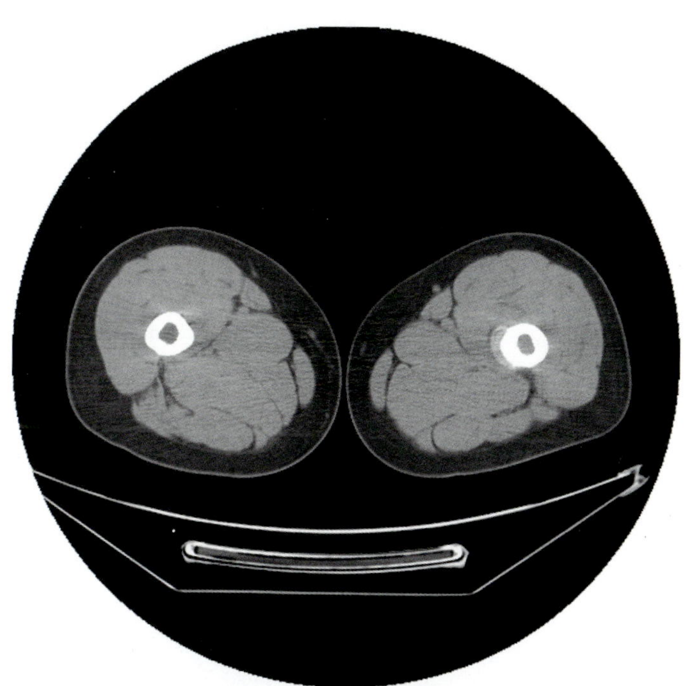

图 9－12－1 股部 CT

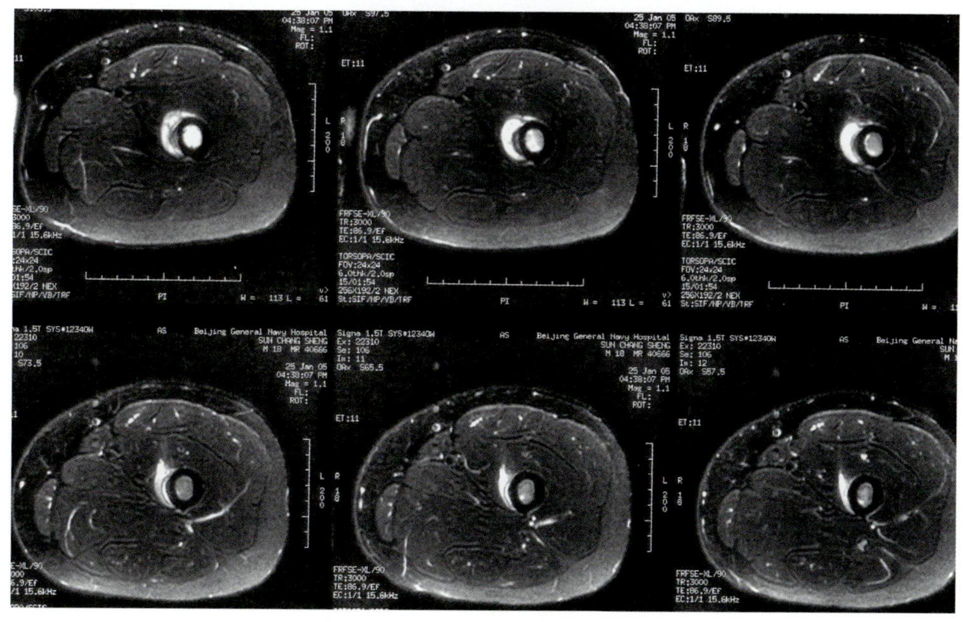

图 9－12－2 MR 左股中上 1/3

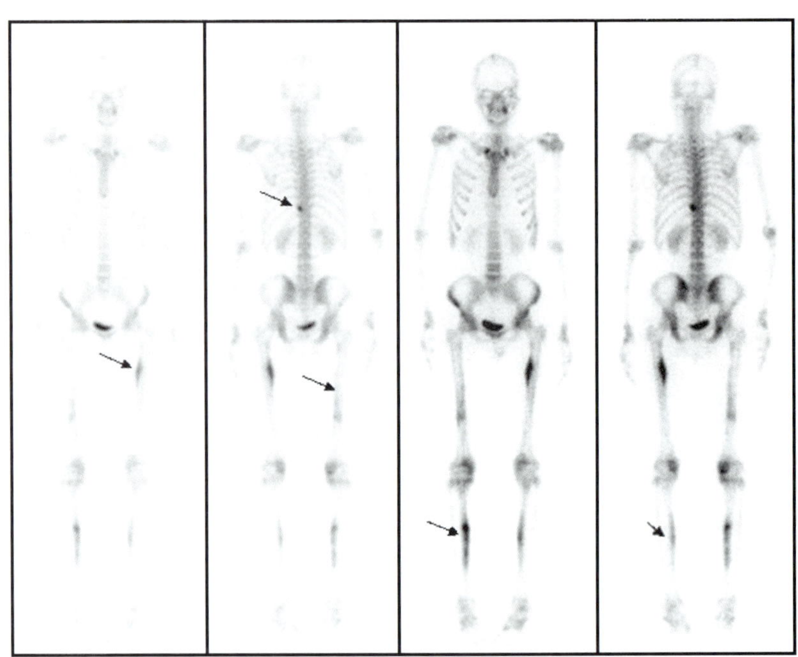

图 9－12－3　全身骨扫描

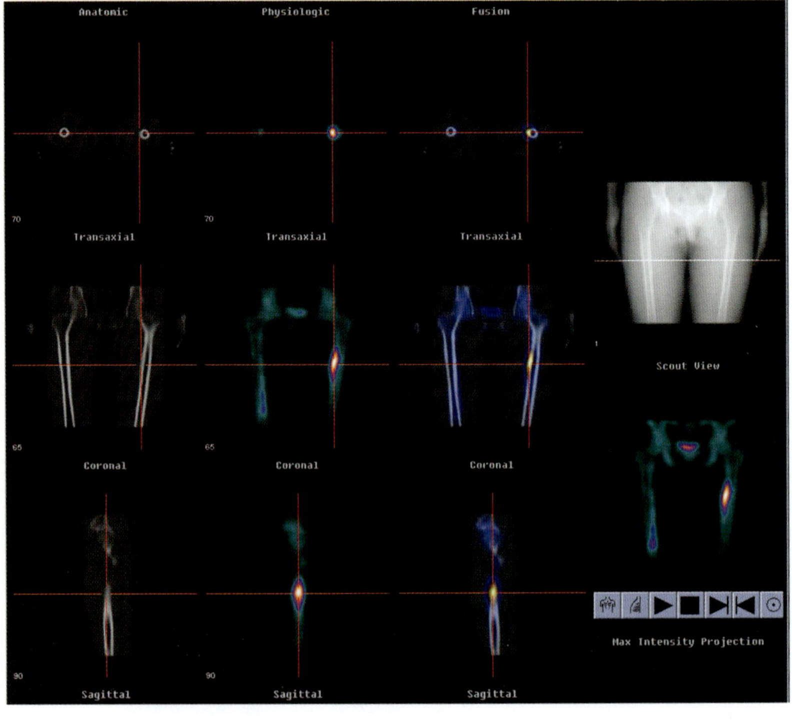

图 9－12－4　左股骨中上 1/3（红色十字交叉）

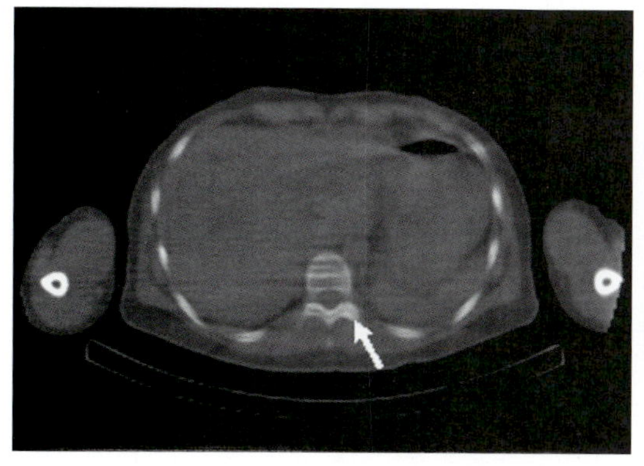

图 9－12－5A　T_{10}水平 CT 断层

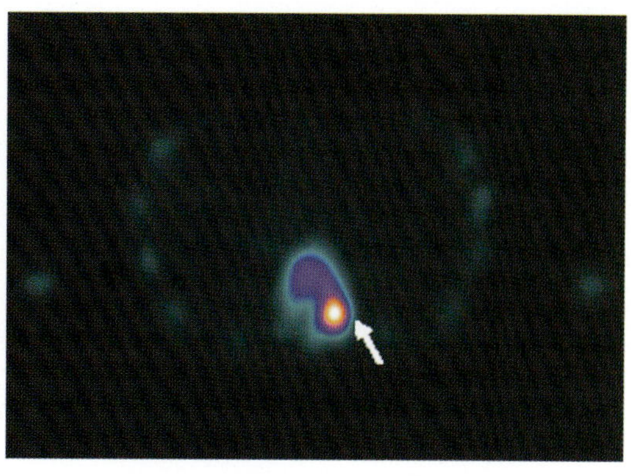

图 9－12－5B　MDP 骨断层

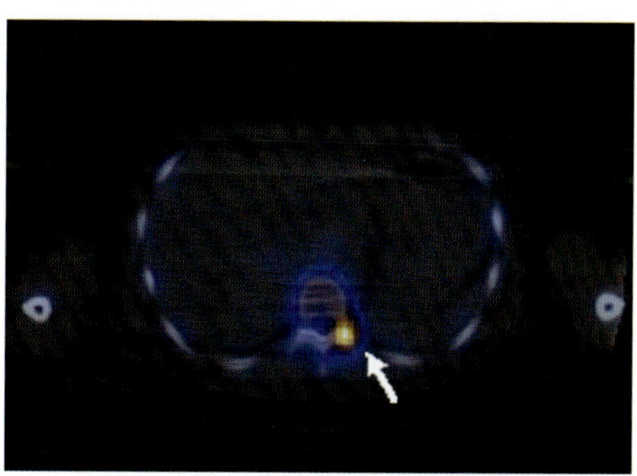

图 9－12－5C　CT－MDP 融合图像

（李　伟）

第 10 章

SPECT/CT 在肝血管瘤中的应用

一、肝血管瘤病理和临床表现

血管瘤是肝脏最常见的良性肿瘤，发病率为肝肿瘤的2%～7%。肝脏血管瘤组织学上分为毛细血管瘤和海绵状血管瘤。毛细血管瘤少见，并可转化为海绵状血管瘤。因此，肝血管瘤以海绵状血管瘤为主。其发病机制尚不清楚，一般认为与下列因素有关：先天性血管发育异常、血管畸形、肝内血管扩张、肝灶性坏死增生、雌激素的作用等等。血管瘤可发生在任何年龄，但以30～35岁多见，女性发病率高于男性，女性发病年龄早于男性。可发生在肝脏任何部位，可单发或多发。小的血管瘤常常是多发的，也可伴有身体其他部位血管瘤。肉眼观察肿瘤呈紫红色或蓝色，由大小不等的血窦组成。镜下血窦壁为单层内皮细胞的血管间隙，各间隙之间为厚薄不一的纤维间隔。一般肿瘤越大，存在时间越长，瘤内增生的纤维组织越多。血中雌激素水平增高可促使瘤体增大。血管瘤以直径2～3cm多见，文献报道大的肝血管瘤直径可达63 cm，重18kg。

肝血管瘤起病及进展缓慢，症状取决于肿瘤发生部位、大小、增长速度、临近器官受压情况、肿瘤内是否发生出血。小的肝血管瘤通常没有临床症状，多在B超、CT或MRI检查，或者在因其他疾病行腹部手术时偶然发现。较大的肝血管瘤（直径大于5cm）位于肝脏边缘，增长速度快，患者有上腹闷胀不适，肝区隐痛。巨大海绵状血管瘤上腹部可扪及质软或中等硬度的肿块，光滑而富有弹性。如果肿瘤破裂出血，可引起急腹症或内出血症状。

二、肝血管瘤诊断的现状

大量不典型的肝血管瘤病例在断面显像上的诊断是非常困难的。同时，在进行肿瘤分期或肿瘤患者的随访时，肝血管瘤与肝转移的鉴别又是临床的常见问题。对比增强MRI和多时相螺旋CT在鉴别诊断局灶性的肝脏病变时都有局限性。对比增强超声有助于确定肝占位的性质，但其诊断与操作者的经验密切相关。因此，肝血管瘤的诊断在某些情况下仍然比较困难，需要多种检查方法互补，SPECT/CT是诊断肝血管瘤一种新的方法，为肝血管瘤的诊断提供了新的思路。

（一）超声对肝血管瘤的诊断价值及不足之处

B超对于小于3cm的肝血管瘤诊断正确率高，随着肿瘤的增大，特异性和敏感性降低，诊断的正确率降低。但由于B超检查操作方便，价格低廉，可作为筛选肝血管瘤的首选方法。

B超对于肝血管瘤诊断的不足之处：自从超声用于肝脏疾病的诊断，被发现的肝血管瘤的数量激增，但是，B超对于大于3cm的肝血管瘤诊断正确率、特异性和敏感性相对较低，随着肿瘤的增大，诊断的正确率进一步降低。

（二）CT对肝血管瘤的诊断价值及不足之处

肝血管瘤主要由肝动脉供血，增强扫描时，直径在3～4cm以上的血管瘤，早期病灶边缘呈明显的不连续的结节状强化，强化区域进行性向中心扩展，当结节样强化和腹主动脉相比呈等密度时，为诊断肝血管瘤的重要征象，其特异性可达到100%。延迟扫描病灶呈高密度充填，较大的病灶中心区域可以始终不充填，与平扫时所见的更低密度区一致或更明显。

直径小于2～3cm的血管瘤，增强扫描时表现不尽相同，部分病灶与大血管瘤的表现相同，早期从边缘开始呈高密度强化；部分病灶可见中心强化，或整个病灶均匀强化；部分病灶强化不明显，低于正常肝组织，这是血管瘤中的血窦之间血流扩散不一致所造成的；但延迟扫描，绝大多数病灶均有等密度充填表现。

CT诊断肝血管瘤的不足之处：对不典型的肝血管瘤，尤其在与低血供的肝癌相鉴别时，CT诊断尚有一定的困难。

（三）MRI对肝血管瘤的诊断价值及不足之处

MRI对肝血管瘤的诊断效能优于CT，特别是增强MRI对肝血管瘤的诊断最有价值，特异性可达92%～100%，肝血管瘤在SE T1加权像上呈低信号，在T2加权上呈明显的高密度信号，边缘清楚锐利，称为“灯泡征”。增强扫描病灶明显持久强化，较大病灶呈向心性强化。

其不足之处：第一，如果较大肝血管瘤瘤体内发生坏死、机化、钙化、分隔和血栓形成，可使MRI信号不典型，给诊断带来一定困难。第二，难以区分肝血管瘤和血管丰富的肝脏转移瘤。

三、肝血流、血池、延迟显像及SPECT/CT融合显像

标记红细胞^{99m}Tc－RBC的放射性核素显像是利用血管瘤的含血量高于肝癌、正常肝组织和其他肝内占位性病变的特点，是一种非创伤性、高特异性的诊断血管瘤的方法，它可避免有创的血管造影或者对占位病变的穿刺检查，该方法的敏感性由于SPECT的应用得到明显的提高。不过，当病灶直径小于1.3cm时，SPECT可出现假阴性，当病灶直径小于1cm时很难检出。即使是较大的病灶（直径达到2.5cm），解剖位置不利，例如靠近心脏、下腔静脉或主要的肝血管，也可能给诊断造成困难。因为标记的红细胞存在于血池，其放射性集中在血液丰富的心脏、腔静脉、主动脉和肝内的大血管中，这些含血量高的结构可能干扰邻近的肝血管瘤，尤其是小肝血管瘤的检出。

Birnbaum等报道，病灶靠近上述部位的18例肝血管瘤患者，有6例未能检出。并且，病灶靠近右肾部位，也会给诊断带来一定的困难。

这些困难能够由SPECT/CT来解决。SPECT/CT是近年出现的一种新型仪器，它将双探头断层扫描仪和低剂量的X线球管整合在一个机架上。利用这种设备，病人无须移动即可同时获得SPECT和CT的影像。SPECT的功能信息和CT的解剖信息结合在一起，可以精确地为放射性摄取增高的病灶进行解剖定位，这就是SPECT/CT融合显像。SPECT/CT融合显像诊断肝血管瘤的优点：①CT可以对病灶进行精确定位；②CT扫描发现肝脏病灶，不用再作肝胶体显像；③利用X线进行非均匀性衰减校正，能够提高图像质量。尤其是当注射剂量较低、病人较肥胖时，可以明显改善图像质量。

（一）操作方法

常用体内标记红细胞的方法，首先静脉注射焦磷酸盐（PYP）氯化亚锡（2mg），20min后在SPECT/CT的探头下肘静脉弹丸式注射$^{99m}TcO_4^-$ 740～1110 MBq（20～30mCi），立即进行肝血流灌注显像。注药后5min、15min和30min各进行一次静态影像，为血池像。延迟相于注药后1.5～2h进行的静态影像，必要时延至4～6h。

融合显像采集方法：首先平扫，确定断层范围，然后行透射扫描，再行发射扫描，即SPECT采集。图像处理后，用3D显示技术，可更直观地显示肝血管瘤的“热区”病变。通过融合图像对血管瘤在肝内的位置，以及与周围组织、器官的关系做出更准确的判断。

（二）正常肝的影像

正常肝实质的CT表现：均匀一致的软组织密度影，其密度较血液高，故肝门静脉、肝静脉呈条状或椭圆形的低密度影。

肘静脉“弹丸式”注射^{99m}Tc－RBC后，右心及肺显影后约5s腹主动脉开始显影，此后8s左右为动脉相。由于血流到达肾脏、脾脏较肝脏提前4～8s，所以可见双肾及脾影像，但肝区没有或仅有少量放射性。动脉相后即静脉相，历时约8s，肝内放射性逐渐增加。肝的血供约75%来自门静脉，故动脉相肝不显影，静脉相才显像（如肝在动脉相显影，常提示肝内病变区动脉成分增加或动脉化）。经过约8s的静脉相后，放射性示踪剂在血循环中混合均匀，即进入平衡血池相，此时，肝脏的放射性分布应该均匀一致。如果有病灶，则可根据病灶区放射性浓聚的程度是否高于、等于、或低于正常肝组织，推断病变区血供是否丰富。

（三）肝血管瘤的表现

肝血管瘤的CT表现：典型的肝血管瘤CT表现为平扫一般呈均匀低密度，较大的病变中央可见更低密度区，其病理基础为瘢痕组织、血栓形成、陈旧性出血灶或囊性变，病灶内偶见钙化；病变多为圆形或类圆形，边缘清晰，但无假包膜显示。

肝海绵状血管瘤是肝最常见的良性肿瘤，占肝肿瘤的2%～7%。部分病例的病变在动脉相有充盈（小的血管瘤整个瘤体出现放射性，大的血管瘤常常在周边出现放射性），到静脉相仍然可见，到血池相时逐渐填充增浓。另一部分病例，血流及血池显像表现不匹配，即病变区动脉相不充盈，静脉相也往往表现为放射性缺损，但平衡血池相放射性却随时间的延长而逐渐填充增浓，几乎所有病例病变区的放射性分布在血池相均明显高于周围肝组织，与心血池内放射性相近。这种显像特点一般在注射^{99m}Tc－RBC 30 min后出现，体积较大的血管瘤，有时需延长1～2h，或更长的时间，这种延迟灌注现象是肝血管瘤的特征性表现，因血管瘤是由血窦构成，血流较慢，内含大量血液，故注入的放射性示踪剂需要一定的时间与血窦中原有的血液混匀，病变越大，需要时间越长。同样道理，这类病灶在行CT增强扫描时，早期可能未见增强，延迟时间不足可能造成假阴性结果。肝血流、血池显像诊断肝血管瘤的特异性强，据报道可达100%，准确性亦可达95%。当病灶较小或解剖位置不利（靠近心脏、下腔静脉、主要的肝血管或接近右肾）给诊断造成一定的困难。SPECT/CT融合显像，可以精确地为放射性摄取增高病灶定位，从而提高诊断的准确性，提高检查的敏感性。

四、病例

病例1（北京医院提供）

女性，44岁，无任何自觉症状。CT示肝右后叶占位，大小约2.5cm×1.5cm×1.5cm，怀疑肝血管瘤，行^{99m}Tc－RBC/CT检查（图10－1－1、图10－1－2、图10－1－3）。

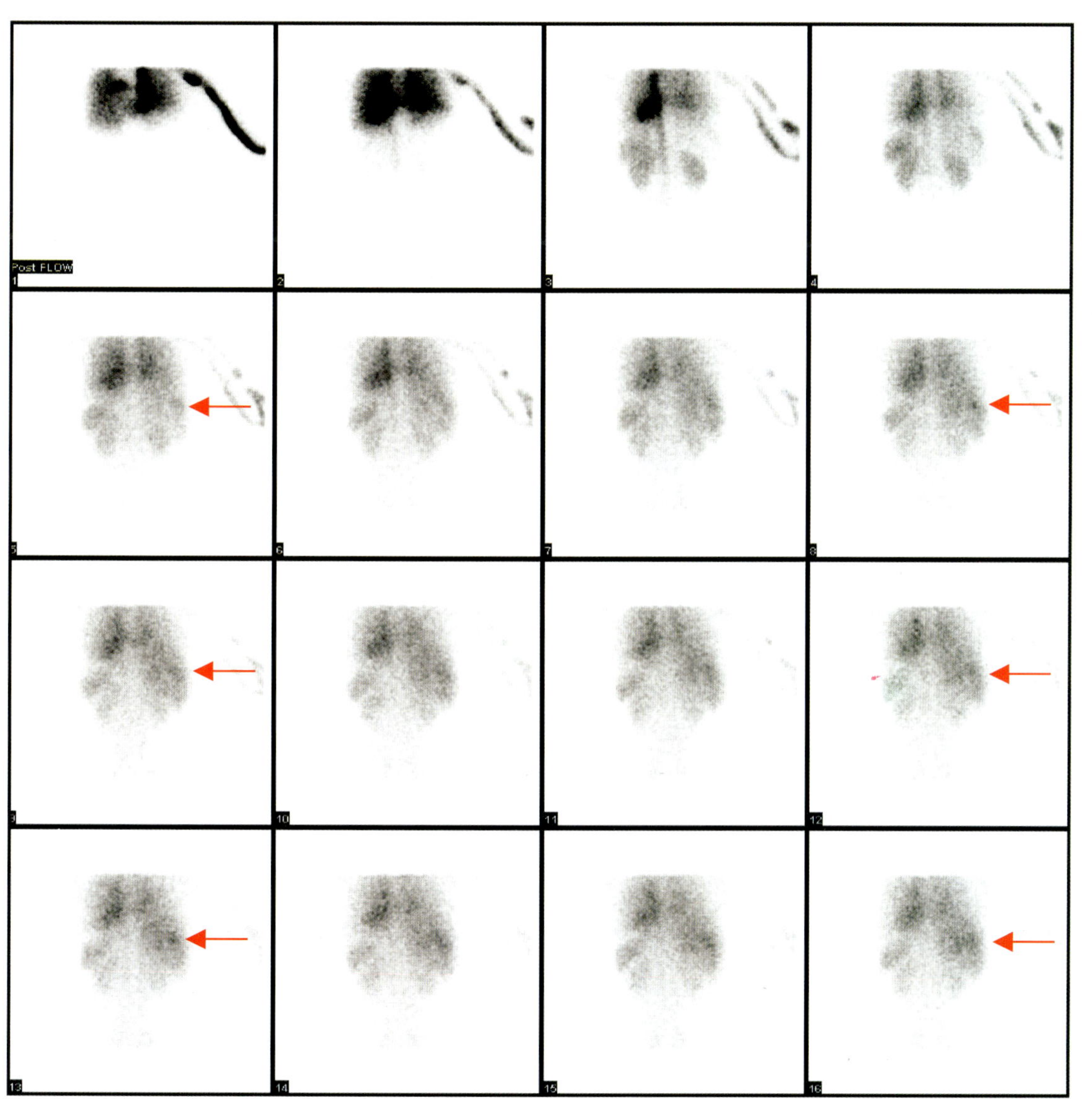

图10－1－1　后位血流相，可见肝右后叶箭头所指处放射性增高

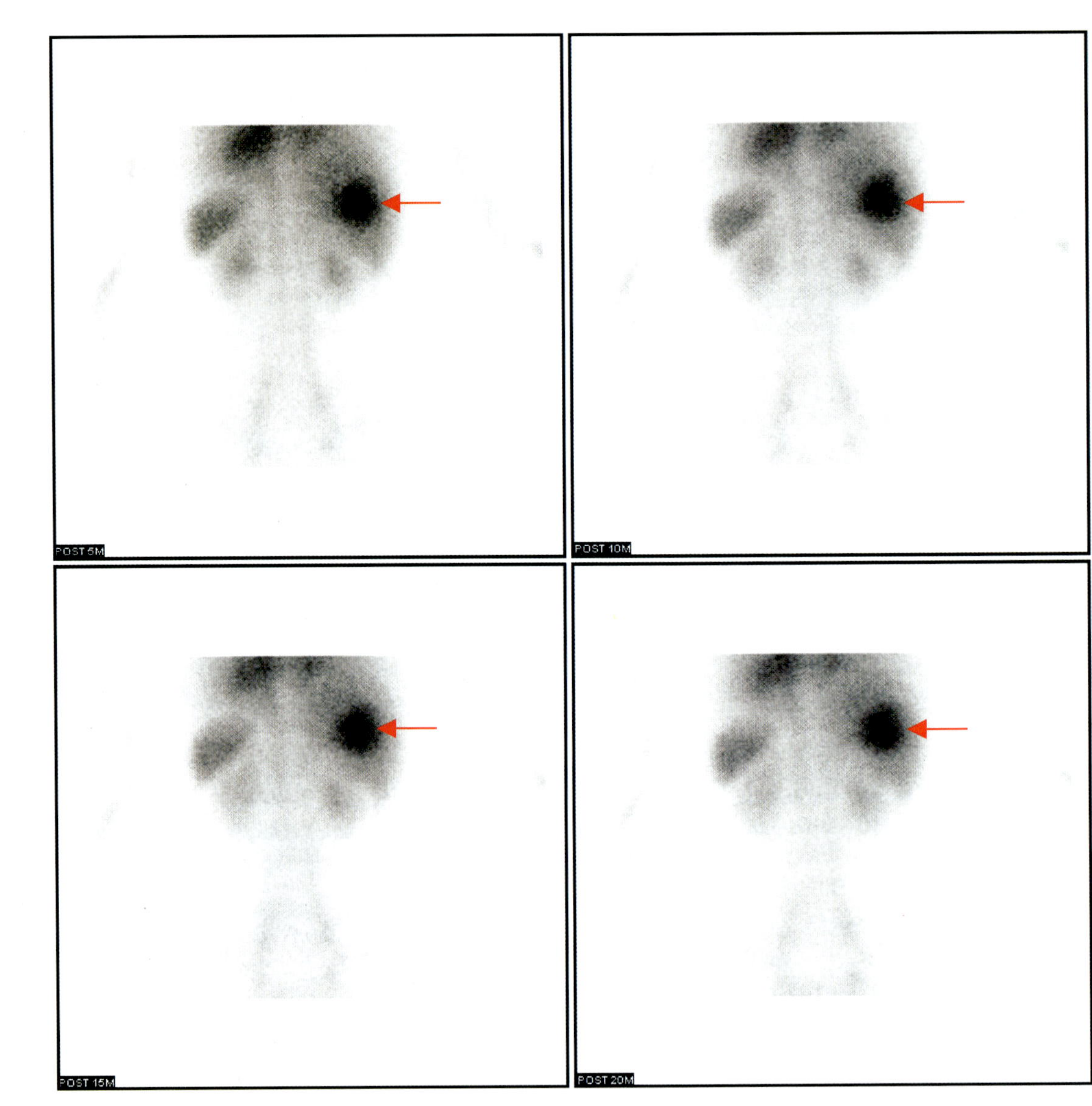

图 10－1－2　延迟相，可见肝右后叶局灶性的放射性浓聚

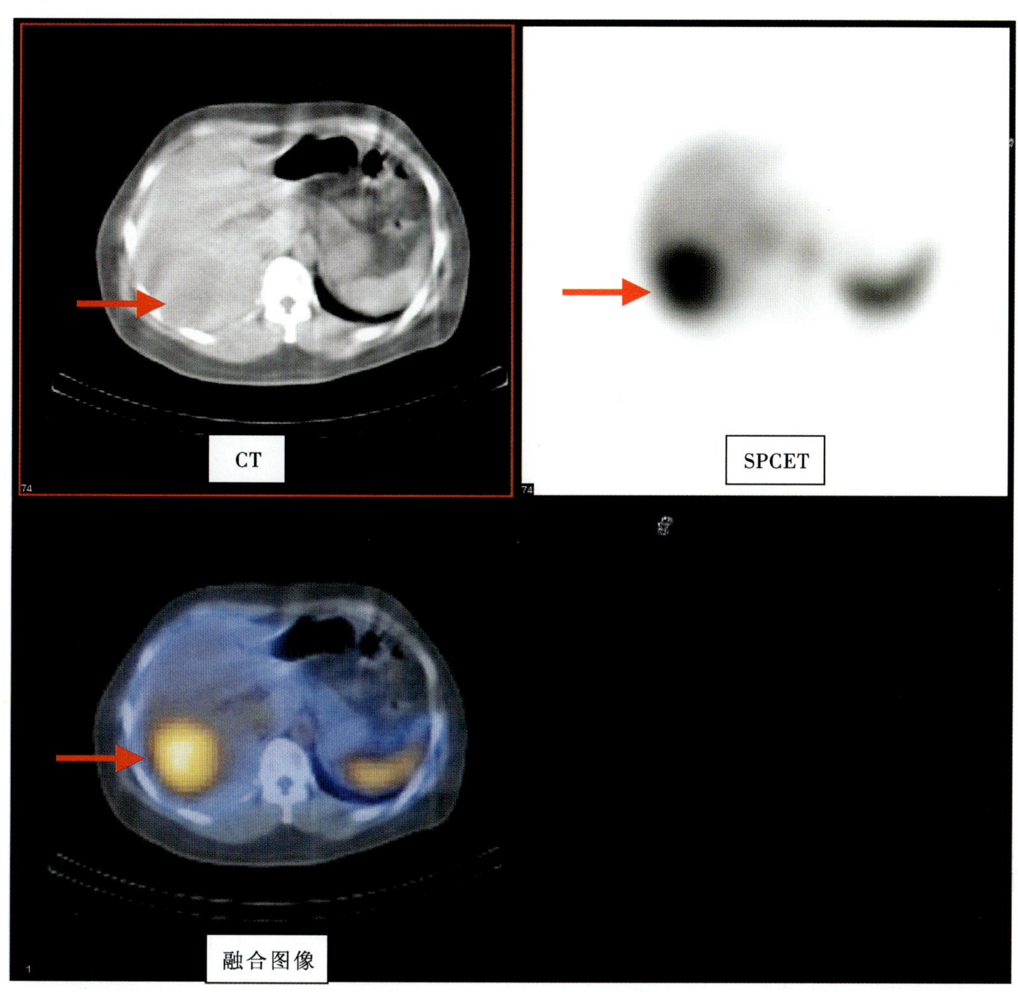

图 10-1-3 ^{99m}Tc-RBC/CT 肝脏融和图像，CT 示肝右后叶低密度区，SPECT 可见该部位有异常的放射性浓聚，融合图像上，既可以较清晰地显示病灶的解剖位置，又可以显示 SPECT 的信息

病例2（北京医院提供）

男性，47岁，无任何自觉症状，B超提示左肝实性占位，大小为 4.3cm × 2.7cm × 3.0cm，行 SPECT/CT 检查除外血管瘤（图 10-2-1、图 10-2-2、图 10-2-3）。

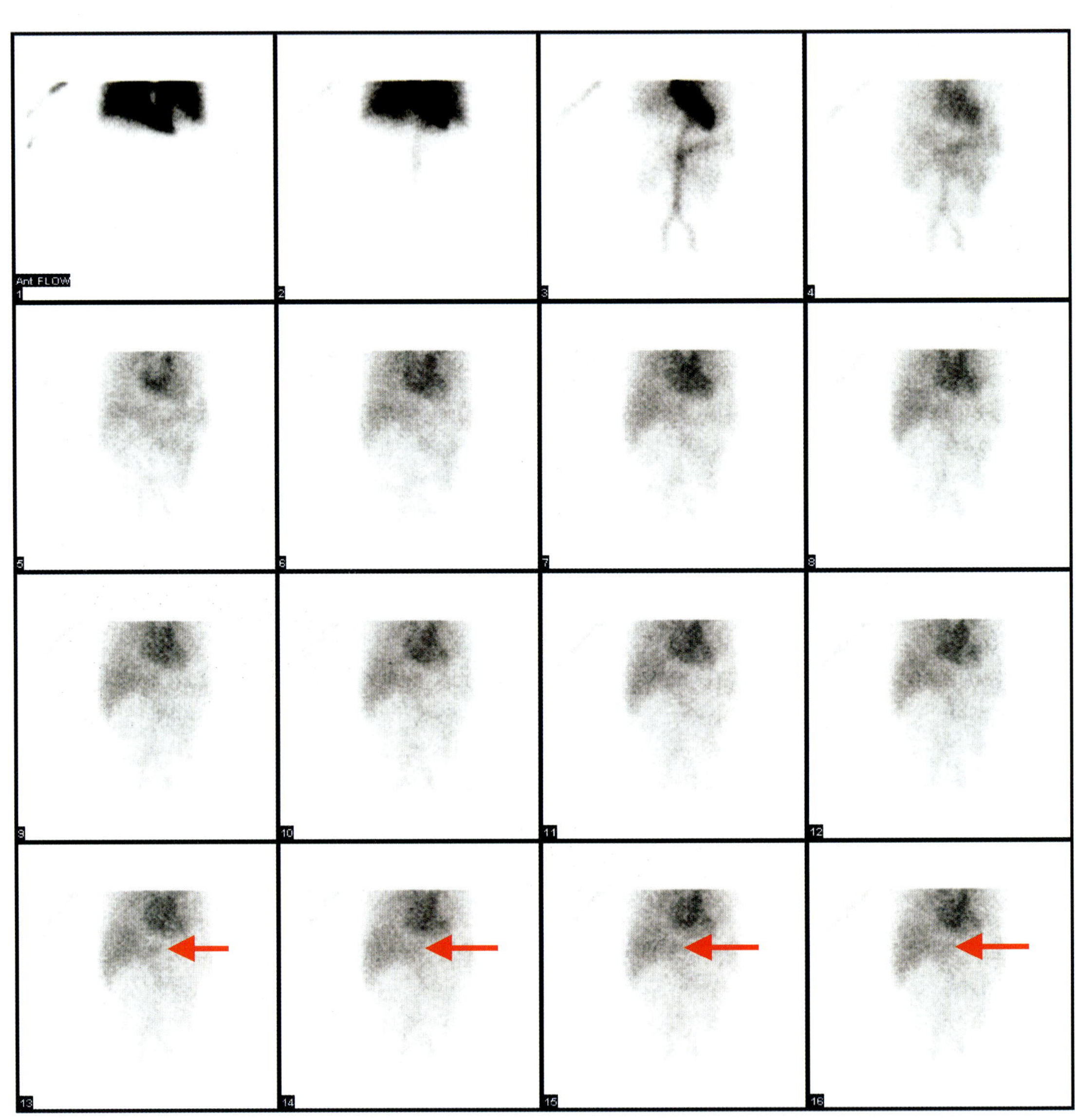

图 10－2－1 血流相，病灶部位，放射性分布略增高

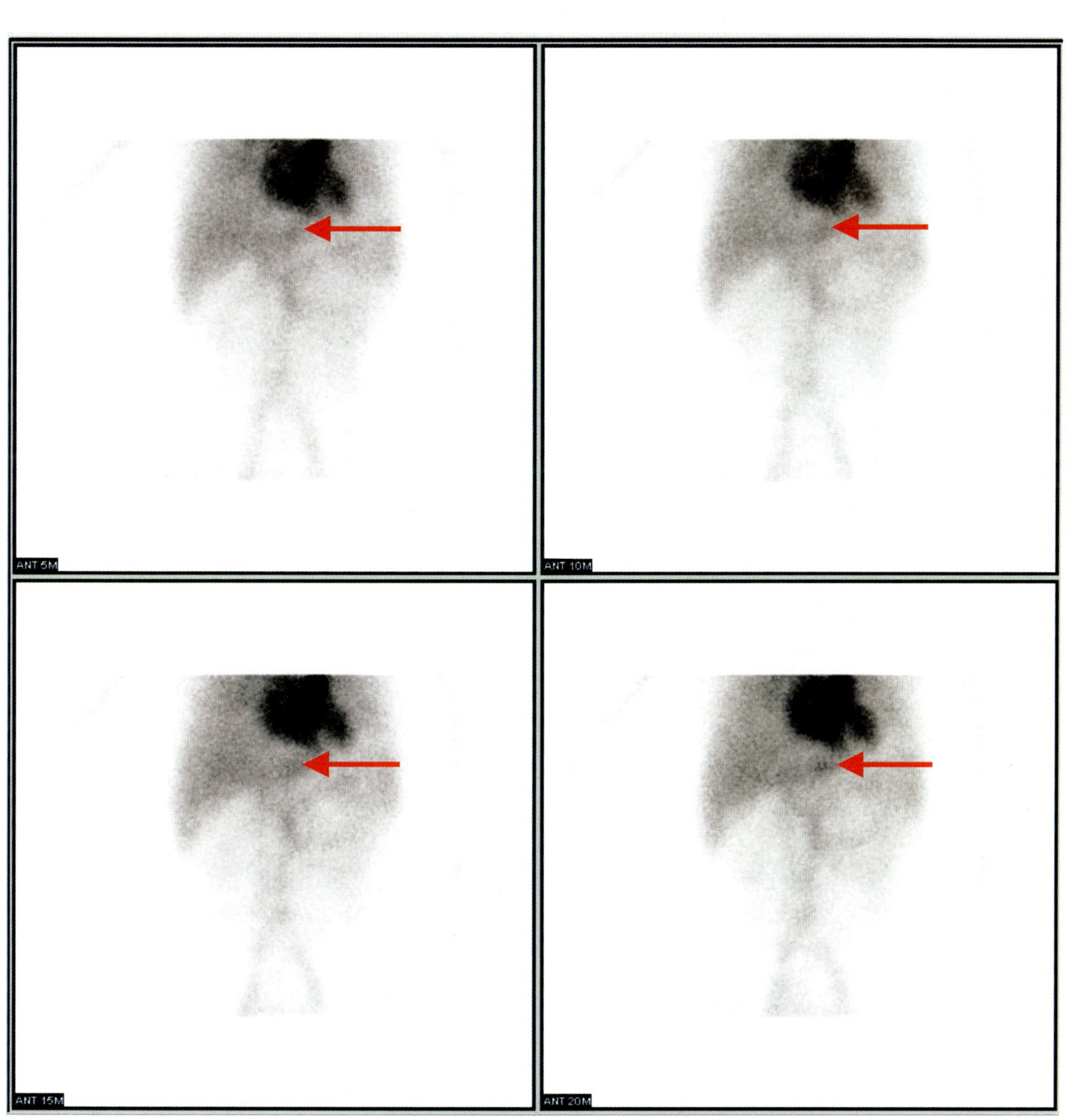

图10-2-2 血池相，病灶部位放射性分布较血流相略增高

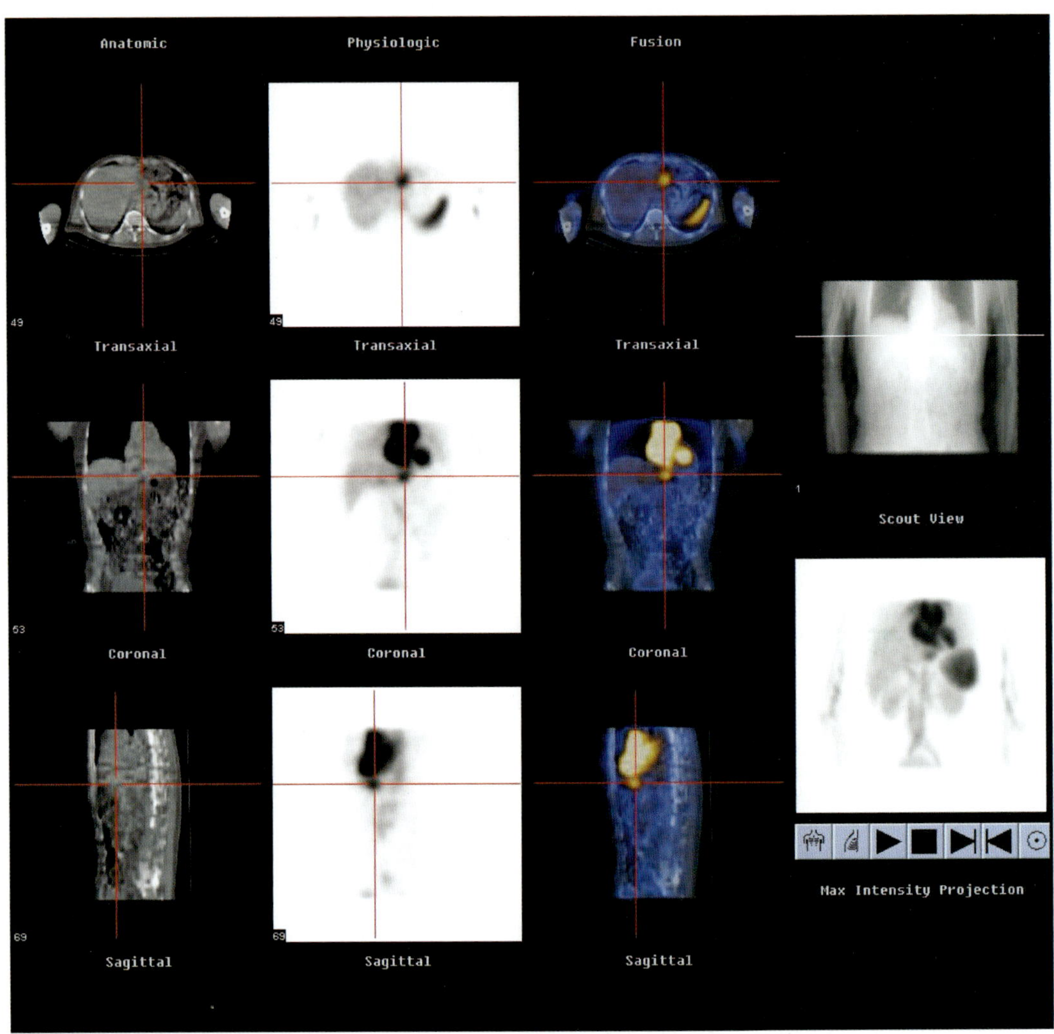

图 10-2-3　^{99m}Tc-RBC/CT 融合图像：十字交叉处的放射性增高区病变位于左肝内，肝血管瘤诊断成立

病例 3（北京医院提供）

女性，46 岁，B 超提示左肝实性占位，大小为 3.6cm×2.3cm，肝功能正常，行 SPECT/CT 检查，除外肝血管瘤（图 10-3-1、图 10-3-2）。

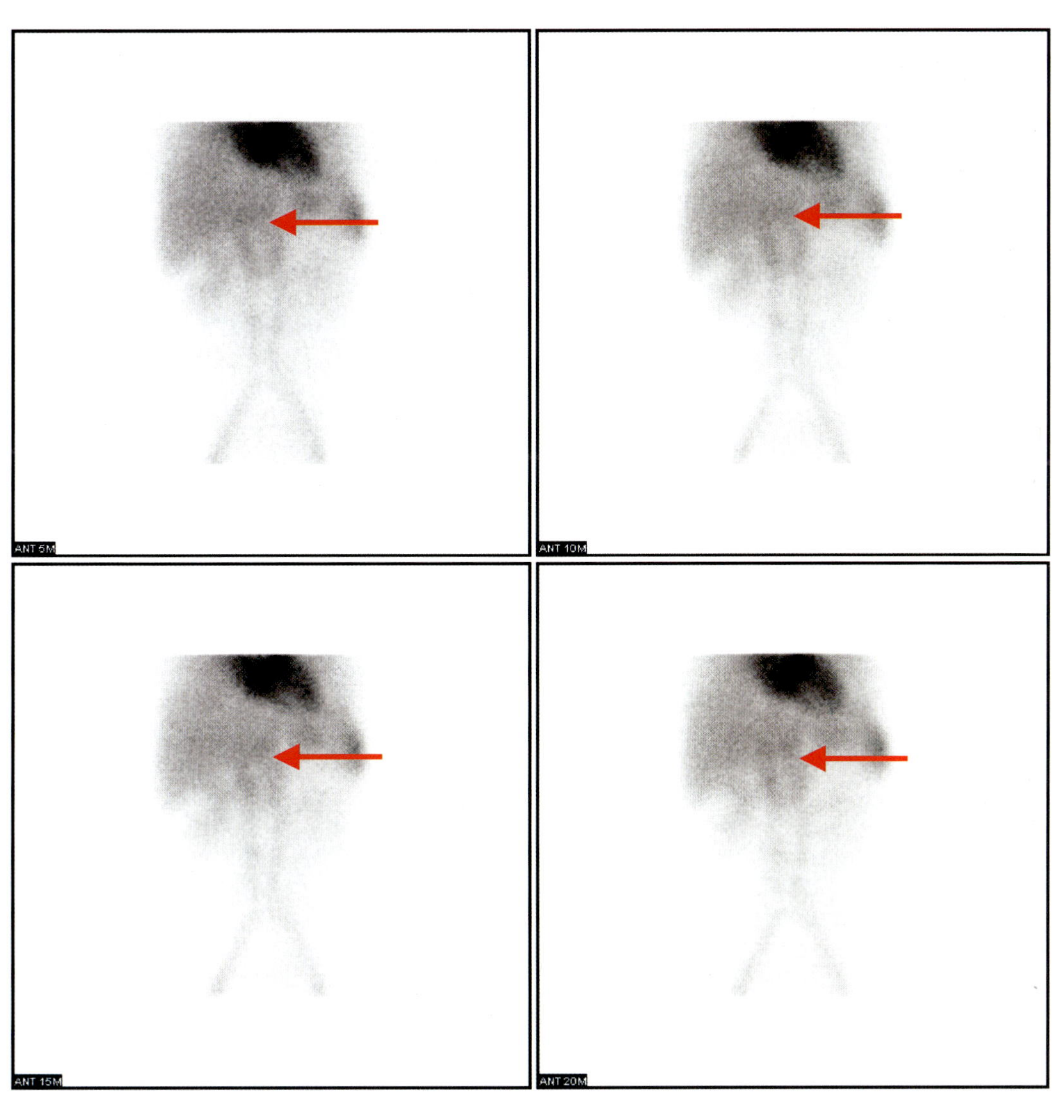

图10－3－1　血池相，可见肝左叶部位（箭头所示）放射性分布略增高

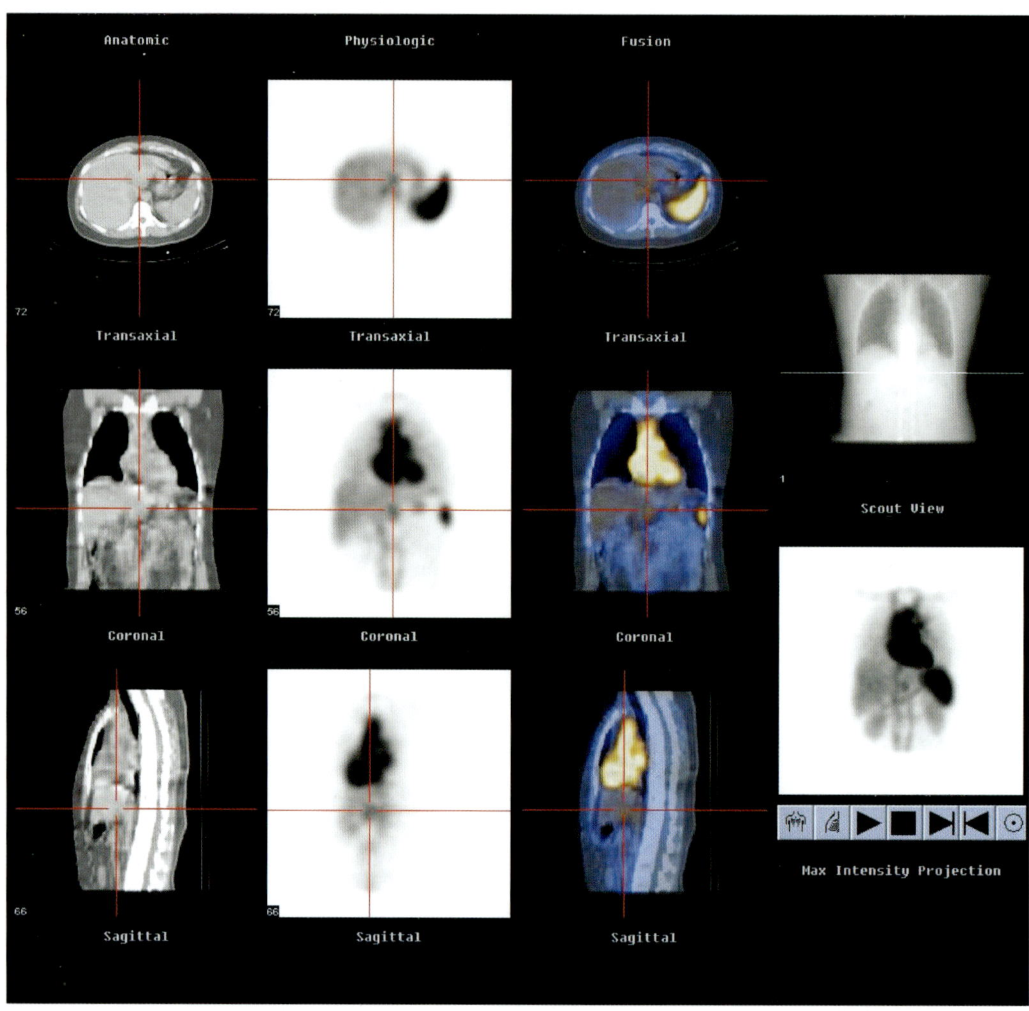

图 10－3－2 ^{99m}Tc RBC/CT 融合图像：十字交叉处的放射性增高区正好在腹主动脉上，如果没有 CT 的帮助，则难以判断是腹主动脉的影像还是肝脏病变。同机 CT 显示，病变位于左肝内，不在腹主动脉上，SPECT 显示病灶有异常的放射性浓聚，因而诊断肝血管瘤

病例 4 （北京医院提供）

男性，58 岁，体检发现肝左叶实性占位，直径约 3 cm，怀疑为血管瘤，行 SPECT/CT 检查（图 10－4－1、图 10－4－2、图 10－4－3）。

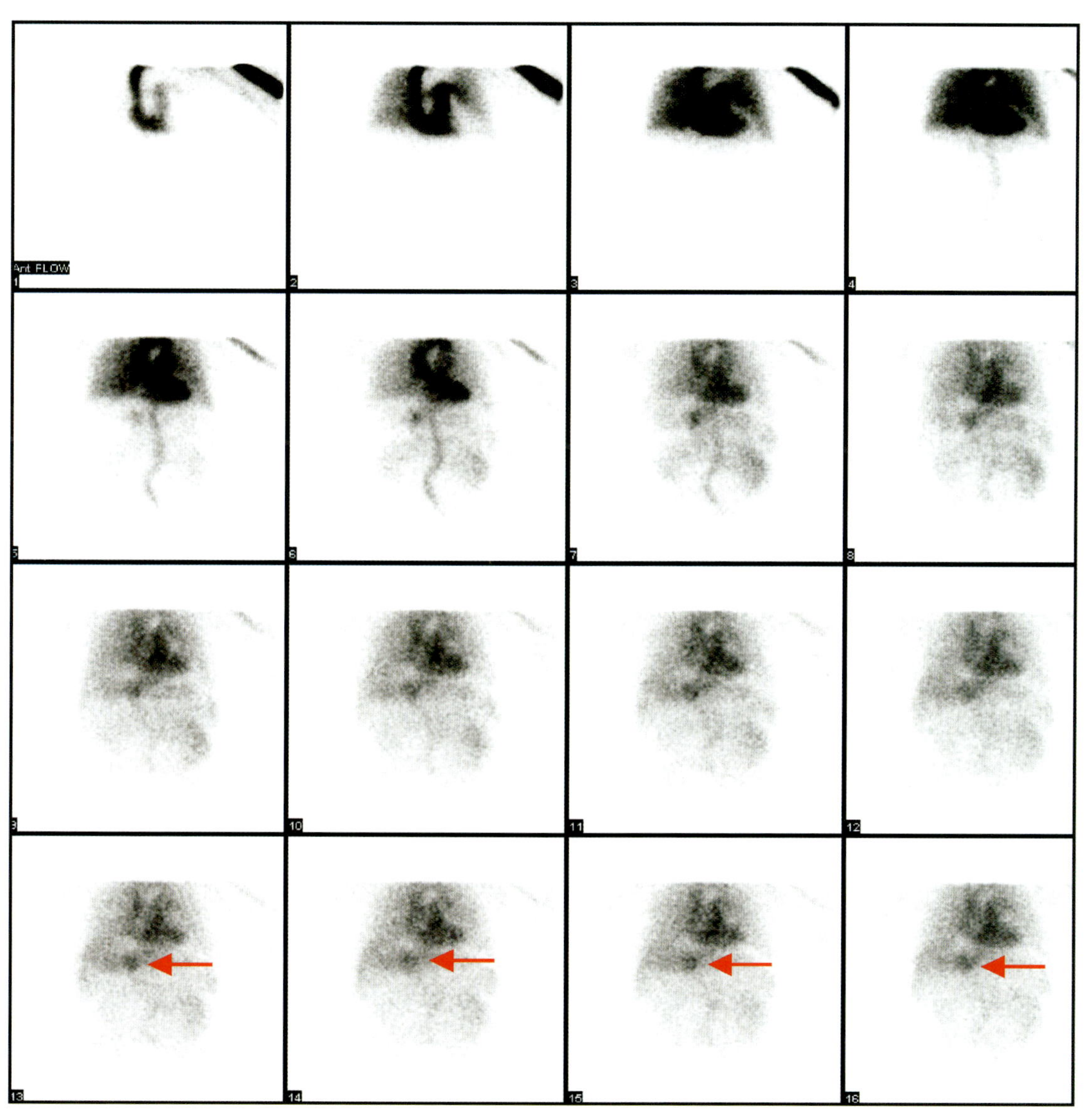

图10－4－1　血流相，可见病灶部位有一圆形的放射性增高影

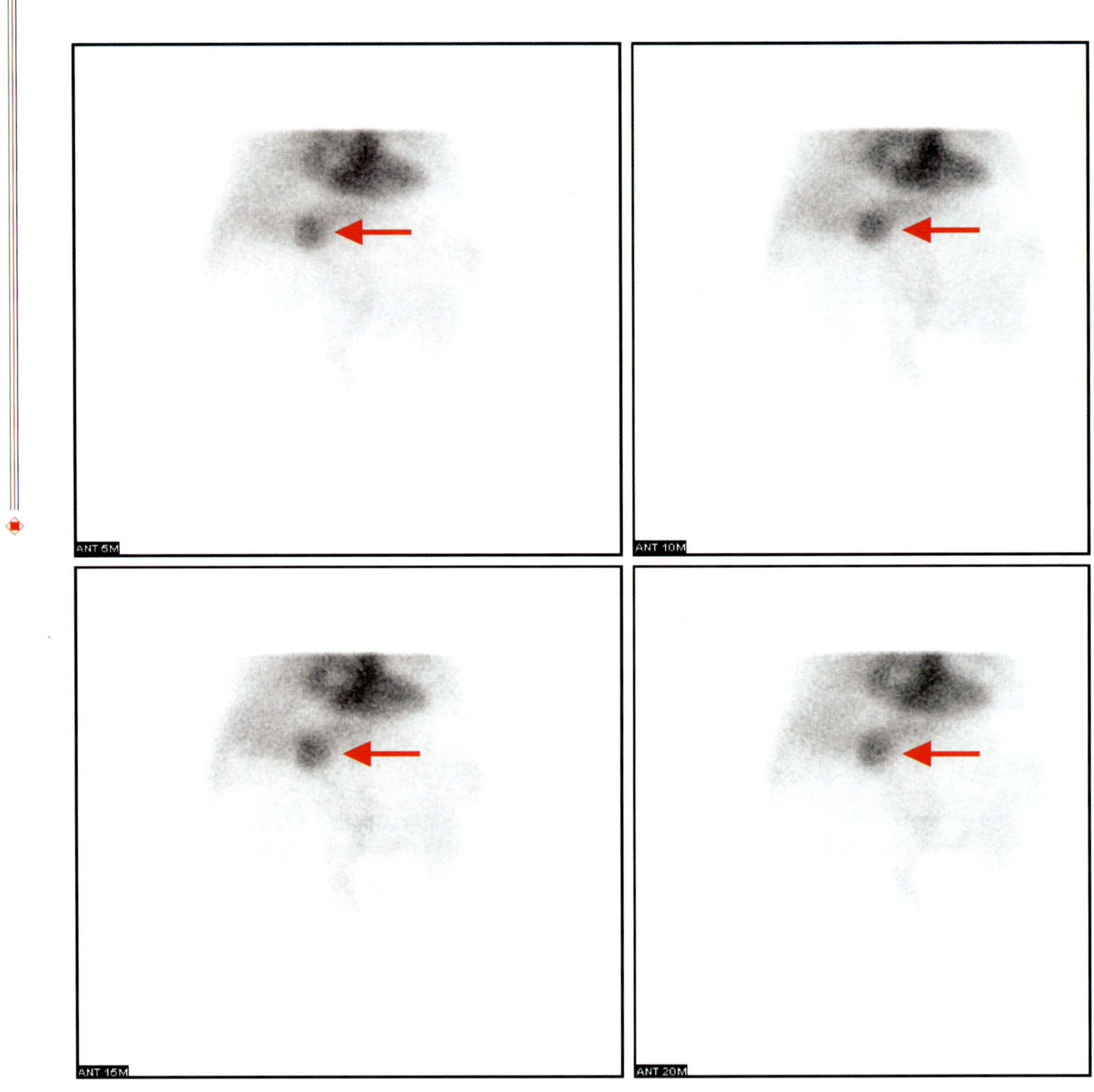

图 10 -4 -2　血池相，病灶部位放射性浓聚程度较血流相加深

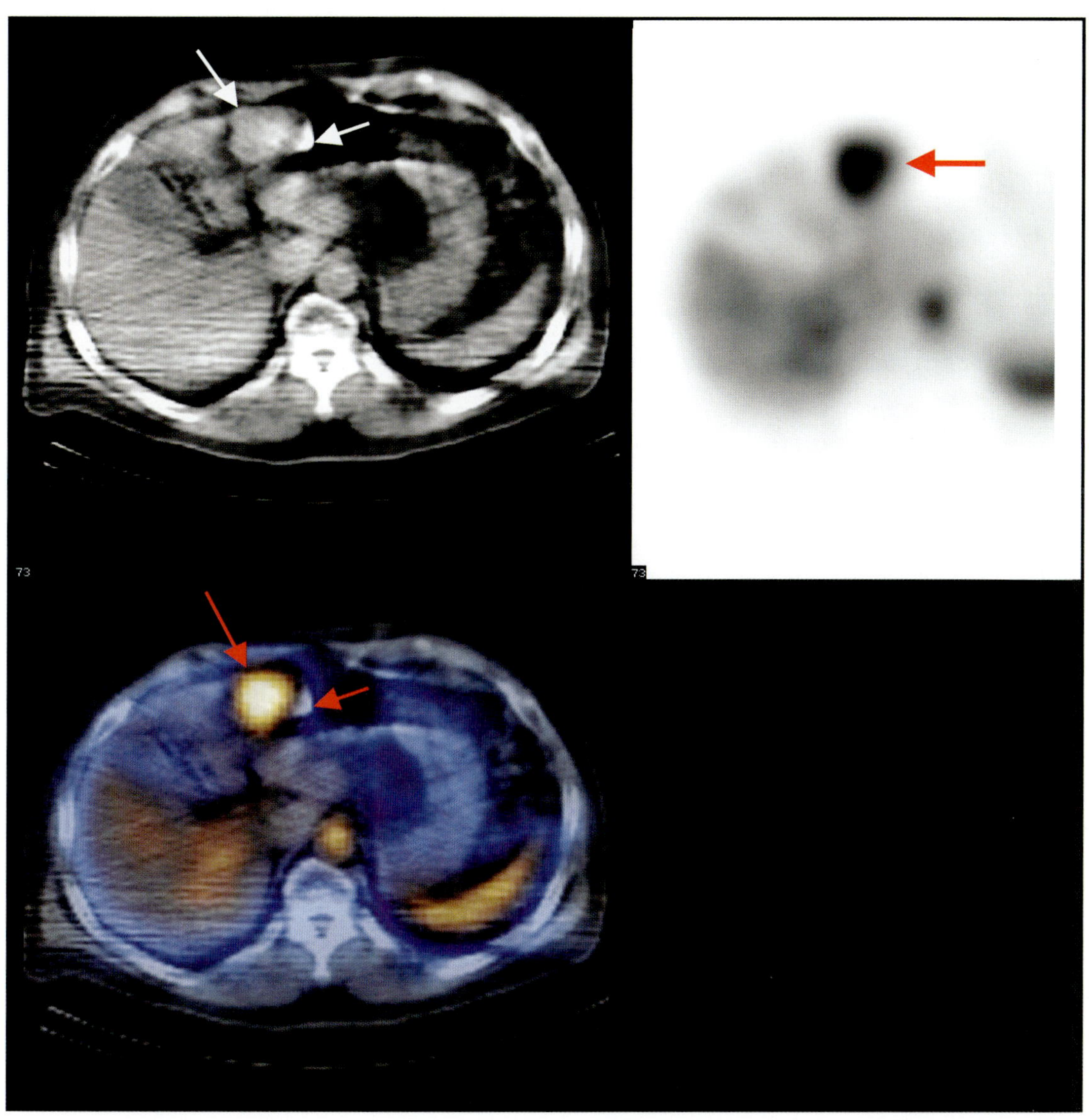

图10－4－3　融和图像：CT示病灶密度不均匀，病灶中心密度略高（长白箭头），病灶左侧部分密度高（短白箭头）。SPECT示病灶右侧部分呈放射性浓聚区，CT示病灶左侧部分的高密度区呈放射性分布的缺损区。融合图像上可见右侧为放射性浓聚区（长红箭头），左侧为高密度的非浓聚区（短红箭头）。肝血管瘤，且中心及左侧部分钙化

病例5（北京医院提供）

男性，34岁，B超发现肝右后叶膈顶部低回声区，怀疑肝血管瘤，建议行SPECT/CT检查（图10－5－1、图10－5－2、图10－5－3）。

评述：肝脏背侧的血管瘤，要注意与肾脏的鉴别。当肝血管瘤靠近肾脏时，与肾脏的鉴别显得尤为重要，常规SPECT在鉴别诊断方面有一定的困难，融合图像有CT提供的精确的解剖信息，则很容易鉴别。

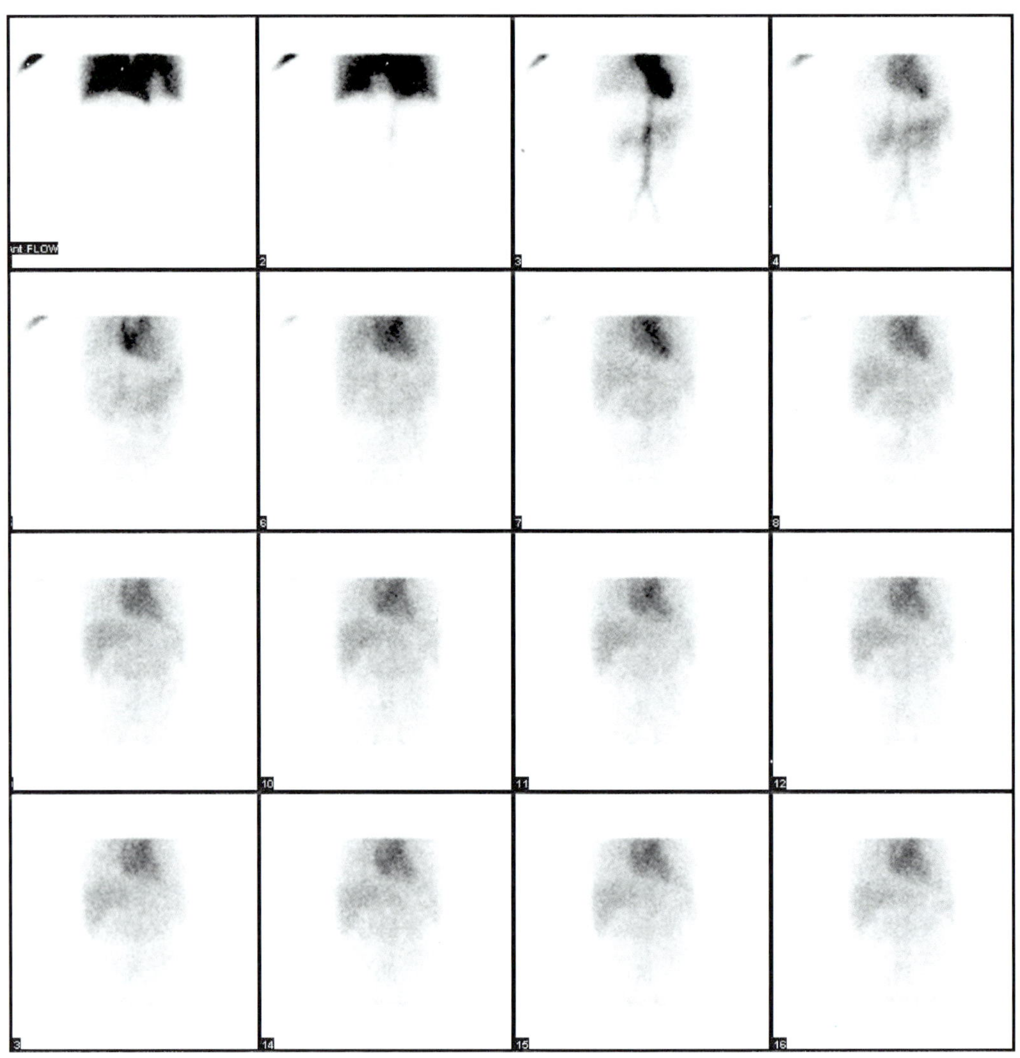

图10－5－1　血流相，肝脏的放射性分布未见明显异常

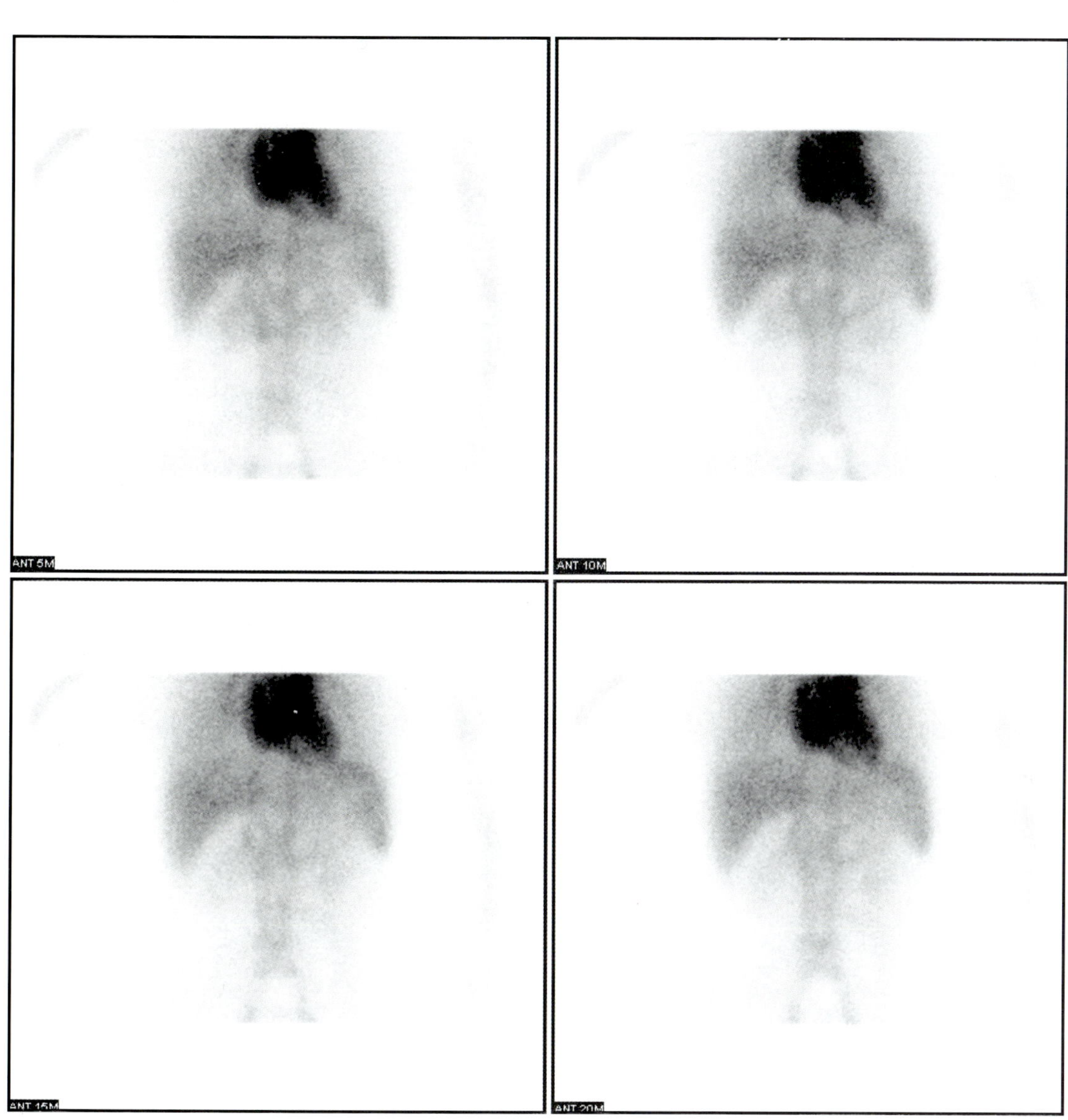

图 10－5－2　血池相，肝脏的放射性分布未见明显异常

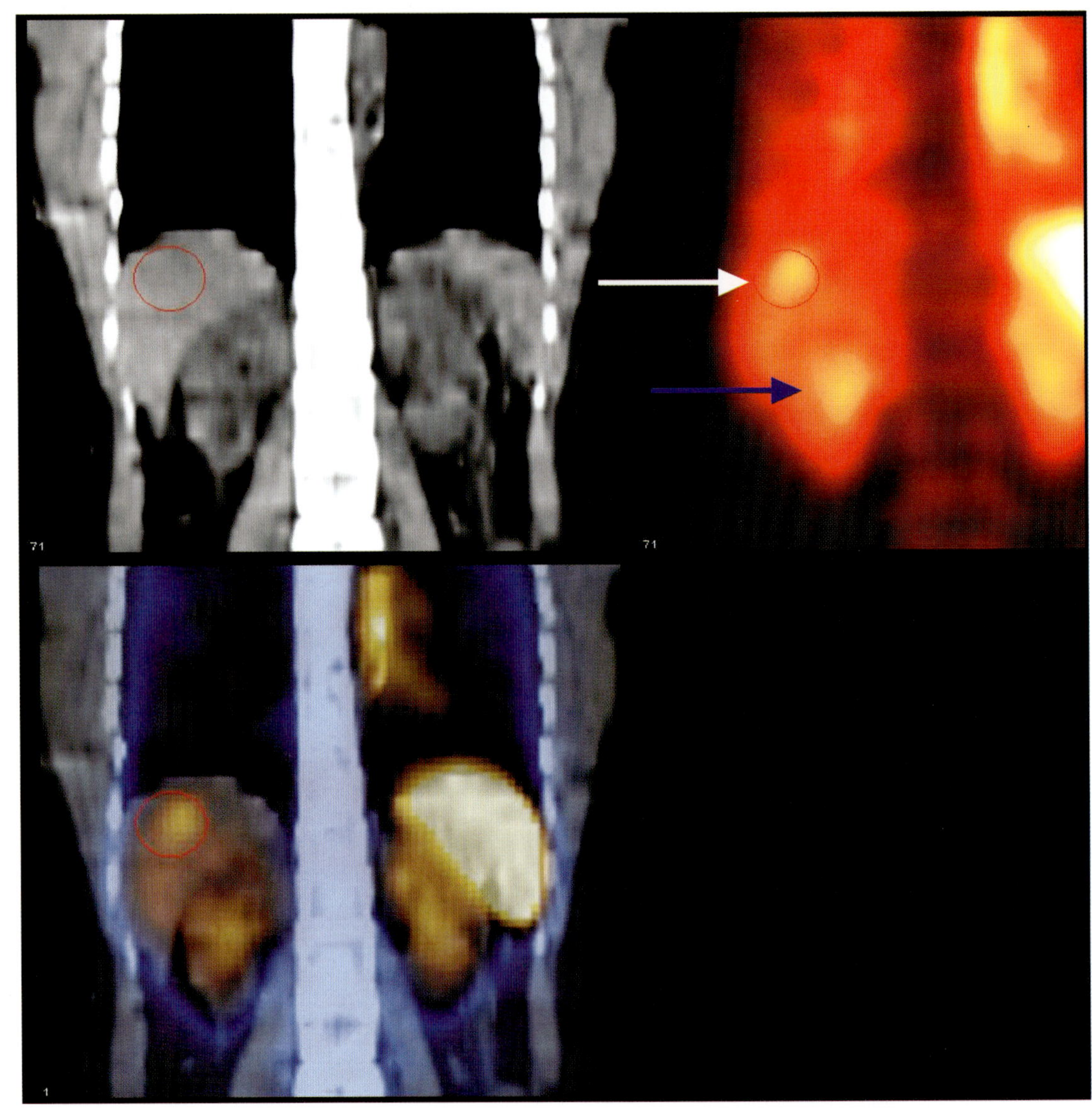

图 10－5－3　融合图像：CT 密度较肝组织略低，SPECT 示病灶的放射性分布明显高于周围肝组织（白色箭头所示），诊断肝血管瘤。但要注意与肾脏相鉴别，在 SPECT 的影像上，蓝色箭头所示的放射性的浓聚区，CT 提示为右侧的肾脏，不要误认为肝血管瘤

病例 6（北京医院提供）

男性，77 岁，B 超发现肝右叶实性占位，呈低回声，怀疑肝血管瘤，行 SPECT/CT 检查（图 10－6－1、图 10－6－2、图 10－6－3）。

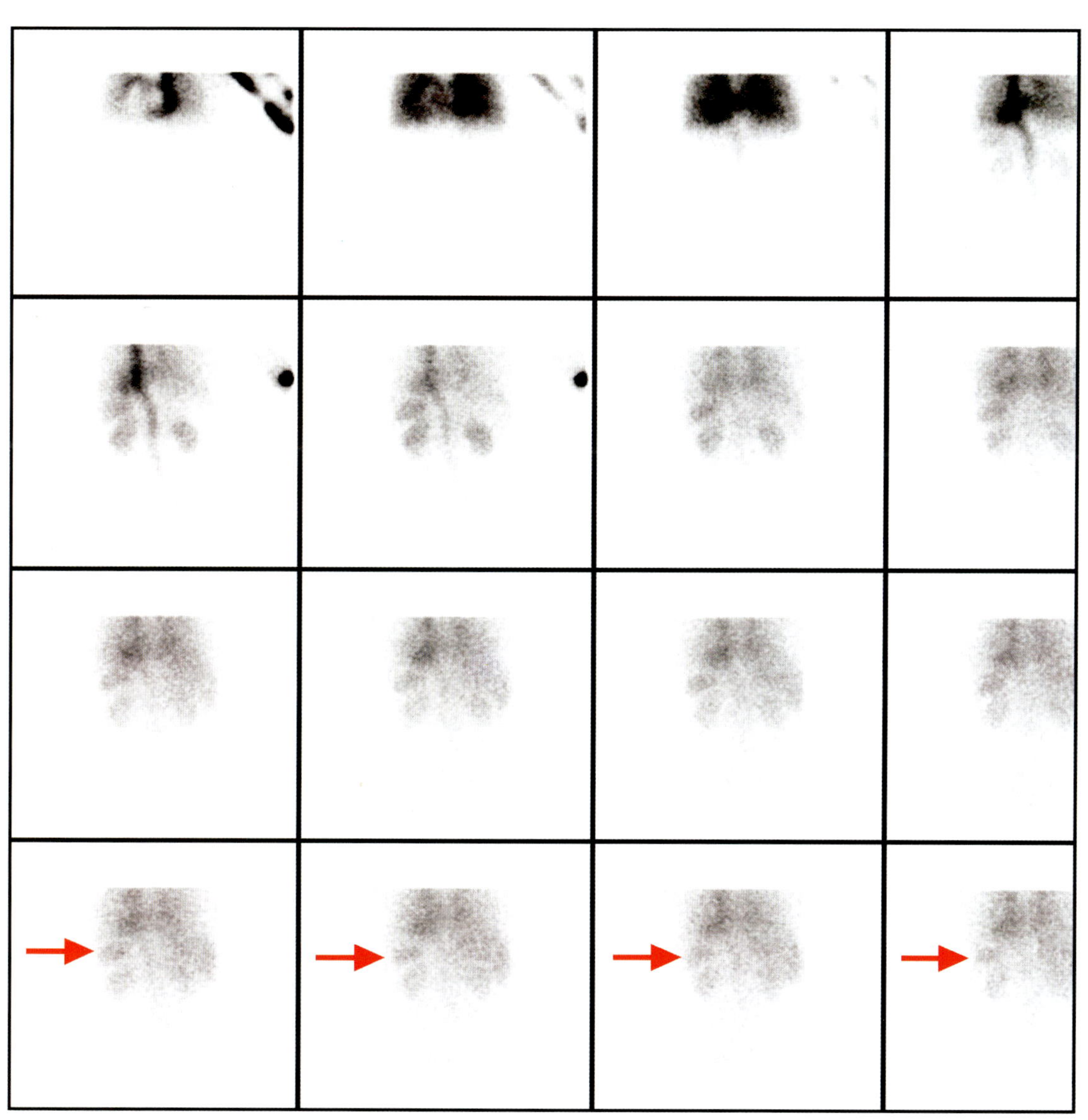

图10－6－1　血流相，病灶部位可见放射性分布增高（箭头所示）

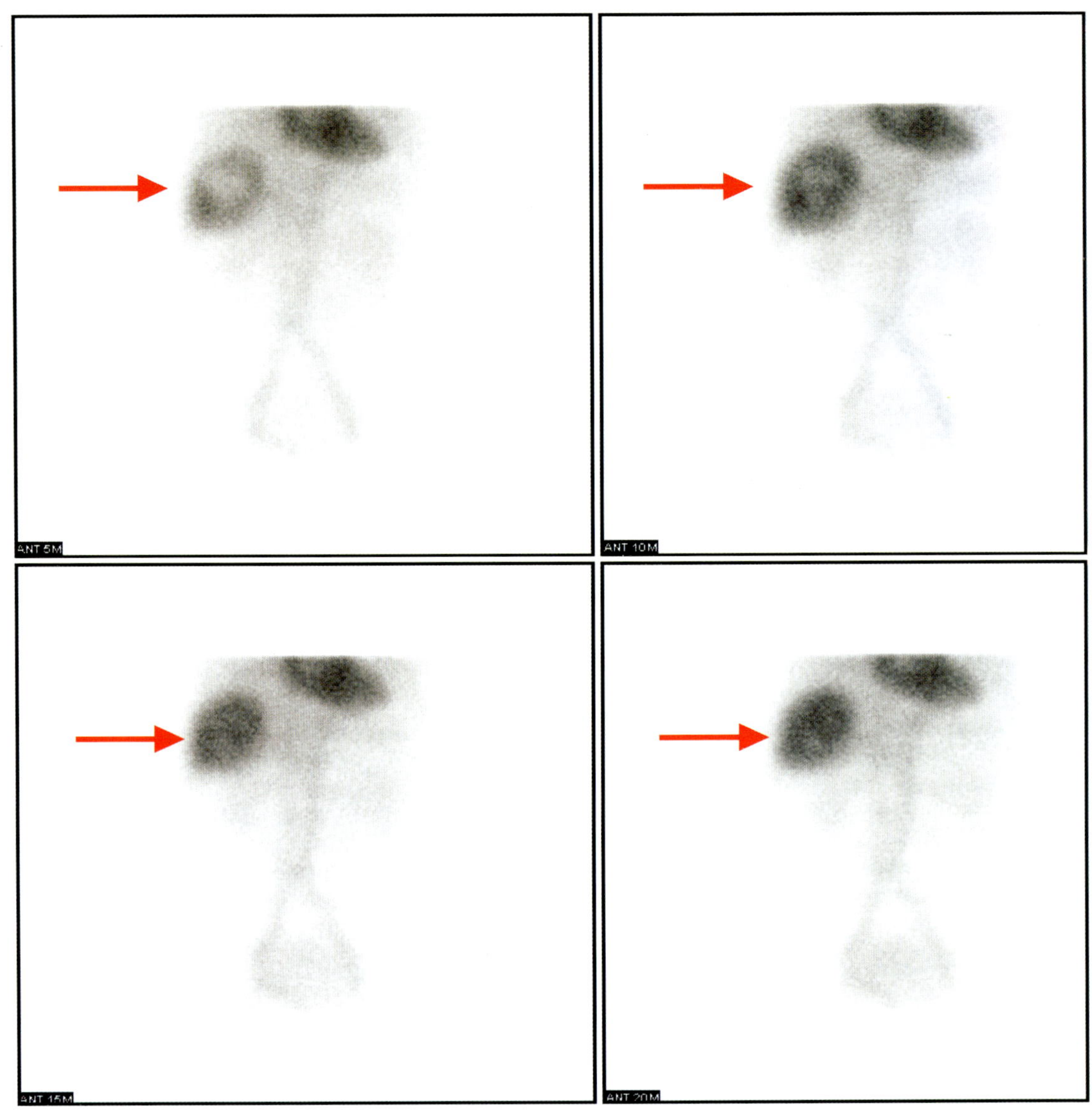

图10－6－2　血池相，5 min 时可见肝右叶呈一中间低、周边高的不均匀的类环形放射性增高影（箭头所示），大小约为9.0cm×9.0cm×7.0cm，随时间延长，环中心的放射性分布逐渐增高。之所以呈中间低、周边高的放射性增高影，是因为肿瘤体积太大，肿瘤中心陈旧性出血灶、血栓形成、瘢痕组织形成或囊性变所致

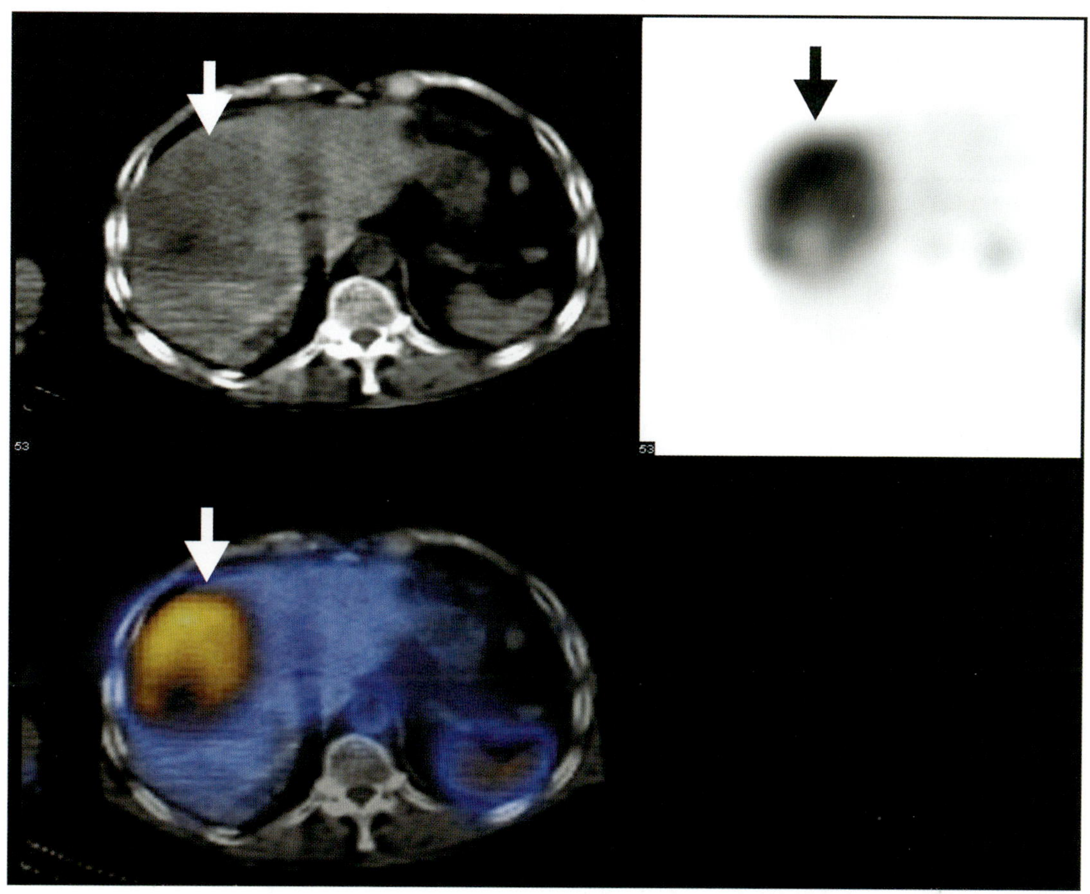

图 10-6-3　融合图像，CT 示肝右叶一较大的低密度区，且密度不均匀，中心有液化坏死区。SPECT 可见肝右叶有一中间低、周边高的不均匀的类环形放射性增高影，大小约为 9.0cm × 9.0cn ×7.0cm。融合图像上，既可以显示病灶的解剖位置，又可以显示 SPECT 的信息

病例 7，多发肝血管瘤（北京医院提供）

女，48 岁。B 超发现肝内多发占位性病变 6 年，数量逐年增多、体积逐年增大。

B 超：肝左内叶、右叶上段、下段，尾叶可见 5 个大小不等的占位，其内血流丰富，疑为血管瘤。

^{99m}Tc-RBC SPECT/CT：①血流相：肝内未见明显早期血流灌注区，1min 后肝区出现数个放射性聚集区，随时间延迟强度增加（图 10-7-1）；②延迟相：肝区内有 5 个大小不等的类圆形放射性浓聚灶，直径 24~45mm（图 10-7-2、10-7-3）；③左右心室、主动脉、腔静脉、脾脏、肾脏等血池影像清晰可见，胃内有带状放射性浓聚区，可能是游离锝胃粘膜摄取所致；④同机 CT 见肝内有低密度区（图 10-7-3）。诊断：肝内多发含血量丰富的病灶、没有早期的动脉灌注，为典型的血管瘤表现。

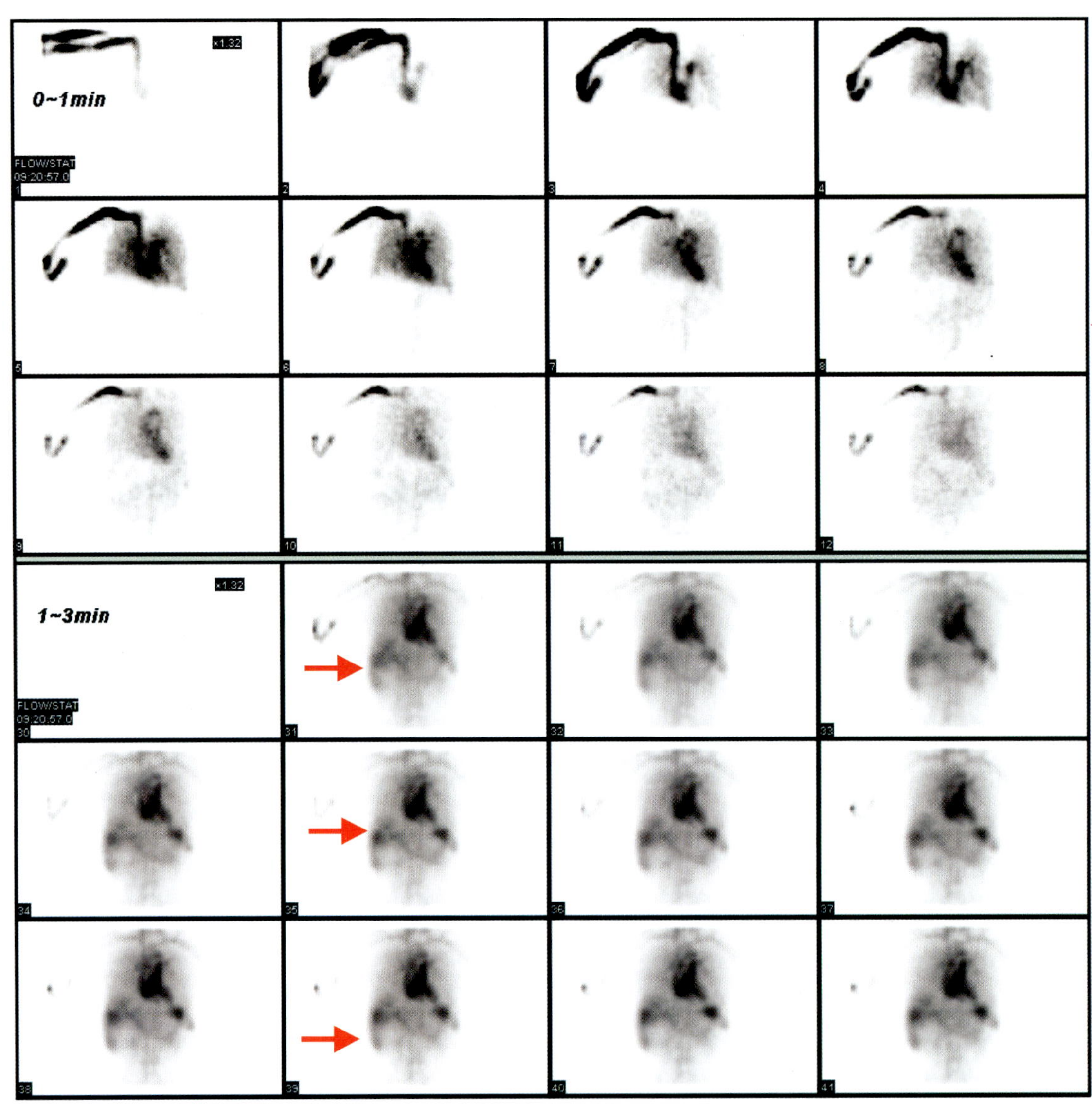

图 10－7－1　动态血流灌注影像

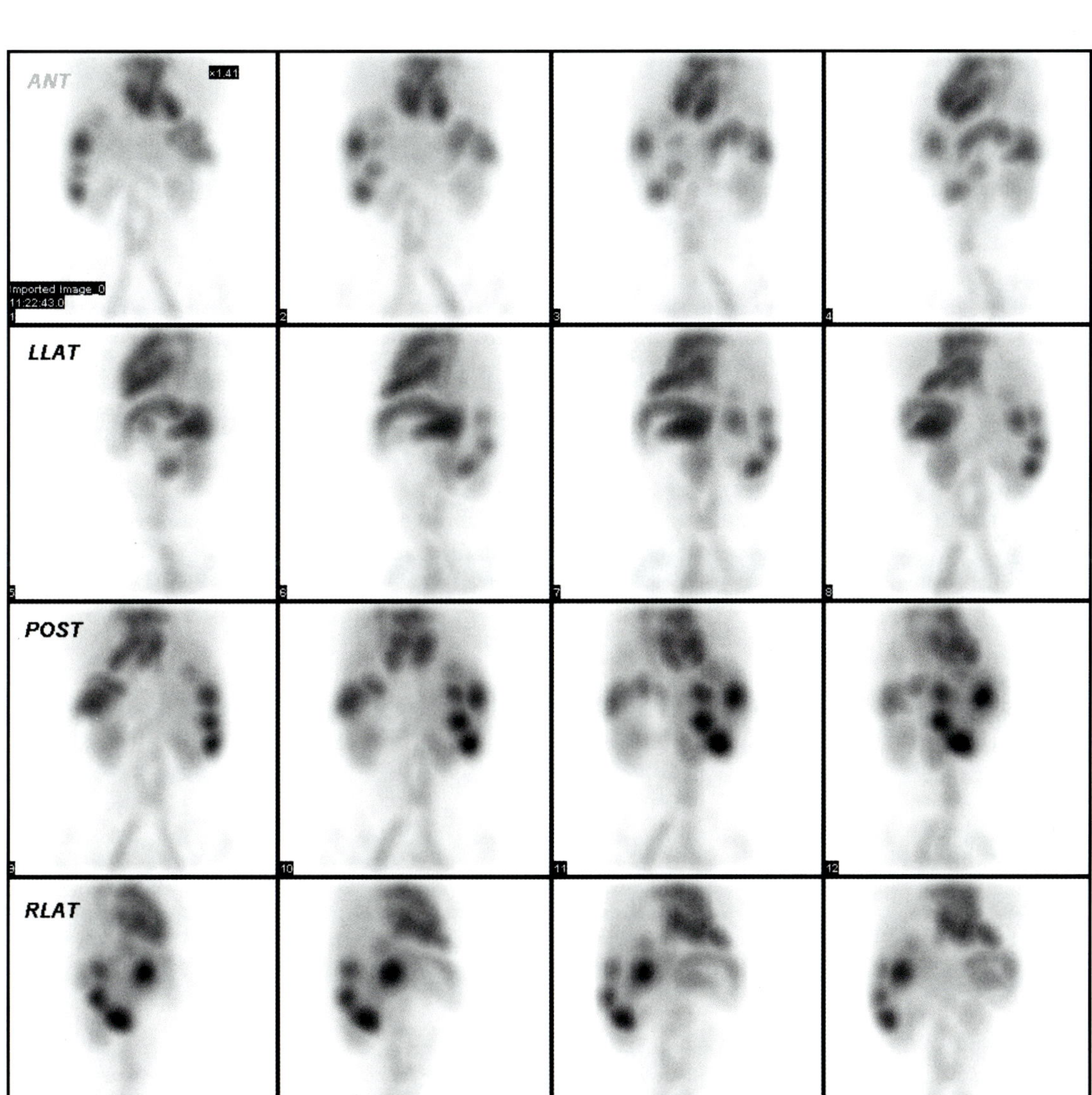

图 10 -7 -2　血池 3D MIP 图像

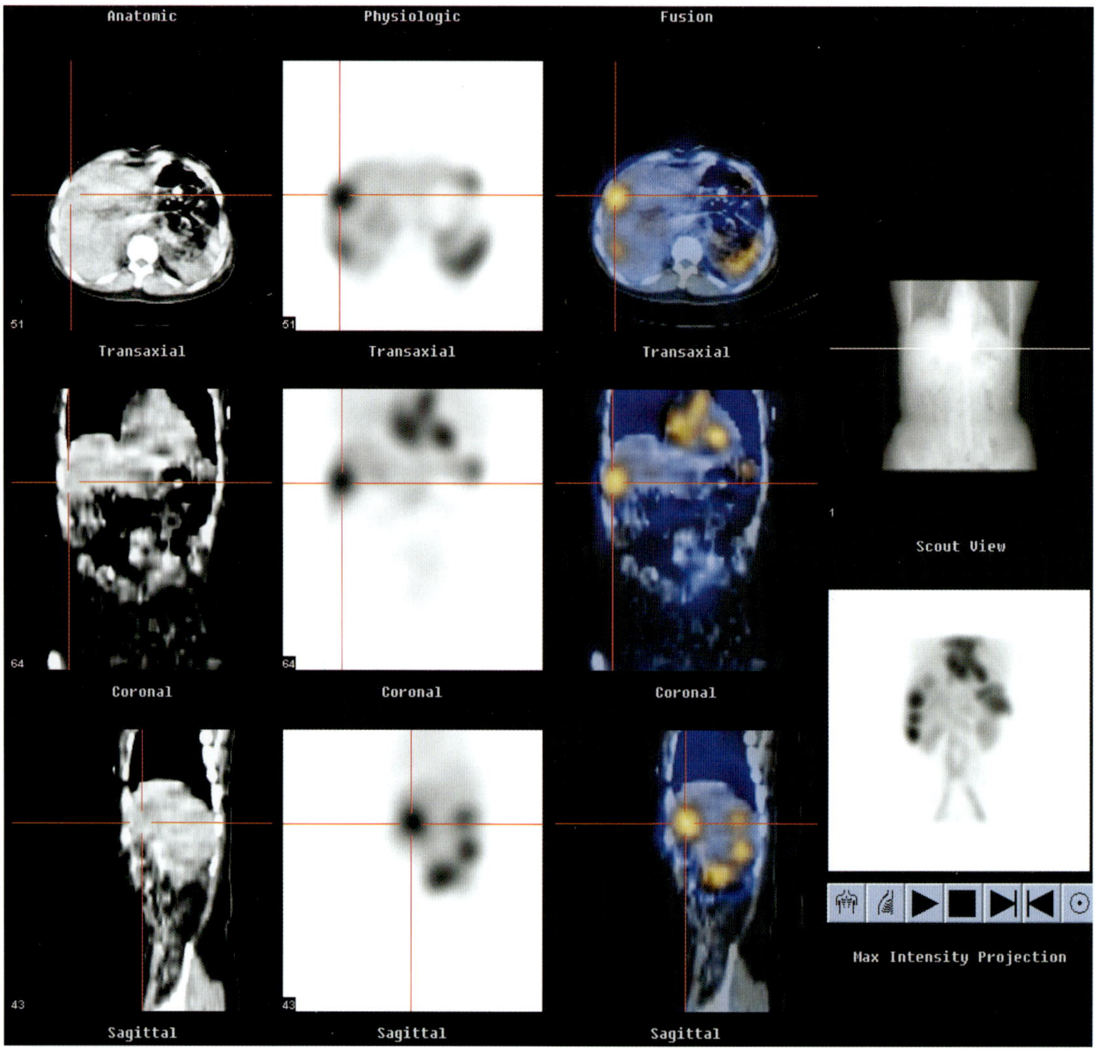

图 10 -7 -3　^{99m}Tc – RBC/CT 腹部融合图像

（郑建国）

参 考 文 献

1. 漆德芳，张泰昌主编．消化系统心血管疾病．济南市：山东科学技术出版社．2004：362～366
2. 张青萍，王新房主编．B 型超声诊断学．上海市：上海科学技术出版社．1992：86～87
3. Orazio Schillaci，Roberta Danieli，Carlo Manni，etc. Technetium – 99m – labelled red blood cell imaging in the diagnosis of hepatic haemangiomas：the role of SPECT/CT with a hybrid camera. Eur J Nucl Med Mol Imaging，2004（7），31：1011～1015

第 11 章

^{99m}Tc – Trodat –1 显像

一、显像原理与发展现状

帕金森病（Parkinson's disease，PD）是一种中老年人常见的慢性进行性神经变性疾病，随着我国人口的老龄化，其发病率呈逐年递增的趋势，男女分布差异不大。帕金森病主要表现为静止性震颤、肌僵直、运动减少和姿势反射障碍以及逐渐丧失行动能力。原因不明的多巴胺（dopamine，DA）减少导致的震颤麻痹称为 PD。其病理改变主要是黑质、苍白球、纹状体（尾状核和壳核）及蓝斑等神经元的变性、缺失，黑质多巴胺神经元变性丢失及黑质－纹状体 DA 通路变性导致多巴胺的合成障碍及数量减少，多巴胺－乙酰胆碱的作用失去平衡。目前，PD 的诊断尚为临床诊断，根据患者在中年后发病、典型的临床症状以及对多巴制剂的反应，不难对患者做出临床诊断。但早期患者症状、体征不典型。据文献报道，从多巴胺神经元的丢失到出现典型的 PD 症状大约需要 5 年的时间。在此期间，病人没有 PD 的临床表现，但有进行性的黑质细胞丢失与纹状体多巴胺减少。因此，在 PD 的早期，症状和体征轻微时，PD 的临床诊断非常困难，随着新型示踪剂的问世，SPECT 和 PET 显像对帕金森病的诊断和临床研究提供了重要资料。

（一）目前用于 PD 诊断的示踪剂

1. DA 类显像　多巴胺类显像的示踪剂主要为 ^{18}F 及 ^{11}C 标记的多巴胺，其中 ^{18}F－多巴胺（^{18}F－DOPA）PET 显像是评价帕金森 DA 能神经末梢功能的一种方法。多巴胺类显像可用于评价 DA 能神经末梢对多巴胺的摄取、存储和脱羧能力，对亚临床或临床前期 PD 患者做出早期诊断。同时它还可用于 PD 和帕金森综合征的鉴别诊断。

2. DA 受体显像　多巴胺能受体都是细胞膜受体，目前已成功克隆了 5 种不同的 DA 受体，分别为 D_1R、D_2R、D_3R、D_4R 和 D_5R。使用较多的是 D_2R 显像。它可对 PD 患者做出早期诊断和鉴别诊断，并能监测病程、评价药物的疗效。用于 PET 检查的多巴胺受体显像剂主要为 ^{11}C－SCH23390 和 ^{11}C－raclopride 等，应用较多的是 ^{11}C－raclopride。

3. 多巴胺转运蛋白（DAT）显像　多巴胺转蛋白（dopamine transporter，DAT）是位于多巴胺神经元末梢突触前膜上的蛋白复合物，是多巴胺（DA）的摄取位点。DAT 在多巴胺神经元之间的信息传递中有重要作用，其主要功能是在 DA 能神经元发放冲动后，再摄取突触间隙的 DA，调控突触间隙内 DA 的浓度，维系突触前 DA 合成和储存功能。当 DA 能神经元末梢内 DA 含量减少，乙酰胆碱量相对增多时，患者就会出现震颤、肌强直、运动迟缓等症状。PD 患者的 DAT 密度明显减低，功能降低。DAT 功能或密度的改变与 DA 能神经元数量的变化一致。它的变化比多巴胺受体更敏感和直接，能够较准确地反映突触前多巴胺能神经元的变化，DAT 显像对 PD 的早期诊断有重要价值。DAT 示踪剂多为可卡因系列衍生物，能够高特异性地与 DAT 结合，具有非特异性摄取低、脑清除率较慢的特点。主要为 ^{18}F、^{11}C 及 ^{123}I 标记的 IPT、β－CIT、CF－CIT 以及 ^{99m}Tc 标记的 TRODAT－1 等。

^{99m}Tc－TRODAT－1 用于①早期诊断 PD。据文献报道，^{99m}Tc－TRODAT－1 显像发现 Hoehn－Yahr Ⅰ、Ⅱ级的早期 PD 患者症状同侧和对侧纹状体摄取均低于健康对照者（$P<0.01$），Ⅰ级患者双侧减低分别为 44% 和 18%，Ⅱ级患者双侧减低分别为 60% 和 37%，特别是患侧肢体对侧壳核后部更加明显；② 病程监测。正常人脑纹状体多巴胺代谢水平随年龄增长逐渐降低，壳核和

尾状核的摄取分别每年减少2.5%和2.9%，而PD患者递减速度较正常人明显增快，壳核和尾状核的摄取每年减少的速度分别为13.1%和12.5%。随着PD病程的延长，纹状体多巴胺及DAT的含量逐渐减少，因此DAT显像可显示纹状体摄取放射性核素的能力与病程及病情间的关系。据文献报道，纹状体摄取^{99m}Tc－TRODAT－1随着PD病情加重而减少。PD患者纹状体DAT的特异性摄取与UPDRS总评分、日常活动评分、运动检查评分之间呈显著负相关，而与精神活动、行为、心境评分无显著相关性，提示DAT显像有助于PD病情程度的判定；③鉴别诊断，由于PD在症状上与血管性帕金森综合征（VP）、多系统萎缩（MSA）、肝豆状核变性（HLD）、特发性震颤（ET）、多巴胺反应性肌张力障碍（DRD）、抑郁症等疾病有较多相似之处，临床上鉴别较困难。有文献报道，^{99m}Tc－TRODAT－1 SPECT脑显像发现VP患者纹状体摄取^{99m}Tc－TRODAT－1双侧对称且没有明显下降，而PD患者双侧纹状体摄取^{99m}Tc－TRODAT－1明显不对称，对侧壳核摄取值明显减少。ET的临床表现主要为震颤，与早期PD的症状相似，但脑显像纹状体摄取核素能力与正常对照者无显著差异，同时明显高于PD患者，提示其黑质－纹状体DA系统多巴胺递质无减少，可与早期PD鉴别。PD患者和MSA患者纹状体DAT含量均有明显的下降，然而MSA患者纹状体DAT双侧对称性减少，PD患者发病肢体的对侧纹状体减低更明显。此外，DRD患者在青少年期发病，由于黑质－纹状体系统保持完整，没有神经元变性，所以DAT含量正常，DAT显像与正常对照者无明显差别；④药物疗效评价，帕金森病的治疗有多种方法，包括内科药物治疗和外科治疗，目前以药物治疗为主，至今尚无有效的药物能阻止神经元变性，使病情逆转。目前最有效的疗法是DA替代治疗，通过重建正常多巴胺神经传递系统而减轻PD症状，它能延长PD患者的寿命并提高生活质量，但大多数患者随着治疗时间的延长，药物有效作用时间逐渐缩短，并出现“开－关”现象和异动症等表现。左旋多巴对人体的作用与药物剂量及浓度有关。近来研究发现，通过作用于多巴胺突触后膜起作用的DA受体激动剂可直接作用于纹状体已耗竭的受体上，具有神经保护作用。此类药品如培高利特、普拉克索、卡麦角林、罗匹尼罗等，已在北美广泛应用。其他药物包括B型单胺氧化酶、COMT抑制剂均可阻止DA的降解，延长DA的作用时间。因此，多巴胺转运蛋白SPECT显像对临床上评价药物对PD的疗效有一定的作用。Parkinson Study Group将早期PD患者分为左旋多巴组和普拉克索（pramipexole）组进行研究，在长达46个月的治疗期间发现，服用DA受体激动剂普拉克索的患者较服用左旋多巴的患者其纹状体摄取示踪剂的丢失的现象明显减少，说明普拉克索的疗效优于左旋多巴。

（二）适应证

1. 帕金森病的早期诊断。
2. 帕金森病的分期诊断。
3. 帕金森病与帕金森综合征鉴别诊断。
4. 帕金森病治疗疗效观察。

（三）显像方法

1. 显像剂　将新鲜的$^{99m}TcO_4^-$淋洗液1110 MBq（30 mCi）加入1支TRODAT－1冻干品瓶中，充分摇匀，置于高压锅内，在1.4 MPa下蒸煮或沸水浴30min，取出静置冷却后即得^{99m}Tc－TRODAT－1。测标记率>90%。

2. 显像方法　在使用复方碘溶液 1 ml 封闭脉络膜和唾液腺后 30min，由肘正中静脉注射^{99m}Tc－TRODAT－1 1110 MBq（30mCi），注射后 2～3 h 受检者仰卧于检查床上，头放于特制头托中，为防止受检者头部移动，用专用缚带固定头部。

GE Discovery VH 进行图像采集。采集条件：使用扇形准直器（Fanbeam），放大倍数 1.3，矩阵 128×128，探头围绕患者头部，采集 360°，双探头各旋转 180°，每 3°采集 1 帧，40 秒/帧。能峰 140keV，窗宽 20%。SPECT 显像结束后进行 X 线 CT 透射扫描，根据核医学图像定位片确定 X 线 CT 采集范围 18cm，其矩阵 256×256，层厚 1cm。全部采集时间约 50min。

3. 图像处理　对图像进行迭代重建，并利用 X 线衰减校正，得到横断面、冠状面、矢状面及三维图像。重建后的 SPECT 图像与 CT 图像经处理工作站数据配准得到同机融合图像。

二、图像融合的价值和特点

DAT 显像在脑中参照物很少，确定纹状体的位置十分重要，特别是 Hoehn Yahr 分级为Ⅱ级以上的 PD 患者纹状体摄示踪剂的能力已明显减低，正确定位纹状体有一定的难度。此外，神经科医生在阅读报告时单独看核医学图像，常对结果提出疑问。因此，CT 定位在 DAT 显像中十分重要。患者通过一次检查同时获得脑功能及脑解剖断层图像，SPECT 图像与 CT 图像同机融合可保证 CT 图像与核医学图像层面对应清晰，在 CT 图像的一系列图像的层面上显示核医学图像，解决了晚期 PD 患者纹状体定位困难的问题。目前在 Discovery VH 尚不能对 CT 与扇形准直器采集的核医学图像进行精确的定位，图像在 Y 轴上的位移较明显，但层面定位是准确的，可以解决纹状体定位和神经科医生阅读报告的困难。GE 公司的 infinia 机型已经解决了 CT 图像与扇形准直器采集的核医学图像进行精确的定位问题，该机型的同机融合图像更加完美。

三、病例

病例 1（天津医科大学总医院提供）

正常志愿者，女性，44 岁。图像显示：双侧纹状体区可见高度示踪剂浓集，示踪剂分布对称。双侧纹状体轮廓清晰，形态、大小对称，横断面呈“八”字形（图 11－1）。

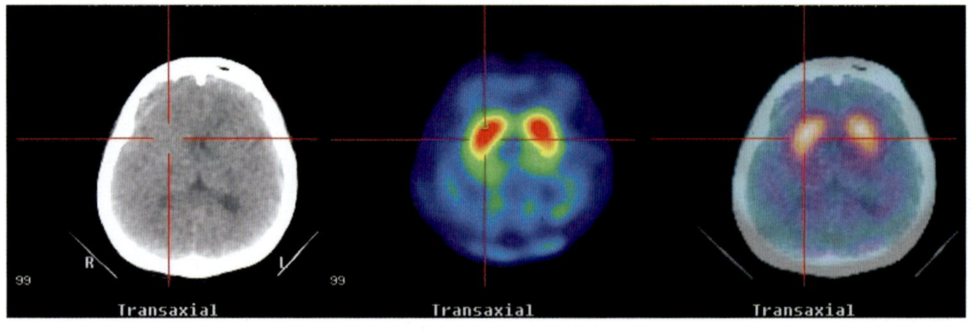

图 11－1

病例2（天津医科大学总医院提供）

1期患者，女性，55岁，病史1年。图像显示：双侧纹状体区轮廓清晰，形态大致完整。右侧纹状体及左侧尾状核头示踪剂分布均匀，左侧壳核示踪剂分布稀疏（图11－2）。

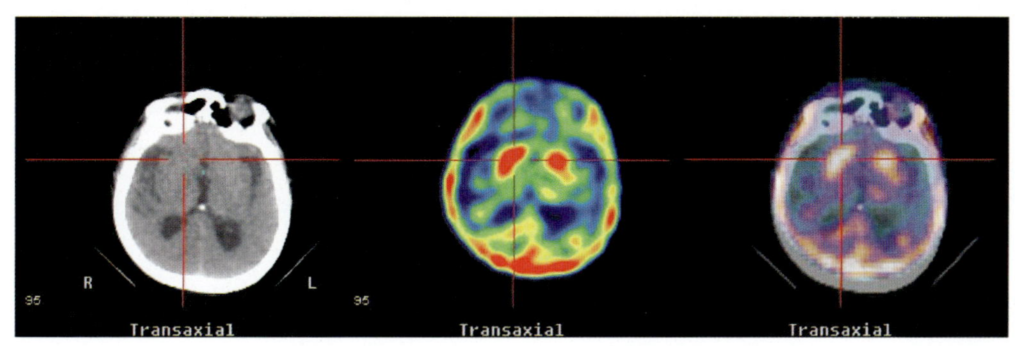

图11－2

病例3（天津医科大学总医院提供）

2期患者，女性，64岁，病史2年。图像显示：双侧纹状体区轮廓清晰，形态不完整。双侧壳核部位示踪剂分布均呈明显稀疏，右侧尾状核头部位示踪剂分布稀疏；左侧尾状核头部位示踪剂分布大致均匀（图11－3）。

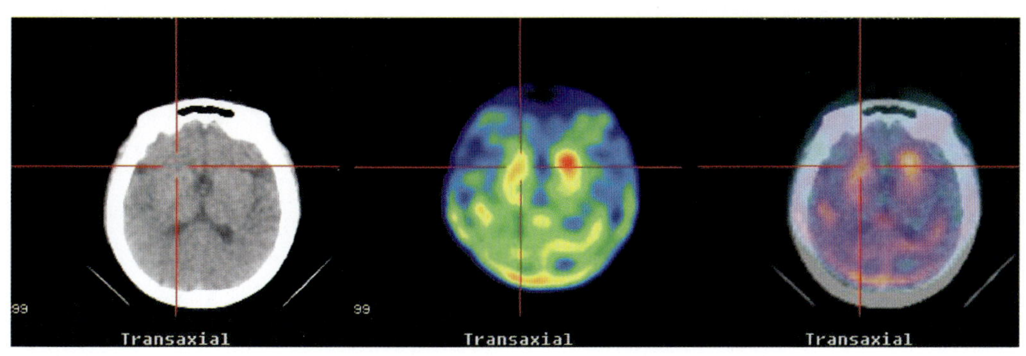

图11－3

病例 4（天津医科大学总医院提供）

3 期患者，女性，55 岁，病史 10 年。图像显示：双侧纹状体区轮廓欠清晰，形态不完整。左侧尾状核头部位示踪剂分布稀疏，壳核部位未见显像；右侧纹状体区未见清晰影像（图 11 －4）。

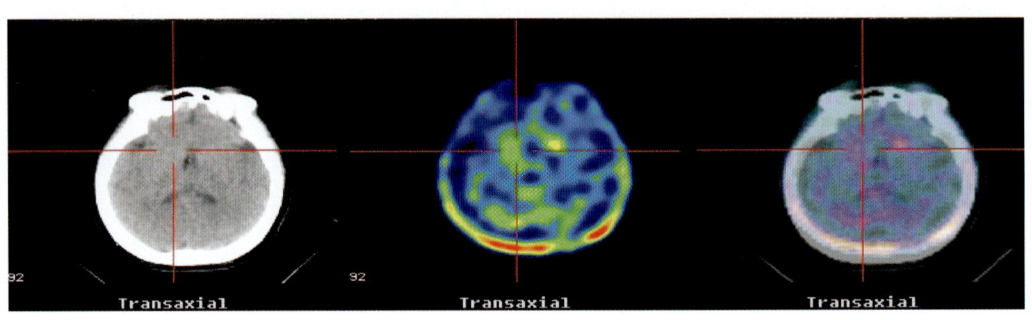

图 11 －4

（谭　健）

第 12 章

生长抑素受体显像

一、显像原理和技术

（一）原理

生长抑素（somatostatin，SST）是一种由 14 个氨基酸组成的小分子肽类激素，在下丘脑、大脑皮层、纹状体、杏仁核、海马，以及脊髓、交感神经、胃肠、胰岛、肾、甲状腺与甲状旁腺等组织广泛存在。生长抑素的生理作用为：抑制垂体生长激素、促甲状腺激素、促肾上腺皮质激素和催乳素的释放，也抑制各种胃肠激素的释放，抑制胃泌素、促胰液素、缩胆囊素、胃动素、胰多肽、胰高血糖素、肠高血糖素等的释放，同时也抑制胃酸、胃蛋白酶、胰蛋白酶及唾液淀粉酶的分泌。

生长抑素能与分布在细胞膜表面的生长抑素受体蛋白特异性结合，发挥生物效应。生长抑素受体（somatostatin receptor，SSTR）是一种糖蛋白，有 5 种亚型：SSTR 1、SSTR2（SSTR2A 和 SSTR2B）、SSTR3、SSTR4、SSTR5。生理状况下主要分布在神经内分泌起源的细胞表面，如腺垂体的促生长细胞和胰腺的胰岛细胞，另外某些非神经内分泌起源的细胞表面也可表达这种受体，例如淋巴细胞。在病理状态下，某些肿瘤细胞表面出现过度表达。这些肿瘤主要来源于神经内分泌系统，称为神经内分泌肿瘤（neuroendocrine tumors，NETs），包括胰腺内分泌肿瘤（胃泌素瘤、胰岛素瘤、胰高血糖素瘤）、垂体腺瘤、嗜铬细胞瘤、副神经节瘤、类癌、甲状腺髓样癌等，但其他某些肿瘤也表达这种受体，例如淋巴瘤和乳腺癌。

人工合成的 SST 类似物性质与 SST 相似，但不易被酶降解，易被放射性核素标记，能与分布于全身的肿瘤和非肿瘤部位的生长抑素受体特异性结合。将放射性示踪剂标记的生长抑素类似物引入体内，与肿瘤细胞表面的生长抑素受体高特异性、高亲和力结合，使肿瘤显像，称为生长抑素受体显像（somatostatin receptor imaging，SRI），是诊断 NET 和其他 SSTR 阳性肿瘤的敏感而特异的显像技术。

（二）适应证

1. 对于临床可疑 SSTR 阳性肿瘤患者，寻找和定位肿瘤。
2. 对于已确诊的 SSTR 阳性肿瘤患者，寻找转移灶，指导分期，决定治疗方案，评价预后。
3. 评价是否适合接受生长抑素治疗。
4. 随访治疗效果。

（三）显像剂

人工合成的 SST 类似物有多种，如 octreotide（奥曲肽）、lanreotide、vapreotide（RC160）和 depreotide（P829）等。目前研究的 SRI 显像剂主要有^{111}In 标记奥曲肽和 lanreotide，^{99m}Tc 标记奥曲肽、P829 和 RC160 以及^{68}Ga 标记奥曲肽等。

奥曲肽是最早研制出的 SST 类似物，由 8 个氨基酸组成，它与 SSTR2、SSTR5 有较高的亲和力，与 SSTR3 亲和力低，对 SSTR1、SSTR4 没有亲和力。有关［^{111}In－DTPA］octreotid（^{111}In－OCT）的研究最多，并已广泛应用于临床实践，其对多种肿瘤的诊断价值已经得到证实，已正式注册成为诊断 NET 的放射性药物。但^{111}In 系加速器生产，不易获得，成本高，γ

射线能量中等，图像的分辨率不理想，而且患者承受的辐射剂量较高。目前有关^{99m}Tc－EDDA/HYNIC－Tyr3－octreotide（^{99m}Tc－TOC）的研究在广泛开展，它是一种新型的由^{99m}Tc标记的SST衍生物，尚在临床试验阶段，与^{111}In－OCT比较，它使用简便、容易制备、患者所受辐射剂量小、图像空间分辨率较高，能够发现更多的病灶，在诊断SSTR阳性肿瘤方面有许多优越性。

迄今为止，^{99m}Tc－P829是^{99m}Tc标记的SST类似物中惟一进入商业应用的显像剂。但^{99m}Tc－P829主要与SST2、3和5有较高的亲和力，与^{111}In－OCT的图像分布不相似，虽然对于胸部结节是一种敏感、特异和阴性预测值高的显像方法，但对于NET，其敏感性明显低于^{111}In－OCT显像。

作为PET的生长抑素受体显像药物，^{68}Ga－DOTATOC（^{68}Ga－DOTA－Tyr3－octreotide）正在研究中。研究发现^{68}Ga－DOTATOC在肿瘤组织快速蓄积，从血液中迅速清除，在注射后40min能达到较高的肿瘤与非靶组织比值，注射后60min标准摄取值（SUV）最高。与CT相比，^{68}Ga－DOTATOC－PET对肝脏转移灶的敏感性较低，因转移灶对显像剂的摄取低于周围肝组织。但对于小的或受体密度低的肿瘤病灶，^{68}Ga－DOTATOC－PET明显优于传统SRI的SPECT显像，它的图像质量优，肿瘤与非靶组织比值更高。

（四）显像方法

1. ^{111}In－OCT 一般在静脉注射^{111}In－OCT 111～222 MBq后24h进行多部位静态平面显像，上腹部检查常需作断层显像。如见肠道放射性，宜在48h复查。疑有腹部病变时，可提前到3～4 h检查，此时无肠道放射性干扰，但血本底较高可掩盖低受体量的肿瘤，故仍应在24h再检查一次。腹部检查者注射后应予清肠。

2. ^{99m}Tc－TOC 在静脉注入^{99m}Tc－TOC 350～400 MBq后1、4h行前位和后位全身显像。对于可疑病灶部位，行局部前位和后位平面显像，必要时加斜位和侧位。对于阳性病变区域行断层显像。（本章所有图像均以^{99m}Tc－TOC为显像剂。）

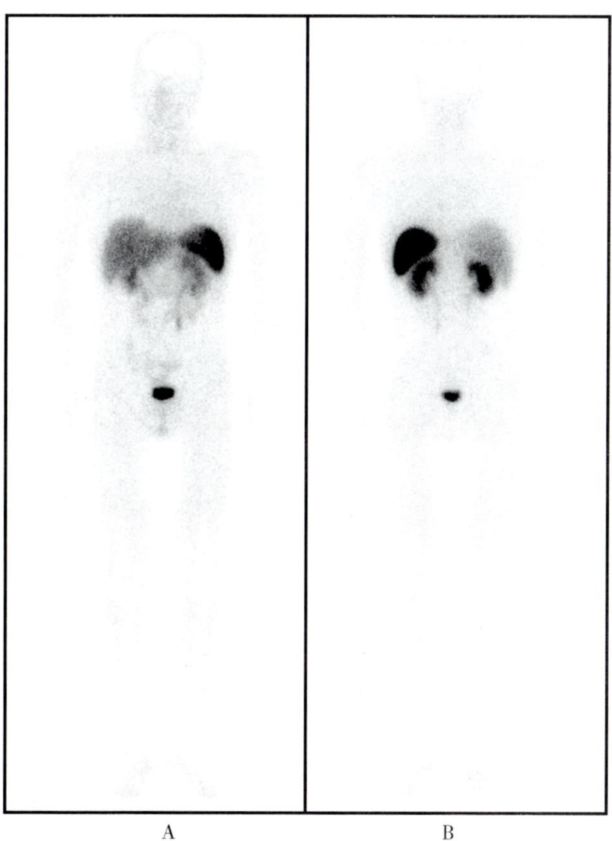

图12－1 正常图像

A前后位，B后前位，甲状腺、肝、脾、双肾、输尿管、膀胱及肠道正常显影。

（五）图像分析

1. 正常图像（图12－1） 甲状腺、肝、胆、脾、双肾、膀胱及部分患者的垂体显影。此外因少量示踪剂经肝胆排泄，肠道会有不同程度的分布，呈条形、非灶性放射性增高区，偶尔可见到子宫显影。其中，膀胱和脾脏在图像中是放射性强度最浓的器官。由于肾小管上皮细胞表达生长抑素受体，且示踪剂主要经由双肾清除，经肾小球滤过后，大部分被肾小管上皮细胞重吸收，因此双肾显影，其放射性强度仅次于膀胱和脾脏。甲状腺、脾脏及垂体显影是由于受体结合的缘故。

2. 异常图像　除正常显影的组织和器官外，全身任何部位出现的放射性示踪剂的浓集只要超过该部位正常组织的摄取，即为生长抑素受体高表达的病灶。

3. 假阴性与假阳性　引起SRI假阴性的原因主要是肿瘤病灶表达SSTR的亚型与显像剂不亲和或亲和力低，或者表达的量较少。此外，病灶小于显像分辨率时，SRI亦为阴性。

除病灶表达生长抑素受体外，某些情况下，非肿瘤组织也会表达SSTR，出现假阳性结果。例如副脾、近期心血管意外的病变部位、外科手术部位及类风湿性关节炎活动期等等。另外，放疗后胸部的放射性摄取增高，某些女性的乳腺亦可见弥漫性摄取。遇到上述情况时，需仔细询问病史，结合临床，减少假阳性结果。

二、SPECT/CT 融合图像的应用价值

对于NETs患者，SRI的最大优势是功能显像和全身显像，能够特异性显示表达SSTR的肿瘤病灶，对患者的病变情况有更全面的估计。而传统的影像学方法，如CT、MRI等通常用于临床高度怀疑有病变的部位。当传统的显像技术未发现病灶时，选择SRI可明显提高检出率，尤其是定位某些少见部位的肿瘤，如心脏、软组织等。

传统的核医学断层显像能够显示功能异常的病变，但缺乏准确的解剖信息，无法对病灶进行精确定位。SPECT/CT融合显像，提供病变区域的功能解剖融合图像，既能清晰显示生理功能异常的病灶，又能准确定位，指导临床制定手术或其他治疗方案。因此将解剖与功能图像融合的SPECT/CT与单一的SPECT或CT比较，准确性更高，明显改善了NET患者肿瘤定位。

三、临床应用

SRI在国外临床大量应用主要用于定位胃泌素瘤、胰岛细胞瘤、胰高血糖素瘤、副神经节瘤、成神经细胞瘤、嗜铬细胞瘤、甲状腺髓样癌、类癌及垂体瘤等多种NETs的原发或转移病灶，阳性率为60%～100%，是胃泌素瘤、胰高血糖素瘤等肿瘤术前首选的定位方法。

（一）胰腺内分泌肿瘤

80%以上的胰腺内分泌肿瘤以表达$SSTR_2$为主，所以大多数胰腺内分泌肿瘤SRI阳性。因此SRI对这类患者的肿瘤组织的定位有重要价值。尤其是传统的影像学方法未发现病变，而患者有手术指征时，SRI非常有用，这种病例在临床很常见。对于胃泌素瘤患者，SRI的敏感性是60%～90%，胰高血糖素瘤为100%。对于Zollinger－Ellison综合征患者，SRI为首选的显像方法，敏感性高于其他影像技术的联合，简单而又经济。但SRI对胰岛细胞瘤的定位

价值有限，可能是这类肿瘤大部分不表达生长抑素受体或者其表达的生长抑素受体亚型与显像剂不结合。

病例1（北京协和医院提供）

男，55岁，间断性精神恍惚，癫痫样抽搐25年，反复中上腹疼痛4年。血胰岛素原和胰高血糖素明显升高，腹部B超、CT未见异常。

三维投影图像（图12-2-1）：左肾上极与肝门之间见类圆形异常放射性浓聚区；其下方见放射性增高区。

融合显像（图12-2-2）：CT示放射性浓聚区和增高区均位于胰头。患者行血管造影证实病灶，行手术切除。

病理：胰高血糖素瘤。

评述：传统的超声和CT对于胰腺部位的病变检出率较低，尤其是胰腺曾经行手术的患者，局部解剖结构紊乱，更难判定。因此，当临床高度怀疑胰岛细胞瘤而腹部B超、CT未见异常时，仍有必要进行^{99m}Tc-TOC显像。虽然融合显像中的CT不能显示病灶，但能准确显示功能异常的病灶的部位。

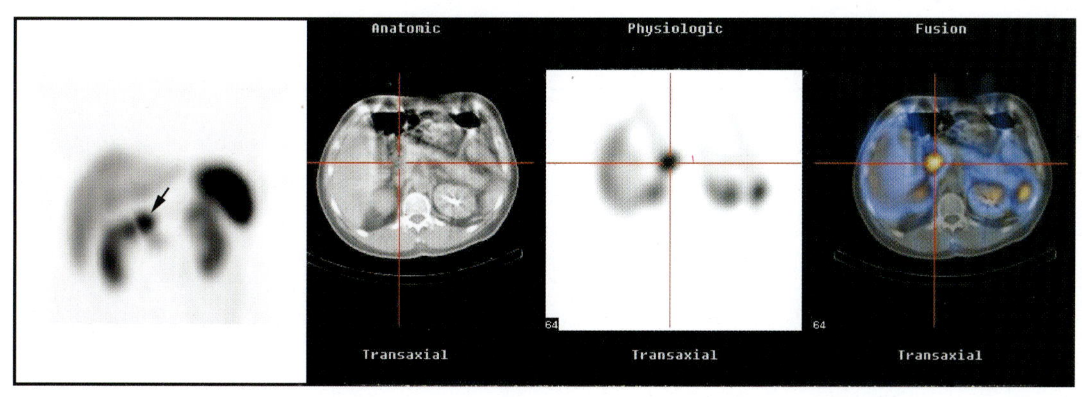

图12-2-1 ^{99m}Tc-TOC/CT三维投影图像

图12-2-2 ^{99m}Tc-TOC/CT融合显像

病例 2（北京协和医院提供）

男，46 岁，胰高血糖素瘤，多发肝转移。

B 超：肝内多发实性占位。腹部 CT：未见明显异常。

^{99m}Tc－TOC 三维投影图像：肝内及胰尾部多个类圆形异常放射性浓聚区（图 12－3）。

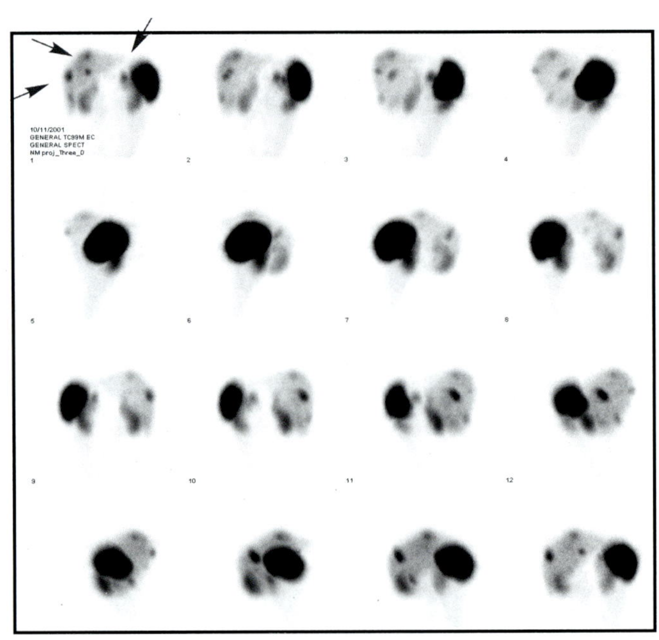

图 12－3 ^{99m}Tc－TOC 三维投影图像

（二）类癌

SRI 对类癌的诊断阳性率达 80%～100%，能发现某些用传统的显像技术不能发现但可手术切除的肿瘤，其发现的肿瘤转移范围优于传统的影像技术，可用于指导临床医生选择治疗方法，也可用于奥曲肽治疗类癌综合征的疗效监测。

病例 3（北京协和医院提供）

女，45 岁，临床症状及辅助检查均支持异位 ACTH 综合征。临床疑问：肿瘤部位？

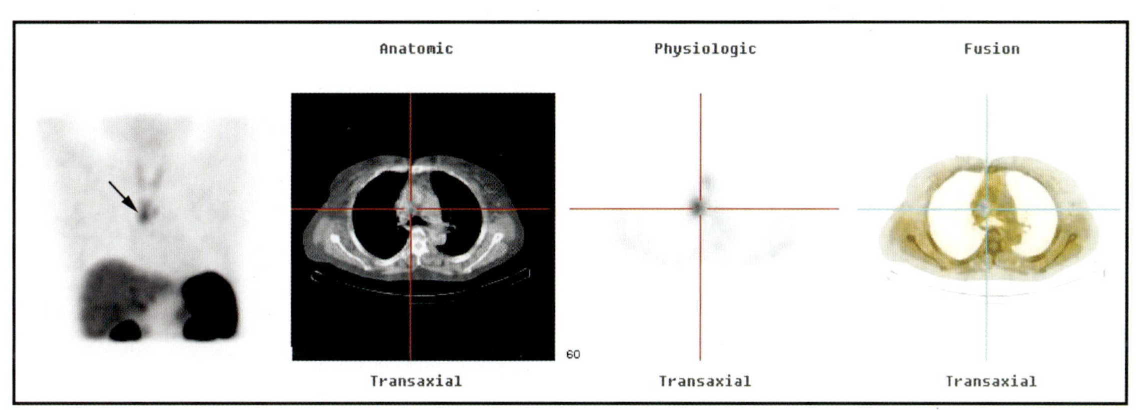

图 12－4－1　^{99m}Tc－TOC 三维投影图像

图 12－4－2　^{99m}Tc－TOC/CT 融合显像

^{99m}Tc－TOC 融合显像（图 12－4－1、图 12－4－2）：纵隔内见多个小的圆形异常放射性浓聚区，融合显像证实病灶分别位于前中纵隔及中纵隔气管前方的淋巴结。

病理：（胸腺）类癌，累及气管前腔静脉后淋巴结。

评述：由于转移淋巴结过小，CT 等其他影像学方法未能发现，将解剖与功能图像融合的显像方法通常能够发现这类淋巴结。

（三）嗜铬细胞瘤和副神经节瘤

大约 90% 的嗜铬细胞瘤患者 SRI 为阳性。对于肾上腺部位的该类型肿瘤，由于肾脏内大量示踪剂滞留，干扰了 SRI 对肿瘤的定位诊断。所以，^{131}I－mIBG 显像适合肾上腺部位嗜铬细胞瘤的诊断，而 SRI 显像对肾上腺外嗜铬细胞瘤及其转移灶更敏感。

对于副神经节瘤的患者来说，肿瘤的部位很容易被发现，即使发生在很少见的部位，通常也能找到。据文献报道，10% 的副神经节瘤患者为多发或转移。对 25 例已确诊副神经节瘤患者研究表明，SRI 发现的 9 例（36%）患者为肿瘤多发。SRI 的优势为全身显像，从而能够提高对某些部位肿瘤的检出率，并对病情有更全面的估计。因此，在 CT、MRI 或超声发现病变时，应进一步行 SRI。

病例 4（北京协和医院提供）

男，17 岁，多汗 3 年，发现血压高半年余。24h 尿儿茶酚胺极度增高，胸、腹部 CT 平扫未见异常。临床高度怀疑嗜铬细胞瘤，而^{131}I－mIBG 显像未见异常，故申请^{99m}Tc－TOC 显像寻找病灶部位。手术前^{99m}Tc－TOC 融合显像（图 12－5－1）：胸部见一较大的圆形异常放射性浓聚区，位于前、中纵隔，升主动脉前方，与右室关系密切。

在^{99m}Tc－TOC 融合显像指导下，患者行相应部位 MRI，提示前纵隔（升主动脉前方）占位病变。

血管造影提示肿物完全由右侧冠状动脉供血。

手术切除，病理：（升主动脉前方、右室流出道表面）嗜铬细胞瘤。

手术后^{99m}Tc－TOC 融合显像：（图 12－5－2）前、中纵隔，升主动脉前方，可见弧形异常放射性增高区，提示病灶部分残留。

评述：普通的胸部 CT 平扫显示解剖结构异常，对位于心脏或纵隔大血管部位的肿瘤不敏感，难以检出，检出率明显低于 MRI。而^{99m}Tc－TOC 显像不受相邻部位干扰，清晰显示功能异常病灶，并通过融合显像准确定位，指导临床有的放矢，进一步行相关部位的其他检查。

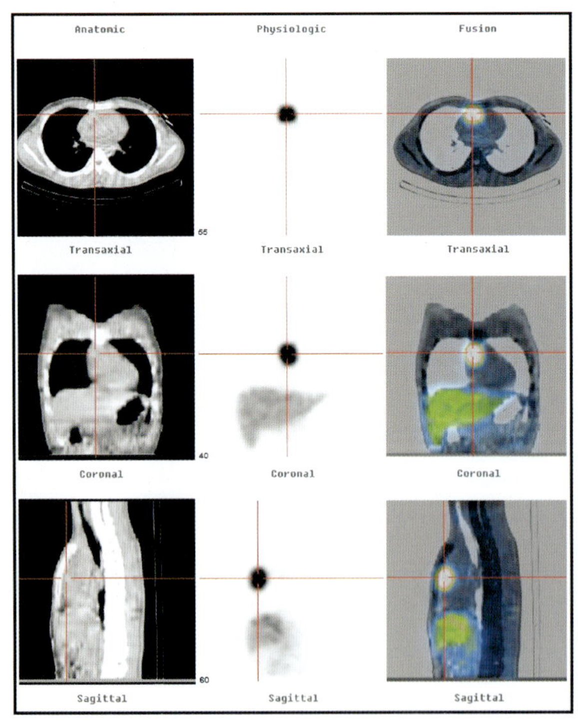

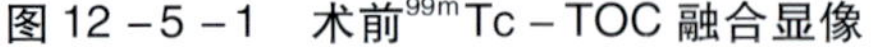
图 12－5－1　术前^{99m}Tc－TOC 融合显像

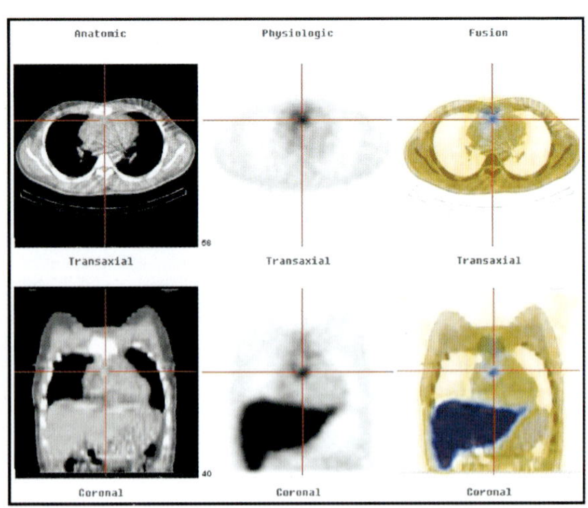

图 12－5－2　术后^{99m}Tc－TOC/CT 融合显像

病例 5（北京协和医院提供）

女，35 岁，临床及实验室检查高度怀疑嗜铬细胞瘤。

胸部、腹部、盆腔 CT 平扫及^{131}I－mIBG 显像未见异常。

颈部 CTA：左侧颈内动脉内后方及右侧颈动脉分叉处各见一实性肿块。

临床认为诊断明确，准备择期手术，术前申请^{99m}Tc－TOC 显像。

^{99m}Tc－TOC 融合显像（图 12－6）：除双侧颈部两个病灶外（黑色箭头），在中纵隔脊柱右前方、升主动脉后方、左右心房之间可见一圆形异常放射性浓聚区（红色十字交叉处）。

首先进行纵隔内病灶切除，病理：副神经节瘤。术后患者血压恢复正常。

评述：^{99m}Tc－TOC 融合显像发现了胸部 CT 平扫未能显示的位于纵隔的功能最强的病灶，改变了临床手术方案。如果在没有发现该病灶的情况下进行手术，由于嗜铬细胞瘤手术风险大，后果可能很严重。

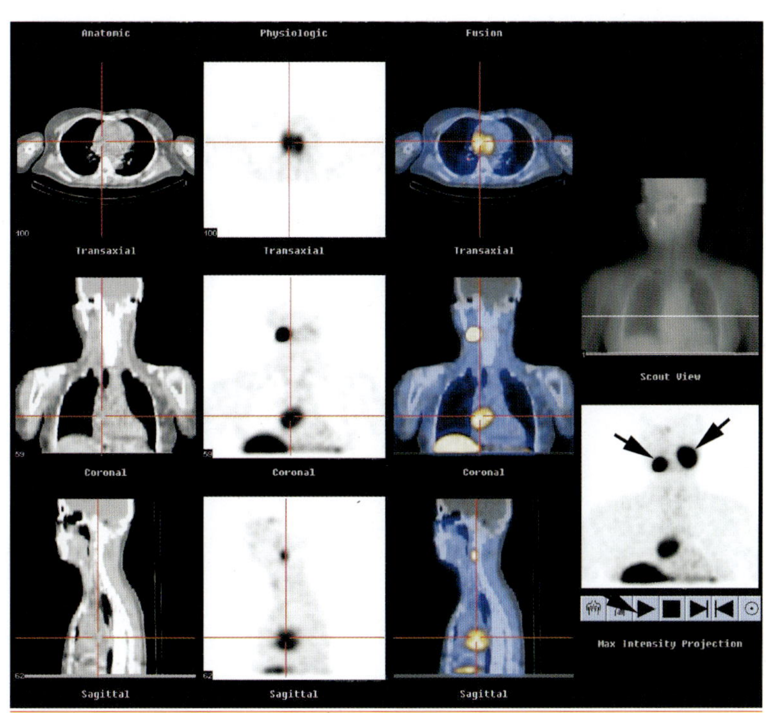

图 12－6 ^{99m}Tc－TOC/CT 融合显像

病例 6（北京协和医院提供）

男，51 岁，临床及实验室检查高度怀疑嗜铬细胞瘤，CT 示右肾上腺占位，^{131}I－mIBG 显像示右肾上腺放射性浓聚区。^{99m}Tc－TOC 全身显像未见异常。

^{99m}Tc－TOC 融合显像（图 12－7）：CT 示右肾上腺区域圆形肿物，融合显像示其呈异常放射性增高区。

评述：由于肾脏及肝脏的干扰，肾上腺部位的小病灶在平面显像难以检出，融合显像可提高检出率。

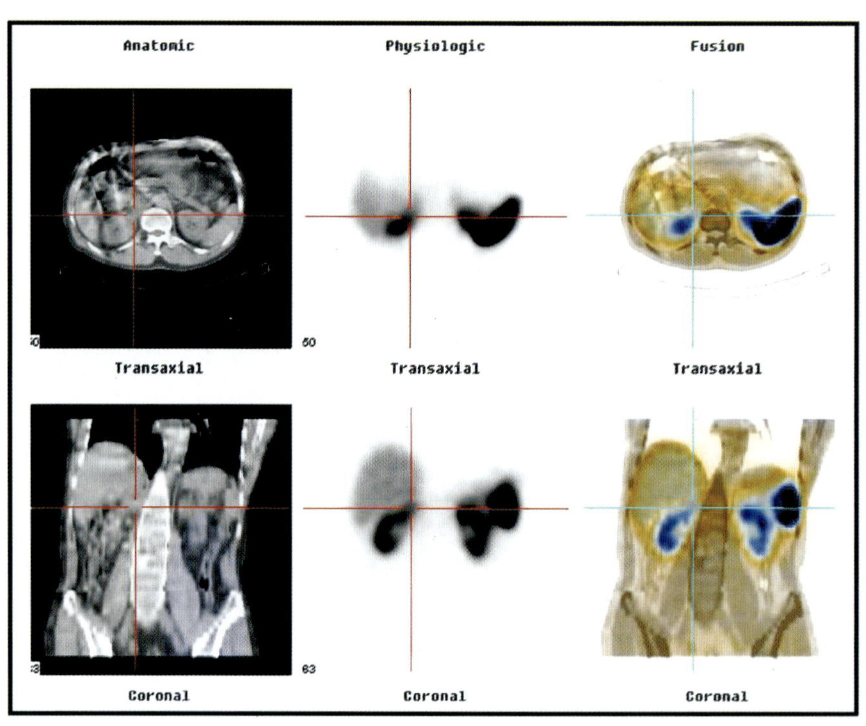

图 12－7　^{99m}Tc－TOC/CT 融合显像

病例 7（北京协和医院提供）

男，49 岁，恶性嗜铬细胞瘤多发转移。

^{99m}Tc－TOC 融合显像（图 12－8）：图中箭头及十字交叉所示多个异常放射性浓聚区通过融合显像准确定位于髂骨、骶椎及股骨头。患者临床分期改变，治疗决策相应调整。

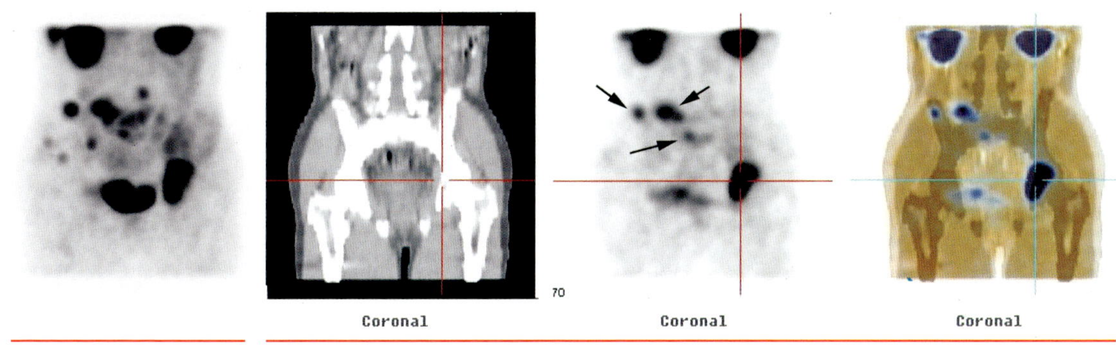

图 12－8 ^{99m}Tc－TOC/CT 融合显像

病例 8（北京协和医院提供）

男，40 岁，心房副神经节瘤术后。

^{99m}Tc－TOC 融合显像（图 12－9）：后下纵隔、心底见条状异常放射性浓聚区，提示手术后病灶部分残留。

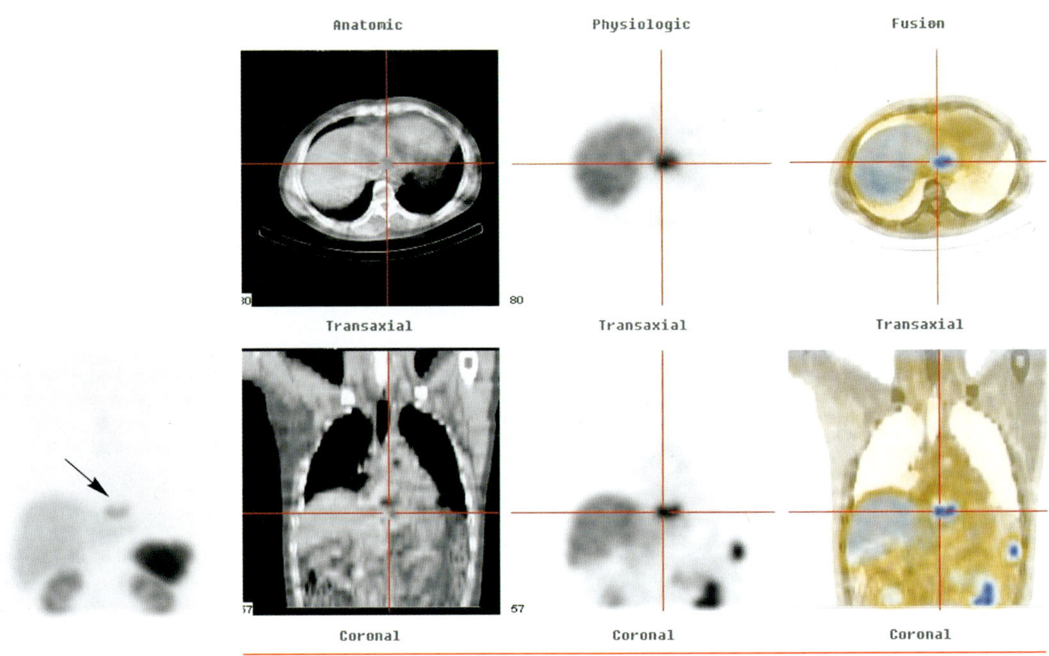

图 12－9　^{99m}Tc－TOC/CT 融合显像

（四）甲状腺髓样癌（MTC）

SRI 能够检出 MTC 的原发和转移病灶，敏感性约为 50%～70%。虽然甲状腺乳头状癌、滤泡癌、未分化癌不是神经内分泌肿瘤，部分患者的 SRI 结果也可以是阳性，而且某些不摄取^{131}I 的分化较好的甲状腺癌可以摄取奥曲肽。因此 SRI 可为这类患者的治疗提供指导，若病灶范围局限，则行手术；若摄取足够好，也可行 PRRT。

病例 9（北京协和医院提供）

男，50 岁，甲状腺髓样癌术后。

^{99m}Tc－TOC 融合显像（图 12－10）：颈部及胸部多发异常放射性浓聚区，通过融合显像，准确定位于颈部、纵隔淋巴结及肺内，其中最大的位于左下肺近肺门的病灶呈异常放射性浓聚区，证实该病灶为转移灶。

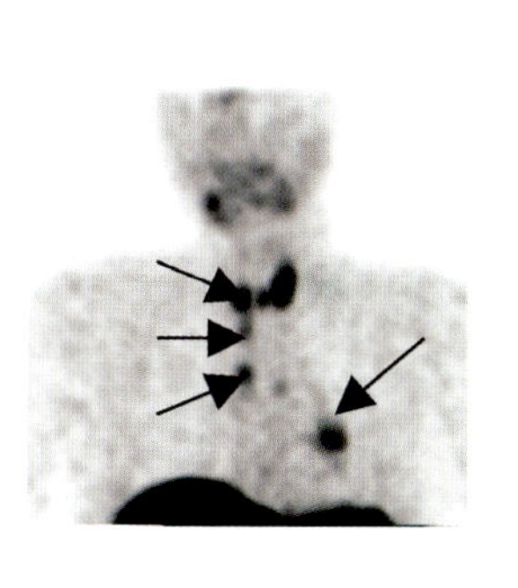

A

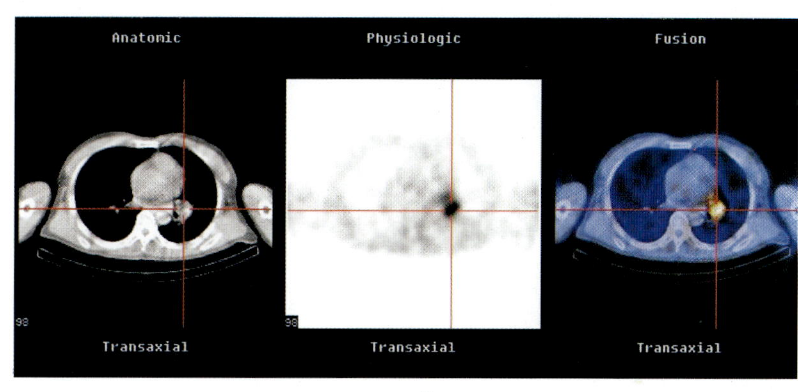

B

图 12－10　^{99m}Tc－TOC/CT 融合显像

（五）垂体肿瘤

所有分泌生长激素的垂体腺瘤都表达 SSTR，其中大部分患者 SRI 为阳性。但是某些垂体肿瘤、SSTR 阳性肿瘤的垂体转移灶、蝶鞍脑膜瘤、垂体淋巴瘤及肉芽肿显像也可以是阳性。因此，SRI 在垂体肿瘤方面的诊断价值是有限的。

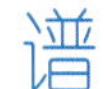

病例10（北京协和医院提供）

女，39岁，垂体ACTH腺瘤。局部显像：A前后位，B左侧位，颅内见形状不规则之异常放射性增高区。联合前后位，左侧位判读，增高区位于颅底垂体部位。

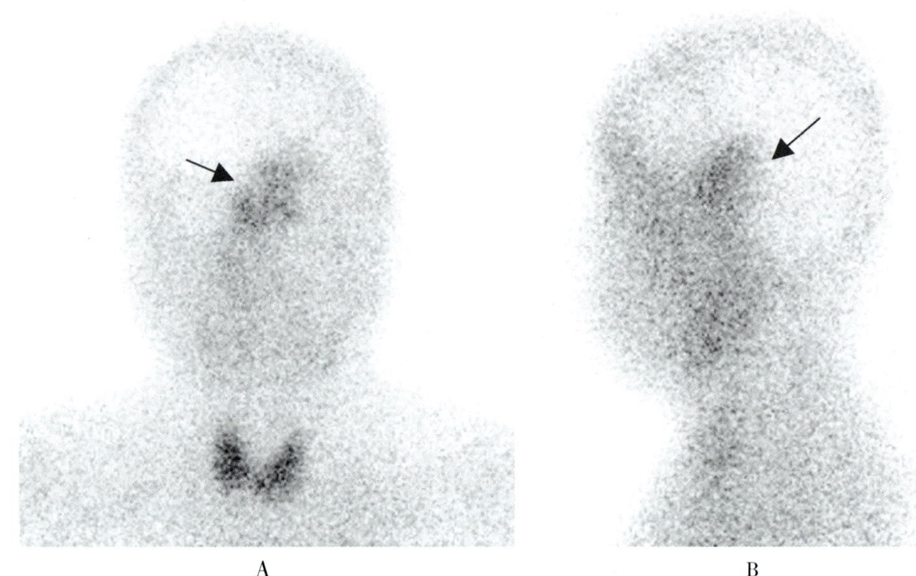

图12－11 ^{99m}Tc－TOC局部显像

（六）小细胞肺癌（SCLC）

SRI能够发现SCLC患者的原发肿瘤及转移病灶。研究发现用SRI作为SCLC患者的诊断方法能够帮助寻找未被发现的脑转移灶。从放射治疗的角度来看，能够早期治疗脑的微小转移灶，改善神经系统症状和生活质量。尽管成本增加了，但治疗的结果更合理了。

（七）乳腺癌

研究发现75%的原发乳腺癌患者SRI阳性，并且SRI能够发现临床不可触及的转移性淋巴结。寻找生长抑素受体表达阳性乳腺癌的复发灶，SRI非常敏感。

（八）脑肿瘤

所有脑膜瘤、大多数分化好的星形细胞瘤（Ⅰ和Ⅱ级）生长抑素受体的表达为阳性，因此这类患者的SRI多为阳性。但大多数未分化的恶性胶质瘤（Ⅳ级）SRI却是阴性。通常认为，当血脑屏障破坏时，示踪剂才可进入颅内，而多数分级较低的星形细胞瘤未破坏血脑屏障，所以 SRI 对于胶质细胞来源的脑肿瘤的分级没有什么帮助。

（九）其他疾病

部分淋巴瘤、黑色素瘤、库欣综合征患者 SRI 为阳性，临床价值有限。对于某些肉芽肿性疾病及自身免疫性疾病，SRI 亦有帮助，如结节病、结核病、韦格肉芽肿、桥本氏甲状腺炎、曲菌病及 Grave's 甲亢等，SRI 能够辅助评价这些疾病的分期及活动程度。近来发现某些低磷抗维生素 D 综合征是由于软组织内具有内分泌功能的肿瘤所造成，而这些肿瘤可存在于全身各个部位，由于这些肿瘤表达了 SSTR，因此用 SRI 是一种有效、快捷的诊断方法。

病例 11（北京协和医院提供）

男，47 岁，临床症状及辅助检查支持低磷抗维生素 D 性软骨病的诊断，临床高度怀疑为肿瘤性，胸部 CT 未见异常。

^{99m}Tc－TOC 三维投影图像（图 12－12－1）：右侧腰部见类圆形异常放射性增高区；肝区椭圆形放射性增高区为胆囊正常显影。

^{99m}Tc－TOC 融合显像（图 12－12－2）：右侧腰部增高区位于 L_5 水平右侧髂骨后软组织内，CT 示相应部位类圆形高密度影。

患者行腹部 CT 证实病灶部位，行手术切除。病理：软组织神经内分泌肿瘤。

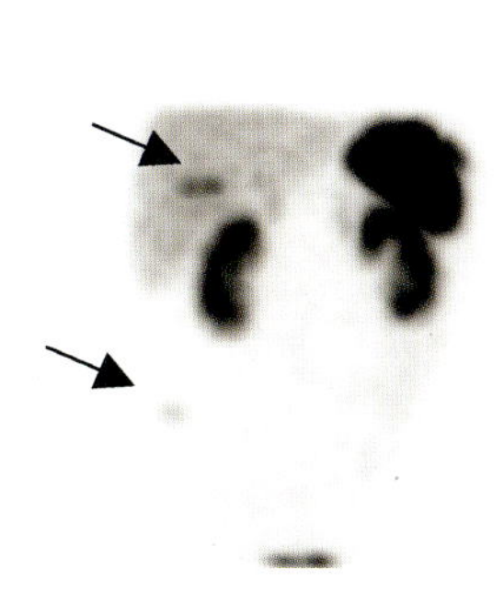

图 12－12－1 ^{99m}Tc－TOC 三维投影图像

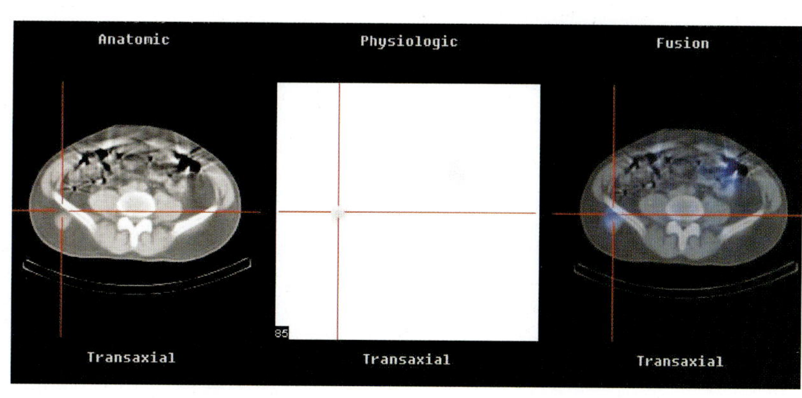

图 12－12－2 ^{99m}Tc－TOC/CT 融合显像

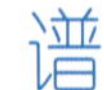

病例12（北京协和医院提供）

女，42岁，临床症状及辅助检查均支持异位ACTH综合征。

胸部CT：右肺中叶小结节影。临床疑问：肿瘤部位？

^{99m}Tc－TOC融合显像（图12－13）：右肺内见一小的圆形异常放射性增高区（箭头所示），融合显像证实其位于右肺中叶，与显像前胸部CT所示结节部位一致；纵隔淋巴结呈异常放射性浓聚区，考虑有淋巴结转移，而显像前胸部CT未能发现。

病理：（右肺中叶）肺高分化神经内分泌癌，淋巴结转移癌。

评述：融合显像将解剖与功能图像融合在同一图像上，优势互补，既能将解剖异常的病变定性，又能将功能异常而解剖图像未能发现的病变定位。

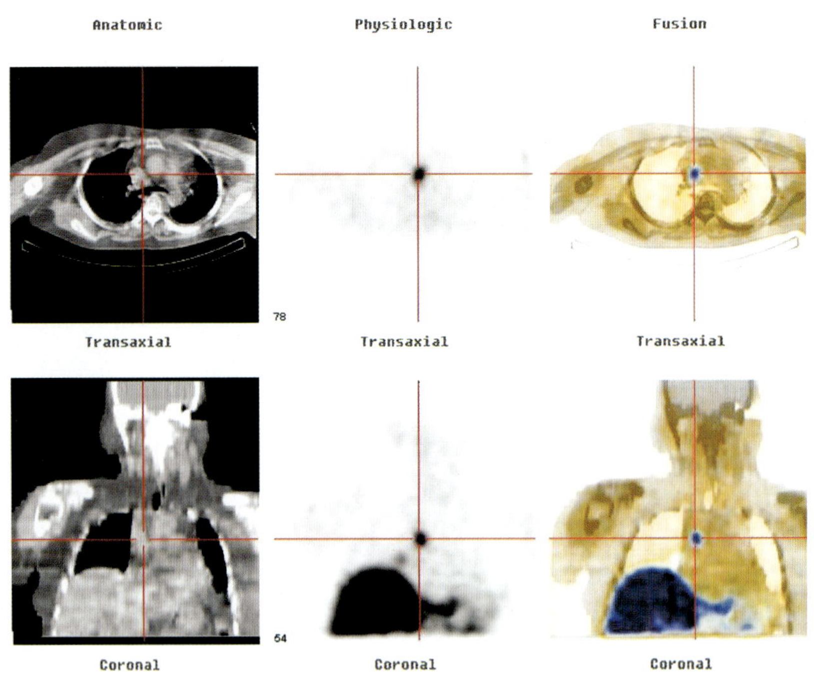

图12－13　^{99m}Tc－TOC/CT融合显像

病例 13（北京协和医院提供）

男，58 岁，脑星形细胞瘤。局部显像：左侧额叶见形状不规则的异常放射性浓聚区。

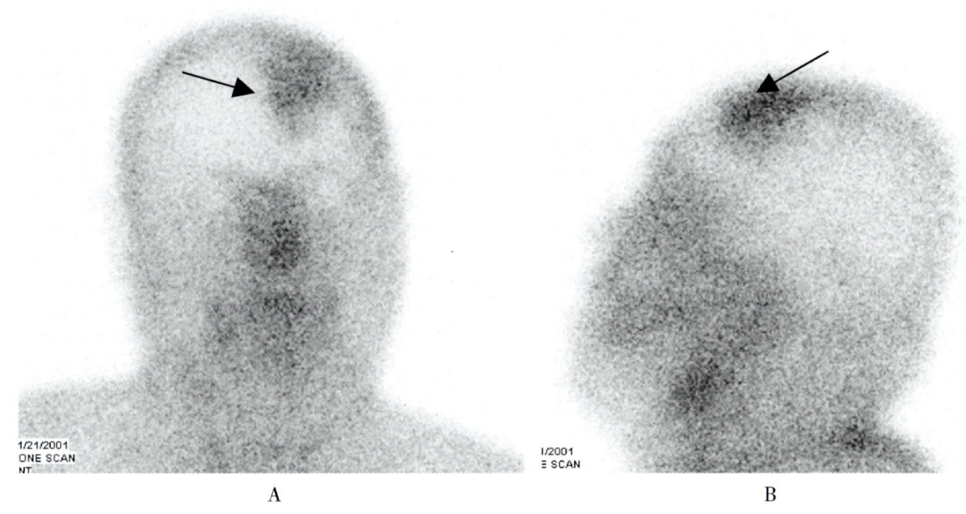

图 12－14 脑星形细胞瘤^{99m}Tc－TOC 局部显像

A 前后位，B 后前位。

（李　方）

第 13 章

肾上腺髓质显像

一、解剖与生理

肾上腺是人体重要的内分泌腺之一，位于肾的上方，左右各一，右侧为三角形，左侧为半圆形，其大小和重量随年龄和功能状态不同而变化，平均总重量为10～15g。肾上腺实质由周围的皮质和中央部分的髓质构成，皮质约占肾上腺体积的90%，髓质占肾上腺体积的10%。肾上腺皮质和髓质在结构、功能和胚胎发育上均为独立存在的两个内分泌腺，皮质来源于中胚层。肾上腺髓质与交感神经节细胞在发生学上均来自神经嵴细胞，同属外胚层，主要由嗜铬细胞和少量交感神经细胞组成。

肾上腺髓质分泌两种激素：肾上腺素和去甲肾上腺素，其中肾上腺素约占80%，去甲肾上腺素约占20%。两者均为儿茶酚（邻苯二酚）的单胺类化合物，统称儿茶酚胺。肾上腺素和去甲肾上腺素有加快心跳、收缩血管、升高血压的作用。

二、显像原理及技术

肾上腺髓质及其富含交感神经的组织能摄取生物胺（包括儿茶酚胺），它通过位于髓质细胞膜表面的去甲肾上腺素转运系统摄入到细胞内，之后经过与细胞膜结合的囊胞的胺转运系统被摄取至囊胞内贮存。摄取过程能被可卡因、抗抑郁药物、利血平等所封闭。未贮存的儿茶酚胺很快被细胞浆内单胺氧化酶降解，而进入血循环内的儿茶酚胺被神经元外的组织所摄取，然后被儿茶-O-甲基转移酶所分解。

mIBG（间位碘代苄胍，meta-iodobenzyl-guanidine）与去甲肾上腺素的结构相似，进入血液后经过与去甲肾上腺素相同的摄取机制被髓质细胞摄取并进入到囊胞内贮存，因此应用放射性碘标记的mIBG就可使肾上腺髓质显像。与去甲肾上腺素不同，mIBG不被单胺氧化酶和儿茶-O-甲基转移酶降解，而滞留在肾上腺髓质的囊胞内。mIBG显像对嗜铬细胞瘤、神经母细胞瘤等的诊断有特异性。

（一）显像剂

mIBG是目前显像效果最好的肾上腺髓质显像剂，能被髓质细胞摄取进入囊胞。进入体内后，大部分显像剂通过肾脏从尿道排出，注射后24h约排出55%，96h约排出90%。少量显像剂可通过肝胆排入肠道，或由唾液腺分泌直接进入肠道。

^{131}I-mIBG和^{123}I-mIBG为现今核医学显像方法中最常用的诊断嗜铬细胞瘤的放射性药物，其中^{131}I-mIBG为目前国内常用的显像剂，而^{123}I-mIBG在国外较常用。由于^{123}I具有合适的物理特性，显像的剂量可以明显高于^{131}I-mIBG，而组织辐射吸收剂量并不增加，提高了图像质量与肿瘤检出灵敏度，并且组织摄取速度较快，可缩短检查时间。但^{123}I由加速器生产，半衰期短，显像剂不便贮存，价格较贵，难于推广应用。

^{123}I-4-胺-3-碘代苄胍（^{123}I-4-amino-3-iodobenzylguanidine，^{123}I-aIBG）是^{123}I-mIBG的类似物，标记方法简便、快速，对恶性嗜铬细胞瘤的探测有价值。由于肺、肠道及脾脏对^{123}I-aIBG的高度摄取导致图像本底增高，可干扰某些病例的诊断。

用苄胍作为配体，用^{18}F标记为^{18}F-间位氟代苄胍（^{18}F-meta-flurobenzylguanidine，^{18}F-mIBG），作为PET的显像药物，组织辐射吸收剂量低，对甲状腺没有特殊的副作用。其他的

PET 显像药物，如^{11}C标记的化合物^{11}C-羟基麻黄碱（^{11}C-hydroxyephedrine，^{11}C-HED）正在研究中，它能够有效诊断嗜铬细胞瘤，且准确性高。与大多数胺类物质比较，包括肾上腺素、去甲肾上腺素和多巴胺（dopamine），其作用更强。研究发现由^{18}F标记的 6-^{18}F-fluorodopamine（^{18}F-DA）能够被合成儿茶酚胺的细胞的细胞膜及胞内囊胞的转运系统有效摄取，靶/非靶比值高；其产生的图像更清晰，能够有效地诊断肾上腺及肾上腺外嗜铬细胞瘤。

（二）检查方法

1. 显像前准备

（1）封闭甲状腺　注射显像剂前 3 天服用复方碘溶液，每日 3 次，每次 5～10 滴，直至显像结束。

（2）检查前一周应停止使用影响 mIBG 摄取的药物　如苯丙胺、利血平、可卡因、生物碱、6-羟基多巴胺、胰岛素、三环类抗抑郁剂等。

（3）排尿及清洁肠道　显像前嘱病人排空小便，以免影响膀胱邻近肿瘤病灶的显示；为避免肠道放射性干扰，应于显像前日晚服用缓泻剂，清洁肠道。

2. 显像方法

（1）显像剂量　成人剂量^{131}I-mIBG：37～74MBq；^{123}I-mIBG：185～370MBq。

（2）显像时间　^{131}I-mIBG：静脉注射后分别于 24h 和 48h，必要时 72h 显像；^{123}I-mIBG：静脉注射后分别于 12h 和 24h 显像。

显像范围应包括头部、胸、腹及盆腔，以利于显示异位的髓质肿瘤。疑有异位或恶性嗜铬细胞瘤时，需进行斜位、侧位或全身显像。为帮助定位，有时可采用双脏器显像法，即同时做肾显像。显像见到的病灶，定位往往比较困难，因此对于阳性病变区域于注射显像剂后 24h 进行 SPECT 或 SPECT/CT，可提高探测深部病灶的灵敏度并定位。

（三）适应证

1. 嗜铬细胞瘤的定位诊断。
2. 确定恶性嗜铬细胞瘤转移灶的部位及范围。
3. 嗜铬细胞瘤术后残留病灶或复发病灶的探测。
4. 肾上腺髓质增生的辅助诊断。
5. CT 或超声显像有可疑的肾上腺病变，需进一步提供病变性质和功能状态者。
6. 恶性嗜铬细胞瘤^{131}I-mIBG 治疗后随访观察。
7. 神经母细胞瘤、副神经节细胞瘤及其转移病灶的辅助诊断。
8. 不明原因高血压的鉴别诊断。

（四）图像分析

1. 正常影像　一般正常肾上腺髓质 24h 不显影，仅约 2% 的病例可见模糊的髓质影像。少数病例（约占 16%）在注射后 48～72h 后见双侧肾上腺髓质稀疏显影，两侧大致对称。由于右侧肾上腺位置贴近后背，且受肝脏内放射性影响，图像上右侧腺体常大于左侧，其位置也高于左侧。正常图像中可见鼻咽部、唾液腺、肝、脾、心肌、膀胱、肺、结肠和肾等器官和组织显影，需与异常部位的放射性摄取鉴别（图 13-1）。

2. 异常影像

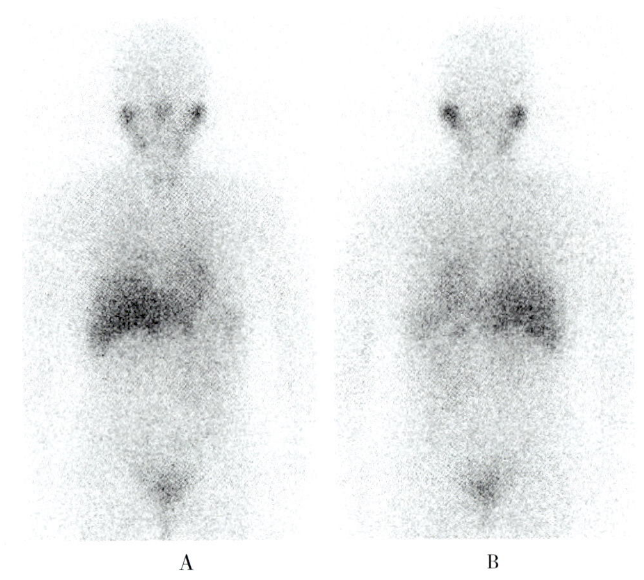

图 13－1 ^{131}I－mIBG 显像正常图像

双侧肾上腺髓质正常显影，鼻咽部、唾液腺、肝、脾、心肌、膀胱、肺、结肠和肾等器官和组织显影。A：前后位，左肾上腺位置较右肾上腺位置靠前、下，显影清晰。右肾上腺位置靠后，又被肝影重叠，显示不清。B：后前位，右肾上腺位于肝左叶下后方，高于左肾上腺，位置也高于左侧。

（1）单侧肾上腺显影　单侧肾上腺髓质明显显影，在 24h 显像即见较清晰的放射性浓聚区，48h 更清晰，多提示为该侧肾上腺嗜铬细胞瘤，不显影侧为正常肾上腺。

（2）双侧肾上腺显影　双侧肾上腺髓质在 24h 明显显影，呈清晰的放射性浓聚区，48h 更清晰，提示为双侧肾上腺嗜铬细胞瘤。

（3）体内异常放射性浓聚区　临床高度怀疑为嗜铬细胞瘤的患者进行肾上腺髓质显像时，在肾上腺以外的头、胸、腹部、盆腔等部位发现异常的放射性浓聚区，并能排除该部位的各种干扰因素，其浓聚部位可诊断为异位嗜细胞瘤或恶性嗜铬细胞瘤转移灶。当一侧肾上腺异常显影，且影像较大，而肾上腺以外出现多个浓聚区时，应考虑为恶性嗜铬细胞瘤多发性转移可能。

三、嗜铬细胞瘤

放射性标记 mIBG 显像对于肾上腺嗜铬细胞瘤、肾上腺外嗜铬细胞瘤和恶性嗜铬细胞瘤转移灶的定位诊断具有重要的临床价值，是一种特异性的检查方法。嗜铬细胞瘤起源于肾上腺髓质、交感神经节或其他部位的嗜铬组织，肿瘤释放大量的儿茶酚胺，引起阵发性或持续性高血压和代谢紊乱症候群。凡有嗜铬细胞存在的部位均可发生嗜铬细胞瘤，约有 10% 为双侧，10% 为多发性，10% 位于肾上腺髓质之外。绝大多数嗜铬细胞瘤位于腹腔之内，除肾上腺髓质之外，多见于腹膜后脊柱两侧，特别是腹主动脉分叉处的巨型副神经节，其他如膀胱、髂窝、卵巢、子宫、心肌、直肠后、后纵隔，甚至颈部及颅内等任何有交感神经节的器官均有发生的可能。这些肾上腺外的嗜铬细胞瘤称为嗜铬的副神经节瘤或异位的嗜铬细胞瘤。嗜铬细胞瘤也可合并多种腺瘤症，称为多发内分泌瘤症（MEA）。

^{131}I－mIBG 显像对嗜铬细胞瘤诊断具有很高的特异性和敏感性，特异性可达 97% ～ 100%，准确性 >95%，它既是形态显像又是功能显像。显像表现为肿瘤部位呈异常放射性浓

聚。典型的患者，病灶部位的放射性分布常高于周围邻近器官或组织（如肝、脾等）的放射性强度，通常在注射显像剂后 24 h 即显影清晰。

^{131}I – mIBG 显像也有假阴性结果，约 10% 左右。引起假阴性的原因较多，如使用了前述的某些影响肾上腺髓质摄取^{131}I – mIBG 的药物；肝脏或膀胱的放射性摄取过高，掩盖了邻近部位的肿瘤的显示；肿瘤细胞反分化，特殊细胞形态消失，致转运系统缺失而不能摄取显像剂；此外，也可由于肿瘤体积过大，瘤体中央坏死液化等原因所引起。此种情况下，可应用^{131}I – mIBG 显像复查或进行断层显像，提高阳性率，减少漏诊。

^{131}I – mIBG 显像的假阳性比较少见。常见原因是将邻近脏器内的放射性摄取误认为肿瘤病灶，如扩张的肾盂影、肠道影及膀胱的放射性聚集等。行^{131}I – mIBG 断层显像、延迟显像或脏器联合显像有助于病灶的显示和鉴别。

^{131}I – mIBG 显像并不是嗜铬细胞瘤的初筛检查。嗜铬细胞瘤虽然不是常见病，但其占高血压发病的 1% 左右，化验测定儿茶酚胺含量和香草基杏仁酸含量增高对诊断此病有特异性。因此，当临床高度怀疑嗜铬细胞瘤，生化检查亦支持时，进行^{131}I – mIBG 显像有重要临床价值。

四、SPECT/CT 融合图像的应用价值

嗜铬细胞瘤临床表现多种多样，若没有及时做出诊断和治疗，后果严重。CT 和超声显像对定位诊断肾上腺内的肿瘤有较大价值，但对异位嗜铬细胞瘤的诊断比较困难。临床若有典型的嗜铬细胞瘤症状，实验室检查亦符合，而肾上腺未见病变时，应再查胸、腹、盆腔，以发现异位的嗜铬细胞瘤。而^{131}I – mIBG 显像是一种特异性的功能显像，能够方便地进行全身显像或探查，故其灵敏度及特异性均高于 CT 及超声显像，在影像学检查中，是诊断嗜铬细胞瘤的首选方法。

^{131}I – mIBG 显像虽然能准确显示功能异常的病灶，却不能对病灶精确定位；CT 和超声即使发现肾上腺外的病灶，也无法定性。^{131}I – mIBG SPECT/CT 融合显像将^{131}I – mIBG 断层显像和相应部位的 CT 同机融合，既能显示功能异常的病灶，又能准确显示病灶的部位及其与周围解剖结构的比邻关系。通过^{131}I – mIBG SPECT/CT 融合显像，对那些无症状，影像学诊断存在困难的患者，以及寻找异位或恶性嗜铬细胞瘤转移病灶，都可提供定位、定性诊断。这是其他影像学诊断无法比拟的。

五、病例

病例 1（北京协和医院提供）

女，46 岁，左肾上腺嗜铬细胞瘤。

^{131}I – mIBG SPECT/CT 融合显像：CT 所示左肾上腺肿物呈椭圆形异常^{131}I – mIBG 放射性浓聚区（图 13 – 2）。

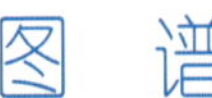

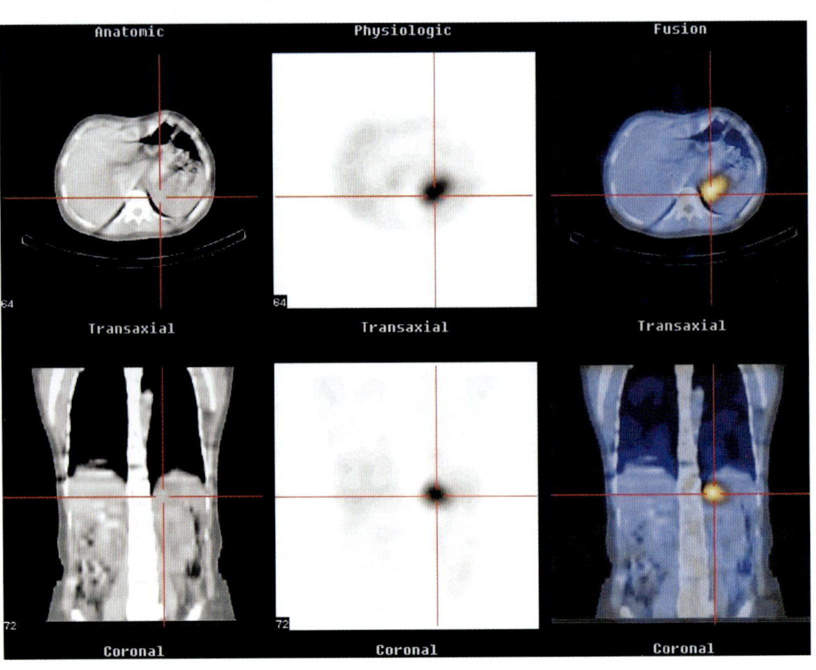

图 13－2　左肾上腺嗜铬细胞瘤^{131}I－mIBG SPECT/CT 融合显像

病例 2（北京协和医院提供）

男，51 岁，腹膜后嗜铬细胞瘤。

^{131}I－mIBG 全身显像（图 13－3－1）：前后位，后前位示中腹部见形状不规则之异常放射性浓聚区，其内放射性分布不均匀，可见放射性缺损区。

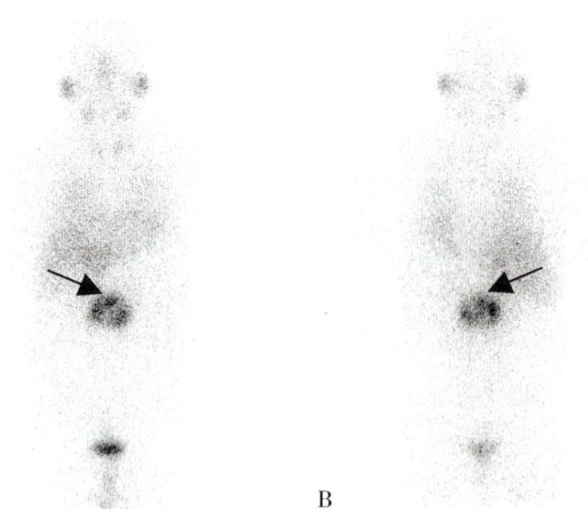

图 13－3－1　腹膜后嗜铬细胞瘤^{131}I－mIBG 全身显像

A：前后位，B：后前位

^{131}I－mIBG SPECT/CT 融合显像（图 13－3－2）：CT 示腹部肿物位于腹主动脉右前方，并伴有钙化，^{131}I－mIBG 显像示相应部位有放射性浓聚，其中钙化灶呈放射性缺损区。

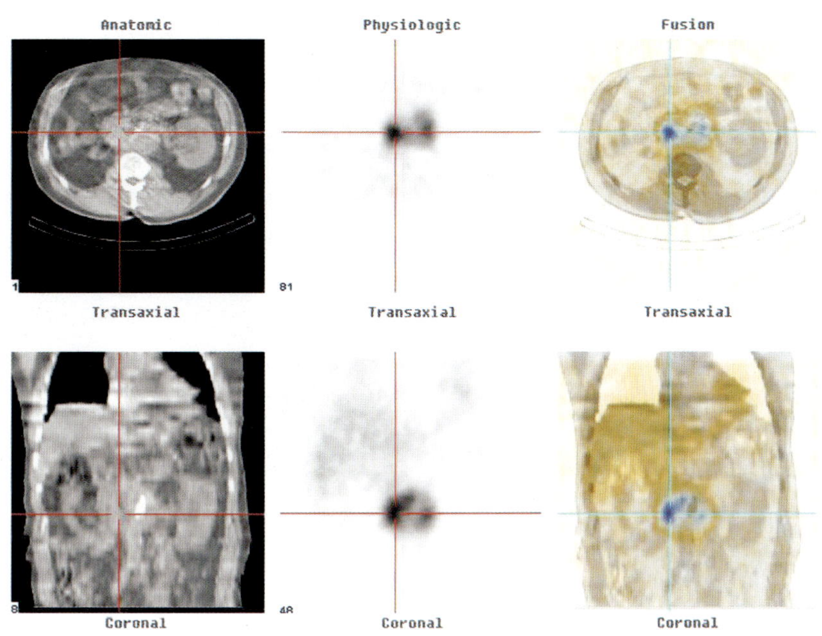

图 13－3－2 腹膜后嗜铬细胞瘤^{131}I－mIBG SPECT/CT 融合显像

病例 3（北京协和医院提供）

男，56 岁，（腹膜后）副神经节瘤。

全身显像（图 13－4－1）：中腹部左侧异常放射性浓聚区，其内放射性分布欠均匀。

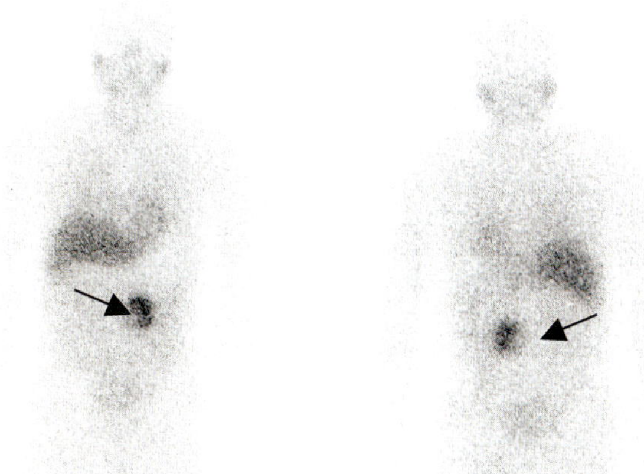

图 13－4－1 副神经节瘤^{131}I－mIBG 全身显像

A：前后位 B：后前位。

融合显像（图 13－4－2）：^{131}I－mIBG 浓聚区位于左肾下极内前方，在 CT 的相应部位可见一椭圆形软组织肿物，融合显像提示该肿物对^{131}I－mIBG 部分摄取，而另一部分在 CT 上呈低密度区，在功能图像上呈弧形增高区（箭头指示），中心呈缺损区（病理证实肿物部分出血坏死），提示肿物部分坏死机化，而单一的^{131}I－mIBG 显像不能提示。

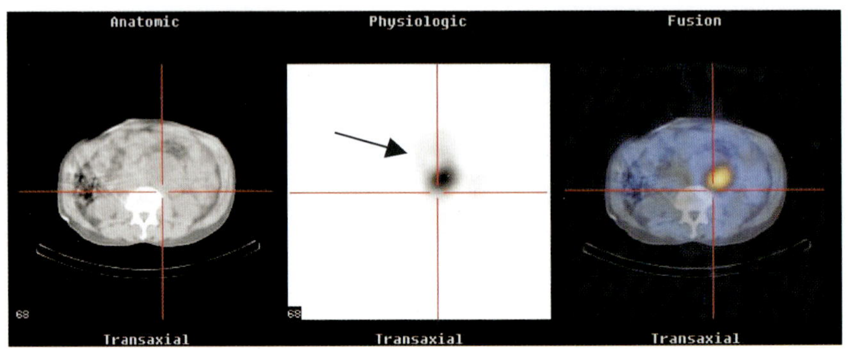

图 13－4－2　副神经节瘤^{131}I－mIBG SPECT/CT 融合显像

病例 4（北京协和医院提供）

女 34 岁，（腹膜后）嗜铬细胞瘤。

融合显像提示^{131}I－mIBG 浓聚区位于右中下腹肾脏下方腹主动脉右侧，位于腹膜后（图 13－5）。

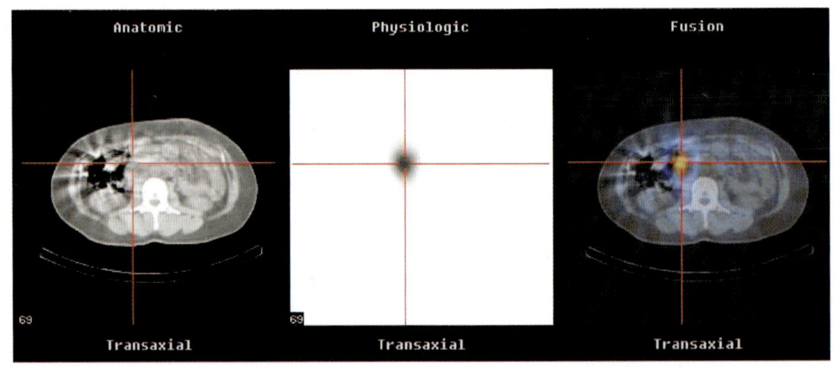

图 13－5　嗜铬细胞瘤^{131}I－mIBG SPECT/CT 融合显像

病例 5（北京协和医院提供）

女，33 岁，左肾上腺嗜铬细胞瘤切除术后 15 年，半年前高血压复发，常规降压无效，24h 尿儿茶酚胺明显升高，临床高度怀疑嗜铬细胞瘤复发，部位不明。

全身显像（图 13－6－1）：上胸部见类圆形异常放射性浓聚区，前位明显，后位仅见放射性稍增高区，不能准确定位。

融合显像（图 13－6－2）提示 ^{131}I－mIBG 浓聚区位于胸骨柄，CT 相应部位可见软组织密度影。病理示（胸骨）转移性恶性副神经节瘤。

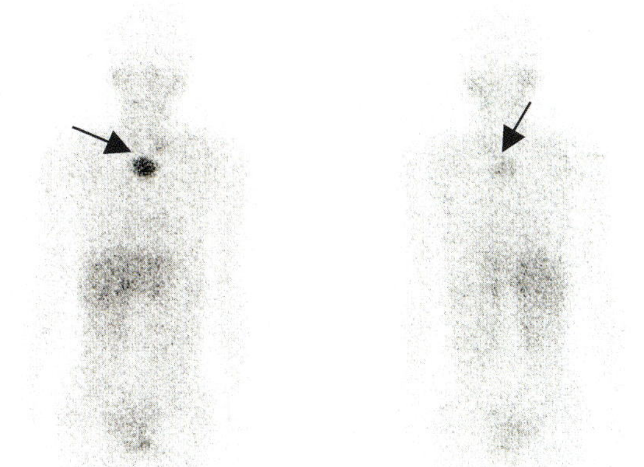

图 13－6－1 ^{131}I－mIBG 全身显像

A：前后位 B：后前位。

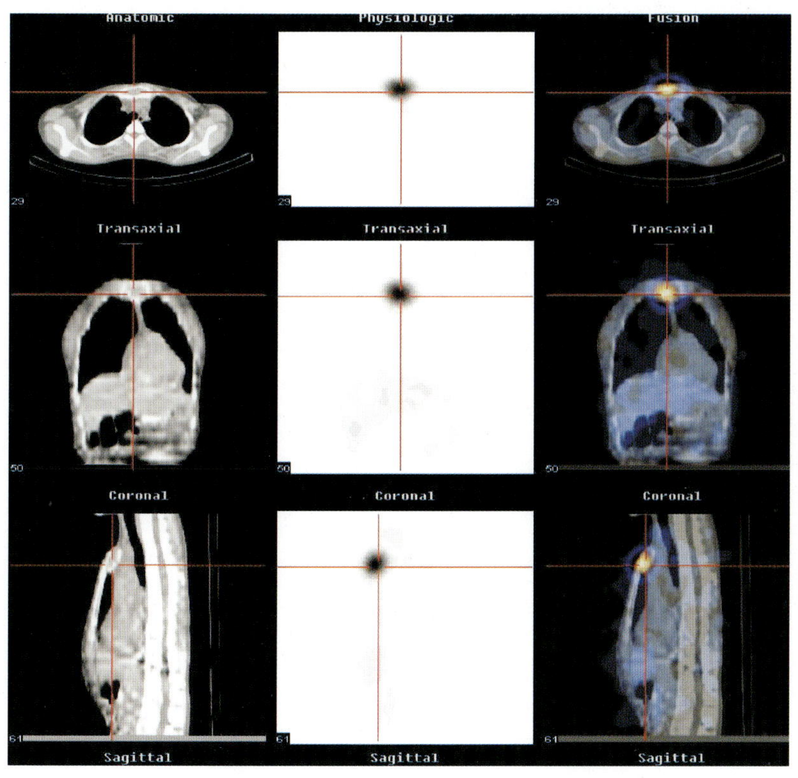

图 13－6－2 ^{131}I－mIBG SPECT/CT 融合显像

病例 6（北京协和医院提供）

女，53 岁，阵发性高血压 3 年，24h 尿儿茶酚胺明显升高，双侧肾上腺 CT 未见异常。

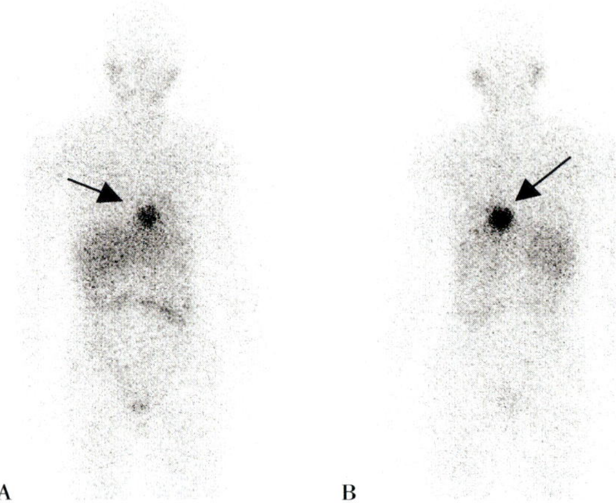

图 13-7-1 ^{131}I-mIBG 全身显像

A：前后位 B：后前位。

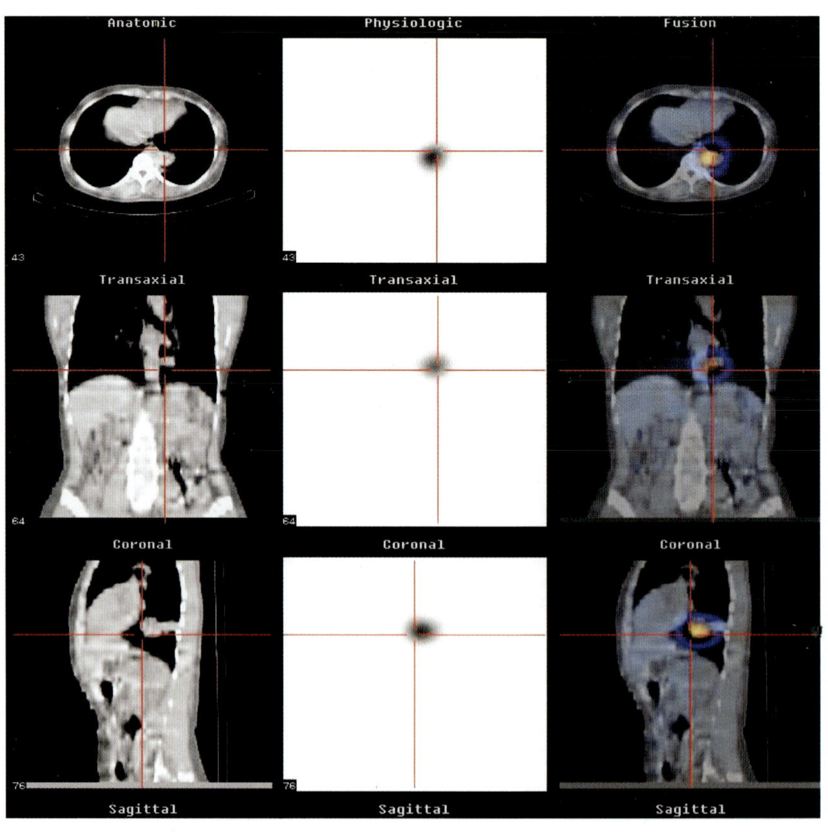

图 13-7-2 ^{131}I-mIBG SPECT/CT 融合显像

全身显像（图 13－7－1）：左侧胸部见类圆形异常放射性浓聚区，后位更明显，位于肝左叶上方。

融合显像（图 13－7－2）提示^{131}I－mIBG 浓聚区位于降主动脉前、椎体旁，左心室后方，与胸膜密切相关，CT 相应部位可见分叶状高密度影。

病理：（纵隔）嗜铬细胞瘤。

病例 7（北京协和医院提供）

男，14 岁，反复发作性头痛 4 年，发现波动性血压高 9 个月。24 小时尿儿茶酚胺升高，胸、腹部 CT 未见异常。临床高度怀疑嗜铬细胞瘤，但部位不明。

全身显像（图 13－8－1）：与正常图像比较，在患者排空小便的情况下，膀胱区域的放射性摄取较高，似乎有病变，但无法明确。

融合显像（图 13－8－2）提示有^{131}I－mIBG 浓聚区，位于膀胱前壁。

病理：（膀胱）副神经节瘤（肾上腺外嗜铬细胞瘤）。

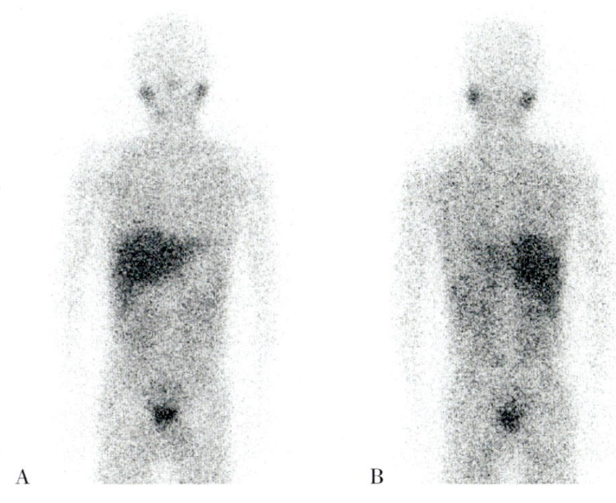

图 13－8－1 ^{131}I－mIBG 全身显像

A：前后位　B：后前位。

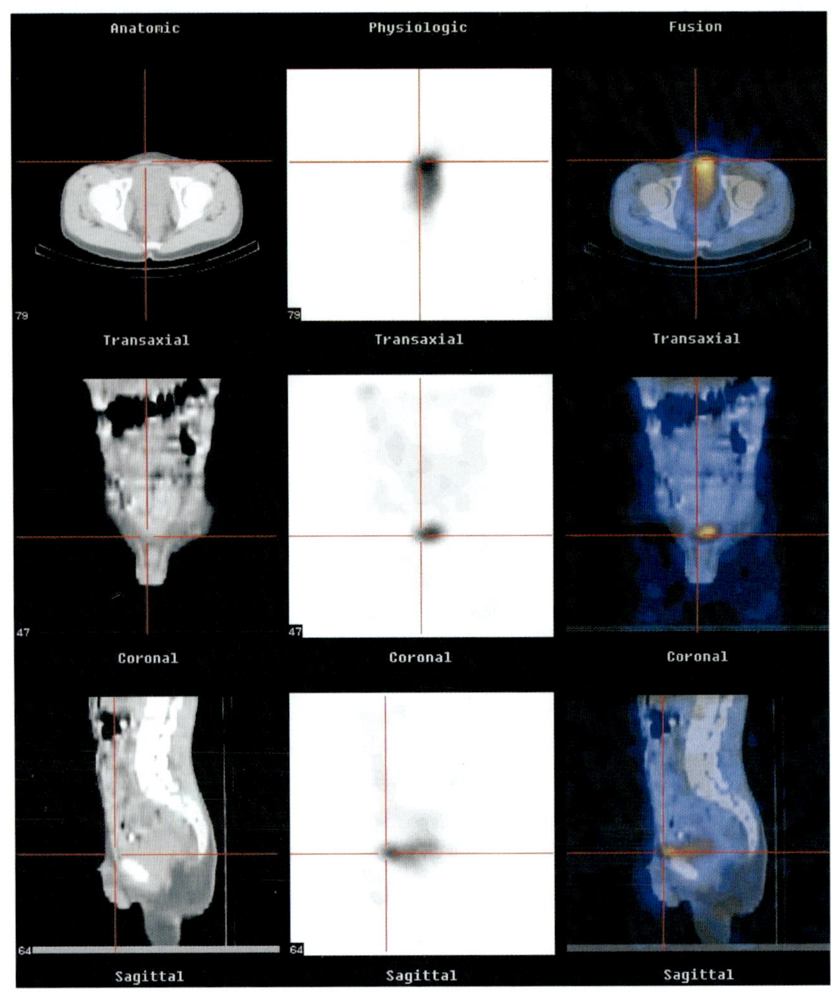

图 13-8-2 ^{131}I-mIBG SPECT/CT 融合显像

病例 8（北京协和医院提供）

女，26 岁，（肝右后叶）转移性嗜铬细胞瘤，既往曾行嗜铬细胞瘤切除术。

全身显像（图 13-9-1）：右上腹见类圆形异常放射性浓聚区，后位清晰，前位几乎看不见，无法判断该病灶准确部位，肝脏？或肾上腺？后位见下腹部及膀胱上方小的放射性稍增高区。

融合显像（图 13-9-2）提示^{131}I-mIBG 浓聚区位于肝右后叶，另 2 个增高区分别位于 L_5 及盆腔后壁。

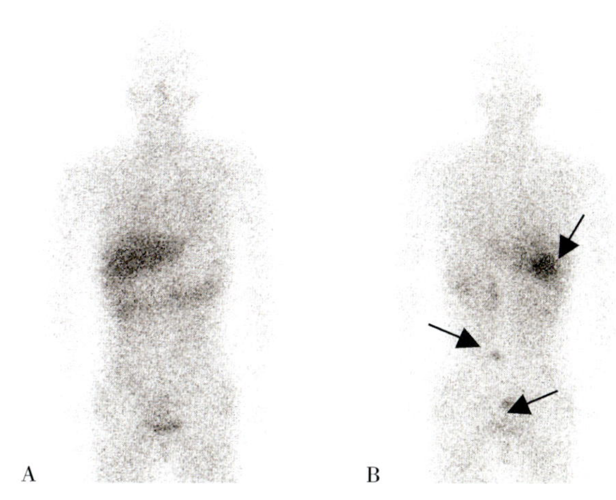

图 13－9－1 ^{131}I－mIBG 全身显像

A：前后位 B：后前位。

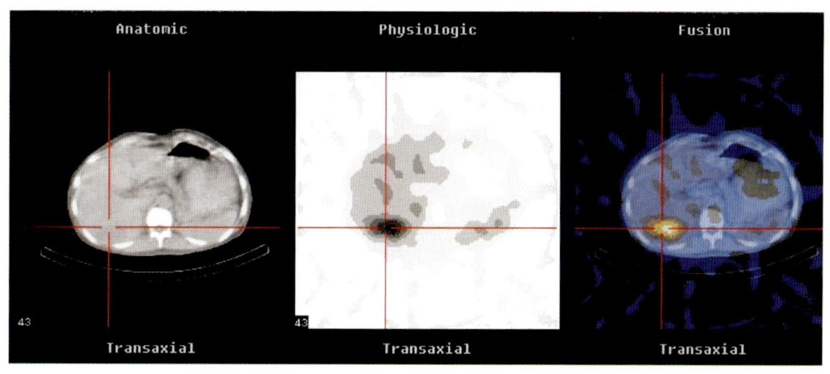

图 13－9－2 ^{131}I－mIBG SPECT/CT 融合显像

病例 9（北京协和医院提供）

女，48 岁，右肾上腺嗜铬细胞瘤术后 4 年，再发发作性直立摔倒 3 年。

全身显像（图 3－10－1）：右上腹多个异常放射性浓聚区，相互融合，形状不规则，无法判断该病灶准确部位。

融合显像（图 13－10－2）提示^{131}I－mIBG 浓聚区主要位于右肾上腺，CT 示该部位巨块状软组织影，部分放射性浓聚区沿后腹壁向上延伸至膈肌，向下至肾脏脏。

病理：恶性嗜铬细胞瘤，广泛浸及腰背部横纹肌、肾筋膜、膈肌。

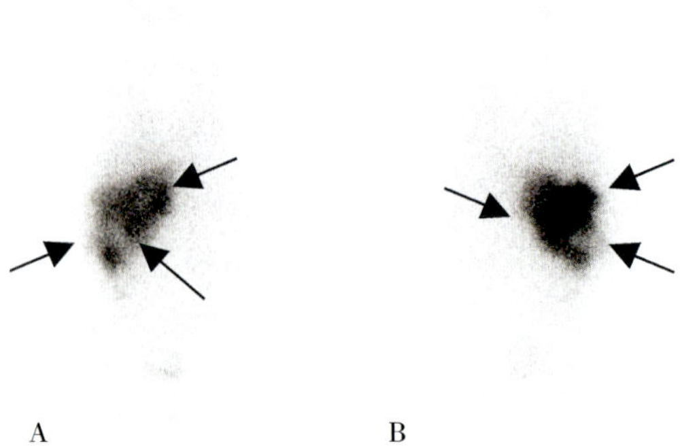

图 13－10－1 ^{131}I－mIBG 全身显像

A：前后位 B：后前位。

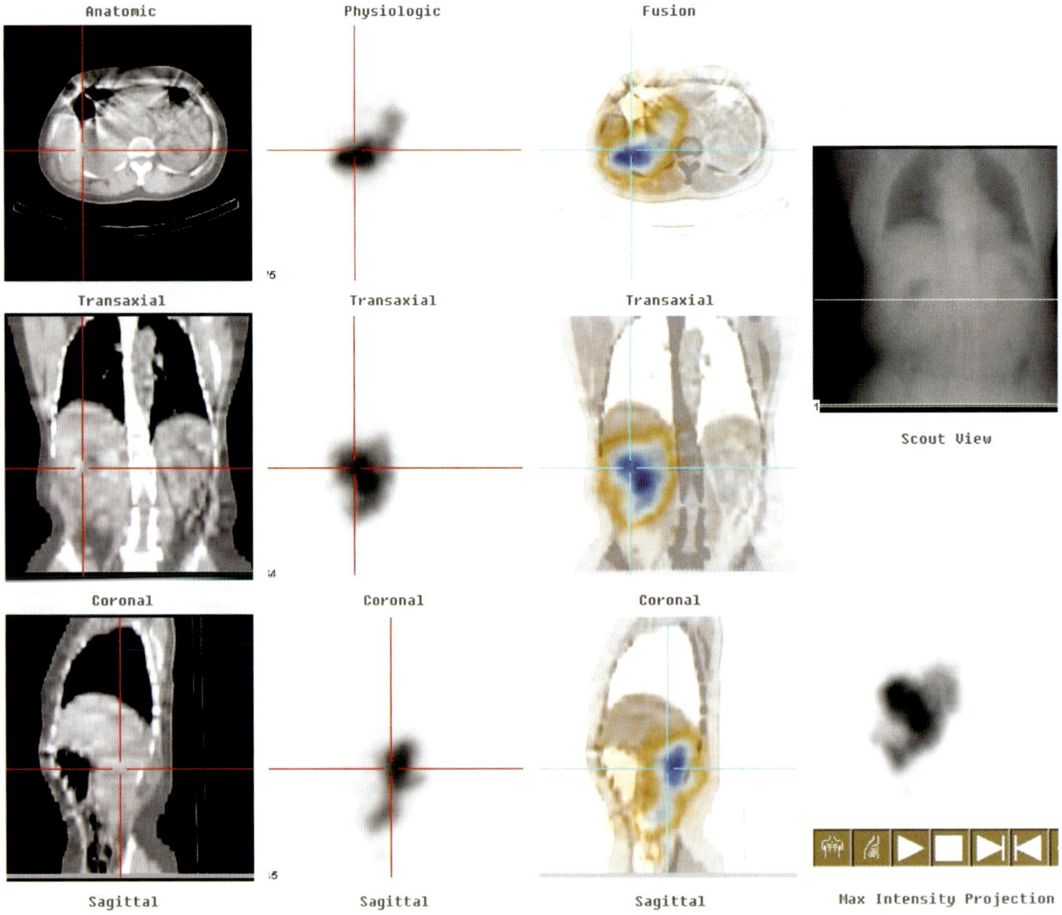

图 13－10－2 ^{131}I－mIBG SPECT/CT 融合显像

（李 方）

第 14 章

^{67}Ga 显像

一、显像原理和方法

（一）显像剂

镓是一种位列于元素周期表第三主族（ⅢA）的半金属元素。研究发现，血液中几乎所有的镓都分布于血浆中，几乎所有血浆中的镓都与转铁蛋白紧密结合，并有微量的镓分布于白细胞中。转铁蛋白（TF）总分子量为 79 570，能够结合两个铁离子 Fe^{3+}（或镓离子 Ga^{3+}），平均分布于血浆及血管外的体液中。转铁蛋白通过 TF 受体转运其携带的金属离子至细胞内，一个 TF 受体可以结合两个 TF 分子。

人体内所有的有核细胞都能够表达 TF 受体，但是不同细胞的表达水平差异很大。在正常组织中，肝实质细胞、库普弗细胞、红细胞前体（尤其在骨髓中）、胎盘细胞、表皮基底层细胞、胰腺内分泌部、输精管上皮组织粘膜表达的 TF 受体量最大。除库普弗细胞外，组织巨噬细胞也能大量表达 TF 受体。恶性细胞通常也具有较高的 TF 受体表达量。以上这些类型的细胞需铁量都较高：细胞分裂需要铁来合成核苷酸还原酶，而后者是 DNA 合成所必须的；红细胞前体需要铁离子以形成血红蛋白；还有许多单核巨噬细胞需要吸收及储存铁。

除了与转铁蛋白结合之外，镓离子更容易与乳铁蛋白结合，这种结合能使镓离子从转铁蛋白上脱离下来。与转铁蛋白相似，乳铁蛋白（LF）的分子量大约为 80 000，能够结合两个铁离子 Fe^{3+}（或镓离子 Ga^{3+}）。脱铁乳铁蛋白（具有抗菌活性）在多种上皮分泌物中（例如乳汁、精液、泪液及鼻腔分泌物）的含量都较高。脱铁乳铁蛋白在炎症及感染部位浓度也较高，尤其是在肉芽肿中性粒细胞及多形核白细胞中。细胞外的乳铁蛋白则主要来源于激活的中性粒细胞。

第三种能与镓离子 Ga^{3+} 发生结合的蛋白质是铁蛋白，它是一种分子量非常大（为 440 000）的近球形蛋白，能够与 4 500 个铁离子 Fe^{3+} 结合。铁蛋白主要用于储存铁，在大多数细胞中以不同的含量存在，在肝库普弗细胞中的含量尤其高；而在一些组织巨噬细胞中也同样浓度较高。

20 世纪 40 年代后期，镓被发现（主要为放射性的 ^{67}Ga 或 ^{72}Ga）与一些特定的组织具有很强的亲和力，尤其是生长及重塑中的骨骼组织以及一些肿瘤。20 世纪 70 年代后的研究发现，镓很容易在炎症及感染部位蓄积，包括炎症肉芽肿部位及类风湿性关节炎所并发的滑膜炎部位。除此之外，在肝、脾、肾及哺乳期的乳腺组织中也能检测到一定浓度的镓。

镓在肿瘤组织中浓集的机制（这一点是 ^{67}Ga 应用于恶性肿瘤诊断的基础）仍然没有被完全阐明，还有不少争议。几乎在所有的情况下，镓在恶性组织的浓集都与 TF 受体的大量表达相关。虽然在大多数情况下镓是通过 TF 及 TF 受体进入肿瘤组织的，但是还有一些研究显示镓可以通过非 TF 依赖性的机制进入肿瘤组织或其他细胞。这种不依赖 TF 的吸收机制在大多数肿瘤组织中并不如典型的依赖于 TF 的吸收方式有效，但是在少数肿瘤组织中二者几乎同样有效，当 TF 含量不足或当 TF 被铁等其他金属离子饱和时这种情况尤其明显。铁与 ^{67}Ga 可以竞争性地与转铁蛋白结合，所以大量的铁可以明显地影响 ^{67}Ga 的体内药物动力学。

镓一旦结合到肿瘤组织中，其分布就显得较为不确定。一些研究显示，镓主要在细胞核及铁蛋白中浓集，然而其他的研究则显示镓主要在溶酶体、溶酶体样小体或细胞质中浓集。关于镓在肿瘤细胞内部分布的不确定性的原因还没有被阐明，可能与不同的试验研究所采取的试验方法不同有关，也可能与各研究所用细胞的类型及细胞状态不同有关。

除了在肿瘤细胞自身内浓集外，镓还会在肿瘤相关巨噬细胞的溶酶体内浓集。镓以磷酸盐颗粒的形式在巨噬细胞溶酶体及其他一些细胞内浓集。除了溶酶体外，镓还会在巨噬细胞的铁蛋白内浓集，铁蛋白是巨噬细胞内的一种成分。在炎症及感染部位，镓与乳铁蛋白大量结合。另外，镓还会在白细胞，尤其是中性粒细胞及淋巴细胞处浓集。关于正常白细胞摄取镓的试验资料较少，但有限的试验资料仍然可以说明，有 TF 存在时，T 淋巴细胞对镓的摄取量会增加。镓也能在细菌内累积，它很有可能与铁离子结合蛋白结合，通过含铁细胞（铁离子螯合体）依赖或非含铁细胞依赖的机制进行。另外肿瘤组织一般比周围组织毛细血管的通透性高，这也是肿瘤能够浓聚^{67}Ga 的原因之一。从总体来讲^{67}Ga 的摄取主要反映了组织代谢水平和肿瘤细胞的活力。

放射性核素^{67}Ga 是回旋加速器轰击^{67}Zn 产生的，衰变形式是电子俘获，物理半衰期 78.1h，发射能量 93keV（38%）、184keV（24%）、296keV（16%）和 388keV（4%）的 γ 射线，无 β 射线。

（二）^{67}Ga 显像方法

患者于检查前 1 周起停用铁制剂，检查前夜服用缓泻剂进行肠道准备，以减少放射性干扰。静脉注射^{67}Ga－枸橼酸 37MBq（10mCi）。探头配置中能或高能通用型准直器。能量：93、184 及 396keV，窗宽：20%，矩阵 128×128，ZOOM 1.0。给药后行 24h 及 48h 全身显像及断层显像。

（三）适应证

^{67}Ga 肿瘤阳性显像目前已被用于肿瘤诊断、肿瘤分期和疗效观察。

（四）正常图像

^{67}Ga 可经肾脏及肠道排泄。生理性分布可见于以下部位：

1. 头颈部　鼻咽、泪腺、唾液腺。
2. 胸部　胸骨、胸椎、心脏及乳腺。
3. 腹部　肝脏、脾脏、双肾、膀胱、肠道。
4. 骨骼　脊柱、骨盆、大关节、儿童骨骺区。

二、临床应用

文献报道，^{67}Ga 诊断肺癌的阳性率为 91.7%，对纵隔淋巴结转移的阳性率为 50.0%。活动性肺结核患者^{67}Ga 阳性显像率为 72.00%，明显高于陈旧性肺结核（23.08%）及普通肺炎（17.24%），活动性肺结核患者中，痰菌阳性患者^{67}Ga 阳性显像率为 79.73%，明显高于痰菌阴性者（50.00%）。

^{67}Ga 显像对恶性淋巴瘤的诊断（包括原发和复发）和监测治疗效果有很高的临床价值。研究表明，132 例经病理确诊的恶性淋巴瘤患者静脉注射^{67}Ga－枸橼酸后，于 48～72h 后用 SPECT 行全身扫描，105 例确诊恶性淋巴瘤患者治疗前的 SPECT 阳性显像率为 92.38%，27

例复发病人的阳性率为70.37%。

$^{18}F-FDG$肿瘤代谢显像已经普及，但^{67}Ga显像仍有其独到之处。研究发现：^{67}Ga显像和$^{18}F-FDG$显像在肿瘤临床诊断中各有所长，$^{18}F-FDG$和^{67}Ga对于霍奇金和非霍奇金瘤、黑色素瘤、肝癌等的诊断，肿瘤分期，疗效的监测等的灵敏度及特异性无明显区别。对于肺癌诊断，$^{18}F-FDG$显像优于^{67}Ga显像，但是^{67}Ga显像的肝癌诊断灵敏度明显优于$^{18}F-FDG$显像。

三、图像融合的价值和特点

自1969年发现^{67}Ga在肿瘤细胞中浓聚后，临床开始将^{67}Ga作为肿瘤阳性显像剂。以前的临床研究常注射的示踪剂活度较低，采用单一能窗^{67}Ga平面扫描，以至病灶对比度较差，对临床诊断造成一定的困难，少数单位做了^{67}Ga SPECT断层图像而没有对图像进行精确的衰减校正，导致^{67}Ga临床图像存在伪影而影响临床诊断。常规的^{67}Ga图像因未做同机图像融合，常使定位困难，而无法体现^{67}Ga的临床价值。

随着核医学显像设备的发展和多能窗断层采集处理技术的改进，系统的灵敏度和分辨率有了长足的进步，Hawkeye技术的诞生，不但从根本上解决了核医学图像解剖结构不清楚的固有缺陷，而且能够对SPECT图像进行全能量的衰减校正。

^{67}Ga断层图像中由于具有相当成分的低能射线的计数，所以衰减校正对于提高图像质量和发现深部病灶具有重要的价值。由于人体密度变化较大，传统的计算法均匀衰减校正无法达到临床满意的效果。全能量X射线衰减校正，不仅能准确地测定人体密度变化，缩短采集时间，降低使用成本，更能针对不同能峰进行衰减校正，从而更好地还原真实图像。

^{67}Ga发射多种能量的射线，每种能量的射线所占比例均不大，因此必须采用多能窗采集技术，才能得到满意的临床图像。

由于^{67}Ga显像缺乏解剖结构信息，常使临床医师诊断困难，CT图像的精确的解剖定位明显提高了临床医师诊断的准确性，并对某些疾病的定性诊断具有参考价值，因此与CT图像的同机融合是必不可少的。

四、病例

（一）正常图像（图14－1）

行24h及48h延迟显像可见：泪腺、鼻咽部、肝脏、脾脏、骨骼、骨髓、双肾及部分肠道内可见生理性示踪剂浓集。

（二）病例

病例1（天津医科大学总医院提供）

患者杨某，男性，62岁。

病史简介：声嘶3个月，左胸痛伴咳嗽、咯血1周。既往十二指肠溃疡病史40余年。

胸部CT（图14－2－1）：纵隔窗左肺下叶内基底段主动脉旁可见一直径3cm肿块影，形态不规则，有分叶，密度欠均匀，主动脉左侧被肿块包绕（白色箭头）。纵隔内可见一肿大淋巴结影，直径约2cm。左侧胸膜增厚。肺窗下左下肺内肿块边缘不规则，有毛刺及分叶，左主支气管局部受压变窄。印象：左肺下叶肿块，考虑肺癌，伴纵隔淋巴结转移。

^{67}Ga显像：于左侧胸部可见片状不规则异常示踪剂明显浓集区，其L/B为5.6。

断层及CT融合图像显示（图14－2－2、图14－2－3）：上述异常示踪剂浓集区位于左肺下叶（黑色箭头），相应部位CT图像中可见一不规则软组织密度影；此外，纵隔区内还可见一异常示踪剂分布浓集点，其L/B为4.8，相应部位CT图像显示为一肿大淋巴结影。注药后48h行延迟显像，左胸部示踪剂浓集区浓集程度较前未见明显变化。印象：左肺下叶异常示踪剂明显浓集，考虑肺部恶性病变。

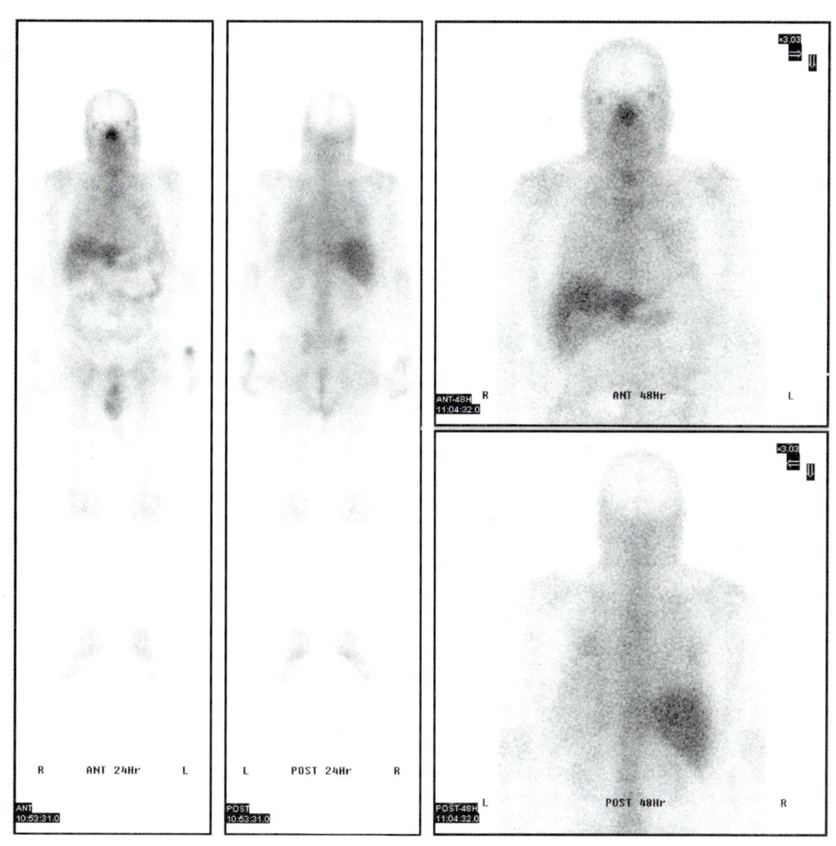

图14－1 ^{67}Ga正常图像（全身二维扫描）

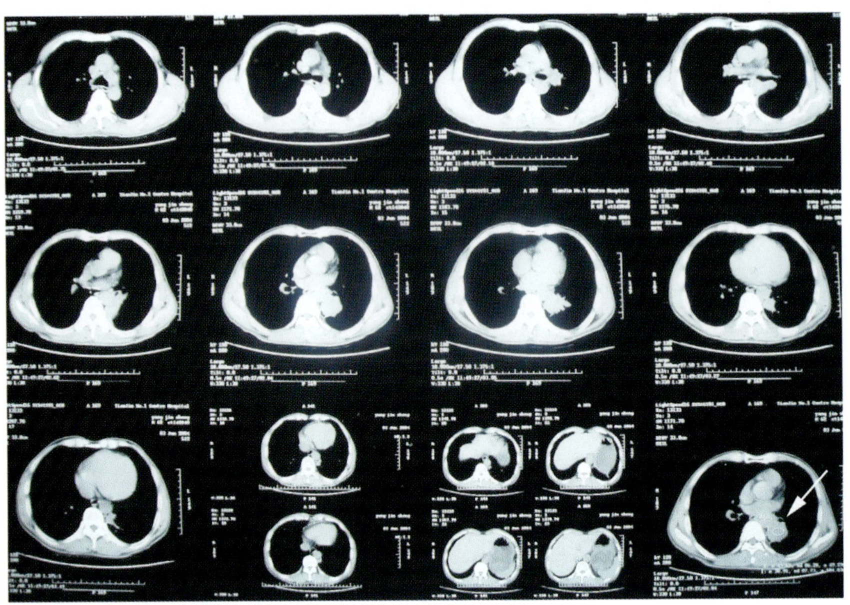

图 14－2－1　胸部 CT

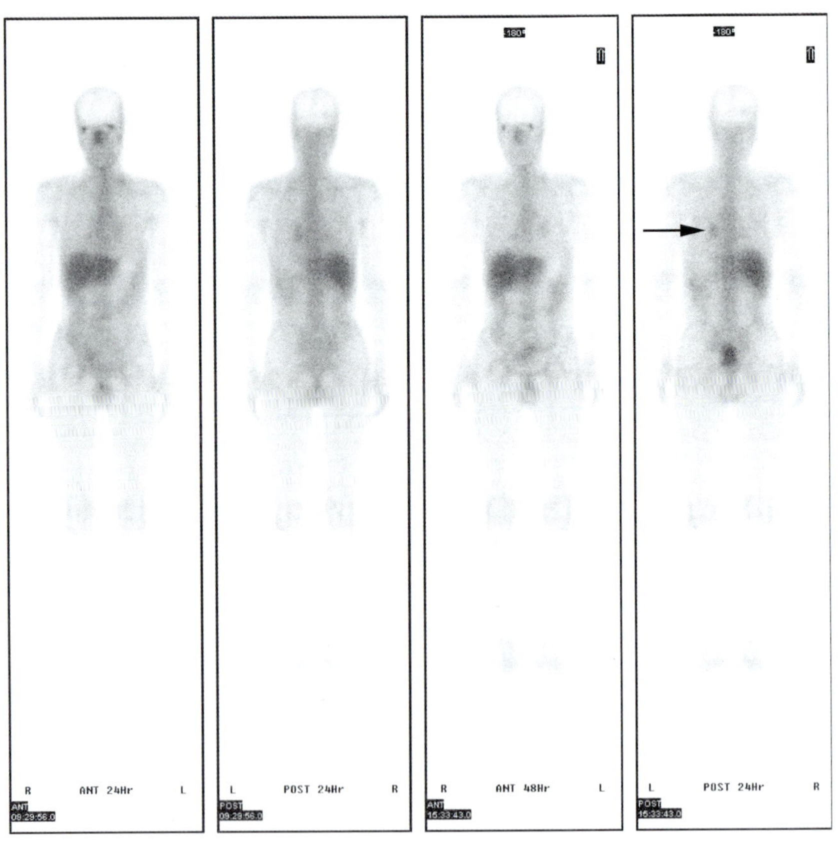

图 14－2－2　^{67}Ga 全身显像

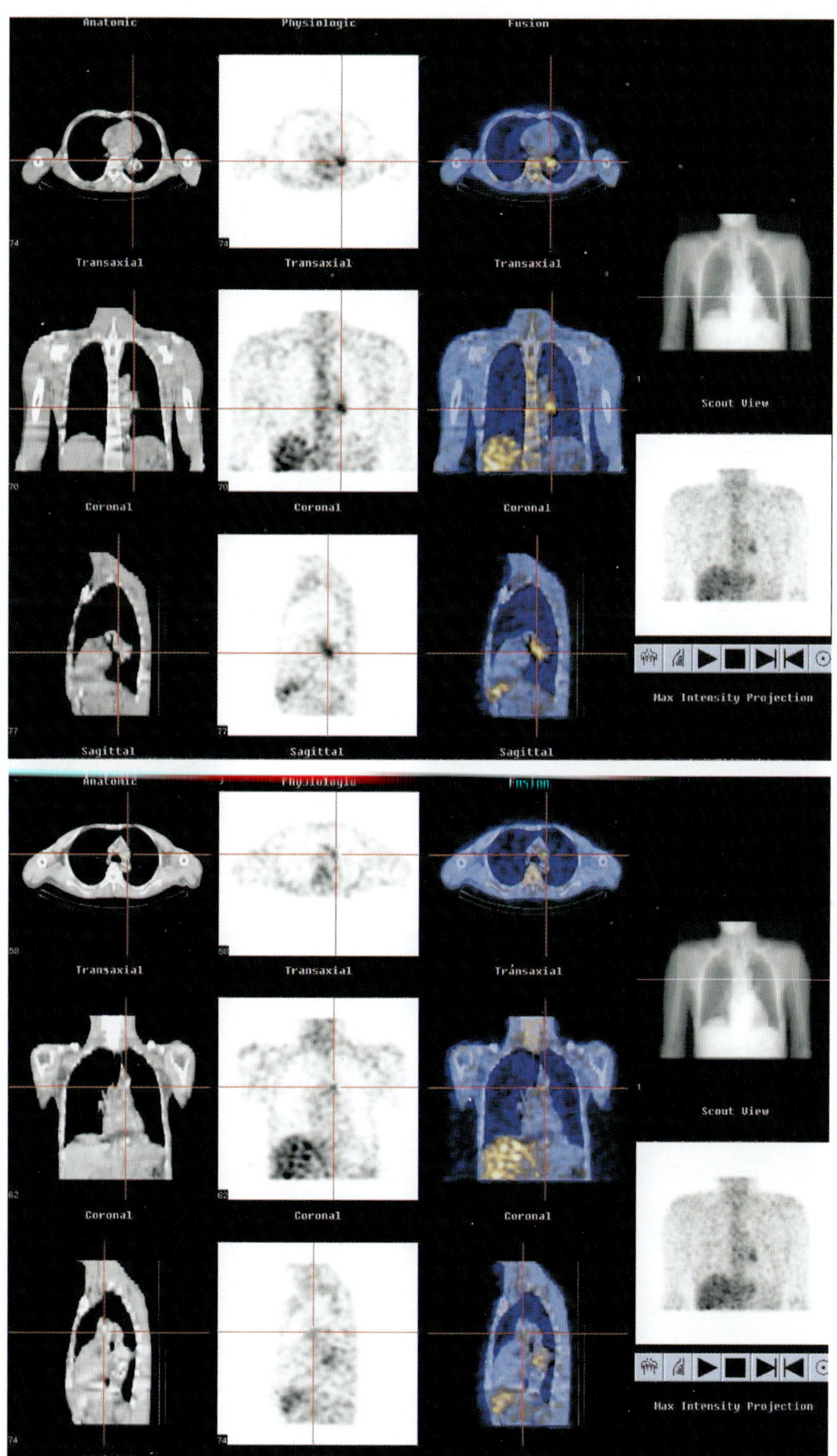

图 14-2-3 ^{67}Ga/CT 胸部融合图像

上图为24h显像，下图为48h显像。

病例2（天津医科大学总医院提供）

患者于某，男性，68岁。
病史简介：阵发性憋气、咳嗽、咯血3天。既往慢支病史10余年。
胸部X线（图14-3-1）：左肺占位，左侧胸腔积液。左肺癌？

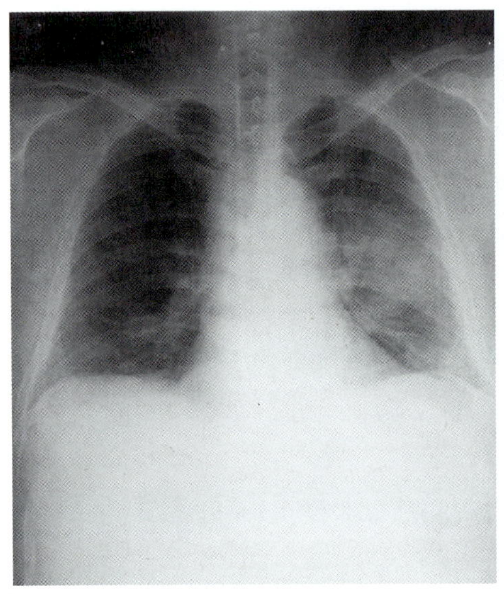

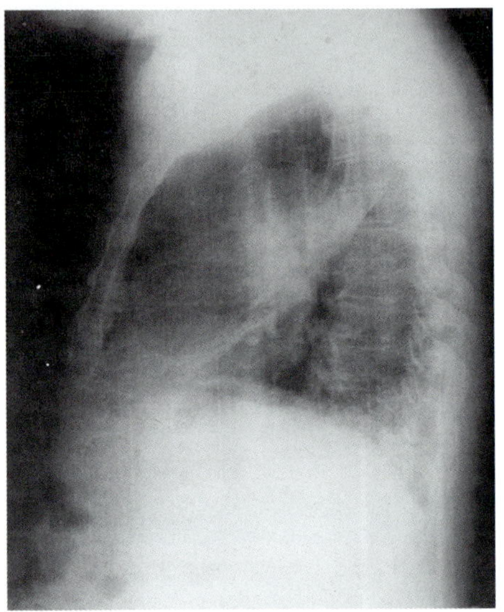

图14-3-1　胸部X线片

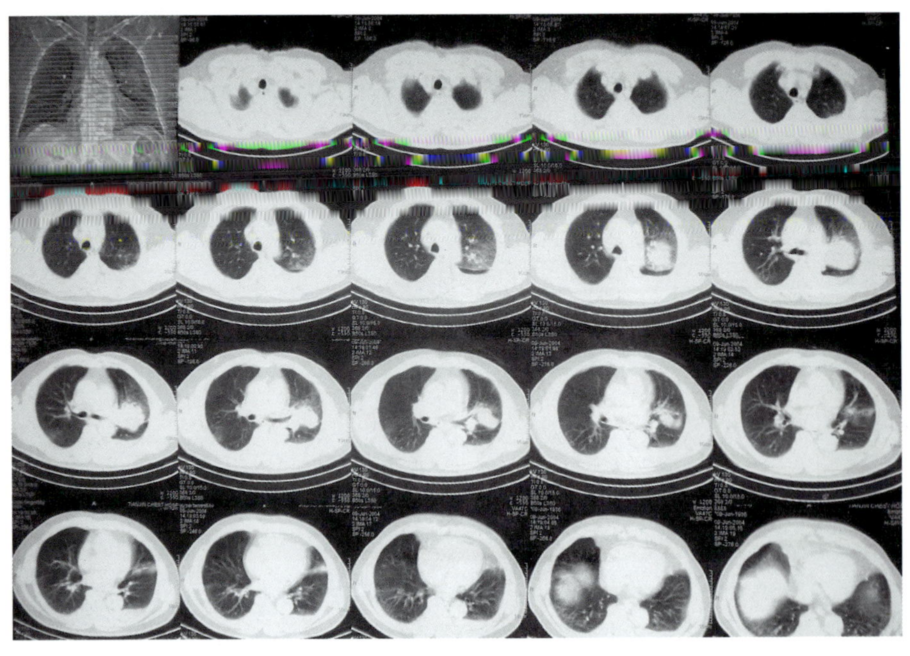

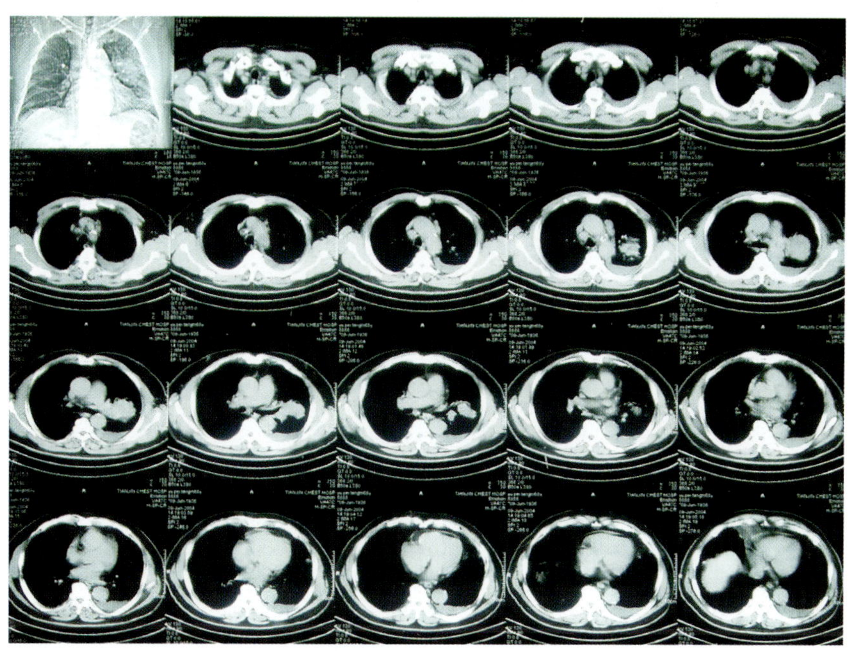

图 14-3-2 CT 图像

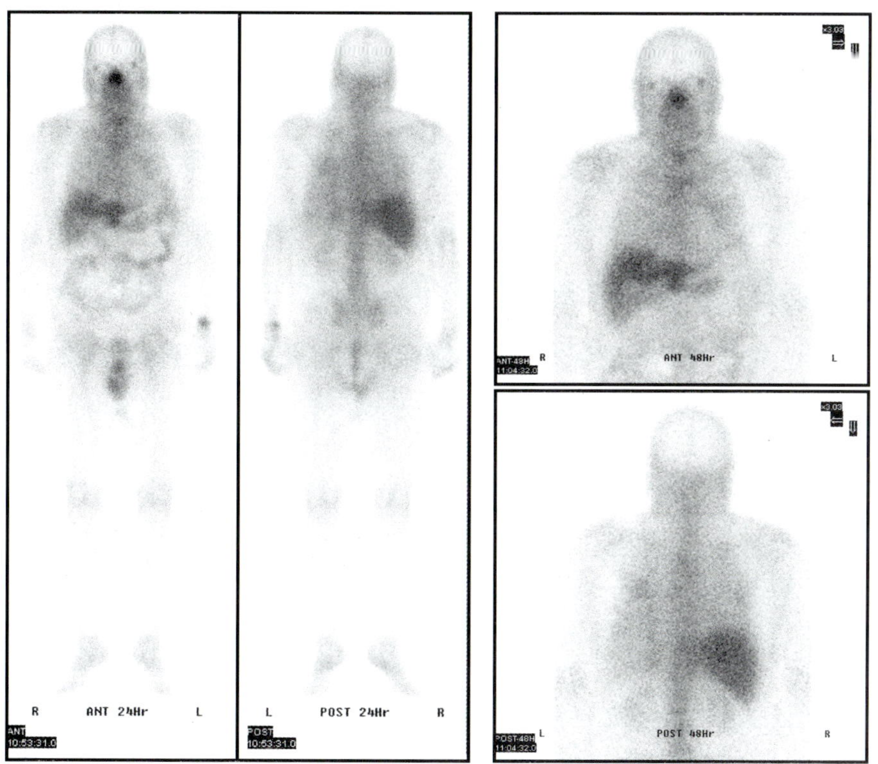

图 14-3-3 ^{67}Ga 24h 和 48h 显像

CT：左肺占位，左侧胸腔积液（图 14－3－2）。

注药后 24h 显像结果显示：左侧胸部仅见片状示踪剂轻度浓集（图 14－3－3）。

断层及 CT 融合图像显示（图 14－3－4）：上述左胸部示踪剂轻度浓集区相应部位 CT 图像可见一软组织密度肿块影，L/B 为 1.6。注药后 48h 行延迟显像，左胸部示踪剂轻度浓集区浓集程度较前未见明显变化。印象：左上肺门区示踪剂轻度浓集，结合病史，肺部恶性病变不除外。

骨显像：未见骨转移病灶（图 14－3－5）。

气管镜活检病理结果：左上肺鳞癌（图 14－3－6）。

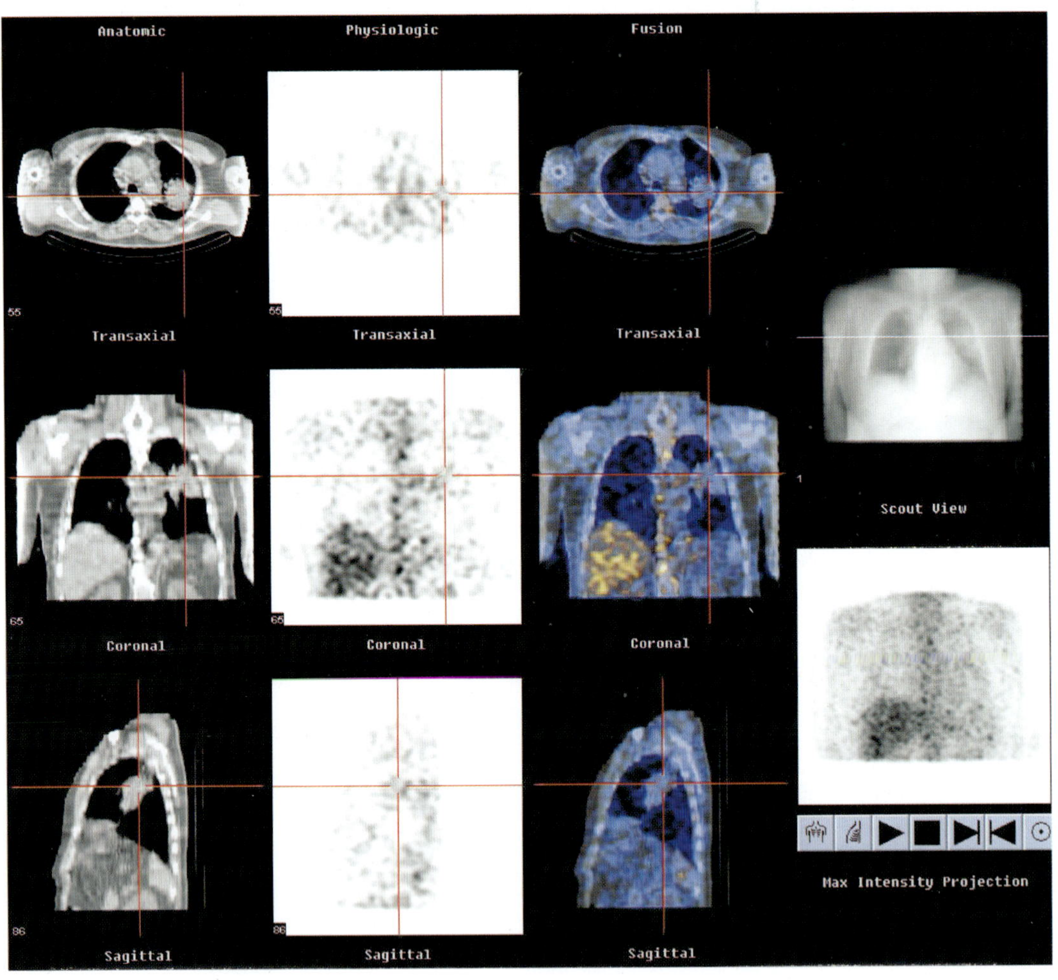

图 14－3－4　^{67}Ga/CT 融合图像

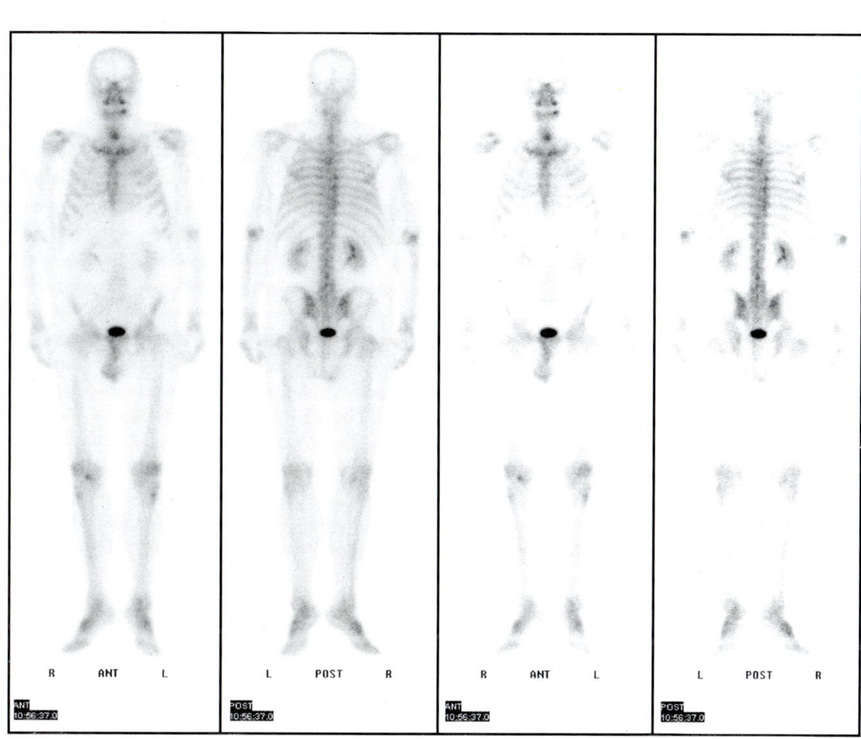

图 14－3－5　骨显像

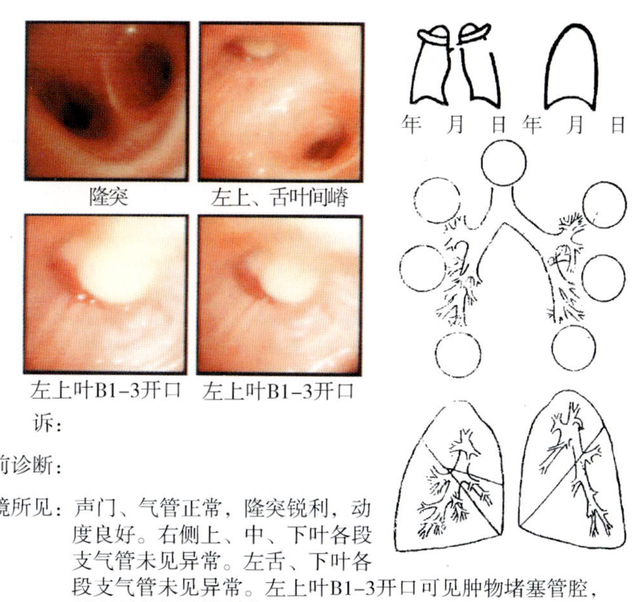

主　　诉：

术前诊断：

内镜所见：声门、气管正常，隆突锐利，动度良好。右侧上、中、下叶各段支气管未见异常。左舌、下叶各段支气管未见异常。左上叶B1-3开口可见肿物堵塞管腔，其表面有坏死物覆盖。

活检刷洗部位：左上叶B1-3开口活检2块。刷洗4张。
内镜诊断：左上叶肺癌。

图 14－3－6　气管镜活检

病例3（天津医科大学总医院提供）

患者刘某，女性，48岁。

病史简介：颈部增粗3年，明显增大伴憋气4月余。3年前发现颈前增粗，行甲状腺B超示“双侧甲状腺肿大”，甲功未见明显异常。曾口服甲状腺片20mg Bid 1月，未见明显变化。近4个月自觉增大明显并伴憋气，来医院就诊。

查体主要体征：甲状腺Ⅲ度肿大，质硬，固定，压痛（－）。

甲状腺功能：（－）

甲状腺B超：①双叶甲状腺显著增大伴多发结节；②左颈静脉旁多发低回声结节，考虑淋巴结肿大。

^{99m}Tc甲状腺扫描示：仅甲状腺右叶上极显像，中下部可见一异常示踪剂分布缺损区；左叶未显像（图14－4－1）。

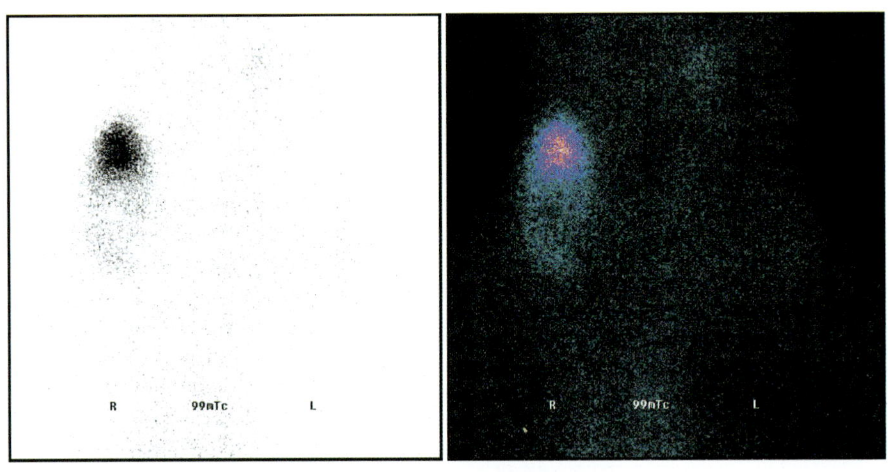

图14－4－1　^{99m}Tc甲状腺扫描示

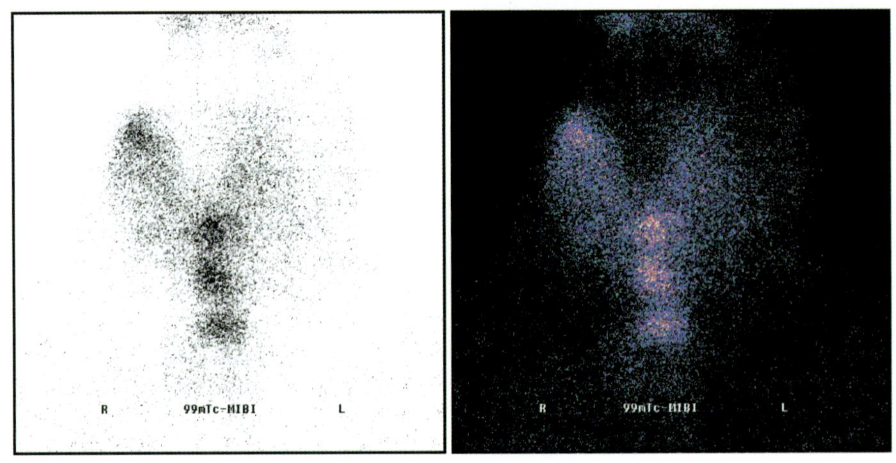

图14－4－2　^{99m}Tc－MIBI亲肿瘤显像

^{99m}Tc－MIBI 亲肿瘤显像示：左叶显像，示踪剂部分填充，提示亲肿瘤显像阳性；胸椎异常示踪剂浓集（图 14－4－2）。

^{67}Ga 肿瘤显像结果：

注药后 24h 显像结果显示：双侧甲状腺示踪剂异常浓集，L/B 比值为 5.8；双侧颈部亦可见多发异常示踪剂分布浓集点（图 14－4－3）。

断层及 CT 融合图像显示（图 14－4－4）：上述甲状腺异常示踪剂浓集区相应部位 CT 图像可见形态变异且明显肿大的甲状腺组织影；颈部多发示踪剂浓集点相应 CT 图像可见多发软组织密度结节影。

注药后 48h 行延迟显像，未见明显变化（图 14－4－3）。印象：双叶甲状腺示踪剂异常浓集，颈部多发异常示踪剂浓集，结合病史，考虑甲状腺恶性病变伴颈部多发淋巴结转移。

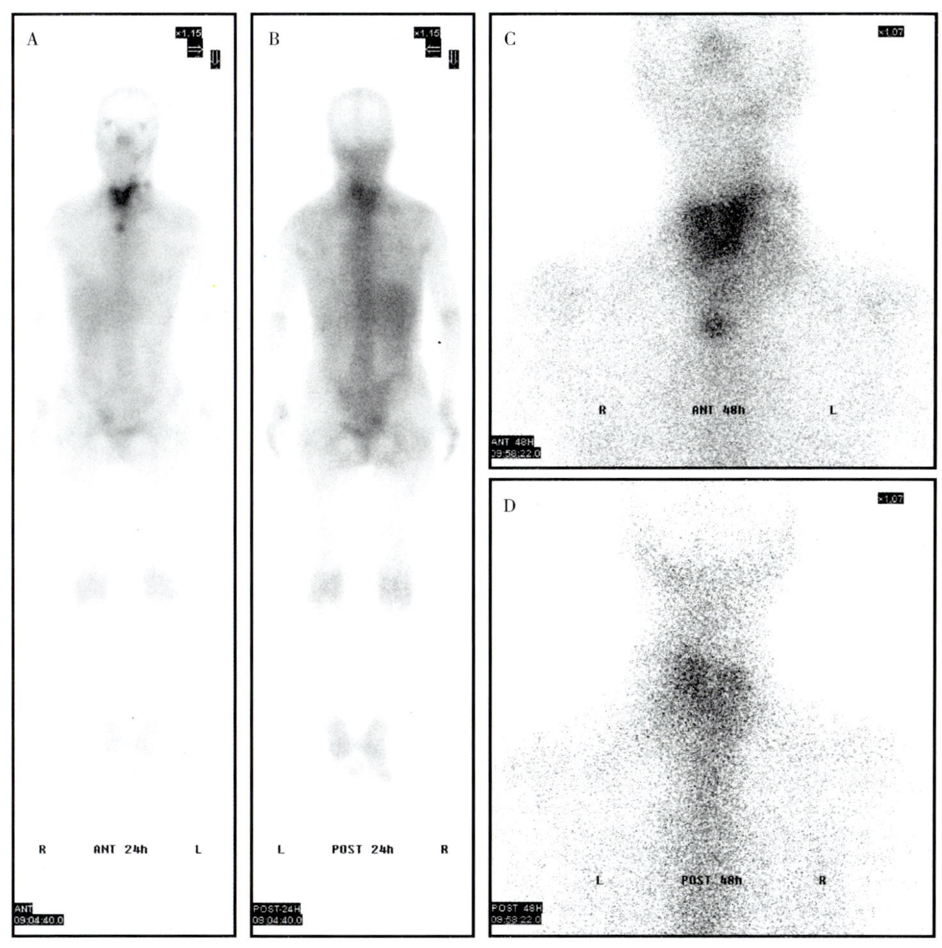

图 14－4－3　^{67}Ga 平面显像（A、B 为 24h 显像，C、D 为 48h 延迟显像）

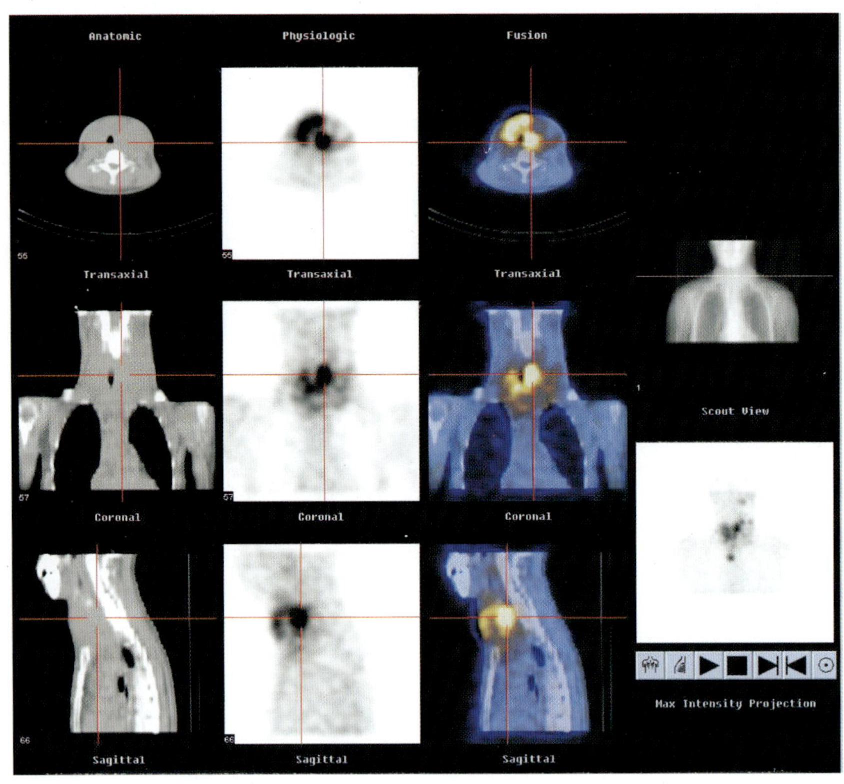

图 14-4-4 ^{67}Ga/CT 融合图像

病例 4（天津医科大学总医院提供）

患者李某，女性，40 岁。

病史简介：患者于 1999 年因“结肠平滑肌肉瘤”行手术治疗，2001 年发现肝右叶占位性病变，考虑转移瘤，行肝右叶转移瘤切除术，2003 年 9 月行腹部 CT 复查发现肝右叶转移瘤复发，行局部肿瘤射频治疗，为观察治疗效果，行^{67}Ga 肿瘤显像。

肝脏 CT 平扫（图 14-5-1）：肝右叶内可见不规则低密度影，边界清楚，约 6cm×6cm×8cm，肝右叶内可见胆管扩张。印象：肝脏形态不规则，肝右叶低密度灶，为治疗后改变。

^{67}Ga 肿瘤显像结果（图 14-5-2）：

注射^{67}Ga 后 24h 显像：于肝右叶可见一类圆形异常示踪剂分布缺损区。

断层及 CT 融合图像显示（图 4-5-3）：上述肝右叶异常示踪剂分布缺损区相应部位于 CT 图像中可见一类圆形软组织密度肿物影。注药后 48h 行全身延迟显像，肝右叶异常示踪剂分布缺损区较前未见明显变化。印象：肝右叶异常示踪剂缺损区，结合病史，考虑射频治疗后改变。

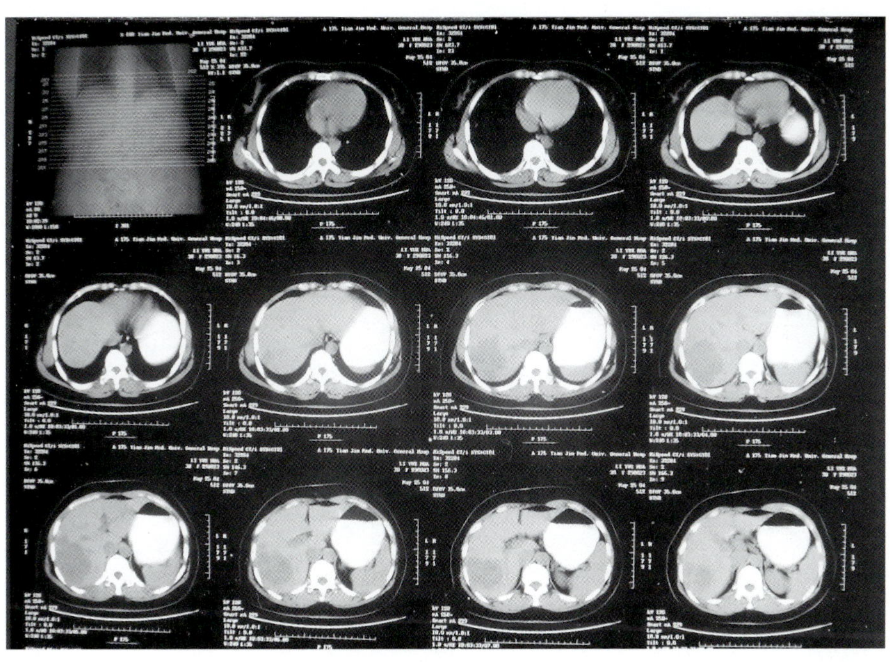

图 14－5－1 肝脏 CT 平扫

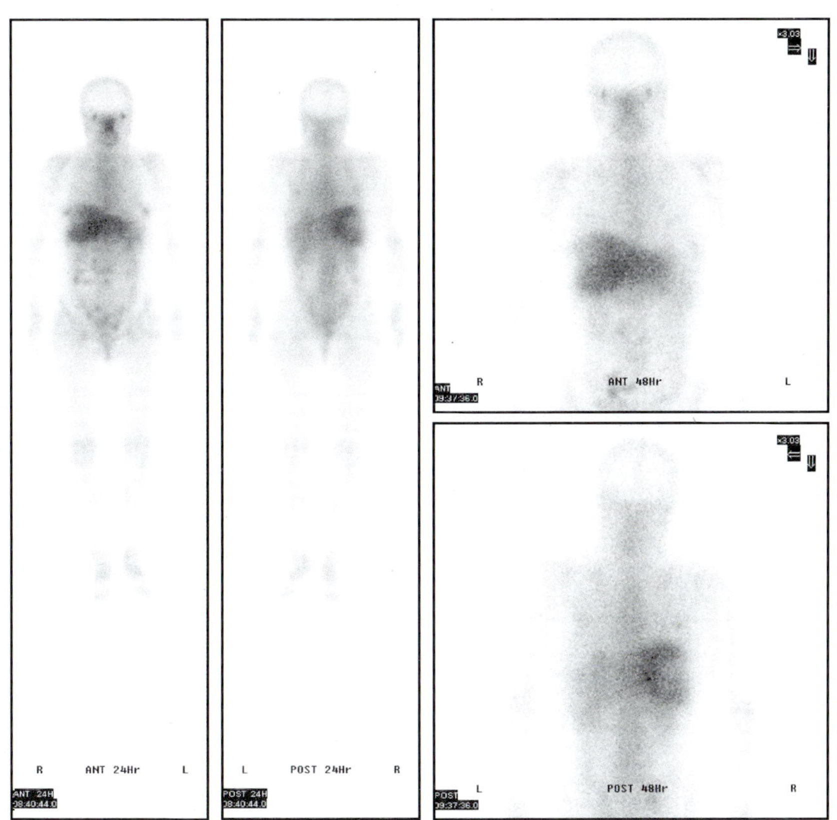

图 14－5－2 注射 ^{67}Ga 后 24h 和 48h 显像

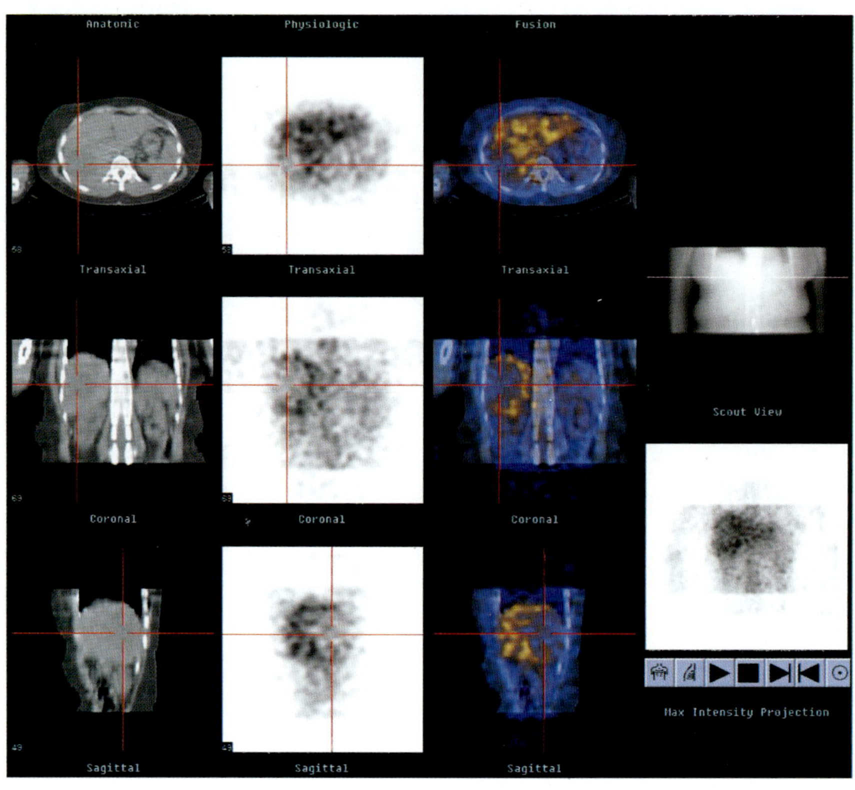

图 14 -5 -3 ^{67}Ga/CT 融合图像

病例 5（天津医科大学总医院提供）

患者陈某，女性，60 岁。

病史简介：主因右颈部肿物一年余入院。无声嘶及吞咽困难，偶有憋气。既往体健。

查体主要体征：甲状腺右叶Ⅲ度肿大，质韧，活动可，表面欠光滑，未触及明显结节；左叶（-）。

化验室检查：甲状腺功能未见明显异常。

^{99m}Tc 甲状腺扫描结果：甲状腺形态变异，右叶明显肿大，其中上极可见一明显异常示踪剂分布稀疏区（图 14 -6 -1 上排）。

^{67}Ga 肿瘤显像结果：注射^{67}Ga 后 48h 显像（图 14 -6 -1 下排）与^{99m}Tc 甲状腺显像结果比较，原右叶中上部示踪剂分布稀疏区出现部分填充。

注药后 48h 延迟显像，甲状腺部位浓集程度较前未见明显变化（图 14 -6 -2）。

术后病理：桥本甲状腺炎。

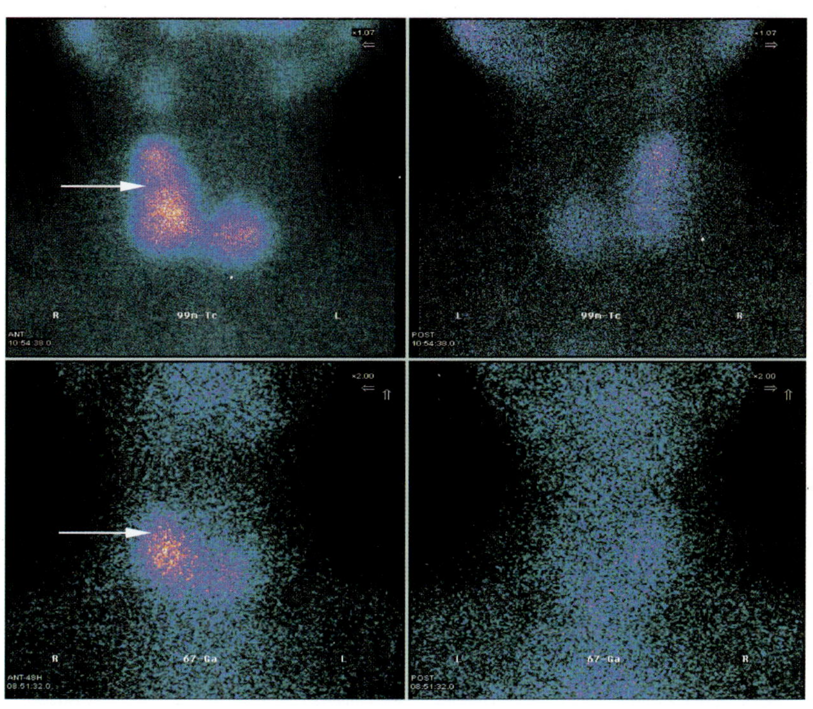

图 14－6－1 $^{99m}TcO_4^-$ 甲状腺显像（上排）和 ^{67}Ga 显像（下排）比较

箭头所指部位有部分 ^{67}Ga 填充。

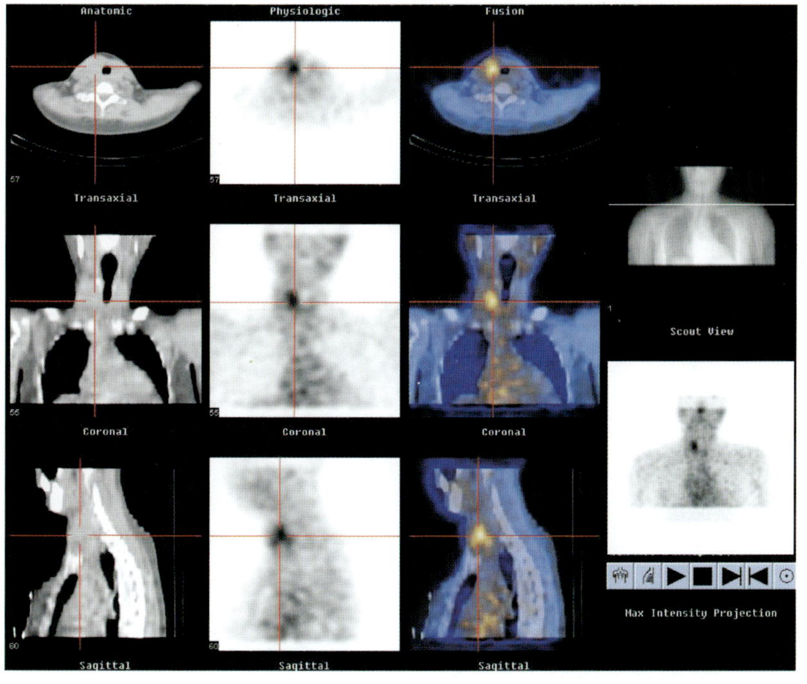

图 14－6－2 ^{67}Ga 注药后 48h 延迟显像（十字部位有放射性聚集）

病例6（北京医院提供）

男，63岁，因咳嗽、劳累性气促2月余来诊。化验检查：SACE 60.82 NM/（ml·min）。肺功能：通气功能基本正常，小气道功能正常，残留肺总量百分比正常，弥散功能正常。胸部CT：两肺间质性改变；肺内多发点状结节，纵隔内多个淋巴结肿大，右下叶内基底段结节影，考虑肺癌淋巴道转移，不除外结节病。

^{67}Ga显像，前后位：双肺呈弥漫性的放射性增高，右下肺有一局灶性放射性增高区；^{67}Ga断层-CT融合冠状面：双肺门淋巴结肿大，放射性摄取增高，右肺下叶有一局灶性放射性增高区（图14-7）。印象：胸部活动期结节病可能性大，肺癌待除外。

评述：本例患者全身平面像无熊猫面容，无λ征，仅见双肺弥漫性的放射性摄取增高达到Ⅲ级。这个病例的最后临床诊断是Ⅱ期结节病。平面显像上双肺放射性摄取明显增高，提示双肺有活动性炎症，为Ⅱ期结节病肺泡炎（肺浸润）的典型表现。但是，双肺的高放射性摄取掩盖了肺门淋巴结的放射性摄取增高，因此，在平面显像上不能展示Ⅱ期结节病肺门和纵隔的淋巴结表现。但在^{67}Ga SPECT-CT显像影像上，可见到明显的双肺门淋巴结放射性摄取增高，同机CT显示肺门淋巴结增大，完整反映了该病人病变范围和活动性炎症的状态，凸现出^{67}Ga SPECT-CT显像的优势。

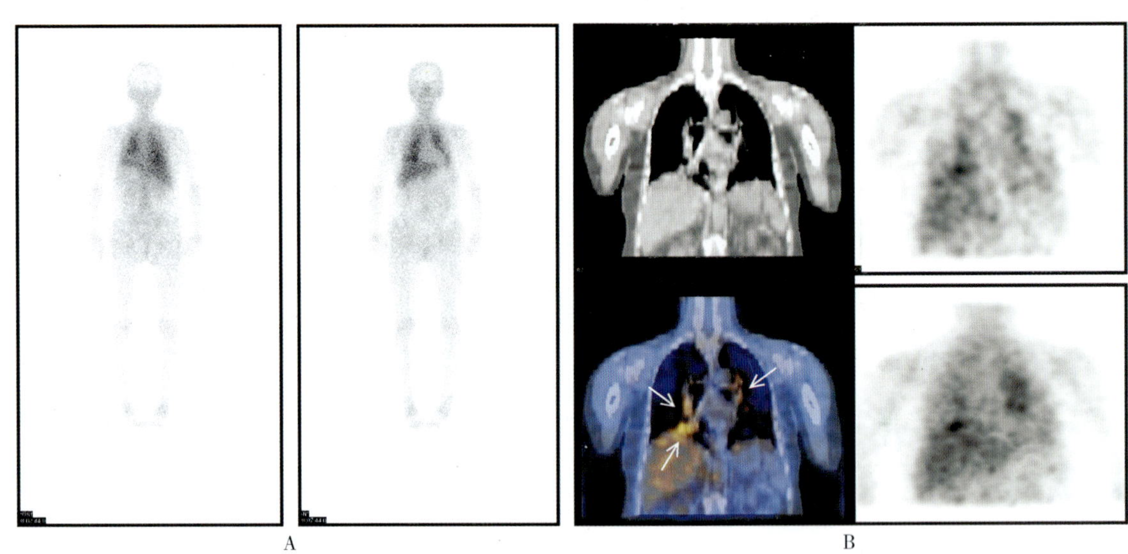

图14-7　^{67}Ga显像

A：^{67}Ga前后位全身显像；B：^{67}Ga断层-CT融合冠状面。

病例 7（北京医院提供）

女，49 岁，因双下肢皮肤红斑来诊。既往：4 年前诊断肺结节病。化验：SACE（血清血管紧张素转换酶）62.8 NM/（ml·min），TBAb（－）。痰查 TB（－）。PPD 试验（－）。胸部 CT：左上叶尖后段肺结核（内有钙化），双肺弥漫性粟粒性小结节，考虑可能为粟粒性肺结核，腺胞性结节病不除外；纵隔多发小淋巴结影。

^{67}Ga 前后位显像，^{67}Ga 断层－CT 融合冠状面（图 14－8）：左上肺及右肺弥漫性放射性增高，双侧肺门放射性增高，双侧泪腺放射性摄取增高，双侧腮腺放射性摄取稍增高。印象：活动期结节病可能性大，结合病史，右肺和左肺上叶放射性增高为炎性病变所致。

评述：断层后肺门淋巴结放射性摄取增高更加明显。肺部表现应为肺部浸润，肺泡炎的表现。陈旧性结核无 Ga 摄取。

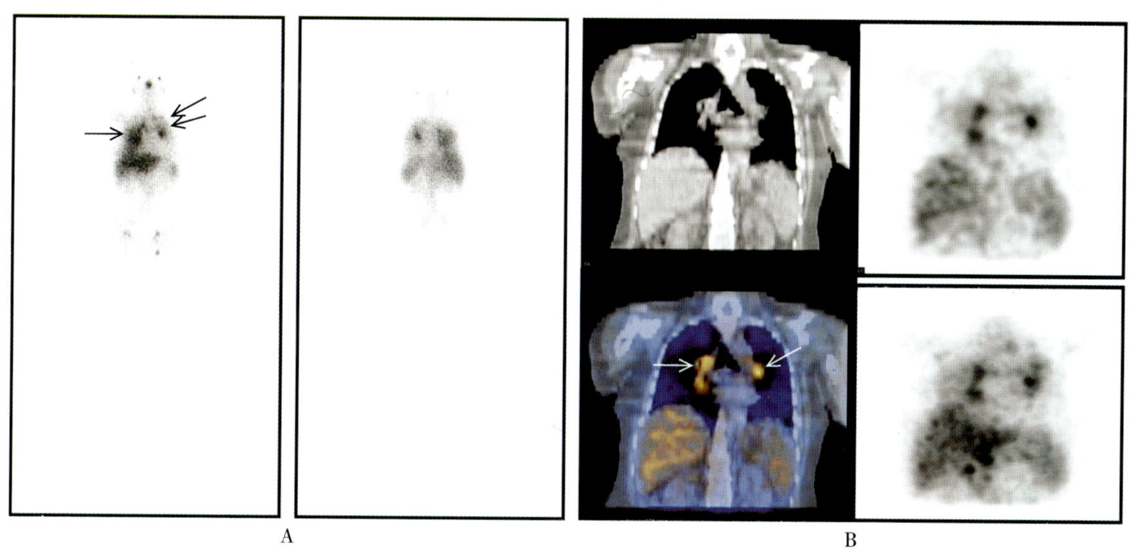

图 14－8 ^{67}Ga 显像

A：^{67}Ga 前后位全身显像；B：^{67}Ga 断层－CT 融合冠状面。

病例 8（北京医院提供）

女，49 岁，因咳嗽、咳痰 1 月余、憋气半月来诊。SACE：3.82 NM/（ml·min）。胸部 CT：两肺门、纵隔多发淋巴肿，并两肺间质性结节，结节病（Ⅱ期）可能。

^{67}Ga 前后位显像，^{67}Ga 断层－CT 融合冠状面（图 14－9）：双侧肺门和纵隔呈大致对称、片状放射性浓聚（λ 征），双侧腮腺和泪腺对称性放射性分布增高（熊猫状面容）。印象：符合活动期肺结节病表现。

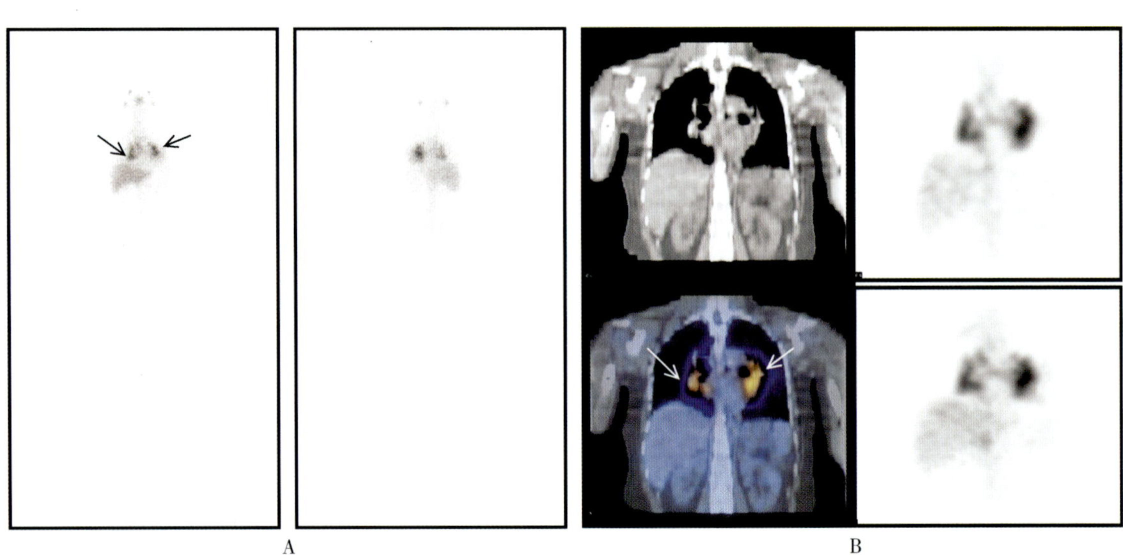

A B

图 14－9 ^{67}Ga 显像

A：^{67}Ga 前后位全身显像；B ^{67}Ga 断层－CT 融合冠状面。

病例 9（北京医院提供）

女，36 岁，因晨咳、白痰伴憋气 4 个月来诊，SACE 明显增高，CT 示左肺门、纵隔、颈部淋巴结肿大。左颈部淋巴结活检为肉芽肿疾病。

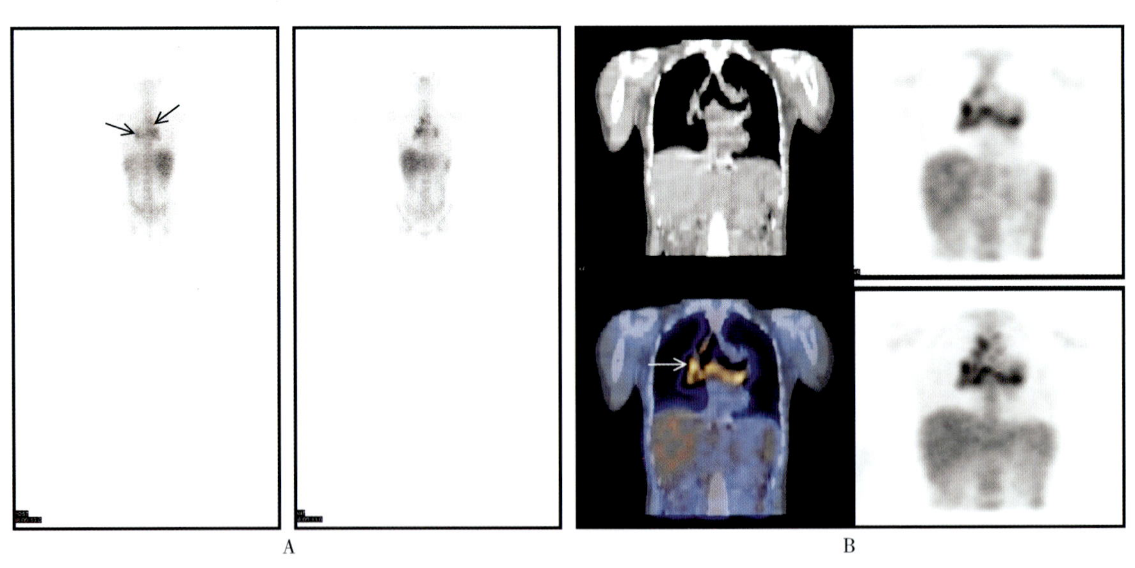

A B

图 14－10 ^{67}Ga 显像

A：^{67}Ga 前后位全身显像；B：^{67}Ga 断层－CT 融合冠状面。

^{67}Ga 前后位显像，^{67}Ga 断层－CT 融合冠状面（图 14－10）：双肺门及纵隔淋巴结放射性摄取增高。印象：符合胸部活动期结节病表现。

病例 10（北京医院提供）

女，38 岁，因胸闷 3 个月就诊。痰查结核菌（++），OT 试验（+++）。胸部 CT：纵隔及双肺门淋巴结肿大，考虑结节病。

^{67}Ga 前后位显像，^{67}Ga 断层－CT 融合冠状面（图 14－11）：双肺门及右侧纵隔淋巴结放射性明显增高（λ 征）双侧腮腺及泪腺放射性分布增高（熊猫状面容）。印象：符合活动期结节病表现，结合病史考虑合并活动期结核可能性大。

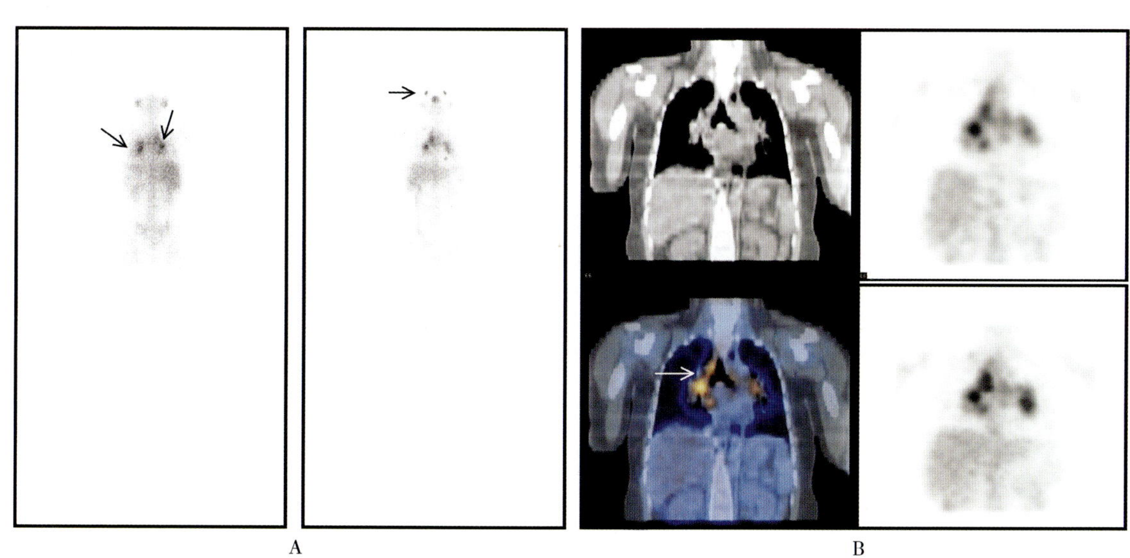

图 14－11 ^{67}Ga 显像

A：^{67}Ga 前后位全身显像；B：^{67}Ga 断层－CT 融合冠状面。

病例 11（北京医院提供）

女，52 岁，咳嗽 3 个月，CT 发现胸内淋巴结肿大，伴肺小结节影。

^{67}Ga 前后位显像，^{67}Ga 断层－CT 融合冠状面（图 14－12）：双侧肺门淋巴结呈大片状放射性浓聚（λ 征），双侧泪腺对称性放射性分布增高。印象：符合活动期肺结节病表现。

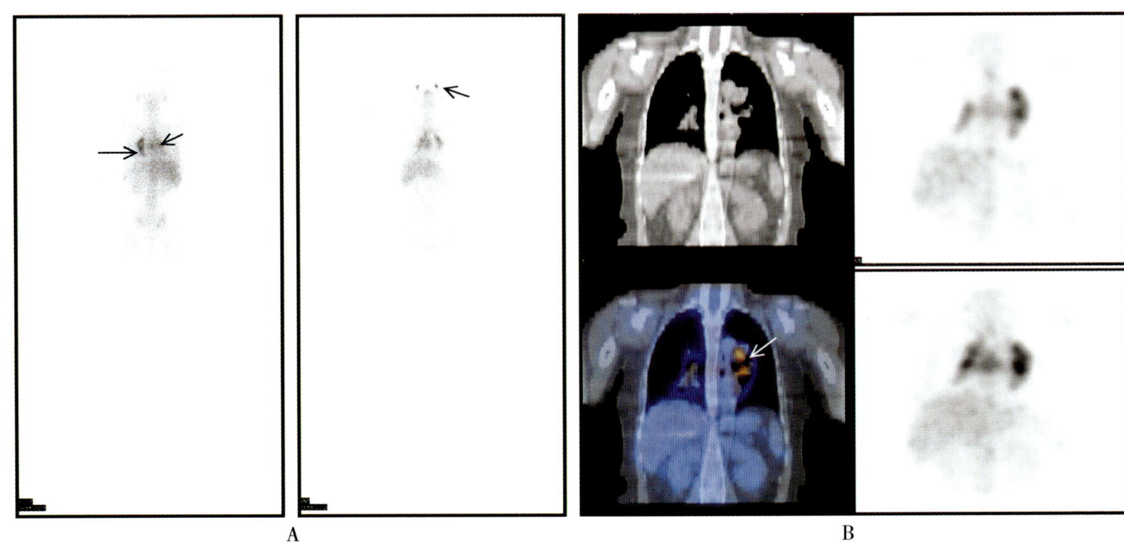

图 14－12 ^{67}Ga 显像

A：^{67}Ga 前后位全身显像；B：^{67}Ga 断层－CT 融合冠状面。

病例 12（北京医院提供）

男，70 岁，因口干，CT 发现纵隔及右腋窝淋巴结肿大就诊。化验：SACE 43.44 NM/(ml·min)。B 超：肝囊肿，胰腺未见异常。腹部增强 CT：肝、肾囊肿。

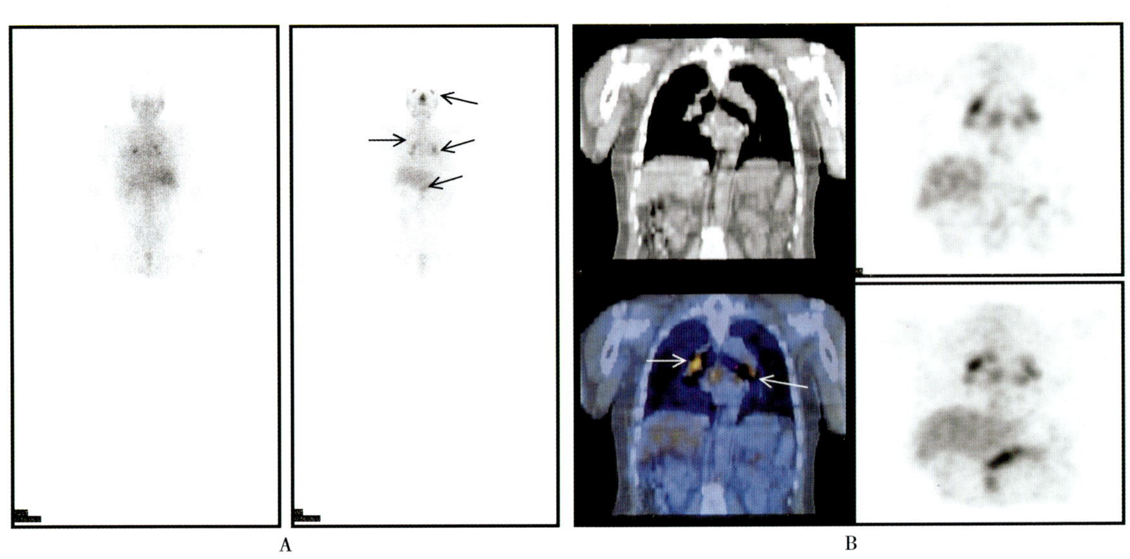

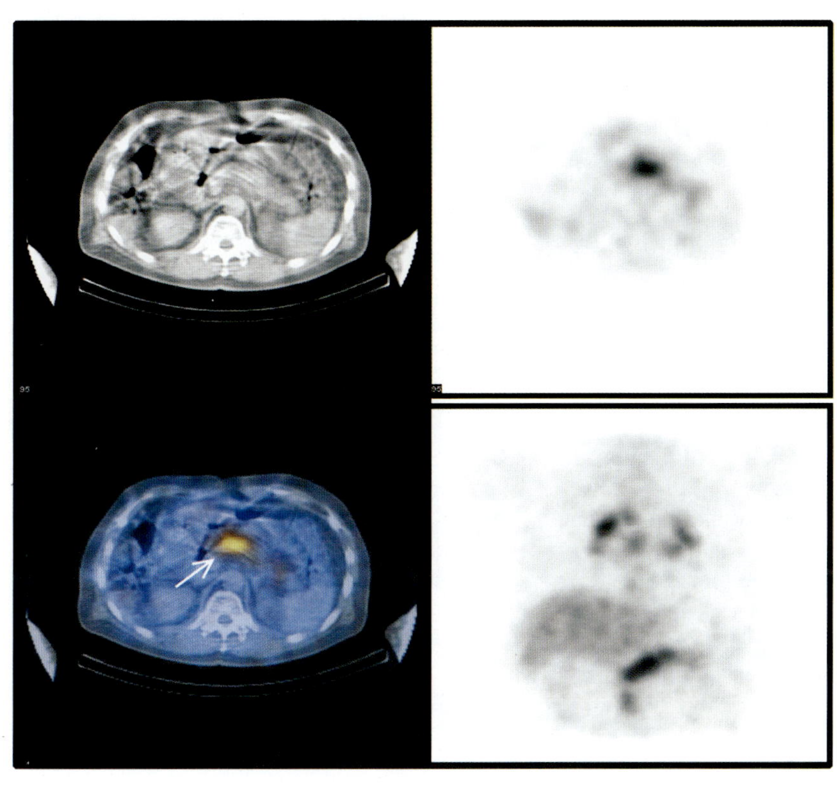

C

图 14－13 ^{67}Ga 显像

A：^{67}Ga 前后位显像；B：^{67}Ga 断层－CT 融合冠状面；C：^{67}Ga 断层－CT 融合横断面。

^{67}Ga 前后位显像，^{67}Ga 断层－CT 融合冠状面，^{67}Ga 断层－CT 融合横断面（图 14－13）：双肺门及纵隔淋巴结放射性增高，胰腺部位放射性增高。印象：活动期肺结节病；胰腺结节病待查。

病例 13（北京医院提供）

男，86 岁，因咯血十余日就诊。两年前曾 SACE 增高，胸部 CT 示肺间质纤维化，双肺门、纵隔淋巴结肿大，诊为“结节病”，并行激素治疗两周。化验：SACE 34.4 NM/(ml · min)。CT 示肺门、纵隔淋巴结较两年前增大。

^{67}Ga 前后位显像，^{67}Ga 断层－CT 融合冠状面（图 14－14）：双肺大致均匀的放射性分布增高（Ⅰ级）。印象：未见典型活动期结节病表现，双肺弥漫性放射性增高为肺间质纤维化所致。

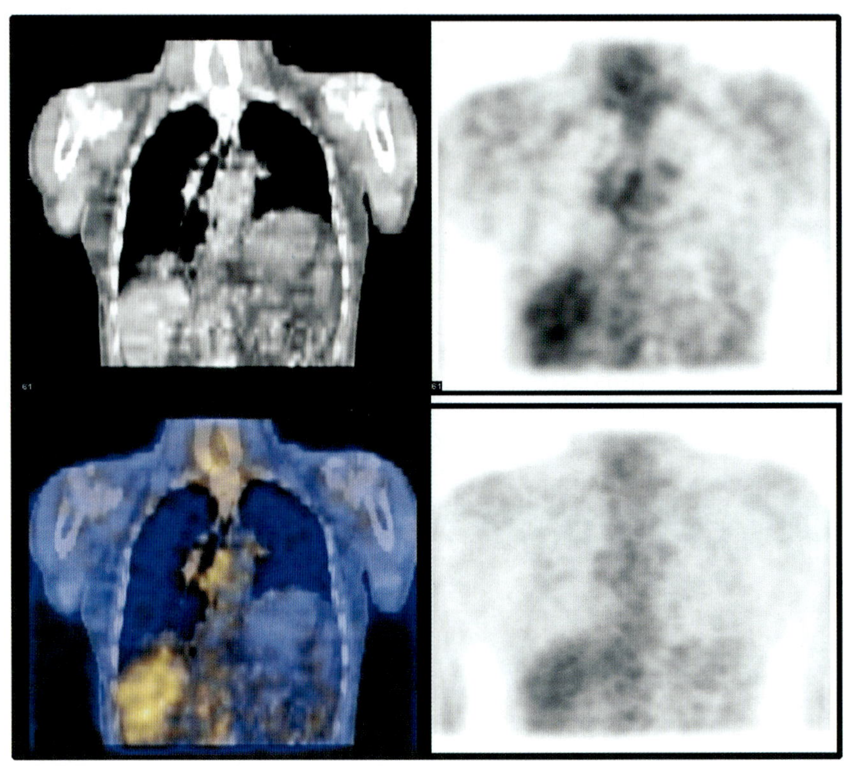

图 14－14 ^{67}Ga 显像

左上：CT；右上：^{67}Ga 前后位显像；左下：^{67}Ga 断层－融合冠状面；右下：3D MIP 图。

病例 14（北京医院提供）

女，63 岁。发现右肺阴影 18 天，干咳 5 天入院。化验：结核抗体（－）；SACE：8.18NM/（ml · min）。痰检：未见癌细胞。胸片：右肺下叶见多个大小不等的团片影，右肺感染性疾病可能，建议穿刺确诊。穿刺物病理：肺结节病。

^{67}Ga 前后位显像，^{67}Ga 断层－CT 融合（图 14－15）：右肺背段可见一条状放射性增高影，其外前方放射性稍高。印象：符合肺内（右肺背段）结节病表现。

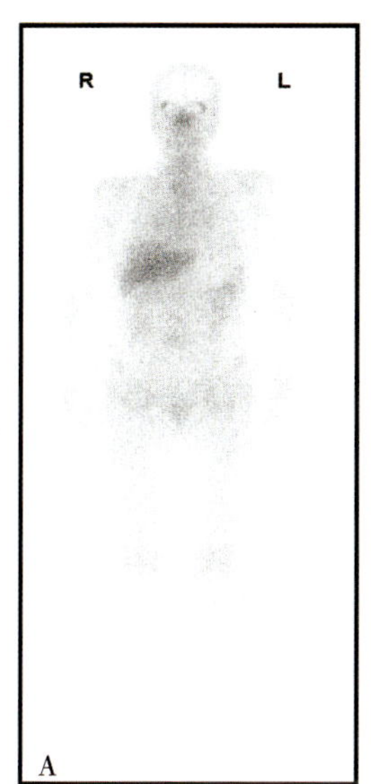

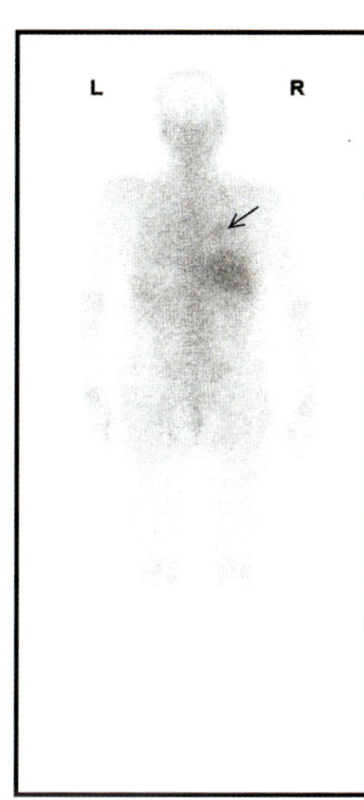

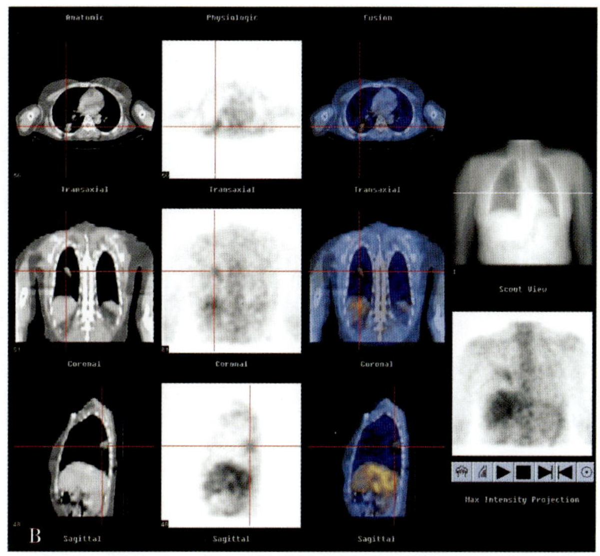

图 14－15 ^{67}Ga 显像

A：^{67}Ga 前后位全身显像；B：^{67}Ga 断层－CT 融合图像。

病例 15（北京医院提供）

男，67 岁，确诊肝非霍奇金淋巴瘤 8 个月。行化疗。近来先出现左膝关节疼痛，随后左下肢肌力进行性下降。现右下肢肌力也进行性下降。经理疗未见明显好转。近期消瘦较为明显。头、胸、腹、盆 CT：头颅（－）；L_{1-3}椎体密度稍低，未见明显骨破坏。胸部右下后肺部少量片状毛玻璃样改变。腹部肝右叶膈顶部、下叶各有一个小于 2cm 的肿块，较治疗前显著减小。腹部 MRI：L_{4-5}椎间盘突出。

^{67}Ga 前后位显像，^{67}Ga 断层－CT 融合矢状面像，^{67}Ga 断层－CT 融合横断面像（图 14－16）：$L_{2,3}$椎体放射性增高，椎体淋巴瘤转移可能；肝脏原淋巴瘤病灶未见异常放射性摄取，为放疗有效征象；双肺弥漫性放射性增高，提示肺间质纤维化或弥漫性炎性改变（病人使用阿霉素可导致肺间质纤维化）。

^{67}Ga 显像后 1 周，再次行腰椎 MRI：$L_{2,3}$淋巴瘤侵及。

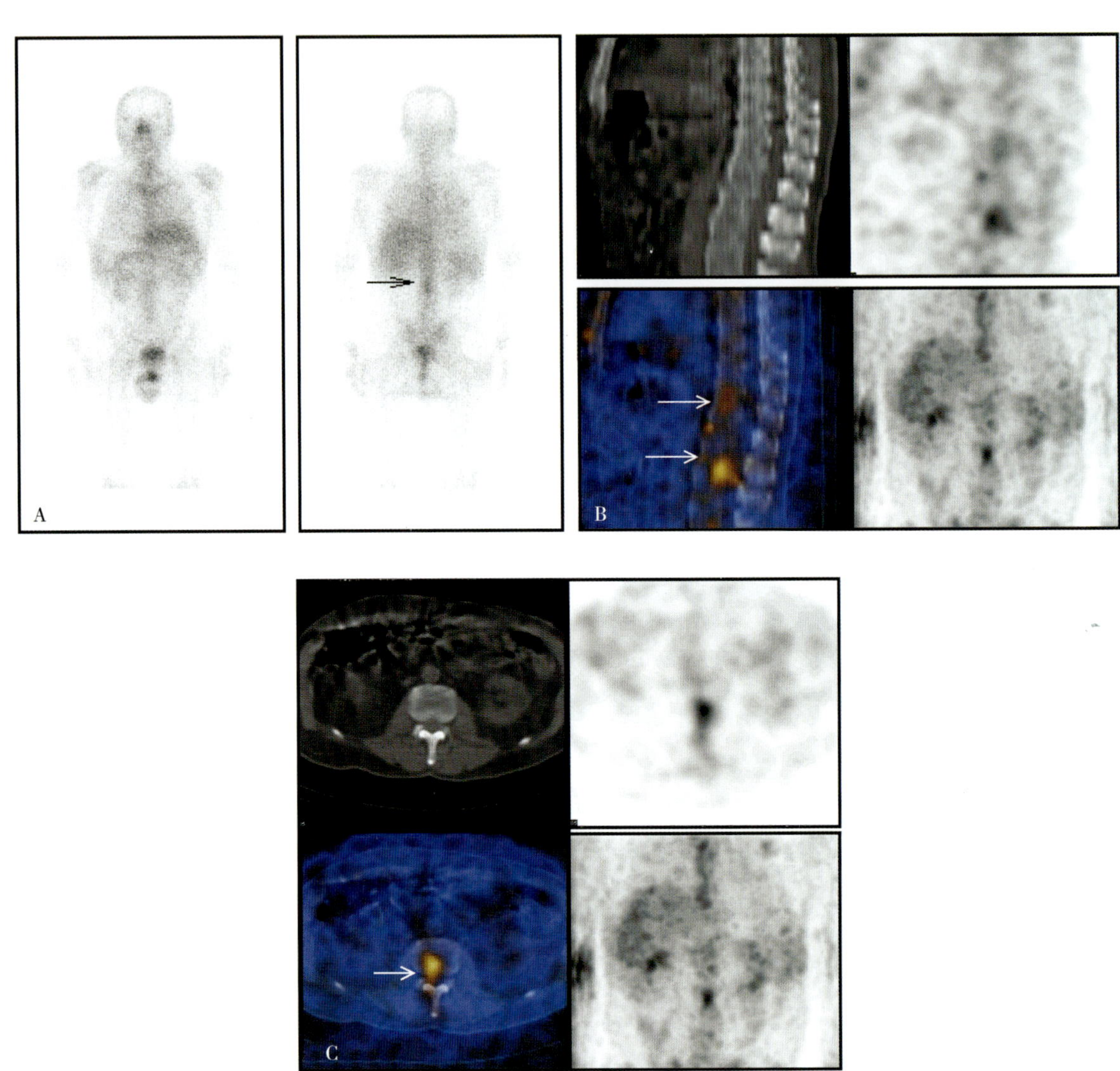

图 14－16 ^{67}Ga 显像

A：^{67}Ga 前后位全身显像；B：^{67}Ga 断层－CT 融合矢状面像；C：^{67}Ga 断层－CT 融合横断面像。

（谭 建）

第 15 章

^{18}F-MISO 符合探测显像

一、显像原理及发展现状

在实体肿瘤中，多数肿瘤生长迅速，血管的生长速度不能满足肿瘤的生长，以致内部肿瘤细胞供血不足，肿瘤细胞乏氧。组织学、氧电极探测及闪烁显像等研究表明，肿瘤细胞乏氧在人类肿瘤细胞中是普遍存在的。一般来讲，直径 < 1mm 的肿瘤是充分氧合的，超过这个体积会出现细胞乏氧，因此在临床上发现的肿瘤都有数量不同的乏氧组织。大多数肿瘤含 10% ~20% 乏氧细胞亚群，肿瘤体积越大，乏氧细胞越多，这个亚群提高了控制肿瘤所需药物剂量并成为肿瘤放射治疗的主要障碍。肿瘤细胞乏氧会促进肿瘤细胞增生，增加转移的可能性及降低放疗和化疗的疗效。

正确定位乏氧肿瘤细胞、对于确定放疗、化疗剂量，指导放疗增敏剂和生物还原剂的使用及判断预后均有重要意义。

1. 显像剂　^{18}F - MISO 是咪唑类乏氧显像剂，在 PET 显像中使用得较多，在符合探测显像中报道甚少。

2. 适应证　乏氧组织诊断和定位。

3. 显像方法　^{18}F - MISO 注射剂量为 370mBq（10mCi），注射示踪剂后 2 ~3h 进行图像采集。X 线采集 10min，符合探测采集 20 ~30min。图像重建同^{18}F - FDG 处理。

二、图像融合对^{18}F - MISO 乏氧显像的价值和特点

^{18}F - MISO 乏氧细胞符合线路显像的图像质量比较令人满意，可以满足临床需要。

^{18}F - FDG 可以显示更多异常示踪剂分布浓聚区，且浓聚区范围大于^{18}F - MISO 显像。研究表明，肿瘤细胞乏氧会引起该细胞一系列的生物变化，包括血管再生、P^{53}突变、细胞增殖调节及葡萄糖代谢的改变。急性缺氧期，乏氧细胞会增加糖酵解以获取能量，而在慢性缺氧期，由于供血不足导致营养物质匮乏，糖酵解反而减低。由此可见，反映细胞乏氧的^{18}F - MISO 和反映细胞葡萄糖代谢的^{18}F - FDG 显像之间存在着复杂的关系。

另外，^{18}F - FDG 可见心肌显像，而^{18}F - MISO 未见心肌显像。

三、病例

病例（天津医科大学总医院提供）

某女性患者，57 岁，主因“消瘦、乏力 1 月余，刺激性干咳伴胸闷气短半月余”入院。患者于入院前 1 月余无明显诱因出现乏力、多汗、消瘦，体重减轻 10 斤，无夜间盗汗。半月前无明显诱因出现刺激性干咳，伴胸闷气短。到当地医院拍胸片示：左侧大量胸腔积液。抽出 1000ml 血性胸腔积液后，查胸部 CT 示左胸占位性病变。患者在外院经青霉素、链霉素等抗炎治疗 1 周后，上述症状没有缓解，胸腔积液继续大量生长，为求进一步诊治收入我院。查体：T 36. 5℃，P 96 次/分。胸廓对称，无触痛，右肺叩清音，左下肺呼吸音低，右肺及左

侧中上肺呼吸音较清晰，左侧语音传导减弱。心率 96 次/分，律齐，各瓣膜听诊区未闻及杂音。余未见明显阳性体征。

实验室检查：血清 CEA 明显升高（高于正常值 5 倍），胸腔积液 CEA 明显升高（高于血清正常值 10 倍）；胸腔积液常规及生化示血性渗出液，病理检查未见瘤细胞。

支气管镜：左上叶开口尖背段慢性炎症，左侧胸腔积液外压性改变。活检组织病理结果：以混合腺为主的粘膜组织，提示慢性炎症，未见肿瘤细胞。

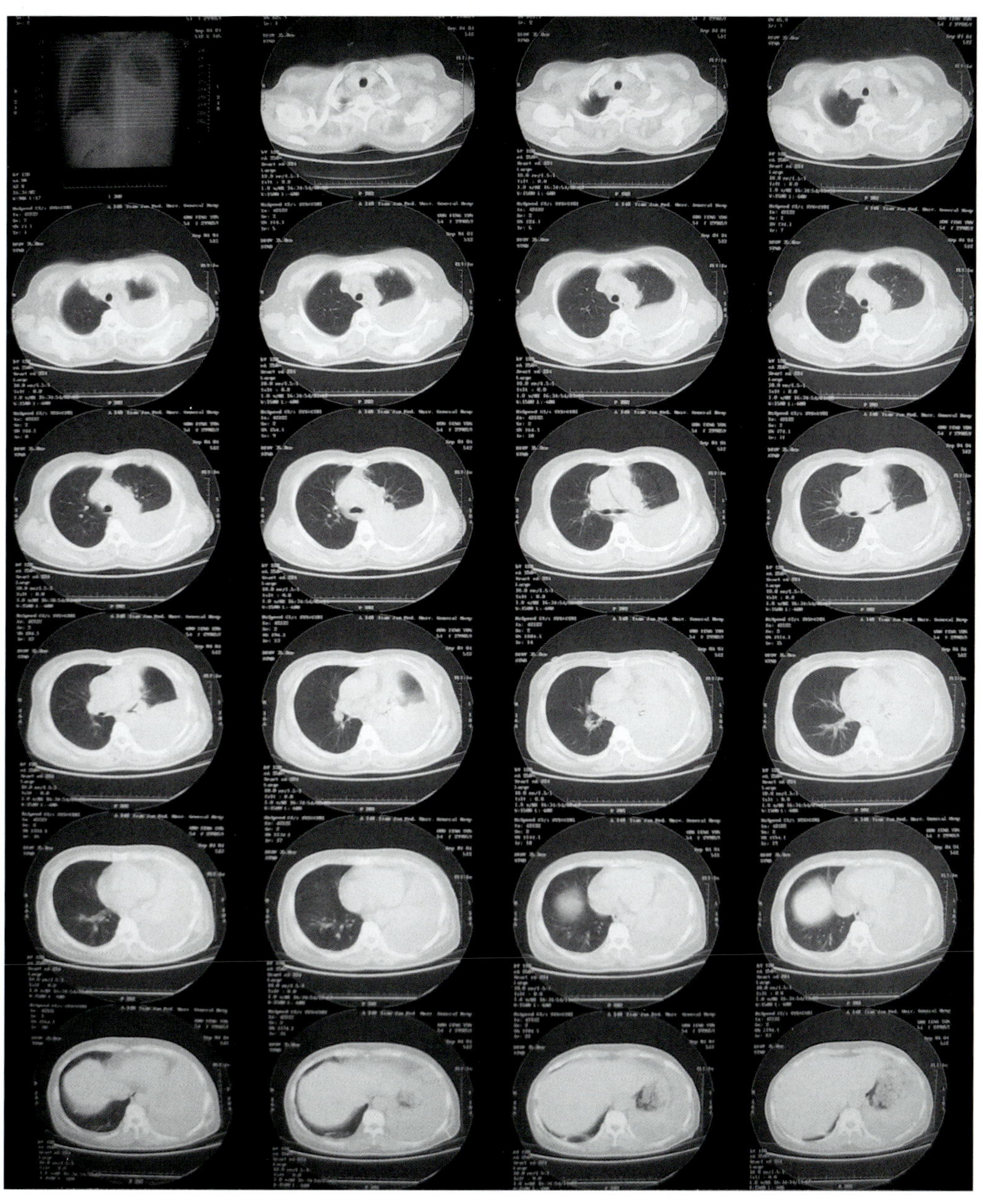

图 15－1 胸部 CT（肺窗）

胸部 CT（肺窗）：左侧大量胸腔积液；胸膜多发结节样增厚并压迫肺不张（图 15－1）。

胸部 CT（纵隔窗）：左侧大量胸腔积液；胸膜多发结节样增厚；纵隔多发肿大淋巴结（图 15－2）。

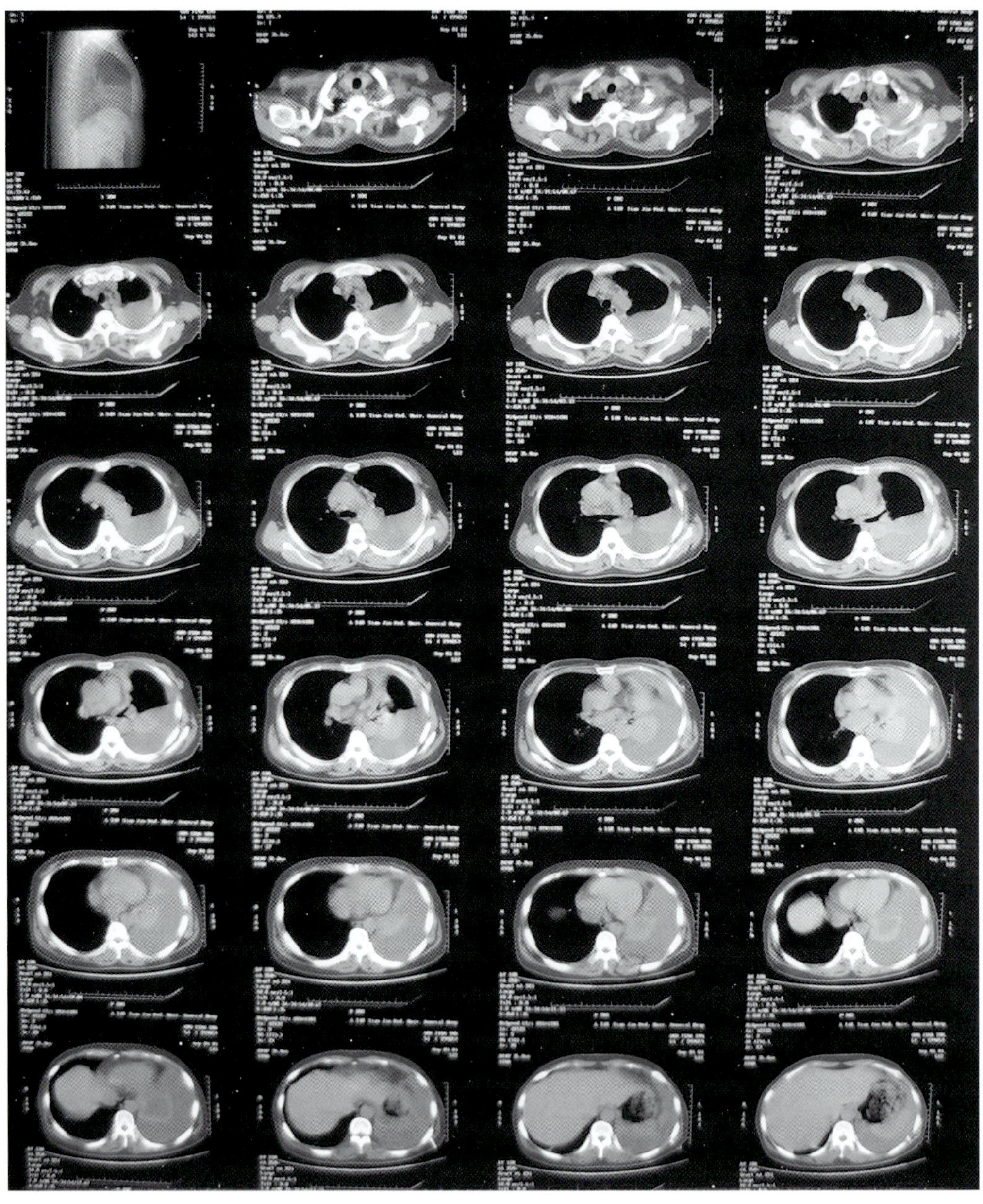

图 15－2 胸部 CT（纵隔窗）

^{18}F－FDG 显像（静脉注射^{18}F－FDG 10mCi 后 1h 显像）：左肺下叶可见一团块状异常示踪剂分布明显浓集区，大小约 3.6cm×3.6cm×3.8cm，该部位葡萄糖代谢明显增高，提示为恶性病变（图 15－3）。

^{18}F－MISO 显像（静脉注射^{18}F－MISO 9 mCi 后 2.5h 显像）：原^{18}F－FDG 显像所见左肺下叶高代谢病灶处也可见异常示踪剂浓集，但浓集范围及程度较^{18}F－FDG 显像有所减低，表明该部位有较多乏氧组织（图 15－4）。

^{18}F－FDG 显像，左侧近尖后段胸壁胸膜处可见团块状异常示踪剂浓集区，提示该部位葡萄糖代谢增高，考虑为恶性病变（图 15－5）。

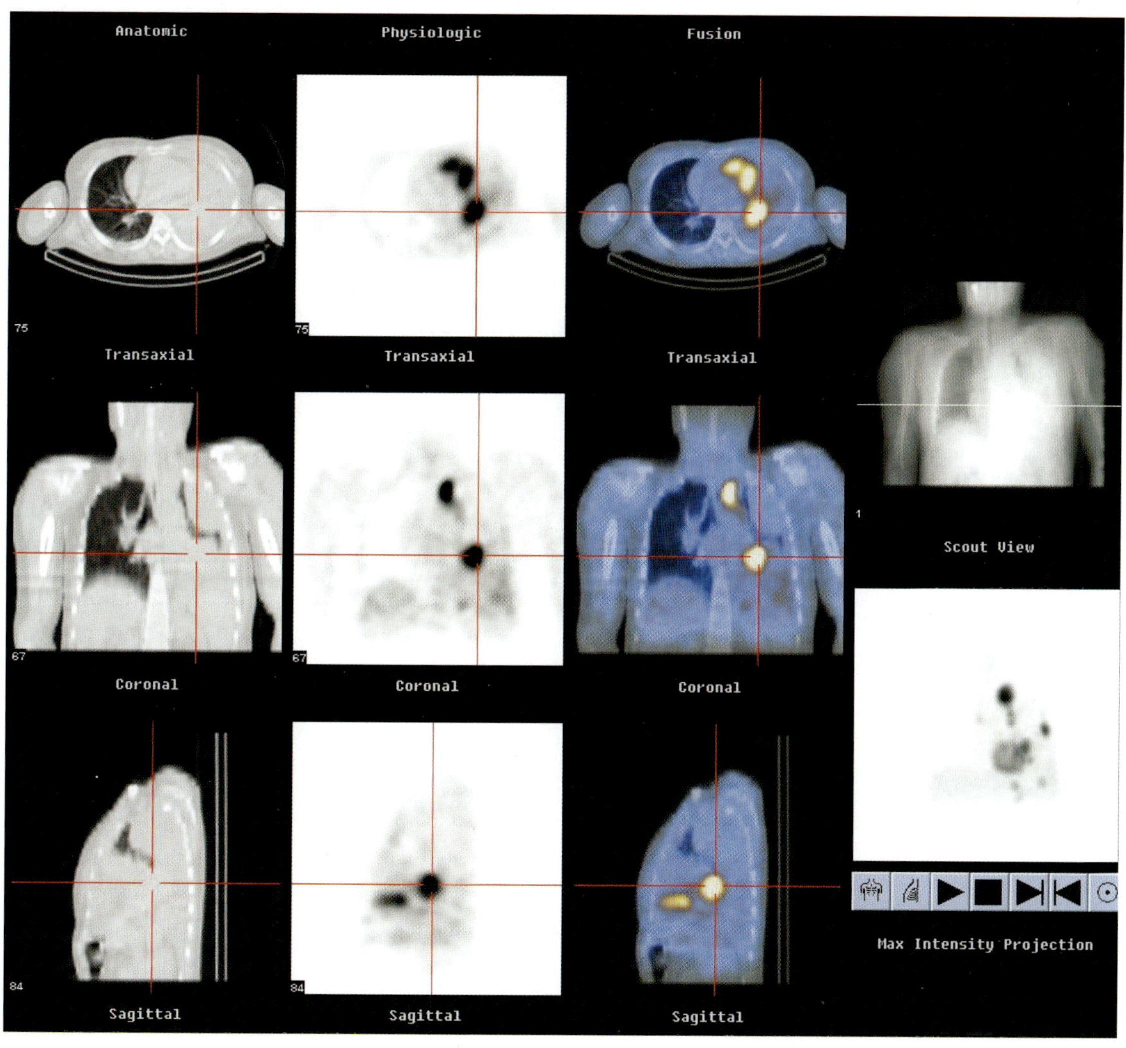

图 15－3 FDG/CT 融合图像（静脉注射^{18}F－FDG 10mCi 后 1h）

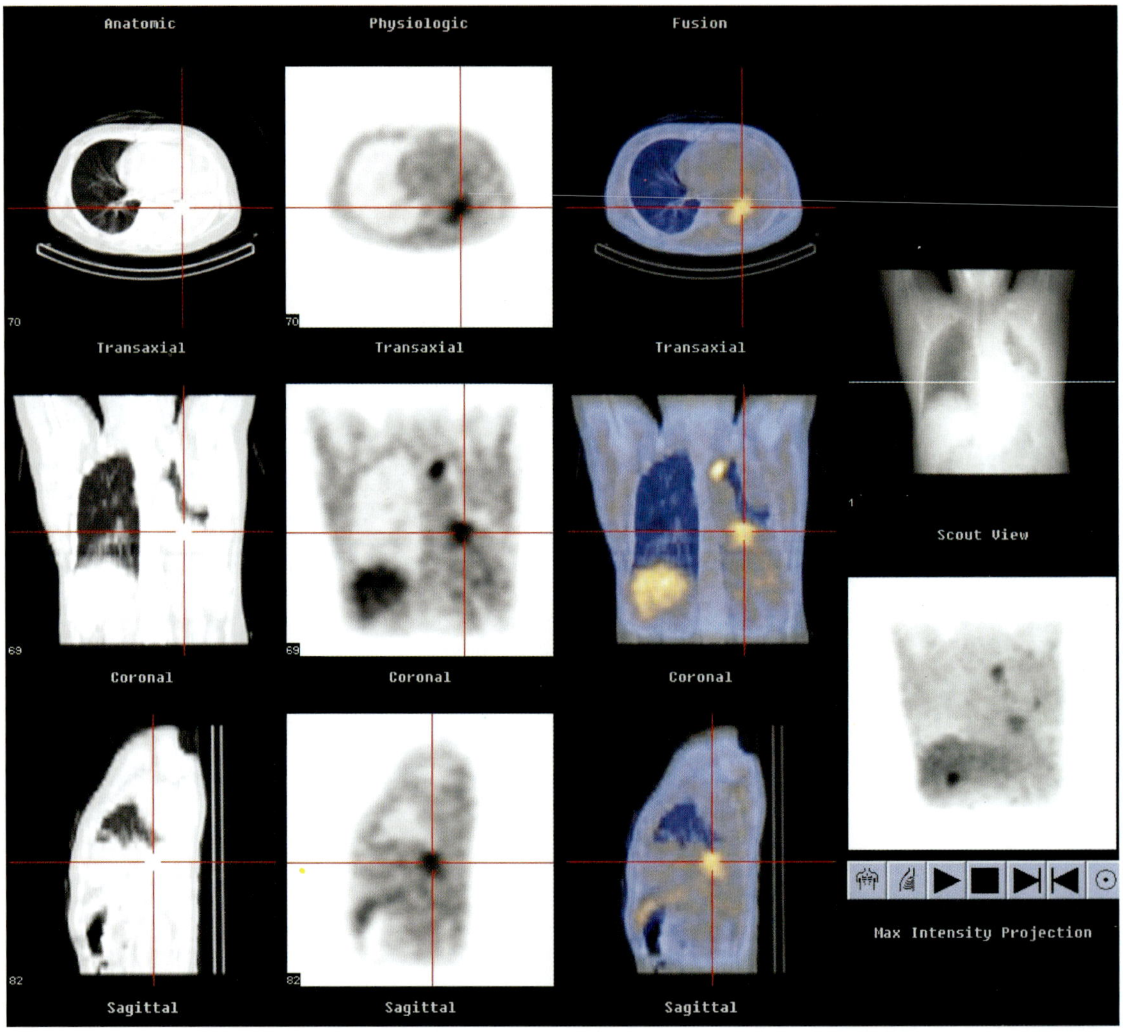

图 15－4 ^{18}F－MISO/CT 融合图像（静脉注射^{18}F－MISO 9mCi 后 2. 5h）

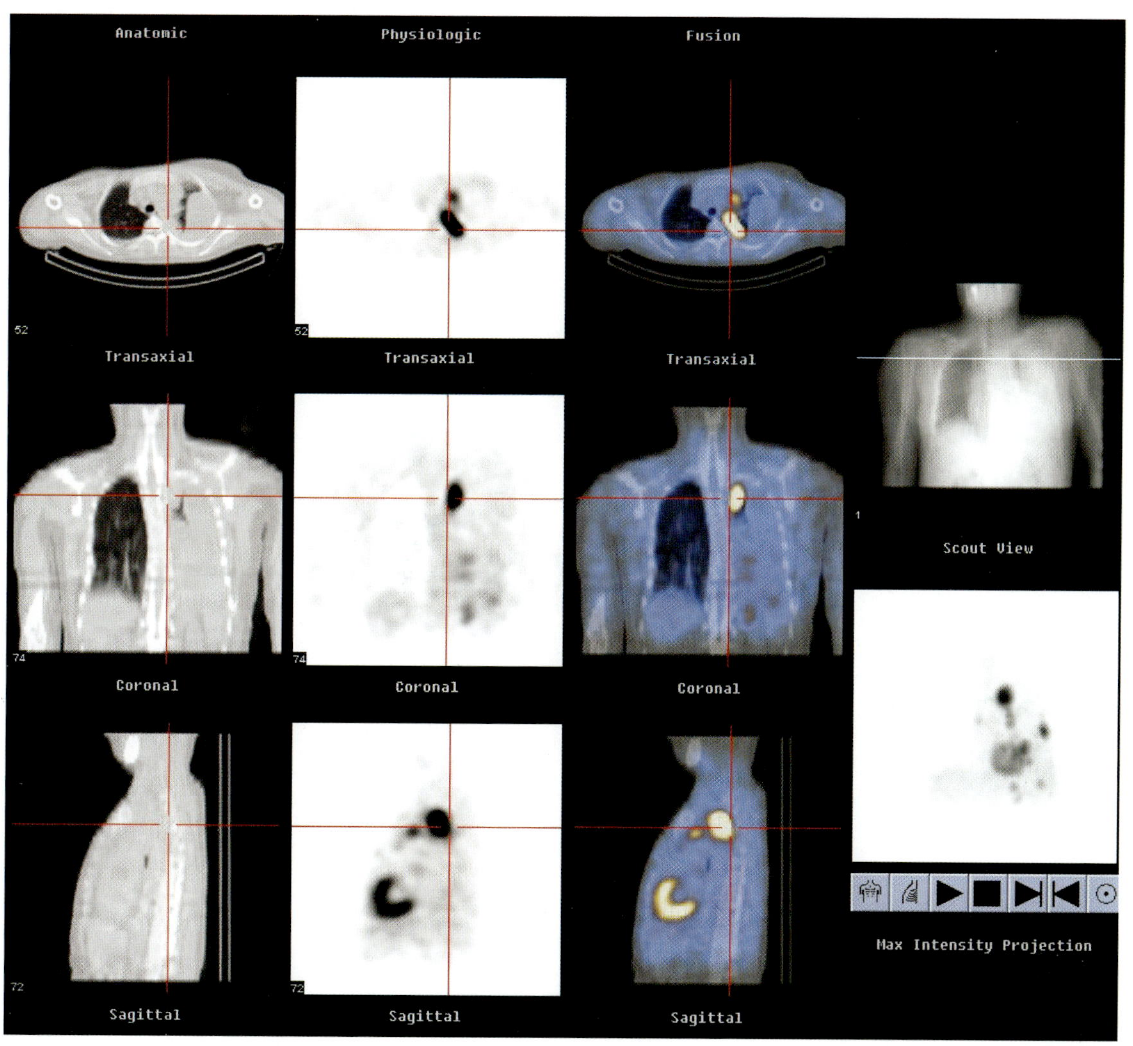

图 15-5　FDG/CT 融合图像

^{18}F－MISO 显像，原^{18}F－FDG 显像所见左侧近尖后段胸壁胸膜高代谢病灶处也可见异常示踪剂浓集，但浓集范围及程度较^{18}F－FDG 显像减低，表明该部位有部分乏氧组织（图 15－6）。

^{18}F－FDG 显像：左侧胸壁胸膜处可见一异常示踪剂浓集区，呈不规则团块状，提示该部位葡萄糖代谢增高，考虑为恶性病变（图 15－7）。

^{18}F－MISO 显像：原^{18}F－FDG 显像所见左侧胸壁胸膜高代谢病灶处也可见异常示踪剂浓集，但浓集范围及程度较^{18}F－FDG 显像减低，表明该部位有部分乏氧组织。此外，纵隔内也可见多个高代谢病灶，部分病灶内存在乏氧组织。印象诊断：左下肺及胸膜、纵隔多发高代谢病变，考虑左肺癌伴胸膜及纵隔淋巴结转移可能性大，其中部分病灶内有较多的乏氧组织（图 15－8）。

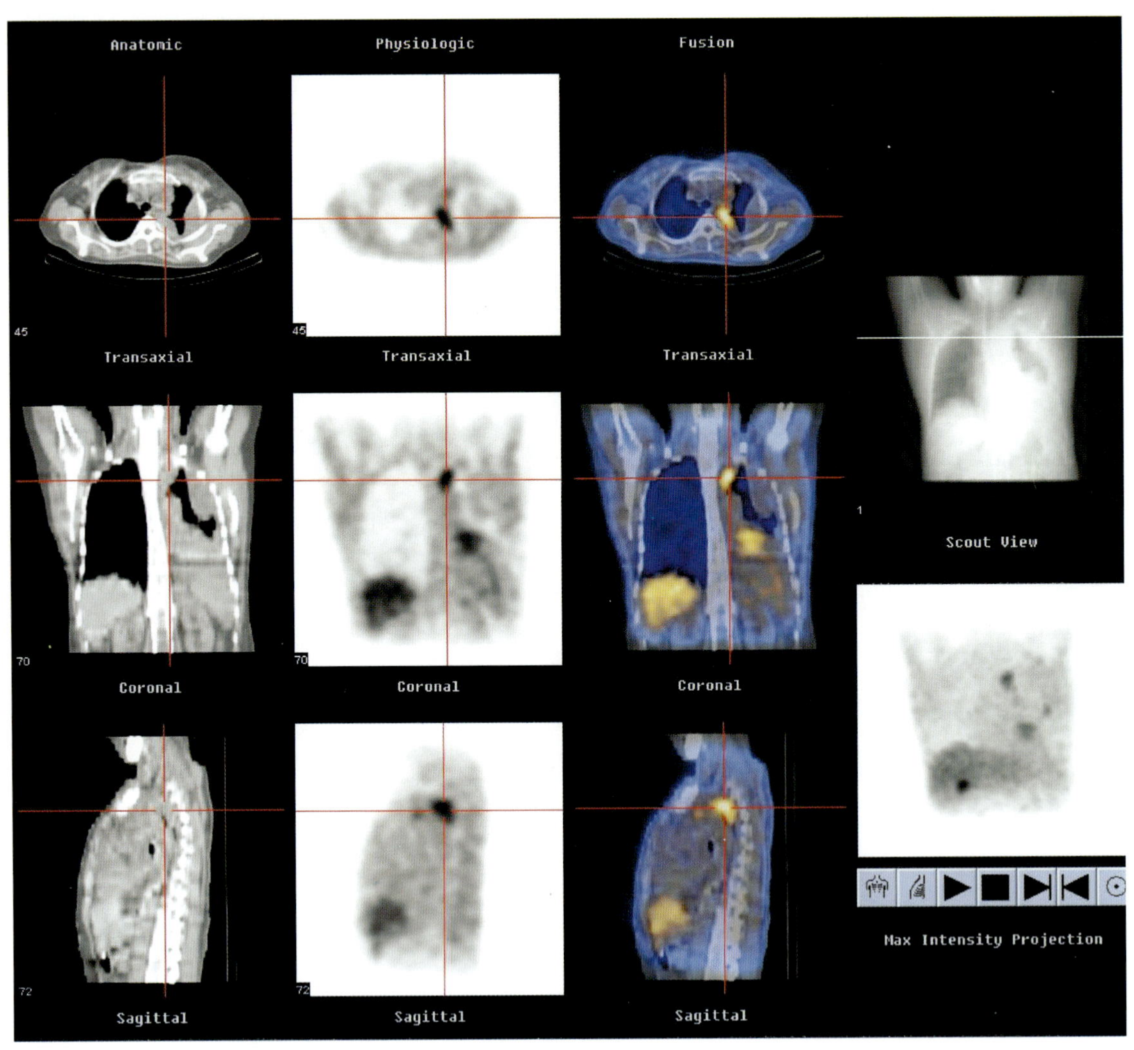

图 15－6　胸部^{18}F－MISO/CT 融合图像

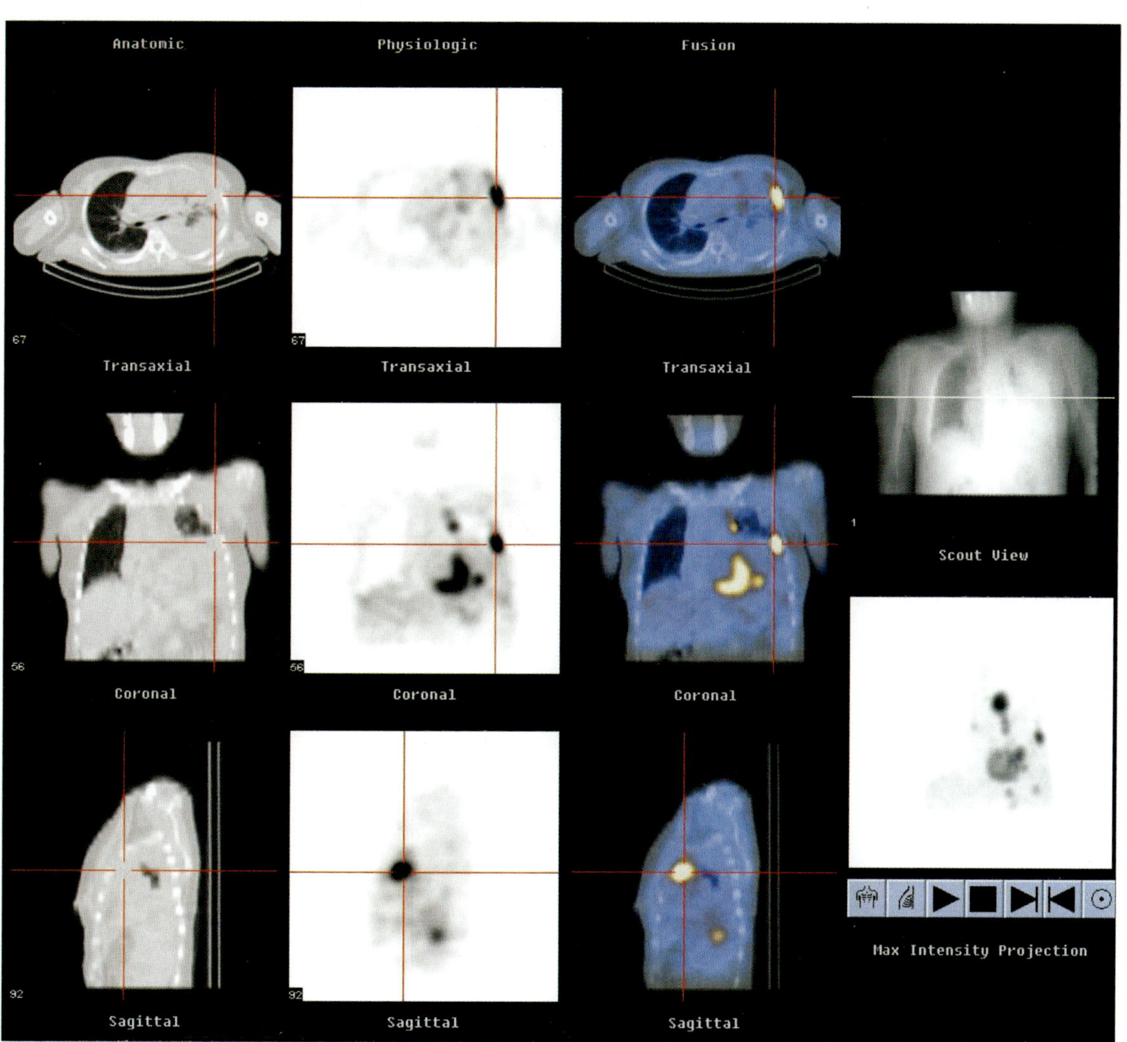

图 15－7 胸部 FDG/CT 融合图像

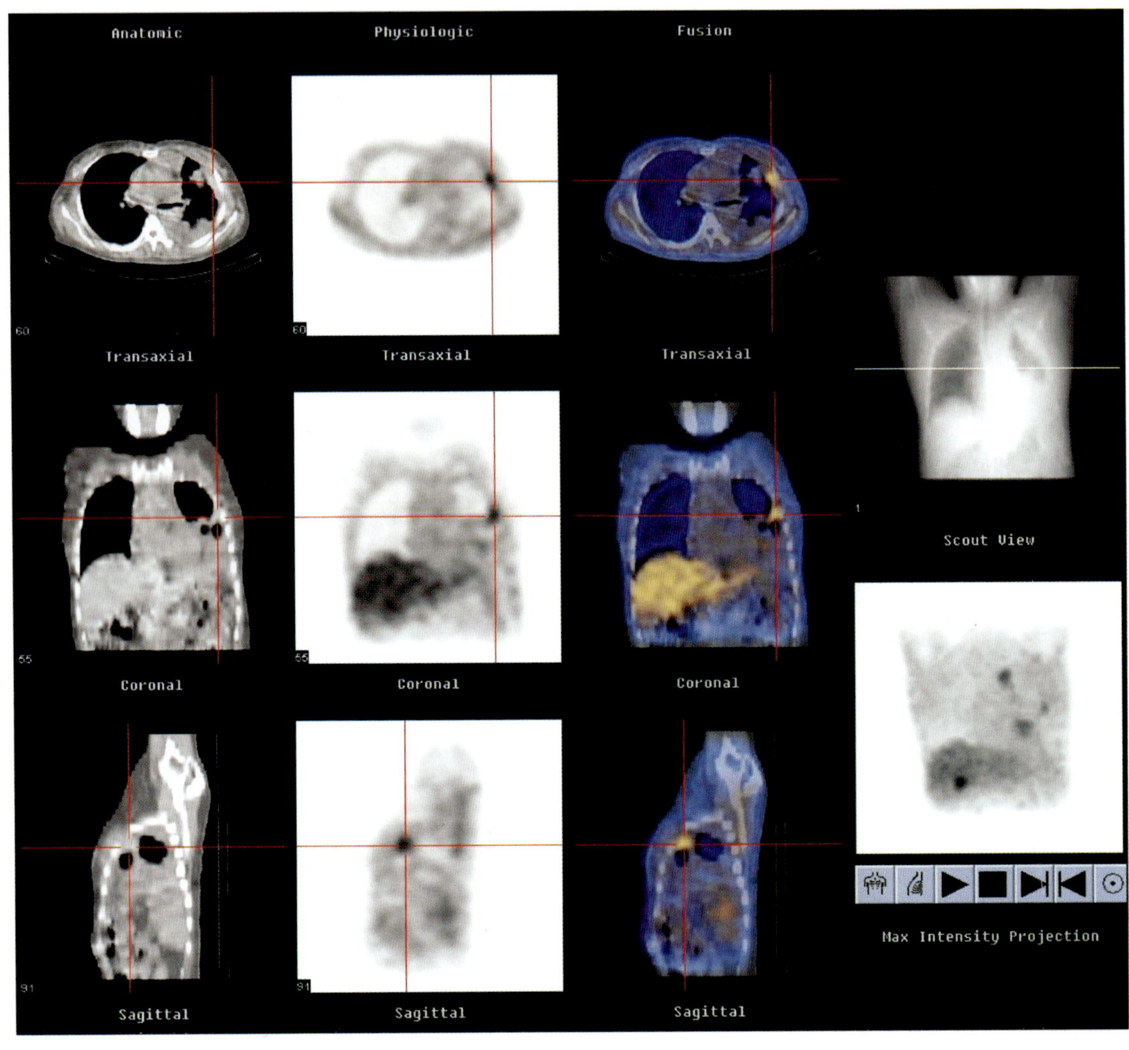

图 15－8 胸部 FMISO/CT 融合图像

治疗经过：给予吸氧、解痉、平喘、抗炎等对症治疗，白介素－2 胸腔内注射以促进胸膜粘连，治疗两天后，隔日或 3 天引流胸腔积液，每次约 280ml。

（谭 建）

索　引